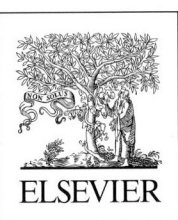

ロビンス＆コトラン
病理学アトラス

[監訳] 鷹橋浩幸　羽野 寛　白石泰三　福田国彦

Robbins and Cotran
Atlas of Pathology

Edward C. Klatt, MD
Professor and Academic Administrator
Department of Biomedical Sciences
Year 2 Curriculum Director
Florida State University College of Medicine
Tallahassee, Florida

エルゼビア・ジャパン

> 注 記
>
> 出版社ならびに著者は，本書の内容を利用したことに生起または関連する，いかなる人的および物的な損失や障害・損傷について一切責任を負わない。個々の専門知識および担当患者に関する知識に基づき，各患者に最良の治療およびその適用方法を決定するのは臨床医の責任である。
>
> 出版社

Translation Copyright © 2009, Elsevier Japan.
This translation of Robbins and Cotran Atlas of Pathology by Edward C. Klatt, 1st Edition (ISBN978-1-4160-0274-1) is published by arrangement with the original publisher, Elsevier Inc.
Copyright © 2006, Elsevier Inc. All Rights Reserved.

監訳者序文

　本書は世界中で最も有名，最も広く使用されているであろう病理学の教科書，Robbins Pathologic Basis of Diseases のカラーアトラスの日本語版である。原著者序文にあるとおり，Robbins の教科書の Unit Ⅱ：Diseases of Organ Systems，日本流に言えば病理学各論の部分に対応する体裁をとっている。Robbins の教科書自体は疾患の概念，疫学的，臨床的事項，病態生理，形態学的事項，分子生物学的事項などの説明が主であり病理肉眼像や組織像の枚数は限られている。それを補完するのが本書である。病理学各論とそれにまつわる放射線・内視鏡写真を網羅した全 1,475 画像はまさに'現代病理学絵巻'である。

　今回の日本語版の編集に際しては，病理画像に関しては各臓器分野を専門とする病理専門医の方々，放射線画像，内視鏡画像についてはそれぞれの科の専門医の方々に翻訳をお願いした。各翻訳者にまずお願いしたことは，単なる日本語訳ではなく，専門家の眼で写真をご覧いただき，英文の意味するところを自然な日本語でご解説いただきたい，ということである。監訳の段階でもこの点を最も重視した。その結果，わかりやすい図とともに，わかりやすい日本語の解説が実現できたであろうと監訳者一同自負しているところである。また日本における状況や，英語版が出版されて以降の up-to-date な知識は翻訳者の訳注の形で挿入されており，こちらも是非とも参考にしていただきたい。

　各章には必ず正常の肉眼像と組織像が掲載されている。学生諸君の一部は病理学実習時にはすでに正常構造をよく覚えていない，ということが見受けられるが，このアトラスがあればそのような場合にも瞬時に対応できる。肉眼写真，組織写真は，基本的には 1 疾患で写真 1 枚である。その疾患の最も重要な所見を最も適切な倍率で撮影した写真で構成されている。解説は写真の説明に終始せず，必要に応じて周辺知識が含まれている。また X 線，CT などの放射線画像がふんだんに用意されており，総合的学習にも十分対応できるものである。

　医学部学生諸君，病理学の初学者においては本書を十二分に活用していただきたい。また診断病理医，放射線科医，内視鏡科医をはじめとする臨床医，細胞検査士，病理学教育者の方々のお役にたてることと信じている。

　本書を利用して，より多くの方が病理学に興味を持ち，病理の楽しさ，美しさを'目から体感'していただければこの上ない幸せである。

　最後に，本書の企画，編集にあたり多大なるご援助をいただいたエルゼビア・ジャパン株式会社　柳田満廣氏，鈴木礼子氏に厚く感謝いたします。

2009 年 3 月

監訳者を代表して
鷹橋　浩幸

原著者序文

　本書は，ロビンス教科書シリーズにおけるアトラスの第1版である．本書は名著 Robbins and Cotran Pathologic Basis of Disease の第7版，Unit Ⅱ : Diseases of Organ Systems にほぼ沿った章構成となっている．また，Pathologic Basis of Disease および Basic Pathology の両教科書を補完すべく，さらに多くの疾患経過の図例を掲載している．現在の学生の多くは"ビジュアル"学習者であり，ビジュアルな教材を容易に活用できよう．ロビンスシリーズの他巻に掲載される画像と同様に，本書に掲載される肉眼像，顕微鏡像，放射線画像は，お互いに補強し合うよう構成されている．さらに，復習や学生の指導のために，正常な器官・組織の画像も掲載している．

　各画像には，学ぶべき要点を示す簡単な説明を添えた．さらに深く学ぶ際には，ロビンスの教科書シリーズを参照されたい．タイトルと説明文を読みながら各画像を丹念にみていくと，学生たちは新たな発見へと誘われる．各画像の説明文は簡潔ではあるが，全体でみればかなりの読書量となる．説明文の多くには臨床歴や診察，臨床検査から得られる所見との関連性を記している．本著者は，基礎科学，臨床および行動科学の各要素を学習教材に取り入れる医学教育の統合的アプローチを追及しており，医療を学ぶ人々の知識を開花させ，医療を必要とする人々に恩恵をもたらすことを目的としている．

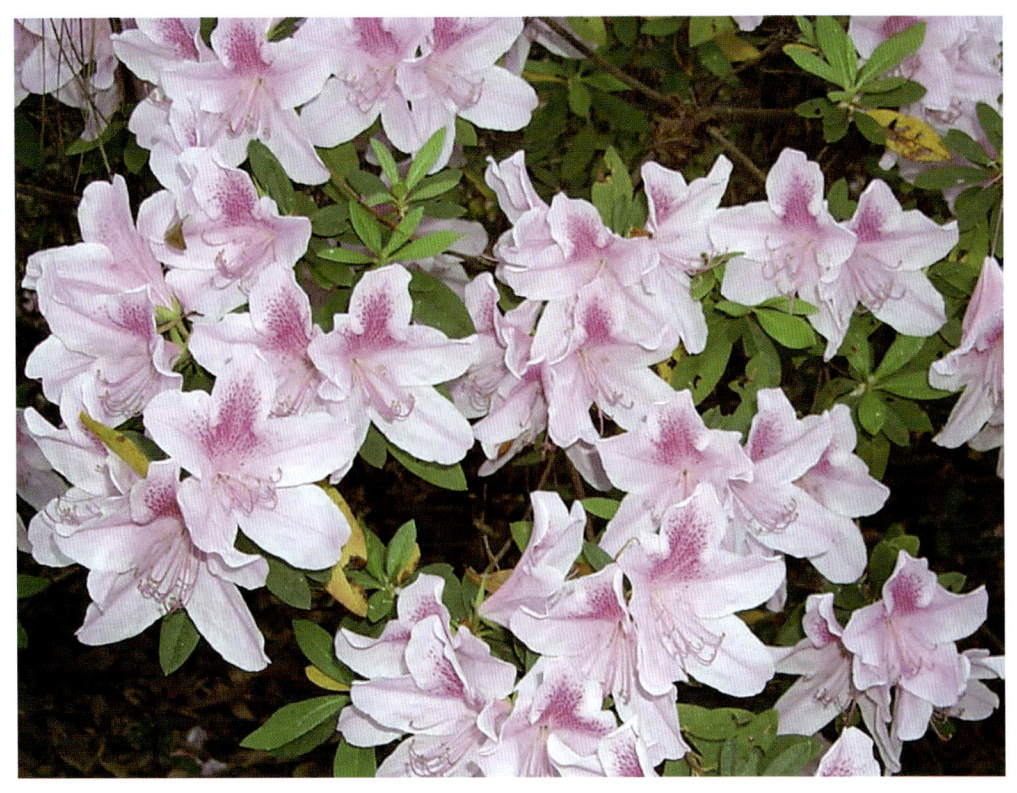

謝　辞

　ロビンスシリーズの開発に基礎から携わった立役者である筆頭著者の Stanley Robbins 先生，Ramzi Cotran 先生，そして Vinay Kumar 先生に感謝の意を表します。この主な執筆者たちが，本シリーズの特徴となる卓越した基準を確立しました。加えて，過去また現在においても膨大な数の寄稿者たちの協力が得られ，ロビンスシリーズは医学教育において後世に残る貴重な教材となりました。マダラチョウが一匹では大移動できないように，多数の医学教育者たちは何世代にもわたって，互いに協力しながら実績を築いてきました。

　Production Editor の Ellen Sklar 氏，Managing Editor の Rebecca Gruliow 氏をはじめ，発行者である Elsevier 社の方々には心より感謝申し上げます。そして，決して忘れてならないのが，Publishing Director of Medical Textbooks の William Schmitt 氏で，氏のご尽力と洞察がなければ，本書の完成はありえませんでした。

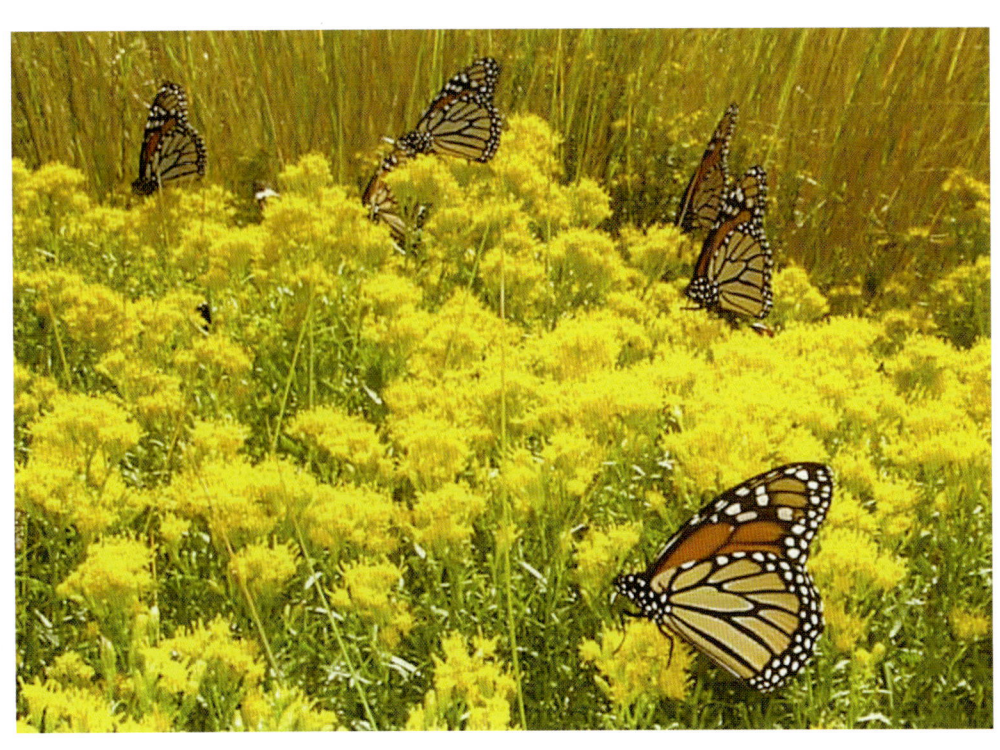

人々の健康を願って努力するすべての者へ
To all who strive for improving the health of everyone.

原著者一覧

Arthur J. Belanger, MHS
Autopsy Service Manager
Yale University School of Medicine
New Haven, Connecticut

Ofer Ben-Itzhak, MD
Associate Professor
Faculty of Medicine
Technion-Israel Institute of Technology
Haifa, Israel

Professor David Y. Cohen
Director of Pathology
Herzliyah Medical Center
Herzliyah-on-Sea, Israel

Richard M. Conran, MD, PhD, JD
Professor of Pathology
Uniformed Services University of the Health Sciences
Bethesda, Maryland

Todd Cameron Grey, MD
Chief Medical Examiner, State of Utah
Associate Clinical Professor of Pathology
University of Utah
Salt Lake City, Utah

Ilan Hammel
Professor of Pathology; Head, Graduate School; Chairman, Department of Pathology
Tel Aviv University
Tel Aviv, Israel

M. Elizabeth H. Hammond, MD
Professor of Pathology and Adjunct Professor of Internal Medicine
University of Utah School of Medicine
Salt Lake City, Utah

原著者一覧

Sate Hamza, MD
Assistant Professor
University of Manitoba
Winnipeg, Manitoba, Canada

Walter H. Henricks, MD
Staff Pathologist and Director of Laboratory Information Services
The Cleveland Clinic Foundation
Cleveland, Ohio

Lauren C. Hughey, MD
Assistant Professor of Dermatology
University of Alabama at Birmingham
Birmingham, Alabama

Carl R. Kjeldsberg, MD
Professor of Pathology
University of Utah Health Sciences
Chief Executive Officer
ARUP Laboratories
Salt Lake City, Utah

Morton H. Levitt, MD, MHA
Associate Professor
Department of Biomedical Sciences
Florida State University
Tallahassee, Florida

Nick Mamalis, MD
Professor of Ophthalmology
John A. Moran Eye Center
University of Utah
Salt Lake City, Utah

Dr. John Nicholls
Associate Professor
Department of Pathology
The University of Hong Kong
Pok Fu Lam
Hong Kong, SAR

Sherrie L. Perkins, MD, PhD
Professor of Pathology
University of Utah Health Sciences and ARUP Laboratories
Salt Lake City, Utah

Mary Ann Sens, MD, PhD
Professor and Chair of Pathology
University of North Dakota School of Medicine and Health Sciences
Grand Forks, North Dakota

Hiroyuki Takahashi, MD, PhD
Assistant Professor
Department of Pathology
The Jikei University School of Medicine
Tokyo Japan

Amy Theos, MD
Assistant Professor of Dermatology
University of Alabama Medical Center
Birmingham, Alabama

監訳者・翻訳者一覧

監　訳

鷹橋　浩幸（東京慈恵会医科大学病理学講座講師）

羽野　　寛（東京慈恵会医科大学病理学講座教授）

白石　泰三（三重大学大学院医学研究科腫瘍病態解明学講座教授）

福田　国彦（東京慈恵会医科大学放射線医学講座教授）

翻　訳

浅田　祐士郎（宮崎大学医学部病理学講座構造機能病態学分野教授）

味岡　洋一（新潟大学大学院医歯学総合研究科分子細胞医学専攻分子・診断病理学分野教授）

蘆田　浩一（東京慈恵会医科大学放射線医学講座助教）

安倍　雅人（藤田保健衛生大学医療科学部臨床検査学科病理学教授）

五十嵐　隆朗（東京慈恵会医科大学放射線医学講座助教）

池上　雅博（東京慈恵会医科大学附属病院病院病理部准教授）

泉　　美貴（東京医科大学病理診断学講座准教授）

伊藤　雅文（名古屋第一赤十字病院病理部部長）

井上　聖啓（札幌山の上病院脊椎・脊髄センター長）

氏田　万寿夫（東京慈恵会医科大学放射線医学講座）

尾尻　博也（東京慈恵会医科大学放射線医学講座准教授）

加藤　誠也（琉球大学医学部病態解析医科学講座細胞病理学分野教授）

上出　良一（東京慈恵会医科大学附属第三病院皮膚科教授）

北井　里実（東京慈恵会医科大学放射線医学講座助教）

清川　貴子（千葉大学大学院医学研究院病態病理学准教授）

九嶋　亮治（滋賀医科大学附属病院病理部准教授）

小池　淳樹（聖マリアンナ医科大学診断病理学准教授）

小塚　祐司（川崎医科大学病理学2講師）

監訳者・翻訳者一覧

小西　英一（京都府立医科大学大学院医学研究科人体病理学講師）

小西　登（奈良県立医科大学病理病態学講座教授）

佐久間　亨（東京慈恵会医科大学放射線医学講座助教）

笹野　公伸（東北大学大学院医学研究科病理病態講座病理診断学分野教授）

清水　道生（埼玉医科大学国際医療センター病理診断科教授）

全　陽（金沢大学附属病院病理部准教授）

鷹橋　浩幸（東京慈恵会医科大学病理学講座講師）

鶴田　修（久留米大学医学部消化器病センター内視鏡診療部門教授）

東條　慎次郎（東京慈恵会医科大学放射線医学講座）

長嶋　洋治（横浜市立大学大学院医学研究科分子病理学教室准教授）

中谷　行雄（千葉大学大学院医学研究院診断病理学教授）

二階堂　孝（東京慈恵会医科大学附属病院病院病理部講師）

二村　聡（福岡大学医学部病理学講座講師）

林　大地（東京慈恵会医科大学放射線医学講座）

福田　隆浩（東京慈恵会医科大学神経病理学研究室講師）

松島　理士（東京慈恵会医科大学放射線医学講座助教）

三上　芳喜（京都大学医学部附属病院病理診断部准教授）

湊　宏（金沢医科大学病態診断医学教室教授）

村田　晋一（埼玉医科大学国際医療センター病理診断科教授）

森谷　卓也（川崎医科大学病理学2教授）

谷田部　恭（愛知県がんセンター遺伝子病理診断部部長）

（50音順）

目次

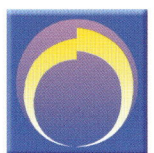

監訳者序文 …………………………………………… Ⅲ

原著者序文 …………………………………………… Ⅴ

謝　辞 ………………………………………………… Ⅶ

原著者一覧 …………………………………………… Ⅸ

翻訳者一覧 …………………………………………… ⅩⅢ

第 1 章　血　管 ……………………………………… 1

第 2 章　心　臓 ……………………………………… 25

第 3 章　赤血球の障害 ……………………………… 57

第 4 章　血液疾患 …………………………………… 69

第 5 章　肺 …………………………………………… 97

第 6 章　頭頸部 ……………………………………… 141

第 7 章　胃・腸管 …………………………………… 155

第 8 章　肝臓・胆道 ………………………………… 197

第 9 章	膵	223
第 10 章	腎	231
第 11 章	下部尿路	267
第 12 章	男性生殖器	277
第 13 章	女性生殖器	293
第 14 章	乳　腺	335
第 15 章	内分泌系	351
第 16 章	皮　膚	371
第 17 章	骨・関節・軟部腫瘍	405
第 18 章	末梢神経・筋	435
第 19 章	中枢神経系	447
第 20 章	眼	495

図提供者一覧	507
索　引	511

第 1 章

血　管

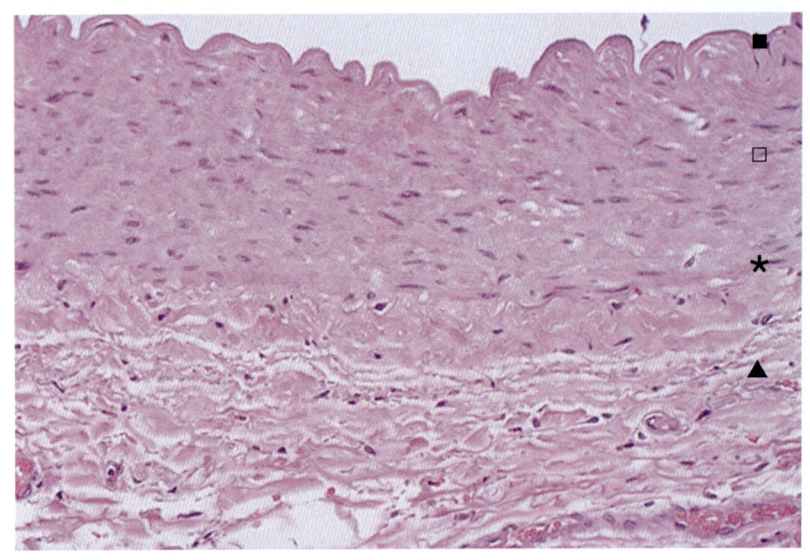

図1-1 正常動脈，組織像
　大動脈の主要な分枝は，遠位にいくにつれ細い枝へと分岐する。これは筋型動脈の縦断面図で，内弾性板の上にはうすい内膜（■）が存在する。その下は厚い中膜（□）で，輪状の平滑筋層と，散在する弾性線維を含んでいる。中膜は，動脈圧負荷に耐え，左心室収縮による圧力波を減弱させる。中膜は外弾性板（*）で境され，その外側には外膜（▲）があり，周囲の結合組織と合する。

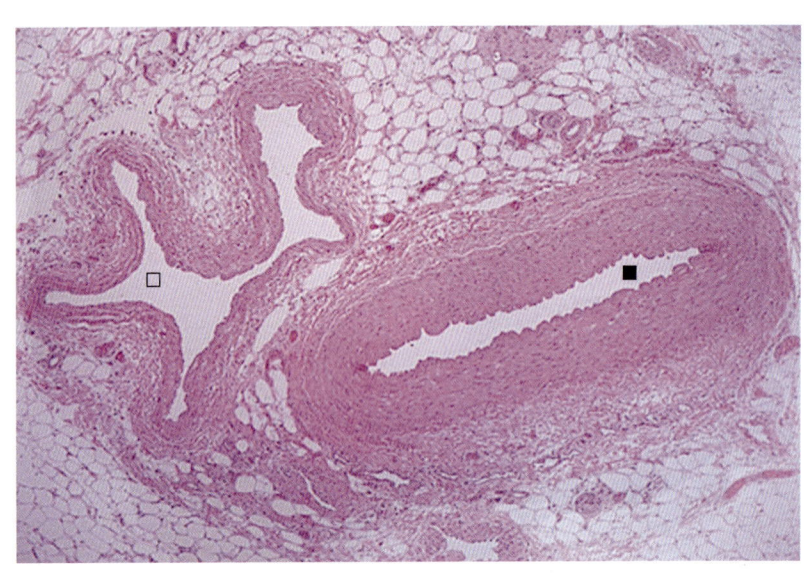

図1-2 正常動静脈，組織像
　下肢の筋束間の筋膜結合組織内に併走する，厚い平滑筋層からなる動脈（■）と，うすい平滑筋層からなる静脈（□）の断面図である。太い動脈と静脈はまとまってひとつとなり，神経を伴って神経血管束を形成し，身体の各部に分布する。より末梢領域の血流や血圧は，小さな筋型動脈や細動脈の収縮・拡張によって調整されている。

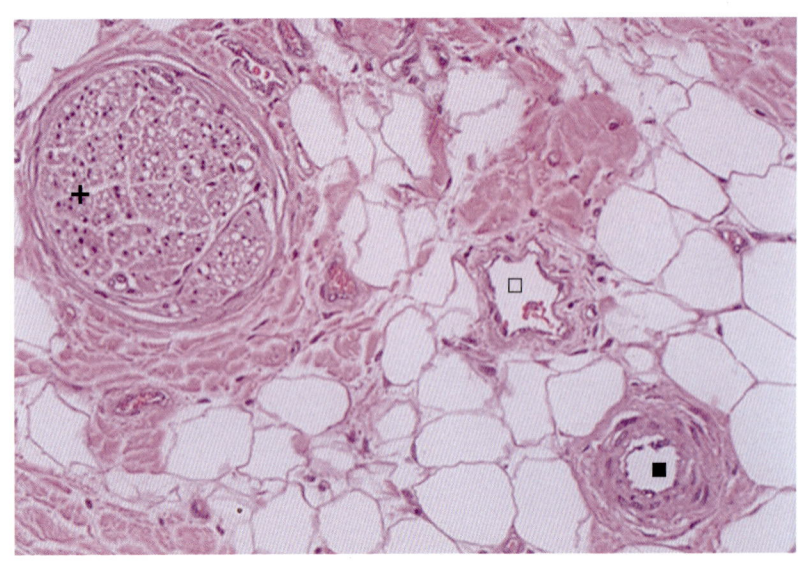

図1-3 正常細動静脈，組織像
　細動脈（■）は，細静脈（□）や末梢神経（＋）とともにまとまって，疎な神経血管束を形成する。血圧調節には細動脈が重要である。組織での拡散による溶質と気体の交換は毛細血管で行われている。血漿蛋白による膠質浸透圧に加えて細静脈の血圧の低下が作用し，細静脈内に間質液が戻ってくる。通常，リンパ管は目立たず，この図ではみられない。リンパ管は，静脈系へは戻らない毛細血管からの余剰な浸出液を取り込むことによって，浮腫を防いでいる。

第1章 血 管　3

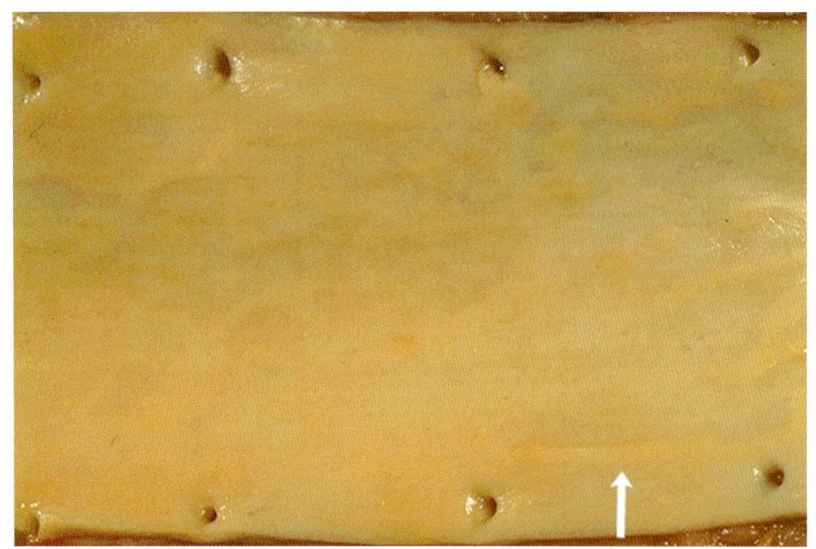

図1-4　脂肪線条（大動脈）肉眼像

　ほぼ正常に近い，成人の大動脈を示す。内腔表面は，黄白色調の小さな脂肪線条（矢印）が散見されるのみで，極めて平滑である。このような脂肪線条は，小児期から現れてくる（この剖検試料が赤みがかっているのは，死後に赤血球から漏出したヘモグロビンによるものである）。危険因子が加わることなく健康的な生活を送れば，このような内膜の脂肪斑は進行しにくい。脂肪線条は，粥腫の前病変ととらえられる。粥腫の形成を進行させる主な危険因子として，血清LDLコレステロールの増加，HDLコレステロールの低下，高トリグリセリド血症，糖尿病，高血圧，喫煙が挙げられる。

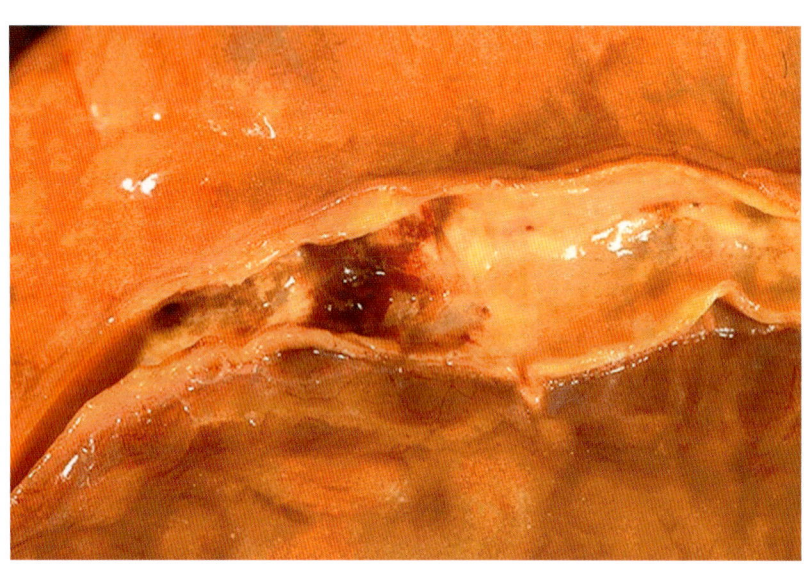

図1-5　冠動脈粥状動脈硬化，肉眼像

　冠動脈を縦切開した像で，内腔面には黄色調の粥腫が広範にみられる。粥腫の一部には出血がみられる。これは粥状動脈硬化において急性な内腔の狭小化をもたらす合併症の1つである。進行した粥腫は，びらんや潰瘍，破裂，出血，動脈瘤様の拡張，石灰化や血栓を併発し得る。動脈の狭小化は，組織虚血の原因となり，著しい，あるいは遷延化した血液供給不足は，梗塞を引き起こすことがある。心臓では，急性冠症候群の発症につながる。内皮の機能障害は，血管反応を低下させ，細胞表面の向血栓性，炎症細胞の接着を惹起し，血栓形成や粥状動脈硬化，高血圧性の血管病変を発生させる。

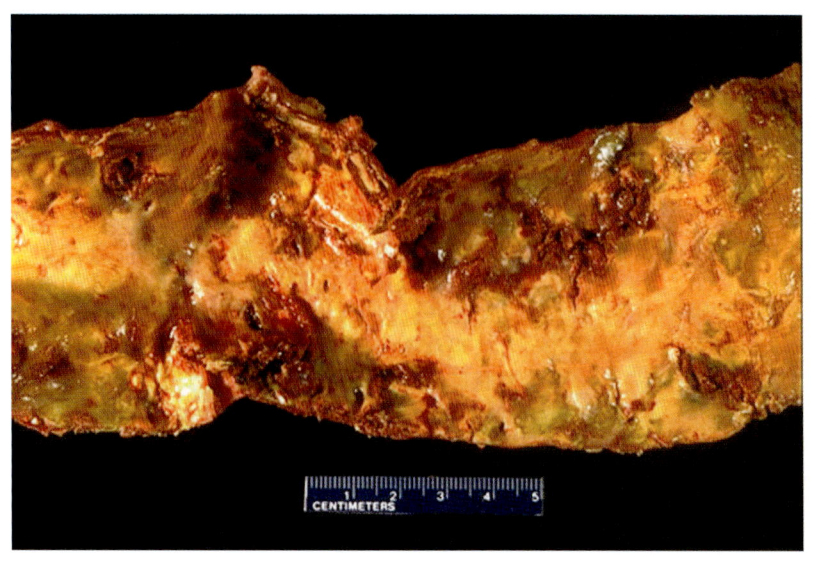

図1-6　大動脈粥状動脈硬化，肉眼像

　大動脈の高度な粥状動脈硬化を示す。内腔面には，ほぼ全体にわたって潰瘍と壁在血栓を伴った粥腫がみられる。このような高度の粥状動脈硬化は，長い年月をかけて進行し形成される。また，粥状硬化を促進する重要な危険因子である加齢，高脂血症，糖尿病，喫煙，高血圧，肥満が作用することで発生する。治療もしくは運動や食生活の改善によりこれらの危険因子を減少できれば，粥状動脈硬化の進行は抑制され，時間経過とともに粥腫は退縮し，合併症は予防できる。

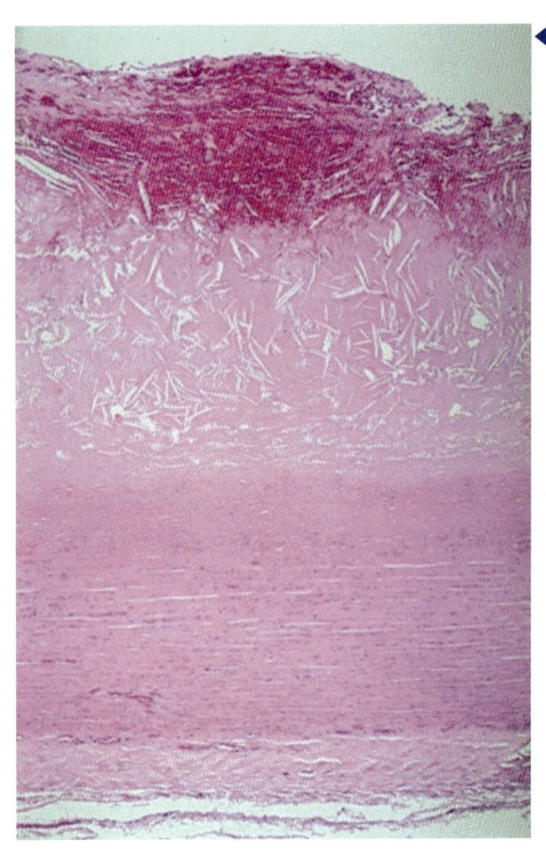

◀図 1-7　大動脈粥状動脈硬化，組織像
　大動脈の断面図で，内腔側は多数のコレステロール裂隙を含む進行した粥腫で覆われている。コレステロール裂隙は，泡沫細胞に貪食された脂質の崩壊物に由来する。左側の内腔面では，出血を伴った線維性被膜の潰瘍化がみられる。潰瘍は壁在血栓形成の素地となるが，粥腫塞栓は稀である（少なくとも，臨床上重要な合併症は少ない）。厚い中膜は保たれており，右側の外膜も正常である。粥腫が大きくなるにつれて，壁在血栓をもたらす潰瘍を合併しやすくなる。さらに血栓の器質化は粥腫のサイズを増大させる。

図 1-8　粥状動脈硬化，組織像▶
　大動脈の粥腫の壊死中心（強拡大像）には，泡沫細胞（□）とコレステロール裂隙（■）がみられる。粥腫のできる過程において，内皮障害が，浸透性亢進，白血球の接着，単球の遊走をもたらすサイトカインの放出を引き起こす。単球はマクロファージとなり，脂質を取り込んで泡沫細胞となる。マクロファージは，スカベンジャーレセプターを介して酸化 LDL コレステロールを取り込む。またマクロファージは LDL コレステロールを酸化する毒性酸素種を産生する。血清 LDL の増加は酸化 LDL を増加させ，この過程を促進する。対照的に，HDL コレステロールは粥腫内の脂質を汲み出し，肝臓へ輸送する。

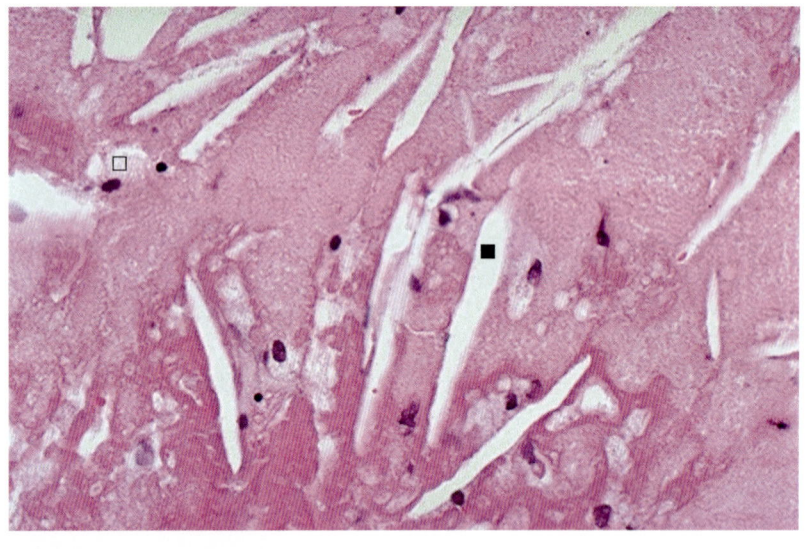

◀図 1-9　冠動脈粥状動脈硬化，組織像
　高度狭窄を伴う冠動脈を示す。内膜内の平滑筋細胞の遊走や増殖により，線維脂肪性の粥腫は増大する。右下に大きな石灰化（HE 染色では青色調を呈する）がみられ，複合病変と呼ばれる。複合病変は，石灰化や血栓，出血を伴う。このような石灰化では，冠動脈形成術による内腔の拡張が難しくなる。動脈内径が半分になると，血流抵抗は 16 倍になる。狭窄度が 70％もしくはそれ以上になると，狭心症の症状がしばしば現れる。そのような患者は，心筋梗塞や不整脈による突然死を含めた急性冠症候群になる危険性が非常に高い。

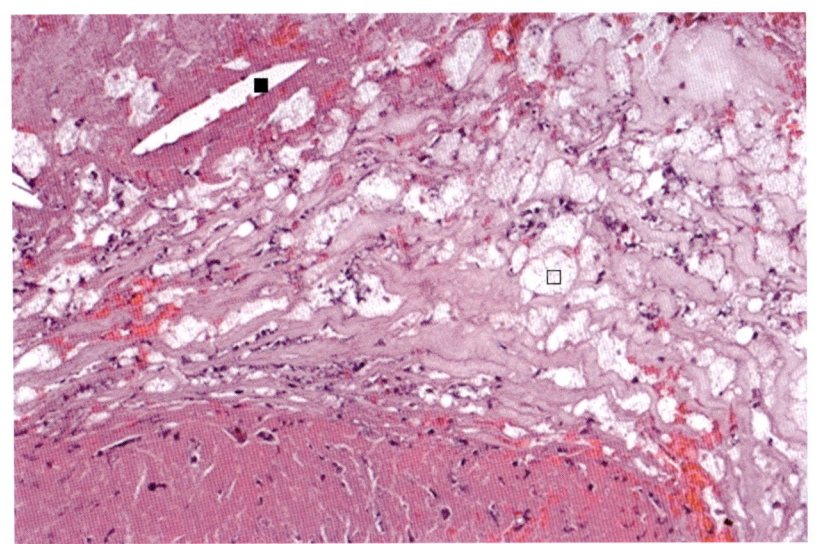

図 1-10　冠動脈粥状動脈硬化，組織像

　中膜平滑筋とその上を覆う粥腫からなる冠動脈の断面像を示す。粥腫は，脂質を豊富に含んだリポファージ［訳注：マクロファージ］（□）と，その崩壊によってできたコレステロール裂隙（■）からなっている。このような粥腫は，破裂や出血，血栓を伴いやすい。活性化した血小板は内皮障害部に粘着し，平滑筋の増殖を促進する血小板由来成長因子（platelet-derived growth factor）のようなサイトカインを放出する。また粘着した血小板の凝集塊は粥腫サイズを増大させ，血管内腔は狭小化する。アスピリンなどの抗血小板薬は，血小板の粘着性を減少させ，粥腫形成における血小板が関与を緩除化する。

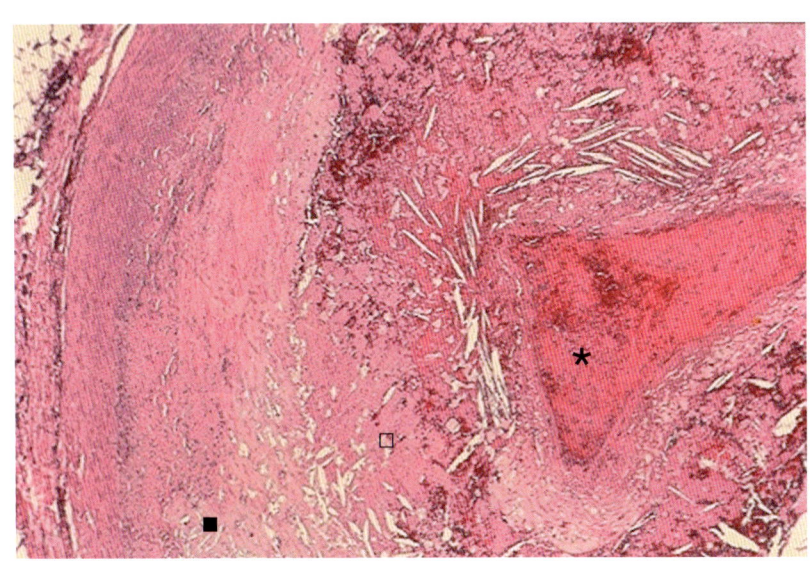

図 1-11　冠動脈粥状動脈硬化，組織像

　高度な閉塞性粥状動脈硬化を伴う冠動脈の断面像を示す。全周性の粥腫が，残存する内腔を著明に狭小化している。粥腫内には，コレステロール裂隙が多数観察される。進行した粥状硬化性変化が，どのように中膜（■）とその上を覆う内膜（□）に及んでいるかに注目してほしい。残存する内腔は，新鮮血栓によって閉塞している（★）。血栓症はしばしば不安定狭心症，突然死，急性心筋梗塞といった急性冠症候群の原因となる。

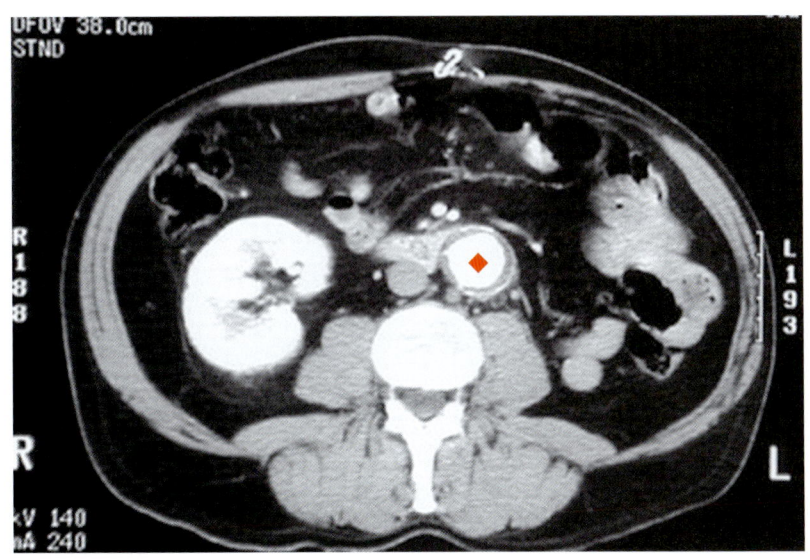

図 1-12　腹部大動脈粥状動脈硬化，CT

　腹部 CT では腹部大動脈が軽度の拡張をきたしている。血管内腔（◆）は血中の造影剤により高濃度を呈している。高度の粥状動脈硬化を呈するこの患者では，内腔の周囲に淡い低濃度を呈する壁在血栓が描出されている。壁在血栓は進行した粥腫を形成し，血栓の線維化に伴いさらなる内腔の狭小化をきたす。また一部が剥離して塞栓子となり，体循環により運ばれ，遠位側の小動脈を閉塞する。また大動脈壁には，限局性でうすく，高濃度を呈する石灰化が認められる（左腎摘出術後。右腎は造影剤により高吸収を呈している）。

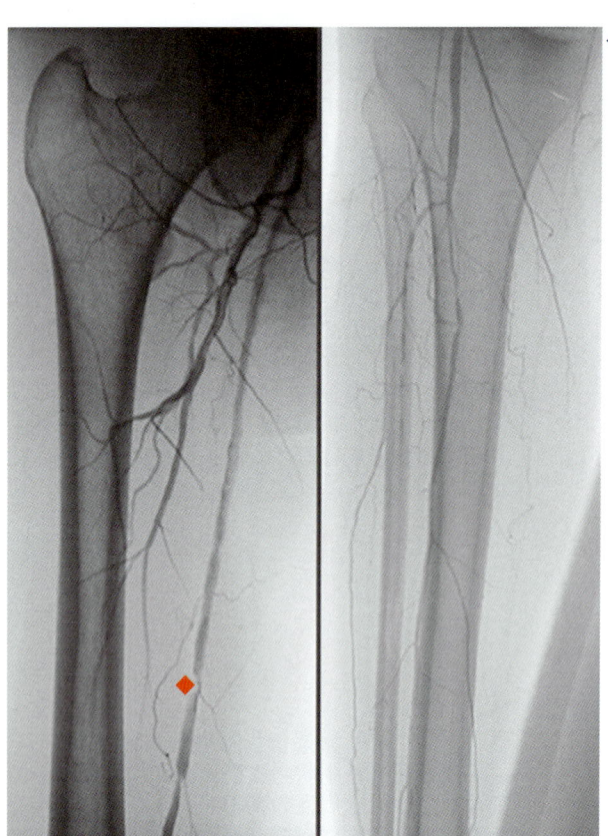

▶図1-13 大腿動脈粥状動脈硬化，血管撮影
罹患歴が長く血糖コントロールが不良な1型糖尿病で，進行する右下肢跛行（労作時痛）を呈した患者である。血管撮影では大腿動脈に粥状動脈硬化に伴う狭窄病変（◆）が複数認められる。左側は大腿骨が描出されている大腿部で，右側は脛骨と腓骨が描出されている下腿部を示す。DSAを用いると，このように血管内腔は黒く描出される。

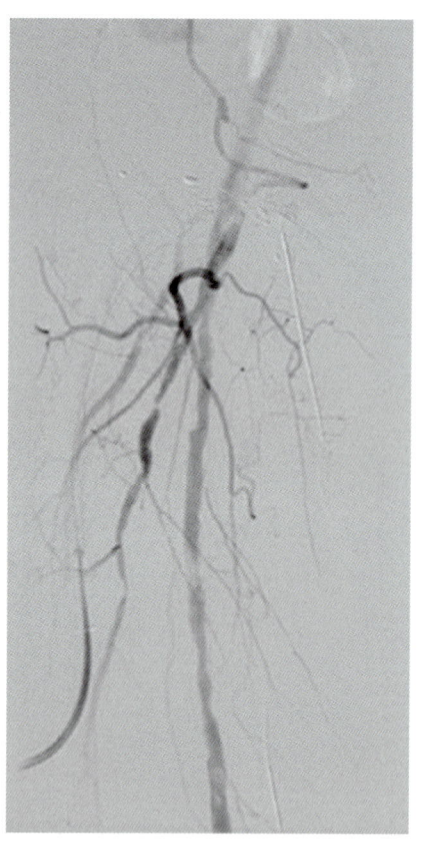

図1-14 大腿動脈粥状動脈硬化，血管撮影▶
進行性の高度の末梢動脈病変により跛行をきたした血糖コントロール不良の糖尿病患者で，右大腿動脈に粥状動脈硬化に伴う狭窄が複数認められる。この程度の動脈病変により，身体所見上，末梢動脈の拍動減弱あるいは消失が認められる。

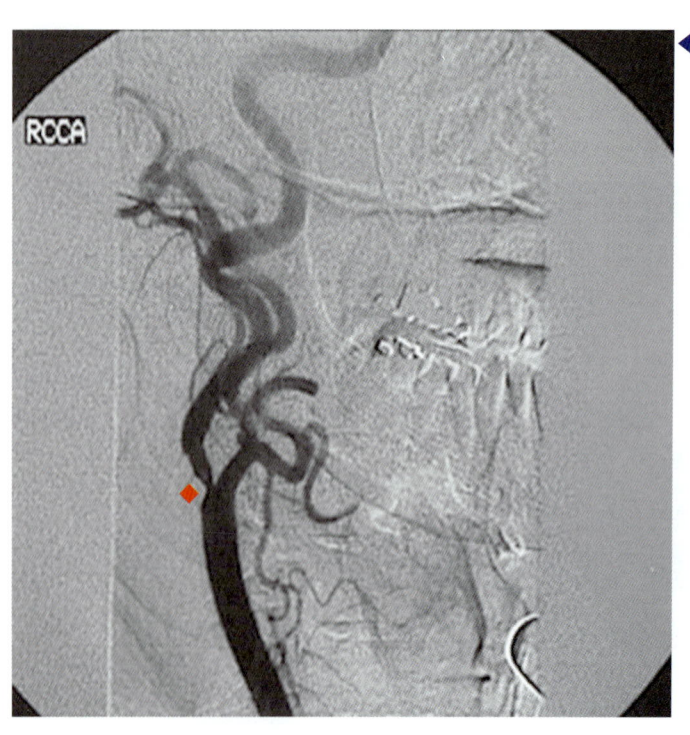

▶図1-15 内頸動脈粥状動脈硬化，血管撮影
粥状動脈硬化による右内頸動脈の狭窄（◆）は，虚血から梗塞までの脳卒中の前兆となる一過性脳虚血発作（TIA）を含めた意識障害をきたし得る。身体所見では，狭窄部より遠位側に起こる速い乱流により，太い血管の狭窄病変周囲に血管雑音が聴取される。

第1章 血管　7

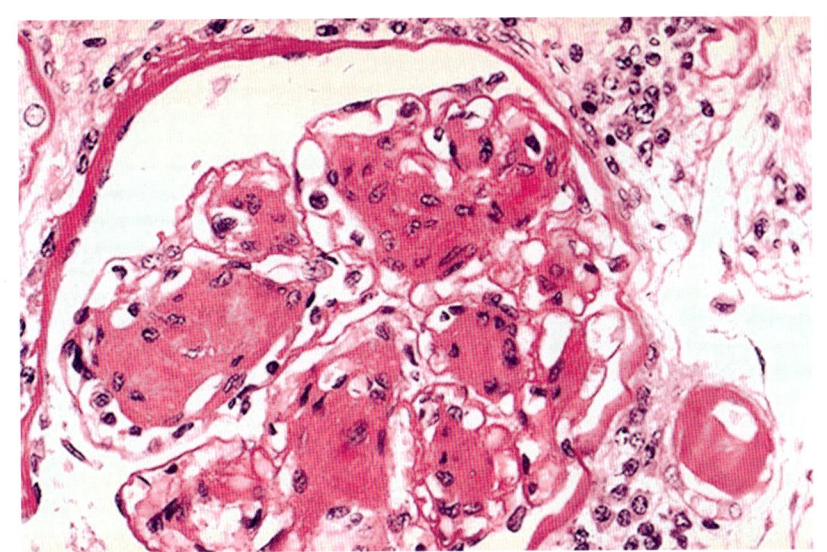

図 1-16　硝子様細動脈硬化，組織像

　動脈硬化には，粥状動脈硬化のほかに2つの型―細動脈硬化と中膜石灰化硬化―がある。通常，細動脈硬化は腎や脳でみられる。その1つの型は硝子様細動脈硬化と呼ばれ，この図では，糸球体の右下にみられる細動脈が著明に肥厚しているのが観察される（PAS染色）。この変化は，良性腎硬化症でしばしばみられ，進行性のネフロンの減少と腎萎縮をきたす。また，硝子様細動脈硬化は血圧が正常な高齢者にも認められる。より高度な動脈硬化病変は，糖尿病や高血圧患者にみられる。

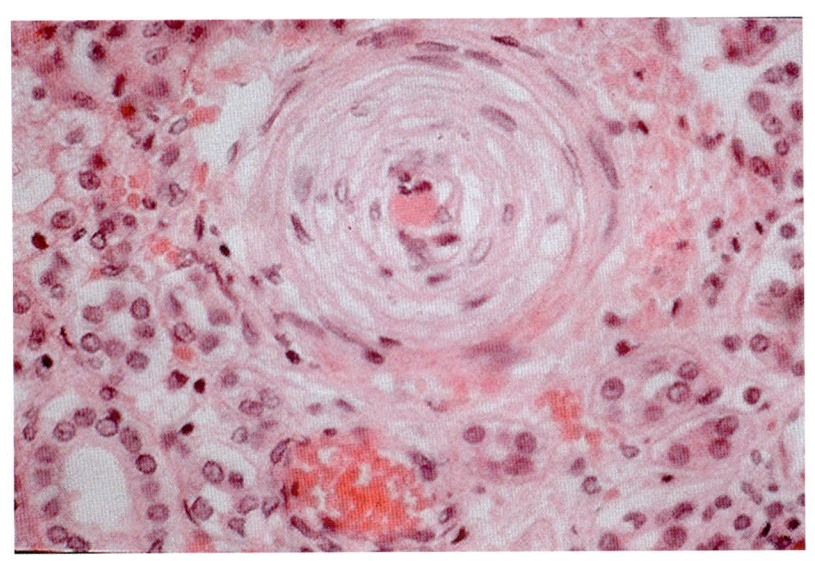

図 1-17　過形成性細動脈硬化，組織像

　この細動脈では，著明な過形成性型の細動脈硬化，すなわち同心円状，層状になった内膜と増殖した平滑筋が"たまねぎの皮"様の概観を呈し，内腔の高度な狭小化が認められる。硬化した細動脈にはフィブリノイド壊死（壊死性細動脈炎）や，局所的な出血がみられることもある。周囲の組織は，限局性の虚血性変化や梗塞像を示す。この病変は拡張期圧 120mmHg を超えるような悪性高血圧で最もよくみられる。悪性高血圧には特発性のものと長期の高血圧に合併するものとがある。

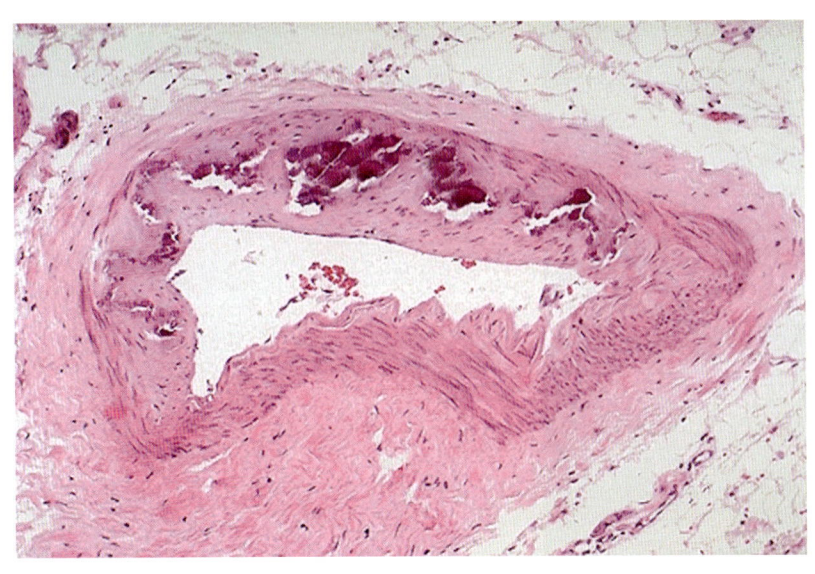

図 1-18　Mönckeberg 型中膜石灰化硬化，組織像

　Mönckeberg 型中膜石灰化硬化は，臨床上最も影響が少ない動脈硬化である（粥状動脈硬化と細動脈硬化の両者は内腔の狭小化を伴うため，臨床上，重要となる）。これは高齢者によく認められる。青紫色の石灰化は中膜にのみ存在し，内腔に影響はない。したがって，ほとんどの場合は重要な臨床所見を生じず，偶然に発見される。骨盤部のX線写真で，筋型動脈の石灰化像を認めた場合，この変化を思い出してほしい。また頸部や胸部といったほかの部位でも認めることがある。

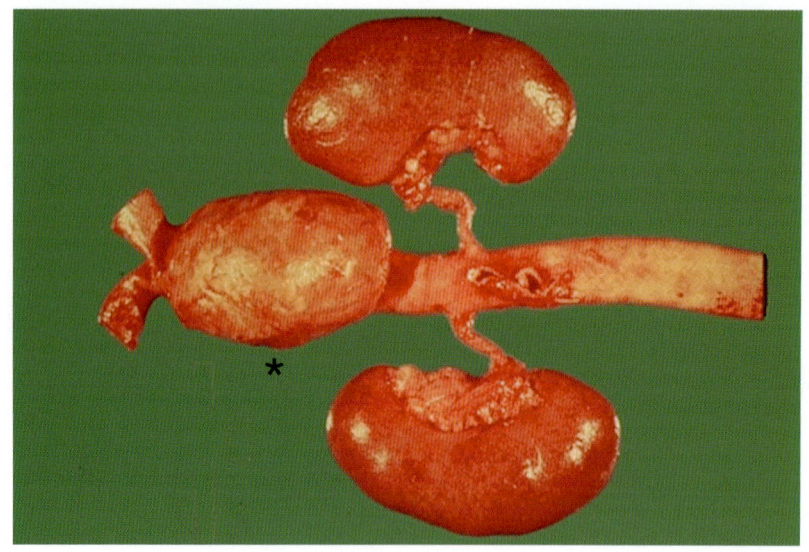

図1-19　腹部大動脈瘤，肉眼像

　粥状動脈硬化は，内膜および中膜を侵し，部分的に大動脈壁を脆弱化するため，壁が膨隆し動脈瘤を形成することがある。典型的な粥状硬化性大動脈瘤は，この図に示されるように腎動脈より遠位の腹部大動脈に生じる（＊）。大動脈瘤は時間とともに増大する傾向があり，5～7cm以上になるときに破裂しやすい。動脈瘤は，大動脈の比較的太い分岐動脈にも生じ，腸骨動脈に多く発生する。腹部大動脈瘤患者では，理学上拍動性の腹部腫瘤を触診することがある。大動脈瘤では，コラーゲンのような細胞外基質を分解するマトリックスメタロプロテアーゼの発現増加が認められる。

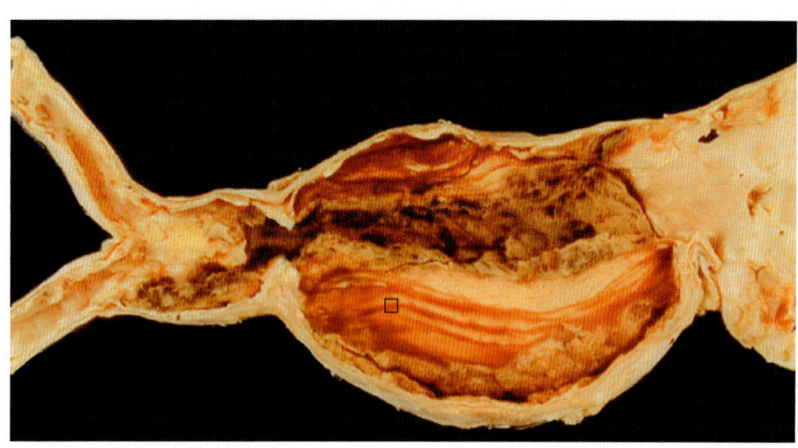

図1-20　腹部大動脈瘤，肉眼像

　これは縦切開された大動脈である。右側の腎動脈分岐部末梢側と左側の腸骨動脈分岐部近位側間に巨大な腹部大動脈瘤が存在する。この動脈瘤は直径6cmで，内腔は層状の壁在血栓（□）で充満されている。粥腫によって大動脈内腔は粗造になっている。

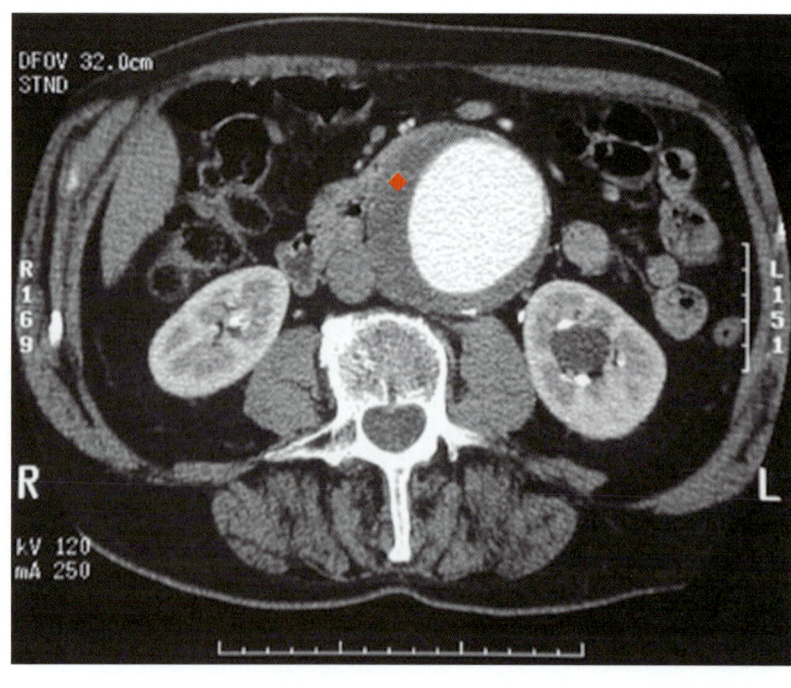

図1-21　腹部大動脈瘤，CT

　腹部造影CTでは腎動脈より遠位から下腸間膜動脈起始部を越えてひろがる粥状動脈硬化性腹部大動脈瘤を認める。高吸収を示す血中の造影剤は内腔を示し，周囲の壁在血栓（◆）は低吸収（低濃度）を呈する。大動脈の外径は約7～8cmを呈し，破裂の危険性が高い。拍動性腹部腫瘤が触知される。腹部大動脈の頻度がより高いが，胸部大動脈にも粥状動脈硬化性動脈瘤は発生する。

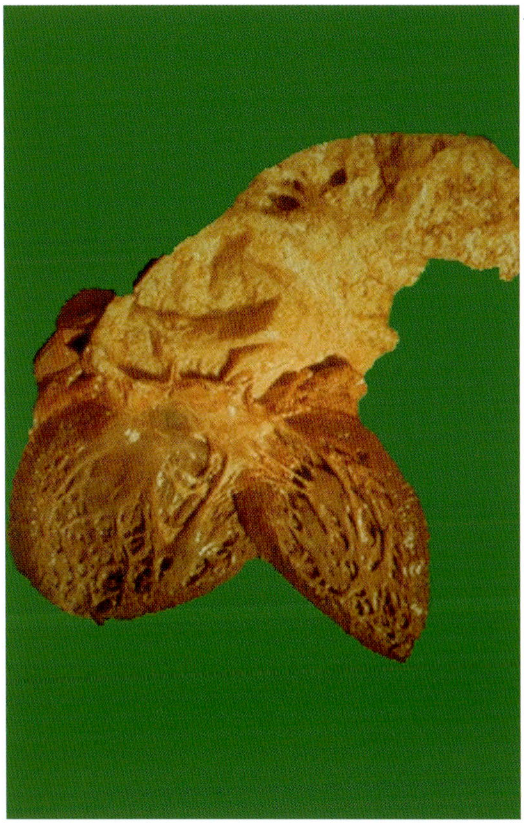

◀図1-22　梅毒性大動脈炎，肉眼像
　大動脈起始部は拡張し，大動脈弁交連部は牽引され離開している。大動脈弓部は独特の不正な内膜の皺（樹皮状パターン）を呈しており，これは梅毒性大動脈炎に特徴的な所見である。大動脈起始部の拡張は，大動脈弁閉鎖不全や上行大動脈の動脈瘤性拡張をもたらす。このような拡張はMarfan症候群でもみられることがあるが，内膜の皺は認められない。三期梅毒が稀になったため，現在では粥状動脈硬化が最も一般的な近位大動脈の動脈瘤性拡張の原因となっている。

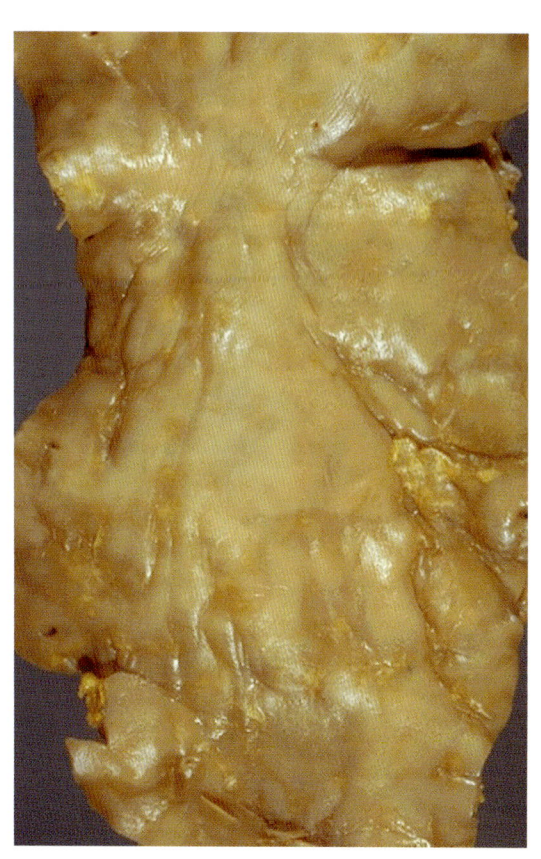

図1-23　梅毒性大動脈炎，肉眼像▶
　内膜表面は，皺ないしは"樹皮状"を呈しており，これは梅毒性大動脈炎に特徴的な所見である。この大動脈炎は，栄養血管を侵すスピロヘータ（*Treponema pallidum*）の感染によって起こり（"動脈内膜炎"），巣状の中膜の消失が皺の原因となる。これは三期梅毒の合併症で，初期感染から数十年経て明らかになり，典型例では外性器の硬性下疳の出現によって診断される。

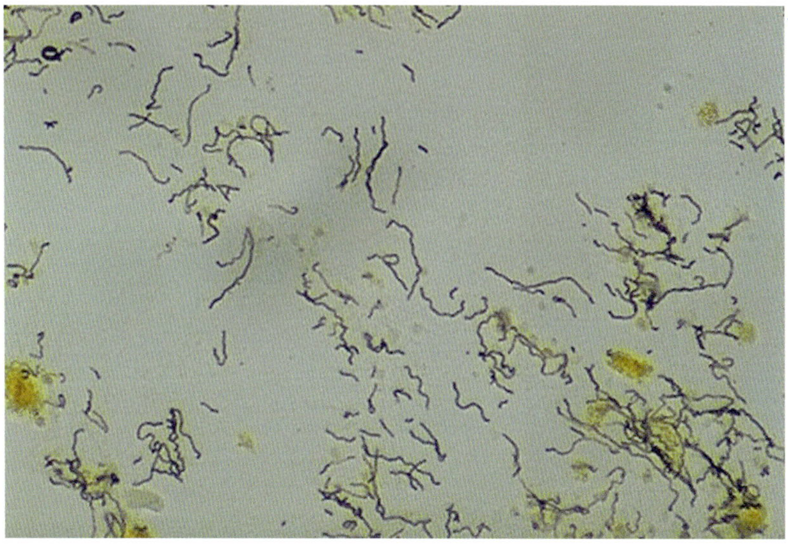

◀図1-24　スピロヘータ
　Warthin-Starryの銀染色でみられる"らせん形"の微生物が，梅毒の起因菌の *Treponema pallidum* である。しかしながら，これらは三期梅毒の病変部位では通常わずかしか存在しない。梅毒の検査による診断は，まずスクリーニングとして，抗カルジオリピン抗体を検出するrapid plasma reagin（RPR）試験あるいはVDRL試験が行われる。トリポネーマ抗原を検出するより特異度の高い検査として，蛍光標識抗トレポネーマ抗体吸収（FTA-abs）試験，抗梅毒トレポネーマ抗体微量赤血球凝集アッセイ（MHATP）がある。これらの検査は，三期梅毒では陰性となるかもしれない。

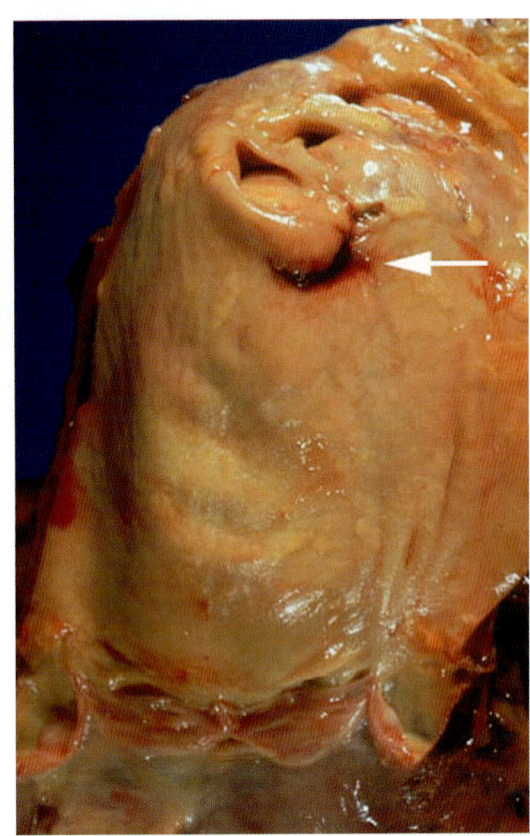

◀図 1-25　大動脈解離，肉眼像
　矢印で示された内膜の亀裂は，大動脈弁上 7cm で，大動脈から分岐する大血管の近位に位置し，大動脈は著明な粥状動脈硬化を伴っている。これが大動脈解離である。危険因子には粥状動脈硬化，高血圧，囊胞性中膜変性がある。一度亀裂が生じると，大循環系の動脈血はその圧力によって，大動脈中膜を引き裂いて流入する。流入した血液はそこから遠位の別の亀裂を経て再び大動脈に入る場合や，大動脈壁を貫き周囲の組織や体腔に向けて破裂する場合がある。近位部の破裂では，心外膜腔に達し心囊血腫を起こすこともある。また胸腔に破裂し血胸をきたす場合もある。遠位部の解離では，腹腔に破裂し，腹腔内出血をきたすこともある。これらは生命を脅かす事象である。

図 1-26　胸部大動脈解離，CT▶
　胸部 CT では大動脈弓部の解離が認められる。黒く細い線状構造（▲）が解離した大動脈中膜である。この解離は左総頸動脈に進展している。大動脈解離は CT，経食道超音波検査，MRI あるいは血管撮影により診断される。血管撮影は術前評価の際に選択される。

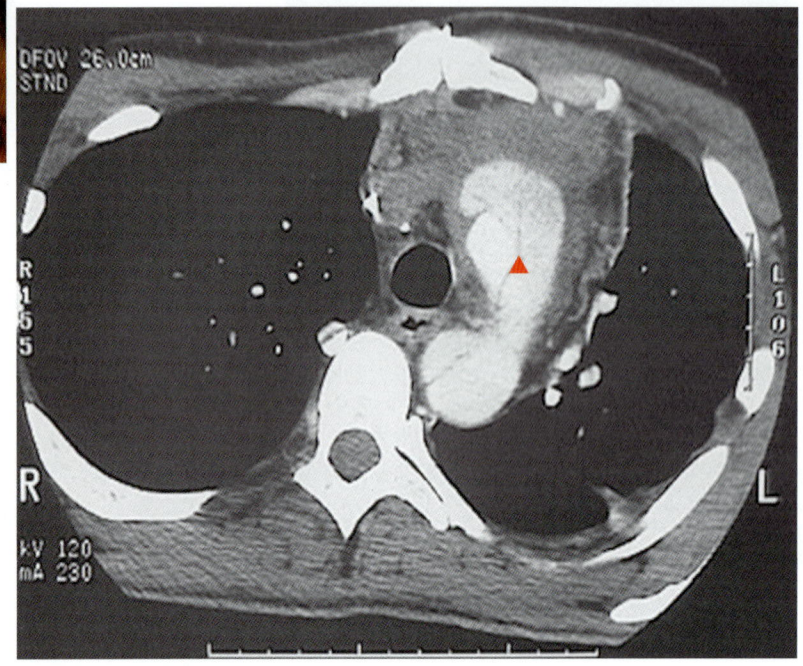

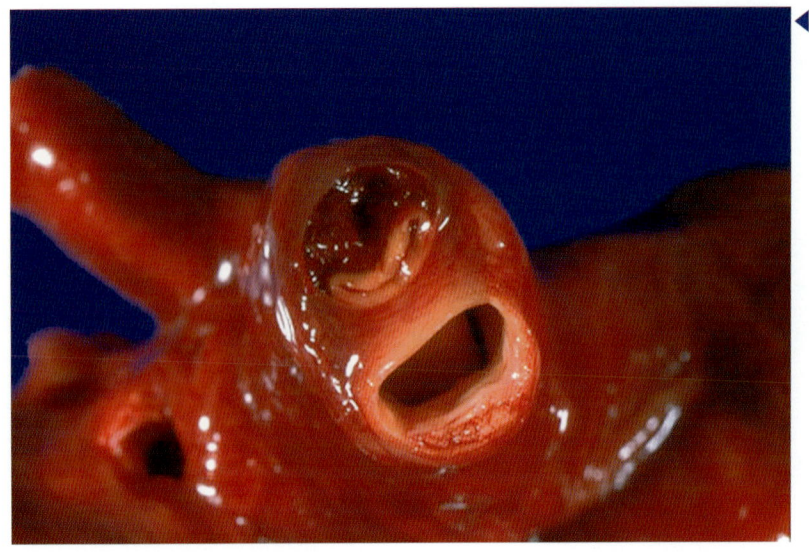

◀図 1-27　大動脈解離，肉眼像
　亀裂部からの大動脈解離が上方に進展し，流入した血液により右総頸動脈は圧排されている。血液は冠動脈も解離に巻き込むことがある。このため大動脈解離を生じた患者は，突然の強い胸痛（遠位に解離が進展する際）や脳卒中（頸動脈が解離近位部で圧排されるため），あるいは心筋虚血（解離近位部で冠動脈が圧排されるため）の所見を呈することがある。しかしながら近位部の解離では痛みを訴えないこともある。

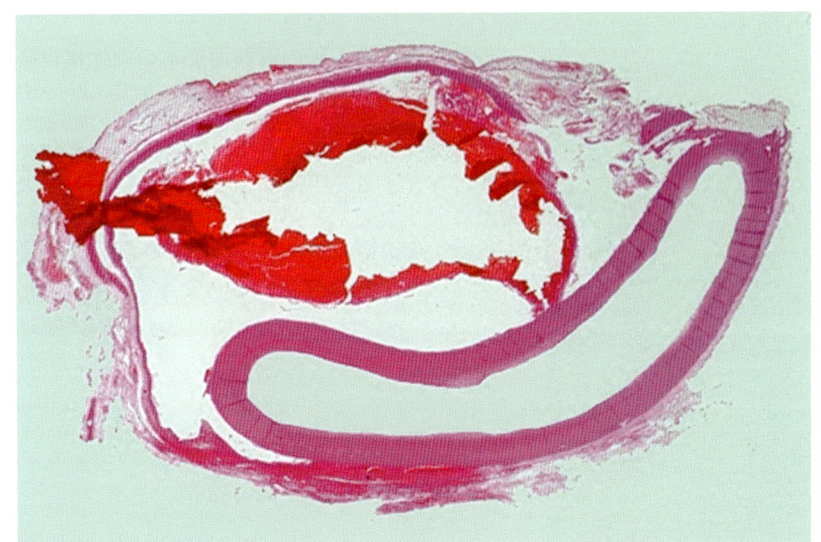

図 1-28 大動脈解離，組織像
　赤い凝血塊が中膜を分離し，大動脈内腔を圧排している。これは大動脈解離の結果であり，大動脈弓部の内膜に亀裂が生じ，次いで高い圧力の加わった血液より中膜筋層から外膜にかけて解離を起こしたためである。この解離が大動脈壁を貫くと血胸，心嚢血腫，腹腔内出血により急死することがある。強い刃物で刺すような痛みを伴うことがある。

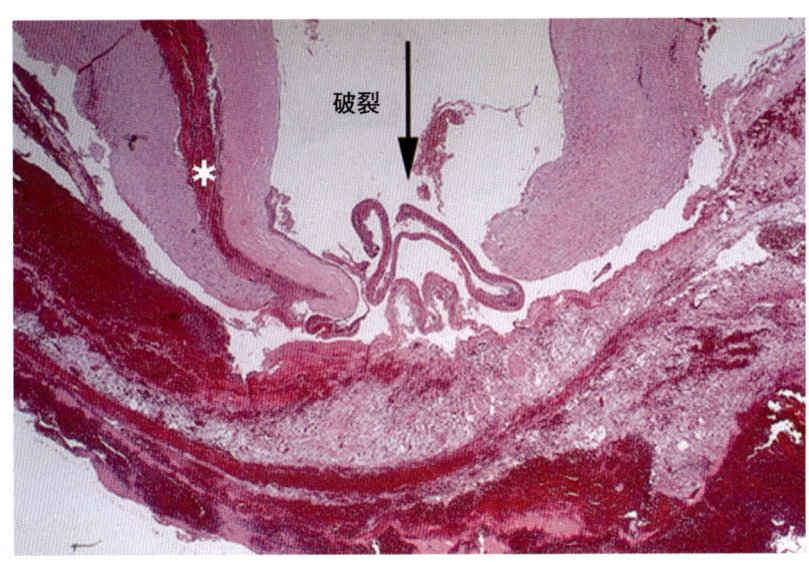

図 1-29 大動脈解離，組織像
　この大動脈の破裂（矢印）は中膜を貫通しているが，中膜に沿っての解離（★）もみられる。外科手術では，破裂部の閉鎖と人工血管置換術により解離を修復する。

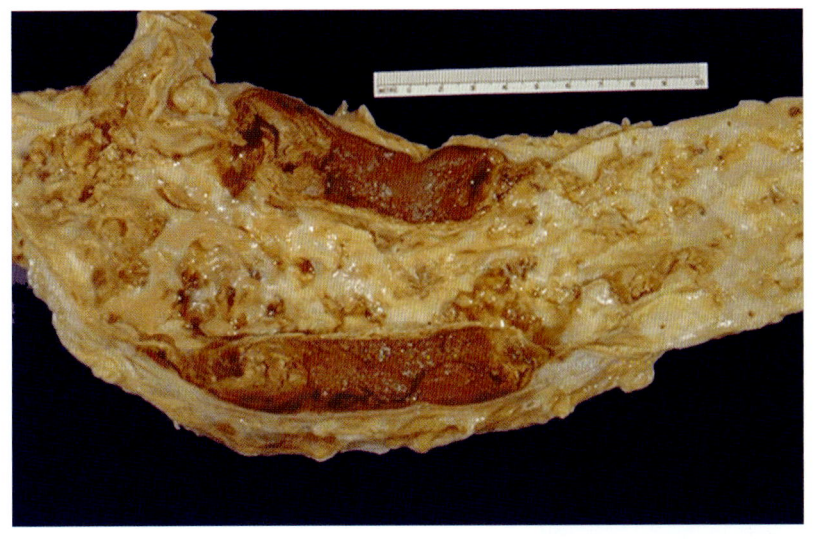

図 1-30 大動脈解離，肉眼像
　これは限局性の解離を示す胸部大動脈（縦切開）で，器質化を伴っている。赤褐色の血栓が両断面に認められ，大動脈を囲むようにひろがっている。内膜裂傷は向かって左に存在したと思われる。これにより大動脈には"二重の腔"が生じている［訳注：本来の腔を「真腔」，解離腔を「偽腔」という］。この大動脈は高度な粥状動脈硬化を呈しており，この患者においては解離の最大の危険因子であった。

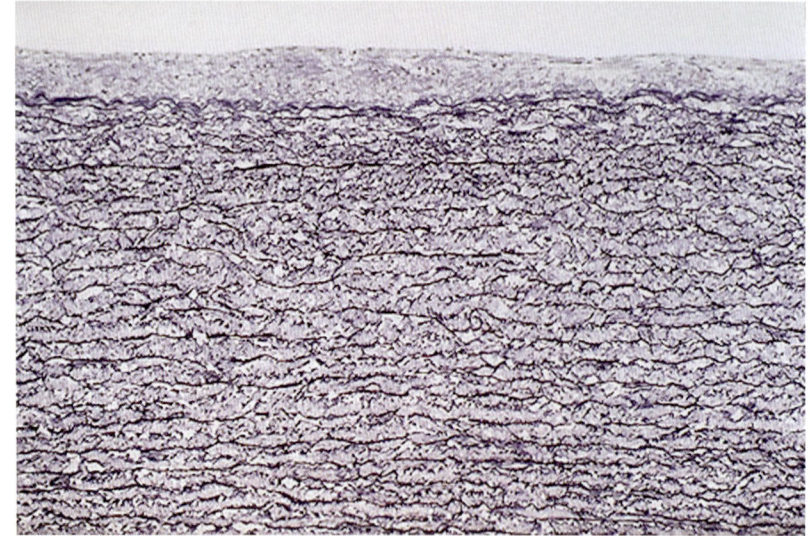

図 1-31 正常大動脈，組織像
　これは正常大動脈の縦断面標本の弾性線維染色像である（弱拡大）。内膜は上方で，厚い中膜には弾性線維染色で強調された平行に走る暗紫色の弾性線維がみられる。平滑筋は弾性線維の間に存在する。平滑筋と弾性線維により，大動脈は大きな強度と弾力性を有し，左室収縮による脈圧を末梢に伝えることができる。

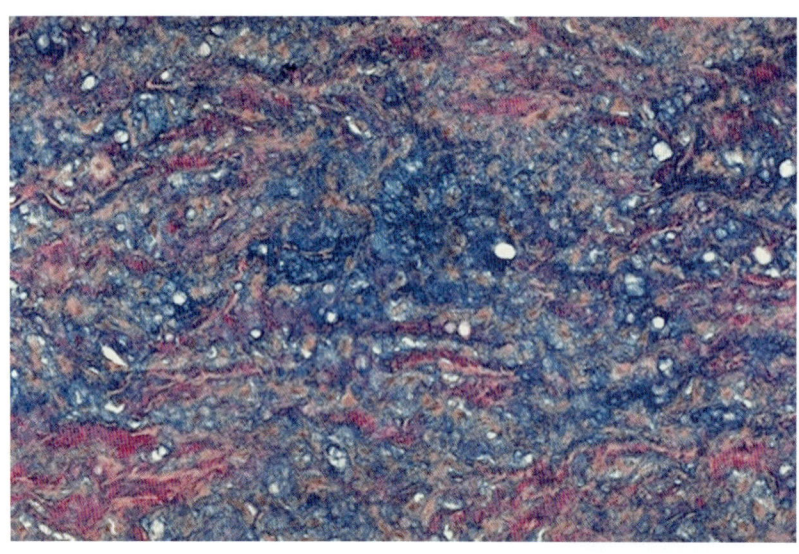

図 1-32 嚢胞性中膜変性，組織像
　ムチン染色で大動脈中膜に嚢胞性中膜変性が認められる。ピンク色の弾性線維は青色のムコイド基質の貯留により分断され，平行配列が乱れている。この変性は，エラスチンなどの結合組織の異常をもつ Marfan 症候群に定型的にみられる。結合組織の脆弱化をきたし，特に大動脈起始部径が 3cm を超える場合は，大動脈解離が起こりやすくなる。大動脈起始部の拡張は大動脈弁閉鎖不全をきたすことがある。Marfan 症候群の患者では，大動脈解離を防ぐために近位側大動脈置換と大動脈人工弁置換が行われる。

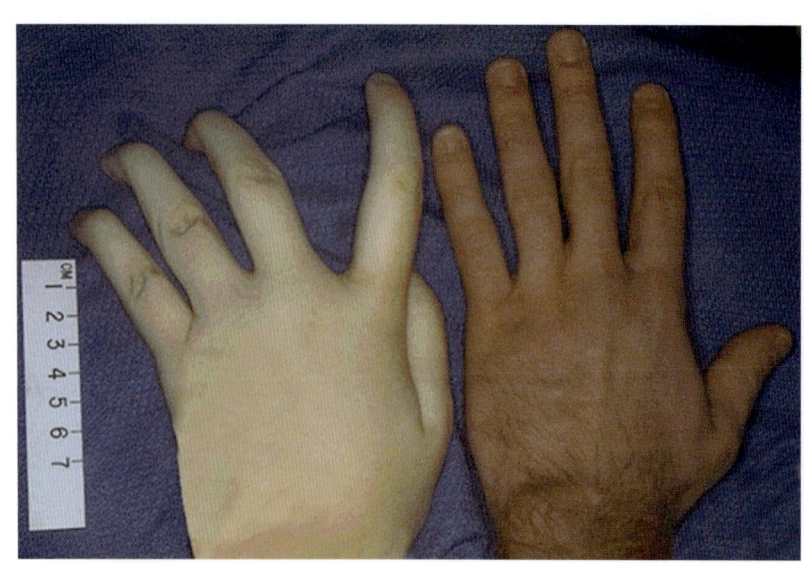

図 1-33 クモ状指，肉眼像
　左は Marfan 症候群の若い女性，右は健常な男性の手である。両者はともに身長 188cm であるが，女性の手はクモ状指である。Marfan 症候群は常染色体優性遺伝で，フィブリリン 1（*FBN1*）遺伝子の変異が原因である。この変異は，優性阻害効果により正常なミクロフィブリルの重合を阻害する。結果として，大動脈や水晶体靱帯などの弾性成分の多い結合組織の異常が引き起こされる。

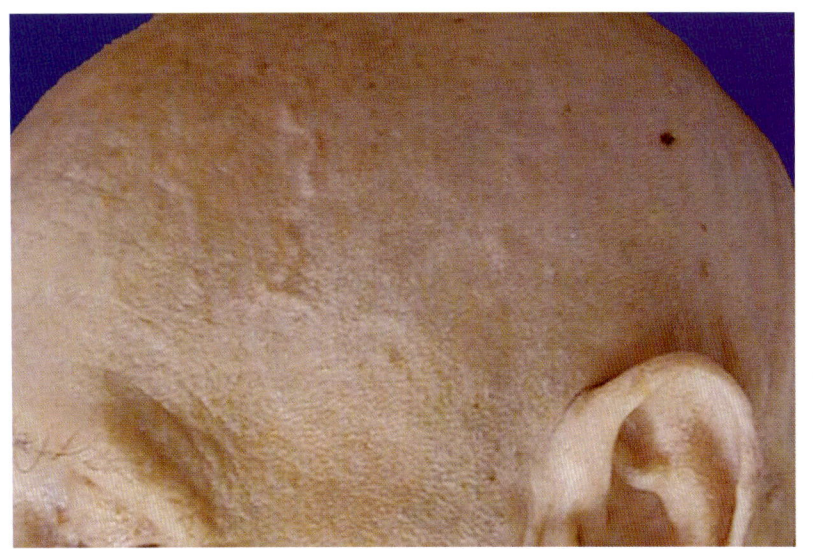

図1-34 巨細胞性（側頭）動脈炎，肉眼像
この動脈炎は血管炎の中で最も頻度が高く，主に外頸動脈の分枝を侵し，側頭動脈に好発する。脊椎動脈，冠動脈や大動脈にも及ぶことがある。巨細胞性動脈炎の患者では，硬く，触知可能な，痛みを伴う側頭動脈が頭皮表面に認められる。炎症は局所的である。炎症のある血管は，診断および治療のために切除されることがある。側頭動脈領域の血流は外頸動脈のほかの分枝から側副路を介して供給される。注意すべき合併症は眼動脈分枝の閉塞で，失明する可能性がある。

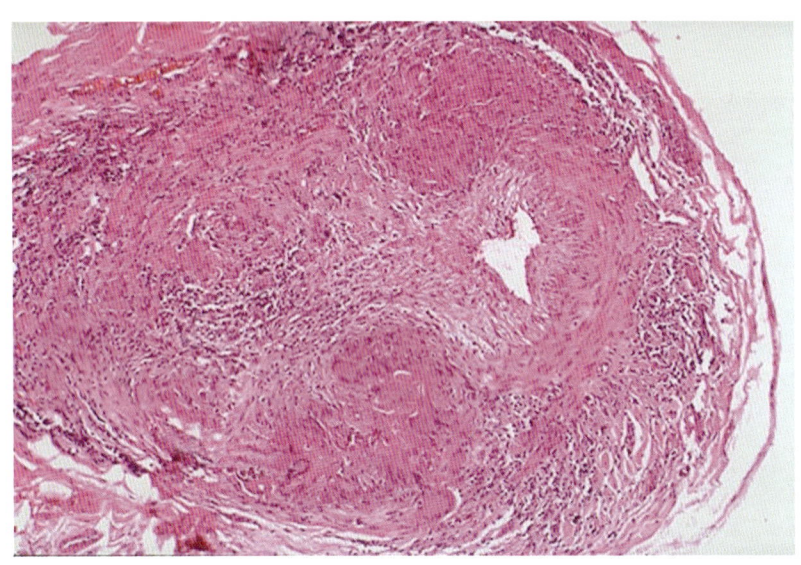

図1-35 巨細胞性（側頭）動脈炎，組織像
側頭動脈炎は巨細胞性動脈炎の徴候の1つとして現れる。巨細胞性動脈炎は，主として外頸動脈の分枝を侵すが，時に大動脈弓や冠動脈などの大型血管に及ぶ。50歳未満では稀である。しばしば赤血球沈降速度の著明な上昇（100 mm/時間以上）が認められる。患者の半数はリウマチ性多発性筋痛を合併する。原因は細胞性免疫反応に関連しており，図のように内腔狭窄を伴う中膜の肉芽腫性炎症がみられる。慢性の病変では単核細胞や巨細胞を含む活動性炎症や線維化が認められる。

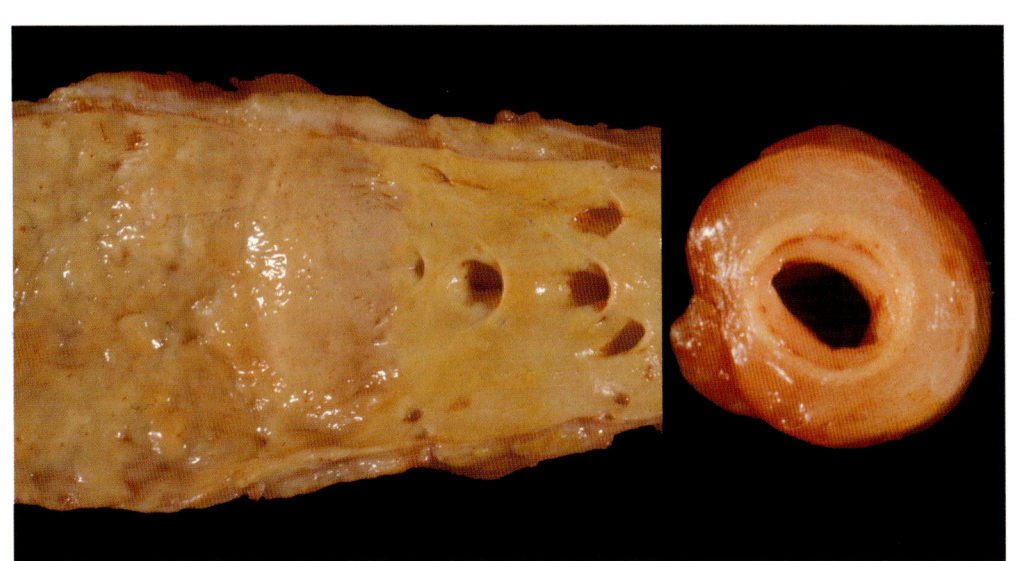

図1-36 高安動脈炎，肉眼像
この肉芽腫性動脈炎は主に大動脈弓を侵すが，左図に示すように，遠位側大動脈にも波及し，さらに腎動脈，冠動脈にも及ぶことがある。右図は頸動脈の横断面像で，主に内膜肥厚による著しい内腔狭窄が認められる。内腔狭窄により，しばしば上肢や頸部の脈拍が減弱する。

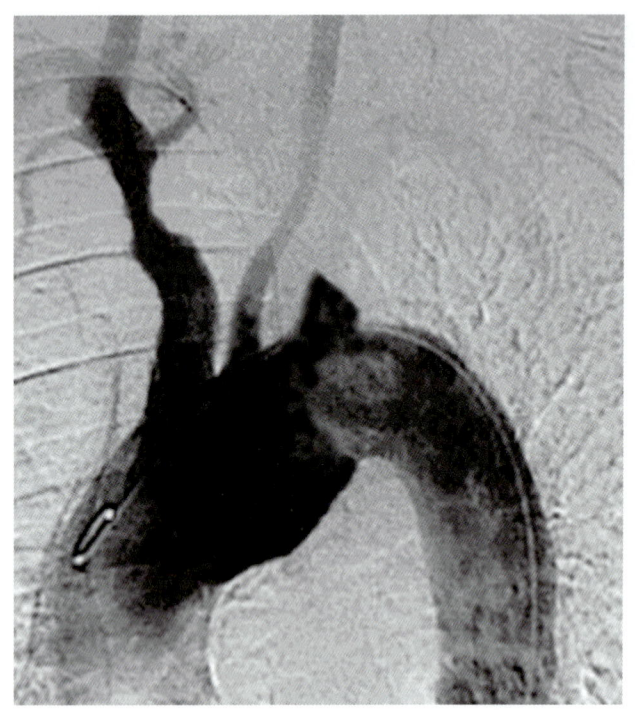

図 1-37 高安動脈炎，血管撮影

造影剤で内腔が黒く描出された大動脈弓部は瘤状に拡張している。左鎖骨下動脈は起始部近くで中断しており，完全閉塞を示す。この所見は左上肢の血圧が著明に低下していることで確認できる。右腕頭動脈は不整狭窄をきたしている。視覚障害や神経症状が認められることが多い。頻度は低いが，より遠位側大動脈の病変により跛行をきたし得る。肺動脈が侵されると肺高血圧症および肺性心を招く。このように病状の進行は様々である。好発年齢は 50 歳以下で，特に 40 歳以下の女性に多い。顕微鏡所見は巨細胞性動脈炎に似るが，これはより慢性の経過をとり，動脈壁の線維化，巨細胞，リンパ球浸潤を示す。

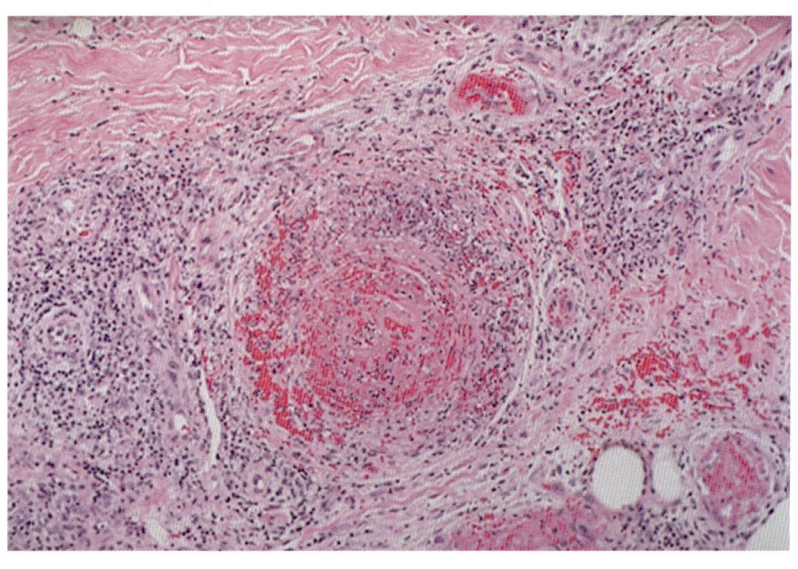

図 1-38 結節性多発動脈炎（古典型），組織像

この筋型動脈（弱拡大像）には，急性および慢性炎症細胞の浸潤を伴う重度の血管炎がみられ，血管壊死と内腔閉塞を伴っている［訳注：壊死性血管炎という］。これは古典型結節性多発動脈炎（PAN）の 1 例で，血管炎は全身の小型から中型の動脈，特に腎動脈や腸間膜動脈に認められる。抗好中球細胞質抗体（ANCA）が陽性となることがあるが，これは顕微鏡的多発血管炎でより高頻度に認められる。臨床症状として，全身倦怠感，発熱，体重減少，高血圧，腹痛，下血，筋肉痛，関節痛，末梢神経炎がみられる。

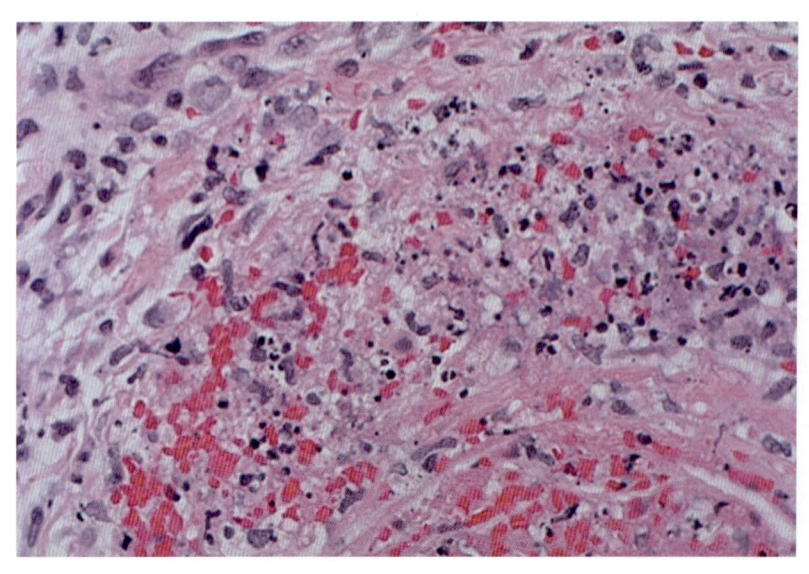

図 1-39 結節性多発動脈炎（古典型），組織像

これは急性古典的 PAN の強拡大の動脈壁像である。病変は，線維化と内腔狭窄を伴いながら治癒する。若い成人に好発し，急性，亜急性，または慢性の経過で，悪化と寛解を繰り返す。腸間膜動脈に及ぶと，腸管虚血や梗塞による腹痛がみられる。腎に及ぶと腎不全をきたすことがある。結節性多発動脈炎患者の 1/3 は B 型肝炎ウイルスに感染している。コルチコステロイドやシクロホスファミドを用いた治療により，90％の症例が寛解または治癒するが，そうでない場合には致死的になる。

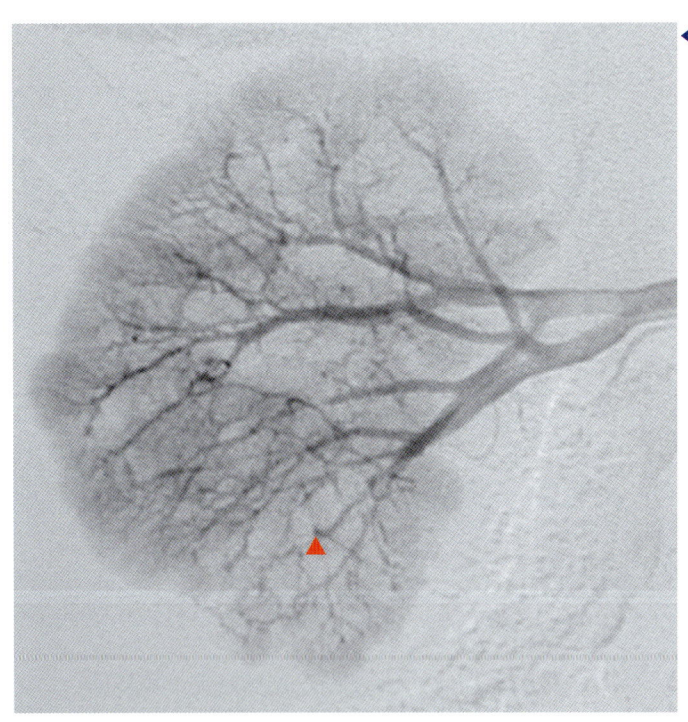

◀図 1-40　結節性多発動脈炎（古典型），血管撮影
　右腎動脈造影では小動脈瘤や末梢動脈の途絶（▲）を伴った動脈壁の不整が認められる。古典的結節性多発動脈炎では，動脈壁が急速に脆弱となるために，小動脈瘤を形成するような全層性動脈炎が限局性に分布する。血管炎が治癒すると線維化により血管径の狭小化をきたし，閉塞から標的臓器の虚血性壊死をきたす可能性もある。同一血管に，同時期に，様々な段階の炎症が存在する。

図 1-41　結節性多発動脈炎（古典型），血管撮影▶
　上腸間膜動脈造影では遠位部の小動脈瘤（▲）や末梢小動脈の途絶を伴った動脈壁の不整が認められる。動脈血流の減少は組織の虚血や梗塞をきたす。急性および慢性変化が同一の血管分布域に同時に存在する。古典的結節性多発動脈炎では通常 ANCA は陰性である。

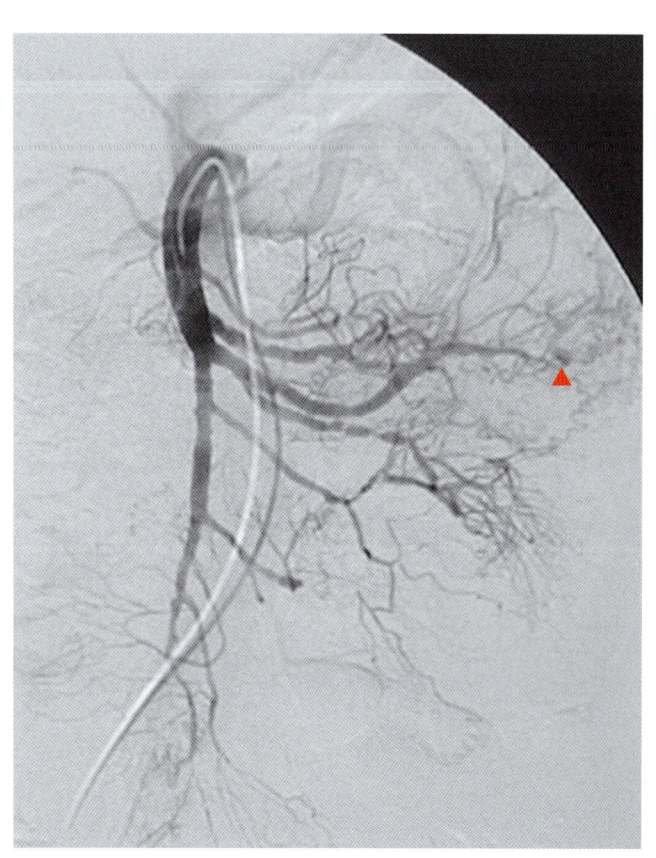

◀図 1-42　血管炎，慢性，組織像
　この筋型動脈には，慢性炎症細胞浸潤を伴う血管炎が認められる。内皮細胞（★）は増殖し，内腔は消失している。血管炎はしばしば全身性エリテマトーデスなどの自己免疫疾患の一所見として現れ，この患者もそれに当たる。より慢性期の古典的結節性多発動脈炎はこれと極めて類似した所見を示すことがある。一般的に，血管炎は稀な疾患で，様々な型が混在し，診断や分類が難しい。

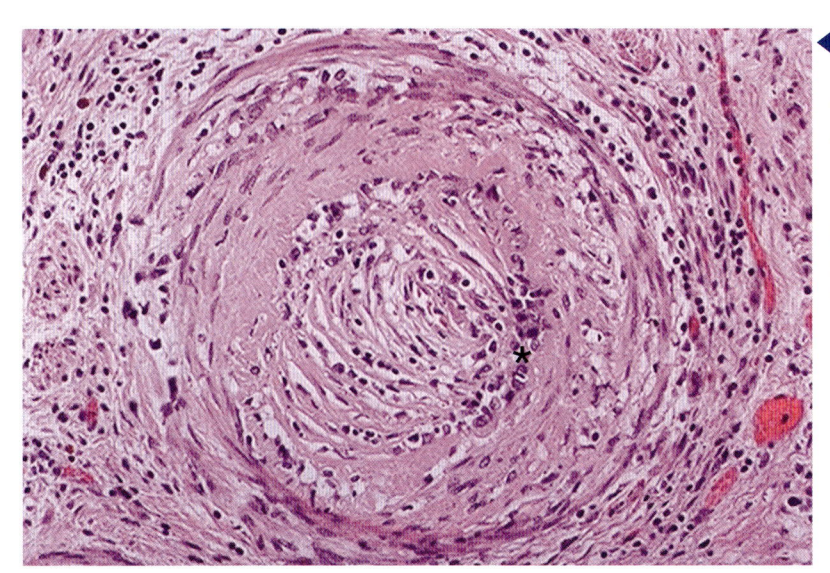

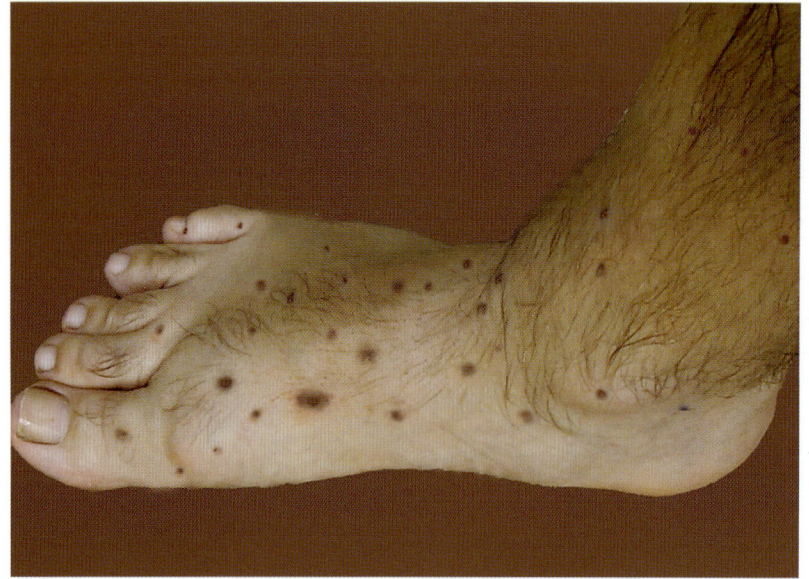

図 1-43 顕微鏡的多発血管炎,肉眼像

顕微鏡的多発血管炎（MPA）では,細動脈,毛細血管,細静脈が一様に侵されるが,古典的結節性多発動脈炎にみられるような比較的太い動脈が侵されることは稀である。MPAでは,図のような足背の触診可能な紫斑がみられる。肺の毛細血管炎,壊死性糸球体腎炎が認められ,白血球崩壊像もしばしば観察される。ANCAは70%の症例で陽性であるが,免疫複合体の沈着は乏しく,証明するのが難しい（pauci-immune injury）。臨床所見では,喀血,関節痛,腹痛,血尿,蛋白尿や筋肉痛などがみられる。薬剤,感染や腫瘍に対する3型過敏反応によりしばしば発症が促進される。同様の型の過敏性血管炎は,Henoch-Schöenlein紫斑病,自己免疫疾患に伴う血管炎,本態性混合型クリオグロブリン血症で観察される。

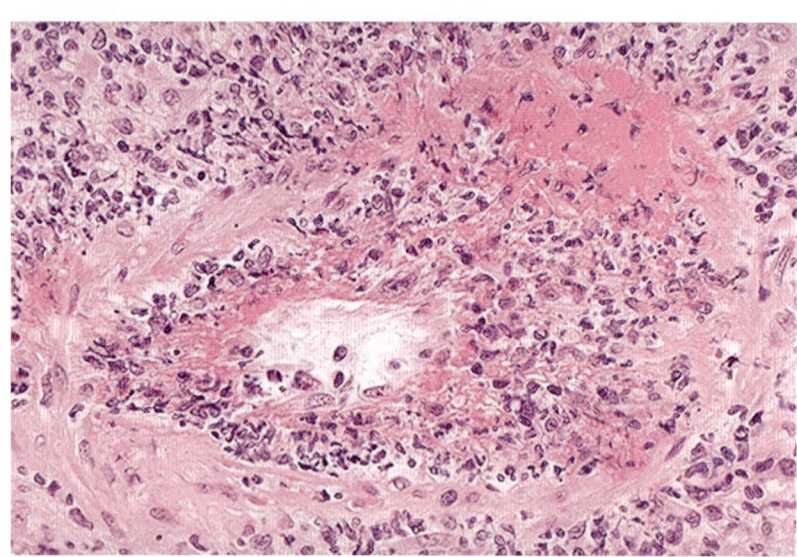

◀図 1-44 Wegener肉芽腫症,組織像

腎動脈分枝の血管炎の像を示す。壊死性肉芽腫性血管炎の所見である。この症例では,血清ANCAが陽性で,Wegener肉芽腫症と診断された。Wegener肉芽腫症は,腎と肺を高頻度に侵す。

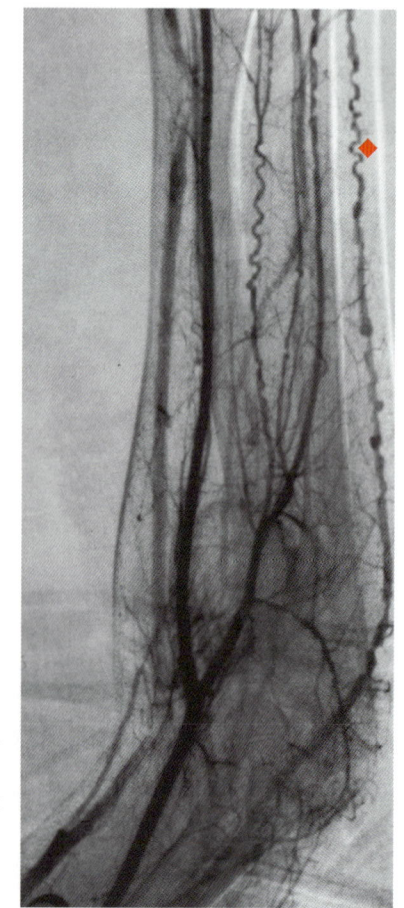

図 1-45 閉塞性血栓性血管炎,血管撮影▶

下肢血管撮影では狭窄部に沿ってコルクスクリュー様（◆）を呈する動脈筋肉枝が描出されており,Buerger病に特徴的な所見である。これは稀な動脈炎であり,主に脛骨動脈や橈骨動脈などの中小動脈を侵す限局性かつ血栓性の急性および慢性炎症である。炎症は近接する静脈および神経に波及する。ヘビースモーカーの若年男性に好発する。痛みが強く,慢性期には母趾,足あるいは指の慢性潰瘍や壊疽をきたす。

第 1 章　血　管　17

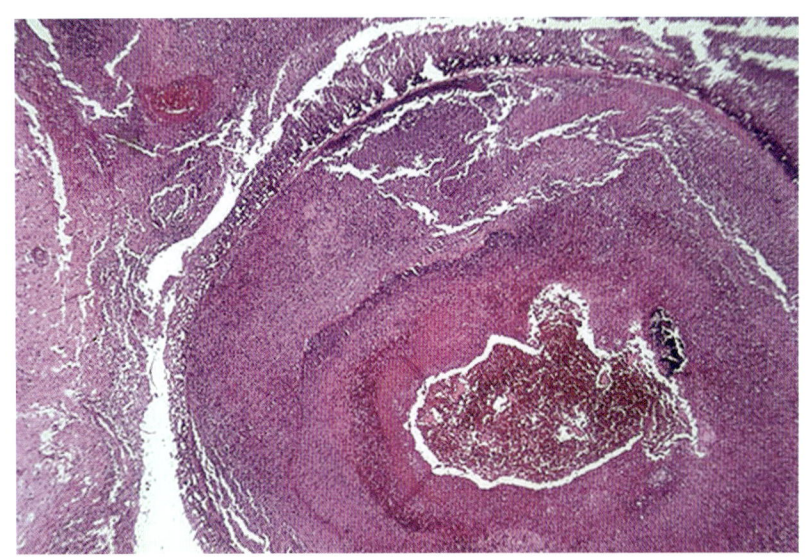

図1-46　感染性血管炎，組織像
　肺炎にみられるような実質組織から血管へひろがる感染を原因として，感染性血管炎が惹起される。心内膜炎を原因とする場合の様に敗血症や敗血症性塞栓からも，このような合併症が引き起こされる。感染は，黄色ブドウ球菌やアスペルギルスなどの細菌や真菌の感染が一般的である。感染により血管壁が脆弱化し破壊されて，動脈瘤や出血が引き起こされる。このような動脈瘤は，真菌性動脈瘤と呼ばれている。図のように，筋型動脈に波及した細菌感染は壊死を引き起こし（不規則な内腔面が特徴的である），それに伴って中膜や外膜の炎症や出血がみられる。

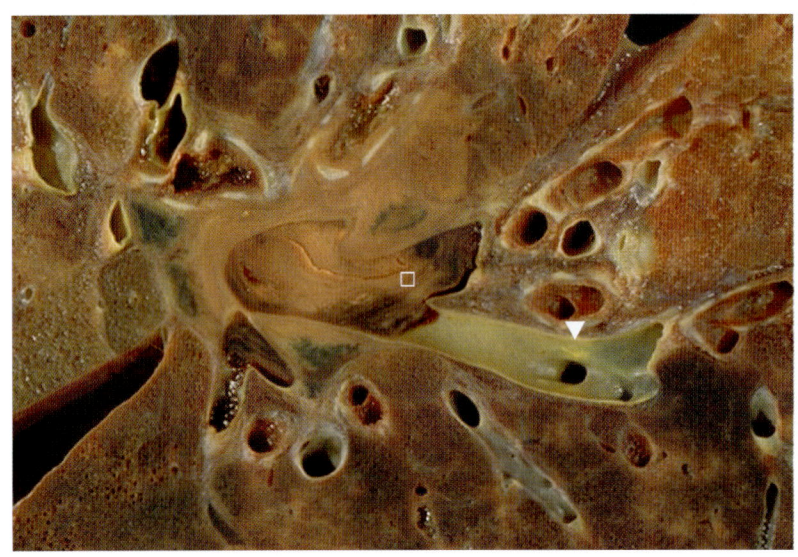

図1-47　侵襲型アスペルギルス症，肺，肉眼像
　アスペルギルスは真菌の一種で，血栓形成（□）や血管侵襲性を示し，図にみられる肺動脈分枝のような比較的大きな血管も侵す。この血栓は血液成分と菌糸体からなり，図では肺動脈分枝の内腔を充満している。肺梗塞を起こすが，血管系を通じて多臓器にもひろがる。血栓または塞栓による広範囲の肺動脈閉塞や，拘束性あるいは閉塞性肺疾患による肺血管床の減少により，肺高血圧が惹起され，長期化すると肺動脈に粥腫（▽）が形成される。

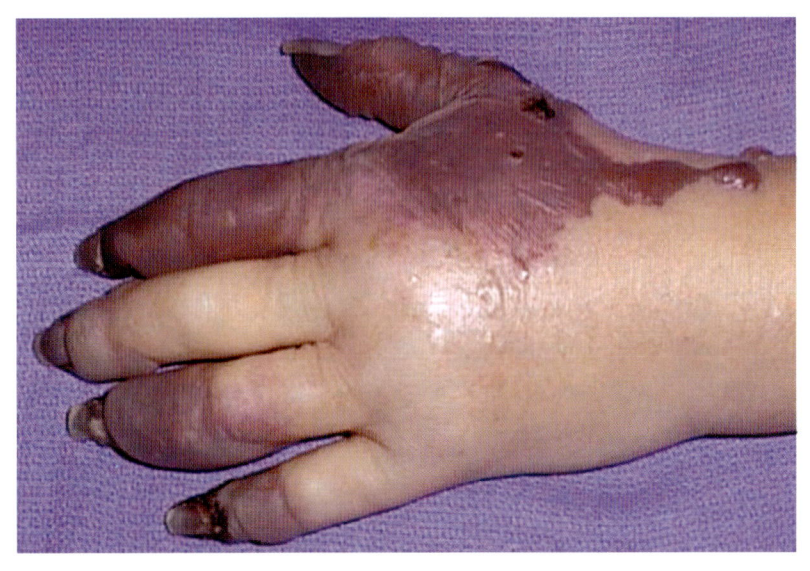

図1-48　Raynaud現象
　CREST症候群（限局性強皮症として知られる全身性強皮症の1亜型)の重篤な"R(Raynaud現象)"を示している。Raynaud現象を伴う血管攣縮により，指先は黒色化し，周りの皮膚は暗紫色を呈している初期の壊疽性壊死の所見である。このような症状は，寒冷刺激への曝露によるもので，一過性ではあるが強い血管攣縮による動脈の狭小化（Raynaud病とは異なる）によって引き起こされる。

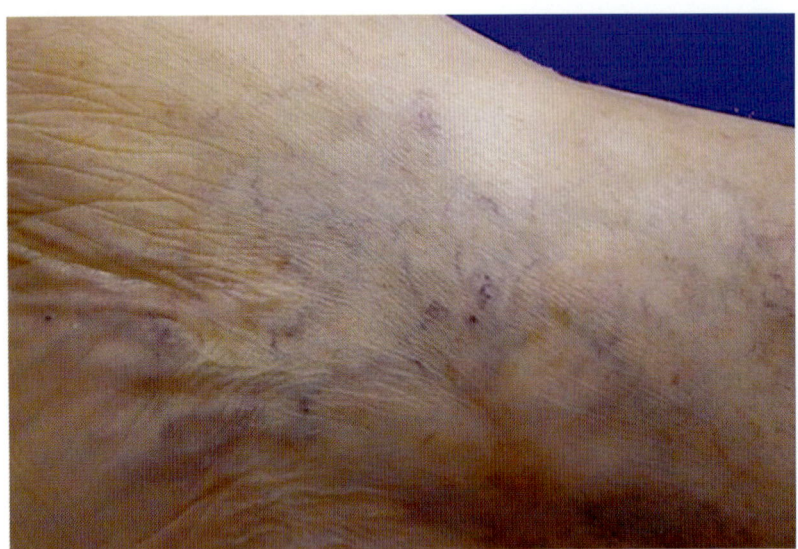

図 1-49　静脈瘤

図に示す下肢の表在性の怒張した静脈はありふれた疾患である静脈瘤であり，特に加齢や長時間の立位作業従事者に多くみられる。長年の間に静脈弁が機能不全に陥る。筋緊張の低下を伴った筋萎縮による静脈に対するマッサージ効果が失われることが要因の1つである。また，時間とともに皮膚の弾性も低下する。長時間立位でいることによる静水圧の上昇もこの疾患を悪化させる。血管のうっ血や血栓症は局所的な浮腫や疼痛を伴うことがあるが，一般的に表在静脈は血栓塞栓を起こさない。

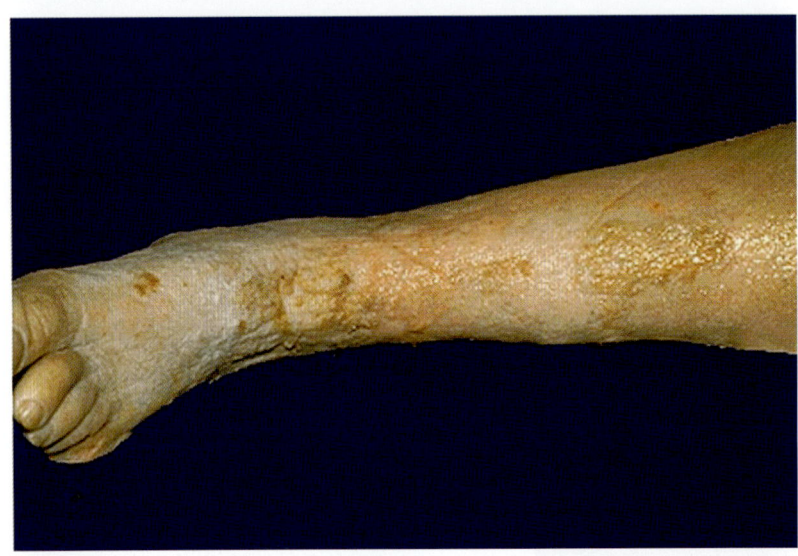

図 1-50　うっ血性皮膚炎，肉眼像

ヘモジデリン沈着によって茶褐色に変色し，粗造に肥厚したうっ血性皮膚炎がみられる。潰瘍も起こることがある。心機能低下による長期間の循環不全により，慢性的な浮腫や静脈うっ血が起こり，赤血球が血管外へ漏出すると，真皮内にヘモジデリンが沈着し，皮膚が茶褐色になる。

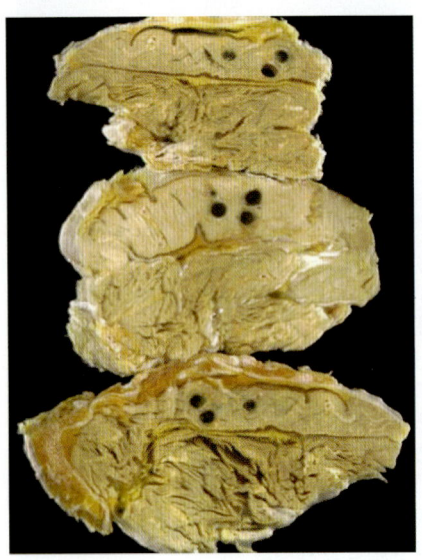
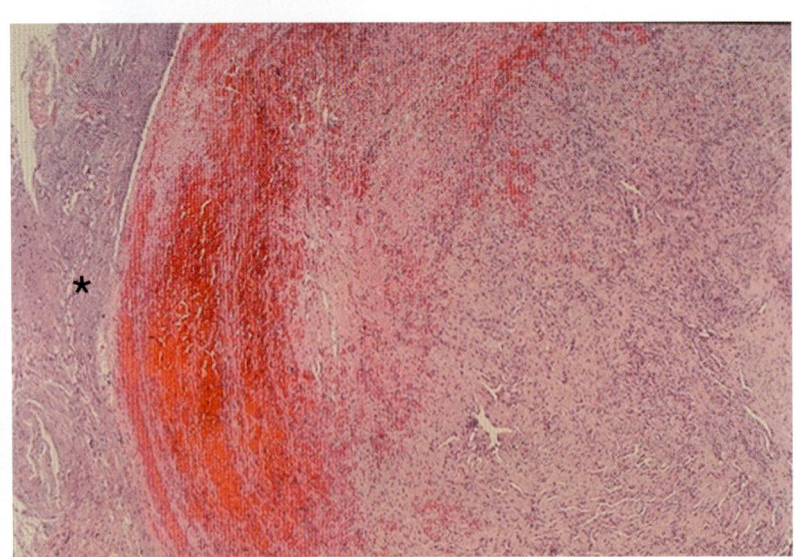

図 1-51, 52　静脈血栓症，肉眼像（左），組織像（右）

左図では，下肢深部静脈に大きな暗青色の血栓が観察される。右図は静脈血栓の弱拡大組織像である。静脈のため血管壁は菲薄である（★）。血栓は，時間経過を反映して様々な程度の器質化を示している。赤血球とフィブリンからなる層構造（Zahn 線）が左端にみられ，右側には肉芽組織と毛細血管の増生を伴った血栓の器質化像がみられる。結果として血栓が血管壁に付着することになる。

第 1 章 血 管　19

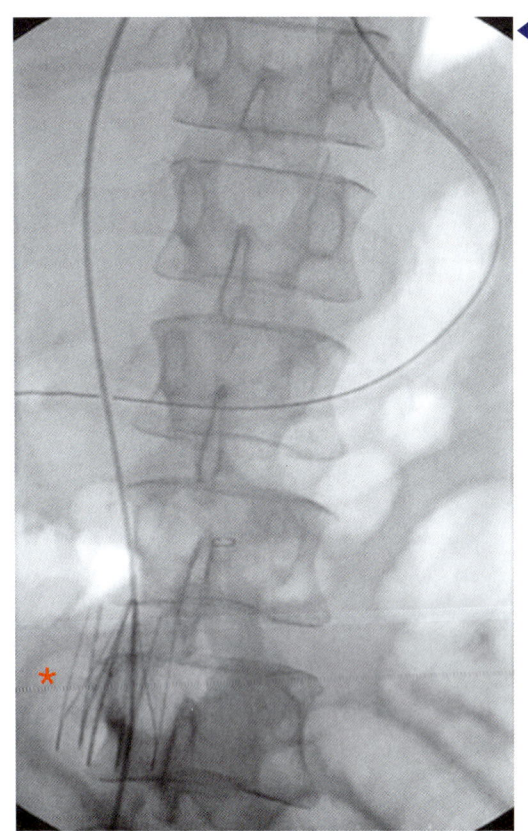

◀図 1-53　下大静脈フィルター，X 線写真
　下腹部の X 線写真では，時に致死的となり得る肺動脈塞栓症を防止するために挿入された下大静脈フィルター（★）が描出されている。患者は血栓塞栓症の既往があり，下肢の超音波ドプラ検査で，致死的塞栓子の主原因である深部静脈血栓が認められた。フィルターの金属ストラットが静脈内膜に達し，生命を脅かすおそれのある大きな血栓塞栓が肺動脈に達するのを防いでいる。

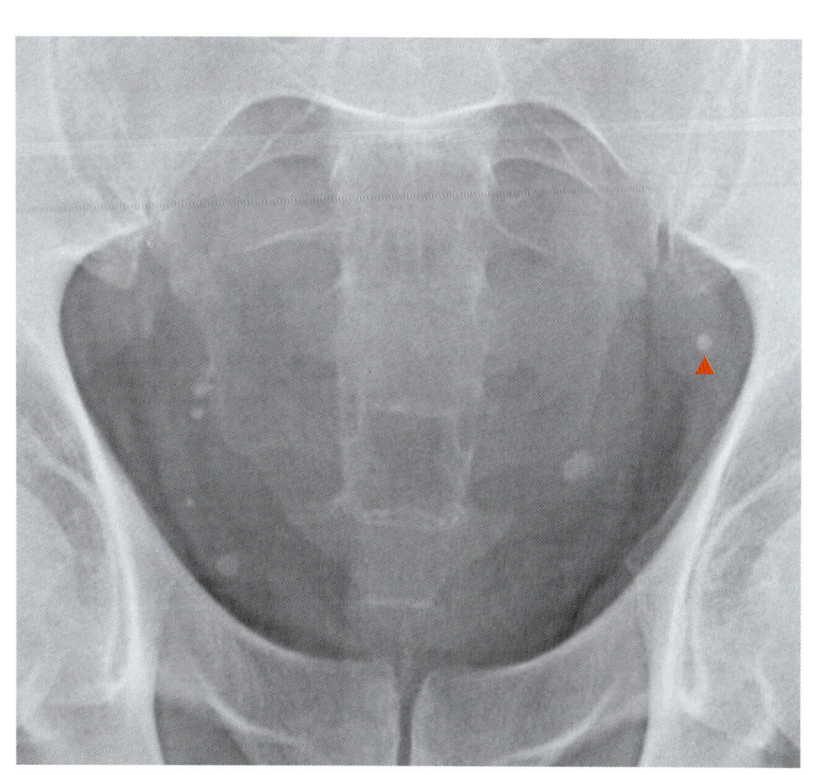

図 1-54　骨盤部静脈石，X 線写真▶
　腹部 X 線写真では骨盤内に複数散在する小さな高濃度結節（▲）が認められる。これは静脈石すなわち静脈の石灰化を示し，中年から高齢成人で高頻度に認められる所見である。静脈石は臨床上重要なものではないが，尿路結石などと鑑別を要する。

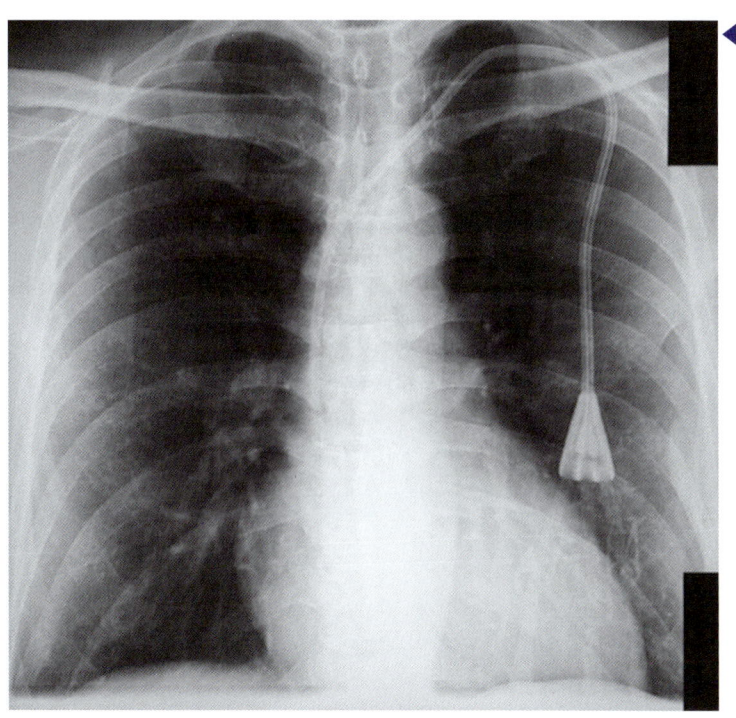

◀図 1-55　中心静脈カテーテル，X 線写真
　胸部 X 線写真では上大静脈から右房へと連続する左鎖骨下静脈を介して挿入された中心静脈カテーテルが正しい位置に描出されている。中心静脈カテーテルは患者の体液バランスや心機能をモニターするために用いられる。

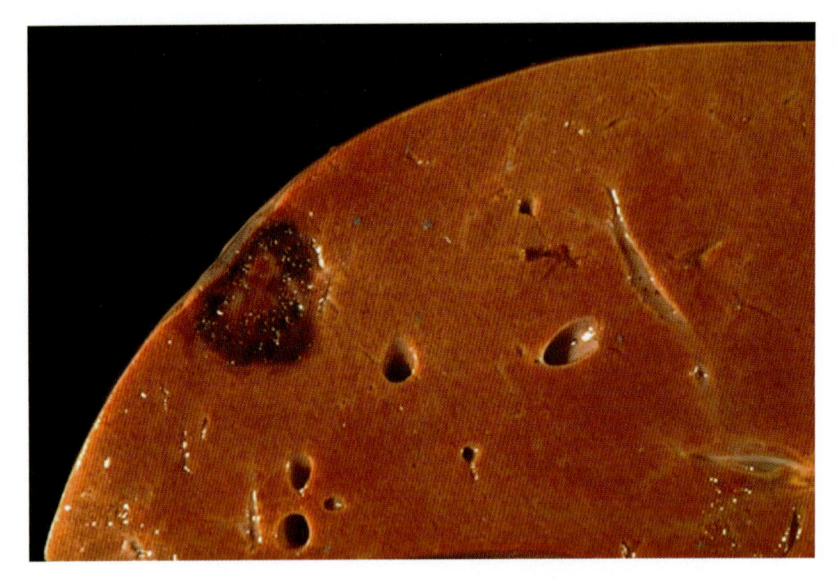

図 1-56　肝血管腫，肉眼像

良性の血管腫が肝被膜下に観察される。このような肝腫瘍は，約 1/50 人の割合でみられるが，多くが径 1cm ないしそれ以下のため，大抵の場合，偶発的にしか発見されない。時に多発することもある。血管腫は小児に多い腫瘍で，出生時に症状が出ることもある。血管腫の 1/3 が肝臓に発生する。このような血管腫は悪性化することはない。

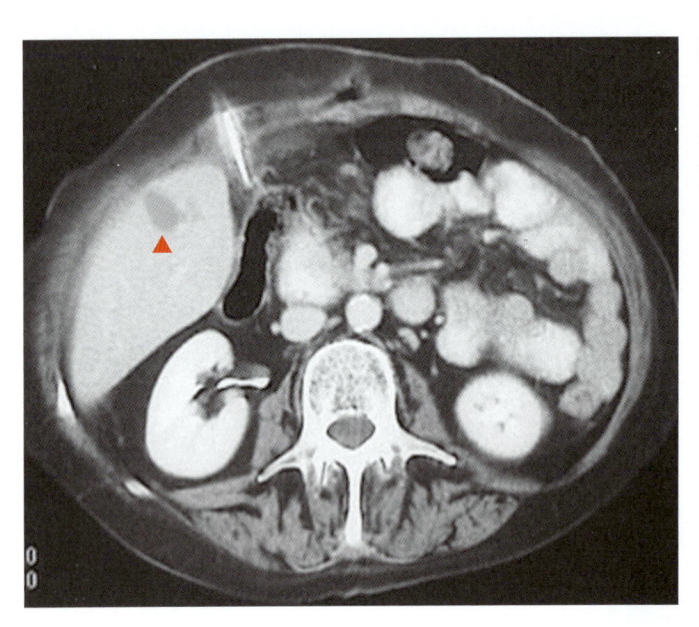

図 1-57　肝血管腫，CT

腹部 CT では肝右葉前下区域に円形の辺縁をもち，周囲肝実質に比較し低吸収値を呈する小病変（▲）が描出されており，血管腫を示す。小さな血管腫は偶発的にみつけられ，臨床上は問題にならない。

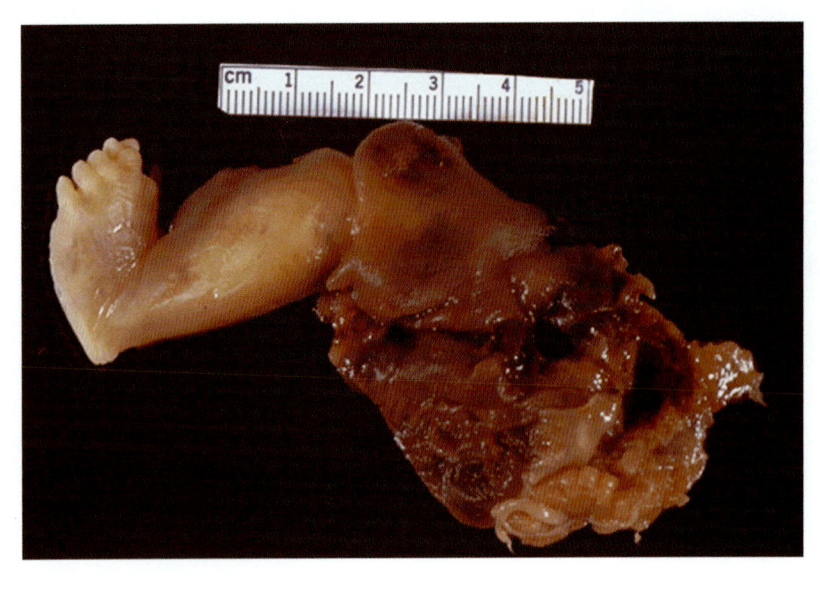

図 1-58　先天性血管腫，肉眼像

妊娠 19 週胎児の左下肢。骨盤部に巨大な赤色腫瘤が存在し，下肢へと進展している様子が観察される。これが先天性の血管腫である。血管腫は組織学的には良性であるが，巨大な場合は血流が増大し，その結果としてうっ血性心不全や胎児死亡をきたすこともある。

第 1 章 血 管　21

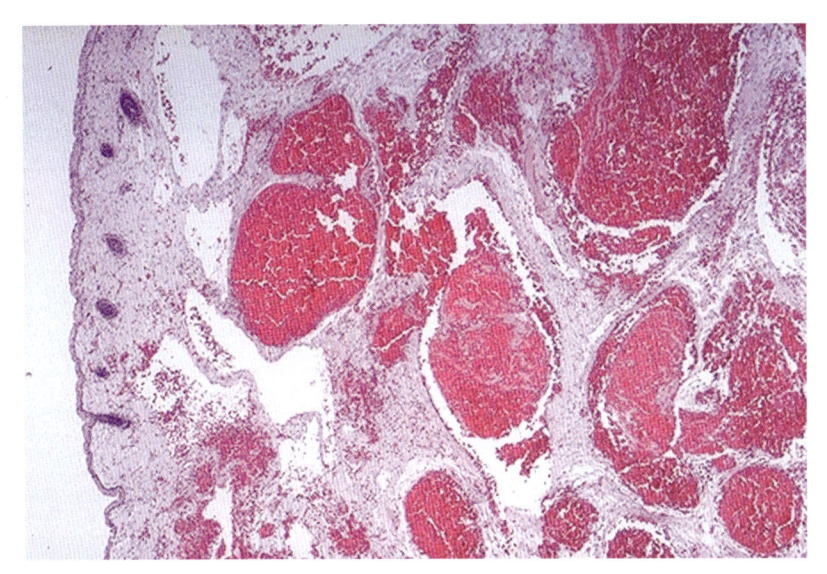

図 1-59　血管腫，組織像

　左側が皮膚表面で，その下には，内腔を赤血球で満たし拡張した血管が多数みられる。これが海綿状血管腫であり，大きく拡張した血管腔は皮下脂肪組織までひろがっている。皮膚の，小さく円形で隆起した赤い"あざ"は，血管腫かもしれない。様々な大きさや形態を示す血管の内腔は，平坦な内皮細胞で裏打ちされている。身体所見上，血管腫は時間経過とともにゆっくりと変化するようにみえるが，患者の記憶によると，決して消退はしない。毛細血管性血管腫は，より小さな血管からなる。この血管腫は皮膚に最もよくみられ，新生児期に急速に増大することがあるが，自然消退し得る。

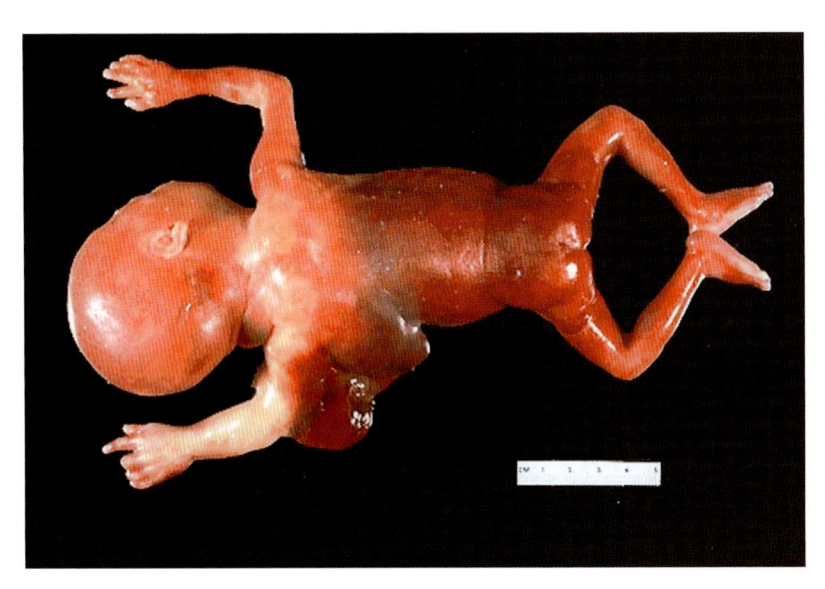

図 1-60　先天性リンパ管腫，肉眼像

　左上肢と胸部にかけて，巨大腫瘤を認める（妊娠 18 週胎児）。この先天性腫瘍はリンパ管に似た不規則な血管腔からなり，リンパ管腫と呼ばれる。小さいものは偶発的にしか発見されないが，大きいものは腫瘤として周囲に影響をもたらす。組織学的には良性であるが，境界不明瞭であることや，周囲の軟部組織へ侵入するように存在するため，切除が困難な場合もある。

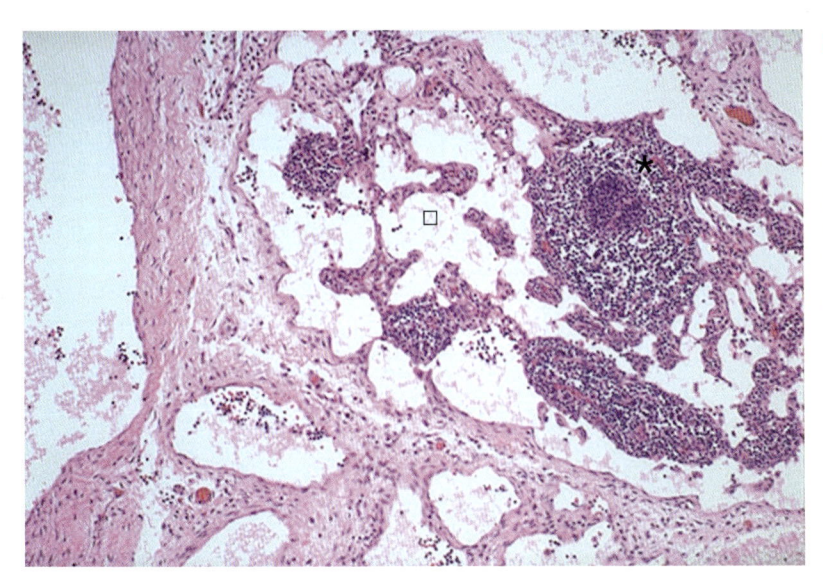

図 1-61　リンパ管腫，組織像

　内腔をうすい内皮で覆われた不規則な形状のリンパ管腔（□）が観察される。内腔に赤血球を含まない。間質にはリンパ濾胞（★）を伴っている。リンパ管腫は小児の頭部，頸部や胸部に発生することが多い。嚢胞性ヒグローマは小児の頭頸部や上胸部にみられ，海綿状のリンパ管からなる。その一亜型はモノソミー X（Turner 症候群）に合併する。

22　第1章　血 管

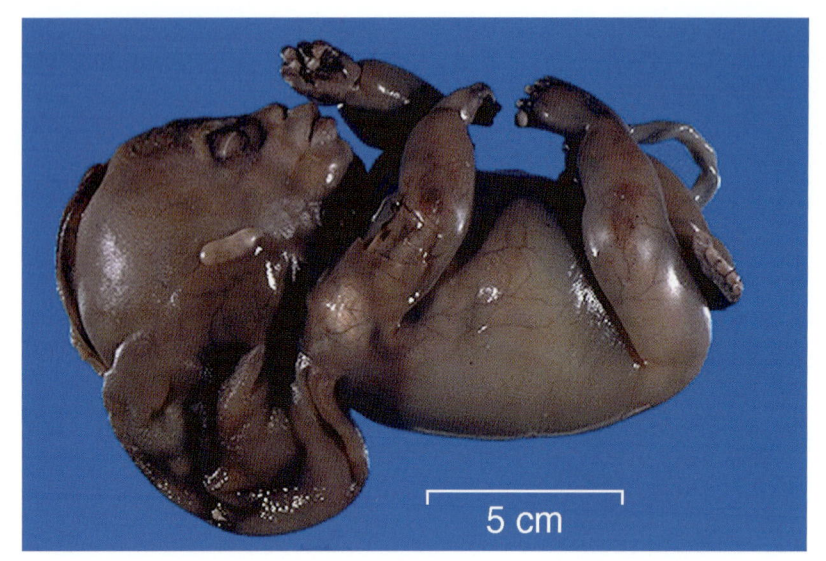

図1-62　囊胞性ヒグローマ，肉眼像

モノソミーX（Turner症候群，45X）の胎児の後頸部にみられた囊胞性ヒグローマの像である。これは真の腫瘍ではなく，リンパ管の発生異常とされている。Turner症候群でみられる翼状頸は，囊胞性ヒグローマである。本症例は，妊娠18週の遷延した子宮内胎児死亡例であるため，灰色を呈している。組織学的には，囊胞性ヒグローマは後頸部軟組織内の不規則に拡張したリンパ管からなっている。

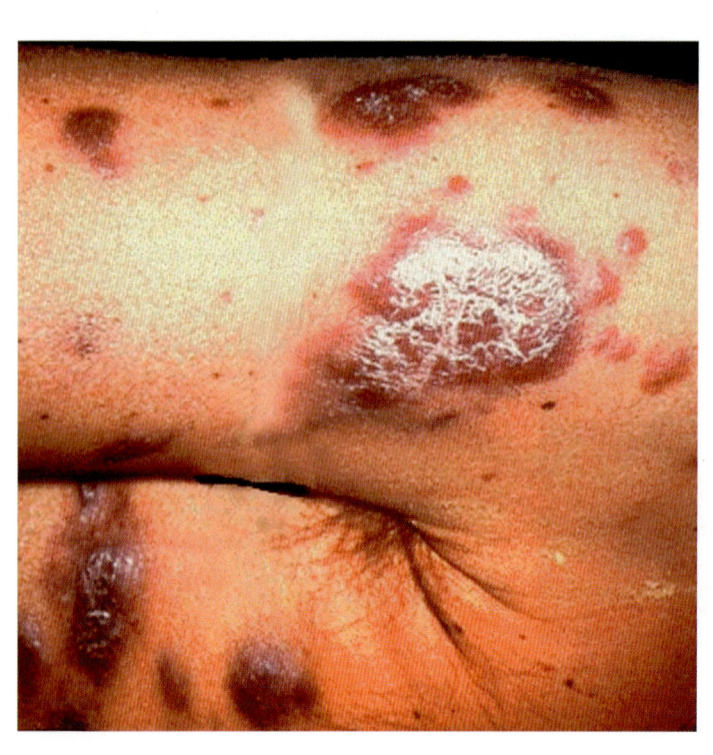

図1-63　Kaposi肉腫，肉眼像

エイズ流行前にも地方流行性（endemic form）のKaposi肉腫はみられたが，これは稀である。エイズに合併しやすいのは流行性（epidemic form）Kaposi肉腫で，同性愛男性に起こりやすく，HIV感染の他の危険因子群においては稀である。Kaposi肉腫の危険因子は，Kaposi肉腫関連ヘルペスウイルス（Kaposi sarcoma-associated herpes virus：KSHV）とも呼ばれるヒトヘルペスウイルス8（Human herpes virus：HHV-8）感染で，このウイルスは性感染する。HHV-8の血清陽性率は，一般人口の5～10%であるが，同性愛者人口では20～70%である。

本疾患は，皮膚の孤立性あるいは多発性で，小さな赤色～赤紫色の斑状あるいは隆起性病変として出現する。経過とともに結節状に増大し，数を増す。ヒト免疫不全ウイルス（Human immunodeficiency virus：HIV）陽性患者でKaposi肉腫が観察されれば，エイズと診断できる。highly active antiretroviral therapy（HAART）によって，Kaposi肉腫の発生は著しく減少している。

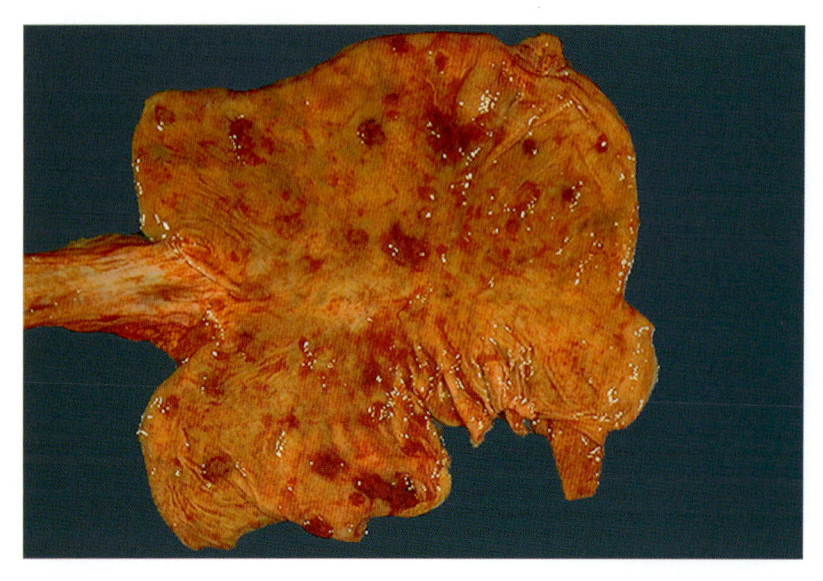

図1-64　Kaposi肉腫，肉眼像

エイズにおいて，Kaposi肉腫が内臓を侵すことはよくあることである。本症例では，胃粘膜に多数の赤色結節が認められる。これらの病変は，胃腸管を閉塞する程に発育することは稀であるが，出血を起こしやすい。肺に発生したKaposi肉腫は，拘束型肺疾患をきたすことがある。

第 1 章　血　管　23

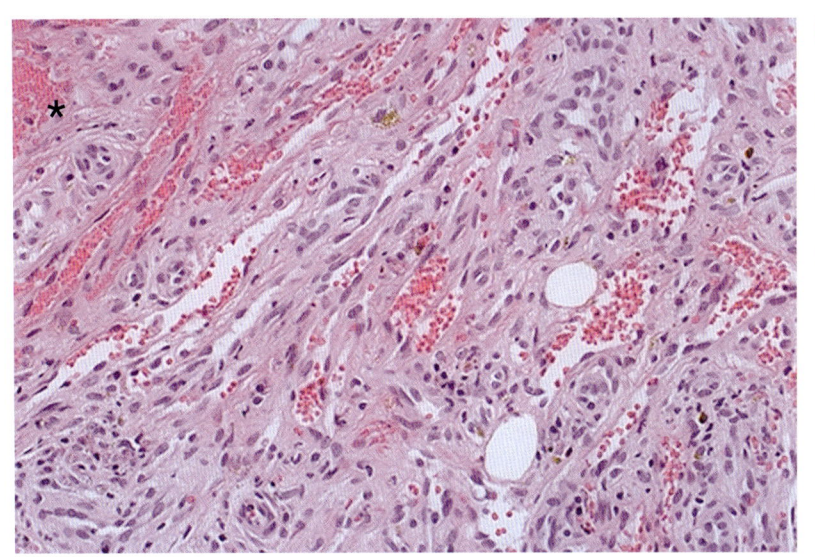

図 1-65　Kaposi 肉腫，組織像
　Kaposi 肉腫は，内腔を多形性紡錘型細胞に裏打ちされた，不規則なスリット様の間隙をもつ血管の増生領域からなり，その境界は不明瞭である。腫瘍内に出血を伴い（★），このため肉眼的に赤～紫色を呈する。エイズ患者では，肺や胃腸管といった内臓浸潤も含め，75％にKaposi 肉腫を合併する。

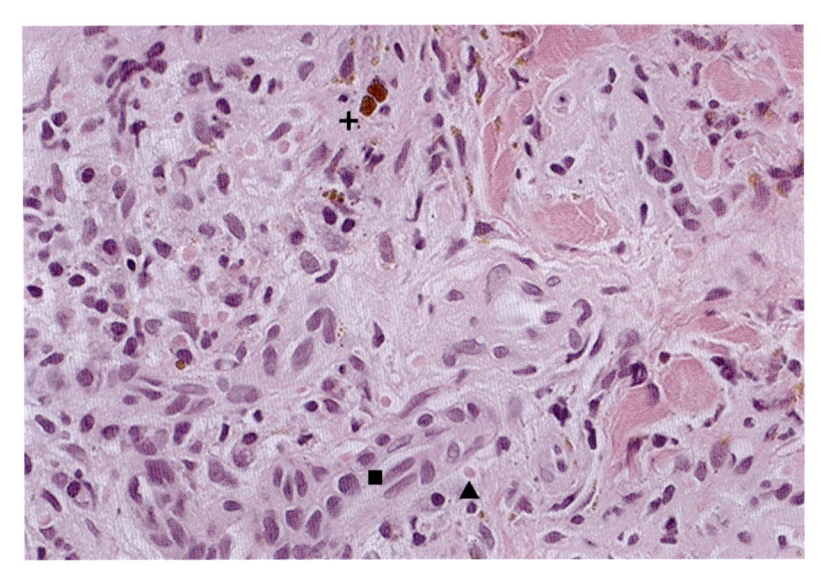

図 1-66　Kaposi 肉腫，組織像
　Kaposi 肉腫の異型内皮細胞（■）が不規則な血管腔を裏打ちしている像が観察される。ヘモジデリン沈着（＋）とピンク色のヒアリン小球（▲）がみられる。

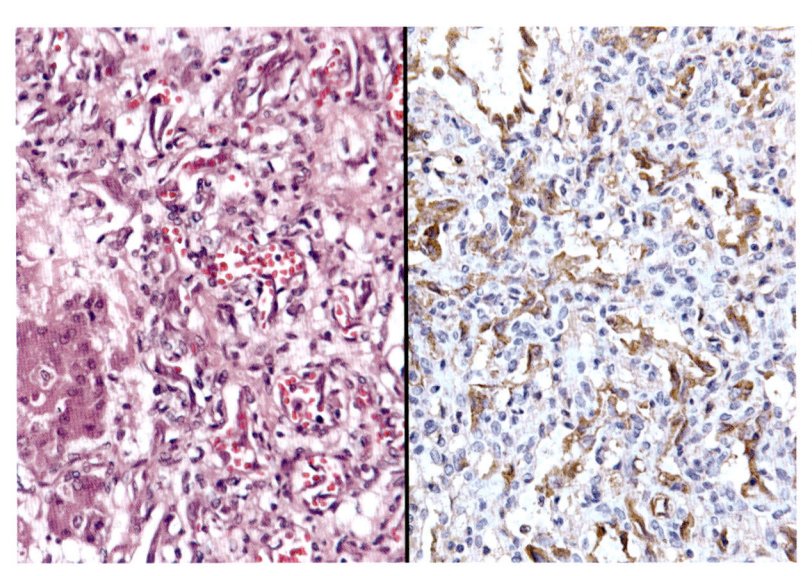

図 1-67　血管内皮腫，組織像
　新生児では，皮膚および内臓に単発生，もしくは多発性に認められる腫瘍で，よく形作られた，壁の薄い血管路とそれを支える線維性間質がみられる。右図は免疫組織化学写真で，血管腔を裏打ちする内皮は第Ⅷ因子関連抗原に陽性を示している。血栓形成，石灰化，線維化や粘液様変化を伴うこともある。合併症として，うっ血性心不全，成長障害，黄疸や肝不全が挙げられる。一方，成人では，中型～大型の静脈に発生することが多い。ほとんどが限局性で良性の経過をたどるが，40％程度までが再発し，30％程度までが転移する。

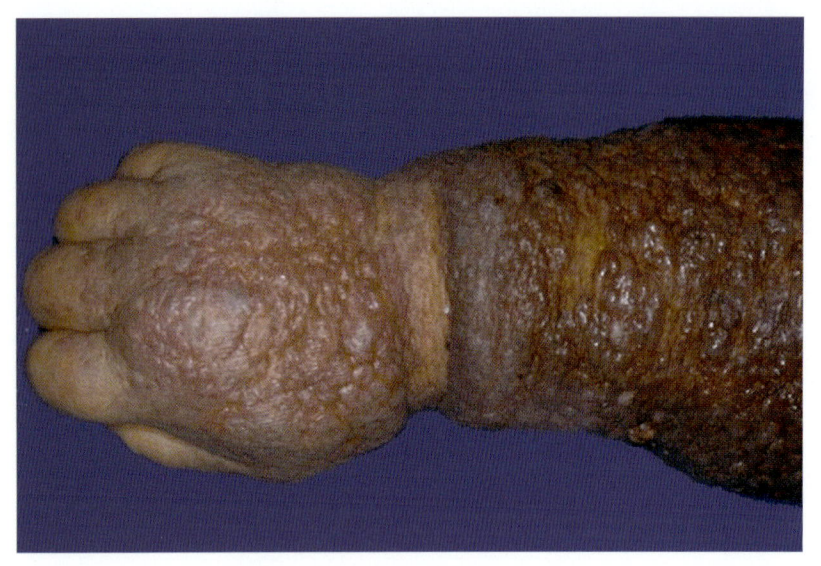

図 1-68　血管肉腫，肉眼像

この血管肉腫は上腕の皮膚と軟部組織にひろがっており，3カ月で倍の大きさになった。肉腫はしばしば急速な経過をとる。血管肉腫は内皮細胞由来とされる稀な肉腫である。新規に発生することもあれば，慢性リンパ浮腫を基盤として発生することもある。また，肝の血管肉腫は稀であるが，ポリビニルクロライドへの曝露によって生じることもある。

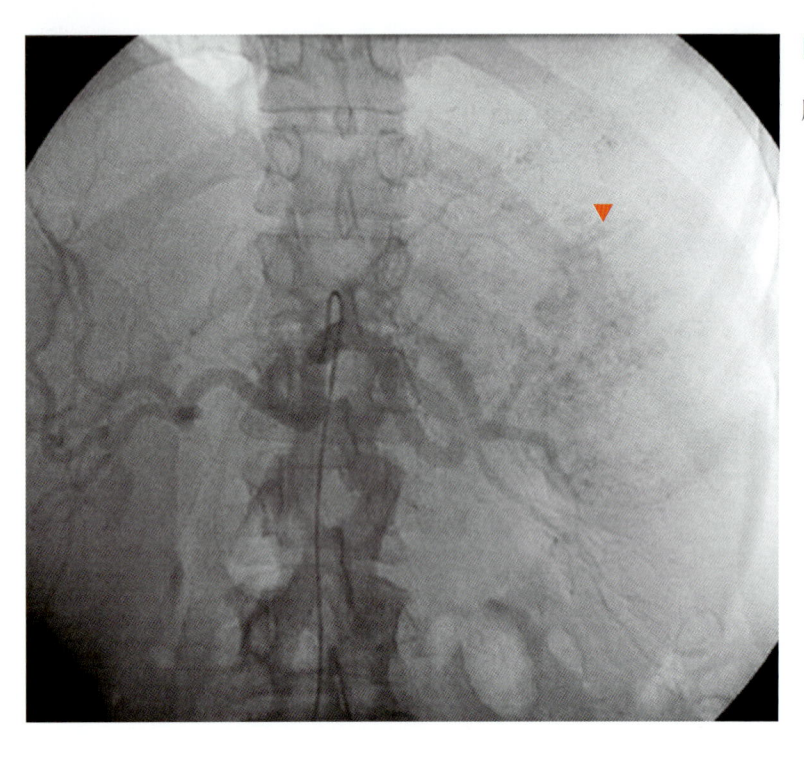

図 1-69　血管肉腫，血管撮影

腹腔動脈からの造影剤を注入した血管撮影では脾臓に富血管性腫瘍（▼）が描出されている。

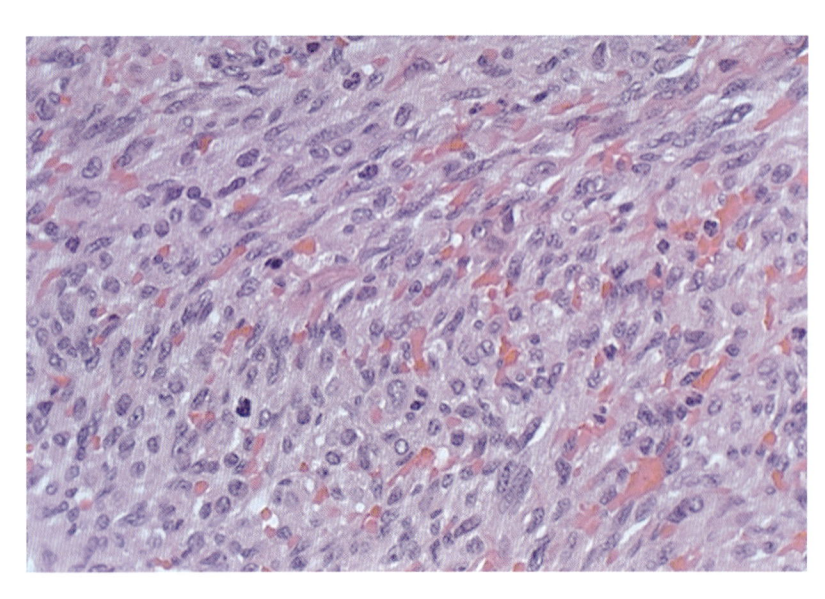

図 1-70　血管肉腫，組織像

血管肉腫の異型細胞は，膨らみ丸味のある形，楕円形から紡錘形までの形をしている。時に細胞分裂像が観察される。赤血球で満たされた小さく不規則な血管腔を多数認める。予後は不良である。

第 2 章

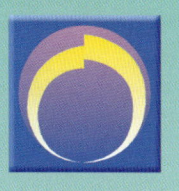

心　　臓

第2章　心　臓

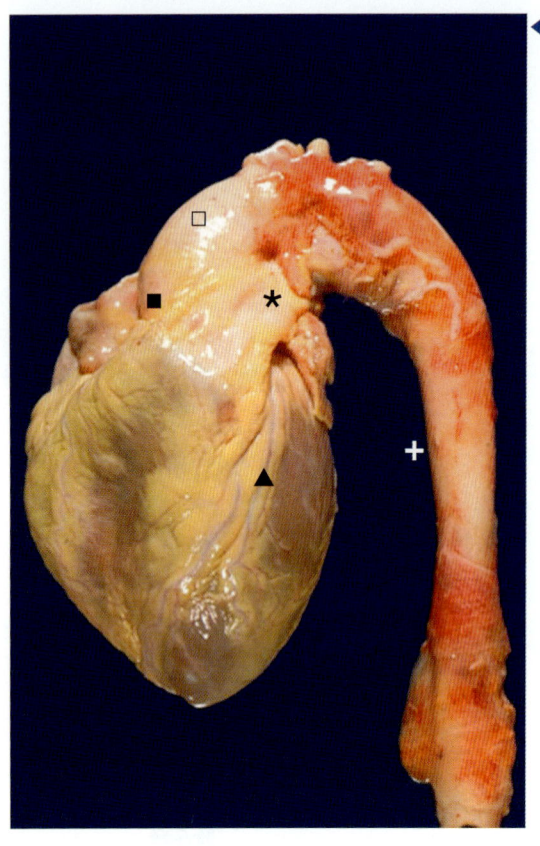

◀図2-1　正常心および大動脈，肉眼像
　この正面像では大動脈基部（■），大動脈弓部（□）および胸部大動脈（＋）がみられる。また，肺動脈幹（＊）が存在する。心臓の前面には左冠動脈の前下降枝（▲）も観察される。黄色の脂肪組織を伴う平滑な心外膜面もみられる。

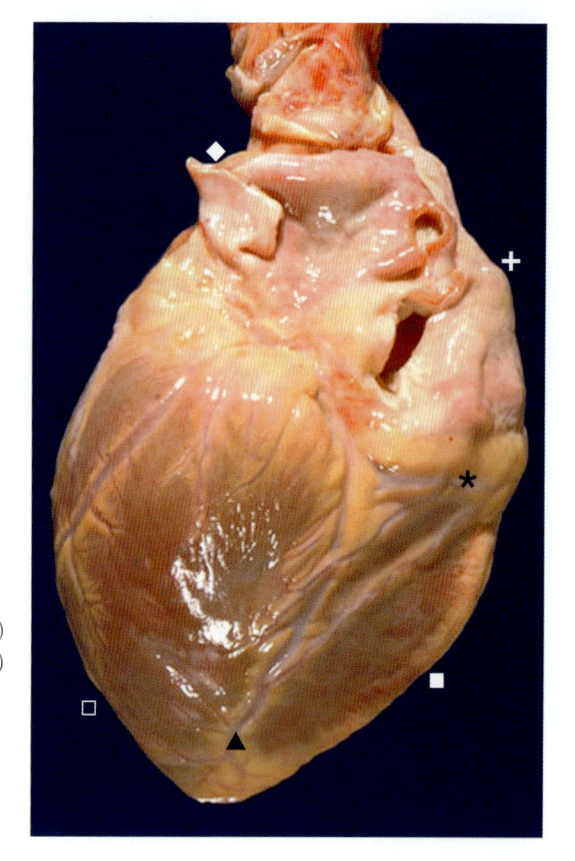

図2-2　正常心，肉眼像▶
　心臓の後面には，右冠動脈（＊）があり，さらに走行して後下降枝（▲）となる。右心室（■），左心室（□），および右心房（＋），左心房（◆）を示す。

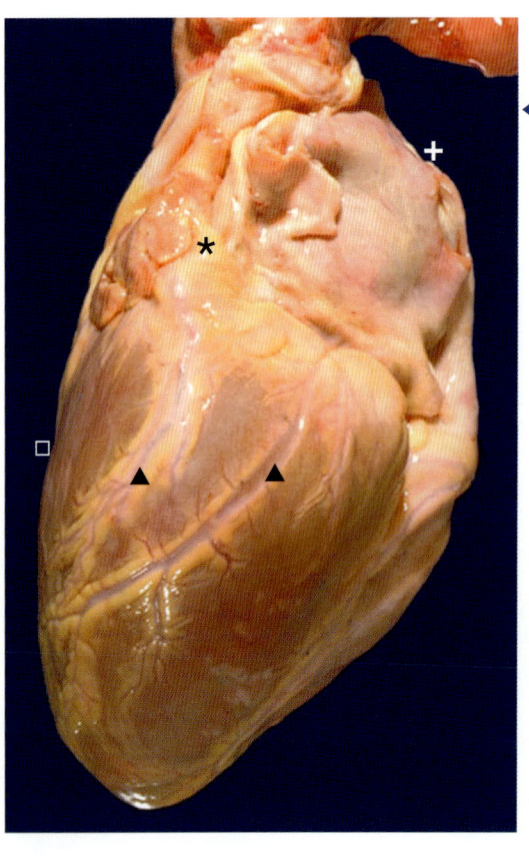

◀図2-3　正常心，肉眼像
　左心耳（＋），左心室（□）を含む心臓の左側面像である。回旋枝（＊）より鈍縁枝（▲）を派生する。成人の正常心の重量は，女性で約250～300g，男性では約300～350gである。体循環をつかさどる心拍出を担う左心室の壁厚は，平均1.3～1.5cmである。低圧系である肺循環を担う右心室の壁厚は，0.3～0.5cmである。
　駆出率（EF）は，1心拍ごとの左心室からの駆出血液量を表した数値で，正常では55％以上である。EFの値は心臓超音波検査，心臓カテーテル検査による左室造影，あるいは心電図同期心プールイメージングと呼ばれる核医学的検査で計測される。EFの計算は，収縮末期および拡張末期の左心室の断面像を描出して行われる。

心拍出量＝1回拍出量×心拍数
［訳注：心拍出量の正常値は，4～5（L/min），1回拍出量は70mL程度である。］

心係数＝心拍出量／体表面積
［訳注：心係数の正常値は，2.5～4.5（L/min/m^2）である。］

1回拍出量＝左室拡張末期容量－左室収縮末期容量

駆出率＝（1回拍出量／左室拡張末期容量）×100（％）

第 2 章　心　臓　27

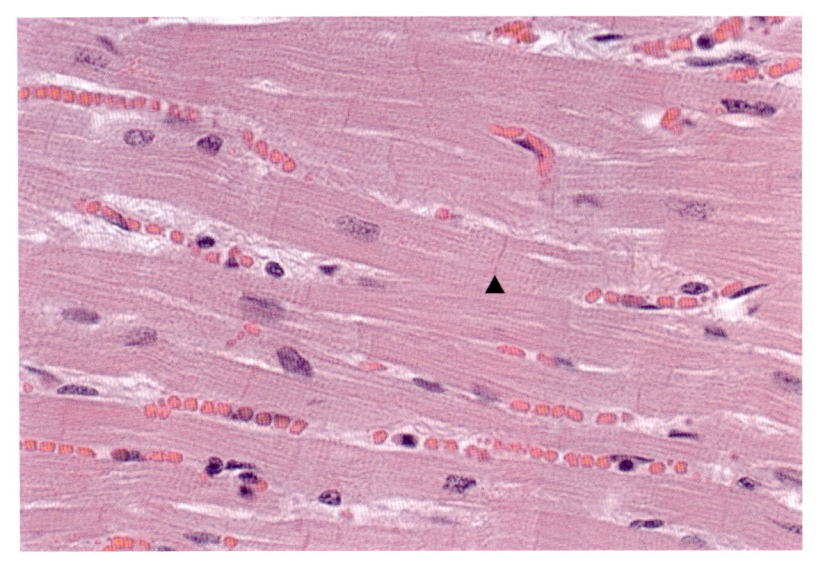

図 2-4　正常心筋，組織像

　正常心筋組織の縦断面像では，合胞性の心筋線維を示しており，核は中心に位置する［訳注：心筋線維は正確には合胞体ではない］。心筋は，収縮蛋白であるアクチンおよびミオシンを含むサルコメア（筋節）と呼ばれる収縮単位をもつ横紋筋である。淡く暗いピンク色を示す介在板（▲）は，ギャップ結合を介した機械的ないし電気的結合を形成し，何体かの心筋線維間を横断する。心筋間の豊富な毛細血管内には，連珠状の赤血球が観察される。

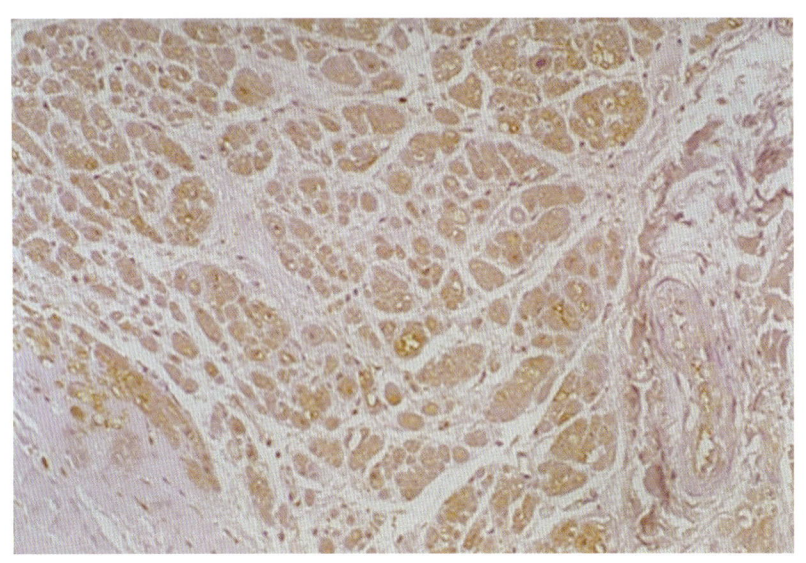

図 2-5　正常刺激伝導系，組織像

　刺激伝導系は — ヒトでは組織学的に観察するのは難しいが［訳注：特別な切り出しを行えば刺激伝導系は観察可能である］—，周囲の心筋［訳注：作業心筋ないし固有筋と呼ばれる］よりも迅速に電気的刺激を伝導する特殊心筋線維から構成されている。この房室結節の断面像に描出されているように，特殊心筋線維の神経としての性格は，S100 蛋白に対する免疫組織化学染色によっても示される［訳注：一般にS100 蛋白は神経外胚葉系の細胞に存在し，ここでは核および細胞質に含まれる S100 蛋白が，茶色の陽性像を示している］。心臓の最初のペースメーカーは，右心房にある洞房結節であり，特殊心筋細胞は興奮波をひろげ，両心房を脱分極させ，さらにこの脱分極波は房室結節とヒス束を経て心室筋に伝えられる。

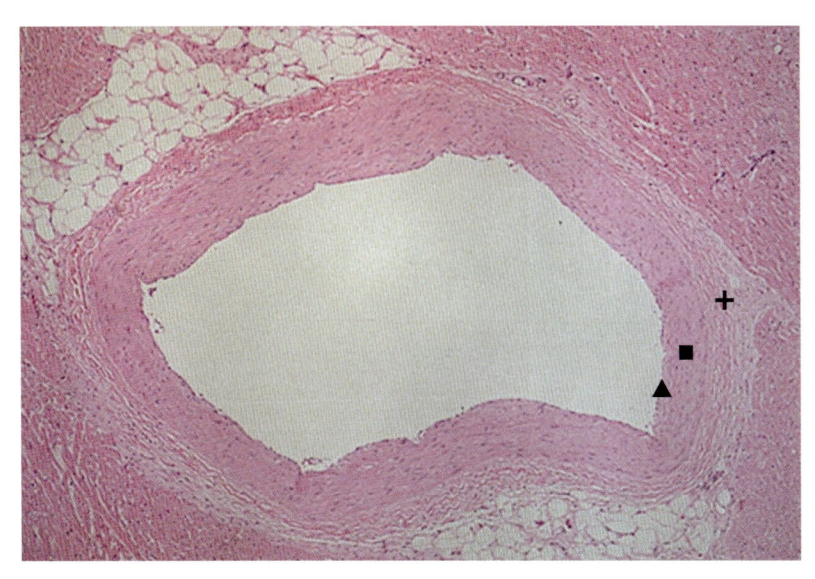

図 2-6　正常冠動脈，弱拡大組織像

　3 本の主な冠動脈枝（右冠動脈，左冠動脈前下行枝，左冠動脈回旋枝）が心臓に血液を供給する。内膜（▲）は，正常では，うすく目立たない。平滑筋からなる中膜（■）が動脈の大部分を構成する。外膜（＋）は中膜の外側にあり，心外膜の脂肪組織や線維性結合組織に接し混じり合う。遠位部では，冠動脈の主要分枝はさらに小さい分枝に分岐する。ここに示す冠動脈遠位部の分枝は，血管腔が明瞭で，また心筋組織に接して存在している。このような心筋組織内に固定された血管では，血流の乱流が生じにくく，粥状硬化症も進展しにくい。粥状硬化症は，冠動脈主要分枝の近位側で病変が進行する傾向がある。

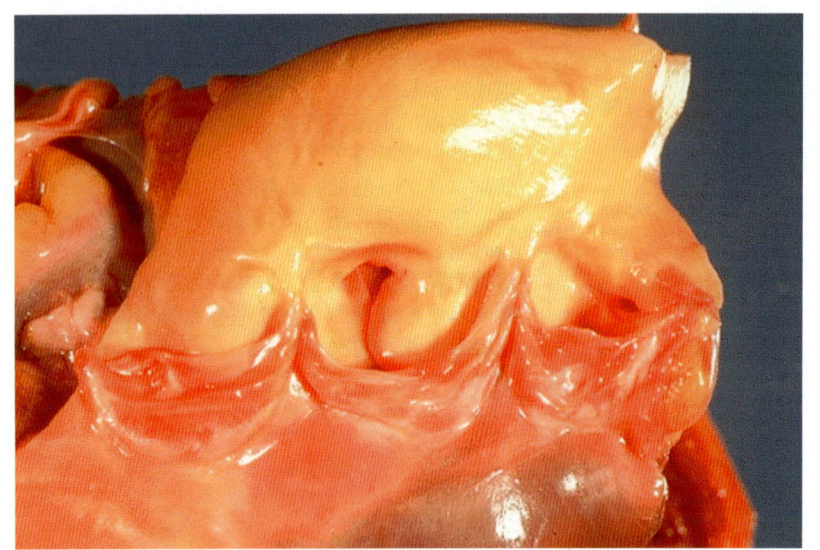

図2-7 正常な大動脈弁，肉眼像

もう一方の半月弁である肺動脈弁と同様に，大動脈弁は，3つのうすい繊細な弁尖を有している。冠動脈入口部がちょうど弁尖直上に観察される。心内膜は平滑であり，その直下には赤茶色の心筋組織が観察される。この弁の上方にある大動脈には粥状硬化はみられず，平滑な内膜の表面を呈している。

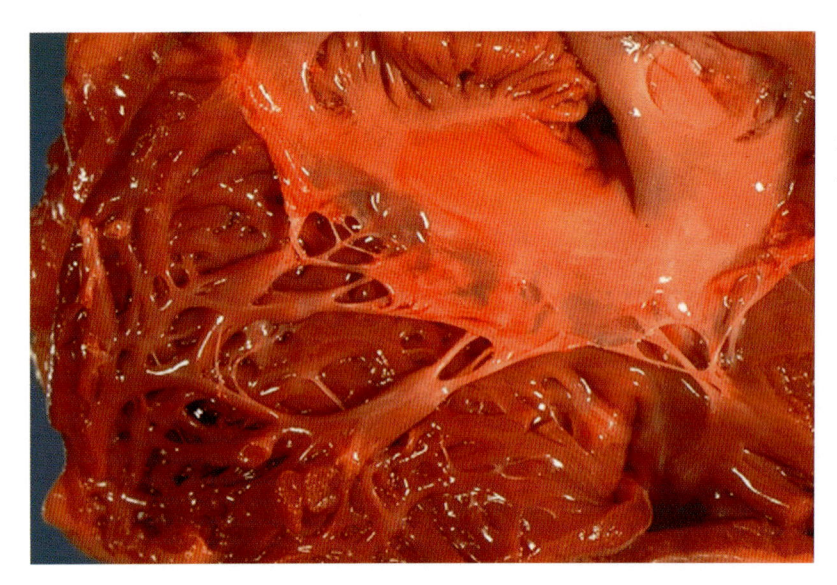

図2-8 正常な三尖弁，肉眼像

房室弁（僧帽弁および三尖弁）の弁膜は，うすく繊細な組織である。僧帽弁と同様，ここに示す三尖弁の弁膜は，弁膜の辺縁と弁下方の乳頭筋を結ぶ細い腱索を有している。右心房は弁の上方に観察される。

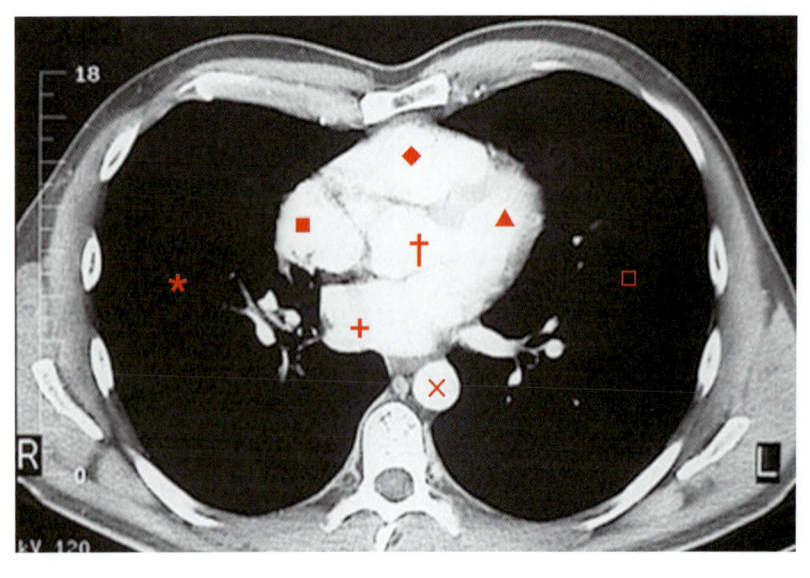

図2-9 正常心，CT

縦隔条件の正常例の胸部造影CTでは，右肺（＊），左肺（□），右房（■），右室（◆），左房（＋），左室（▲），大動脈基部（†），下行大動脈（×）が上部胸部レベルにおいて描出される。含気のある肺は，胸部X線写真における空気濃度にあたる著明な低吸収（低濃度）を呈する。胸壁も正常である。

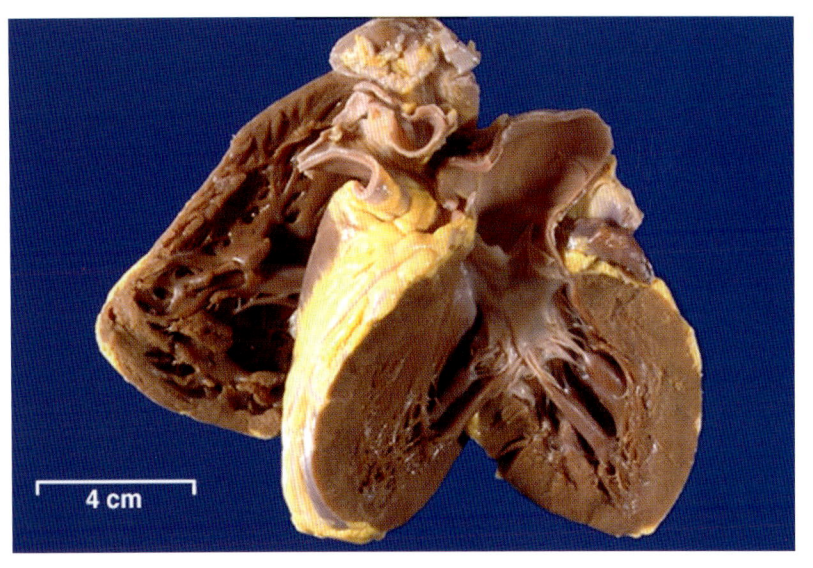

図2-10 心褐色萎縮，肉眼像

ほとんどすべての心疾患では心拡大をきたす。これは，比較的稀ではあるが褐色萎縮（心）の例で，心臓が小さく，チョコレート色を呈する心筋を示している。この状態では，心筋線維内に過剰のリポフスチン（リポクローム）の沈着が観察される。加齢や異栄養状態では，細胞における自己貪食が亢進し，この状態をきたしやすい。また，顕微鏡的に観察される心筋の加齢変化としては，好塩基性変性も知られている。病的でない老化の過程でも，心筋の細胞質内のリポフスチンの量は増加するが，ここにみられるような高度な変化には至らない。

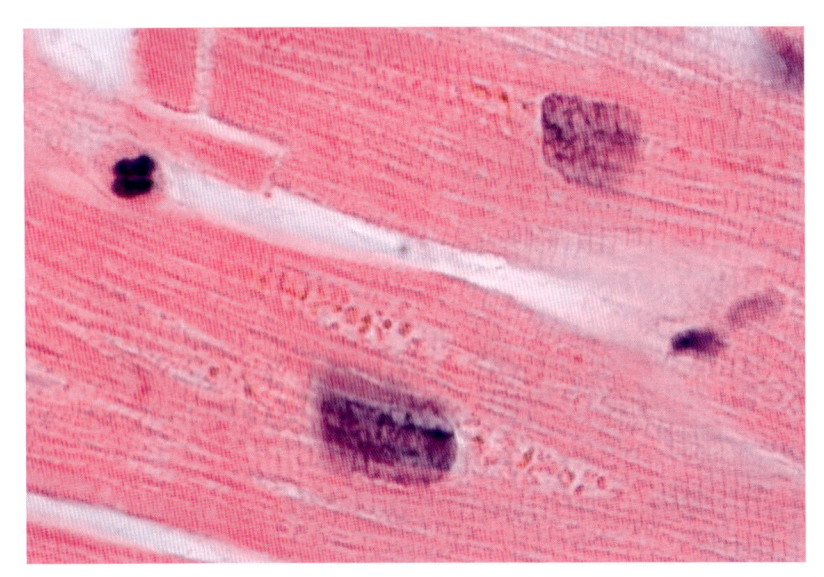

図2-11 リポフスチン，組織像

点刻状，細顆粒状の細胞内黄褐色色素が主として心筋線維の核周囲にみられるが，これがリポフスチン（リポクローム）色素である。フリーラジカルや過酸化脂質による細胞障害に伴う長期間に及ぶ自己貪食の残余体や細胞再構築を反映して蓄積した消耗色素である。ただし，ここにみられるような少量の蓄積は，加齢に伴うものであり，特異的な病的状態を示唆する所見ではない。

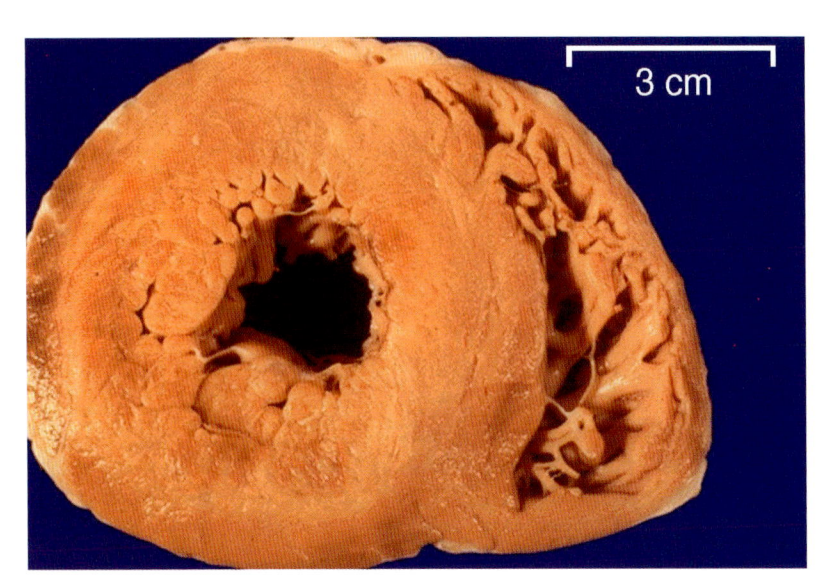

図2-12 心肥大，肉眼像

顕著な求心性左室心肥大を示している。心筋線維の数は増加しないが，心負荷の増大に反応してその大きさを増し，著明な心室壁の肥厚をきたしたものである。高血圧による圧負荷の増大は，このような左室肥大の最も一般的な原因である。大動脈閉鎖不全症など，容量負荷の増大をきたす疾患でも心肥大を呈する［訳注：このような場合は，心腔の拡張を伴う遠心性肥大 eccentric hypertrophy を生じる］。一般に，種々の程度の心腔拡大は，心室機能不全に伴って発生する。毛細血管の減少と線維組織の増生，病的な蛋白合成の増加は，心不全発症に傾かせる。

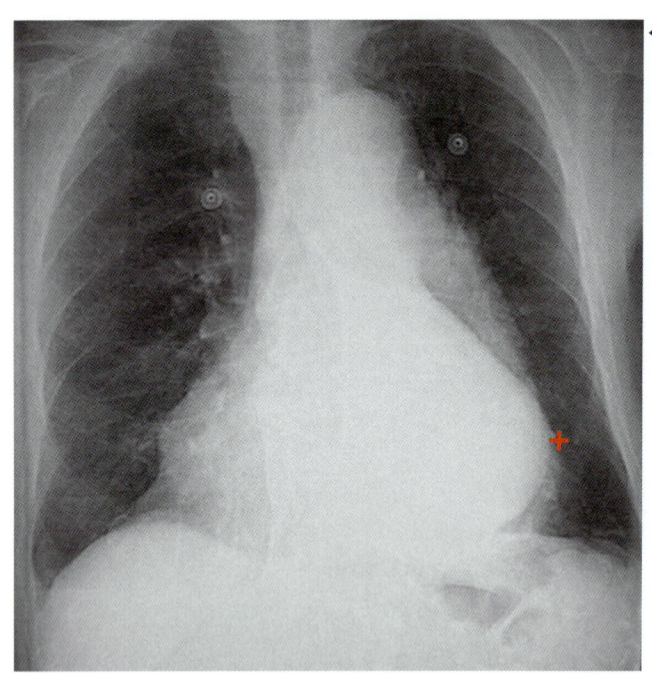

◀図 2-13　心拡大，X 線写真
　胸部 X 線写真では著明な心拡大が認められ，左心縁（＋）は左肺に突出している。心陰影は通常，肺を横切る左右肋骨間距離のおよそ半分を占める。心臓の拡大は様々な原因で起こる。最も頻度の高い原因としては虚血性心疾患が挙げられるが，高血圧も頻度が高い。心筋の内在性病変は心筋症をきたす。肺高血圧症は肺性心を引き起こし，右心系の拡大をきたす。左室あるいは右室不全は最終的には対側の心不全をきたし，経過の長い病変では心臓全体のびまん性拡大をきたす。

図 2-14　心拡大，CT▶
　心拡大のあるこの患者では，左心系が胸郭の大部分を占拠している。右房（◆）および左室（■）ともに拡大している。この肺野条件の CT では肺間質の増強が認められる。

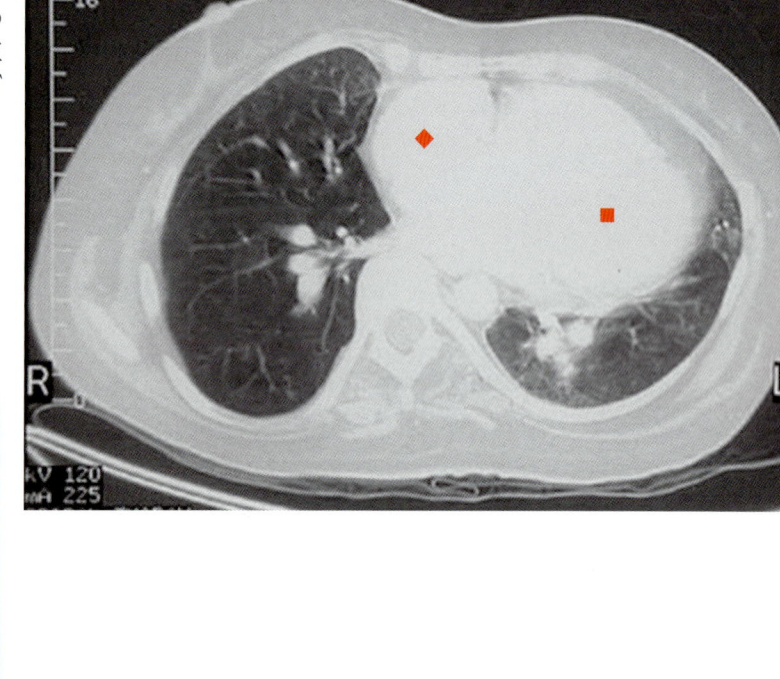

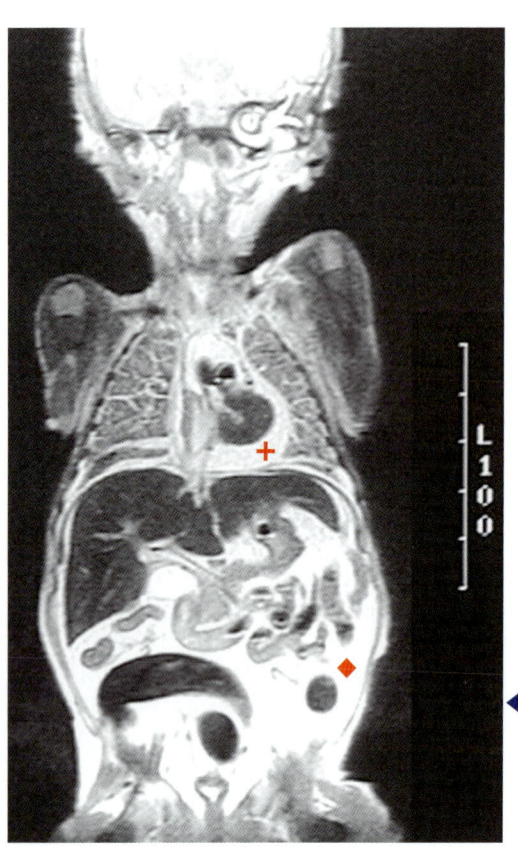

◀図 2-15　心不全および心嚢水，MRI
　新生児の MRI T2 強調冠状断像では高信号を呈する心嚢水（＋）が心臓の周囲に認められる。腹腔内臓器の周囲には腹水（◆）も高信号として描出されている。水腫（胎児水腫）だけでなく，貧血や感染，先天性心疾患に伴う心不全でもこのような液体貯留をきたす。

第2章　心　臓　31

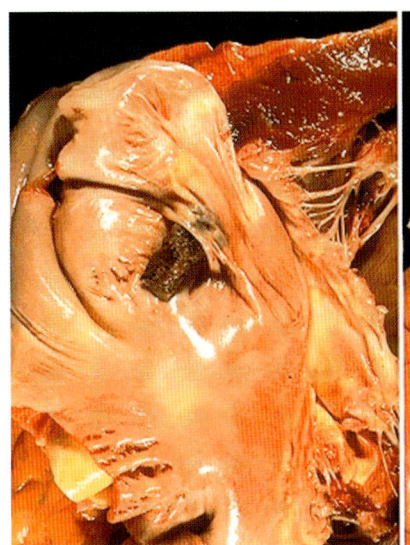

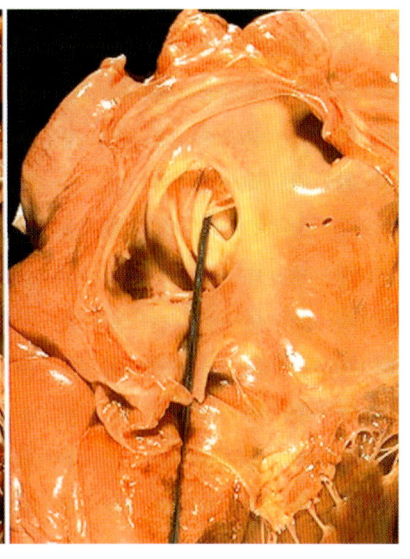

図 2-16　卵円孔開存，肉眼像

右図では，ゾンデを通してわかる位の卵円孔の弁状開存が示されている。金属製のゾンデは二次中隔を持ち上げて，異常な卵円孔の開存を明らかにしている。通常，左心房圧により卵円孔の機能的な閉鎖が保たれるが，肺塞栓症などで肺高血圧を生じると［訳注：右心系の圧が左心系の圧を凌駕し］，卵円孔が開口，また右心系から左心系への血栓の移行も可能にする。左図に示されているように，この稀な現象は，奇異性塞栓症と呼ばれているが，その理由は，卵円孔を介して静脈循環で形成された血栓塞栓物（栓子）が，［訳注：肺をバイパスして］直接，体循環系に移動するからである。

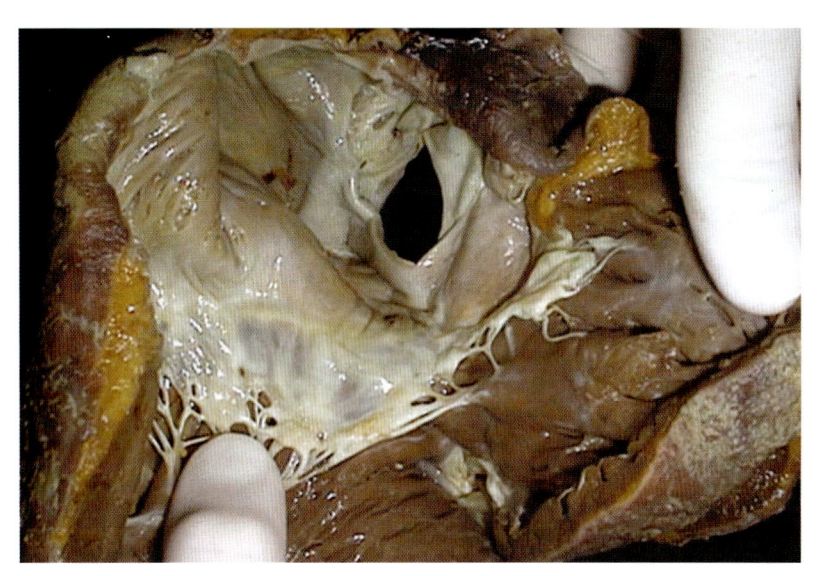

図 2-17　心房中隔欠損症，肉眼像

この大きい心房中隔欠損による［訳注：血流の短絡は，当初は］左-右シャントであるが，やがて［訳注：肺血流量が増加し，］肺動脈圧の亢進から肺高血圧を生じ，右-左（逆）シャントを形成，同時に［訳注：右心系の負荷により］著明な右室肥大をきたす。このような心室中隔の欠損による病態は，Eisenmenger複合と呼ばれる。左下方の検者の指は，三尖弁下の著明に肥厚した右心室自由壁をつかみ，また右方の指は，僧帽弁下の心室中隔を保持している。この症例のように，約90％の心房中隔欠損症は二次孔欠損である。一次孔欠損は約5％で，しばしば僧帽弁弁膜の裂隙を伴う。残りは，上大静脈入口部付近に生じる静脈洞欠損である。

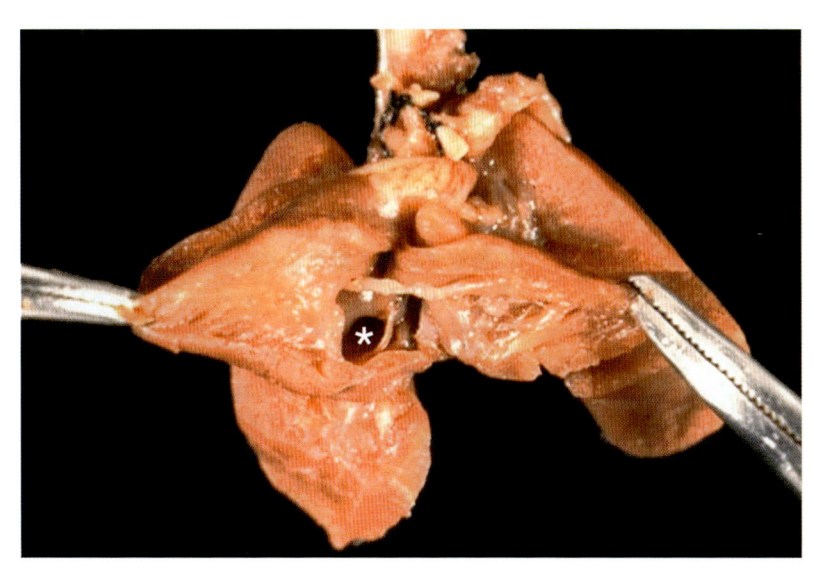

図 2-18　心室中隔欠損症，肉眼像

染色体異常症と多発奇形を伴う未熟死産児の剖検例より摘出された心臓で，大きな心室中隔欠損（★）が認められる。しかしながら，約1/3の心室中隔欠損症は，合併奇形のない孤発例である。この症例が示すような膜性中隔の欠損は，心室中隔欠損症例の90％を占めるが，一方，筋性中隔欠損は10％である。約半数の小さい心室中隔欠損は自然閉鎖する。大きい欠損口を有する心室中隔欠損症では，著明な左-右シャントを生じ，心不全を合併する。また，心室中隔欠損症では，感染性心内膜炎の危険性を増す。大きい欠損口を有する心室中隔欠損症が外科的に修復されない場合，やがて肺高血圧を伴い，血液の短絡は右-左（逆）シャントを生じ，肺性心となり逆転する（Eisenmenger複合）。

32　第2章　心　臓

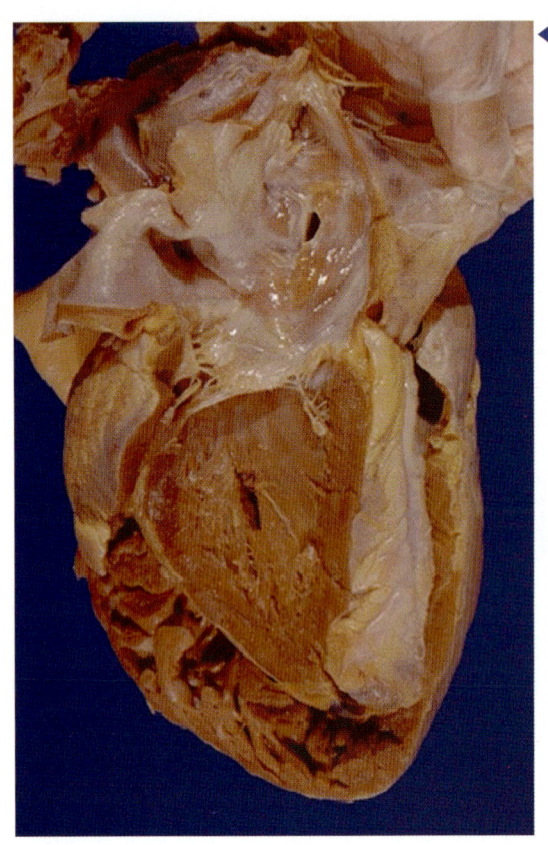

◀図 2-19　心房中隔欠損症および心室中隔欠損症，肉眼像
　この心臓では，心房中隔欠損症と筋性中隔欠損による心室中隔欠損症を合併している。心臓は左心室自由壁を上部にして，左縁で切開されている。このような小さい心室中隔欠損では，著明な左-右シャントを生じることはないが，聴診所見上，汎収縮期雑音が聞かれ，また感染性心内膜炎の危険性が増す。

図 2-20　心内膜床欠損症，肉眼像▶
　心内膜床欠損症の重症例であるが，単一の大きな房室弁が図の上方よりみられ，単一の心房から単一の心室を隔てている。この症例では，ほぼ二腔心であったにもかかわらず，小さい心室中隔の痕跡により酸素化された動脈血と静脈血の流れがある程度は分離され，また肺動脈弁狭窄のため，両側の肺が大量のシャント血流による障害から防御される状況下であったことにより生存可能であった（この標本は，心移植術により摘出された心臓であるため，両心房の大部分は存在しない）。

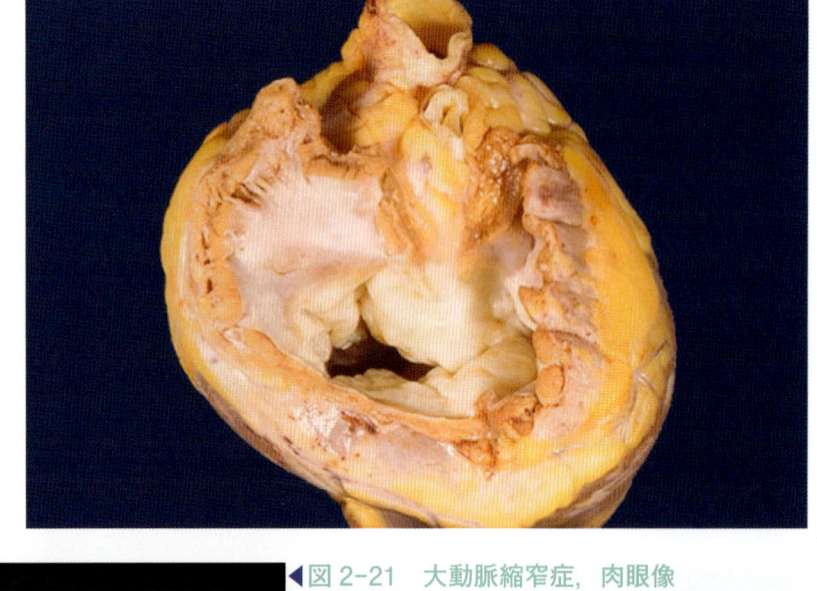

◀図 2-21　大動脈縮窄症，肉眼像
　この成人患者より摘出された大動脈は，長軸に切開され，縮窄を示している。大動脈の狭窄部においては，乱流が増し，粥状硬化が進行している。男性は女性の2倍の発症率を示す。しかしながら，大動脈縮窄症は，X染色体のモノソミーを示すTurner症候群では，より高頻度に発症する。大動脈縮窄症の分類は，動脈管に関する位置が重要である。近位の大動脈管腔の低形成を示す管前型は，幼少期より症状がでやすく幼児型として知られている。管後型は，下肢血流の減少と上半身の高血圧症を示し，成人以降に症状が発現しやすい。

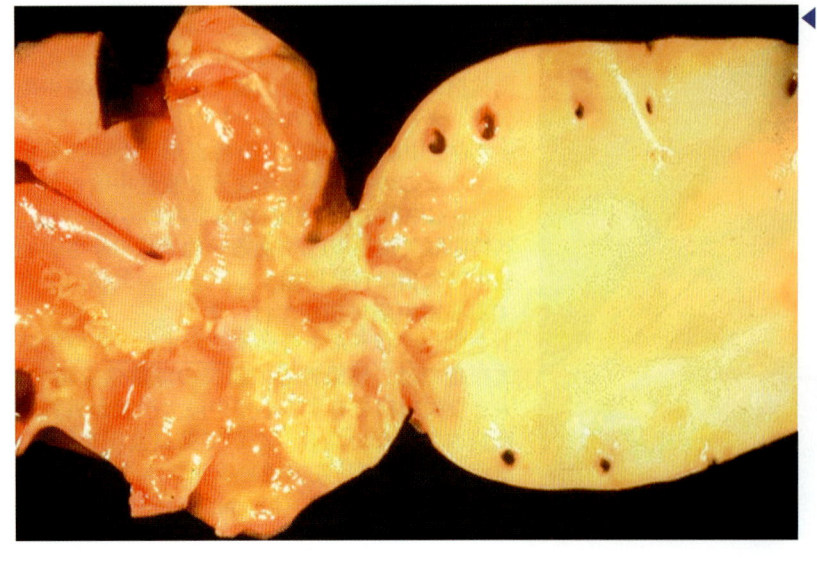

第 2 章　心　臓　33

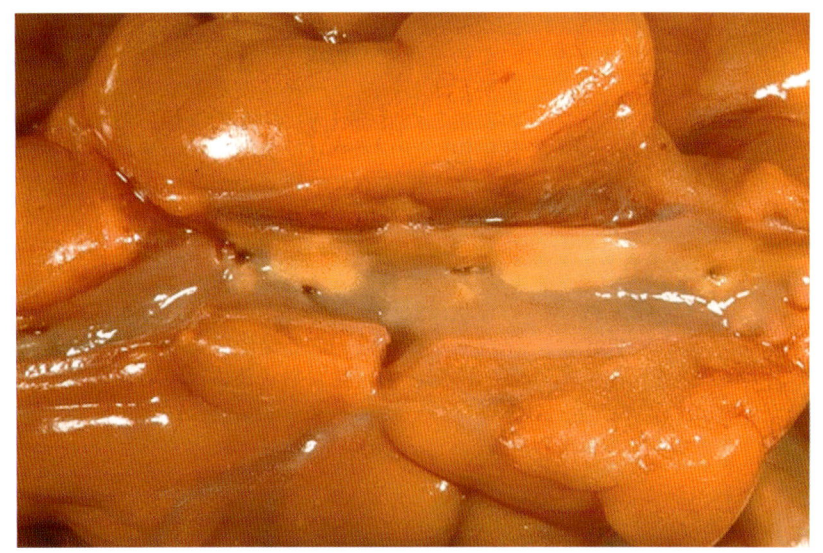

図 2-22　冠動脈粥状硬化症，肉眼像

この図は，ごく軽度の冠動脈粥状硬化症を示しており，心外膜表面を走行する冠動脈を開いた内膜には，わずかに黄色の脂質の蓄積したプラークが散在している。この程度の粥状硬化病変は，有意な内腔狭窄を起こすほど重大なものでないが，プラークが増大し続ければ，高度な粥状硬化症の前駆病変となり得る。粥状硬化症は，内皮障害と白血球による腫瘍壊死因子，インターロイキン-6，インターフェロン-γなどのサイトカインの分泌を伴う炎症性変化によって引き起こされる。この過程は，循環血中の酸化LDLコレステロールが血管壁内のマクロファージに取り込まれることにより促進される。

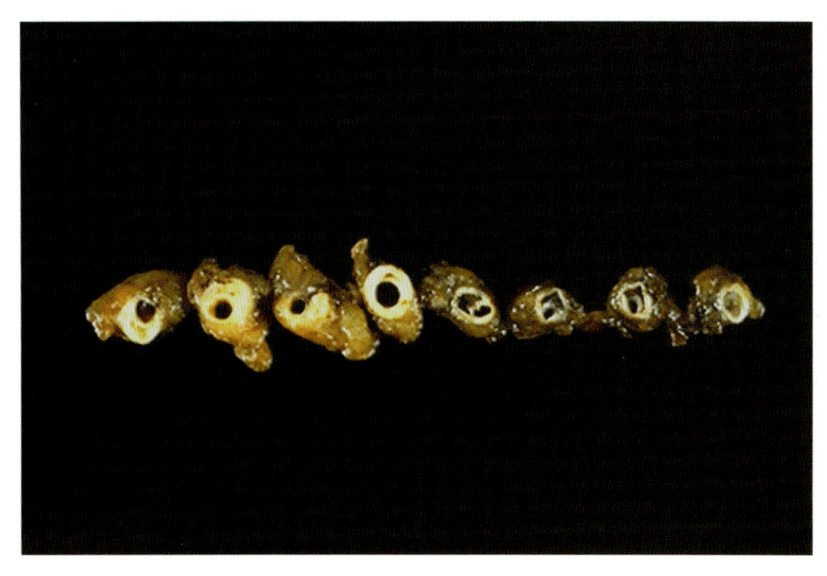

図 2-23　冠動脈粥状硬化症，肉眼像

これらの左冠動脈前下降枝の横断面は，粥状硬化症を示し，近位側に相当する図の左側では，より高度の狭窄を呈している。一般に粥状硬化症は，冠動脈の起始部から数cm以内の部位に強く，そこではより血液の乱流を生じやすい。年余に及ぶ血流の乱れは，内皮障害を促進し，さらに血中脂質の取り込みを伴う血管壁の炎症を助長し，粥腫の形成を促進する。

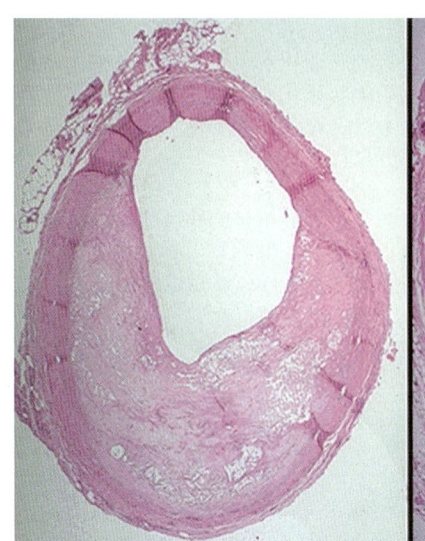

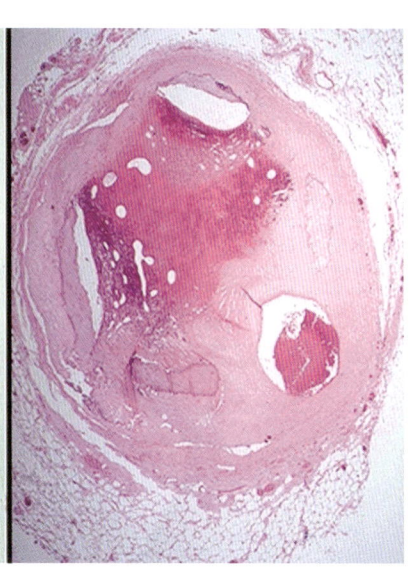

図 2-24　冠動脈粥状硬化症，組織像

閉塞性の冠動脈粥状硬化病変を示す。左図の冠動脈は，60～70％の狭窄度であり，まさに狭心症を発症する間際であり，それは一過性の血管攣縮によって誘発され得る。重度の虚血を生じる急性冠症候群（ACS）は，内腔の狭窄度が70％に達した際に，より生じやすい［訳注：脆弱な冠動脈病変では，狭窄率が50％以下であっても，プラークの破綻や血栓形成により急性冠症候群を生じることも稀ではない］。右図に示す冠動脈ではより高度な狭窄を生じており，過去の血栓形成と血栓の器質化，さらには再疎通を起こした形跡，それは3つの狭い血管腔が残存していることに現われている。

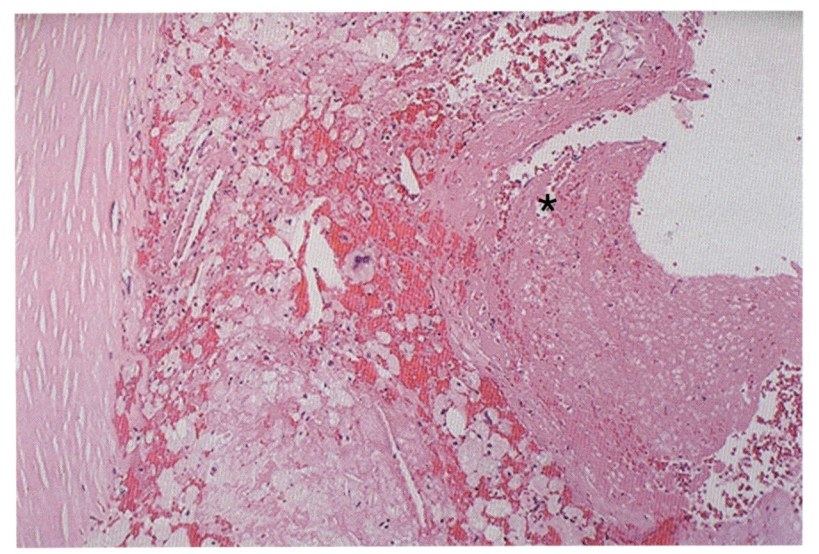

図 2-25　冠動脈粥状硬化症，組織像

　この冠動脈の粥状硬化性プラークでは，内皮剥離を呈し，プラーク崩壊とそれを覆う血小板の凝集した血栓（★）の形成を伴っている。泡沫細胞，コレステリン裂隙，出血巣によってプラークが構成されている。急速に内腔を閉塞する血栓形成を示すプラークは，急性冠症候群を生じ，虚血性発作の原因となる。虚血性心臓病の最初の徴候は，狭心症であることが多く，その症状は，繰り返し，かつ急激に発生する胸骨下部痛ないし前胸部痛発作により特徴づけられる。閉塞性の冠動脈粥状硬化は，心筋梗塞の危険性が高い。

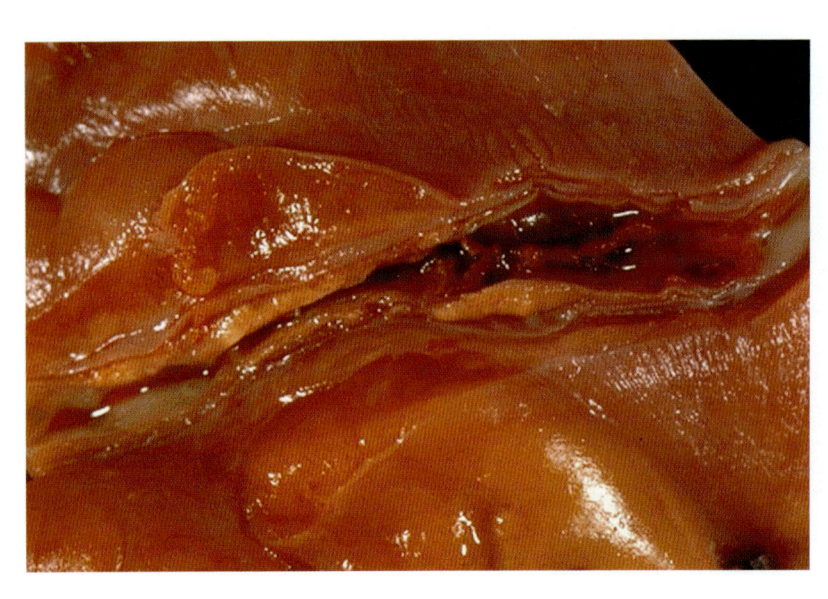

図 2-26　冠動脈血栓症，肉眼像

　冠動脈血栓症は，粥状硬化の重度の合併症の1つであり，この図では，動脈腔内を狭小化する黄褐色のプラークを有する肥厚した動脈壁が示されている。暗赤色の血栓が，長軸に切開された前下行枝に観察される。血栓は内腔を閉塞して，その動脈の灌流域の心筋の虚血ないし梗塞を起こす。冠動脈血栓症によって，突然死も生じ得る。そのほかの合併症としては，不整脈やうっ血性心不全などがある。

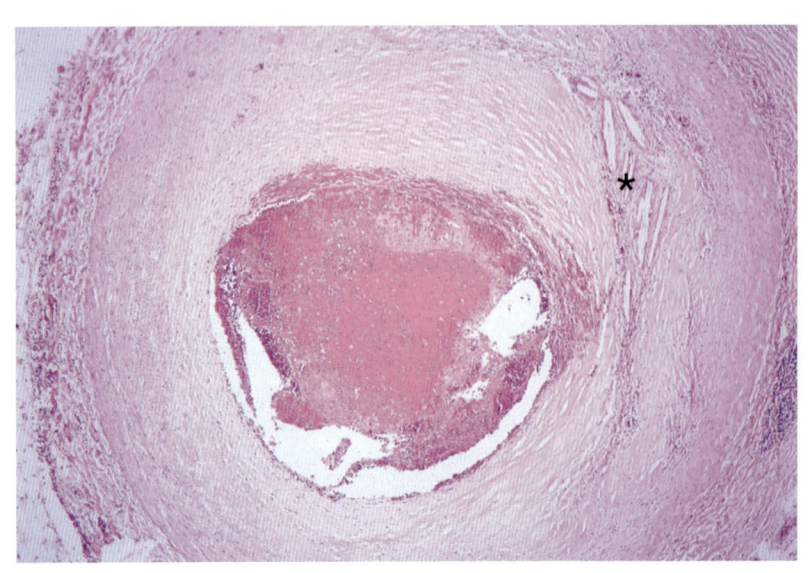

図 2-27　冠動脈血栓症，組織像

　ここには冠動脈血栓が示されているが，冠動脈には高度の粥状硬化が生じており，残存する小さい管腔もほとんど閉塞している。線維性の内膜増殖部分には，コレステリン裂隙（★）が観察される。血小板の活性化を伴う内皮障害は，塞栓症を惹起する。低用量のアスピリンの連日服用は，血小板機能を抑制し，粘着性を低下させ，血栓形成による発作の発症を防止する。

第2章 ● 心　臓　35

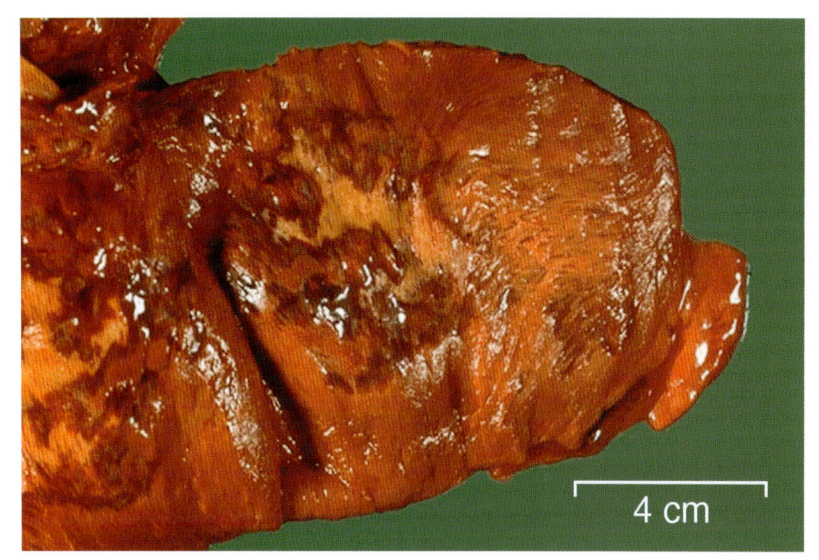

図 2-28　心筋梗塞，肉眼像
　心室中隔は，剖検時に割が入れられ，広範な急性心筋梗塞病変が現れている。壊死心筋は，黄褐色を呈し，辺縁は充血している。この所見は，心筋梗塞発症後，3〜7日目の特徴を示している。血清中のクレアチニンキナーゼ（CK），あるいはより心筋特異的なアイソザイムであるCK-MB，またトロポニンⅠは，虚血発作発症後，3〜4時間で上昇しはじめる。CK-MBはその後1日でピークとなり，3日目には無視できる値になるまで減少する。しかしながら，トロポニンⅠの上昇は10〜14日間持続する。血清中のミオグロビンは，心筋梗塞発症後3時間で上昇しはじめるが，心筋特異的ではない［訳注：トロポニンは筋収縮の調整に関与する構造蛋白で，一部は細胞質にも存在する。トロポニンⅠ，C，Tの蛋白複合体であるが，わが国ではトロポニンTを用いた臨床検査がより一般的に行われている］。

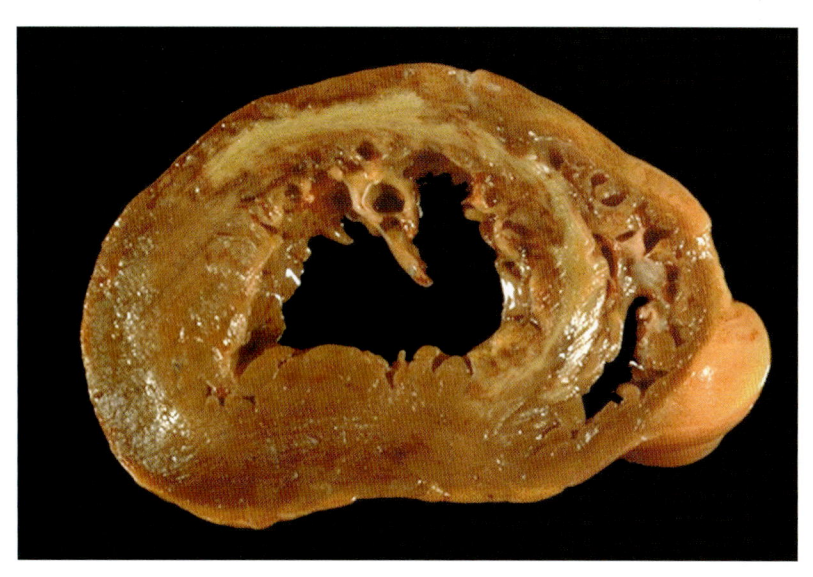

図 2-29　心筋梗塞，肉眼像
　この心臓の短軸横断面には，冠動脈左前下行枝の灌流域である左心室前壁から心室中隔に及ぶ広範な心筋梗塞が示されている。辺縁の充血した黄色の壊死巣は，ほぼ貫壁性に生じている。核医学的検査では，この領域で取り込みの低下が示される。心臓超音波検査では，広範な梗塞により減弱した心室壁の動きが検出され，駆出率の低下が示される。

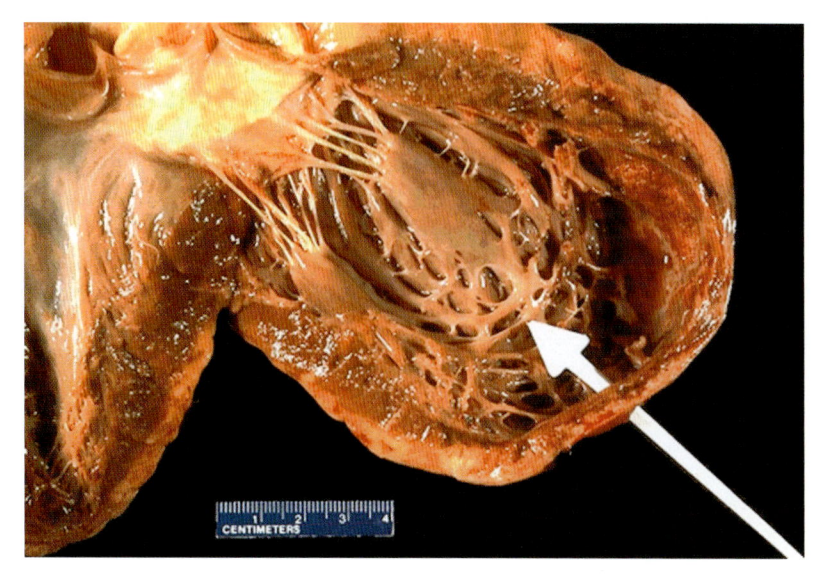

図 2-30　心筋梗塞，肉眼像
　この心臓の長軸横断面には，左室自由壁壁心筋に破裂を生じた部分が矢印で示されている。この症例は，3週間前に心筋梗塞を発症しており，図に示されるように菲薄化した心室壁の原因となっているが，続いて，発作を発症し，3日後，前回の梗塞で菲薄化していた心室壁の部分に破裂を生じたものである。僧帽弁の腱索や乳頭筋は傷害されていない。心破裂は，通常，貫壁性梗塞発症後，3〜7日で起きやすく，この時は壊死心筋組織が脆弱で，毛細血管や線維芽細胞の増生を伴う顕著な器質化を生じる以前の時期である。

36　第2章　心　臓

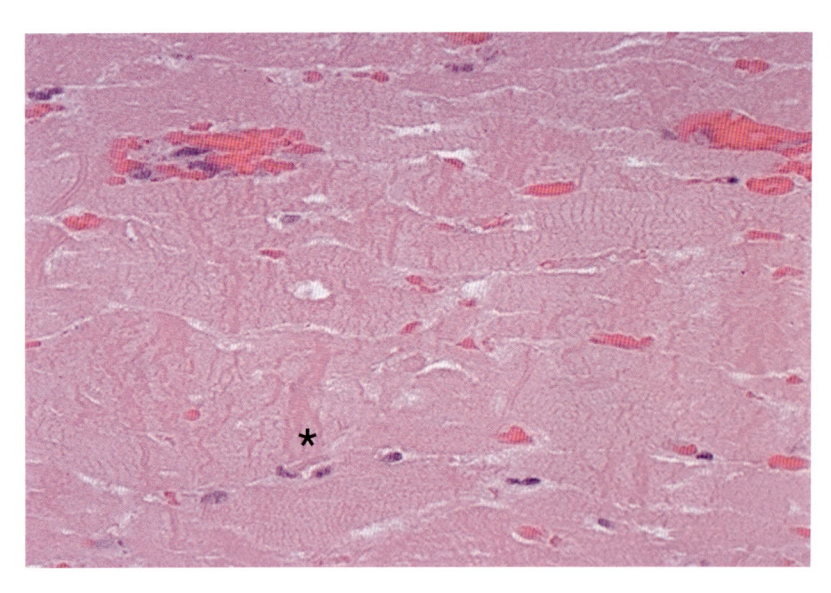

図2-31　心筋梗塞，組織像

急性心筋梗塞発症後，最初の24時間に生じる早期の組織学的変化は収縮帯壊死である。ここにみられるように，心筋線維は横紋を消失し，ほとんどの細胞で核も不鮮明になっている。やや暗いピンク色で波状を呈するコントラクションバンド（収縮帯）（★）が，多数，心筋線維を横断してひろがっているのがわかる。心筋梗塞の血清学的マーカーとしては，心筋非特異的なミオグロビンや，より心筋特異的なCK-MB，トロポニンIがある。血栓溶解薬の投与，経皮経管的冠動脈形成術，冠動脈バイパス手術は，血流を回復させ，それ以上の心筋傷害の拡大を防止する。

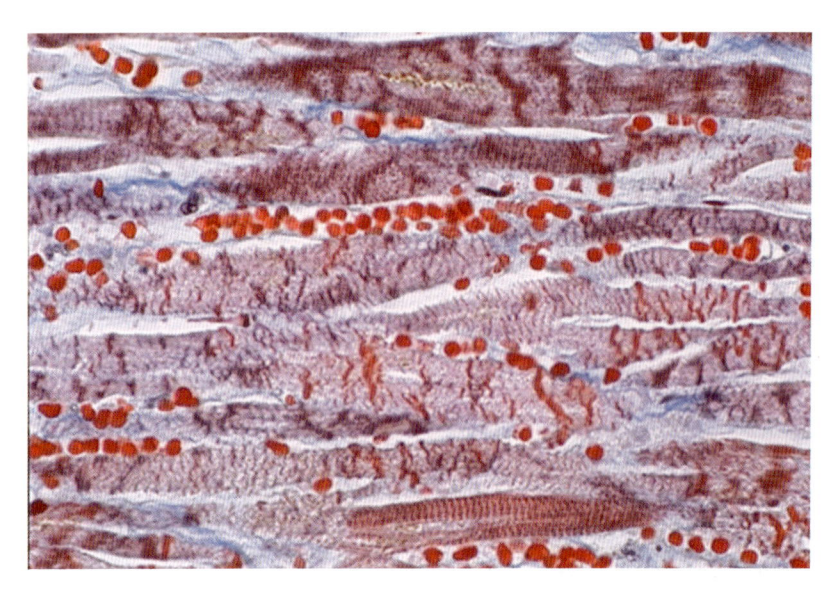

図2-32　心筋梗塞，組織像

このトリクローム染色の心筋組織切片は，収縮帯壊死の目立つ発症後1日以内の超急性期の心筋梗塞を表している。核融解により核の消失が生じている。梗塞巣の小さい心筋梗塞は，自覚症状や徴候に乏しく，無症候性であることもあるが，心電図や血清中の心筋逸脱酵素の上昇をもって発見される。心筋梗塞に基づく心筋傷害や易刺激性は，電気的興奮の伝搬を障害し，洞性徐脈，心ブロック，心停止，心室細動（VF）などの不整脈を発症する。

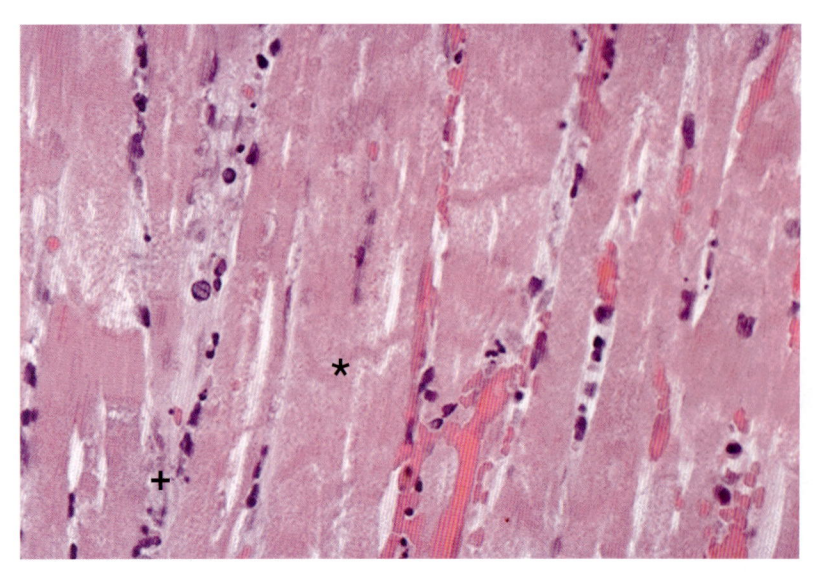

図2-33　心筋梗塞，組織像

発症後1〜2日の早期の急性心筋梗塞である。横紋の消失が進行し，収縮帯壊死（★）も観察される。心筋細胞は，核融解に陥り，もはや核を確認することができない。少数の好中球（＋）が壊死心筋内に浸潤しはじめている。核の消失は，細胞障害が非可逆性であることを表している。このような傷害心筋における再灌流は，細胞障害性の高いフリーラジカルの産生を亢進し，心筋傷害を悪化させる可能性がある。したがって，急性心筋梗塞に対する血栓融解療法は，最初の血管閉塞が生じてから30分以内に行うのが，最も有効とされている。

第 2 章 心 臓　37

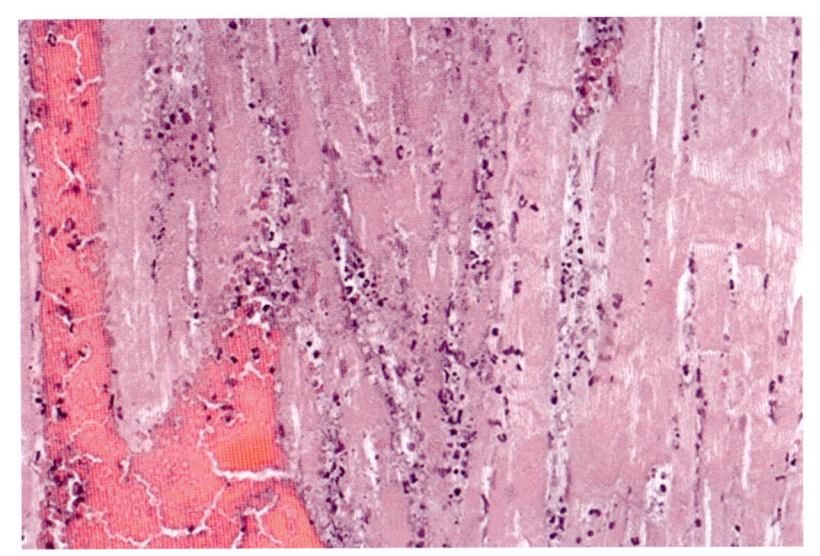

図 2-34　心筋梗塞，組織像
　凝固壊死に陥った心筋内に好中球の浸潤を伴う高度の急性炎症を生じている。この心筋梗塞は，発症後 3～4 日経過している。高度の急性炎症性細胞浸潤がみられ，心筋線維では，壊死性変化が進んでその輪郭がほとんど観察されない。このような心筋梗塞では，臨床的には，ST 上昇，T 波の陰転化など顕著な心電図変化や血清中の CK-MB 分画の上昇によって特徴づけられる。胸痛に加えて，心筋梗塞患者では，急性のうっ血性左心不全により，早く微弱な脈，低血圧，発汗や息切れなどを生じる。

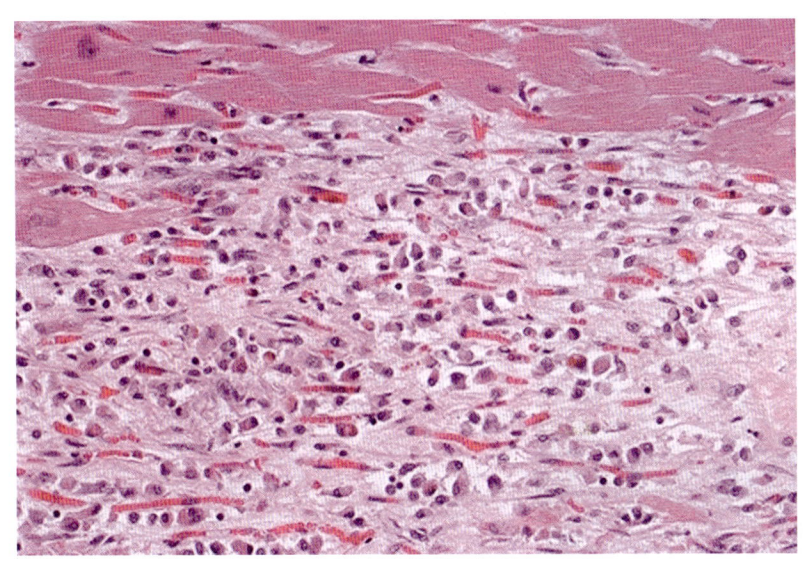

図 2-35　心筋梗塞，組織像
　梗塞を発症した虚血発作から最初の 1 週間を過ぎる頃には，心筋梗塞の治癒像がより明瞭になり，多数の毛細血管の新生，線維芽細胞やヘモジデリンを貪食したマクロファージが観察される。肉芽組織の形成は，心筋梗塞発症後 2～3 週間で最も顕著に観察される。このような肉芽組織の領域は，非機能性ないし非収縮性であり，駆出分画（駆出率）低下には関与するが，心破裂は生じにくい。

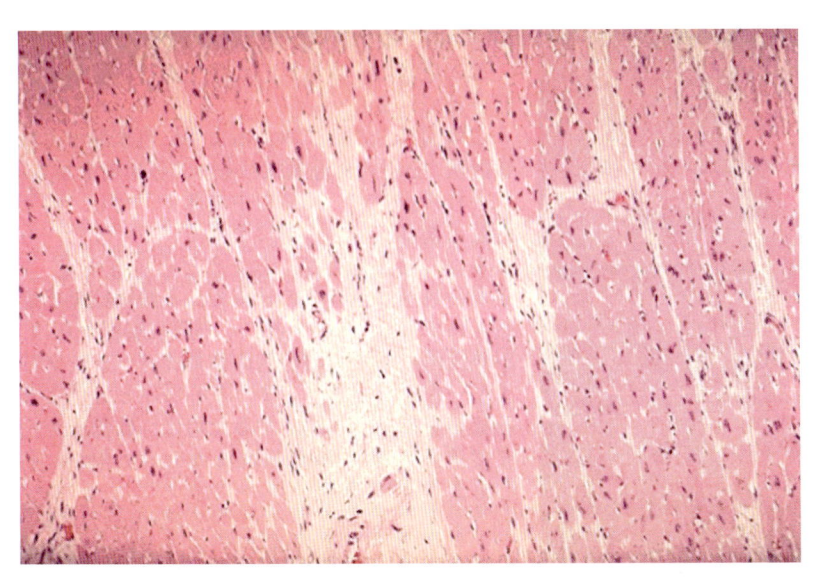

図 2-36　心筋梗塞，組織像
　梗塞の発症より 2～3 週間以降，心筋壊死巣の治癒が進行し，同部にはより広範な膠原線維の増生がみられる。2 カ月以降の時間の経過した心筋梗塞病変は，ここにみられるように，残存心筋に取り囲まれた不整な淡い領域を示す厚い膠原性の瘢痕によって立証される。梗塞領域の広さは，臨床症状の決定因子である。より大きな梗塞ほど心不全や不整脈などの合併症をきたしやすい。

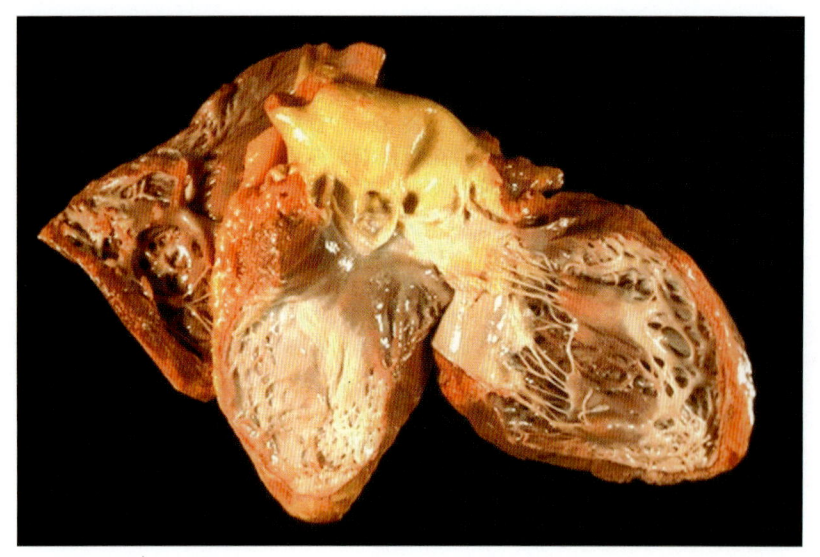

図 2-37　心筋梗塞，肉眼像

　この心臓は，左心室の自由壁が右側に，心室中隔が中央に，そして右心室が左側にみえるように切開したものである。左心室自由壁の前壁から心室中隔に及ぶ広範な時間の経過した古い心筋梗塞が存在している。このような症例でも，右室梗塞の合併は一般的ではない。心内膜面の白色の表面は，広範な瘢痕化を示している。このような瘢痕領域は，心収縮に寄与せず，駆出率や心拍出量は減少する。乳頭筋は，病変を免れているようにみえる。

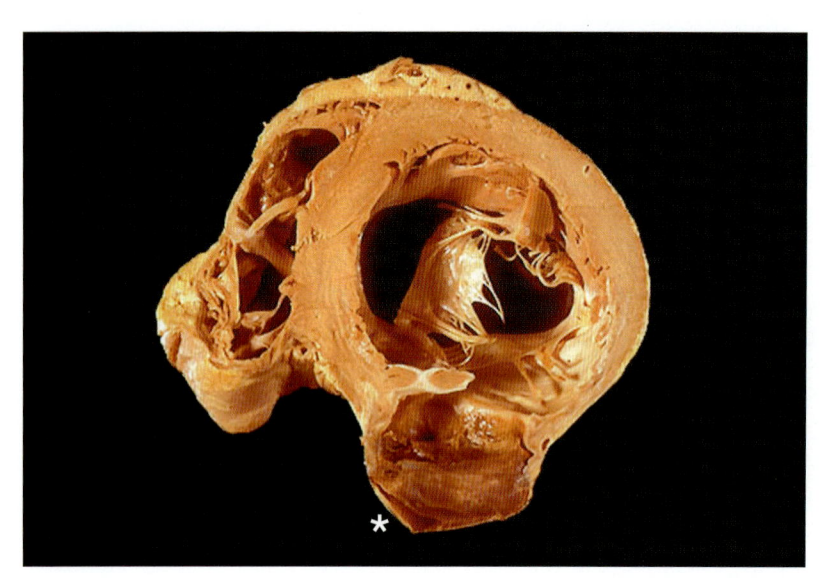

図 2-38　心筋梗塞，肉眼像

　過去の左室自由壁の広範な貫壁性梗塞により，心室壁の厚さが減少している。梗塞が広範であったため，治癒後，心室壁は，うすい束状の膠原性線維組織に置換され，心室瘤（★）を形成している。このような心室瘤は，非収縮性の組織であり，心拍出量を減少させ，また残存心筋の負担を増す。心室瘤内の血流の停滞は，壁在血栓の素因となる。この心臓の短軸横断面像は，著明に壁の菲薄化した心室瘤を示している。いかに心室瘤が膨隆しているかがわかるであろう。心室瘤内の血流の停滞は壁在血栓形成を促し，ここに示されるように瘤内に血栓が形成されている。

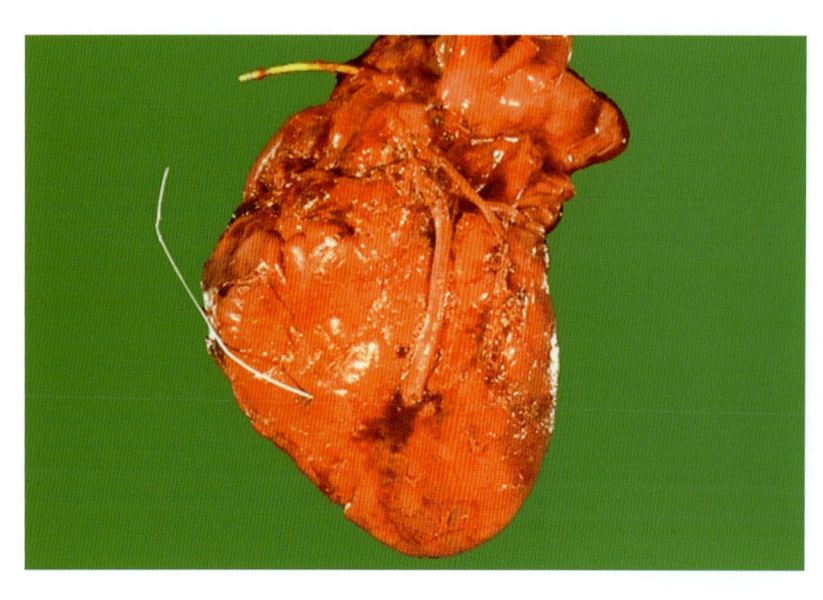

図 2-39　心筋梗塞，肉眼像

　この患者は，虚血性心疾患で血行再建術を施行されている。

　この図は，ここにみえるように自家静脈（伏在静脈）を用いた冠動脈バイパス移植術を示す。太い移植血管が，心臓の中央部を下行し，前下行枝末梢部との吻合部に至っている。また，もう1つの移植血管が，ちょうどその右側で，Y字型の形態で回旋枝の分枝である鈍縁枝まで延長されている。左中央部の心外膜表層部からは，不整脈治療のための白色の体外式ペーシングワイヤーが延びており，また左心房圧と等値となる肺動脈楔入圧を測定するために，肺動脈末梢まで挿入されたSwan-Ganzカテーテルが，右心房より現れている。

第 2 章 ● 心　臓　39

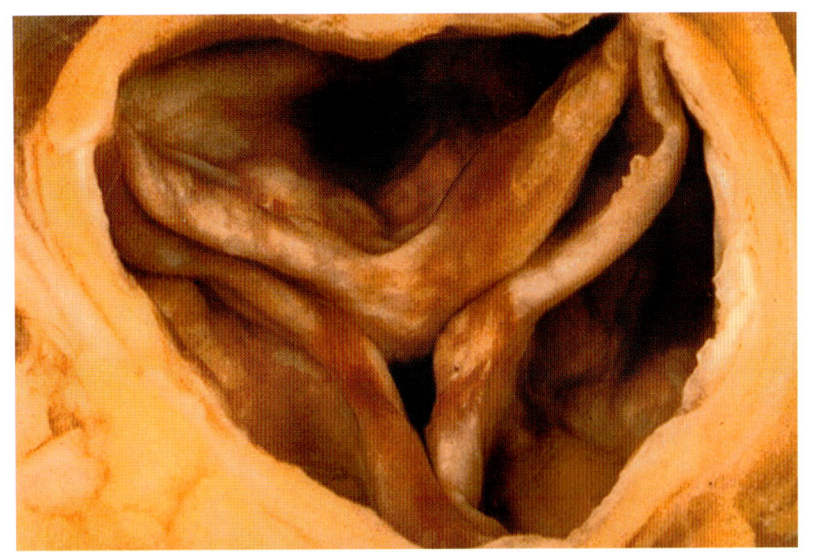

図 2-40　石灰化大動脈弁狭窄症，肉眼像

石灰化を示す大動脈弁は，必ずしも（先天性の）二尖弁である必要はない。高齢者においては，時々，正常の三尖を有する大動脈弁でも，年余にわたって徐々に異栄養性石灰化が進行し，老人性石灰化大動脈狭窄症と呼ばれる。この大動脈流出路からみた図では，大動脈弁の弁尖に石灰化した結節形成がみられる。カルシウムの沈着は，弁の動きを障害し，進行性の狭窄症をもたらす。増大した圧負荷により，左室肥大をきたす。続いて脈圧は減少する。残存する弁口面積が 1cm^2 に至ると，突然の左心機能不全を発症する可能性がある。

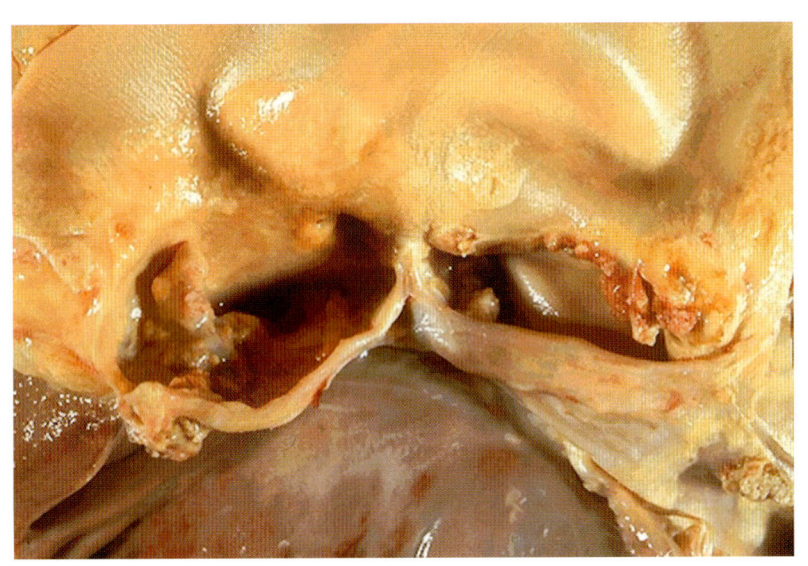

図 2-41　大動脈二尖弁，肉眼像

一般的な先天性心疾患の 1 つに大動脈二尖弁があり，総人口の約 1％の罹患率がある［訳注：わが国での頻度は欧米ほど多くはないが，比較的しばしば遭遇する疾患である］。大動脈二尖弁は，石灰化をきたしやすいが，うっ血性心不全を発症し得るほどの弁狭窄度に達する中年期までは，比較的無症候性のことが多い。石灰化した緻密な白色結節が，両弁尖の表面に観察される。この弁組織は，大動脈流出路が上方に，左心室の心筋組織が下方にみえるように切開されている。圧較差の増大より，左室肥大に至り，肺うっ血水腫の際立つ左心不全を起こす。

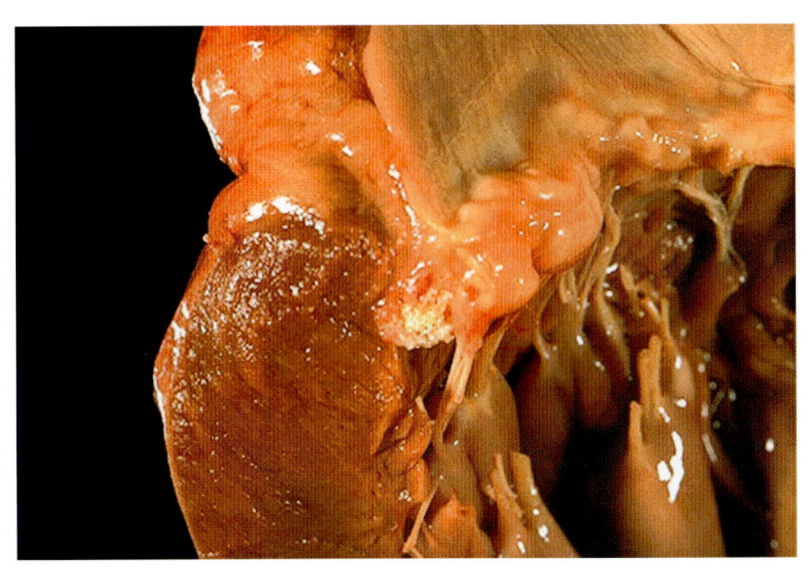

図 2-42　僧帽弁輪石灰化症，肉眼像

比較的，軽症で，さほど頻度も高くないが，放射線画像診断で現れる異常として僧帽弁輪石灰化症がある。高齢者に多く，特に 60 歳以上の女性に好発する。本症は，僧帽弁輪に沿って，ドーナツ型の輪状の石灰化をきたす病態である。重症例では，聴診上，心雑音聴取を伴う弁の逆流を呈するようになる。この図では，白色の円弧状の沈着物は，ここで示されているようにちょうど輪状を呈しており，それは剖検時，心を開けるときに切断されている。茶褐色を呈する左心室心筋は，全く正常である。

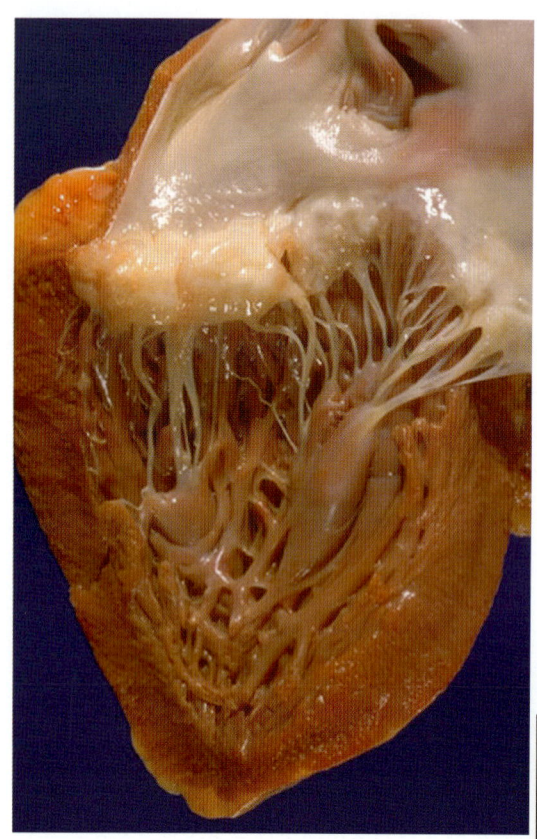

図 2-43, 2-44　僧帽弁のフロッピーバルブ化を伴う粘液腫様変性, 肉眼像

僧帽弁の弁膜は，組織がだぶつき上方に風船様に持ち上がっている（★）。これは，僧帽弁逸脱（症候群）を伴う脆弱化した僧帽弁の特徴である。心室と弁葉を接続する腱索は伸展し細くなっている。この病態は，孤発性（非遺伝性）に発生し，総人口の約3％程度までが罹患する。Marfan症候群においてもみられることがある。顕微鏡的には結合組織の脆弱化を伴う弁組織の粘液腫様変性が観察される。ほとんどの患者は無症候性である。聴診上は，収縮中期クリックが聴取される。より重症例では，収縮後期雑音や汎収縮期性雑音を伴う僧帽弁閉鎖不全症を発症する。

下記に僧帽弁逸脱の別の症例を示す。腱索の断裂が急性の弁閉鎖不全症の発現をもたらした可能性が示唆される。

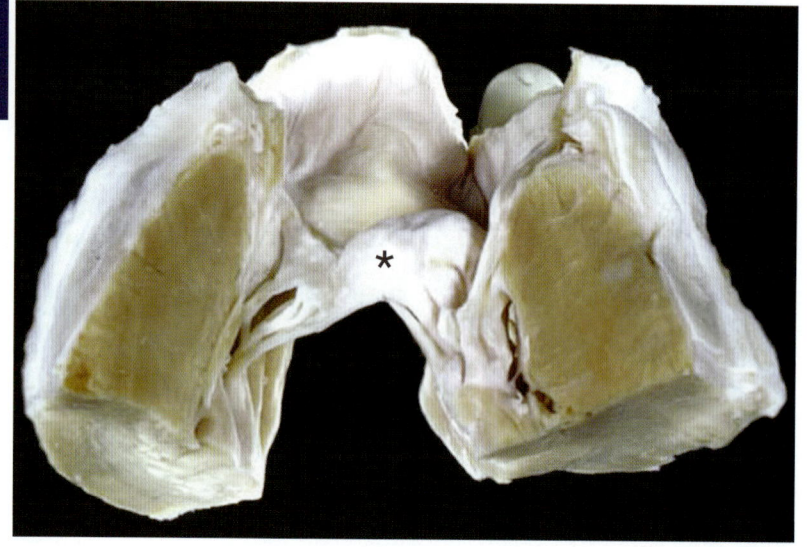

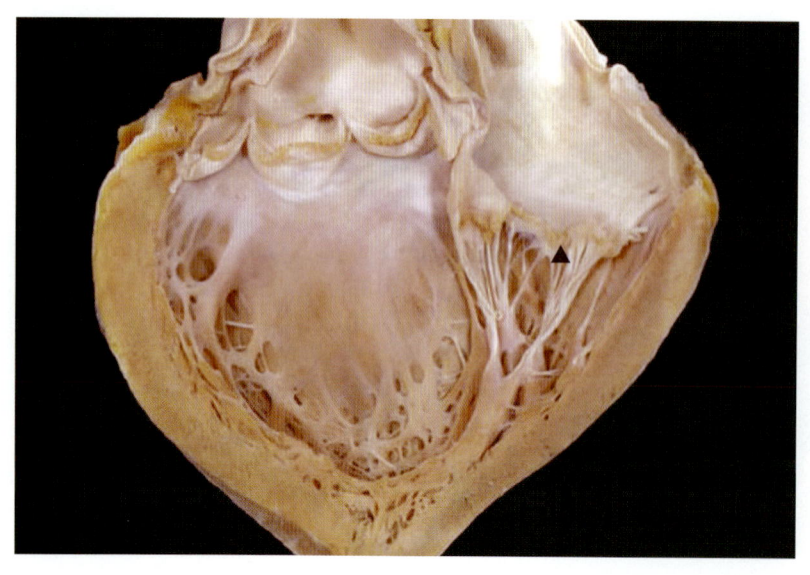

図 2-45　リウマチ性心臓病, 肉眼像

急性リウマチ熱では汎心臓炎を起こすが，ここに示されているのはリウマチ性心内膜炎による特徴的な小さい疣贅形成（▲）である。これらの疣贅は，弁尖の辺縁のフィブリノイド変性領域に覆いかぶさるように存在し，主にフィブリンから形成されている。血小板やフィブリンを含む疣贅は，弁の閉鎖縁に存在し，通常は2mmを超えない大きさであるが，心雑音の原因となり得る。早期のリウマチ性弁膜炎においては，これらの病変は塞栓にはなりにくく，また著明な弁の変形もきたさないことが多い。

第 2 章 ● 心 臓　41

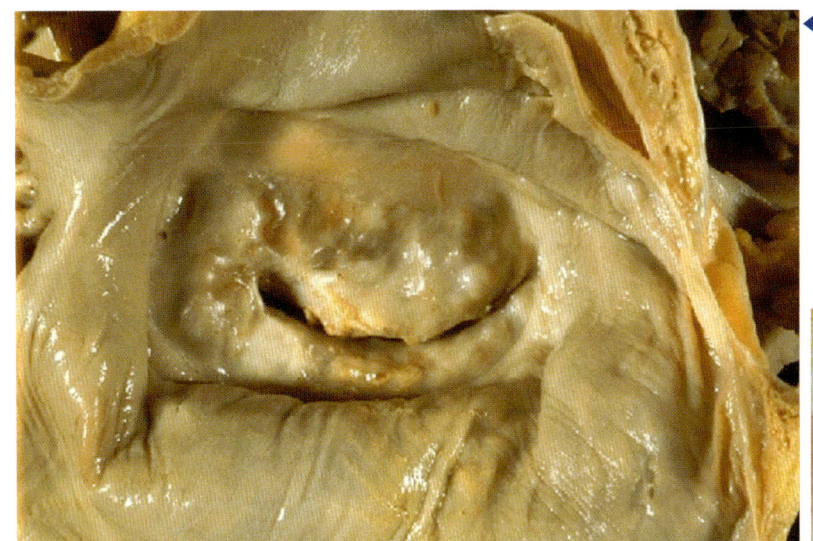

◀図2-46　リウマチ性心臓病，肉眼像
　左心房の流入側からみた僧帽弁であるが，慢性リウマチ性弁膜炎の瘢痕化に随伴する典型的な魚の口状を示している。僧帽弁は，リウマチ性心臓病において最も障害されやすい弁であり，次いで（頻度としては），僧帽弁と大動脈弁の双方，大動脈弁単独，そして僧帽弁，大動脈弁および三尖弁のすべてが傷害された病型が続く。

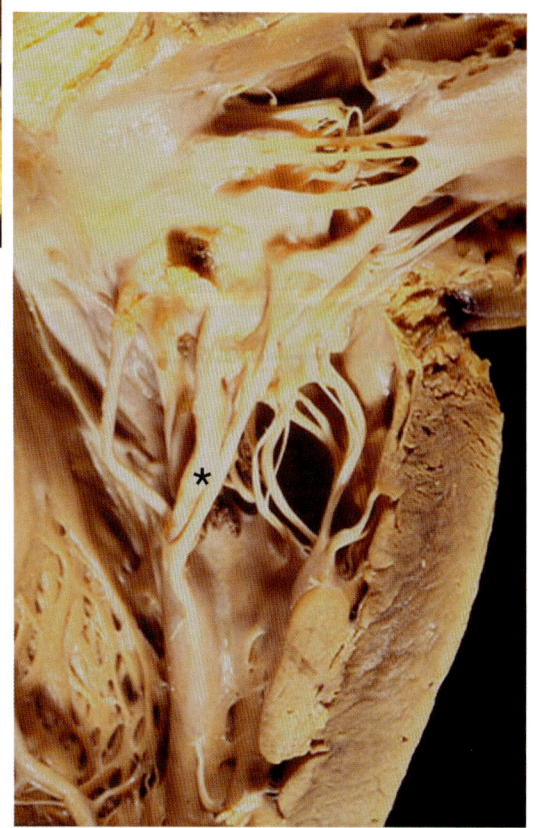

図2-47，2-48　リウマチ性心臓病，肉眼像▶
　心内膜炎の器質化と線維化によって，ついには，ここで示す僧帽弁のように慢性のリウマチ性弁膜症が発症する。腱索（＊）は短縮し，かつ肥厚している。このような合併症が症候性となるまでには，数十年の経過を要する。弁の狭窄症は，著明な左心房の拡大をきたし，右下図に示すように，壁在血栓（■）形成の素地となる。

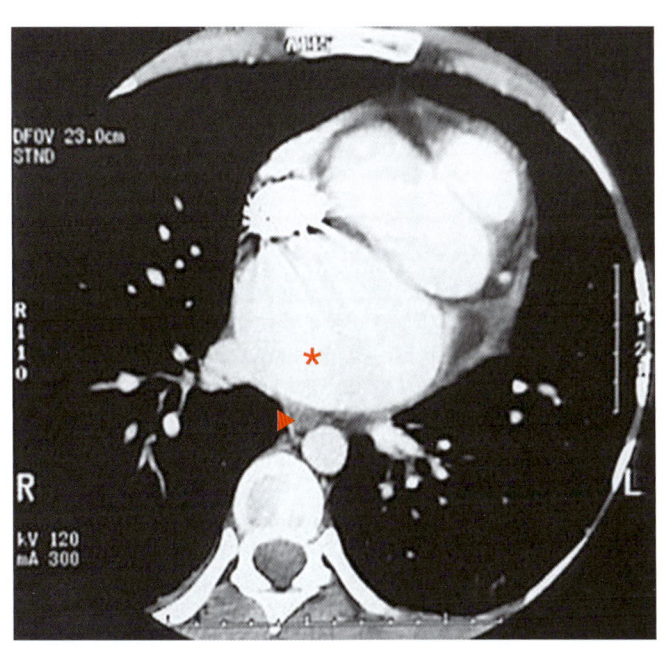

図2-49　リウマチ性心臓病，CT▲
　リウマチ性弁膜炎は閉鎖不全あるいは狭窄，また同時に両者が混在し得るが，通常，狭窄が優位である。僧房弁が侵される頻度が最も高いため，画像では著明な左房の拡大が認められることが多い。拡大した左房（＊）は近傍の食道（▶）を圧排し，嚥下障害をきたす。

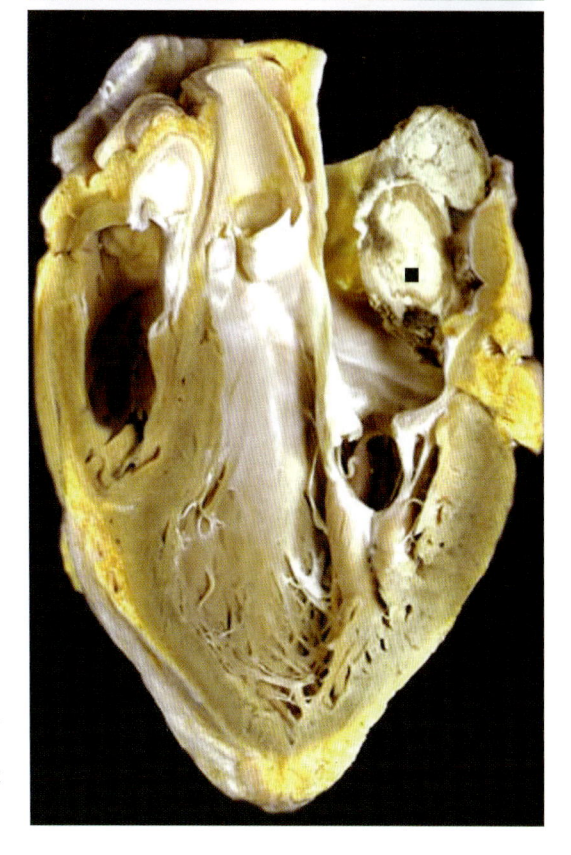

42 第2章 心 臓

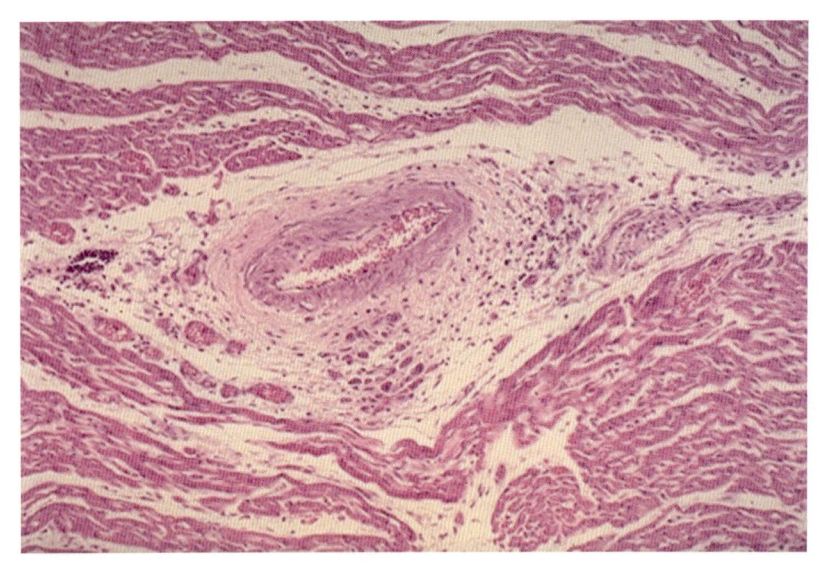

図 2-50 リウマチ性心臓病，組織像
　特徴的な顕微鏡的所見は，Aschoff 結節であり，典型的には心筋間質内に生じる。それは，単核球を中心とする結節状の炎症細胞の集簇で，A 群溶連菌による咽頭炎罹患後，10 日～6 週間で発症する急性リウマチ熱の所見である。リウマチ熱の際の心炎は，連鎖球菌の細胞壁の M 蛋白との免疫学的な交差反応によるもので，共通抗原性を有する心内膜，心筋や心外膜組織が傷害され，汎心臓炎を生じる。血清学的検査におけるリウマチ熱（溶連菌感染）のマーカーとしては，抗 streptolysin O 抗体，抗 hyaluronidase 抗体や抗 DNAse B 抗体などがある。
［訳注：わが国では，抗 streptolysin O 抗体（ASO），抗 streptokinase 抗体（ASK）の抗体価上昇を検査する方法が一般的である。］

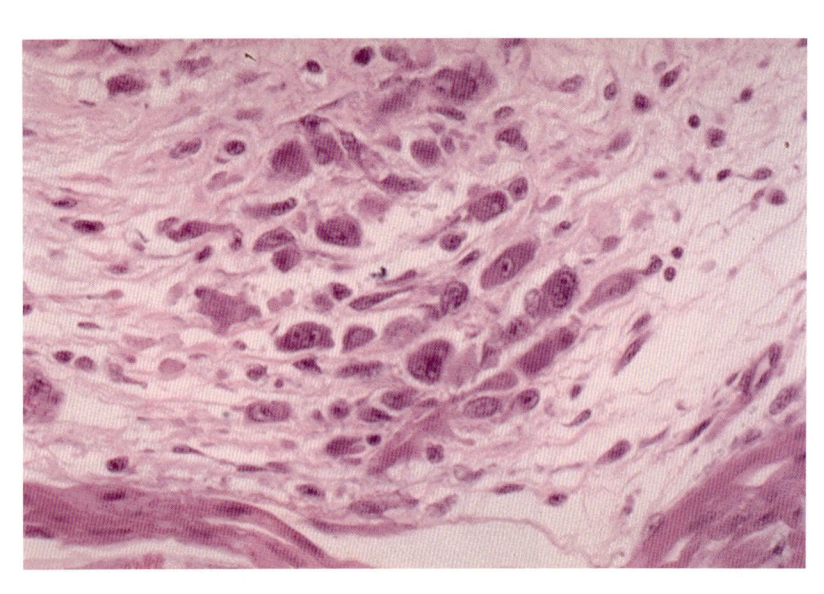

図 2-51 リウマチ性心臓病，組織像
　これは Aschoff 結節の強拡大像である。最も特徴的な細胞成分は，Aschoff 巨細胞である。核小体の明瞭な 2 核ないし多核の巨細胞としてこの図にも現れている。散在性に炎症細胞浸潤が随伴しており，多くは単核球で，少数の好中球が含まれている。このような炎症性変化は，心筋組織内だけではなく，弁組織を含む心内膜組織や心外膜にも生じ，そのような心臓の全組織層に及ぶ炎症を汎心臓炎と呼ぶ。急性リウマチ熱患者の約 1％は，心筋侵襲のため死亡する。

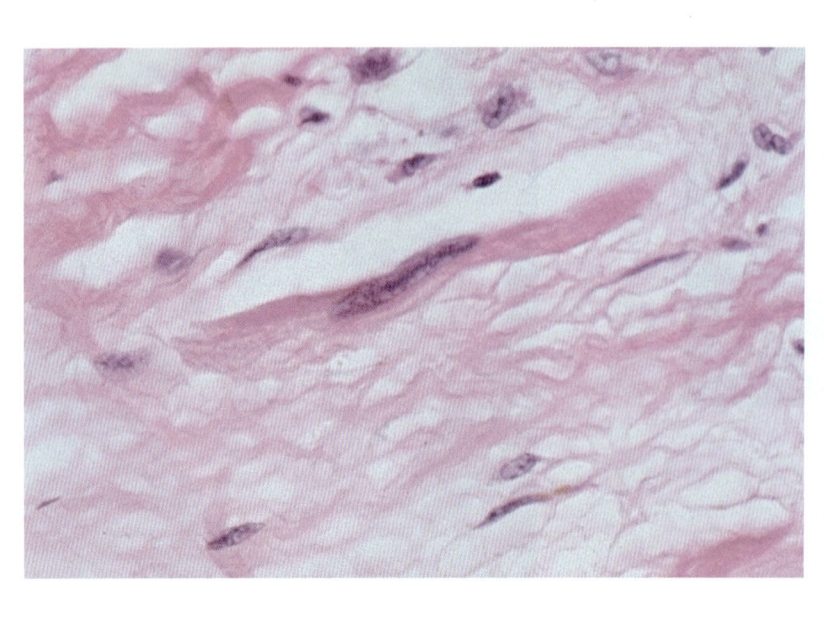

図 2-52 リウマチ性心臓病，組織像
　急性リウマチ性心炎でみられるもう 1 つの独特な細胞は，Anitschkow 細胞である。これは，伸長した核を有する細長い細胞である。急性リウマチ熱の症状や徴候は，通常，小児に発現する。心外症状には，Jones の診断基準の大症状にも含まれているように，皮下結節，輪状紅斑，発熱，多関節炎などがある。小症状には，関節痛，リウマチ熱またはリウマチ性心疾患の既往，白血球増多，血沈の亢進，C-reactive protein（CRP）陽性などがある。繰り返して A 群溶連菌性咽頭炎に罹患すると，リウマチ熱の活動性が再燃する傾向がある。したがって，慢性リウマチ性（心）疾患は，通常は，複数回，再発を繰り返した急性リウマチ熱の結果ともいえる。

第 2 章 心 臓　43

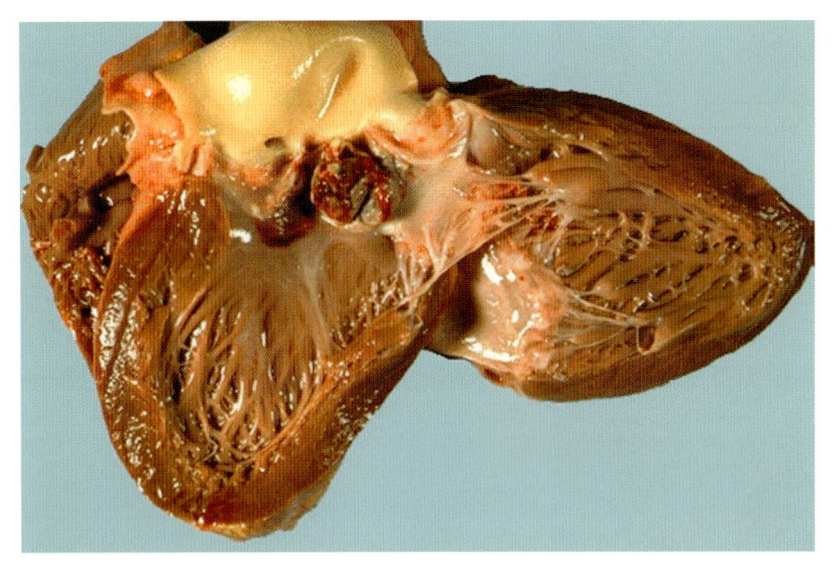

図 2-53　感染性心内膜炎，肉眼像
　大動脈弁には，大きく不整な赤褐色の疣贅が認められる。病毒性の強い細菌，たとえば黄色ブドウ球菌は，この図に示すような急性の細菌性心内膜炎を起こし，一方，緑色連鎖球菌によっては，亜急性の細菌性心内膜炎を生じる。心内膜炎では，著明な熱発と心雑音が際立った症状である。心内膜炎の素地となる因子には，菌血症や既存の弁組織への傷害，あるいは変形が含まれる。しかしながら，心内膜炎は，解剖学的に正常な弁組織にも発症し得る。

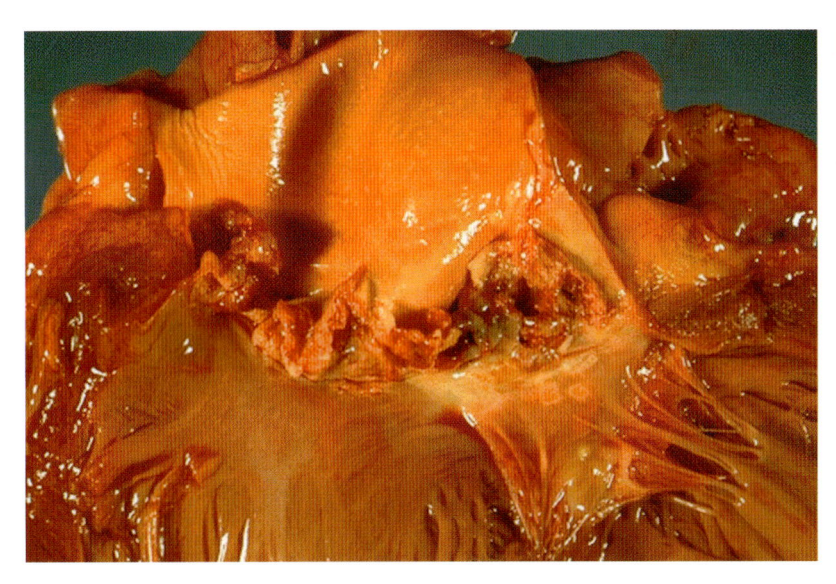

図 2-54　感染性心内膜炎，肉眼像
　この大動脈弁に示されているように，急性型の感染性心内膜炎をもたらす病毒性の強い細菌は，重篤な弁組織の破壊をもたらす。不整な赤褐色の疣贅が，細菌の増殖により破壊されている弁尖を覆っている。疣贅の一部は壊れて脱落することがあり，感染性栓子となって，他臓器に移動し，梗塞や新たな感染巣を形成する。

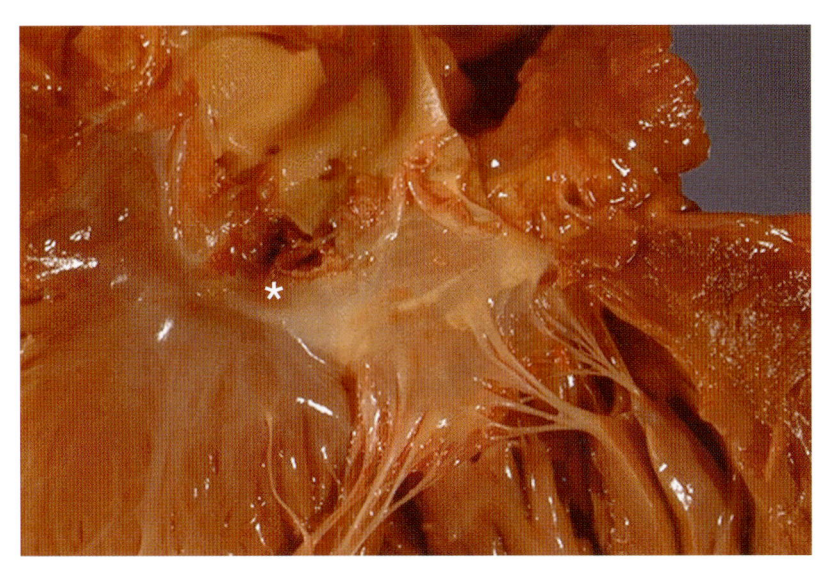

図 2-55　感染性心内膜炎，肉眼像
　この症例のような化膿性連鎖球菌による亜急性心内膜炎において，感染性心内膜炎は，顕著な炎症像という程ではないが，しかし，持続性で，かつ感染性変化が弁の表面から拡大していく傾向を示す。この図では，弁の心内膜面を傷害する疣贅がみられるが，感染性変化は下方にある心筋組織まで及んでいる（★）。起因菌の同定には血液培養が必要であり，起因菌は多くの場合は細菌であるが，10％の症例では菌が検出されない［訳注：culture-negative endocarditis と呼ばれる病態］。

44　第2章　心　臓

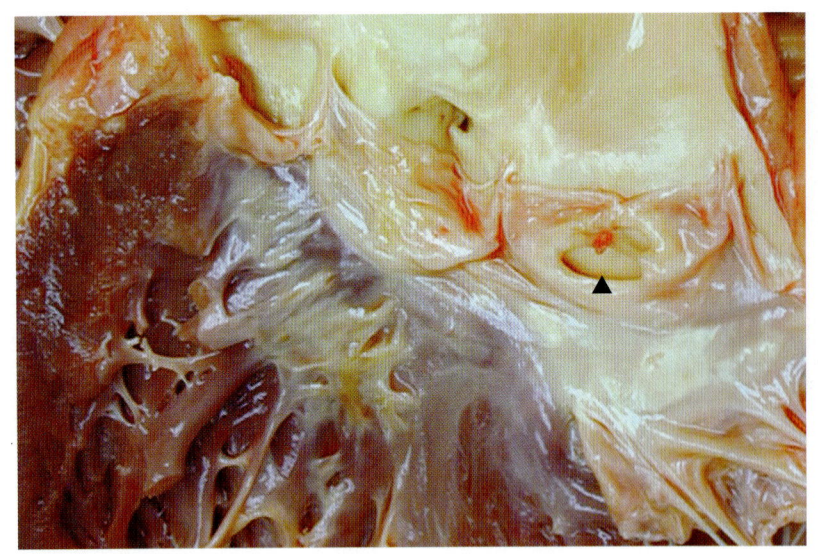

図 2-56　感染性心内膜炎，肉眼像
　感染性心内膜炎の治癒過程ではしばしば弁組織に傷害が残る。ここには，感染性心内膜炎の治癒過程で生じた大動脈弁の一尖に大小の穿孔（▲）がみられ，別の弁尖にも部分的な破壊を伴っている。弁傷害は，大動脈弁機能不全（閉鎖不全）や隣接する左室心筋にも部分的な心内膜線維化を生じる jet lesion をもたらす。心雑音も聴取される。より大きな弁穿孔は弁機能不全をもたらすことがある。

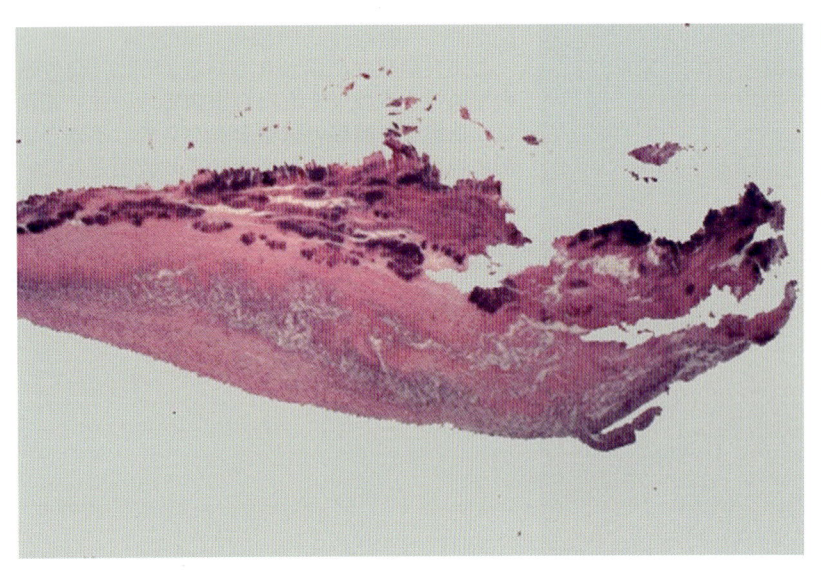

図 2-57　感染性心内膜炎，組織像
　この弁組織には，炎症細胞，細菌塊（青く染色されている）が混合したフィブリンおよび血小板（淡いピンク色を呈している）からなる。脆い疣贅が形成されている。疣贅の脆弱性は，いかにして疣贅の一部が壊れて脱落し，塞栓化するかを表している。左心系の心内膜炎は，体循環系の塞栓症を合併しやすく，一方，右心系の塞栓症は肺を障害する。心臓の弁組織は，概して血管に乏しい組織であるので，感染の根治のためには，高用量，長期間の抗菌化学療法が必要である。

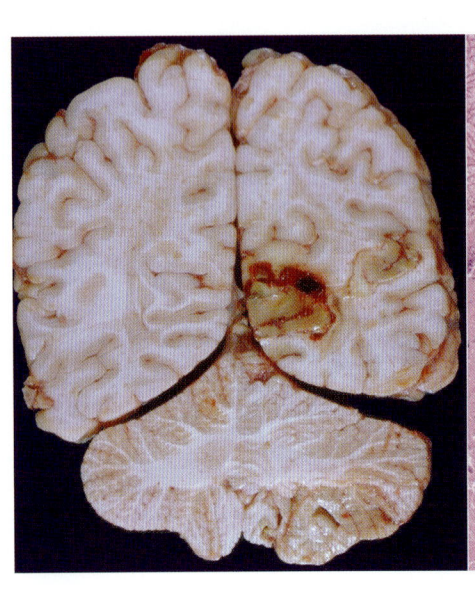

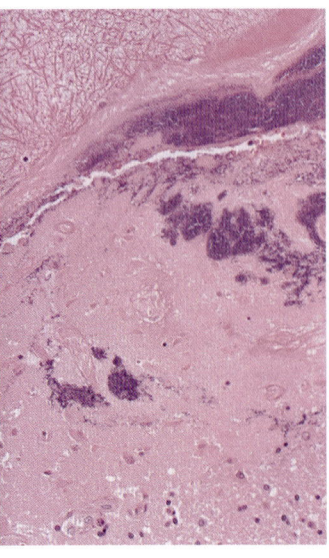

図 2-58　感染性動脈瘤，肉眼像，組織像
　感染性心内膜炎による塞栓症は，身体の各部位に感染を波及させる。左心系の弁病変は，体循環系に対してシャワー塞栓となり，塞栓性病変が，脳，脾臓，腎臓などの臓器に形成される。左図は，大脳半球に生じた塞栓性梗塞を示し，右図では，顕微鏡的に感染性動脈瘤の所見がみられ，血管壁の炎症性破壊を伴っている。炎症は，増殖する細菌塊を示す境界の不明な青染する領域によって特徴づけられる。

第2章 心臓　45

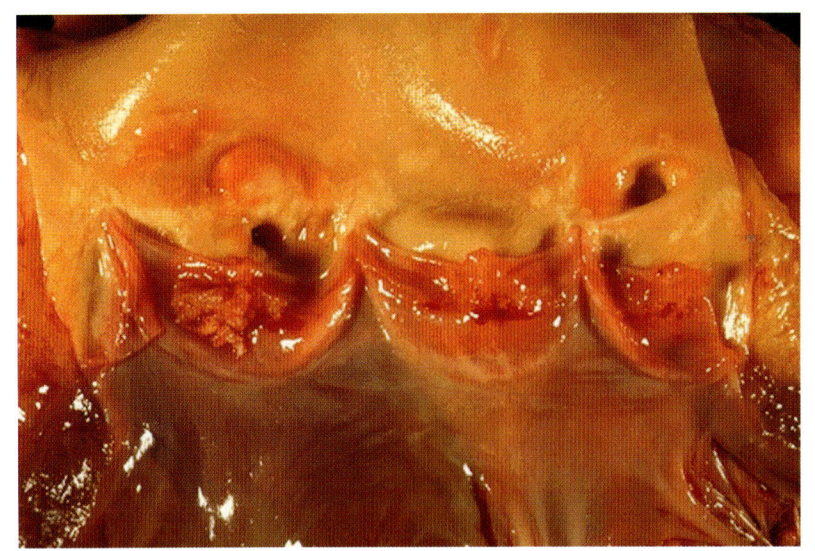

図 2-59　非細菌性血栓性心内膜炎，肉眼像
　一番左の大動脈弁冠尖の辺縁の小さいピンク色の疣贅は，非細菌性血栓性心内膜炎ないし，いわゆる消耗性心内膜炎の典型的な所見を示している。本症は，非感染性心内膜炎の一型である。非細菌性血栓性心内膜炎は，凝固性亢進状態の患者（たとえば，移動性血栓性静脈炎，悪性腫瘍に伴う腫瘍随伴症候群）や［訳注：種々の基礎疾患により］病状の重篤な患者に生じやすい。これらの疣贅は，通常 0.5 cm 以上の大きさになることは稀である。しかしながら，それらは塞栓症を起こしやすい。非細菌性血栓性心内膜炎の患者は，しばしば静脈血栓塞栓症を付随している。図では，正常な左右の冠動脈入口部が弁尖の上方に観察される。

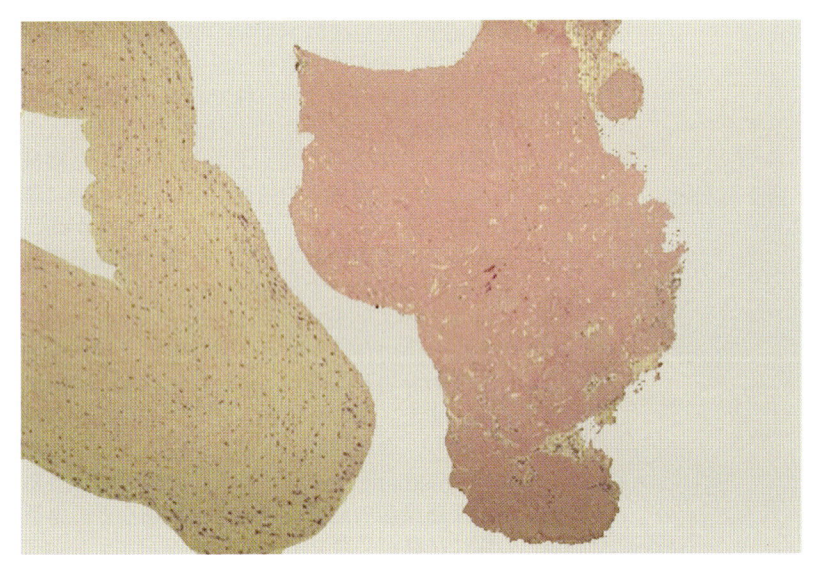

図 2-60　非細菌性血栓性心内膜炎，組織像
　弁組織は左側に観察され，また特徴のない疣贅が右側にみられる。疣贅は，無菌性で，かつフィブリンや血小板から構成されているために，ピンク色を呈している。それは，あたかも茶色の紙袋の（押しつぶされたりして容易に形が変わる）ように多様な形態を示す。このような無菌性疣贅は，非感染性心内膜炎の特徴である。非細菌性血栓性心内膜炎の疣贅は，小さいが，脆弱であり塞栓を形成しやすい。

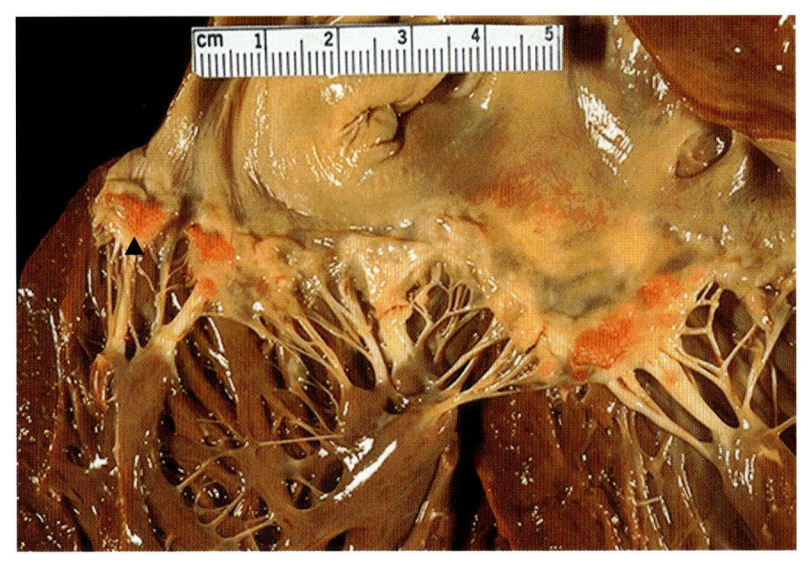

図 2-61　Libman-Sacks 型心内膜炎，肉眼像
　ここでは，平坦でうすい褐色を示し，僧帽弁表面にひろがる疣贅（▲）の形成がみられる。疣贅は，さらに近傍の腱索組織へ及んでいる。この患者は全身性エリトマトーデス（SLE）を罹患していた。これらの疣贅は，どの弁組織にもあるいは心内膜面にもみられ，Libman-Sacks 型心内膜炎として矛盾しない。このような疣贅形成は，SLE 患者の約 4%にみられるが，疣贅がさほど大きくなく，塞栓症も稀であるため，臨床的に問題になることは少ない。時間の経過した古いリウマチ性心臓病に類似した太く短縮した，あるいは癒合した腱索もみられる。

46　第 2 章　心　臓

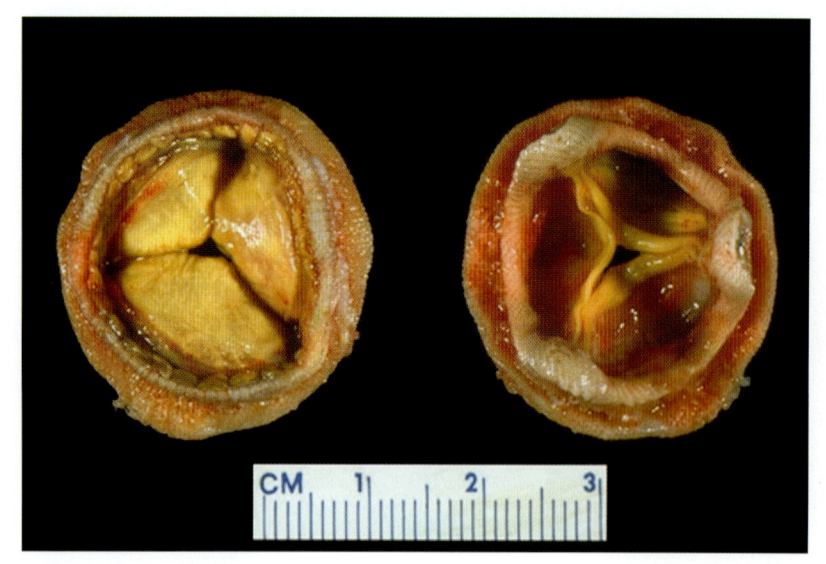

図 2-62　ブタ生体人工弁，肉眼像

　ブタ生体人工弁で，左図が心内腔面，右図が流出路側を示す。人工的に形成されたリングに，3 尖が縫い付けられている。この人工弁の最大の利点は，継続して抗凝固療法を行う必要のないことである。欠点は，人工的に装填された弁尖に寿命があることで，損耗やそれに引き続いて生じる石灰化が弁の可動性を減じ，狭窄を起こすため，寿命は平均 5〜10 年（場合によってはそれ未満）である。

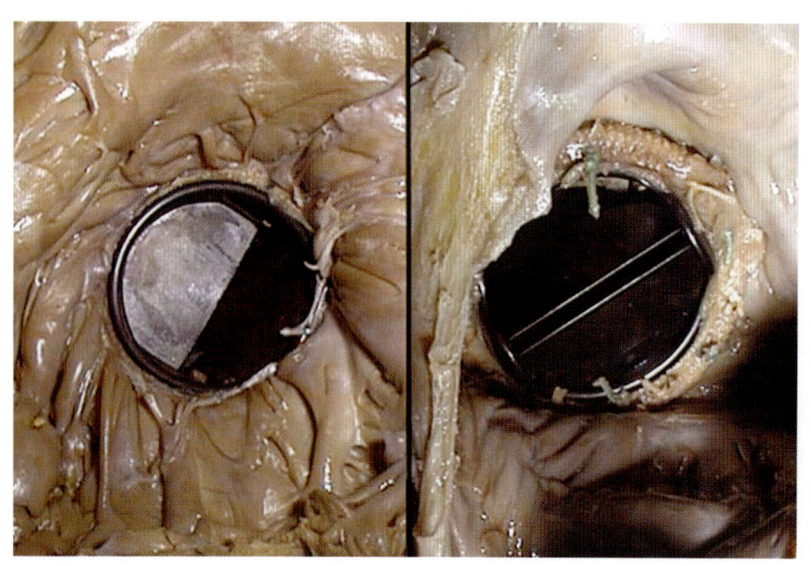

図 2-63　人工機械弁置換，肉眼像

　これは，既存の僧帽弁を置換しているより最新式の傾斜型円盤弁の一種である［訳注：この様式の機械式人工弁は，St. Jude Medical 人工心臓弁として普及している］。このような機械式人工弁は，構造学的見地からは，恒久的に継続使用可能であるが，非生理的な弁表面が露出し血栓形成傾向があるため，患者は継続して抗凝固療法を必要とする。左図においては，人工弁の下面がみられ，下方には左心室腔がある。右図においては，左心房方向に垂直に傾けられた 2 枚の弁尖がみられ，弁の流出路が示されている。また，別の合併症として，感染性心内膜炎があり，弁輪に好発する［訳注：人工弁心内膜炎 prosthetic valve endocarditis と呼ばれる重篤な感染症の危険性があり，抜歯などの処置の際に注意が必要である］。

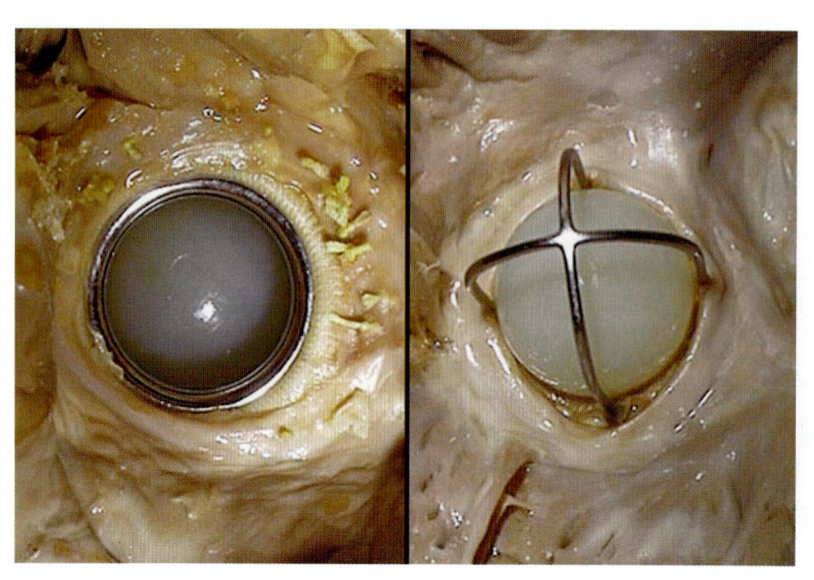

図 2-64　人工機械弁置換，肉眼像

　これは，旧式のケージ式ボール弁の一種を示す［訳註：1960 年代に開発された初期の人工弁である Starr-Edwards Ball 弁（通称ボール弁）であるが，現在ではほとんど使用されていない］。この型の人工弁も構造学的見地からは，恒久的に継続使用可能であるが，非生理的な弁表面が露出するため，患者は，継続して抗凝固療法を必要とする。左図には，左心房からみた上部の様相が観察され，また右図では，左心室への流入部が観察される。

第 2 章　心　臓　47

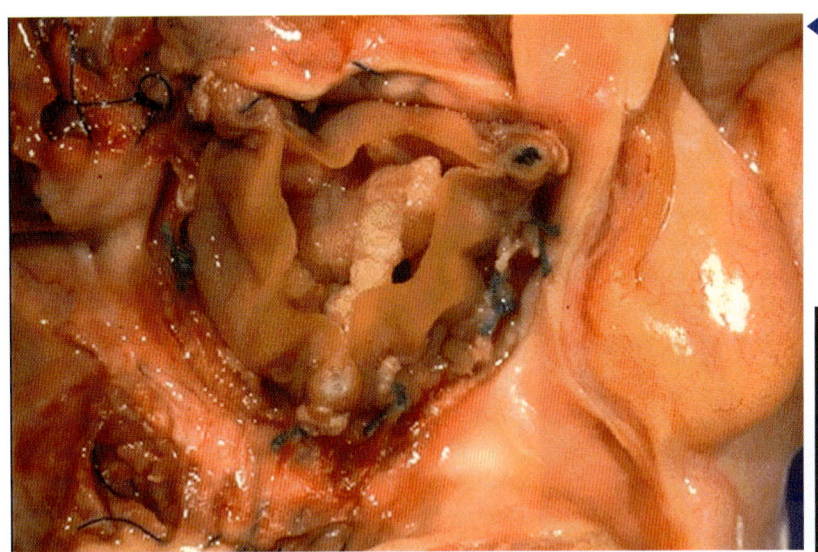

◀図 2-65　ブタ生体人工弁，肉眼像
　この生体人工弁（ブタ人工心臓弁）は，青緑色の糸で弁輪周囲に縫合されている。この弁の弁尖はまだ柔軟性を保っているが，この弁は感染を起こし弁入口部を占拠する大きい疣贅を生じ，すなわち感染を合併している。比較的稀な人工弁置換術の合併症の1つである。

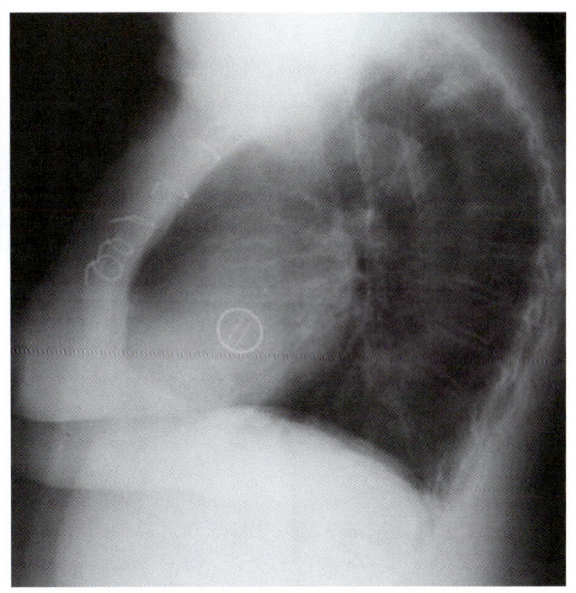

図 2-66　機械式人工弁，X線写真▶
　胸部X線写真側面像では大動脈弁の位置に，2枚の傾斜した円盤構造からなる機械式人工弁が認められる。2枚の弁が開き，弁の辺縁が描出されている。

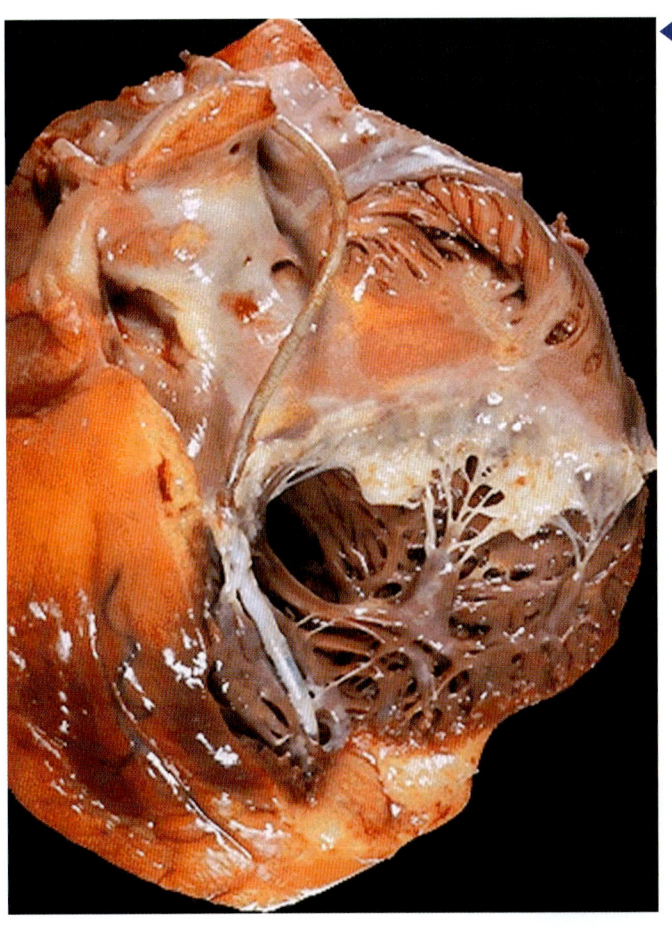

◀図 2-67　ペースメーカー，肉眼像
　心尖部まで延長され，心室中隔に埋没しているペースメーカーのワイヤーが現れるように右心室，右心房に割が入れられている。不整脈発生に傾きやすい心臓のリズムを保つために補助的役害を果たす［訳註：一般的には，洞機能不全症候群や房室ブロックなどの徐脈性不整脈が適応となる］。

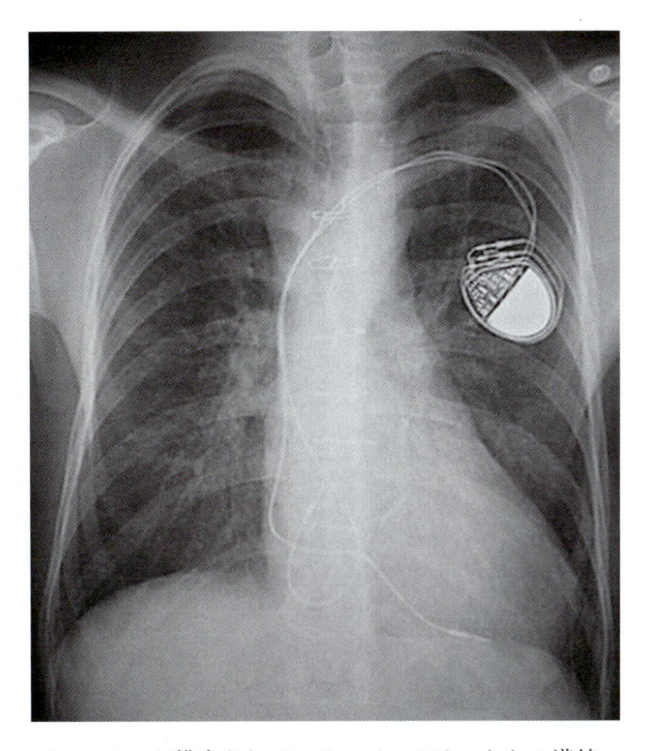

図 2-68　ペースメーカー，X線写真▶
　胸部X線写真では左胸壁の皮下に埋め込まれたペースメーカーのバッテリーが描出されている。バッテリーからの導線は右房と右心室尖部に延びている。

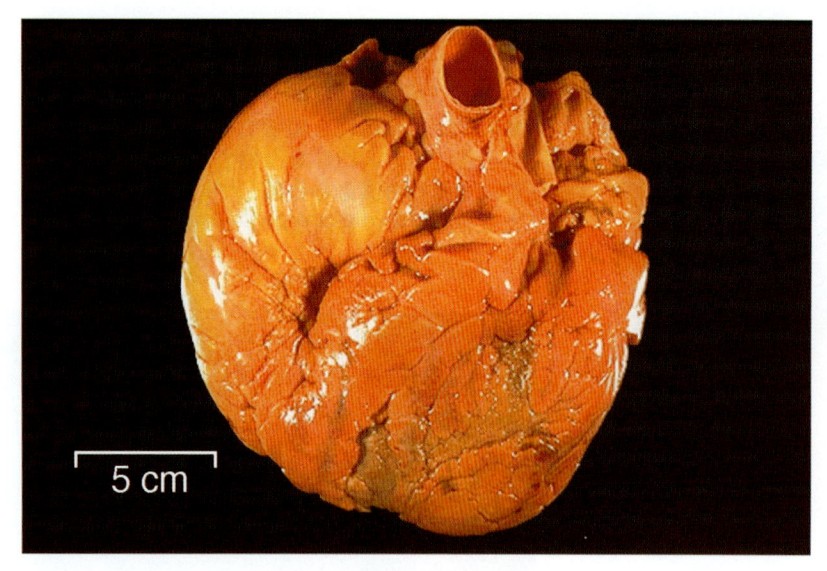

図 2-69 拡張型心筋症，肉眼像

この非常に大きい心臓は，すべての心腔の拡張により，球状を示している。剖検時，心筋は非常にやわらかく締まりのない（flabby な）印象が持たれ，生前の心筋収縮は高度に減弱していた。これが（拡張型）心筋症であり，心筋が十分に機能せず，心臓が著明に拡大，拡張した状態を示す病名であるが，特徴的な組織学的所見を欠く例もしばしば存在する。多くの症例は特発性であるが，拡張型心筋症の 1/4 ～ 1/3 の症例は家族内発症する（遺伝性である）。また，心筋炎罹患後に発症する症例［訳註：近年，わが国では，心筋炎との因果関係の明らかな症例を，慢性心筋炎として区別して病態解析しようとする傾向にある］や，妊娠に伴い産褥期に発症する例［訳註：産褥性心筋症 peripatum cardiomyopathy と呼ばれる］もある。また慢性アルコール中毒患者に発症する場合［訳註：アルコール性心筋症 alcoholic cardiomyopathy と呼ばれるが，サイアミン（ビタミン B_1）の欠乏，いわゆる脚気心 beri-beri heart など，種々の栄養障害を背景因子として有する症例が多い］もある。

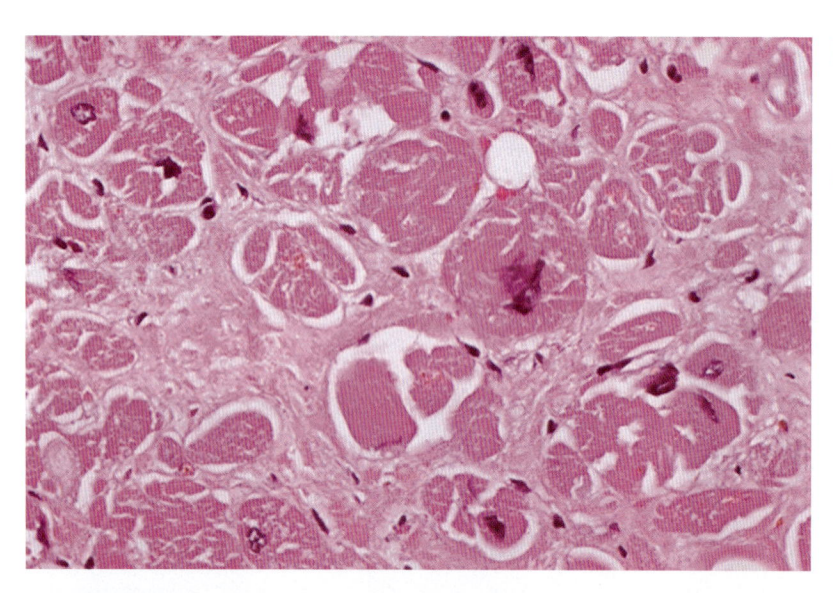

図 2-70 拡張型心筋症，組織像

多くの心筋症の症例では，心筋線維は肥大し，ここに観察されるように著明に濃染し腫大した核を有し，間質性線維化を伴っている。これと同様の所見は，虚血性心筋症と呼ばれる虚血性の心筋障害でも観察される。しかしながら，ほとんどの拡張型心筋症の症例では，冠動脈の粥状硬化症はわずかか，あるいは観察されない。

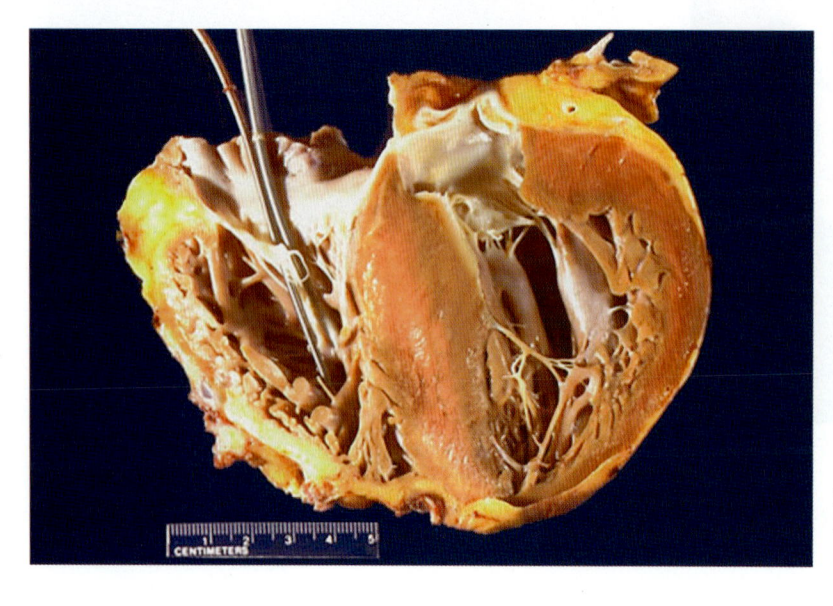

図 2-71 肥大型心筋症，肉眼像

著明な左心室の肥大がみられ，左心室腔内には，非常に大きい心室中隔の非対称性の膨隆を伴っている［訳注：非対称性中隔肥厚 asymmetric septal hypertrophy（ASH）と呼ばれる特徴的な所見である］。これが肥大型心筋症である。約半数の症例は家族性であり，この疾患の責任遺伝子として多様な遺伝子変異が存在する。小児および成人とも罹患し，典型的な場合，不整脈による突然死があり得る。ここにみられるのは心移植時に摘出された心臓であり，心房は欠如している。ペースメーカーのワイヤーが右心室に挿入されている。静脈の付いた心房は，大血管と一緒に，（生前の十分な治療の末，ドナーとなった別患者より提供された）移植心と接続するために，移植心側に残されている。

第2章 心　臓　49

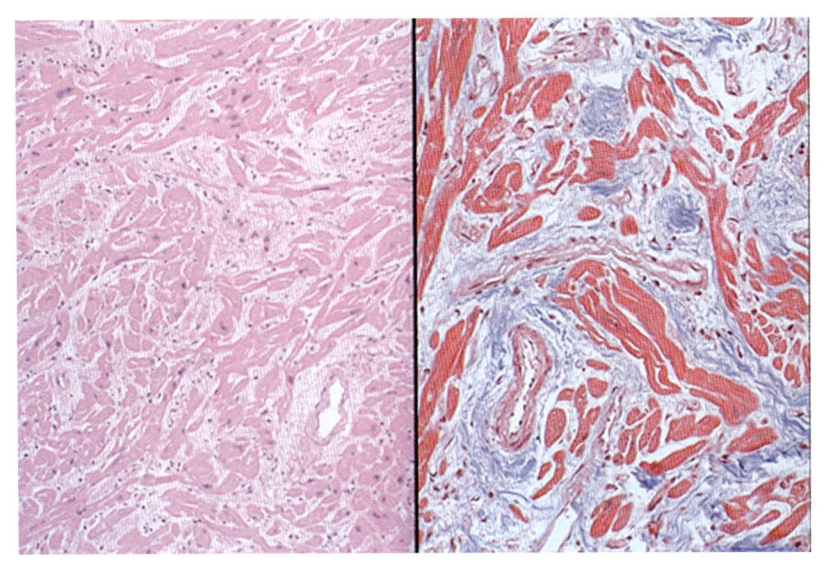

図2-72　肥大型心筋症，組織像

心筋は，肥大型心筋症に伴う錯綜配列（心筋）を示しており，典型的な場合，このような所見は心室中隔内に観察される。左図は，HE染色標本，右図はトリクローム染色標本で，周囲の膠原線維を伴って不規則に配列する心筋線維を示す切片である。これらの異常な心筋の領域は，不整脈を起こす素地となる。多くの症例は，βミオシン重鎖，トロポニンT，ミオシン結合蛋白C，α-トロポミオシンなど，サルコメア（筋鞘）を形成する蛋白質をコードする遺伝子の変異によって生じる。臨床所見は，左心室の拡張期充満の阻害をもたらす心室コンプライアンスの低下に関連している。機能的な左室流出路の閉塞も起こり得る。

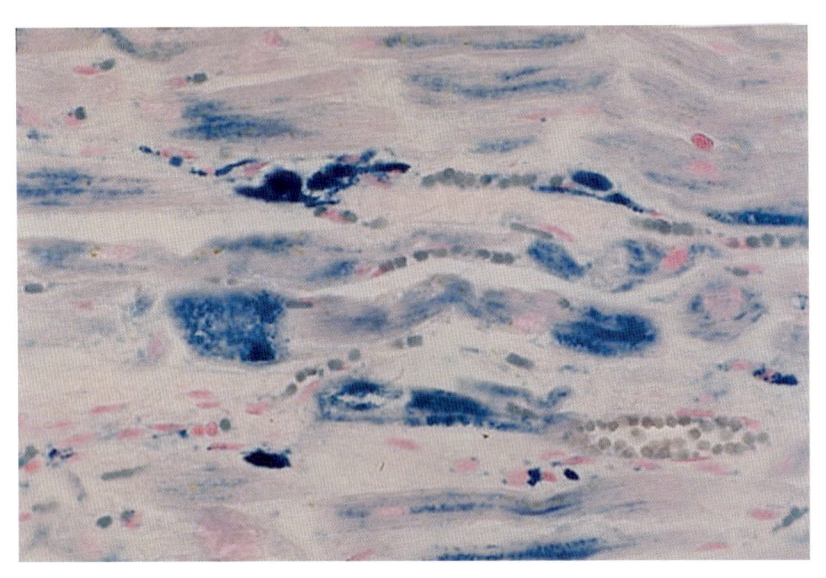

図2-73　拘束型心筋症，組織像

拘束型の心筋症は，拡張期における心室充満の阻害を伴う心室コンプライアンスの低下をもたらす。特発性の場合と，ここにみられるペルシアンブルー鉄染色で示される過剰な鉄沈着を示すヘモクロマトーシスのように，特定可能な原因による（二次性の）場合がある。鉄沈着は，心拡大や心不全を伴う心筋の機能障害をもたらす。より稀な，拘束型心筋症には，心内膜や心筋に厚い膠原線維の沈着する心内膜心筋線維症や2歳未満の小児において，線維弾性線維性の左心室の肥厚を示す心内膜線維弾性症が含まれる。［訳註：拘束型の心機能障害をきたす疾患は少なくない。ここに示すヘモクロマトーシスや図2-74に示されるアミロイドーシスも二次的に拘束性心機能障害を示す代表的疾患であるが，特定心筋疾患として個別に特異的疾患として取り扱われることの方が多い。狭義の（原発性の）拘束型心筋症は，心内膜心筋線維症や心内膜線維弾性症など稀な少数の疾患に限定される。］

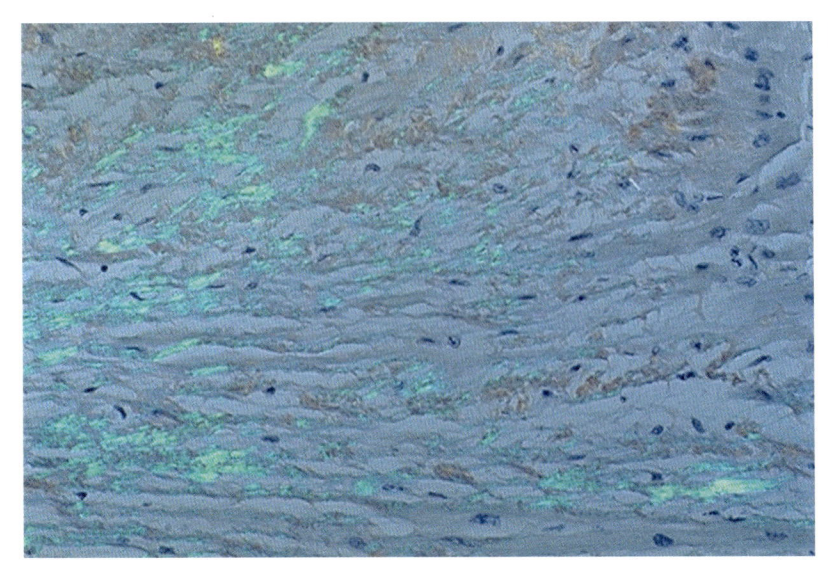

図2-74　拘束型心筋症，組織像

HE染色標本でみられる心筋線維間の淡くピンク色の無構造の沈着物は，ここに示すように，コンゴーレッド染色標本を用いて偏光顕微鏡下で観察すると，特徴的な青リンゴ色の両屈折性を示す。アミロイドは，コンゴーレッド染色での通常の光学顕微鏡下の観察において橙赤色の染色性を示す。アミロイドーシスは，麻酔科医にとっては，まさに悪夢であり手術中に難治性の不整脈を起こすことがある。基礎疾患としては，多発性骨髄腫に伴うAL型アミロイドの沈着，慢性炎症性疾患によるAAアミロイド蛋白の増加，あるいは血清蛋白であるトランスサイレチンに由来する老人性心アミロイドなどが含まれる。

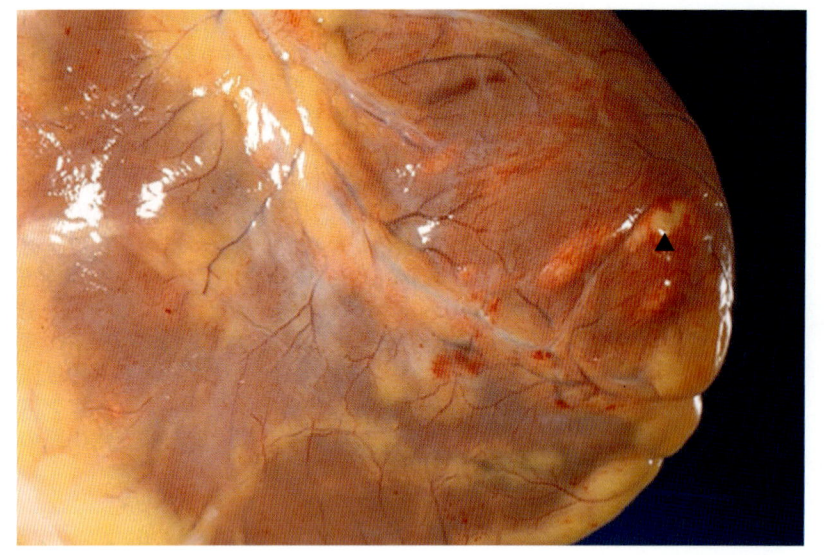

図 2-75 心筋炎，肉眼像

　心臓の心内膜面は，小さい黄色の小膿瘍（▲）を示している。小膿瘍は，敗血症の患者で，感染が血行性に拡大した場合にみられる。また，それらは，疣贅の小片が冠動脈に塞栓を起こした感染性心内膜炎に由来する栓子を示していることもある。他の病原微生物で起きる心筋炎は，壊死を伴う巣状の炎症性変化という類似した所見を示す。心筋炎の患者は，発熱，胸痛，左心不全による呼吸困難や右心不全による末梢性水腫をきたす。不整脈により突然死する場合もある。

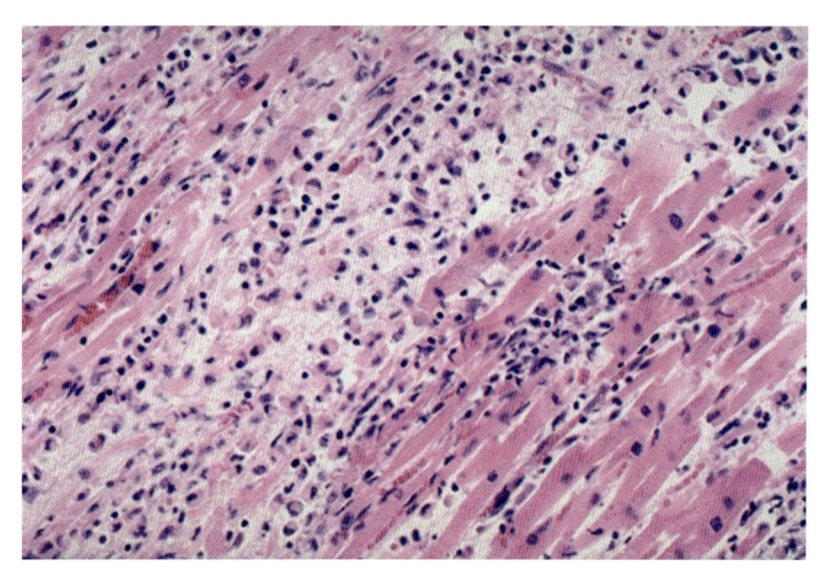

図 2-76 心筋炎，組織像

　これは，顕著な劇症型心筋炎の症例であり，壊死を伴う心筋線維の炎症性変化によって定義づけられる。この心筋の炎症は主に単核球によって構成されるが，同時に好中球も散見される。いわゆる斑状ないしまだら状心筋炎のパターンを示している。また，ここでは遊離急増虫体［訳注：遊離栄養体 free trophozoite と同義，通常は宿主の免疫系の作用で排除される］や緩増虫体［訳注：被包型の虫体で，通常は感染組織内に存在する］を含む偽嚢包はみられないが，免疫不全患者に生じる *Toxoplasma gondii* 感染による心筋炎に矛盾しない所見である。免疫抑制状態は，サイトメガロウイルス感染やそのほかの日和見感染の危険性を増す。

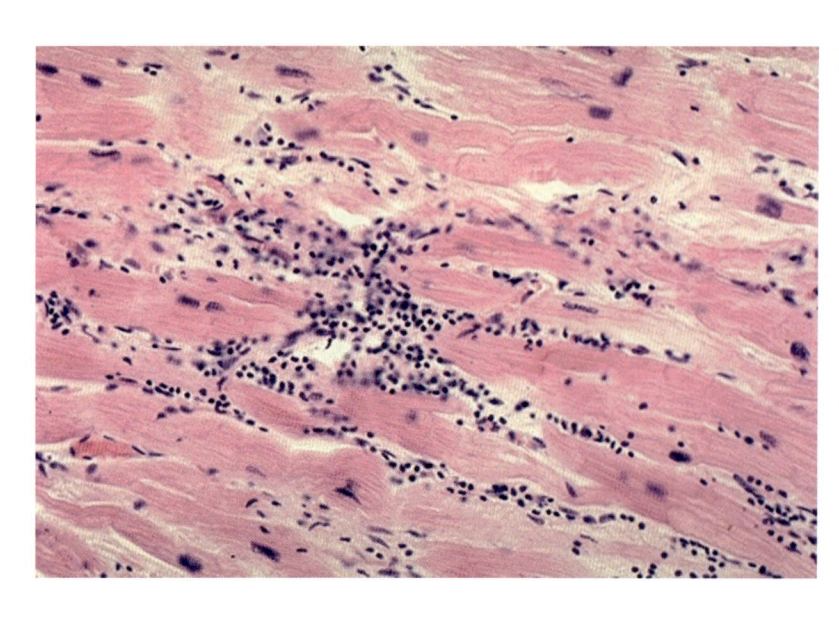

図 2-77 心筋炎，組織像

　間質性のリンパ球浸潤は，最も一般的な心筋炎の病型であるウイルス性心筋炎の特徴を表している。通常，心筋線維の壊死はほとんどみられない。本疾患の多くは，通常，潜在性であるが，症状としては，発熱や胸痛が含まれる。重症例においては，心不全により呼吸困難や倦怠感をきたす。初期の徴候として不整脈があり，若年者の突然死の原因にもなり得る。後遺症として拡張型心筋症に移行する場合がある。最も一般的な病原ウイルスは，コクサッキー A ないし B 群である。HIV 感染者も同様に心筋炎様の所見を呈することがある。また Lyme 病の約 5% では，心筋炎を合併する。

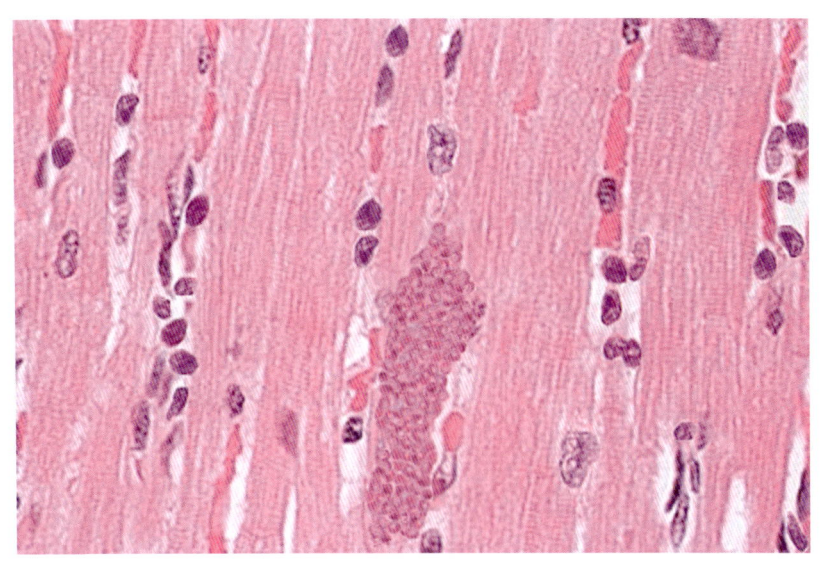

図 2-78 Chagas 心筋炎，組織像
　心筋内の偽嚢胞は，多数の無鞭毛型の Trypanosoma cruzi を含み，間質のリンパ球浸潤を伴っている。急性心筋炎の発症は稀であるが，多くの急性 Chagas 病による死亡は，心不全による。このような急性症状は，ほとんどすべての患者においては自然に寛解し，やがて無症候期ないし不確定期に入る。慢性 Chagas 病は数年あるいは数十年後に発現し，心腔の著明な拡張，線維化，心筋壁の菲薄化，心室瘤形成（特に左心室の心尖部に好発）や壁在血栓形成を伴う心不全を示す。

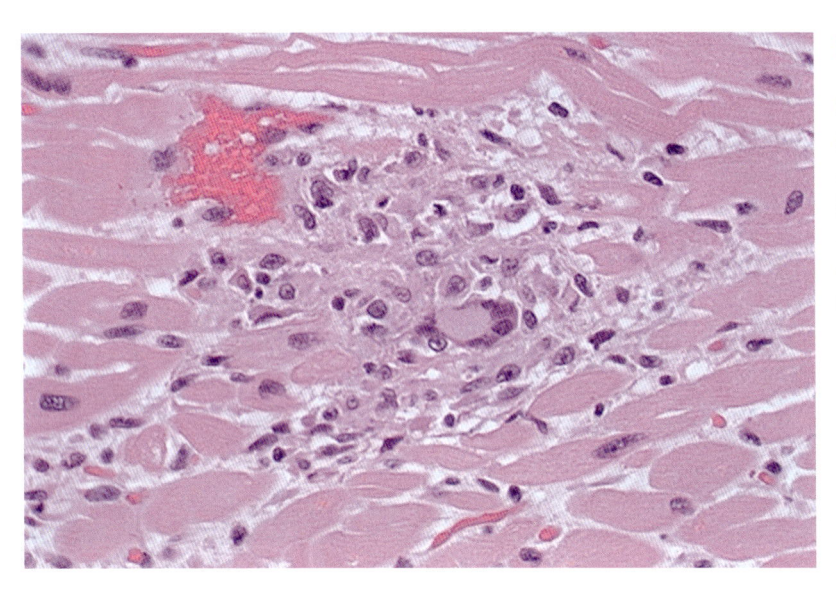

図 2-79 心筋炎，組織像
　ここには巨細胞を伴う肉芽腫があり，心筋の壊死を伴っている。感染性の病原体は明らかではなく，このような症例を巨細胞性心筋炎と呼ぶ。本症は，多くの場合，若年者から中年期に発症する稀な特発性の心筋炎で，予後不良である〔訳注：形態学的には，この図のような所見の場合，心サルコイドーシスとの鑑別も重要と考えられる〕。

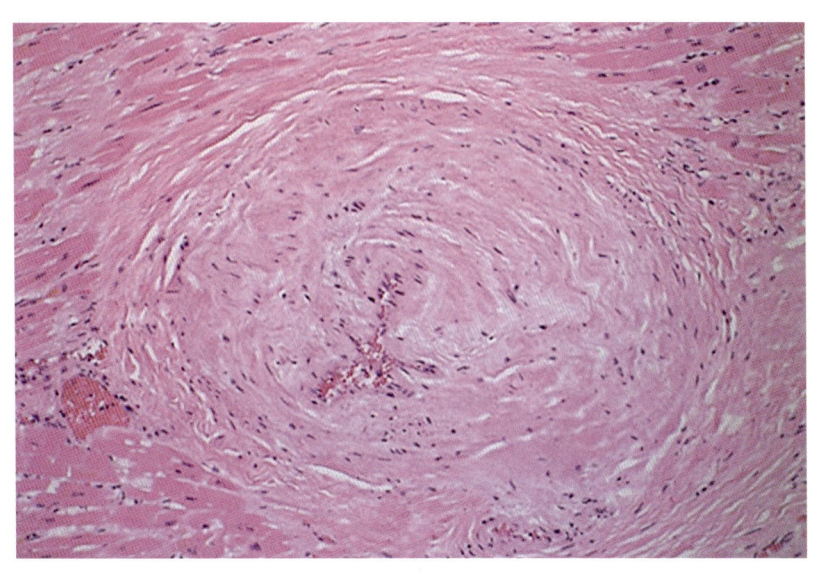

図 2-80 動脈症，組織像
　この著しく狭い内腔をもつ動脈枝に示されるように，末梢の冠動脈枝は慢性高血圧に随伴して硬化性変化を示すことがある。コカイン性（麻薬性）心筋症でも同様の所見が観察される。突然死を含むコカインの急性毒性は，収縮帯形成を随伴して巣状心筋壊死を呈するカテコールアミン傷害に関連している。また，動脈症は，心移植の慢性拒絶反応としても発症する。実際に，ほとんどの移植心には，種々の程度の動脈症が生じ，長期生存率の規定因子となる。

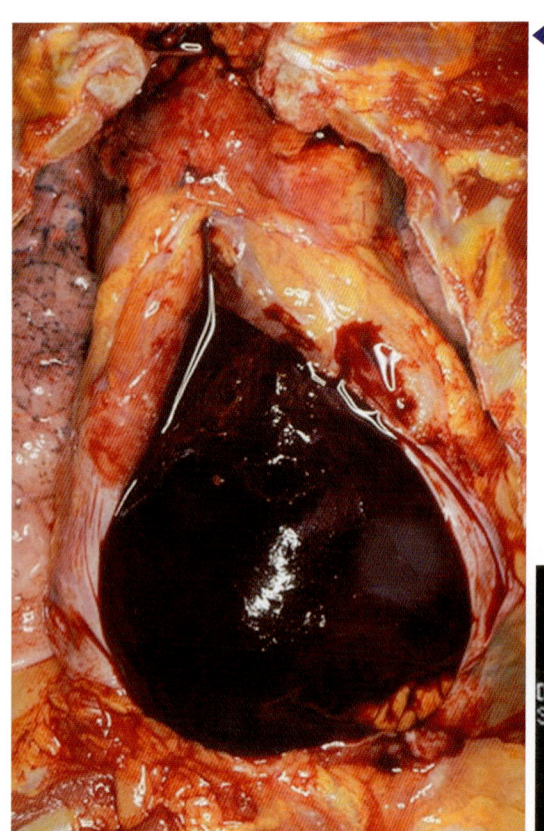

◀図 2-81　心嚢血腫，肉眼像
　剖検時に切開された心嚢内には，暗赤色の血液が充満している。強い胸部への鈍的外傷（しばしば交通事故において，急激な減速に起因するハンドルに対する衝撃—いわゆるハンドル外傷など—）は，心筋や冠動脈の破裂を引き起こして，心嚢内に出血する。閉鎖腔内への急激な血液の貯留は，心室充満を阻害し，心タンポナーデを生じる。近位部に生じた大動脈解離もまた，血液が心嚢腔内に侵入するため，心嚢血腫の原因となる。

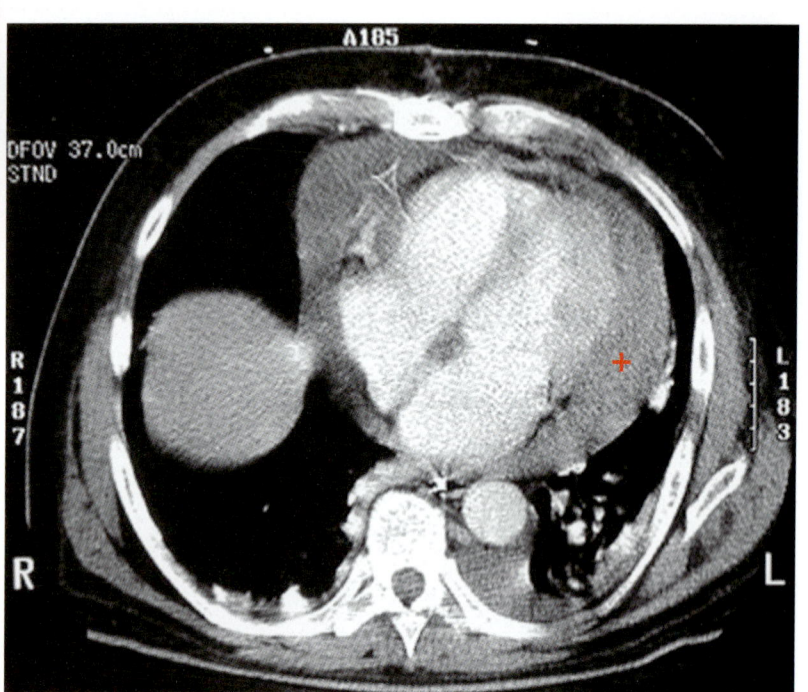

図 2-82　心嚢水，CT▶
　胸部造影 CT で心臓周囲の心嚢内に大量の心嚢水（+）を認める。右側には肝の円蓋部が描出されている。急性漿液性心膜炎は，炎症性滲出液は少量だが，漏出液が大量であるために同様の所見をきたし得る。

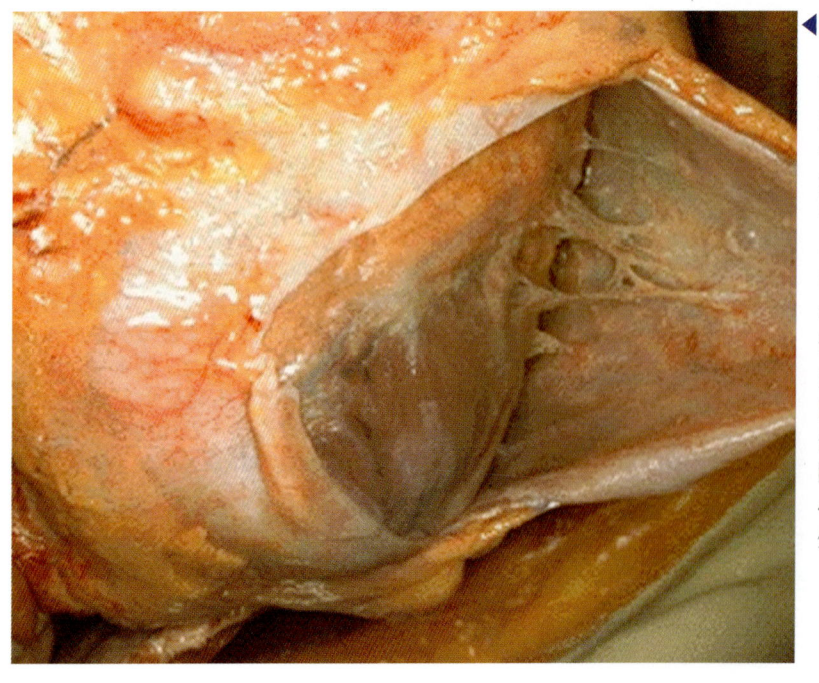

◀図 2-83　線維素性心外膜炎，肉眼像
　癒着した心外膜の開窓部が，心臓の心外膜表面を表すために映し出されている。細い析出したフィブリンの線維は，心外膜表面から心嚢へ伸びている。これは線維素性心外膜炎の典型的所見である。臨床的に重要な徴候は，心膜摩擦音である（夜間救急来院時に研修医に聴取され，早朝回診時に指導医が患者を診察する時点では，増加した漿液性滲出物により聴取されなくなるような場合，漿液線維性心外膜炎がより適切な診断となる）。びまん性の線維素性心外膜炎は，尿毒症や SLE などのより全身性，系統的な疾患に基づく場合がより典型的であるが，部分的に生じる心外膜炎は，貫壁性心筋梗塞に随伴することがある（Dressler 症候群［訳注：心筋梗塞の発症後数週間に生じる自己免疫性心外膜炎，心筋梗塞後症候群とも呼ぶ］）。

第 2 章 心 臓 53

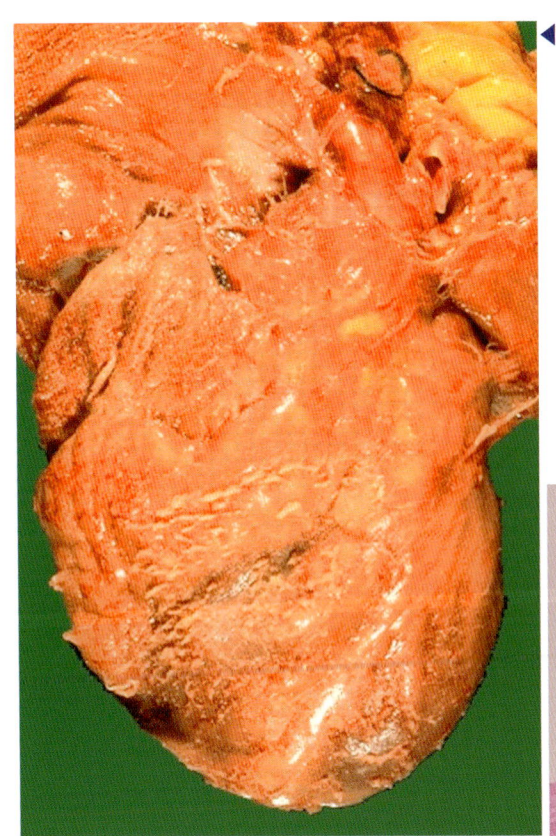

◀図 2-84 線維素性心外膜炎，肉眼像
　心臓の心外膜面に，毛羽だった線維素性の滲出物が観察される。本例もまた，線維素性心外膜炎の一例である。表面は，器質化したフィブリンの束を含む滲出物により粗造になっており，"bread and butter pericarditis" と記載されているが，それは，むしろ絨毯の上にこぼれたパンの粉を連想させる。フィブリンは，聴診上，聴取される心膜摩擦音の原因となり，心外膜面と心嚢表面のフィブリン束がお互いに摩擦しあうことによる。一般に，ある量の漿液性滲出液は，フィブリンの滲出を伴う。しかしながら，心嚢液の量は，通常，心タンポナーデを発症するほど多量にはならない。多くの症例では，著明な膠原化を伴うことなく治癒し，したがって，心室壁運動の顕著な障害は生じない。

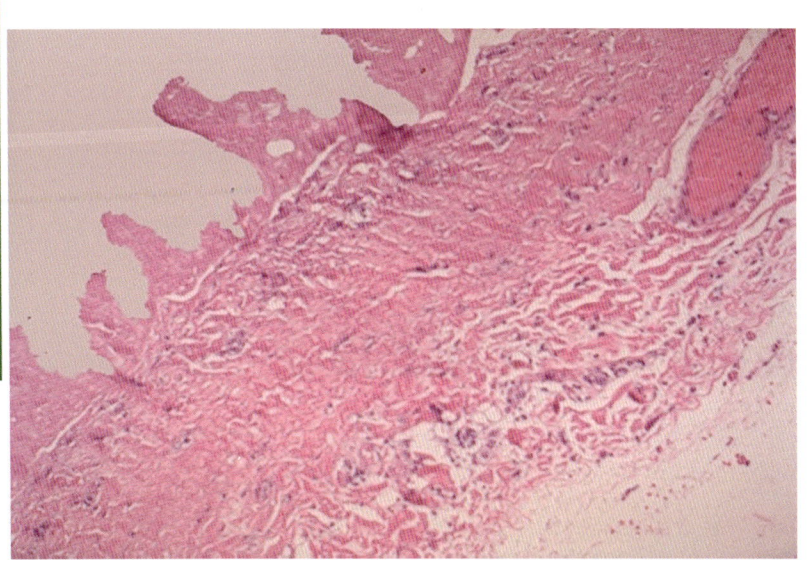

図 2-85 線維素性心外膜炎，組織像▲
　この心外膜表面には，外側に伸びるピンク色のフィブリンの束が観察され，基盤に炎症性変化が存在している。フィブリンは癒着性変化を残すことがあるが，あるいはまた器質化され除去されることもある。線維素性心外膜炎は，フィブリンを析出させる炎症性変化や血管傷害に起因し典型的には滲出液を伴う。原疾患としては，心筋梗塞，尿毒症，リウマチ性心炎，自己免疫性疾患（しばしば心外膜に漿液性炎症を伴う），胸部への放射線治療や外傷などがある。

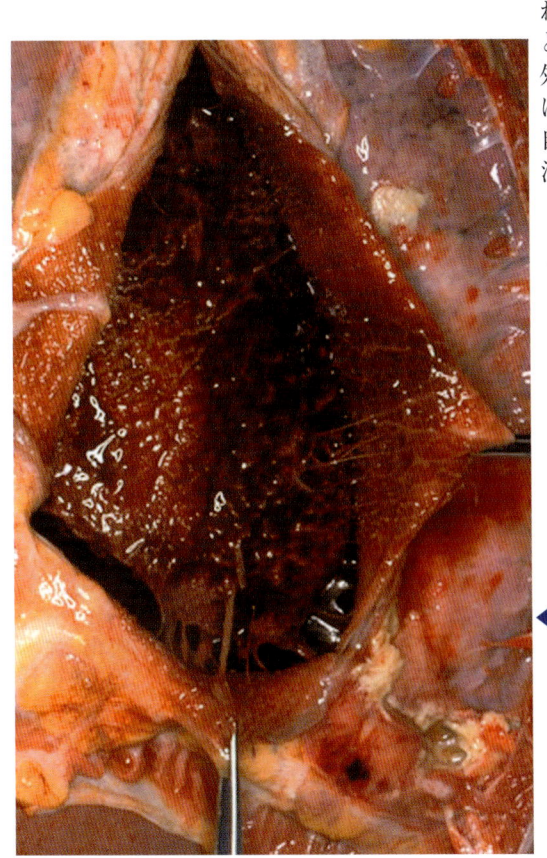

◀図 2-86 出血性心外膜炎，肉眼像
　心外膜は切開され，フィブリンや出血成分を含む心外膜炎を示すように写されている。これが，いわゆる出血性心外膜炎と呼ばれる状態である。まさに線維素性心外膜炎に出血を伴う状態である。なお，炎症性変化を伴わない心嚢腔への血液の貯留は，心嚢血腫と呼ばれる。これは，より重度の炎症や血管傷害の結果生じる。ただし，一般に心嚢血腫の状態になることは稀であり，さほど急性経過は示さない症例が多い。原因としては，悪性腫瘍の心外膜転移，結核，出血性素因，心臓手術などがある。

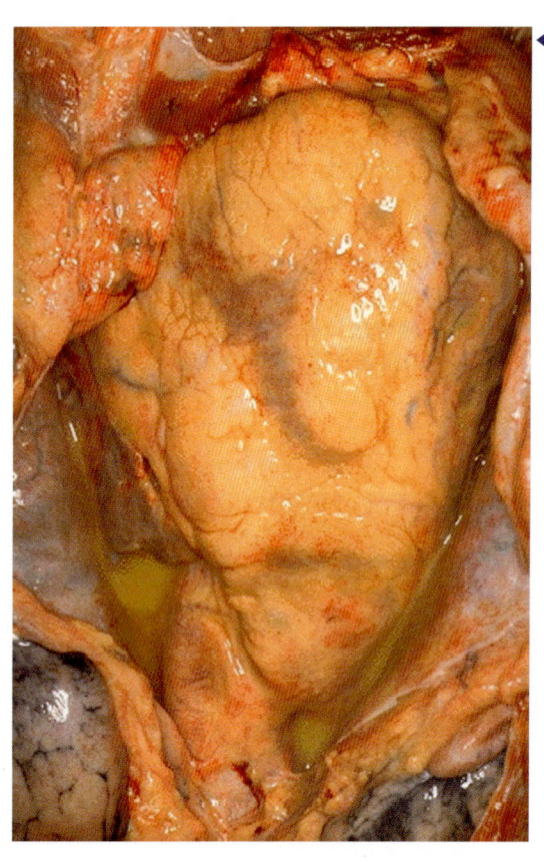

◀図 2-87　化膿性心外膜炎, 肉眼像
　心囊は切開され, 心外膜面が露出している。ここには, 心囊の下方に黄色の滲出物の貯留が観察される。通常, この過程においては, 細菌が常に関与しており, 典型的な場合, 感染は隣接する肺より波及する。化膿性心外膜炎では, 種々の程度のフィブリンの析出や漿液性貯留を伴う。炎症性変化が高度な場合は, 出血性炎にもなり得る。

図 2-88　結核性心外膜炎, 組織像▶
　Mycobacterium tuberculosis 感染による心外膜炎は, 広範な肉芽腫性炎症を形成し, 心臓に高度な拘束性機能障害をもたらす石灰化を随伴する（いわゆる収縮性心外膜炎）。この図では, 心臓の表面にひろがる肉芽腫性炎症がみられる。本症は, 一般に慢性経過を示す。

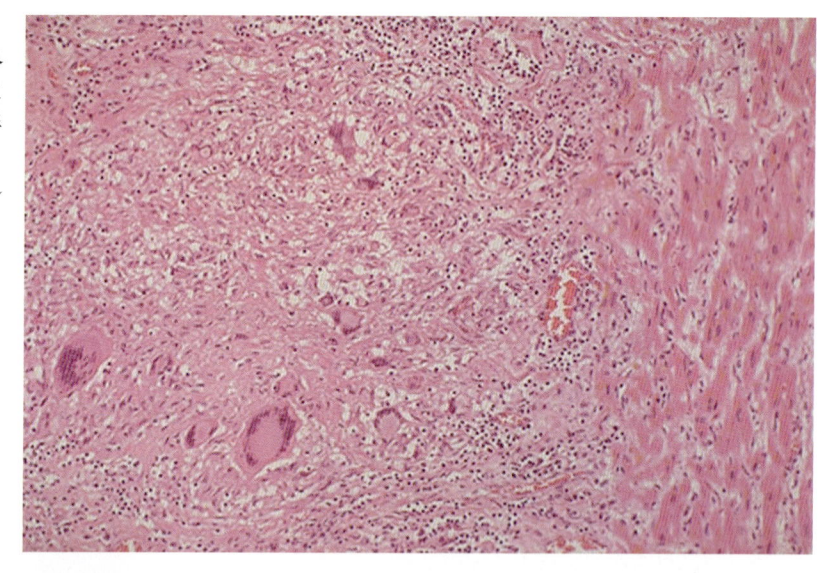

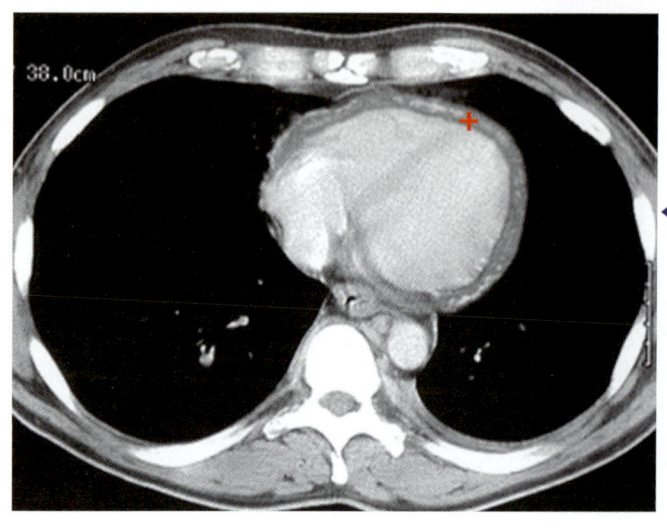

◀図 2-89　収縮性心膜炎, CT
　胸部造影 CT では心臓を包む肥厚した心膜が認められる。肥厚した心膜内には高濃度の石灰化（＋）が認められ, 結核性の心膜炎であることがわかる。心膜の肥厚と石灰化は心臓の運動を制限し, いわゆる収縮性心膜炎に至り, 臨床症状として, 奇脈と呼ばれる吸気時血圧の大幅な低下（>10mmHg）と呼気時における血圧上昇をきたす。収縮性心膜炎の頻度は高くなく, 心膜炎は通常, 瘢痕形成なく治癒する。しかし結核性心膜炎や重症の化膿性心膜炎ではこのような状態をきたし得る。

第 2 章　心　臓　55

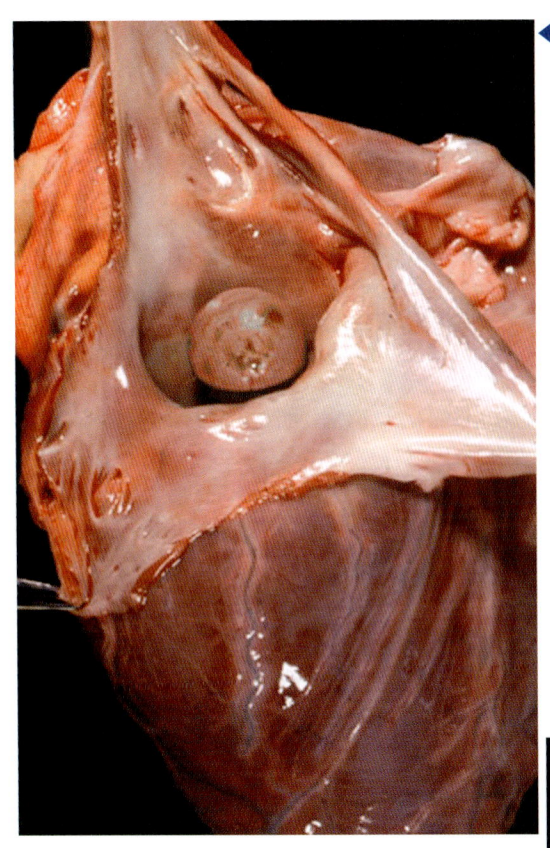

◀図 2-90　心臓粘液腫，肉眼像
　左心房が切開され，最も頻度の高い原発性心臓腫瘍である心房粘液腫が現れている。90％以上の症例では，腫瘤は心房壁に付着しているが，弁膜表面や心室にも発生し得る。粘液腫は，間歇的に房室弁口を塞ぐことによって，ボールバルブ効果を呈し，一過性虚血発作に類似した臨床所見を呈する。腫瘍によるインターロイキン-6 の産生は発熱や倦怠感の原因となる。腫瘍の断片による塞栓症も生じ得る。粘液腫は心臓超音波検査によって容易に診断される。外科的な摘出も容易である。

図 2-91　左房粘液腫，CT▶
　意識消失発作の既往を有する患者の胸部造影 CT において淡い円形の左房粘液腫（＋）を認める。粘液腫は稀であるが，心臓の原発腫瘍としては最も頻度の高い腫瘍で，心房内に発生することが多く，大きくなると流出路閉塞をきたし得る。粘液腫の砕片は時に脳塞栓をきたし，脳卒中の臨床症状を呈する。

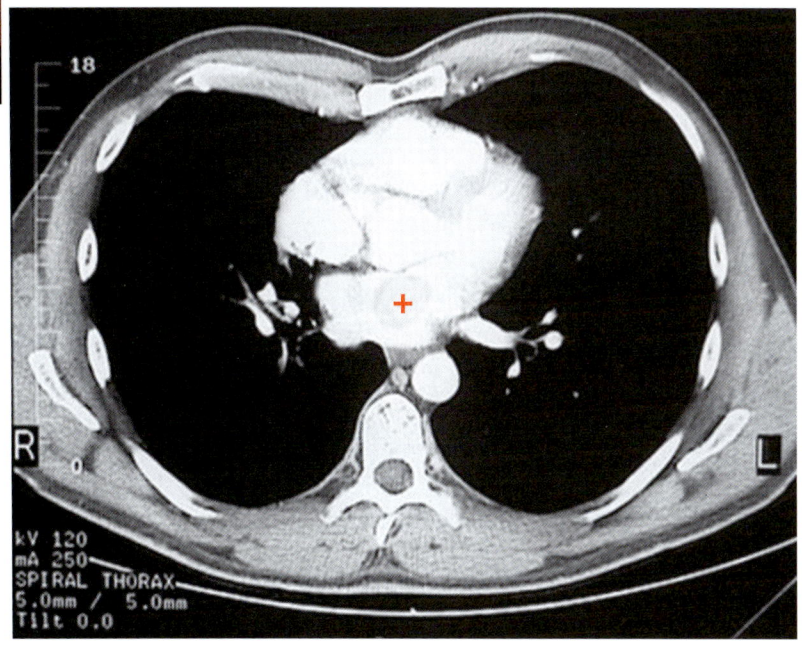

図 2-92　心臓粘液腫，組織像
　心臓粘液腫の強拡大の顕微鏡所見では，細胞密度の低い病変が観察される。わずかなピンク色の細胞質を有する紡錘形細胞が疎な粘液様の間質内に散在している。ほとんどの粘液腫は孤発例であるが，10％の症例は，家族性で常染色体優性の Carney 症候群に随伴し，その約半数は *PRKA1* 遺伝子の変異を有している。この症候群の存在は，多発性の心臓あるいは心外性の粘液腫によって示唆される。

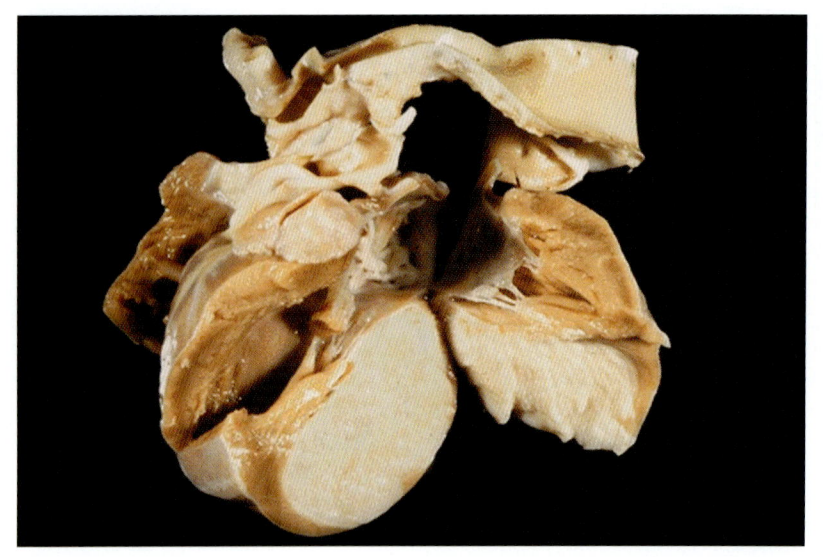

図 2-93 心臓横紋筋腫，肉眼像

この2歳の小児は，突然死している。剖検時，大きく，堅い，白色の腫瘍が左心室のほとんどを充満しており，血流を遮断していた。このような心臓原発腫瘍は稀であるが，主に小児に発症する。この病変は，真の腫瘍性疾患というより，むしろ過誤腫，あるいは奇形と考えられている。心臓横紋筋腫もまた稀な腫瘍であるが，乳幼児ないし小児では最も頻度の高い心臓腫瘍である。結節硬化症に随伴することがある。顕微鏡的には，腫瘍細胞には突起が目立ち，クモ状を呈している。一方，悪性の横紋筋肉腫は，成人に発症するかなり稀な疾患である。

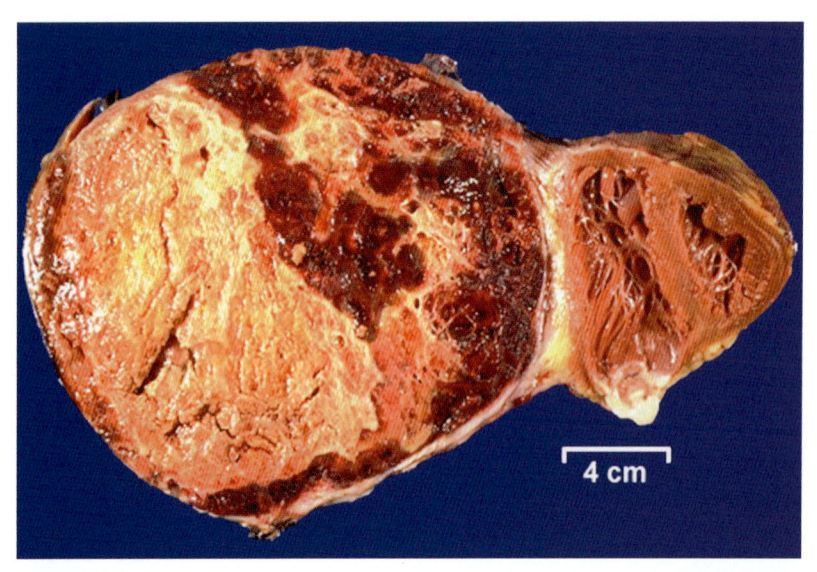

図 2-94 心臓血管肉腫，肉眼像

この悪性腫瘍は，右房と右室の間の溝の心外膜から発生している。稀ではあるが，原発性悪性心臓腫瘍としては，最も頻度の高い疾患である。肉眼的には，斑状の割面を示す出血性の腫瘤である。腫瘍細胞は，類円形から紡錘形で不整な血管腔様構造を形成し，（免疫組織染色では）ビメンチンとCD34が陽性で，サイトケラチンは陰性である。鑑別診断としてはKaposi肉腫が挙げられるが，これは通常，多発性腫瘤を呈し，2cm以上の大きさを呈することは稀である。中皮腫は，心臓を被包して増生する傾向があり，（免疫組織染色では）CD34陰性である。この症例では，同所性心移植術を併用し，完全摘出が施行された。しかしながら，心原発肉腫は局所再発率が高い。

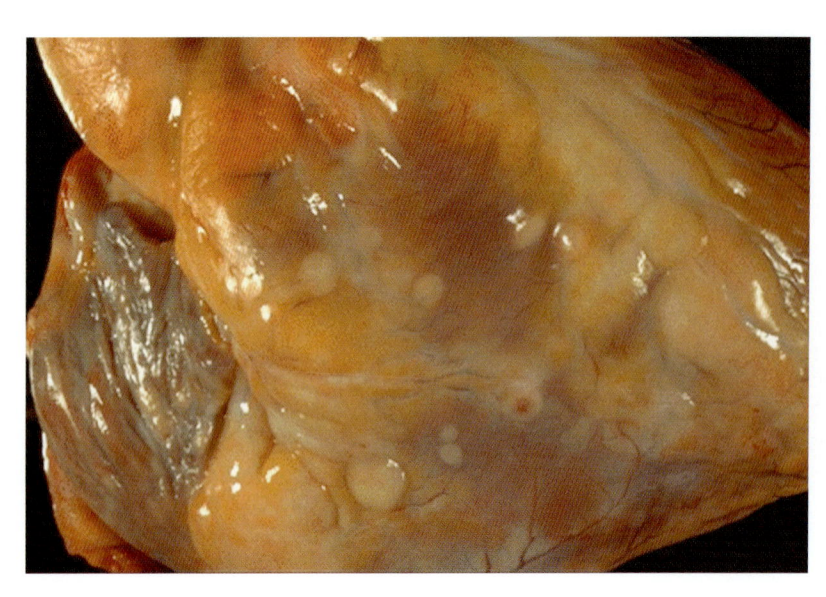

図 2-95 心臓転移，肉眼像

原発性心臓腫瘍は稀な疾患である。一方，心臓への転移は，より一般的にみられるが，それでも全体的な発症頻度としては稀である（全悪性腫瘍の約5〜10％が心臓への転移を示すが，通常は全身性の広範な転移に伴って心臓への転移も存在する場合が多い）。ここでは，心外膜表面を覆う白色ないし淡褐色の転移性腫瘍の結節が観察される。転移は，心嚢液貯留を伴う心外膜の炎症を引き起こし，出血性心外膜炎をきたす場合がある。別の様式の心臓への転移様式としては，肺癌の心臓への連続性浸潤が知られている。

第 3 章

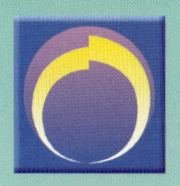

赤血球の障害

図3-1 正常骨髄，組織像

中拡大では，正常の骨髄組織は，造血成分と脂肪組織の混在からなる。これは中年の人の後腸骨稜から採取された骨髄であるが，50歳代は約50％の造血細胞比（cellularity：造血巣と脂肪組織の比率）で，10歳年齢が増すごとに10％程度cellularityは減少する。高齢者では，造血は脊椎骨，胸骨，肋骨に集約されるようになる。赤芽球島（◆）と幼若顆粒球（▲）は，それぞれ造血要素の一群を形成し，脂肪細胞（＊）と混在する。多核巨細胞は巨核球（＋）である。少数のリンパ球がみられ，大多数はメモリーB細胞であり，免疫グロブリンを分泌する形質細胞がみられる。

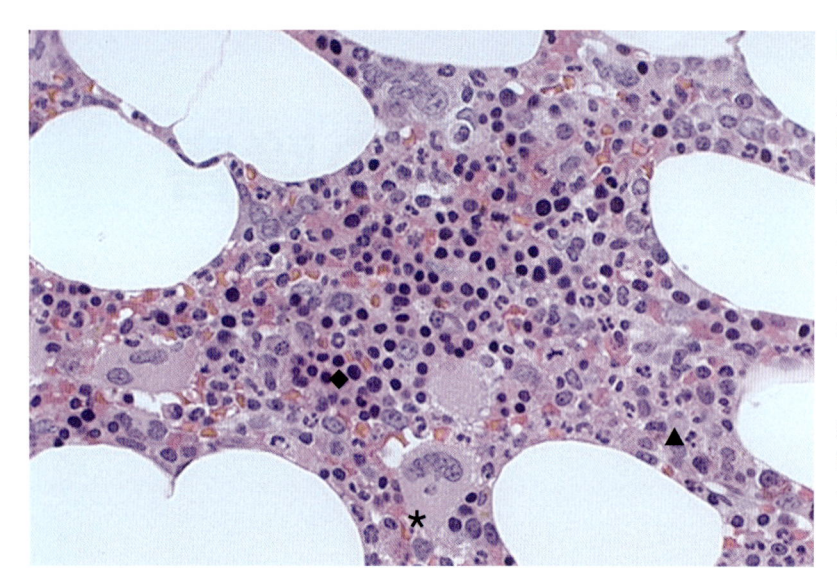

図3-2 正常骨髄，組織像

強拡大では，巨核球（★），赤芽球島（◆），幼若顆粒球（▲）をみることができる。正常の顆粒球：赤芽球比は，2:1〜3:1である。顆粒球は末梢血で1日以内，血小板は1週間以内，赤血球は約120日の寿命であるため，c-KITリガンド存在下でCD34陽性造血幹細胞から，様々なコロニー形成ユニット（colony forming units：CFUs）へ分化する高い増殖率が必要となる。エリスロポイエチンは赤血球産生，トロンボポイエチンは血小板産生，顆粒球マクロファージコロニー刺激因子（GM-CSF）は，顆粒球および単球-マクロファージの増生，顆粒球コロニー刺激因子（G-CSF）は好中球産生を，それぞれ促進する。

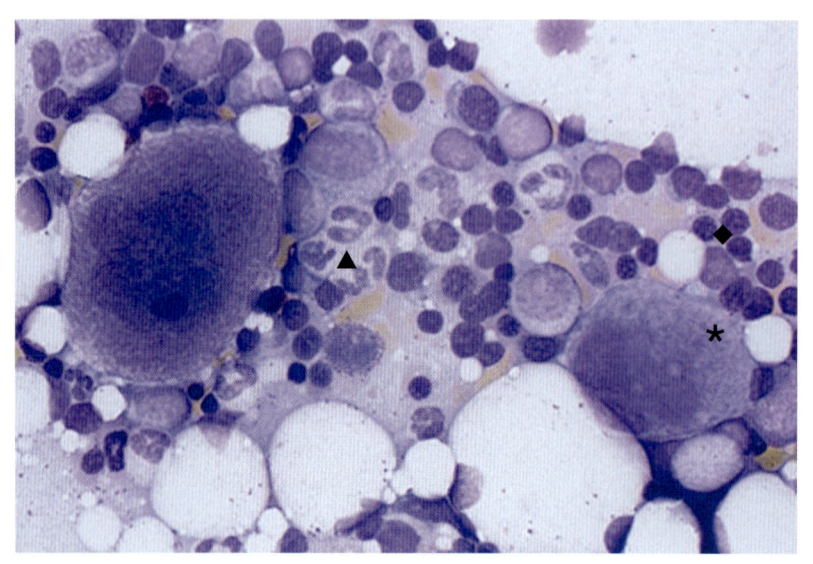

図3-3 正常骨髄，組織像

正常骨髄の塗抹細胞強拡大像では，巨核球（★），赤血球前駆細胞（◆），顆粒球前駆細胞（▲）をみることができる。赤血球前駆細胞は有核細胞であるが，成熟赤血球が末梢血に放出される直前に脱核する。新たに赤血球として放出された細胞は，網状赤血球と呼ばれ，平均赤血球容積（MCV）がやや高く，RNA量が多いため，染色性の軽度好塩基性増加がみられる。このRNAは，超生体染色で同定，定量化（retic count）可能な沈着物として分離できる。血小板は，巨核球の細胞質が発芽するようにちぎれて形成される。

第 3 章 赤血球の障害　59

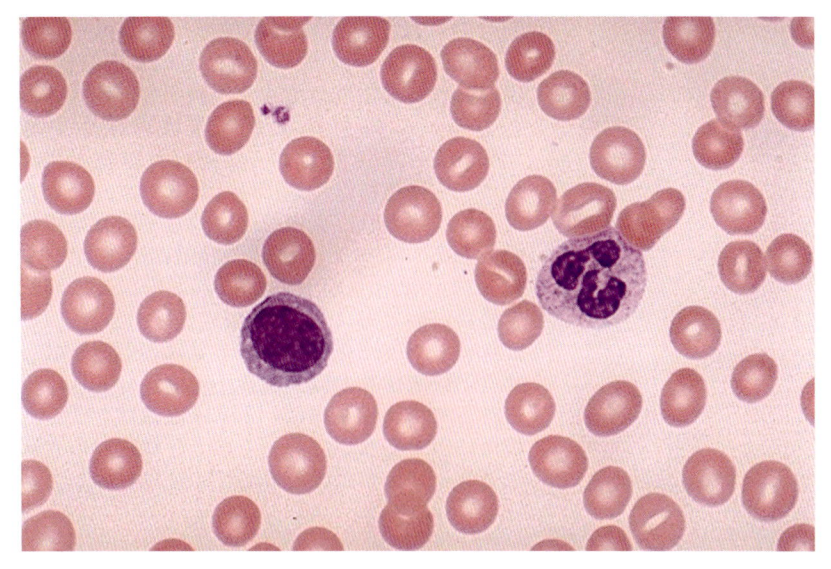

図 3-4　正常末梢血，組織像

　正常赤血球では，血球の中心部にその大きさの 1/3 程度の蒼白領域がみられる。赤血球は大きさ（赤血球大小不同：anisocytosis），形態（奇形赤血球：poikilocytosis）は，ほぼ一定である。小さな青く染色される血小板が観察される。正常の成熟リンパ球が左に観察され，右に分葉好中球（多形核白血球：PMN）をみる。赤血球は，正常リンパ球のほぼ 2/3 の大きさであることがわかる。赤血球のヘモグロビン（血色素：Hgb）は，酸素を運ぶ担体で，その容量は以下のように表わされる。

O_2 容量 $= 1.34 \times Hgb \times$ 飽和度 $+ (0.0031 \times PO_2)$

　Hgb15g/dL，PaO_2　100mmHg，O_2 飽和度 96％では，肺毛細血管を流れた血液の血中酸素容量は 19.6mL O_2/dL である。

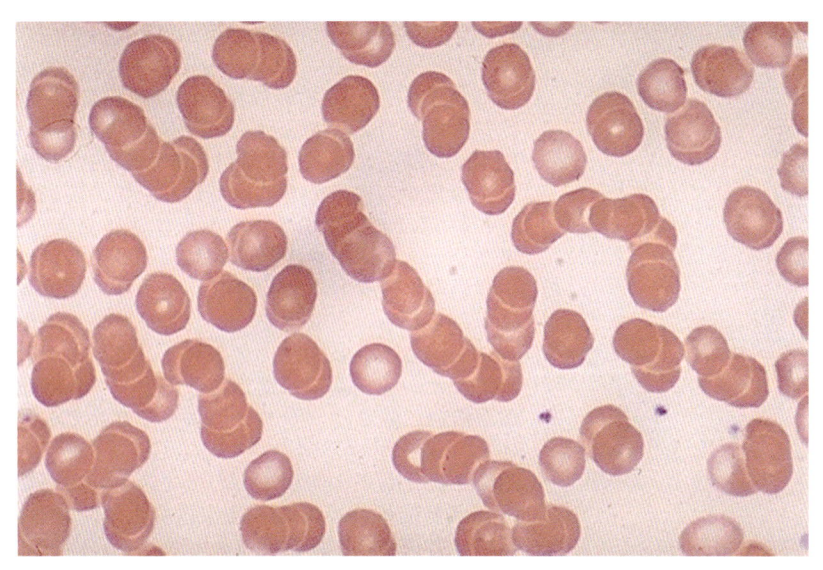

図 3-5　連銭形成，組織像

　この図では長い鎖のように連なる赤血球が観察され，連銭形成（rouleaux formation）と呼ばれる。この現象は，血中蛋白，特にフィブリノーゲン，C 反応性蛋白（CRP）や免疫グロブリンの増加に伴い観察される。このような長い鎖状の赤血球は，カラム内で容易に沈殿する。このメカニズムを利用した赤血球沈降速度（erythrocyte sedimentation rate：ESR, sed rate）は，炎症の存在や，急性期血清蛋白の上昇で，非特異的に亢進する。したがって，沈降速度は炎症過程の非特異的な指標となる。

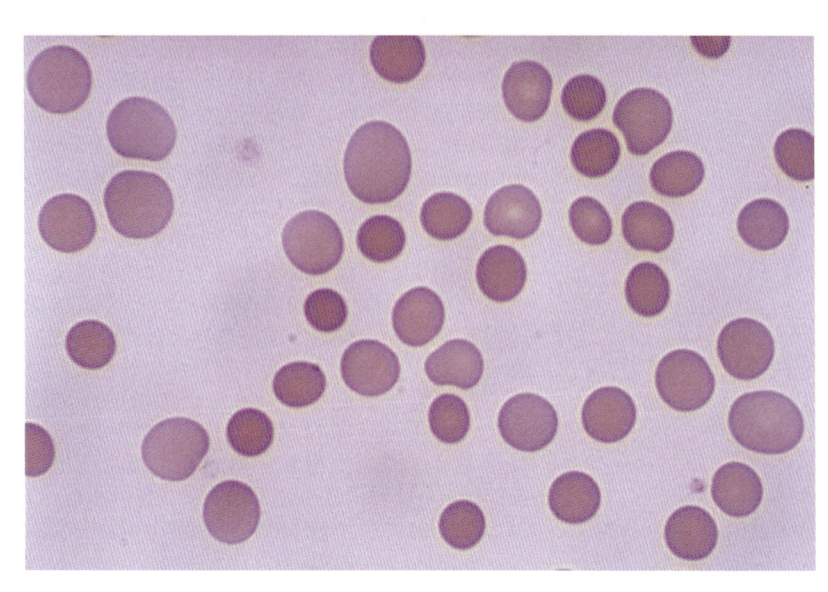

図 3-6　溶血性貧血，組織像

　末梢血塗抹細胞では，より小型化し，中心部の蒼白部分を欠く球状赤血球（spherocyte）を認める。より大型で，やや青く染色される網状赤血球がみられるが，これは赤血球の喪失に対する代償性変化として，骨髄からの放出が亢進するためである。この患者は，赤血球膜を被覆する抗体による自己免疫性溶血性貧血であった。赤血球膜の蛋白は主として脾臓で除去され，赤血球サイズは小さくなる（microcytosis：小球症）。赤血球の大きさ，数の減少により，貧血となる。骨髄は，貧血に対する反応で，赤血球造血が亢進し，網状赤血球比率の上昇がみられる。急激な再生に伴う赤血球回転の亢進により，非抱合型（間接）ビリルビンの上昇がみられる。

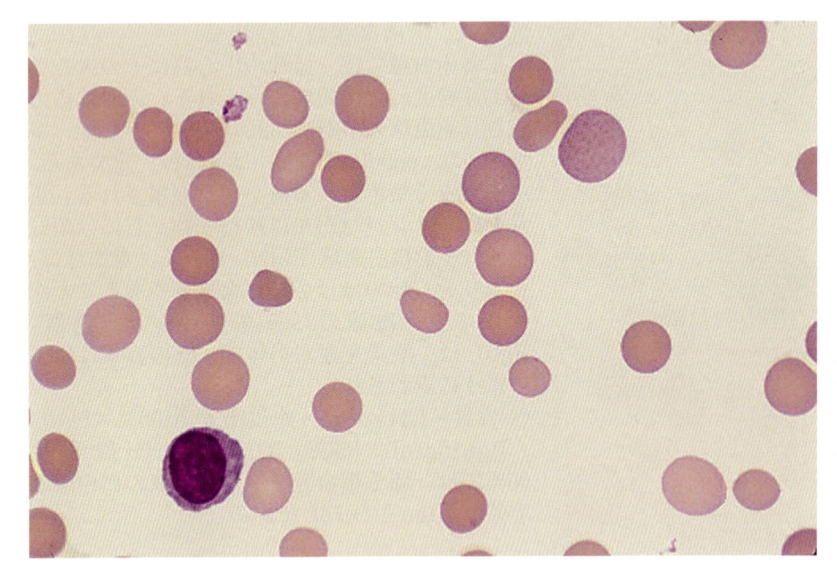

図 3-7 遺伝性球状赤血球症，組織像

ほとんどの赤血球サイズは極めて小型化し，中心部の蒼白領域は消失し，両凹型の消失がみられる。このような赤血球は球状赤血球（spherocyte）と呼ばれる。遺伝性球状赤血球症は，常染色体優性遺伝で，北ヨーロッパ人に最も多くみられ，赤血球の主要な細胞骨格膜蛋白である，スペクトリン（spectrin）やアンキリン（ankyrin）などの欠損による。この細胞骨格蛋白の欠失は，膜の不安定性を引き起こし，細胞の最小容積を可能にする球状の形態を取らせる。臨床検査上は，浸透圧脆弱性の亢進がみられる。球状赤血球は，正常赤血球ほど長く末梢血に留まらない。骨髄での赤芽球造血の亢進により，網状赤血球の増加が特徴的である。

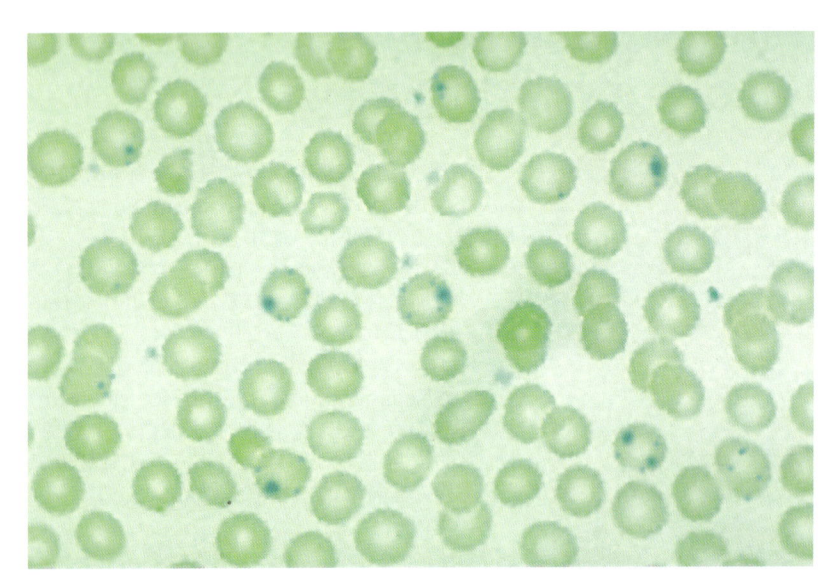

図 3-8 グルコース 6 リン酸脱水素酵素欠損，組織像

メチレンブルー染色を施した末梢血塗抹標本で，glucose-6-phosphate dehydrogenase（G6PD）欠損でみられる，Heinz 小体が，赤血球の封入体として認められる。G6PD は五炭糖リン酸経路（hexose monophosphate pathway：HMP）の酵素で，この経路は赤血球内の諸蛋白を酸化から守るのを助けており，この疾患はその酵素の欠損である。X染色体連鎖異常で，アフリカ系アメリカ人男性の12％にみられ，地中海沿岸のイタリア人，ギリシャ人，トルコ人にもみられる。プリマキン，サルファ薬，ニトルフラントイン系薬剤，アスピリン，フェナセチンなどの酸化薬剤に曝露されると，古い赤血球が溶血に陥る。ソラマメのような食品でも同様な効果を呈する場合がある。G6PD 欠損は，感染や酸化薬剤の服用などの酸化ストレスがなければ無症候性である。臨床検査上は，貧血，網状赤血球増多，間接ビリルビン高値，ヘモグロビン低値を呈する。

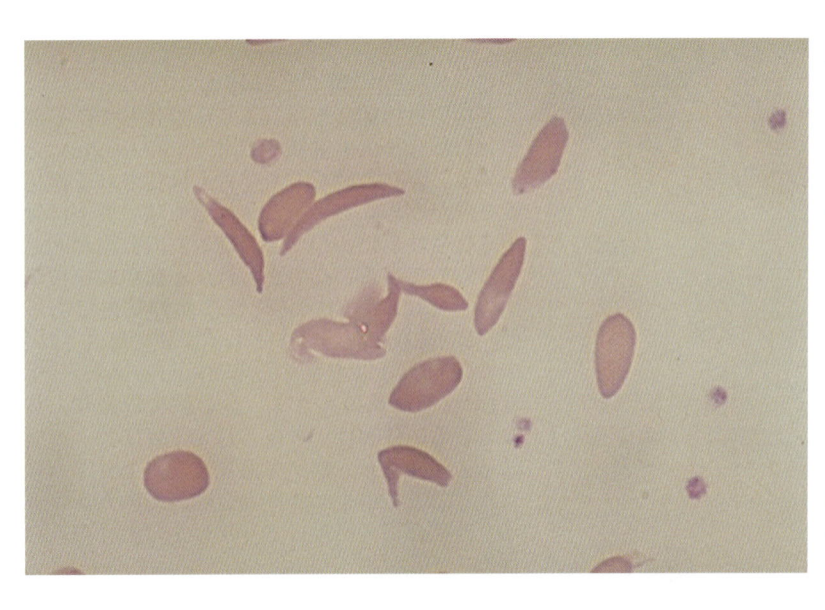

図 3-9 鎌状赤血球症，組織像

鎌状赤血球発作（sickle cell crisis）を発症した鎌状赤血球症（sickle cell anemia）の末梢血塗抹細胞像である。異常ヘモグロビン S は，酸素飽和度が低い場合にゲル化（tactoid formation）し，重合する傾向がみられる。赤血球形態は長く，細い鎌状となり，この状態では，酸素変換はしない。鎌状赤血球は，相互に接着しやすく，微小血管を塞ぎ，血流を低下させるため，組織への酸素供給の低下が生じ，組織は虚血に陥る。臨床的には，急性腹症，胸痛あるいは背部痛を呈する。鎌状赤血球症のヘモグロビン電気泳動では，90〜95％は Hgb S からなり，1〜3％は Hgb A2 で，5〜10％は Hgb F からなる。鎌状赤血球形成傾向（sickle cell trait）では，Hgb S は 40〜45％，Hgb A1 は 55〜60％で，Hgb A2 はほぼ正常（1〜3％）で，赤血球はわずかに鎌状を呈する。

第 3 章　赤血球の障害　61

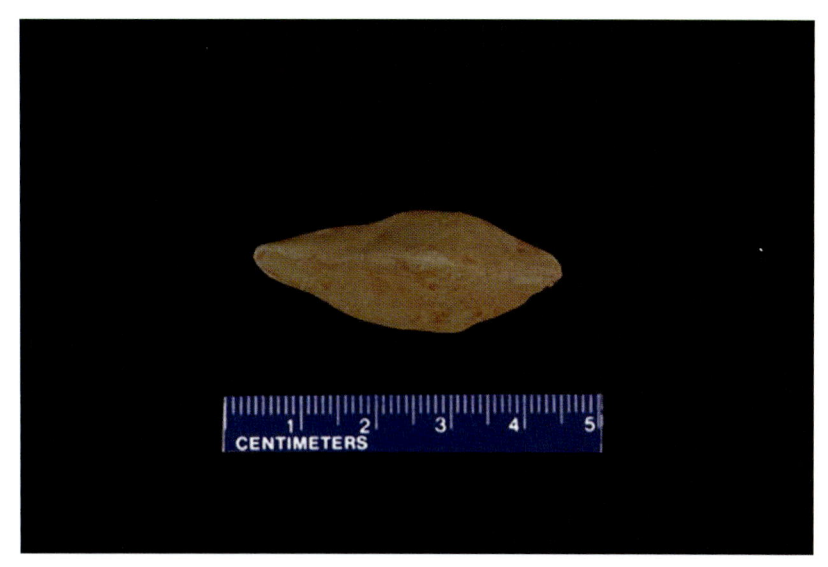

図 3-10　鎌状赤血球症，肉眼像

　Hgb S の遺伝子変異は，glu → val への点突然変異である。鎌状赤血球症では，幼少期の脾臓は持続的なうっ血，異常赤血球の貯留により高度に腫大するが，広範な梗塞をきたし，青年期までには驚くほど脾の大きさが縮小する。これは，自家脾摘（autosplenectomy）と呼ばれる現象である。図に示した脾臓は，10 歳代の鎌状赤血球症の症例で，遺残物のように小さくなった脾である。脾臓を欠く症例には，特に肺炎球菌のような莢膜をもつ細菌に対する易感染性がみられる。アメリカ合衆国では，Hgb S の遺伝子異常はアフリカ系アメリカ人の 25 人に 1 人，キャリアーの頻度は 12 人に 1 人，鎌状赤血球症は 625 人に 1 人の割合で発症する。

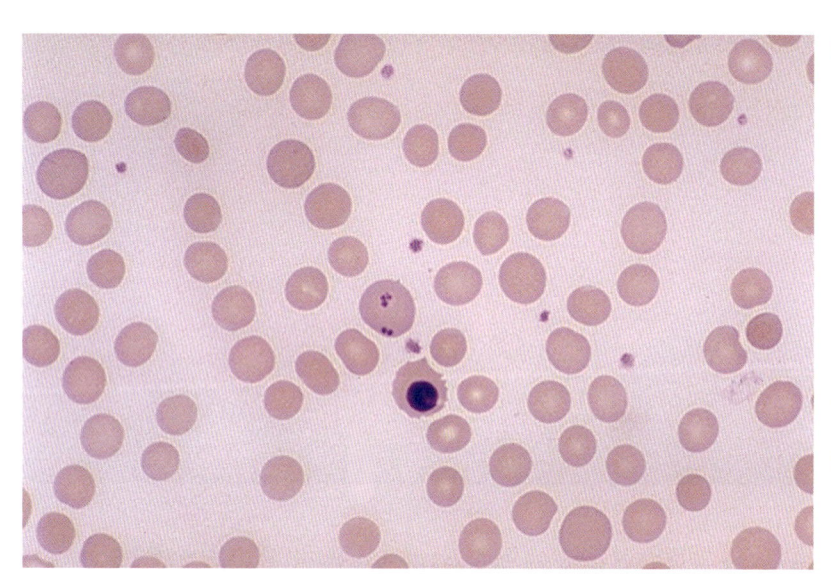

図 3-11　Howell-Jolly 小体，組織像

　末梢血塗抹標本中央の赤血球には，2 つの濃い青に染色される Howell-Jolly 小体がみられる。核クロマチンが封入体として遺残したものである。この赤血球の下には，有核赤血球がみられる。異常赤血球や，120 日の寿命に近づいた古い赤血球は，脾臓で除去される。末梢血における，変形（奇形）赤血球（poikilocytosis），赤血球大小不同（anisocytosis）の増加や，赤血球封入体の存在は，その患者に脾臓がないことを示唆する。有核赤血球の存在は，定型的には溶血に伴う赤血球回転の亢進でみられ，造血ストレスが，網状赤血球のみならず，赤血球前駆細胞までも放出することを示している。

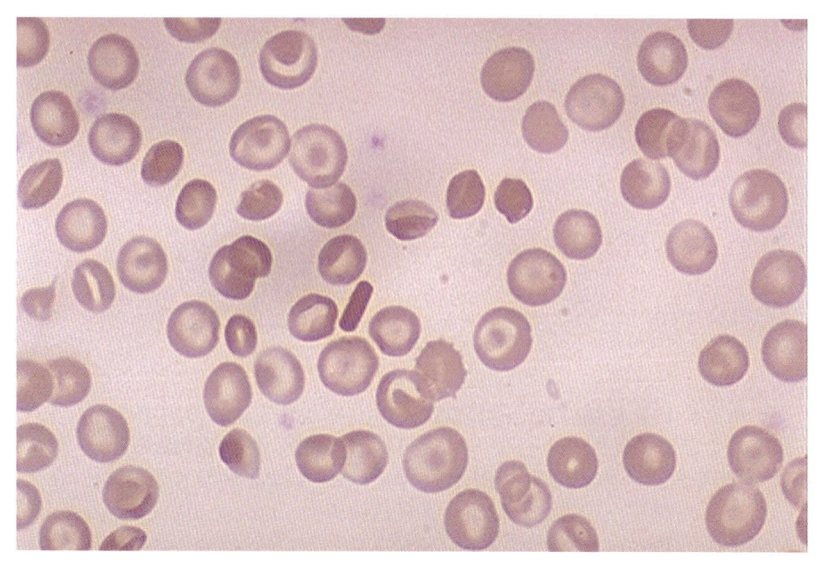

図 3-12　ヘモグロビン SC 症，組織像

　赤血球に Hgb S と Hgb C をもつ症例の末梢血塗抹細胞像である。SC 症では，赤血球は Hgb SS 症（鎌状貧血）に比べ，鎌状赤血球は少ない。Hgb C は，標的赤血球（target cell）を呈する。この赤血球には，蒼白部を形成する赤血球の中心部に赤い的のような部分がみられる。写真中央の長方形赤血球は，Hgb C の結晶を示しており，Hgb C 症に特徴的である。

62　第 3 章　赤血球の障害

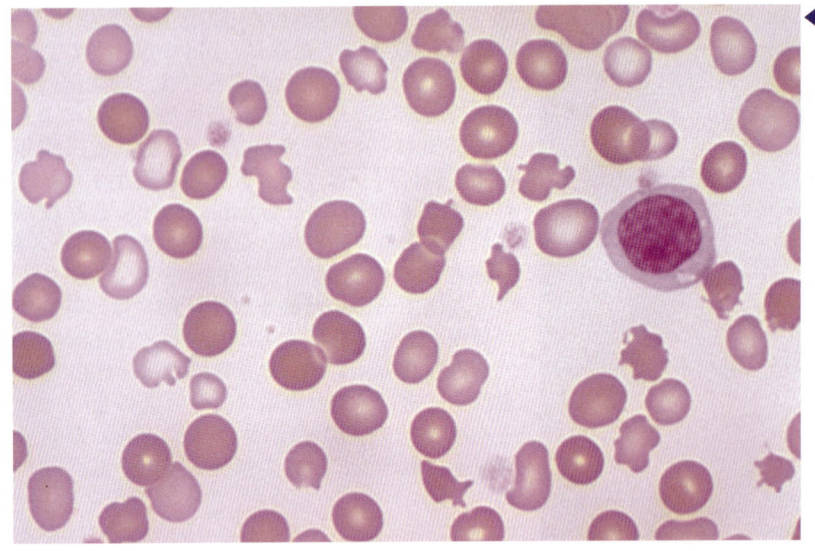

◀ 図 3-13　βサラセミア重症型（β-thalassemia major），組織像

　この末梢血塗抹細胞所見は，顕著な異常形態を呈する奇形赤血球（poikilocytosis）と，赤血球の大きさがふぞろいな大小不同赤血球（anisocytosis）がみられ，多くは小型赤血球（microcytosis）である。これはβサラセミアの患者である。βサラセミアは，遺伝性疾患でありβグロビン鎖合成異常で，無効赤血球造血を引き起こし，慢性の小球性貧血となる。Hgb F と Hgb A2 が代償性に増加するが，不十分である。これら赤血球形態は，ジグソーパズルのピースに似た形態を呈する。重症患者（βサラセミア重症型）では，鉄吸収の亢進がみられ，ヘモクロマトーシス（hemochromatosis）を引き起こす。鉄過剰は，慢性貧血に対する度重なる輸血が悪化の原因となる。輸血パックに含まれる赤血球は，250mg の鉄を含有する。

図 3-14　βサラセミア重症型（β-thalassemia major），肉眼像 ▶

　重症の慢性貧血（サラセミアや鎌状貧血）では，骨髄における赤血球造血の亢進が生じる。この赤血球造血亢進は，図に示したような頭蓋骨のように，造血スペースである色々な場所の骨髄腔の増大を引き起こすが，これは通常ではみられない拡大をみる。頭蓋骨における骨髄腔の増大は，頭蓋骨変形による前頭隆起（frontal bossing）や，前額隆起と呼ばれる状態を引き起こす。骨折を伴う骨変形は，どこの部位でも生じ得る。

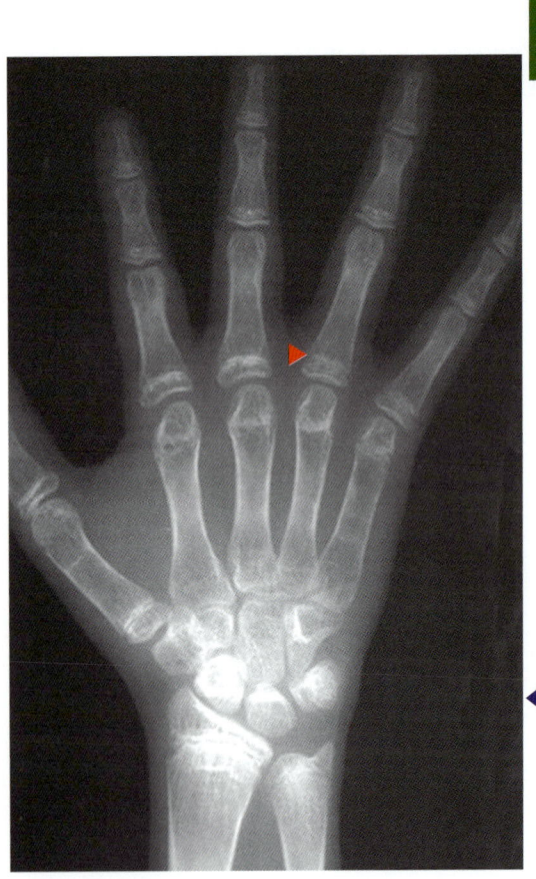

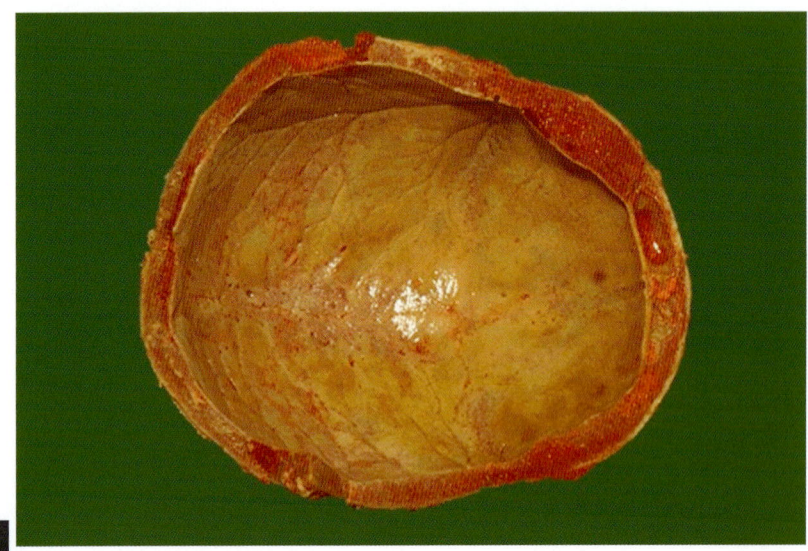

◀ 図 3-15　βサラセミア重症型，X 線写真

　ヘモグロビンβ鎖の遺伝的異常により，赤血球造血に障害をきたし，代償性の骨髄腔の拡大をきたす。20 歳男性の X 線写真では骨端部（▶）に顕著な膨隆が認められる。ヘモクロマトーシスは心筋症や肝不全，また Langerhans 細胞への鉄沈着により青銅色糖尿病 "bronze diabetes mellitus" を引き起こす。

第 3 章　赤血球の障害　63

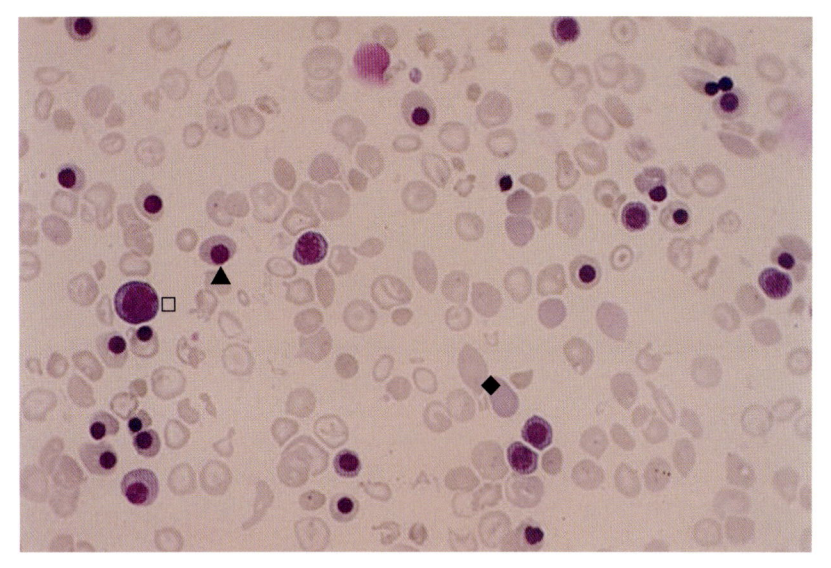

図 3-16　αサラセミア重症型，組織像

αサラセミア重症型で，重症の胎児水腫により死産となった胎児の末梢血塗抹細胞像である。αグロビン合成障害の結果，主としてヘモグロビンバート（hemoglobin Bart）が産生されるため，赤血球の大小不同，変形赤血球が著明である。赤血球造血の亢進により，末梢血に多数の未熟赤血球である多染性赤血球（polychromasia［◆］），有核赤血球（▲）や，赤芽球（□）の出現がみられる。αサラセミア重症型は，4 坐位のαグロビン鎖遺伝子すべてに変異がみられる場合に発症する。αサラセミア軽症型では，αグロビン遺伝子 2 坐位のみに変異がみられ，軽度の小球性貧血を呈する。

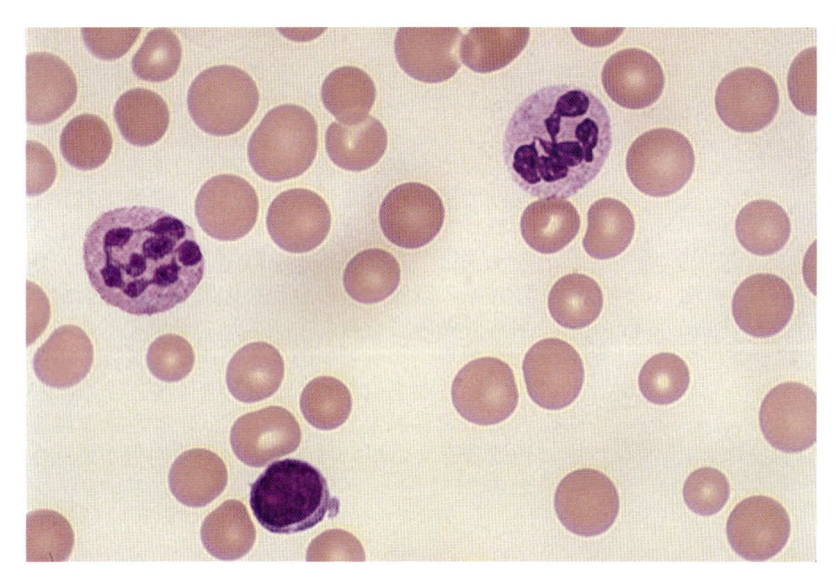

図 3-17　巨赤芽球性貧血，組織像

巨赤芽球性貧血（悪性貧血）では，大型の楕円赤血球（ovalocyte）を伴い，過分葉好中球の出現がみられる。左の好中球は，通常 3〜4 分葉であるが，8 分葉がみられる。この貧血は，通常，葉酸やビタミン B_{12} の欠損により発症する。赤血球サイズの増大（macrocytosis）は，末梢血塗抹標本での同定が困難である。赤血球のサイズは，左下のリンパ球と比較して評価できる。全血球算定（CBC）では，著明な平均赤血球容積（MCV：mean corpuscular volume）の増加がみられる。MCV は，出血後や溶血性貧血の回復期で，軽度の上昇がみられる。これは，新たに放出された赤血球や網状赤血球のサイズが，通常の赤血球より大きいことによるが，古くなった赤血球ではサイズが小さくなる。

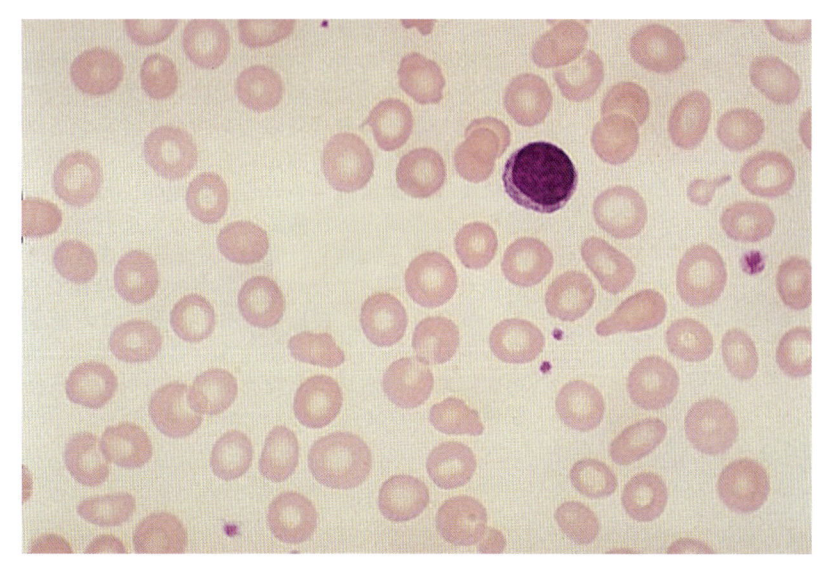

図 3-18　低色素性貧血（hypochromic anemia），組織像

この図にみられる赤血球は，通常の赤血球より小型で，中心部の蒼白部が大きい。低色素性（hypochromic：赤血球ヘモグロビン含有量が少ない）で，小球性（microcytic：赤血球サイズが小型）の貧血である。また，赤血球大小不同（anisocytosis）や，奇形赤血球（poikilocytosis）が目立つ。小球性低色素性貧血の最も頻度の高い原因は，鉄欠乏による。最も普通にみられる栄養欠乏は食餌性鉄欠乏である。鉄欠乏性貧血（iron deficiency anemia）は頻度の高い疾患で，最も発症の危険率の高いのは小児と妊娠可能な女性（月経による出血や妊娠による）である。

64　第3章　赤血球の障害

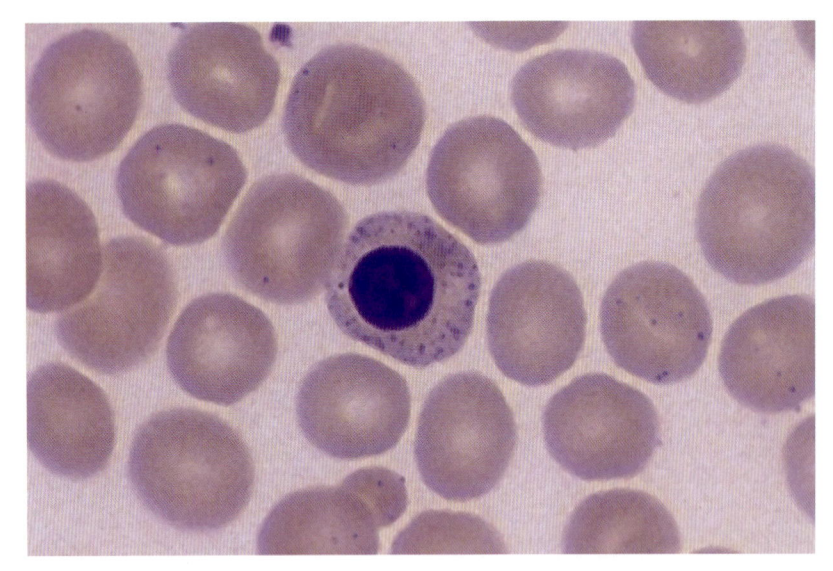

図3-19　好塩基球斑点，組織像

末梢血塗抹細胞像には，中央に有核赤血球があり，その細胞質には塩基性斑点（basophilic stippling）がみられる。鉛中毒のような骨髄の中毒性病変でみられる所見である。このような顆粒斑点は，巨赤芽球性貧血のような高度の貧血の際にもみられることがある。

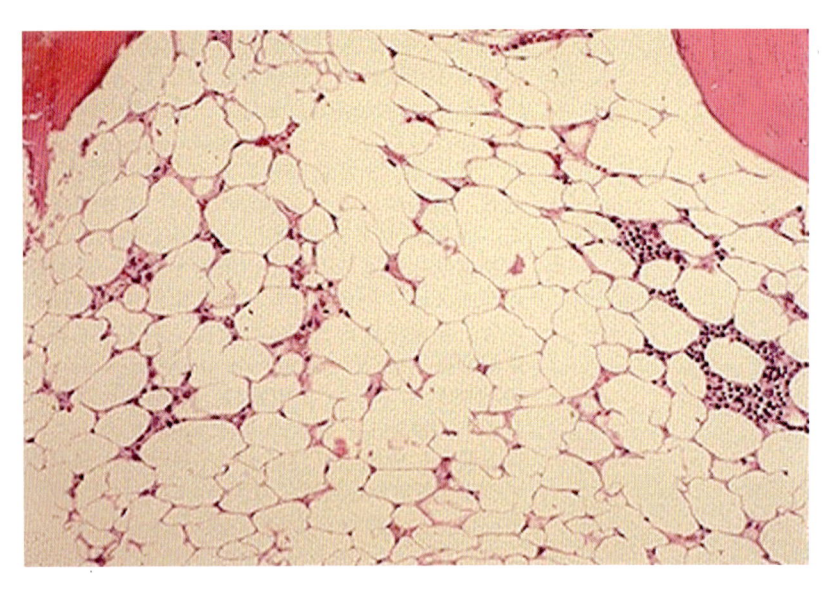

図3-20　再生不良性貧血

再生不良性貧血は，骨髄における造血能が低下し，ほとんどが脂肪細胞に置換され，汎血球減少（貧血，好中球減少，血小板減少）をきたす。最も頻度の高い原因は，薬剤性である。化学療法剤で用いられる種々の薬剤は，骨髄に対して毒性を発揮することが知られている。そのような薬剤は，造血幹細胞を障害し，赤血球系，顆粒球系，巨核球への分化を抑制する。放射線照射も骨髄障害をきたす。スルフォナミドのような薬剤や，ベンゼンのような中毒物質は，再生不良性貧血を引き起こす要因となる。また，一部の症例は特発性である。CD34陽性造血幹細胞が残存する場合は，骨髄の造血回復が期待される。

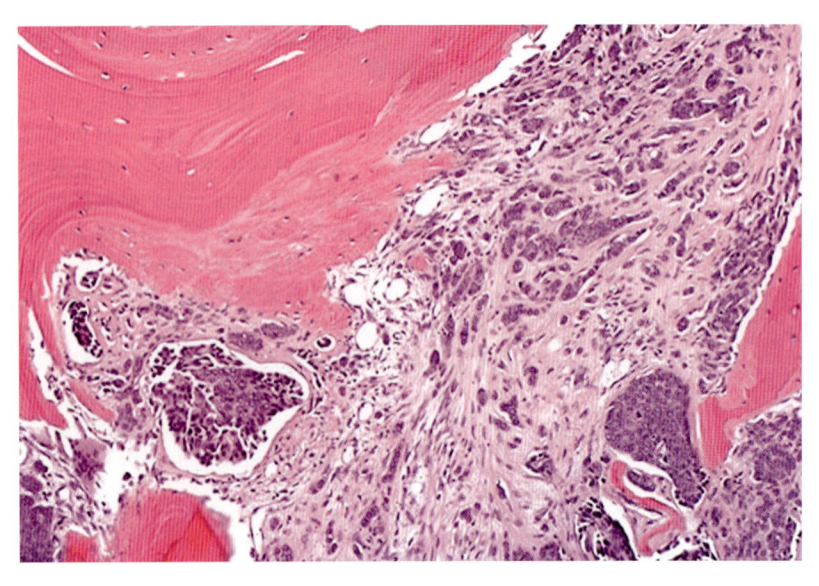

図3-21　骨髄癆性貧血，組織像

骨梁間にひろがる造血スペースが，転移性腫瘍に占められ，造血細胞が置換されている。この症例では，原発は乳癌であった。骨シンチグラムは転移性病変の同定に有用である。骨髄生検により診断は確定される。定型的には，この過程は，空間占拠性病変の過程として典型的であり，骨髄を破壊し，骨髄の造血細胞産生能を減少せしめる，すなわち骨髄癆成立の過程である。転移性腫瘍，白血病やリンパ腫，また感染症も同様の結果を引き起こす。骨髄癆では，末梢血に幼若白血球や有核赤血球が出現する白赤芽球症（leukoerythroblastosis）をみる。

第 3 章　赤血球の障害　65

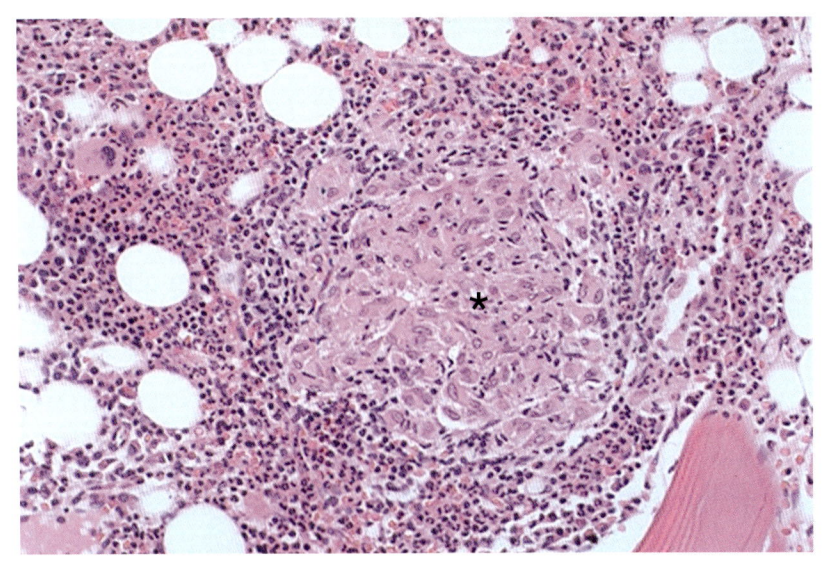

図 3-22　骨髄肉芽腫，組織像

骨髄生検にみられるこの肉芽腫（★）は，将来，骨髄癆（骨髄占拠性病変）になる可能性のある過程の一部である。このような肉芽腫は，小型で不完全型を呈することが多い。この肉芽腫は類上皮細胞が主体をなしている。種々の細菌培養や特殊染色により，抗酸菌や真菌など特定の感染原因の同定が行われる。この症例では，特定の病原体は同定できず，臨床的な病態はサルコイドーシスであった。不明熱（fever of unknown origin）の患者で，このような所見がみられることがある。骨髄癆の過程では，末梢血に後骨髄球，骨髄球や有核赤血球のような，造血前駆細胞が放出され，白赤芽球症（leukoerythroblastosis）を呈する。

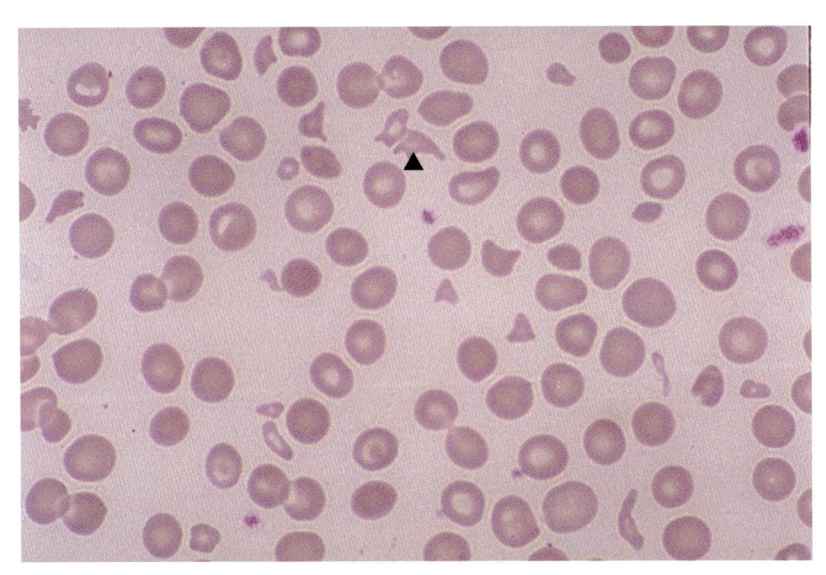

図 3-23　細血管異常性溶血性貧血，組織像

この末梢血塗抹細胞像には，ヘルメット細胞（helmet cell）（▲）のような，不規則な形態を呈する多数の破砕赤血球をみることができる。このような破砕赤血球は，結晶片岩細胞（schistocyte）と呼ばれ，細血管異常性溶血性貧血や，外傷など種々の原因による血管内溶血の指標となる。シストサイトは血栓性血小板減少性紫斑病（thrombotic thrombocytopenic purpura：TTP）や，播種性血管内凝固症候群（disseminated intravascular coagulation：DIC）で観察される。DICでは，血小板や凝固因子の消費により出血傾向が引き起こされる。また，DICではプロトロンビン時間，部分トロンボプラスチン時間の延長がみられ，D-ダイマー（D-dimer：フィブリン分解産物形成の指標となる）の上昇がみられる。

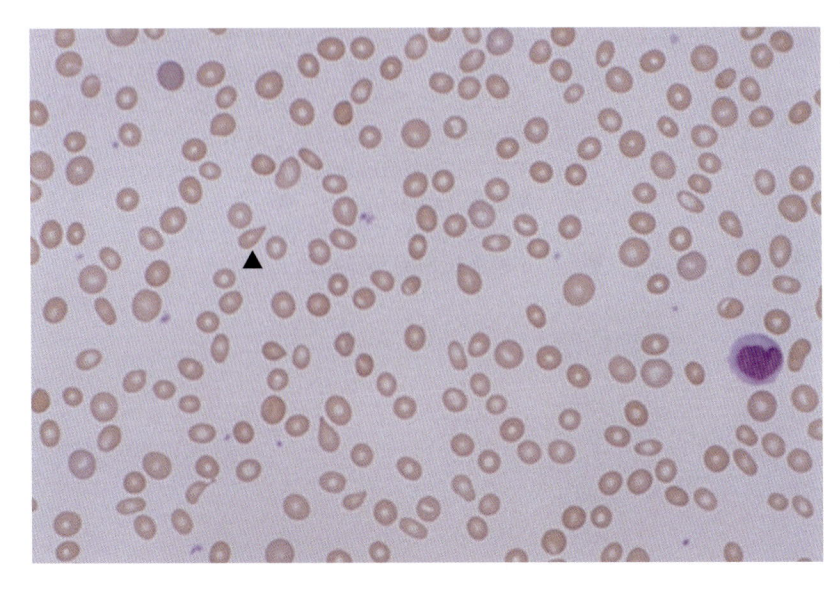

図 3-24　骨髄線維症にみられる涙滴赤血球，組織像

この末梢血細胞像には，涙滴赤血球（tear drop cell）（▲）が観察される。このような特徴的な赤血球は，骨髄線維症でみられる。骨髄線維症は，慢性骨髄増殖性疾患（chronic myeloproliferative disorder）の終末像として観察され，造血スペースは，細網線維により充満され，造血能の低下，汎血球減少をきたす。この標本では網状赤血球がみられるが，骨髄の予備能が消失するという条件下では，網赤血球数は本来あるべき程の増加を示さない。

66　第3章　赤血球の障害

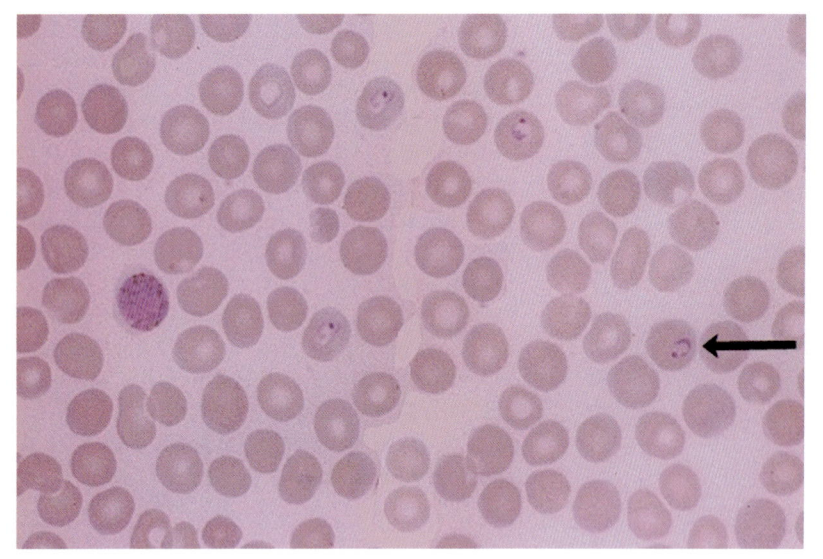

図3-25　マラリア，組織像

　原虫感染症であるマラリアは，マラリア原虫（*Plasmodium*）の感染により発症する。ヒトに感染するマラリアには4種類が知られており，*Plasmodium vivax*（三日熱マラリア原虫），*P.falciparum*（熱帯熱マラリア原虫），*P.ovale*（卵形マラリア原虫），*P.malariae*（四日熱マラリア原虫）である。ここでは*P.vivax*（三日熱マラリア原虫）の赤血球内の環状体原虫（ring form）を示す。左にはガメトサイト（生殖母体）（配偶子母細胞囊）をみることができる。溶血と貧血を伴う発熱をきたす。

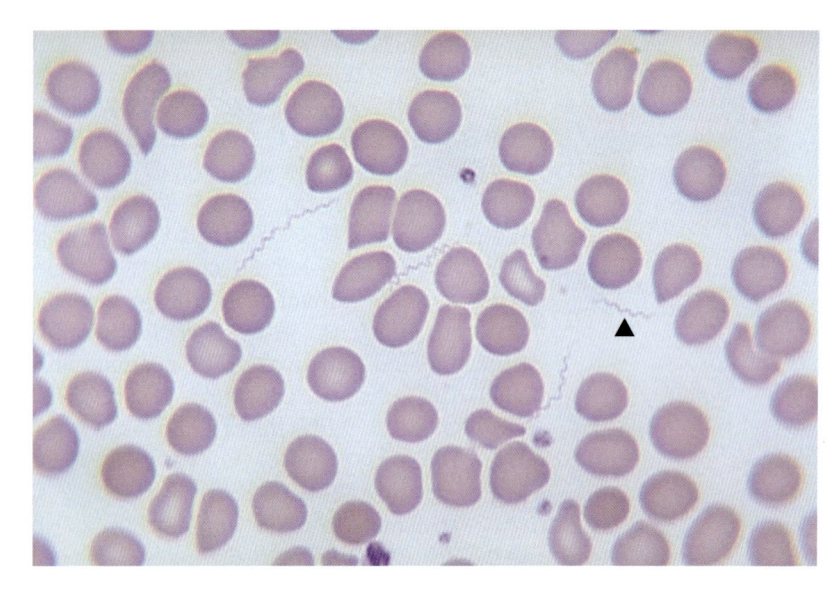

図3-26　ボレリア症，組織像

　この末梢血塗抹細胞像には，赤血球に混じって，多数の回帰熱ボレリア（*Borrelia recurrentis*）の病原体（▲）をみることができる。この病原体は，臨床的には回帰熱をもたらす。

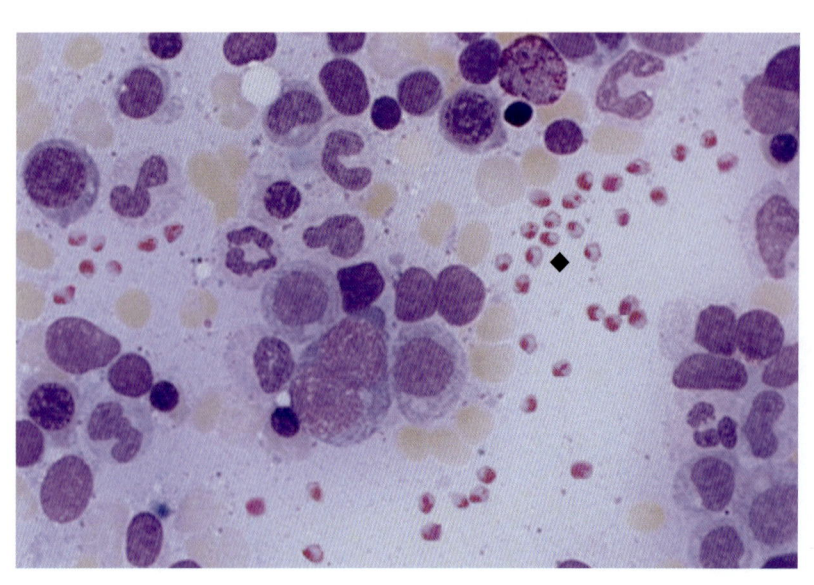

図3-27　リーシュマニア症，組織像

　骨髄癆は，真菌，抗酸菌や，寄生虫などの感染症が，骨髄を侵すことがある。この骨髄塗抹細胞像には，多数の地中海型ドノバンリーシュマニア（*Leishmania donovani infantum*）の無鞭毛型（amastigote）（◆）をみることができる。この浸潤過程では，骨髄が十分侵されなくとも，末梢血に白赤芽球症を呈する。

第 3 章　赤血球の障害　67

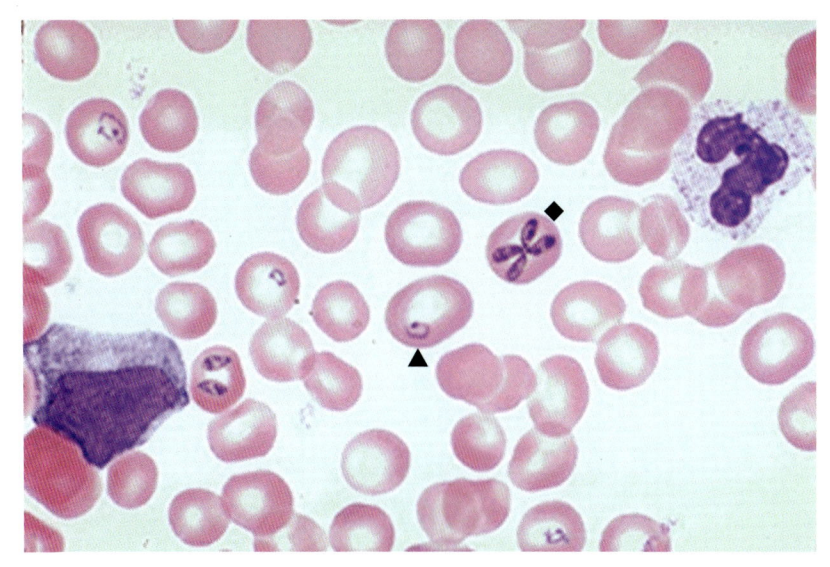

図 3-28　バベシア症（Babesiosis），組織像

バベシア症は，*Babesia microti* 感染により発症し，アメリカ北西部やヨーロッパの一部でみられる稀な感染症である。病原体は赤血球内で増殖し，溶血性貧血をきたす。ここでは，定型的な四分体（tetrad）（◆）と環状体（ring form）（▲）をみることができる。

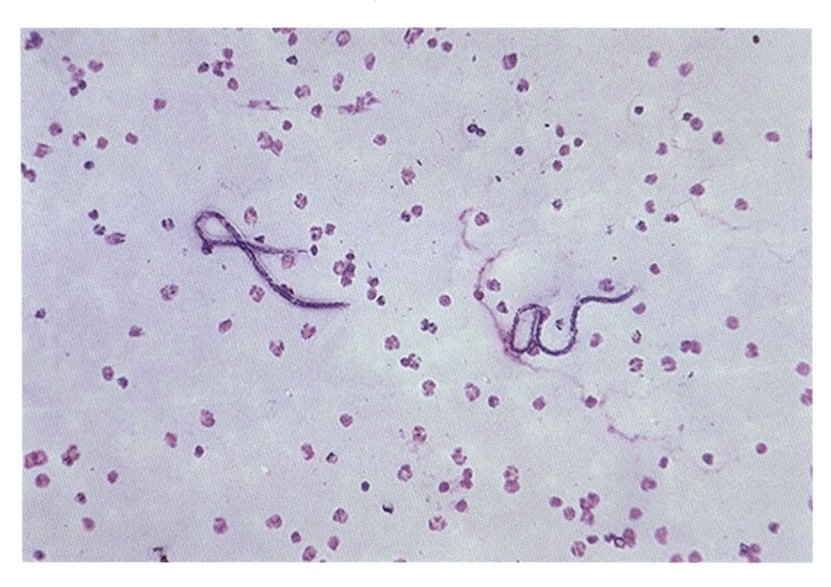

図 3-29　フィラリア症，組織像

好酸球増多症を呈した患者のリンパ節穿刺吸引細胞像で，2 匹のミクロフィラリア（microfilaria）をみる。幼虫は蚊に刺されることで媒介され，リンパ管に移行するタイプ（バンクロフト糸状虫：*Wuchereria bancrofti*，マレー糸状虫：*Brugia malayi*）と，皮下組織に移行するタイプ（回旋糸状虫：*Onchocerca volvulus*）がある。寄生虫は，そこで成虫に成熟，交配し，雌はミクロフィラリアを放出する。様々な宿主反応や，度重なる感染が，臨床徴候の原因となる。リンパ管フィラリア症では，寄生虫が下肢，外性器，時には上肢のリンパ管浮腫の原因となり，巨大化するため象皮病（elephantiasis）と呼ばれる。回旋糸状虫症は，失明，そう痒を伴う結節性の皮膚炎，色素脱出あるいは色素沈着，線維化など起こす。

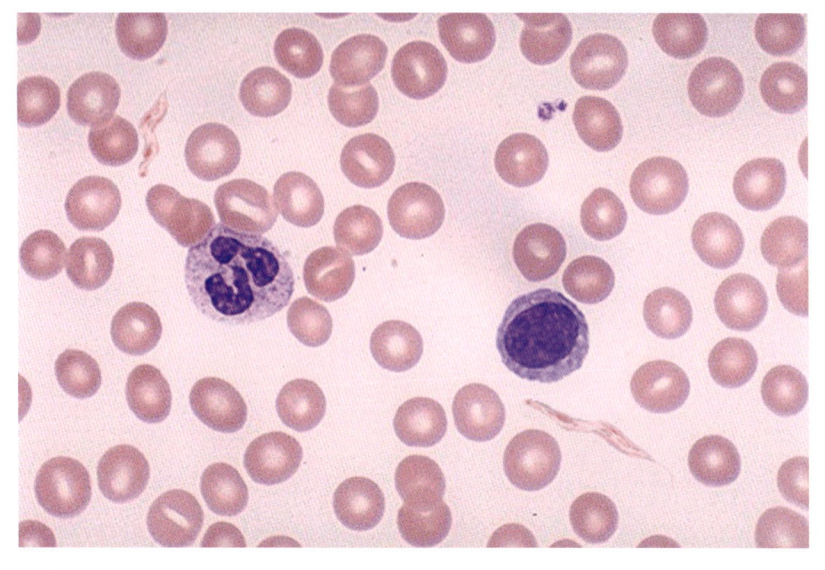

図 3-30　トリパノソーマ症，組織像

図では 2 匹のローデシアトリパノソーマ（*Trypanosoma brucei rhodesiense*）のトリポマスティゴート（本虫体：Trypomastigote）を末梢血塗抹細胞にみることができる。赤血球の 2〜3 倍の長さで，幅は赤血球の半分程度の大きさである。ツェツェバエに刺されることで媒介され，トリポマスティゴートは血液循環に進入し，分裂，増殖し，リンパ節や脾臓に拡がる。最終的には，中枢神経系に到達し，髄液中で増殖する。発熱，リンパ節腫脹，頭痛，関節痛などの全身症状を呈する。中枢神経に浸潤した場合，痙攣，異常行動，昏睡などの症状を呈する。昏睡を起こすため，この疾患は眠り病（sleeping sickness）とも呼ばれる。

第4章

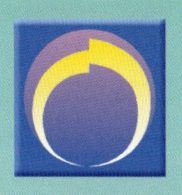

血液疾患

第 4 章 血液疾患

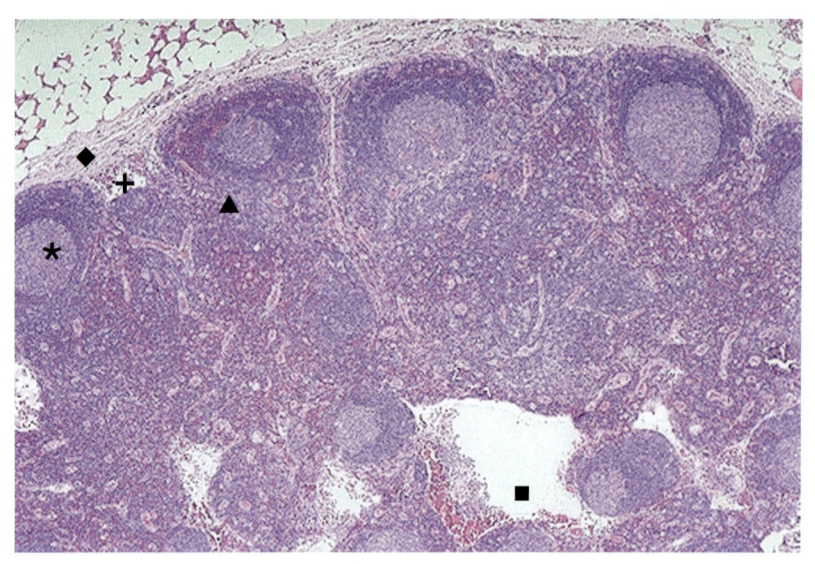

図 4-1　正常リンパ節，組織像

反応性に腫大したリンパ節は，境界明瞭な結合組織性被膜（◆）を有し，被膜直下には周囲組織の組織液を排出する輸入リンパ管と交通のある辺縁洞（別名：被膜下洞）（＋）が分布する。リンパ液には抗原をリンパ節組織に呈示するマクロファージや樹状細胞が含まれていることもある。辺縁洞直下にはT細胞の多い傍皮質領域（▲）がひろがり，その近くには主にB細胞から構成される胚中心［訳注：明るく抜けてみえる領域］を有するリンパ濾胞が存在する。胚中心（★）では，これを取り巻くマントル層（別名：暗殻）のT細胞と協調して，侵入抗原に対する免疫反応を担っている。リンパ液は門部（■）の洞に流れ，輸出リンパ管を経てリンパ節外に排出される。

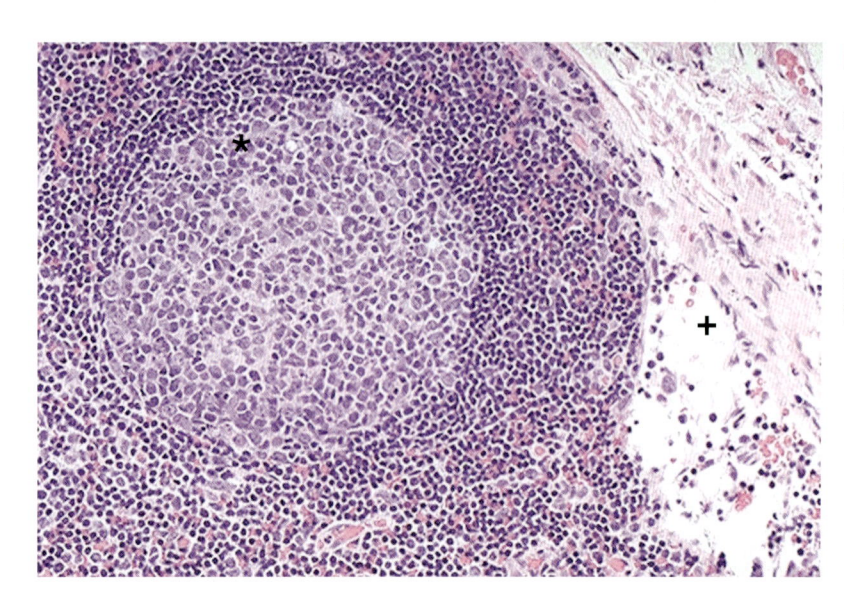

図 4-2　正常リンパ節，組織像

胚中心（★）を有するリンパ濾胞を拡大して観察すると，サイトカイン（またはケモカイン）作用を受ける大型化（芽球化）したリンパ球を確認できる。図右側のスペースは辺縁洞（＋）である。リンパ濾胞の中心に位置する胚中心は，CD4陽性ヘルパーT細胞や抗原提示細胞（組織球や濾胞樹状細胞）がB細胞と協調し，体液性免疫応答を導くための場である。

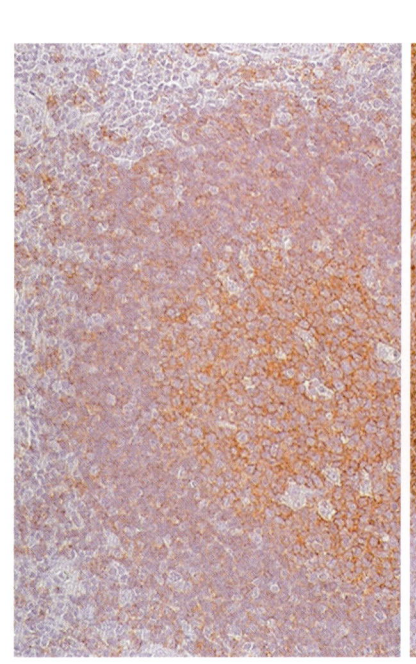

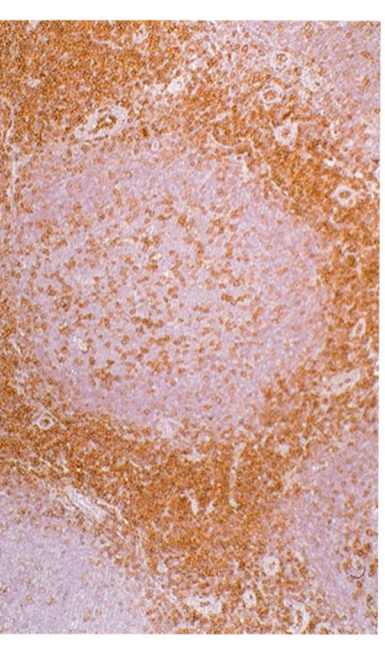

図 4-3　正常リンパ節，組織像

左の図は，免疫組織化学染色（以下，免疫染色）を用いてB細胞マーカー（CD20）陽性細胞の分布を示したものである。胚中心には，細胞膜が茶褐色に染まるB細胞が密在している点に注目されたい。また，リンパ濾胞周囲つまり濾胞間領域にもB細胞がまばらに分布している。一方，右の図は，T細胞マーカー（CD3）陽性細胞の分布を示したものである。濾胞の胚中心周囲と傍皮質領域にかけて多数のT細胞が分布している［訳注：胚中心内部にも少数のT細胞が分布する］。

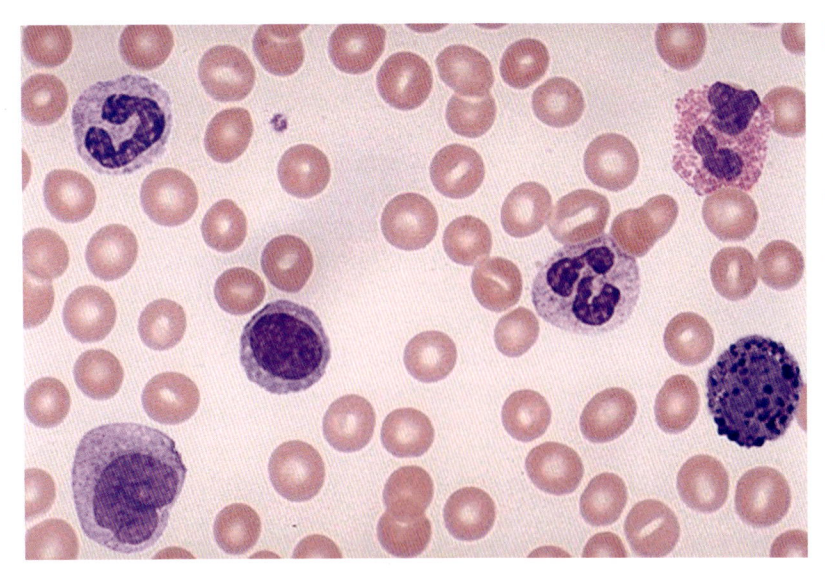

図4-4 正常白血球，組織像

　図は末梢血液の薄層塗抹標本である。好中球（分葉核と杆状核），好酸球，好塩基球，小リンパ球，単球を認める。赤血球と血小板の形態は正常である。全血算（complete blood count：CBC）の評価項目の中に白血球数が含まれている。白血球の種類は細胞の大きさや生化学的特徴の違いに基づいて自動血球測定装置が算出している。なお，目視法による白血球数の算出は，ギムザ染色が施された血液塗抹標本を用いる。

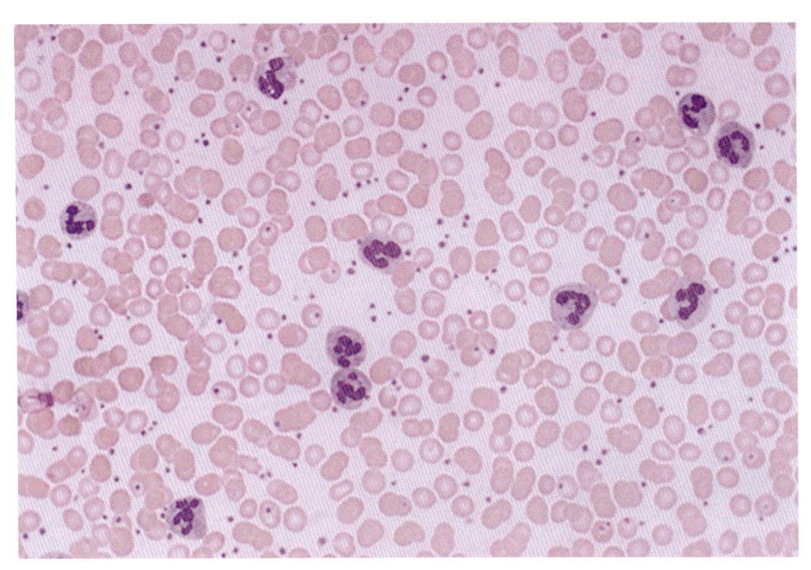

図4-5 白血球増多症，組織像

　図は末梢血液の薄層塗抹標本である。赤血球に混じって，杆状または分葉した核をもつ好中球を認める。これは，好中球増多症と呼ばれ，生体内のどこかに炎症・感染巣が存在していることを示唆する血液所見である。末梢血液中の白血球数が50,000/μLを超えると，類白血病反応（leukemoid reaction）と呼ばれ，白血病との鑑別を要する。この類白血病反応は単なる杆状核症や後骨髄球などのみられる左方移動（left shift）よりも顕著である。急性炎症にはC-reactive protein（CRP）など急性期反応物質が上昇する。腫瘍壊死因子やインターロイキン-1などの炎症性サイトカインが，骨髄内顆粒球の増殖・分化を促進する。

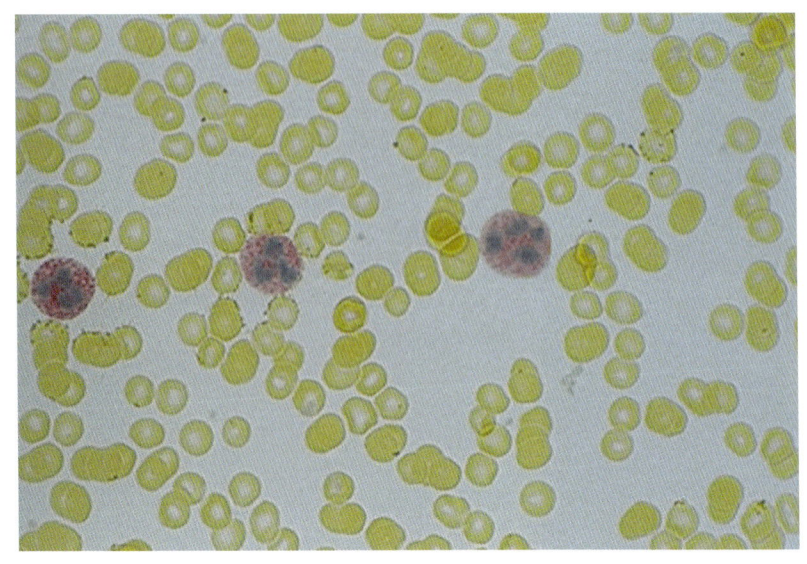

図4-6 白血球アルカリホスファターゼテスト，組織像

　特に先述した白血球アルカリホスファターゼ染色によって類白血病反応と慢性骨髄性白血病を鑑別する。図にはALPで赤く染まる顆粒を有する分葉核好中球を認める。このような好中球を数えて，ALPスコア［訳注：NAPスコアともいう］を算出する。類白血病反応では，ALPスコアが高くなるが，慢性骨髄性白血病の慢性期では，スコアは低い。それは慢性骨髄性白血病では，顆粒球系細胞の分化成熟過程がみられないからである。この類白血病反応は一過性であり，骨髄の前駆細胞を刺激するインターロイキン-1や腫瘍壊死因子などのサイトカインに対する骨髄の過剰反応である。

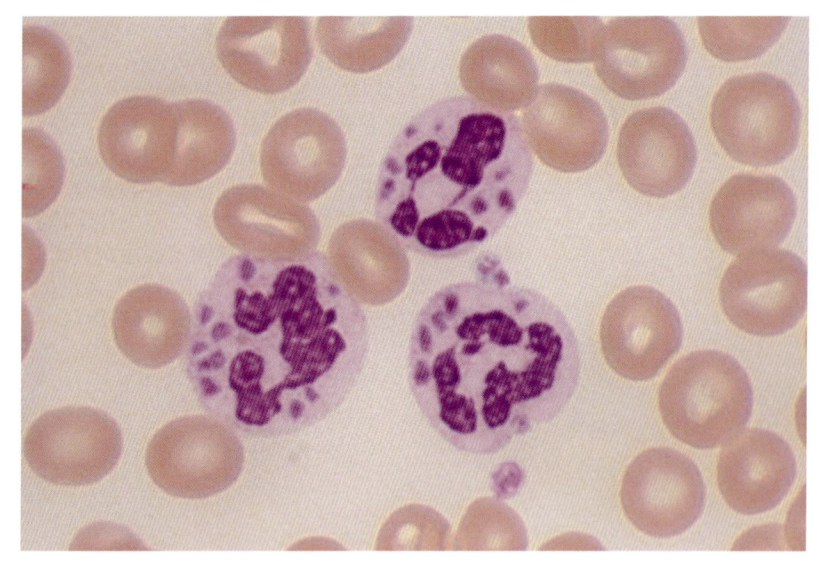

図 4-7 Chediak-Higashi症候群，組織像

Chediak-Higashi症候群は，反復する細菌感染症を呈し，白血球の胞体内に巨大顆粒が存在するのが特徴である［訳注：巨大顆粒を報告したChediak医師と顆粒球中のペルオキシダーゼを証明した東医師に因んで命名された］。本症候群は，常染色体劣性の遺伝形式を示し，細胞内輸送蛋白に関連する蛋白をコードする責任遺伝子 *CHS1*（*Lyst*）の突然変異による。微小管の形成不全と顆粒球に含まれる接着蛋白の発現不全は好中球走化能低下をきたし，食胞と巨大ライソソーム顆粒の融合不全が好中球殺菌能低下をもたらす。黄色ブドウ球菌による軟部組織の膿瘍は必発症状である。また，本症候群は，好中球のほか，血小板（出血），メラニン産生細胞（色素欠乏症），Schwann細胞（神経障害），ナチュラルキラー細胞，細胞傷害性T細胞（リンパ増殖症候群）の機能異常もみられる［訳注：わが国では1993年の時点で，16名の小児が疾病登録されているにすぎず，その発生頻度は極めて低い］。

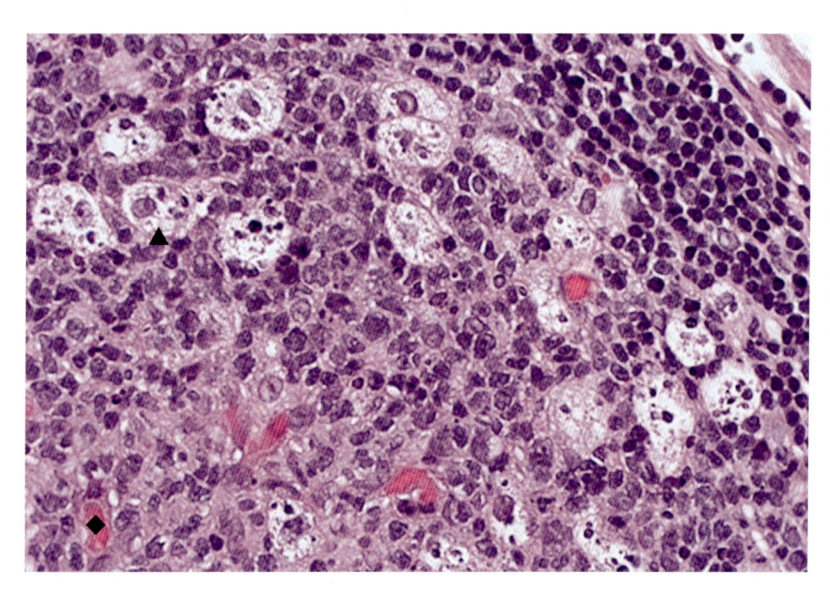

図 4-8 リンパ節炎，組織像

反応性に腫大したリンパ節の胚中心には，胞体内に核破砕物が充満したマクロファージ（通称，核片貪食マクロファージ）（▲）が多数分布している。小血管（◆）も目立つ。種々の抗原刺激に対する良性の反応として，リンパ節内にいろいろな種類の白血球が出現し，細胞構成は多彩となり，多クローン性の免疫反応を起こす。概して，反応性のリンパ節は速やかに腫大するため，体表から容易に触知でき，かつ痛みを感ずる。そして，炎症反応の消退とともにリンパ節も小さくなる。

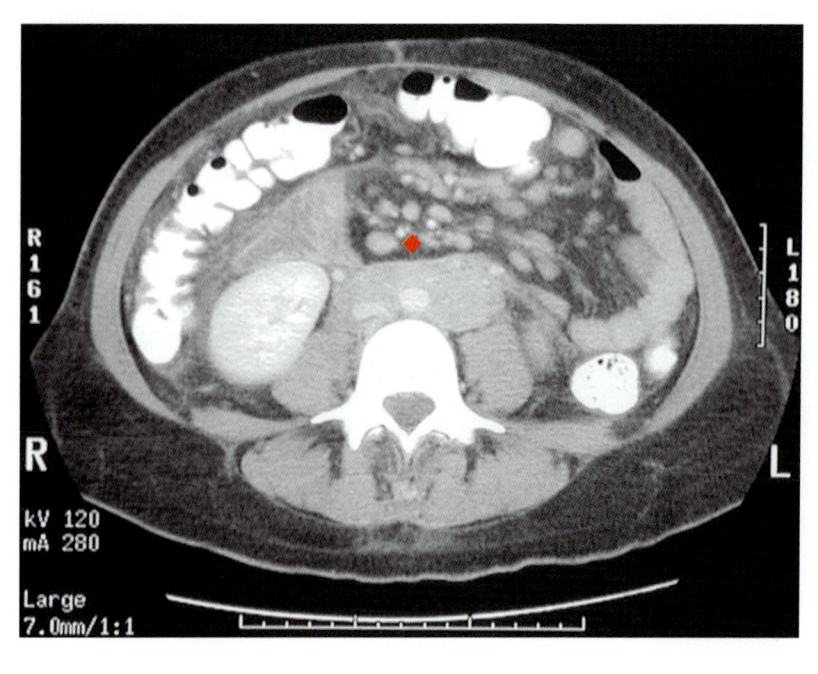

図 4-9 腸間膜リンパ節腫大，CT

腸間膜リンパ節炎の患者において腸間膜リンパ節（◆）の腫大を認める。良性および悪性病変のいずれもリンパ節腫大を認める。リンパ節腫大をきたす頻度の高い疾患として感染症が挙げられる。感染部位からのリンパ流は局所リンパ節に達するが，このリンパ流は抗原と抗原提示細胞をリンパ節に運ぶ。抗原は局所リンパ節より流出し血流に乗って全身に運ばれ，ほかのリンパ組織に達し，特異な抗原に対し働くメモリーリンパ球のクローンが現れる。そして感染あるいは炎症がおさまると反応性リンパ節腫大も縮小する。

第 4 章 血液疾患 73

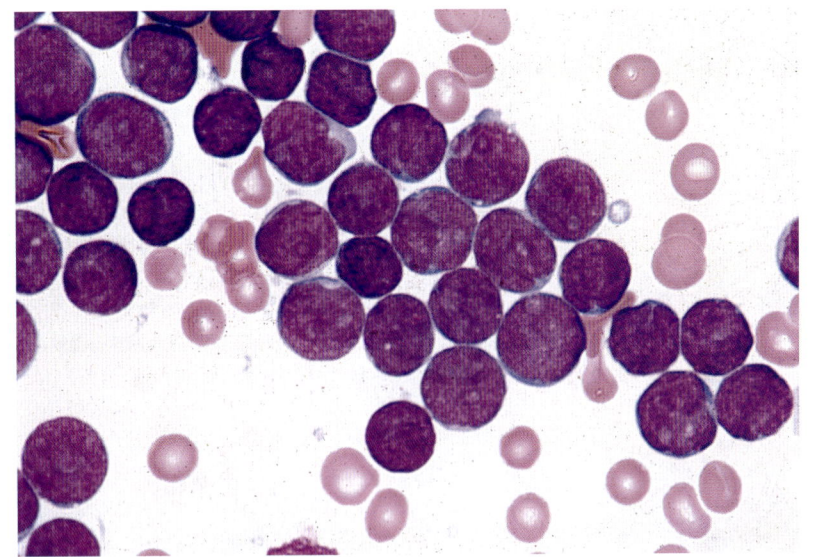

図 4-10 急性リンパ芽球性白血病，組織像

図にみられる白血球のほとんどは，幼若な白血病細胞 [訳注：芽球 blasts という] で，複数の核小体をもつ大型核を有している。これらの細胞は急性リンパ芽球性白血病（ALL）で認められる異常なリンパ球である。白血病細胞は B 細胞マーカー（CD10, CD19, CD22）に陽性で，本病型の 85％が B 細胞性である。本病型の白血病細胞は骨髄に発生し，しばしば末梢血液中を循環して，白血球増加をもたらす。そのため系統的なリンパ節腫大や肝脾腫がみられる。また骨痛もよくみられる症状である。成人より小児に好発し，化学療法によく反応し，治癒可能である。

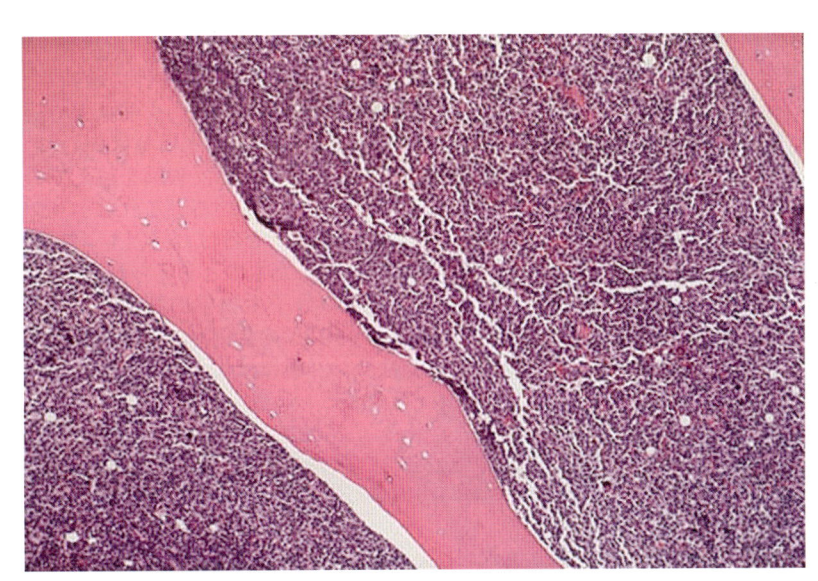

図 4-11 白血病骨髄，組織像

白血病になると骨髄の細胞密度は高くなる。骨梁間は，白血病細胞からなり脂肪髄はほとんど介在していない。その結果，正常造血巣は置換され造血過程は抑制される。骨組織自体は白血病化による影響を受けていないようにみえる。写真のように骨髄は細胞成分に富んでいるが，末梢血では血球減少を示す。その結果，顆粒球系の減少により易感染性が，血小板減少により出血傾向が，赤血球減少により貧血が惹起される。これらは白血病の臨床経過でしばしばみられる [訳注：重要な合併症である]。

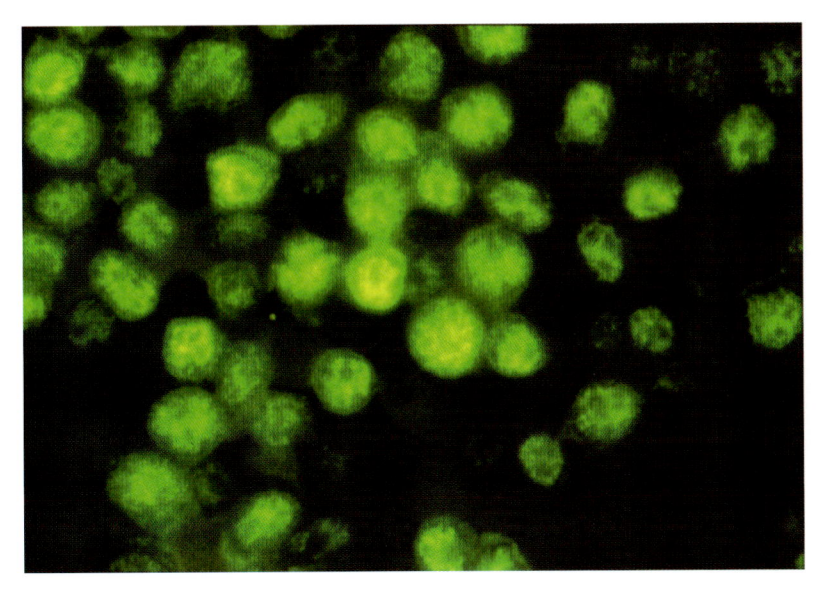

図 4-12 急性リンパ芽球性白血病，組織像

Terminal deoxyribonucleotidyl transferase（TdT）は，幼若な骨髄リンパ球（前駆 B および T リンパ芽球）に局在する特異な DNA ポリメラーゼである。写真は前駆 B 細胞性急性リンパ芽球性白血病（ALL）の TdT 活性を蛍光抗体法で観察したものである [訳注：白血病細胞の核に一致して陽性シグナル（写真ではグリーン色）を認める]。TdT は ALL 症例の 95％以上に発現する。そのほか，ALL には t（12；21），t（9；22），t（4；11）などの転座や染色体数が 50 を超える高倍数体や倍数体などの染色体異常が知られており，白血病細胞の免疫形質や予後と関連している [訳注：なお，t（9；22）は，慢性骨髄性白血病の染色体異常と同一であり，フィラデルフィア（Ph）染色体として知られる]。

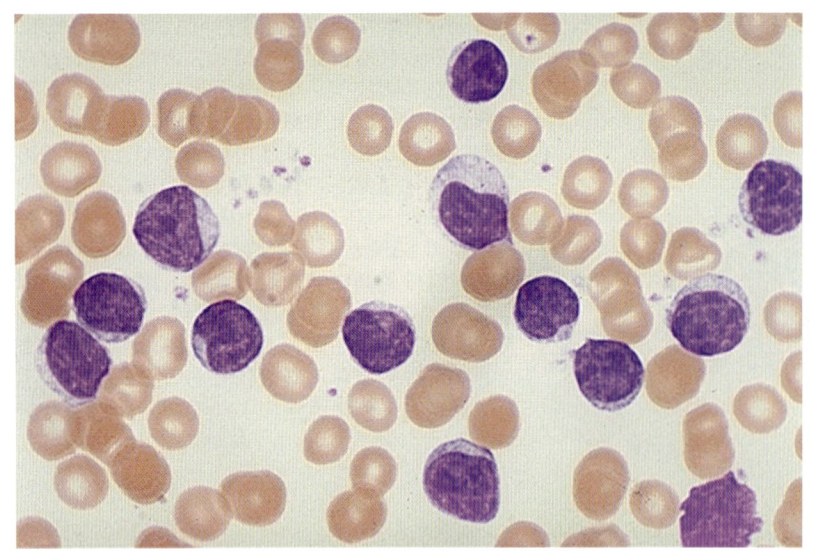

図 4-13　慢性リンパ球性白血病，組織像

末梢血液中に数の増加した成熟リンパ球類似細胞を認める。これは，慢性リンパ球性白血病（CLL）による白血球増多症である。CLL は高齢者に多く，男女比は 2：1 である。腫瘍細胞は通常，CD19, CD20, CD23 かつ本来は T 細胞のマーカーである CD5 に陽性である。細胞表面に単クローン性免疫グロブリンを発現しても，それが血清中で著しく高値を示すことはない。末梢血における白血球増多の程度は一定ではない。CLL は治療の反応性が悪いが，その経過は緩慢である。一部の症例（15〜30％）は，経過中に増殖の著しいリンパ腫（大細胞型リンパ腫）に転化する［訳注：これを Richter 症候群という］。

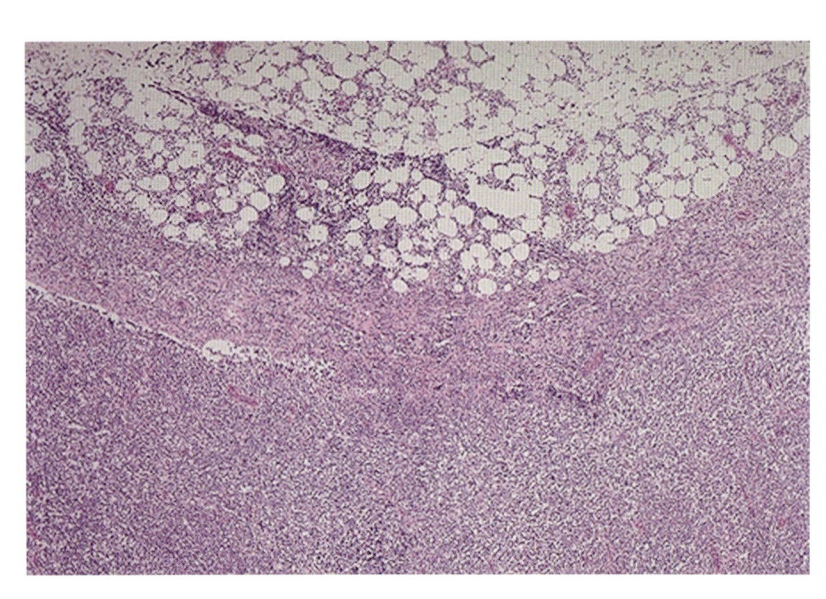

図 4-14　小リンパ球性リンパ腫，組織像

この種の悪性リンパ腫はびまん性に増殖し，リンパ濾胞の構造は認められない。弱拡大で観察すると，リンパ節本来の基本構築は失われ，腫瘍細胞がびまん性に増殖し，被膜を越えて周囲の脂肪組織内に浸潤している。これは小リンパ球性リンパ腫（SLL）と呼ばれ，CLL（図 4-13）の組織相を反映したものと考えられている。したがって SLL の分子生物学的特徴は，CLL と同じである。約 10％の症例が，びまん性大細胞型 B 細胞性リンパ腫に転化する［訳注：これを Richter 症候群という］。

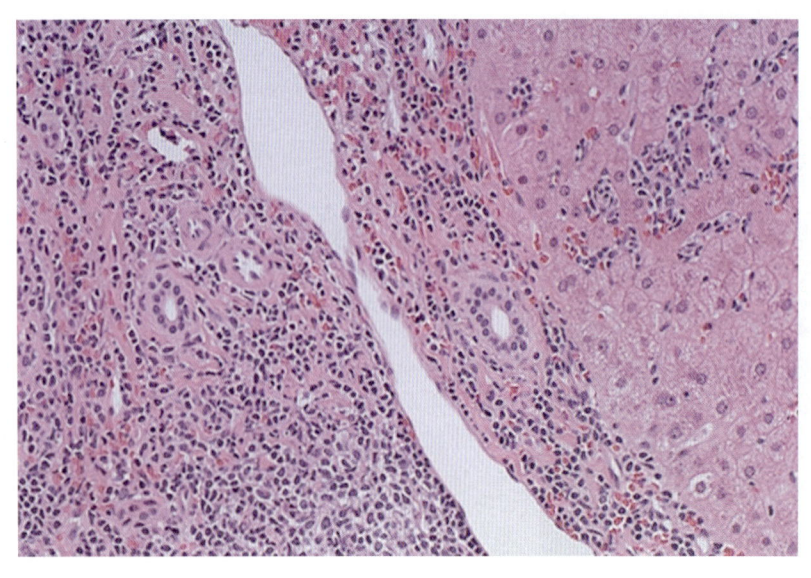

図 4-15　小リンパ球性リンパ腫，組織像

肝臓に小型リンパ球が浸潤している。このように CLL の組織浸潤が SLL に相当する。肝臓，脾臓およびリンパ節は種々の程度に腫大するが，臓器機能低下をきたすことは少ない。CLL/SLL は，緩慢に経過する。染色体転座は稀であるが，免疫グロブリン遺伝子の体細胞超変異を示すことがあり，血清［訳注：電気泳動］検査で免疫グロブリンのスパイクを形成する。CLL/SLL 症例の約 1/6 が自己免疫溶血性貧血を合併する。

第 4 章　血液疾患　75

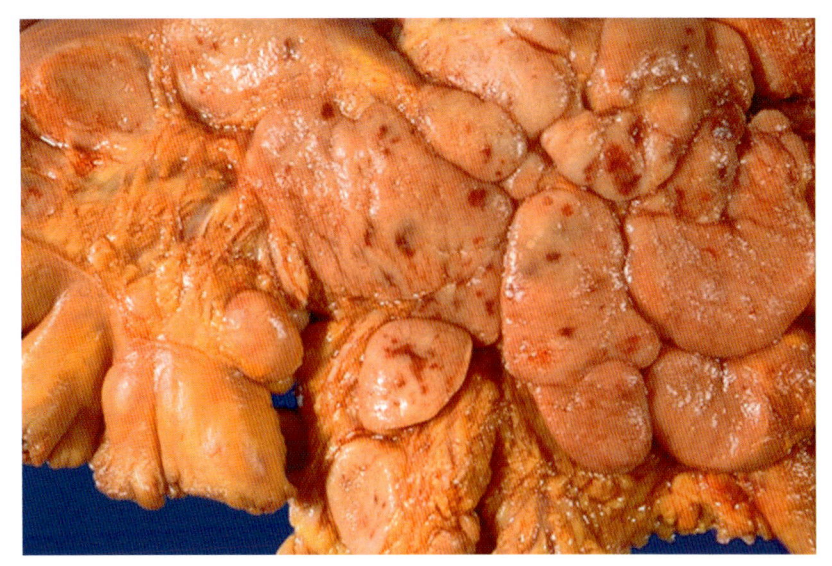

図 4-16　濾胞性リンパ腫，肉眼像

腫大した腸間膜リンパ節は，連珠状に隣接し，ほとんど融合に近い状態である。癌のリンパ節転移と異なり，リンパ腫に侵されたリンパ節には壊死は目立たず，部分的に出血を伴うに過ぎない。リンパ節の割面は充実性髄様で，黄褐色調を呈している。高悪性度の非 Hodgkin リンパ腫は 1 個〜複数個のリンパ節または節外組織を侵す。低悪性度の非 Hodgkin リンパ腫は，系統的にリンパ節を侵すことが多い。一方，高悪性度の非 Hodgkin リンパ腫は，比較的限局性である。

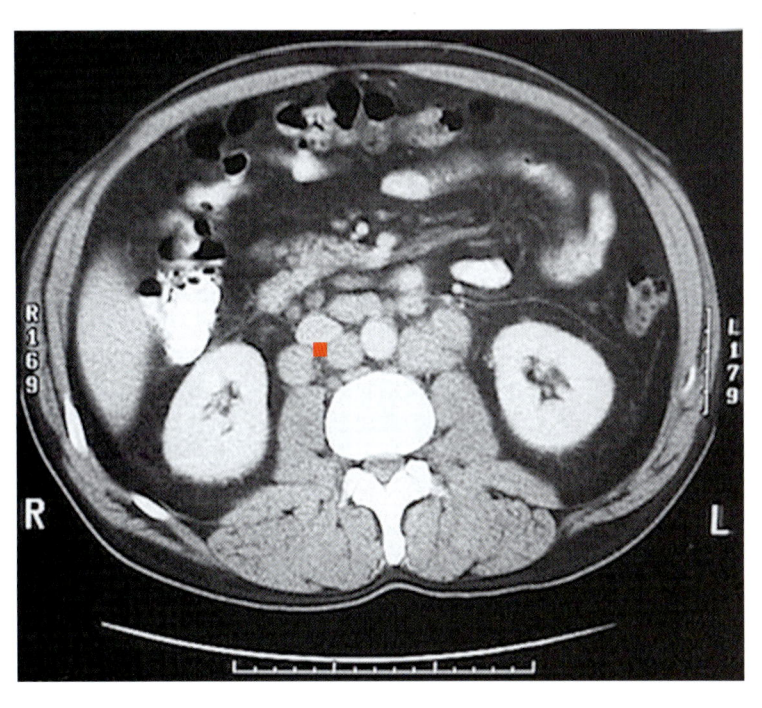

図 4-17　濾胞性リンパ腫，CT

腹部 CT では多数の傍大動脈リンパ節（■）の腫大が認められ，低悪性度の非 Hodgkin 濾胞性リンパ腫を示す。しかしこのような像はいかなるリンパ性腫瘍においても認められる所見であり，リンパ節腫大は多くのリンパ性腫瘍の特徴である。白血病は広範囲にひろがる骨髄病変と末梢の白血球増多をきたす腫瘍である。リンパ腫はリンパ節あるいは節外に不連続性の腫瘤を形成する腫瘍増殖である。Hodgkin リンパ腫は臨床的にも病理学的にも非 Hodgkin リンパ腫と異なり，特有の治療がなされることから，鑑別は重要である。すべての Hodgkin リンパ腫と 2/3 の非 Hodgkin リンパ腫は痛みのないリンパ節腫大で発症する。形質細胞腫瘍は分化した B 細胞からなり，通常は骨髄から発生するが，稀にリンパ節を侵したり，白血化をきたす。

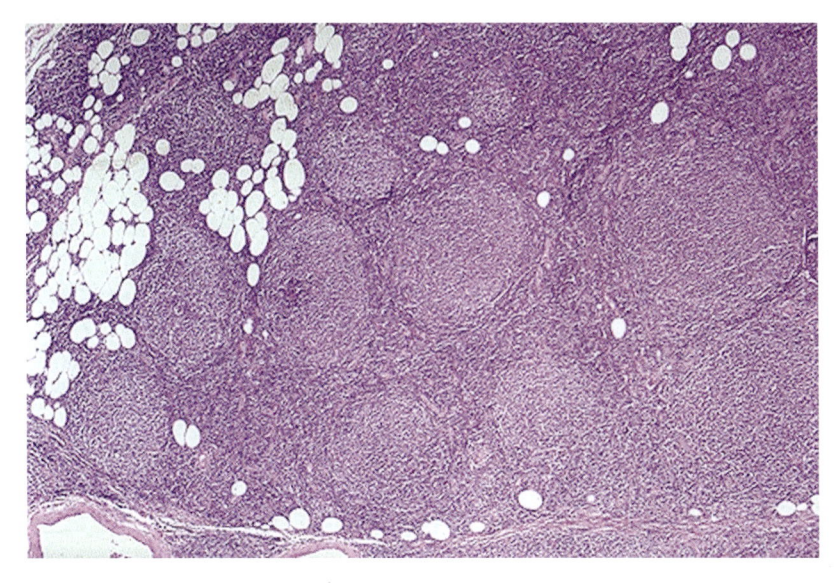

図 4-18　濾胞性リンパ腫，組織像

濾胞性リンパ腫に侵されたリンパ節である。濾胞性リンパ腫は，被膜を侵し，さらに周囲の脂肪組織に浸潤しても，しばしば結節性に増殖する。多数の大小不同の腫瘍性濾胞が増殖するため，弱拡大で観察すると結節性病変として認識できる。これは B 細胞性リンパ腫の一型である。濾胞性リンパ腫の多くは，CD19，CD20 および CD10 陽性で，t（14；18）の染色体転座を伴う。この転座により，*BCL-2* 遺伝子は，*IgH* 遺伝子と近接し，本来 BCL2 蛋白を欠いている B 細胞に BCL2 蛋白が高発現し，これらがアポトーシスを回避して，異常リンパ球の生存と蓄積を促進する。濾胞性リンパ腫の 1/3 〜 1/2 は，びまん性大細胞型 B 細胞性リンパ腫に転化する。

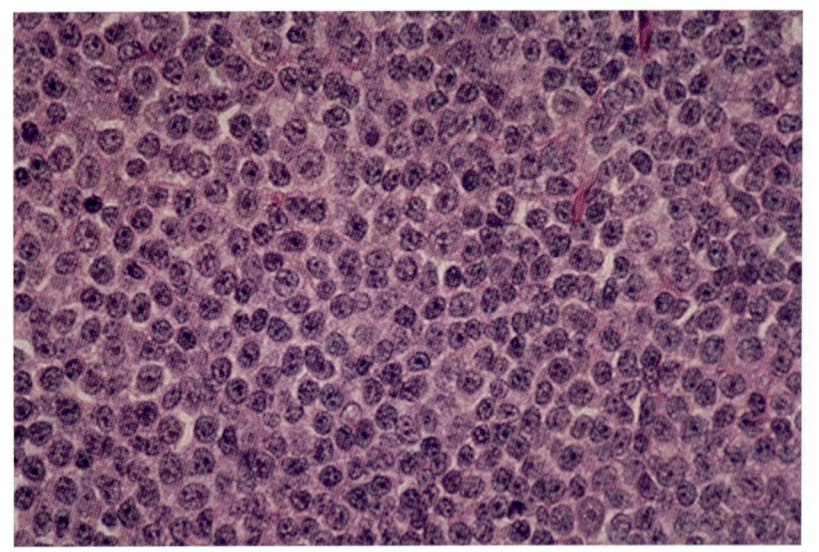

図 4-19　びまん性大細胞型 B 細胞性リンパ腫，組織像

　成人発症の非 Hodgkin リンパ腫の多くは，写真に示すような大細胞型リンパ腫である［訳注：日本の非 Hodgkin リンパ腫の約半数を占める代表的な病型である］。その大部分は散発性に発生し，B 細胞性である。腫瘍細胞は，核小体明瞭な大型核と中等量の胞体を有する。腫瘍細胞の免疫形質は，CD10，CD19，CD20 陽性で B 細胞性である。TdT は陰性である。*BCL-2* 遺伝子の再構成が認められたり，正常の胚中心を形成するのに必要な DNA が結合する亜鉛フィンガー・モチーフを有する転写調節因子である *BCL-6* 遺伝子が異常発現することもある。本病型は，濾胞性リンパ腫やマントル細胞リンパ腫と異なり，初期では限局する傾向があり，骨髄や末梢血に浸潤していることは稀であるが，しかしリンパ節のみならず全身のあらゆる臓器に拡がる。

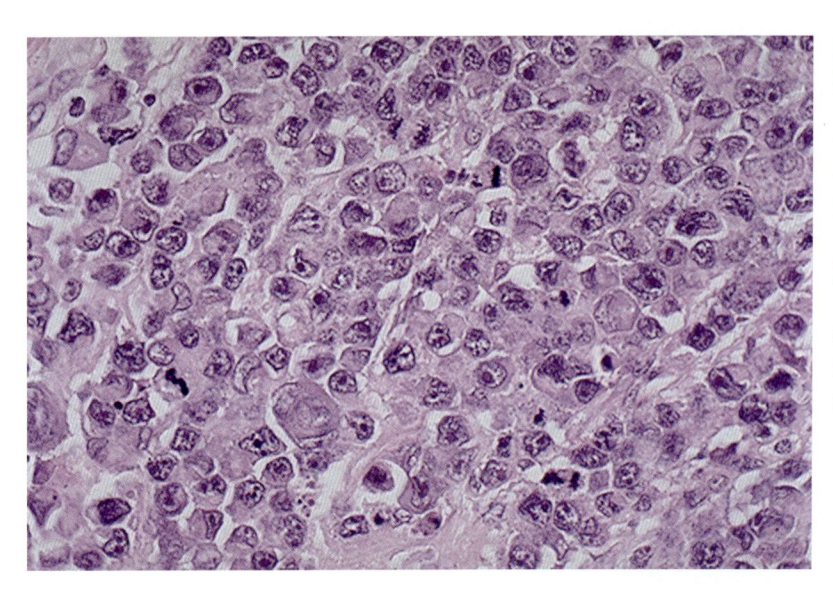

図 4-20　びまん性大細胞型 B 細胞性リンパ腫，組織像

　腫瘍細胞は，大型の類円形核をもち，核クロマチンは水泡状である。核膜下の複数の核小体や中央に位置する 1 個の核小体を有する。胞体は淡いか好酸性で，中等量である。核分裂像もよくみられる。多形成が強いものは，免疫芽球型リンパ腫と呼ばれ，封入体様の大型の核小体をもつ多核細胞が混在する。図の組織像は，転移性癌との鑑別を要する。両者の鑑別診断には単クローン性の細胞表面免疫グロブリンの検索が有用である。

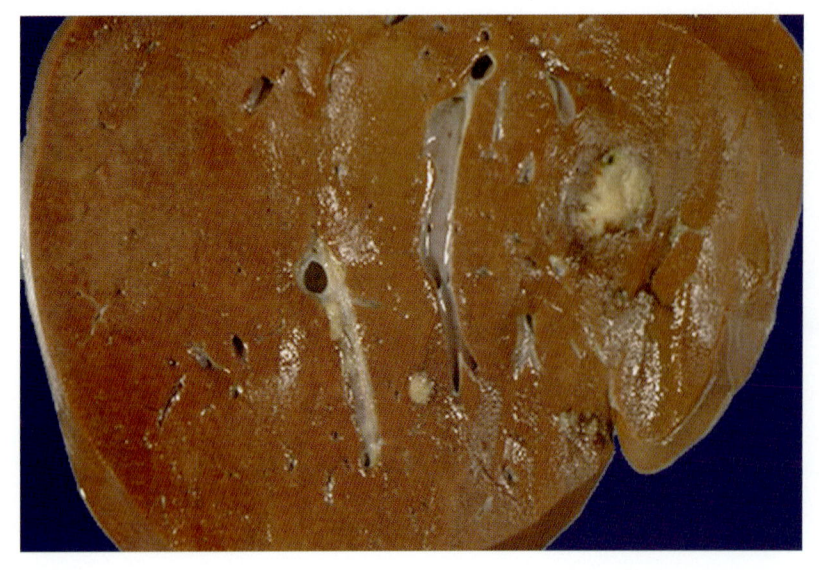

図 4-21　びまん性大細胞型 B 細胞性リンパ腫，組織像

　本病型は節外性の全身のあらゆる臓器に発生し，浸潤し得る。たとえば，扁桃やアデノイドも含む Waldeyer 咽頭輪，肝臓，脾臓，胃腸管，皮膚，骨や中枢神経である。晩期には骨髄に浸潤することはあるが，白血化は稀である。図は肝臓の割面で，白色〜淡褐色〜赤色調を示す大小 2 個の腫瘤を認める。本病型は，HIV 感染症の AIDS のような免疫抑制病態下で発生することもある。一方，Kaposi 肉腫ヒトヘルペスウイルス［訳注：Human herpesvirus-8］感染により，胸腔や腹腔などの体腔を侵し，そこで浮遊性に増殖するリンパ腫が発生することもある。以上のアグレッシブなリンパ腫は科学療法によく反応することもある。

第 4 章 血液疾患 77

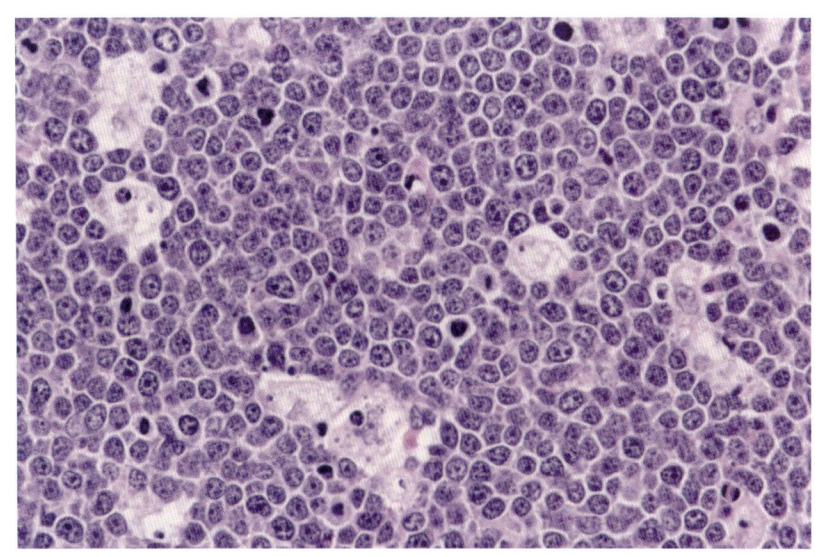

図 4-22 Burkitt リンパ腫，組織像

［訳注：Burkitt リンパ腫は，特異な臨床病態と病理組織像を示す高悪性度の B 細胞性リンパ腫である。］アフリカの子どもや若年成人の下顎や腹部に，欧米では腹部に腫瘤を形成する。腫瘍細胞は，CD10, CD19, CD20 に陽性である。腫瘍組織内には，多数の核片貪食マクロファージが介在し，星空像を呈する。c-myc 遺伝子と免疫グロブリン（Ig）遺伝子の相互転座による t（8：14）がよくみられる染色体異常である。流行地型ではほぼ全ての tumor に，HIV 関連腫瘍では 25％に，散発性型では 15 〜 20％に EB ウイルスが関与している。

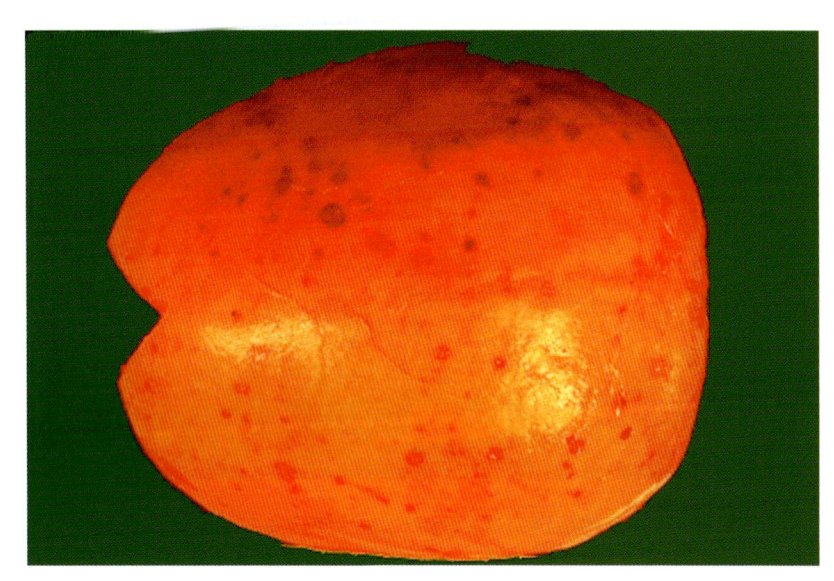

図 4-23 多発性骨髄腫，肉眼像

図は病理解剖により得られた頭蓋骨である。境界明瞭な大小の打ち抜き病変があり，その輪郭は丸い。この病変は，腫瘍細胞が局所性に増殖した結果，同部の骨組織が融解したためである。骨融解性病変は，通称，骨の打ち抜き病変（punched-out lesion）と呼ばれ，骨痛や病的骨折の原因となる。骨髄にびまん性に増生する群は形質細胞性骨髄腫と呼ばれる。一個の骨に単発の腫瘤を形成，または骨髄外に腫瘤を形成するものを形質細胞腫と呼ぶ。骨髄腫は B 細胞の最終分化段階である比較的よく分化した形質細胞の単クローン性増殖を特徴とする腫瘍で，ほとんどの例で単クローン性免疫グロブリンの軽鎖ないし重鎖を産生する。腫瘍の増殖因子はインターロイキン-6 であり，腫瘍の増殖と生存はこれに依存している。これは腫瘍細胞および骨髄間質細胞から産生分泌される。t（4；14）などの染色体異常が知られている。

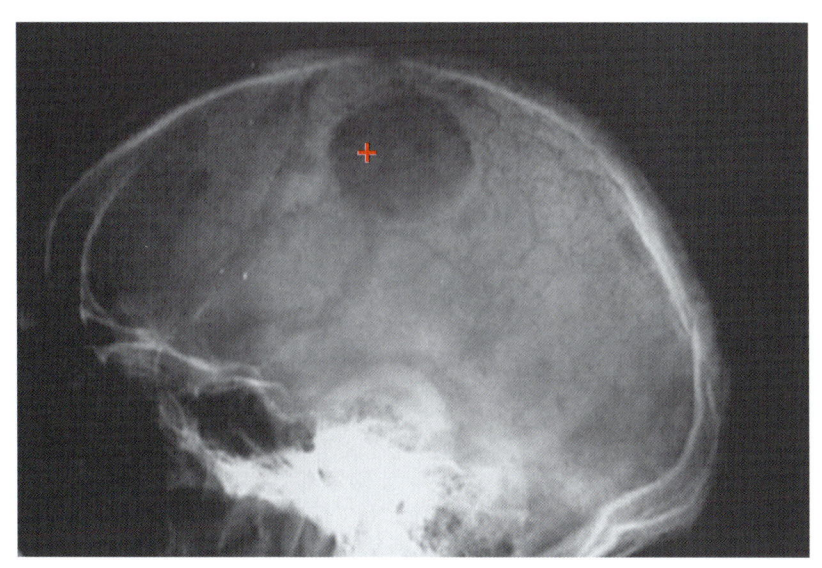

図 4-24 頭蓋骨多発性骨髄腫，X 線写真

打ち抜き像と称される円形の骨透亮性病変（＋）が，頭蓋骨に認められ，高齢者の多発性骨髄腫である。この病変は高カルシウム血症や血清アルカリホスファターゼの上昇をもたらす形質細胞の腫瘍性増殖である。スパイク状の単クローン性グロブリン上昇が特徴的である。過剰に生成された免疫グロブリン L 鎖が尿中に排泄され，Bence-Jones 蛋白尿と呼ばれる。正常に循環する免疫グロブリンの減少により，肺炎球菌，インフルエンザ菌，黄色ブドウ球菌，大腸菌などの細菌感染のリスクが高まる。

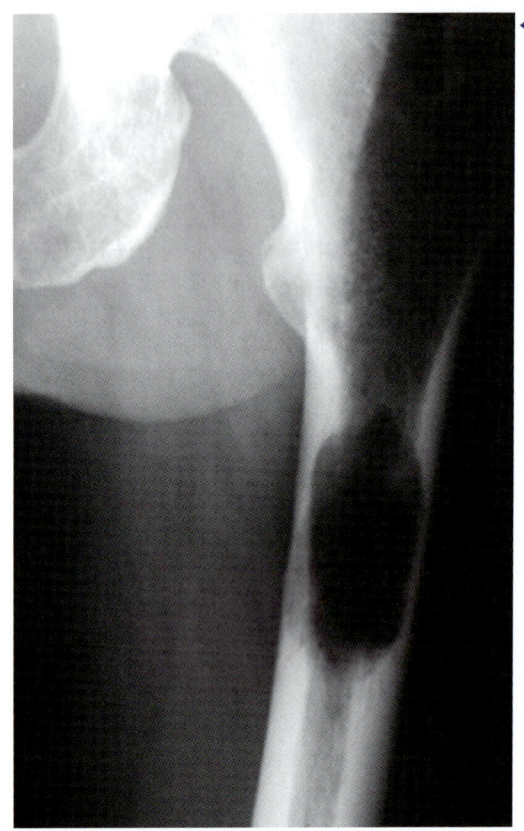

78　第 4 章　血液疾患

◀図 4-25　大腿骨形質細胞腫，X 線写真
　大腿骨近位骨幹部に円形の透亮像が認められ，形質細胞腫を示す。形質細胞の集積がこの溶骨性の大腿骨病変をもたらしている。形質細胞腫瘍の 3 〜 5％は単発性であるが，多くは多発性骨髄腫に移行する。この症例はほかの骨病変を伴っており，単発性形質細種ではなく，多発性骨髄腫である。腫瘍細胞によってつくられるサイトカインには MIP1a や receptor activator of NF-κB ligand（RANKL）が含まれ，破骨細胞の活性化因子として働く。染色体解析では 13q の欠失や，染色体 4p16 上の FGFR3 遺伝子の関与を伴う 14q32 の IgH 遺伝子座を侵す転座が認められる場合がある。

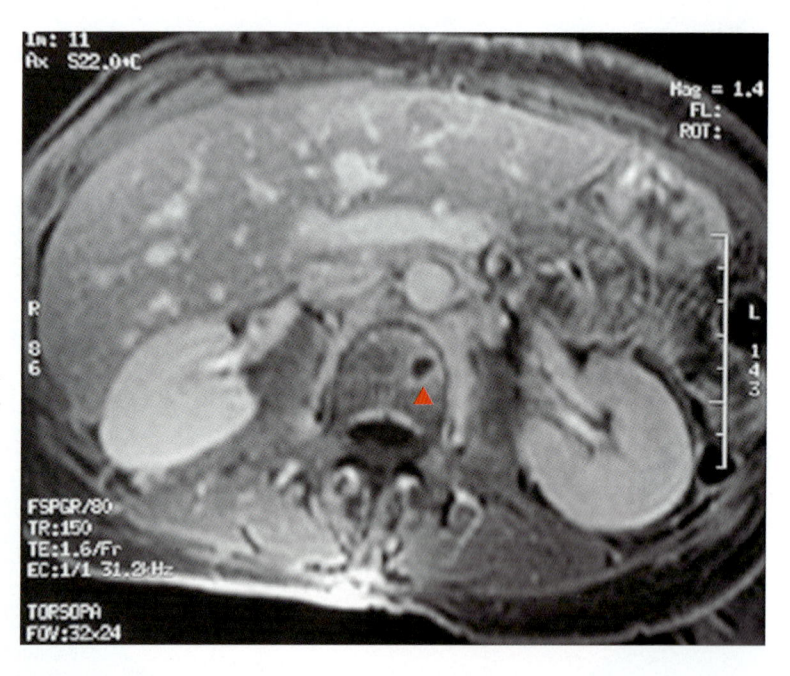

図 4-26　多発性骨髄腫，MRI ▶
　脂肪抑制造影 T1 強調像において椎体に円形の低信号域（▲）が認められ，多発性骨髄腫における形質細胞病変の 1 つを示す。この症例は多発病変を伴っていた。病変は骨痛の原因になり得る。血清免疫グロブリン値は上昇していることが多く，血清蛋白電気泳動では免疫グロブリンのスパイク（M 蛋白）を伴い，血清の免疫電気泳動では単独の H 鎖あるいは L 鎖モノクローナルバンドが認められる。多発性骨髄腫の半数は IgG を生成，1/4 は IgM を生成している。60 〜 70％の症例では Bence-Jones 蛋白として知られる L 鎖（κ 鎖及び λ 鎖）が産生され，尿中に排泄される。これは腎尿細管に対する毒性があり，尿細管の障害から腎不全をきたす。L 鎖の過剰産生は原発性全身性（AL 型）アミロイドーシスをきたし，複数の臓器にアミロイド沈着をきたす。

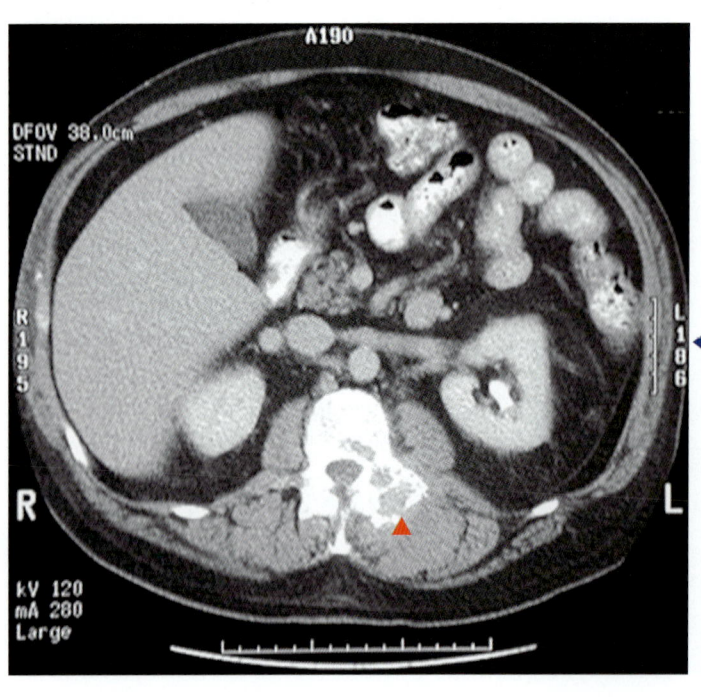

◀図 4-27　腰椎形質細胞腫，CT
　腹部 CT において，骨破壊性の，膨脹性溶骨性病変（▲）が第 2 腰椎の左椎弓根に認められ，単発性の形質細胞腫である。形質細胞腫は体幹骨が好発部位であり，頻度はそれぞれ脊椎 66％，肋骨 44％，頭蓋骨 41％，骨盤骨 28％，大腿骨 24％，鎖骨 10％，肩甲骨 10％である。病変は骨髄腔にはじまり，海綿骨のエロージョンから進行して皮質骨の破壊，そして脊椎の圧迫骨折を代表とする病的骨折をきたす。X 線写真では，骨病変は通常 1 〜 4cm 大の打ち抜き像として描出される。骨を侵す単発性形質細胞腫の多くは多発性骨髄腫へと進展していく。

第 4 章 血液疾患

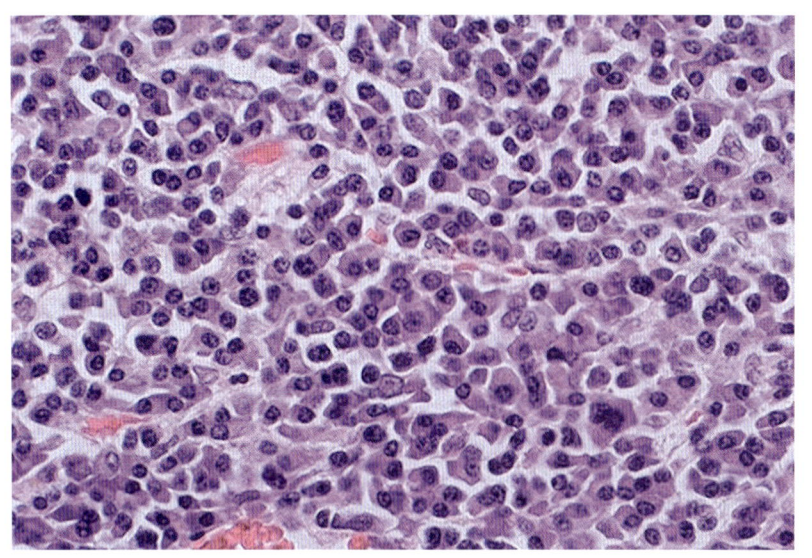

図 4-28 多発性骨髄腫，組織像
中拡大の図では正常の形質細胞に極めて類似した腫瘍性形質細胞が，シート状に増殖している。腫瘍細胞は，淡い紫色の豊かな胞体と偏在性の丸い核を有する［訳注：HE 染色標本では，核クロマチンは車軸様に凝集している。腫瘍細胞は免疫グロブリンを産生するため核周囲に明庭が観察される］。極めて未熟な細胞形態を呈する症例（未熟型，芽球型）もある。通常，腫瘍性形質細胞は十分に分化して，免疫グロブリン産生能を維持するが，しかし 1％以下の症例では，循環血液中の免疫グロブリンの増加がない。骨髄腫は血清の蛋白電気泳動上の M 蛋白や尿中の Bence-Jones 蛋白（軽鎖）の存在によって発見される。免疫グロブリンのクラスとタイプを決定するには，免疫電気泳動や免疫固定法を行う。

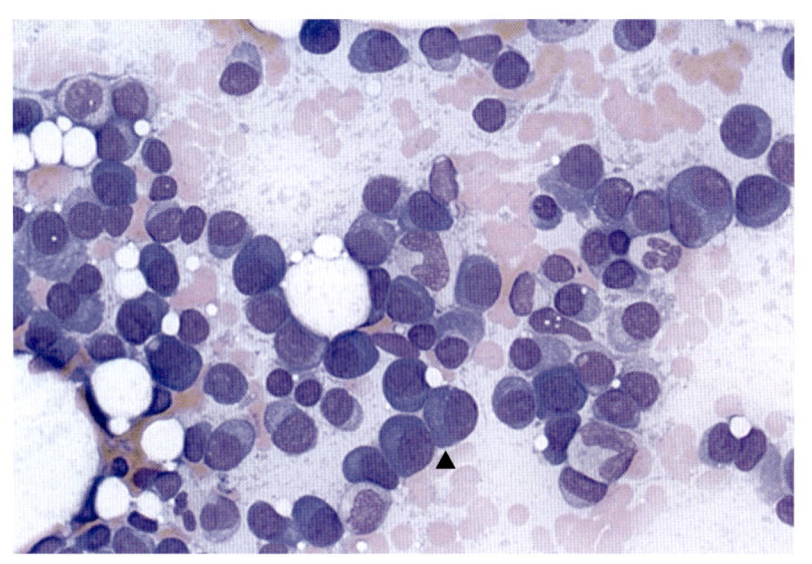

図 4-29 多発性骨髄腫，組織像
図は骨髄腫の骨髄塗抹標本である。骨髄腫細胞は通常，全細胞の 30％以上を占める。腫瘍性形質細胞（▲）は，よく成熟しており，核は偏在し，核周囲明庭（これはゴルジ装置に一致する）が明瞭である。胞体内の明るい小滴状部分に免疫グロブリンが集積している。しばしば 2 核の腫瘍性形質細胞も混在している。しかしながら形質細胞はよく分化しており，形質細胞と認識するのは容易であるが，一方で成熟型の腫瘍細胞と正常の形質細胞を純形態学的に区別することは困難であり，数の増加によってのみ可能である。なお，形質細胞性白血病の発生頻度は低い。

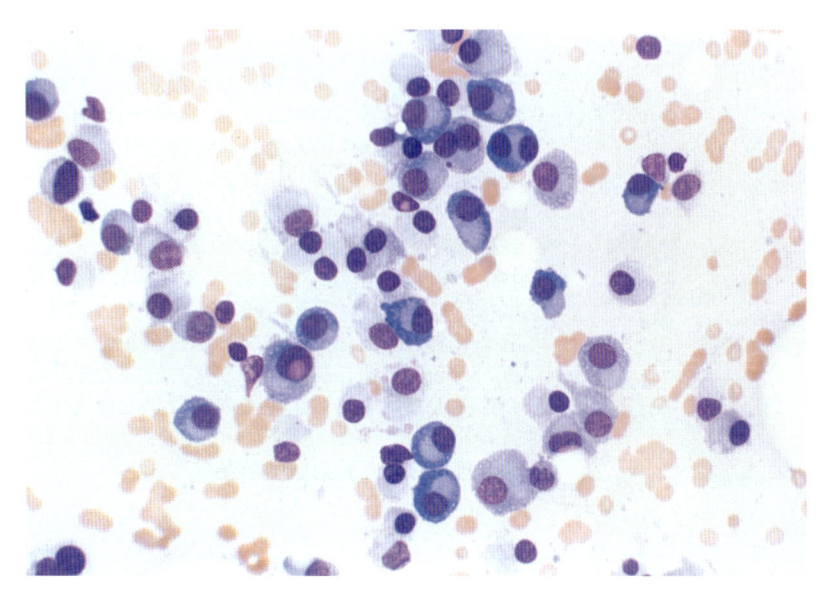

図 4-30 Waldenstrom のマクログロブリン血症，組織像
ここで示す骨髄塗沫標本は，B 細胞リンパ腫の一型である Waldenstrom のマクログロブリン血症であり，リンパ形質細胞性リンパ球の腫瘍性増殖病がみられ，IgM の M 蛋白血症を随伴することがある。通常，高齢者に多く，腫瘍細胞は骨髄のみならず，リンパ節，肝臓，脾臓などの諸臓器に浸潤する。腫瘍細胞は形質細胞に類似した小リンパ球で，しばしば核内に PAS 陽性封入体様構造物（Dutcher 小体）を見いだせる。大量に産生分泌された IgM（M 蛋白）により過粘稠度症候群をきたす。赤血球凝集により，視力低下やめまい，頭痛のほか，自己免疫性溶血性貧血，寒冷凝集素を有するクリオグロブリン血症，凝固障害などの合併症が知られる。

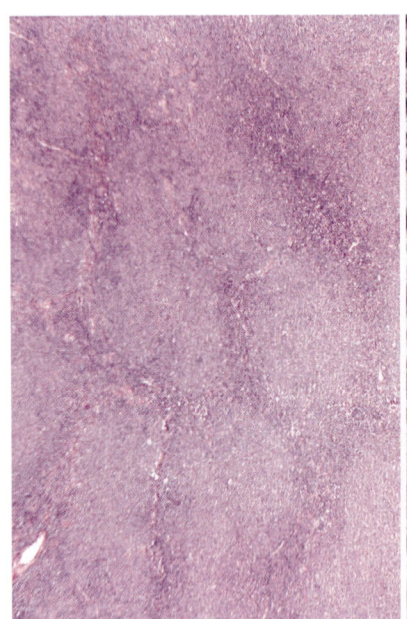

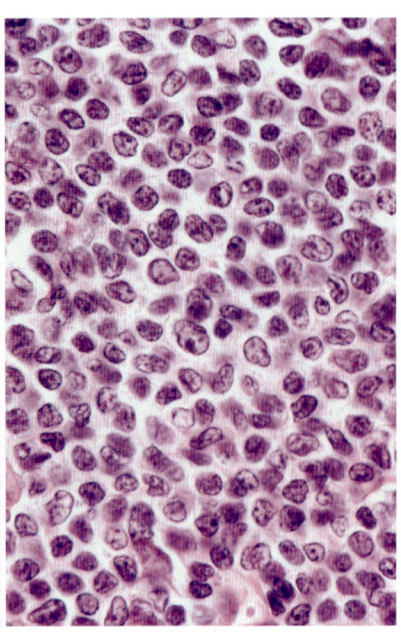

図4-31 マントル細胞リンパ腫，組織像

弱拡大像（図左）では，漠然とした結節性増殖様式を示す腫瘍である。拡大すると，図右のように核にわずかな切れ込みをもつ中型腫瘍細胞から構成される［訳注：細胞構成が単調であることが本病型の特徴］。CD19，CD20 陽性の B 細胞で，かつ CD5，CD22 に陽性である。しかし，CD23 は陰性である［訳注：小リンパ球性リンパ腫は CD23 陽性］。多くの症例は，骨髄に浸潤し，このうち 20％は白血化する。腫瘍細胞は消化管にも浸潤しやすく，ポリープ状の粘膜下腫瘤を形成する。また，t（11；14）染色体転座は本病型に特徴的である。14 番染色体上の免疫グロブリン重鎖（*IgH*）プロモーター/エンハンサー領域と 11 番染色体上のサイクリン D1 遺伝子の相互転座により，サイクリン D1 が過剰発現し，細胞周期の制御が失われる［訳注：このサイクリン D1 の過剰発現を免疫染色で確認することは本病型の病理診断には必須］。

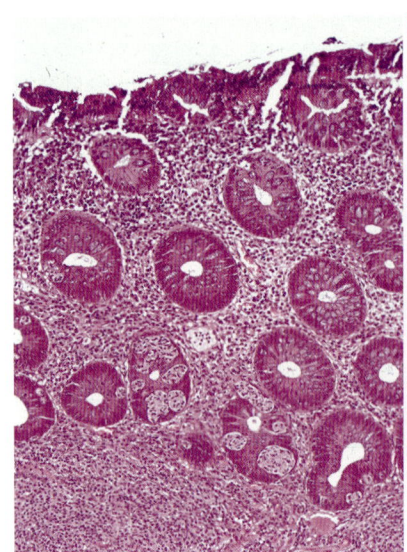

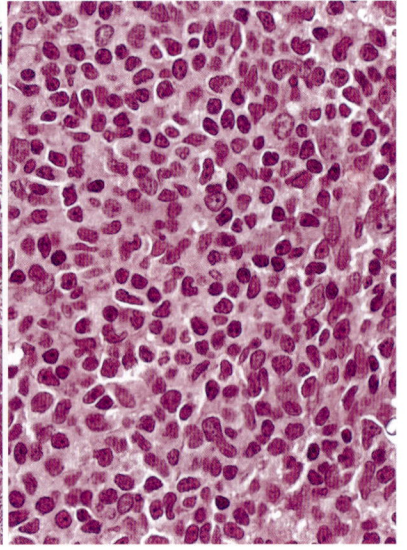

図4-32 節外性（粘膜関連リンパ組織型）濾胞辺縁帯 B 細胞リンパ腫，組織像

ここで示す胃に発生した濾胞辺縁帯 B 細胞性リンパ腫は，リンパ濾胞の辺縁帯（マージナルゾーン）に分布する B 細胞に類似した，小型円形あるいは不規則な形態を示すリンパ球からなる［訳注：本腫瘍はリンパ節や脾臓にも発生するが，胃腸管，甲状腺，眼付属器などの節外臓器発生例が断然多い］。腫瘍細胞の一部は形質細胞に類似した形態を示す。腫瘍細胞は発生臓器の上皮細胞間に浸潤する［訳注：これを lympho-epithelial lesion（LEL）と呼ぶ］。節外臓器には，慢性炎症（たとえば，*H.pylori* 感染による胃炎，Sjögren 症候群に随伴する唾液腺炎，橋本甲状腺炎など）によって，リンパ組織が二次性に形成される。これを二次性（後天的）粘膜関連リンパ組織（MALT）とよび，その濾胞辺縁帯で増殖する B 細胞性腫瘍が MALT リンパ腫である。MALT リンパ腫の経過は，概して緩慢である。一部の症例は炎症の消退や局所切除により退縮する。

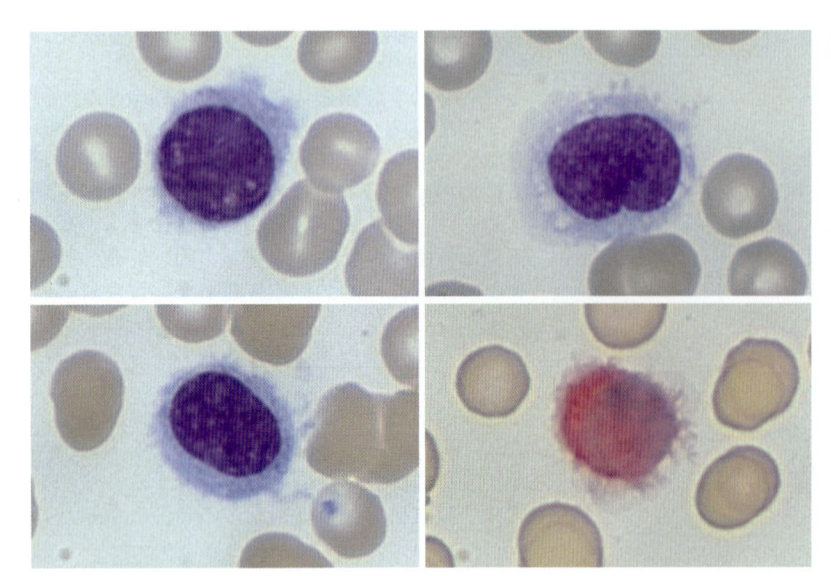

図4-33 ヘアリー細胞白血病，組織像

末梢血液塗抹標本内に，細胞膜表面に毛髪状突起を有する小～中型異常リンパ球が指摘される。右下段には，酒石酸抵抗性酸ホスファターゼ活性が陽性となり，胞体が赤染する異常リンパ球をみる。ヘアリー細胞白血病は，高齢の男性に発症する稀な B 細胞性腫瘍である［訳注：わが国では性差はないと報告されている］。腫瘍細胞は CD19，CD20，CD11c，CD25，CD103 および細胞表面免疫グロブリン重鎖が陽性となる。ときに著明な脾腫を伴うが，肝腫大やリンパ節腫大は稀である。患者の半数以上は汎血球減少を伴う。本病型は緩慢な経過をたどるが，化学療法により長期寛解が得られる。

第4章 血液疾患　81

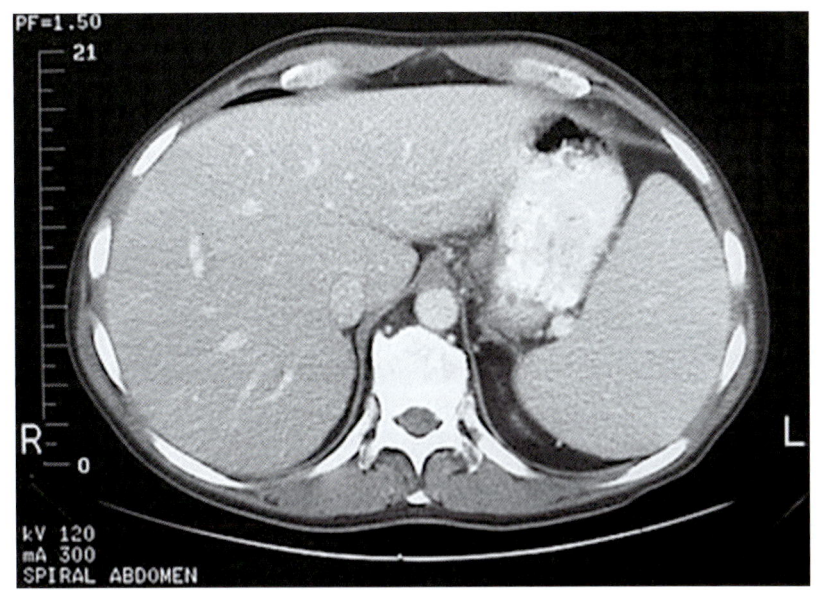

図 4-34　ヘアリー細胞白血病，CT

　ヘアリー細胞白血病の 55 歳男性の腹部 CT では著明な脾腫が認められる。肝の腫大はごく軽度にとどまる。肝，脾はともに均一な濃度を呈しており，びまん性に浸潤し，壊死や出血が稀なリンパ系腫瘍の特徴を示している。ヘアリー細胞白血病の臨床症状は，主に脾や骨髄の病変により引き起こされており，骨髄機能の低下と末梢血球の脾臓での補捉の増加（二次性の脾機能亢進）に伴う汎血球減少をきたす。ほかの白血病と異なり，末梢血の白血球増多は稀であり，ヘアリー細胞白血病においては典型的ではない。

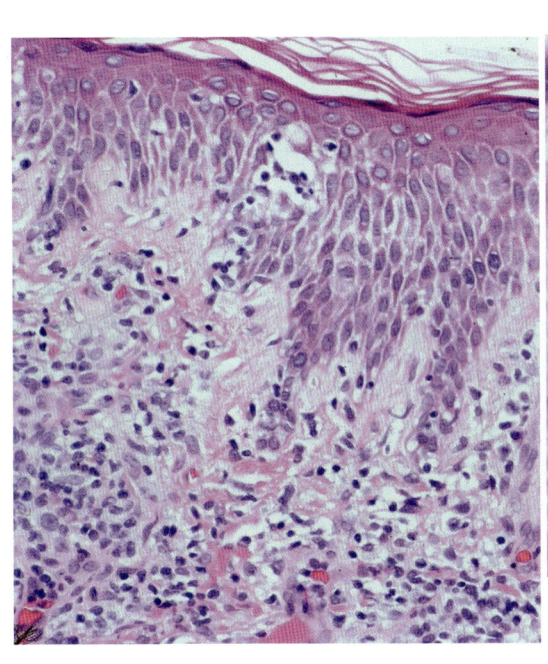

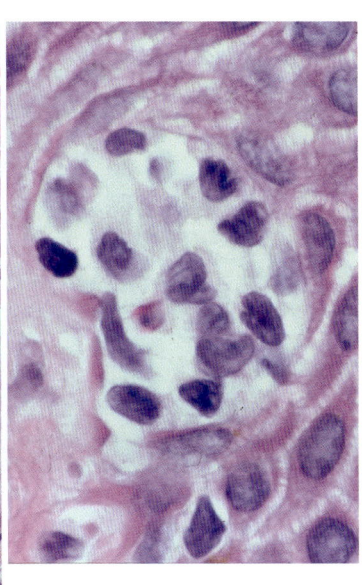

図 4-35　菌状息肉症，組織像

　本腫瘍は皮膚原発の T 細胞性リンパ腫の中で最も一般的な病型で，大部分がヘルパー T 細胞型の免疫形質（CD4 陽性）を有する。脳回状に変形した核をもつ小型の腫瘍細胞が，表皮内に集簇性に浸潤し，Pautrier 微小膿瘍（図右）を形成する。臨床的には，前息肉症期（紅斑期）にはじまり，扁平浸潤期を経て，息肉期（腫瘤期）へと進展する。その臨床経過は概して緩徐である。

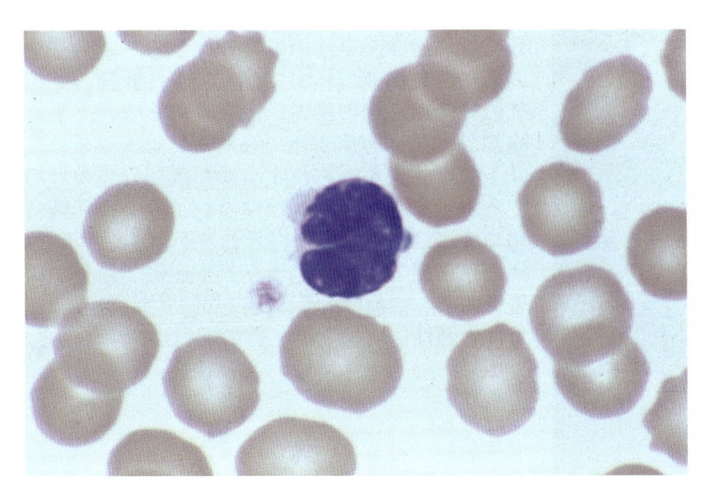

図 4-36　Sézary 症候群，組織像

　菌状息肉症が進展すると，リンパ節や脊髄などの皮膚外臓器に浸潤する。腫瘍細胞の広範な皮膚浸潤により，臨床的には全身性剥脱紅皮症を呈し，末梢血には脳回状変形核を有する腫瘍細胞（Sézary 細胞）が出現すると Sézary 症候群と呼ばれるようになる［訳注：菌状息肉腫と，Sézary 症候群は皮膚 T 細胞リンパ腫として近縁の関係にある］。これらの細胞は核に深い切れ込みを有している（図中央の細胞）。経過途上で大細胞型 T 細胞性リンパ腫に転化することがある［訳注：わが国では成人 T 細胞性白血病/リンパ腫を厳密に鑑別する必要がある］。

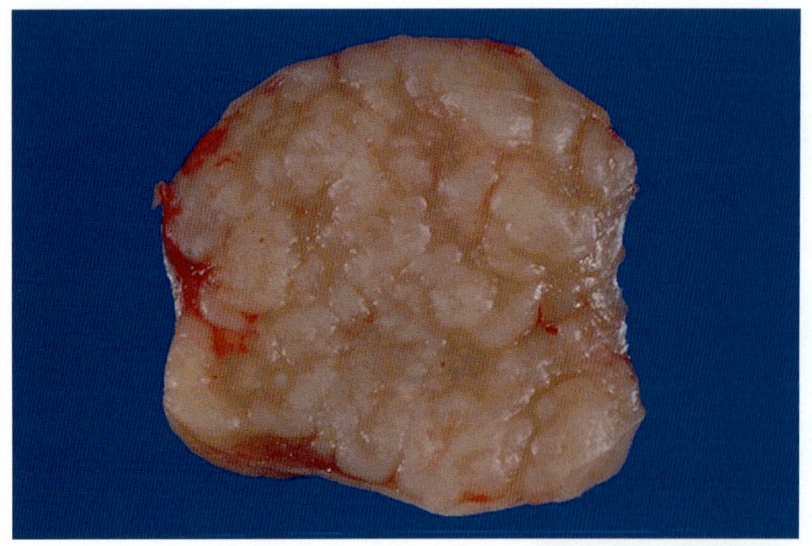

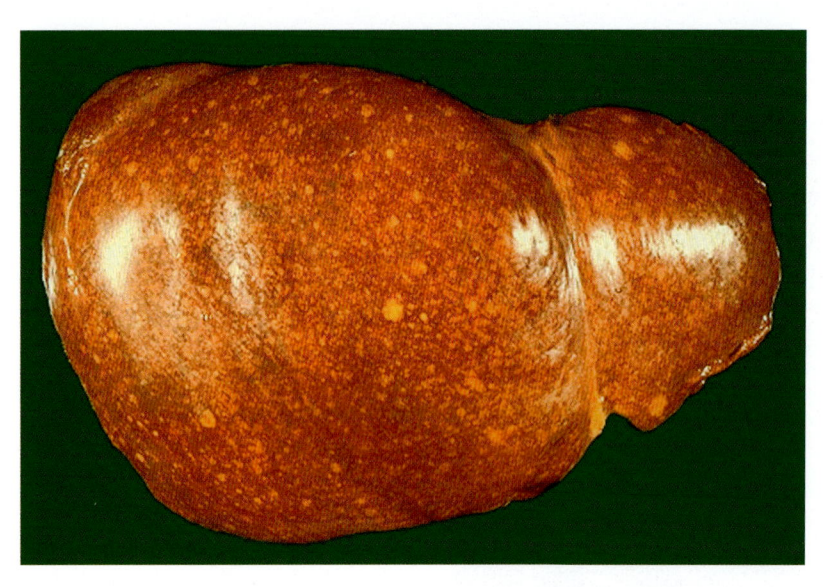

図 4-37　Hodgkin リンパ腫，肉眼像

　図はリンパ節腫大を主訴とする患者から生検した 5cm リンパ節である。正常のリンパ節は径 1cm 未満で，やわらかくピンク色の割面を呈する。図のリンパ節は Hodgkin リンパ腫に侵されている。図のごとく分葉状で黄褐色～ピンク色の割面を呈し，壊死や出血が目立たないリンパ節は，非 Hodgkin リンパ腫でもみられる。触診上，腫瘍に侵されたリンパ節は，常に痛みがない。非 Hodgkin リンパ腫と同様，Hodgkin リンパ腫も 1 つ，ないしは複数個のリンパ節を侵す。以前は Hodgkin 病とはよばれていた Hodgkin リンパ腫は，しばしば骨髄や脾臓，肝臓に浸潤する。

図 4-38　Hodgkin リンパ腫，肉眼像

　図は Hodgkin リンパ腫が浸潤した肝臓である。Hodgkin リンパ腫の治療法を決定する際に病期診断は極めて重要である。この様に侵されているリンパ節が 1 個なのか，複数なのか，あるいは節外浸潤しているのかを決定することは重要なことである。Hodgkin リンパ腫は，しばしば連続性にリンパ節を侵し，肉眼上も画像上も腫瘤を形成する。なお，非 Hodgkin リンパ腫によっても同様の肉眼像を呈する。

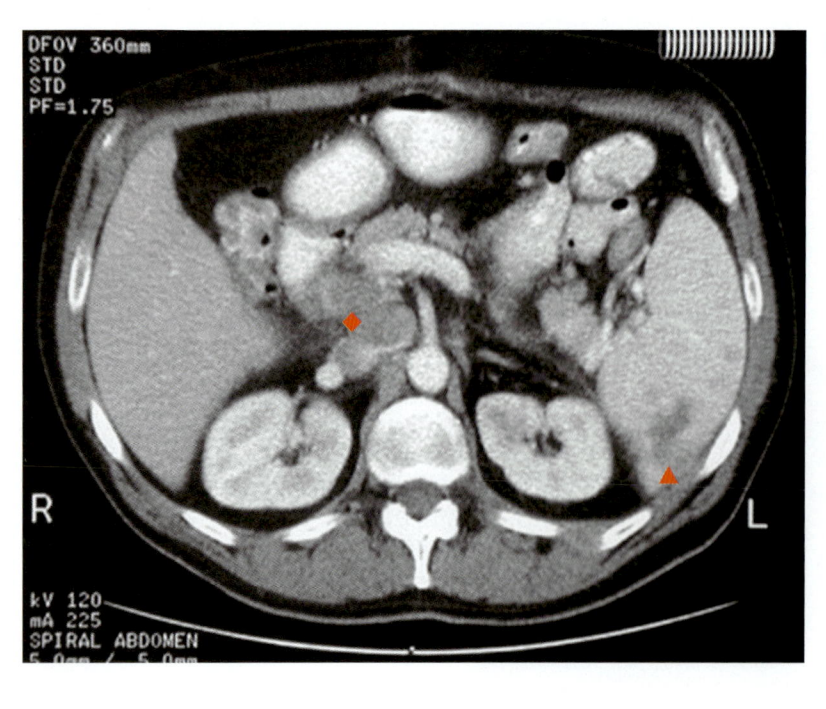

図 4-39　Hodgkin リンパ腫，CT

　腹部 CT では脾臓内に大きな低濃度域（▲）と複数の小さな低濃度病変が認められ，Hodgkin リンパ腫の節外病変を示す。著明なリンパ節腫大（◆）も認められる。病期分類は治療法の選択や予後に重要な意味をもつ。病期分類には画像診断を用いる場合が多く，腫大リンパ節や節外病変の検索では CT が，肝脾のサイズの評価や病変の検索には超音波検査が，また胸部では X 線写真が用いられる。画像診断により十分な結果が得られるため，病期分類の目的で開腹手術を行うことは少ない。多くの症例で化学療法による反応が得られるが，特に若年で，病期が早期で，臨床症状を欠く症例で効果が顕著である。治療後 5% 程度に骨髄異形成症候群，急性骨髄性白血病，癌（特に肺癌）を生じる。

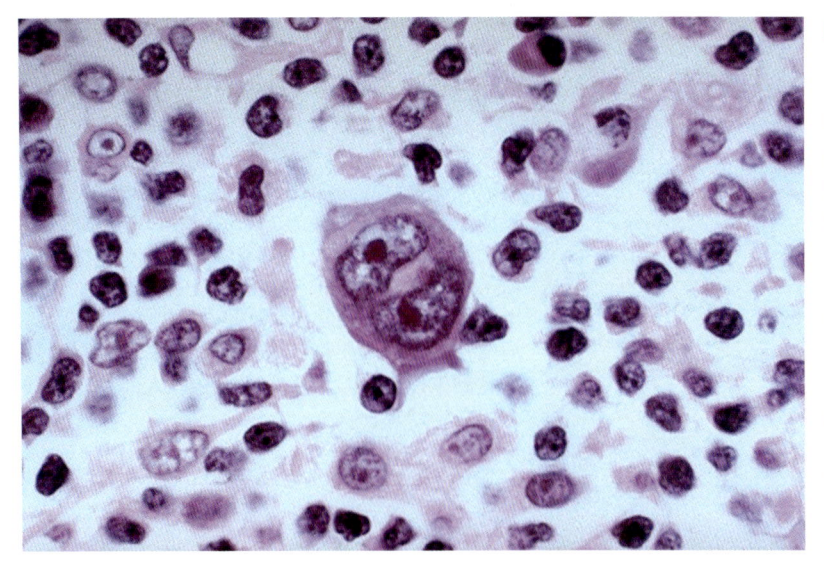

図4-40 Hodgkinリンパ腫，組織像

図中央の巨細胞は，古典的な顕微鏡所見であるReed-Sternberg細胞である。この多核（巨）細胞は，Hodgkinリンパ腫の細胞成分のわずか1〜5％を占めるにすぎない。残りは反応性に出現した細胞や結合組織細胞などである。Reed-Sternberg細胞の原型は鏡面像（mirror image）を呈する分葉状形態であり，大きな核は，明瞭な核小体によって"フクロウの目"と形容される。これらの細胞は多核にもなり得る。全身症状（B症状）は，本腫瘍患者の約40％にみられる。B症状とは，発熱，体重減少および夜間の発汗（盗汗）の三症状をさす。一部の患者はかゆみを自覚したり，飲酒によって病変部に痛みを感じる。

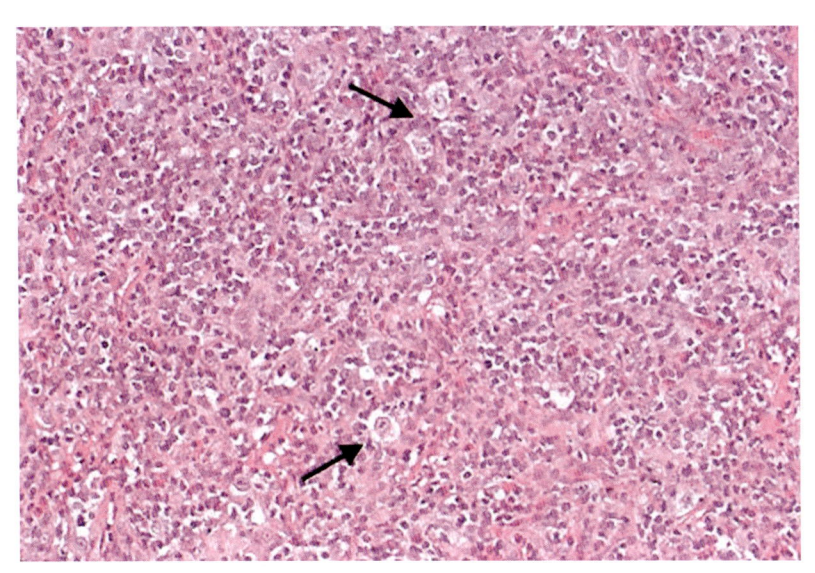

図4-41 Hodgkinリンパ腫，組織像

周囲に明るい空隙をもつ大型細胞（矢印）が散見される。この大型細胞は陰窩（ラクナ）細胞と呼ばれ，Reed-Sternberg細胞の単核の亜型である［訳注：これは，ホルマリン固定によるアーチファクトと考えられており，細胞膜の過収縮により，くぼみが生じる］。この陰窩細胞は，結節硬化型Hodgkinリンパ腫でしばしば観察される。また，腫瘍細胞は恒常的にインターロイキン-5, 6, 13や腫瘍壊死因子などのサイトカインを放出することによって，Hodgkinリンパ腫組織の大部分を構成する反応性細胞を背景細胞として集めている。EBウイルスが証明される頻度は亜型により異なる。本腫瘍の血液検査所見としては，貧血，白血球増多および赤血球沈降速度の増加などが知られている。

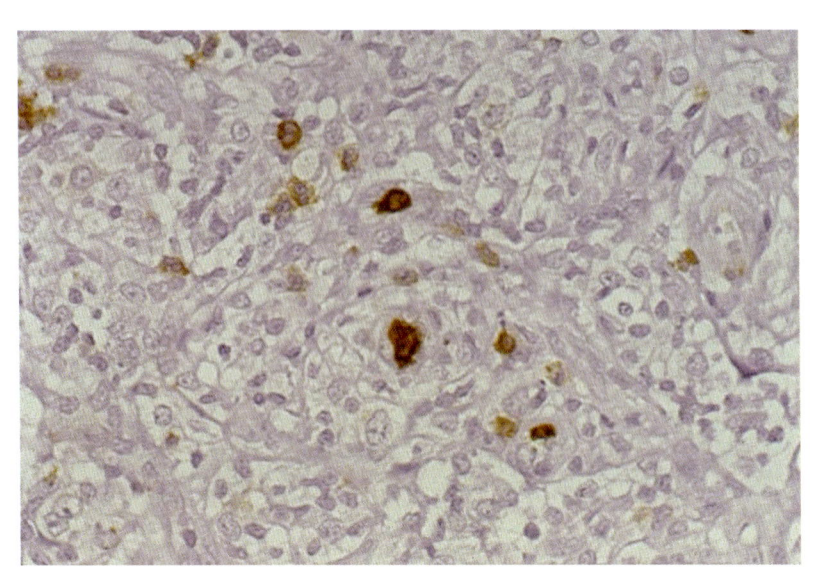

図4-42 Hodgkinリンパ腫の免疫形質

Reed-Sternberg細胞やラクナ細胞は，CD15およびCD30を発現するが，CD20やCD45は発現しない。図では，腫瘍組織内にほんの一部しか占めない少数のCD15陽性細胞を認める。Reed-Sternberg細胞などの腫瘍細胞から放出されるサイトカインによって，リンパ球，顆粒球，組織球，線維芽細胞が集簇する。本腫瘍患者の細胞性免疫機能［訳注：T細胞機能］はしばしば低下し，皮膚テスト抗原に対するアネルギーが認められる。

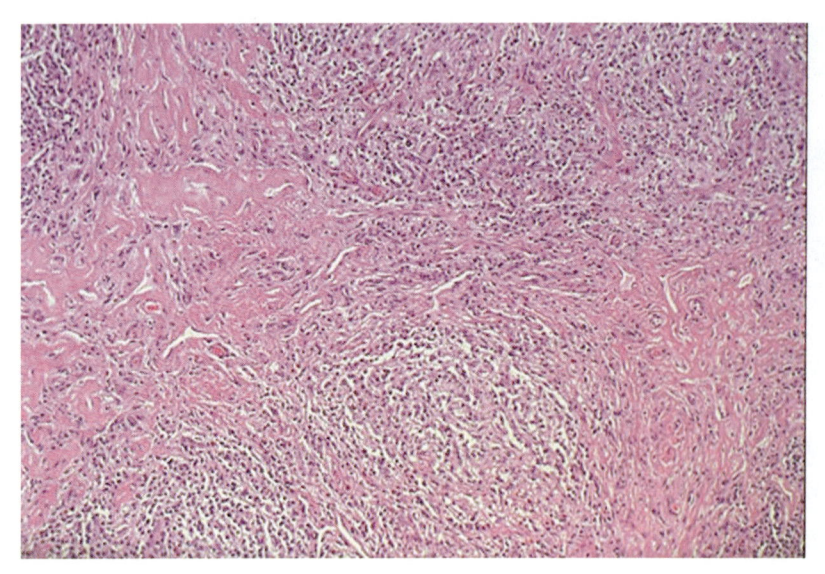

図 4-43 結節硬化型 Hodgkin リンパ腫，組織像

図はピンク色に染まる線維結合組織の梁柱により分断されたリンパ節である。結節硬化型は欧米の Hodgkin リンパ腫の約 2/3 を占め，若年成人に発症する。図に見られる線維性の梁柱形成は本腫瘍に特徴的である。小リンパ球，形質細胞，好酸球および組織球などの炎症性背景に，少数散在性に Reed-Sternberg 細胞やラクナ細胞をみる。通常，本腫瘍の組織学的診断は，病変リンパ節の生検によってなされる。しばしば骨髄生検も行われる。本腫瘍の大部分は病気 I〜II に分類される。

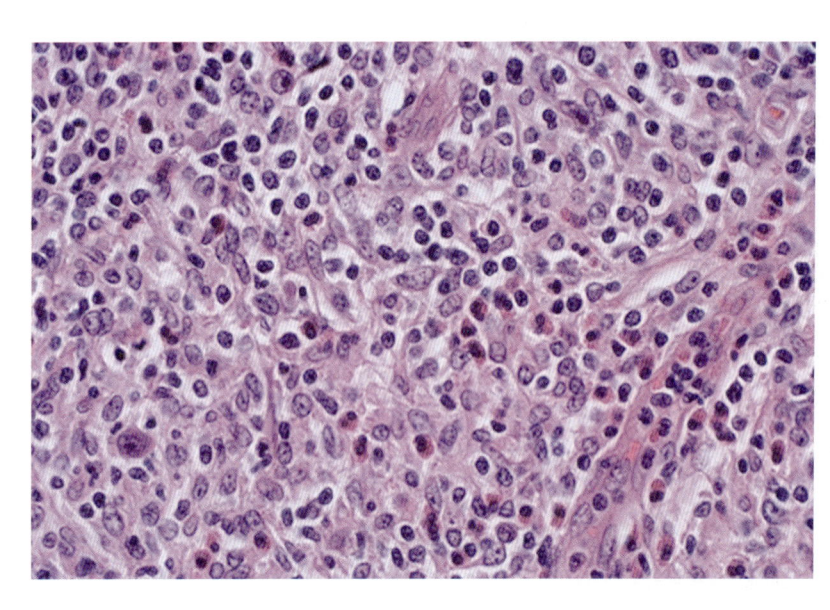

図 4-44 混合細胞型 Hodgkin リンパ腫，組織像

小リンパ球，好酸球，形質細胞などの炎症性背景に多数のラクナ細胞や Reed-Sternberg 細胞を認める。男性優位に発症し，腫瘍細胞には高率に EB ウイルスが証明される。また，リンパ球優位型および結節硬化型に比べて，高齢者に多く，全身症状（寝汗や体重減少）を伴いやすい。本腫瘍の半数以上は進行病期（III あるいは IV 期）例であるが，生命予後は良好である。

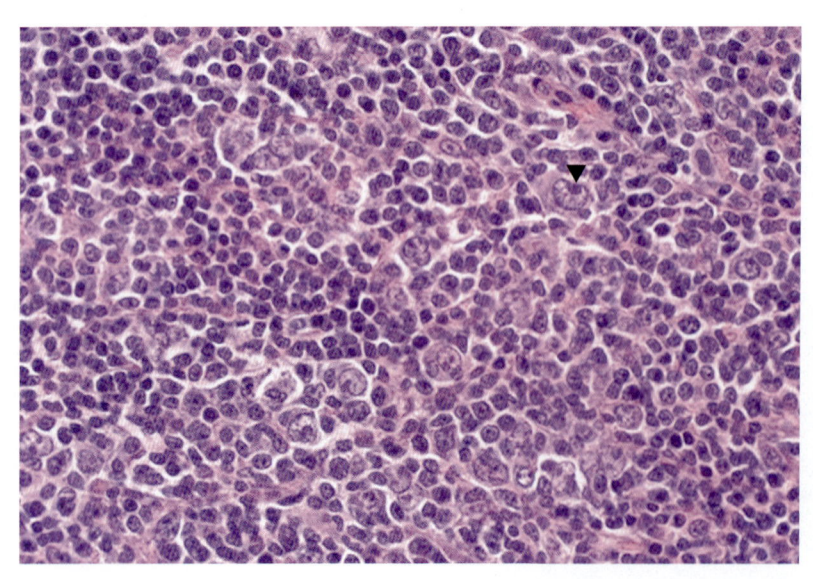

図 4-45 結節性リンパ球優位型 Hodgkin リンパ腫，組織像

小リンパ球の背景と Reed-Sternberg 細胞が欠如する本腫瘍は，ときに小型リンパ球からなる非 Hodgkin リンパ腫との鑑別が困難である。図では Reed-Sternberg 細胞に似た多分葉状核〜大型核（▼）を有する腫瘍細胞を認める。富リンパ球型の Hodgkin リンパ腫も多数の小リンパ球が反応性に出現する。富リンパ球型 Hodgkin リンパ腫の多くはリンパ節全体を侵すが，ときに残存する B 細胞性のリンパ濾胞により境界不明瞭な結節状構造を呈することがある。これと類似した構造を示す結節性リンパ球優位型 Hodgkin リンパ腫とは Reed-Sternberg 細胞の多寡によって鑑別する。症例の 40％に EB ウイルス感染があり，予後は良好である［訳注：結節性リンパ球優位型 Hodgkin リンパ腫の腫瘍細胞は EB ウイルスが陰性のことが多く，生命予後が良好である］。

第 4 章　血液疾患　85

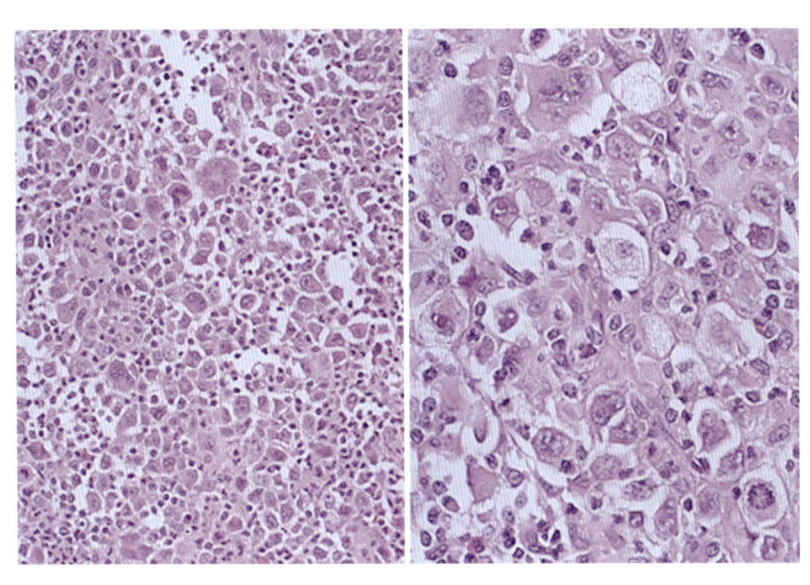

図 4-46　リンパ球減少型 Hodgkin リンパ腫，組織像

　多数の Hodgkin 細胞や Reed-Sternberg 細胞がみられるが，リンパ球や他の反応性浸潤細胞がほとんどがみられない腫瘍で，右は強拡大像である。大細胞型の非 Hodgkin リンパ腫に類似する。このような像を呈する Hodgkin リンパ腫はリンパ球減少型に亜型分類される。本病型は高齢の男性に好発し，HIV 感染と関連することが多く，また EB ウイルス陽性例も多い。多くの症例は進行病期にあり，全身症状を伴いやすい。他病型に比べていくぶん予後不良である。

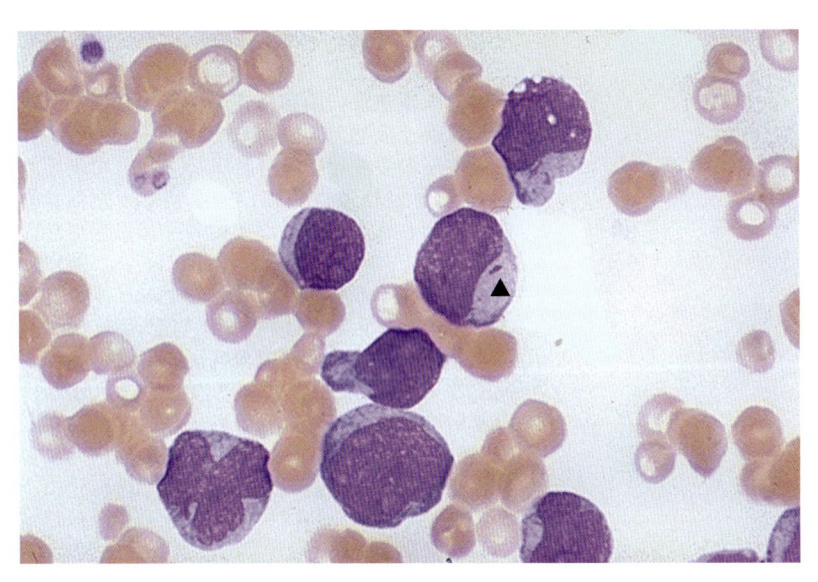

図 4-47　急性骨髄性白血病（ギムザ染色），組織像

　急性骨髄性白血病は，種々の遺伝子異常による顆粒球系細胞の成熟障害の結果，骨髄内を分化の早期段階の比較的未分化な芽球［訳注：白血病細胞］が正常造血巣を置換した状態である。そして，腫瘍性骨髄芽球が図のように末梢血中に出現する。これらの骨髄芽球は大型で，その核は繊細なクロマチンと数個の核小体を有している。また，結晶化したアズール顆粒からなる杆状の Auer 小体（▲）をみる。急性骨髄性白血病は若年者に好発する。亜分類は，細胞形態に基づいている。図の腫瘍細胞は FAB 分類の M2（骨髄芽球性白血病）に分類され，最もよくみられる型で，未熟なものから成熟した骨髄系細胞とともに明瞭な Auer 小体がみられる。

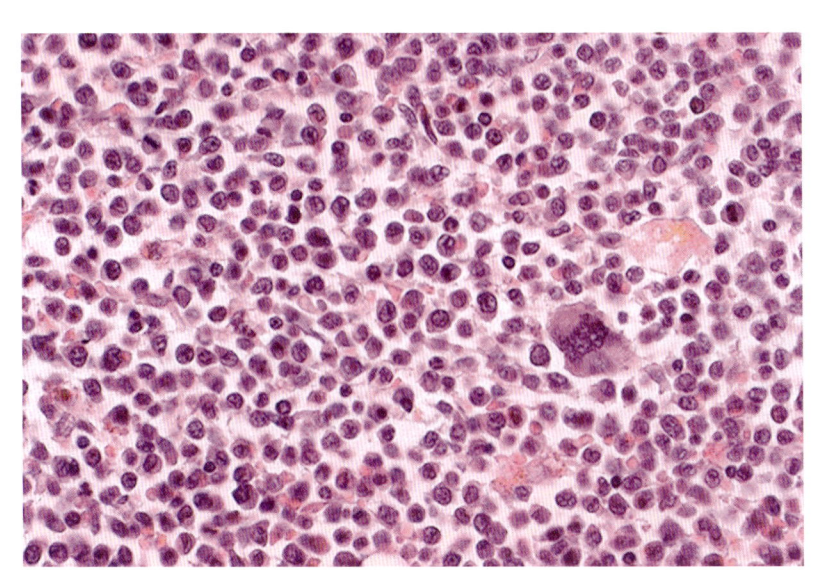

図 4-48　急性骨髄性白血病，組織像

　図は急性骨髄性白血病の骨髄生検組織である。増殖する細胞は，たった 1 つの巨核球を除き，すべて未熟な骨髄芽球（白血病細胞）である。白血病細胞は，正常血巣を置換し，骨髄空間に充満する。図のように，ほぼ 100％細胞髄であり，もっぱら白血病細胞から構成される骨髄では，白血病細胞による置換と造血幹細胞の抑制により，正常造血は著しく阻害される（これを骨髄癆状態と呼ぶ）。その結果，赤芽球系，顆粒球系および巨核球系細胞の絶対数が著減し，臨床上，貧血，易感染性状態および出血傾向をきたす。

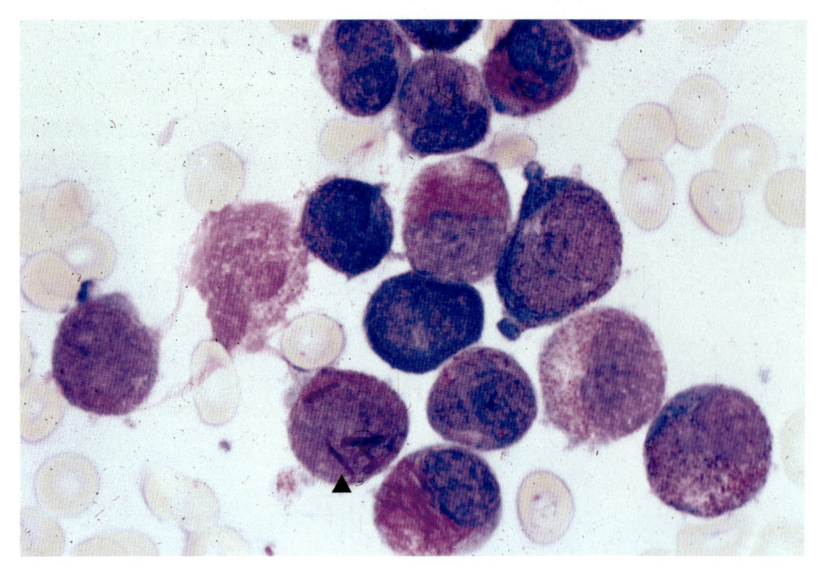

図 4-49 急性前骨髄性白血病（ギムザ染色），組織像

前骨髄球（プロミエロサイト）に類似した白血病細胞は，胞体内に Auer 小体と同様に大量のアズール顆粒を有し，一部に Auer 小体（▲）をみる。細胞形態的には急性前骨髄球性白血病（FAB 分類では M3）と診断される。第 15 番染色体上の *PML* 遺伝子と第 17 番目染色体上のレチノイン酸受容体α（*RAR*α）遺伝子の相互転座によって前骨髄球の段階で分化が停止する。そのため，ビタミン A 誘導体の全トランスレチノイン酸により，白血病細胞を分化誘導できる。本腫瘍は白血病細胞の脱顆粒により播種性血管内凝固症候群を必発する［訳注：近年，全トランスレチノイン酸を用いた分化誘導療法により，生命予後は劇的に改善された］。

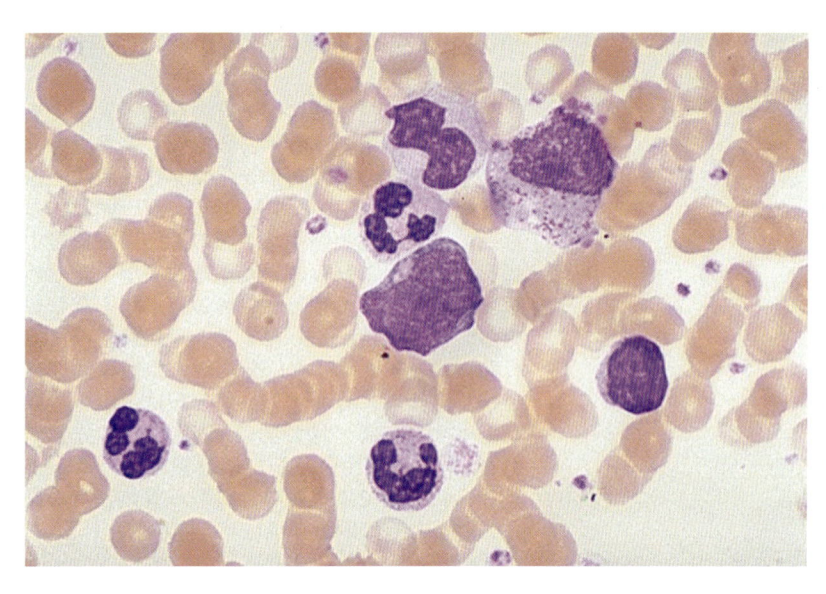

図 4-50 慢性骨髄性白血病（ギムザ染色），組織像

図は末梢血液の塗抹標本である。幼若な骨髄球のほか，成熟した好中球を認める［訳注：図は慢性期の慢性骨髄性白血病（CML）である］。CML は骨髄増殖性疾患の一亜型で，急性骨髄性白血病と異なり，循環血中の芽球は白血球の 10％未満である。CML は中年に多い。類白血病反応（図 4-6 参照）とは，白血球アルカリホスファターゼテスト（図 4-6 の ALP スコア参照）により鑑別可能で，類白血病反応ではスコアが高くなるが，CML のスコアは低い。しばしば白血病細胞は，脾臓，肝臓およびリンパ節などの髄外臓器に浸潤する。いくつかの病例では多分化能を有する骨髄造血幹細胞の悪性転化により発生しており，しばしば赤芽球系や巨核球系にも異常をきたす。

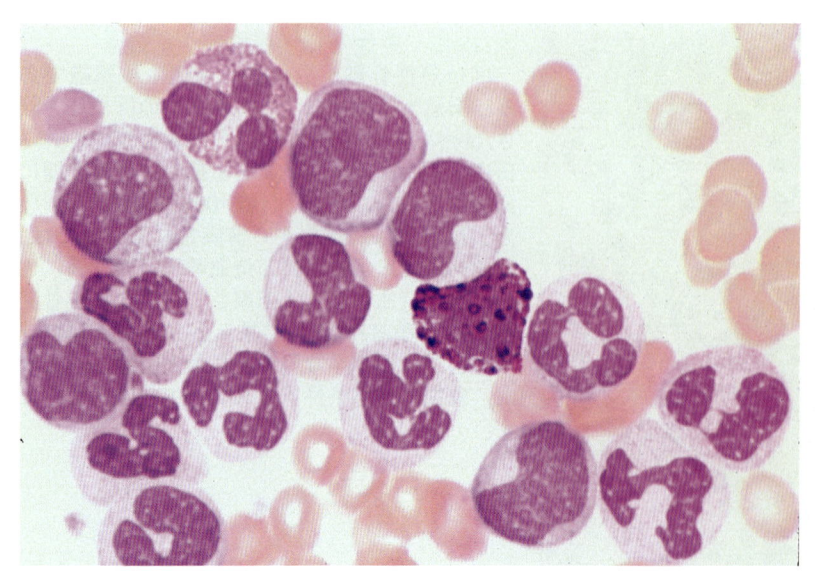

図 4-51 慢性骨髄性白血病（ギムザ染色），組織像

図のように，CML では幼若な骨髄系細胞（後骨髄球，骨髄球）のほか，好塩基球や好酸球の数も増加する。白血病細胞にはフィラデルフィア（Ph）染色体が検出される［訳注：以前は Ph1 染色体と呼んでいた］。第 22 番染色体長腕上にある *BCR*（break point cluster region）遺伝子は，第 9 番染色体長腕上にある *ABL* 遺伝子と融合遺伝子を形成する。*BCR/ABL* 融合遺伝子は核の刺激を通して増殖促進効果を発揮するチロシンキナーゼをコードする。アポトーシスの抑制と増殖刺激をもたらし，CML の病態を形成する。

第4章 血液疾患　87

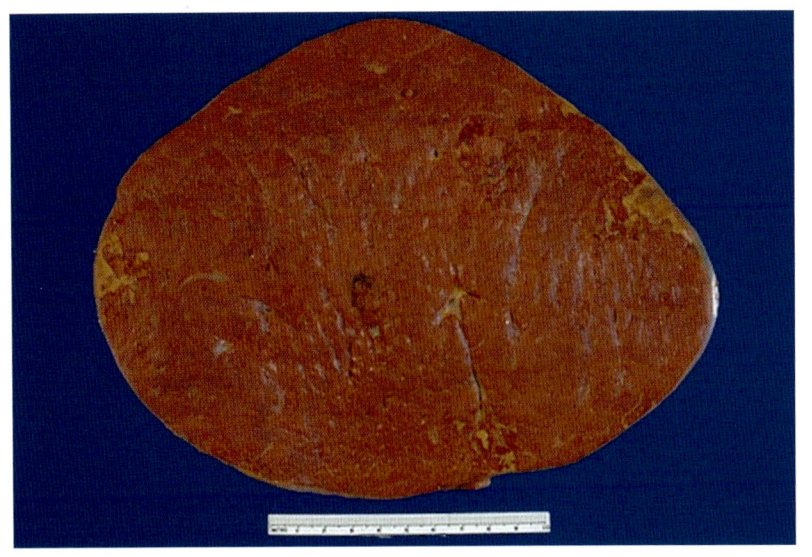

図4-52　慢性骨髄増殖性疾患, 肉眼像

脾臓は著明に腫大し, 被膜下に梗塞巣が多発している。骨髄増殖性疾患は, CML, 真性多血症, 本態性血小板血症および特発性骨髄線維症の四病型を包括しており, 巨大脾腫［訳注：通称, 巨脾］はこれらを示唆している。これらは経過中, 急性白血病に転化・移行することもある。それらはしばしば骨髄線維症に陥り, 汎血球減少, 髄外造血および脾腫を伴う。1,000gを超える巨脾は, 何らかの造血器疾患を疑うべきである。一方, うっ血性脾腫は1,000gを超えることは滅多にない。また, 巨脾は造血器疾患のみならず, マラリア, 内臓リーシュマニア症（カラ・アザール）などの感染症でもみられる。これらには二次性脾機能亢進症を続発する。

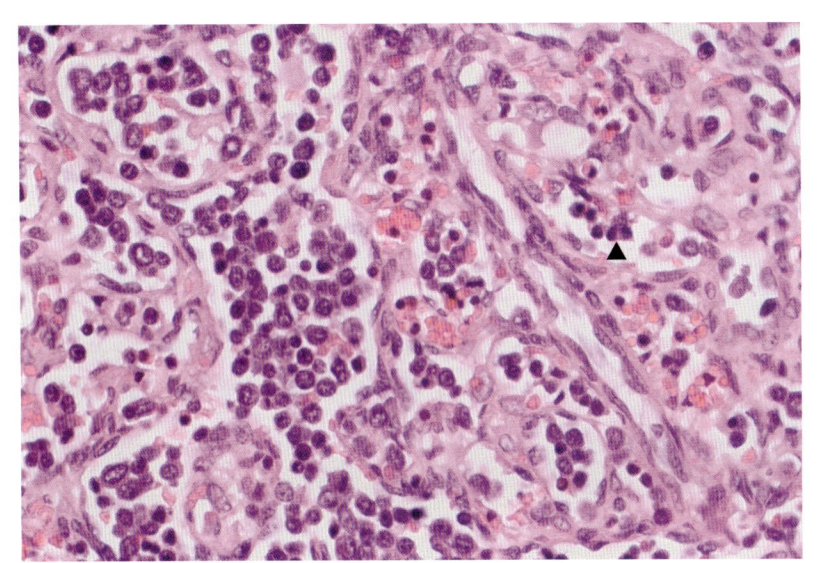

図4-53　慢性骨髄増殖性疾患にみられる髄外造血, 組織像

図のような脾の髄外造血は, 骨髄増殖性疾患に伴って, よくみられる。図では赤血球やその他の造血前駆細胞（▲）がみられる。また, 末梢血には幼若な顆粒球や赤芽球が出現［訳注：これを白赤芽球症と呼ぶ］したり, 巨大血小板をみる。またCMPDでは進行とともに巨核球を中心とする造血細胞からtransforming growth factor-β（TGF-β）や血小板由来増殖因子が産生され, これが骨髄線維化をきたす。その結果, 汎血球減少により感染や出血, そして高拍出性心不全のリスクが高くなる。一部の症例は急性白血病に転化・移行する。

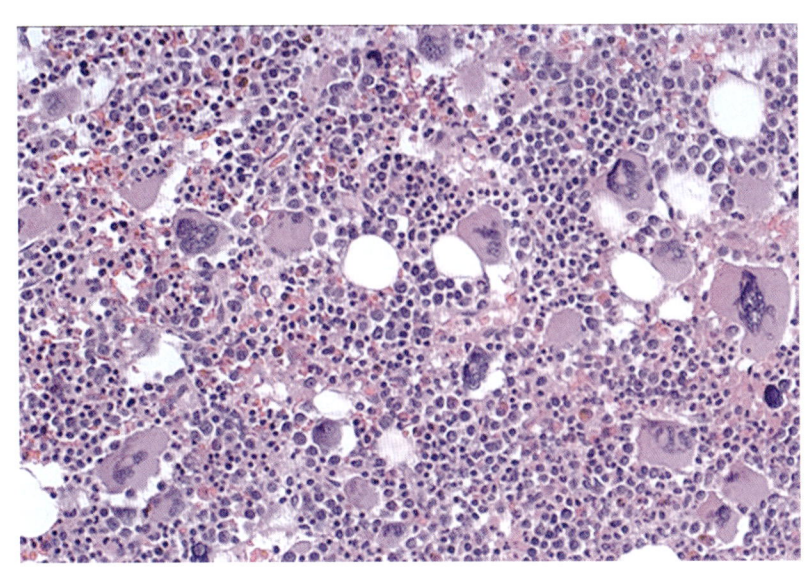

図4-54　本態性血小板血症, 組織像

単位あたり100万を超える血小板増多を伴う本態性血小板血症（ET）患者の骨髄生検組織である。異常な細胞増殖によって, 骨髄増殖過程は進展する。骨髄球系細胞が優位であればCMLの像を示し, 赤芽球系細胞優位であれば真性多血症, そして巨核球系細胞優位であればETの像を示す。これらの慢性骨髄増殖過程は, 年余の経過をたどり, 最終的には急性白血病もしくは骨髄線維症に移行する。

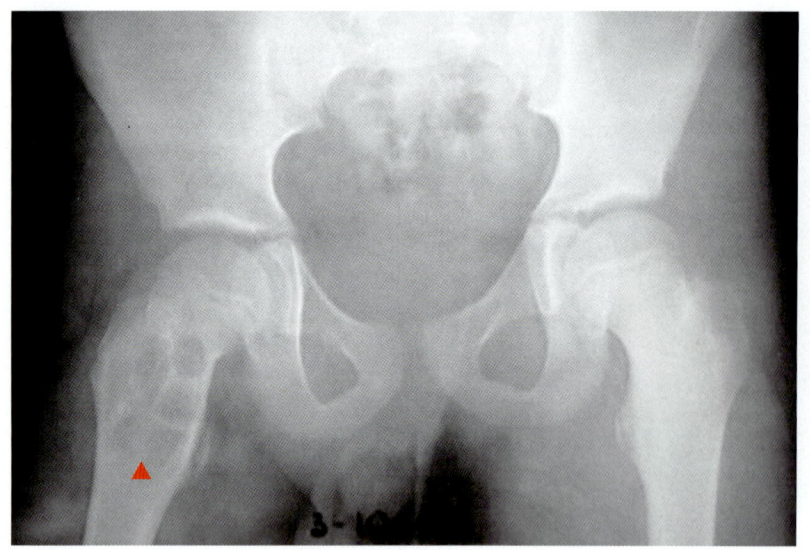

図 4-55 Langerhans 細胞組織球症，X 線写真

マクロファージの特徴をもつ未熟な樹枝状細胞の増殖をきたす Langerhans 細胞組織球症には様々なタイプがみられる。急性散布性の病態である Letterer-Siwe 病は 2 歳以下にみられ，主に皮膚症状と内臓病変をきたす。単発性あるいは多発性病態である好酸球性肉芽腫は小児あるいは若年成人の骨を侵す。右大腿骨近位部の多房性形態を呈する好酸球性肉芽腫（▲）を示す。多房性形態も，単房性形態もとり得る。下垂体柄が侵された場合には，頭蓋骨病変，尿崩症，眼球突出の Hand-Schüller-Christian の 3 徴を呈する。

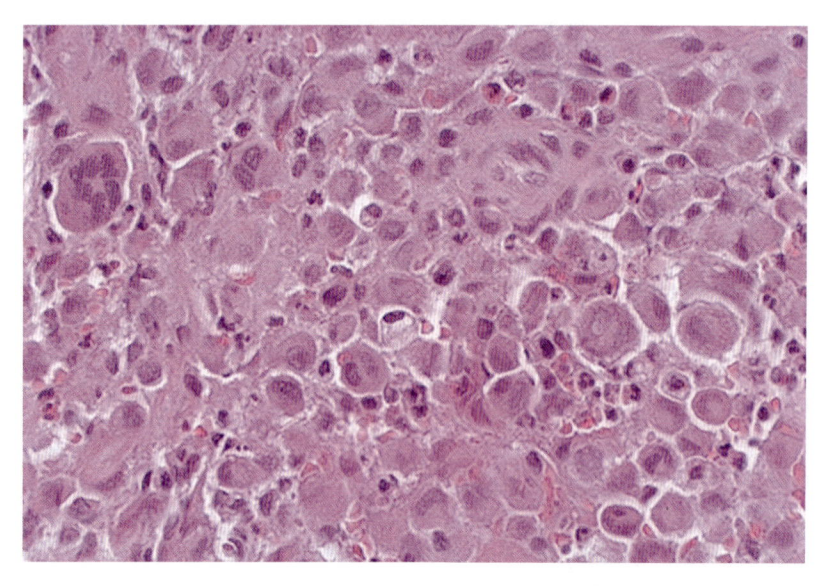

図 4-56 Langerhans 細胞組織球症，組織像

図は Langerhans 細胞組織球症（LCH）の病型の 1 つである好酸球性肉芽腫（EG）の生検組織像である。マクロファージに類似した卵円〜円形の細胞が，好酸球を含んだ炎症細胞浸潤を伴って増殖している［訳注：EG は，LCH の代表的な病変で，その 75％以上を占める］。小児および若年成人に好発する。病変は骨髄腔内に形成され骨を浸食し，骨痛や病的骨折の原因となる。LCH は線維化を伴って自然治癒する症例もあれば，病巣部掻爬を要する症例もある。LCH は限局性のものから，皮膚，リンパ節，脾臓，肝臓，肺，骨髄など系統的に諸臓器を侵すものまで様々である。

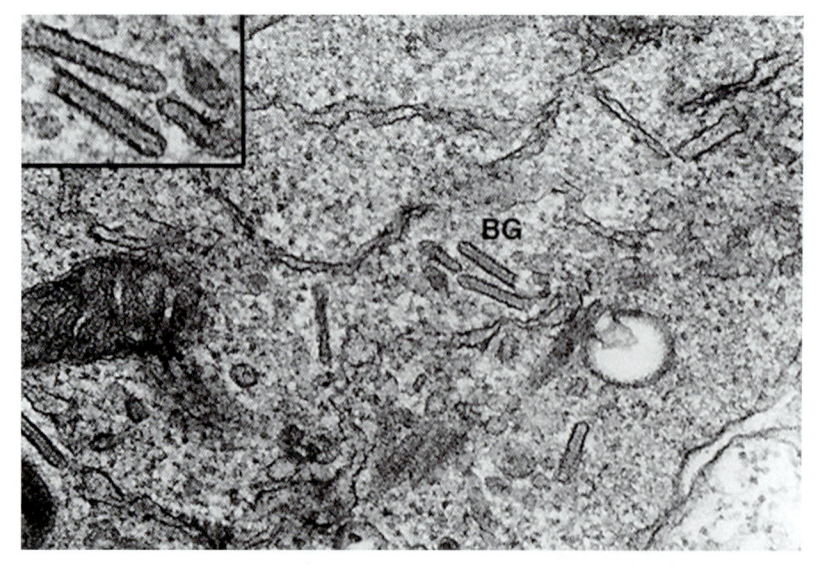

図 4-57 Langerhans 細胞組織球症，超微形態

Langerhans 細胞には，Birbeck 顆粒（左上挿入図）という特徴的な細胞質内封入体が認められる［訳注：Birbeck 顆粒は棒状の形態を示し，中心部に電子密度の高い芯があり，外膜は二重になっている］。この組織は Langhans 組織球症の症例からとられたものである［訳注：Langerhans 組織球症は以前，組織球症 X と呼ばれていた］。腫瘍細胞は，HLA-DR，S-100 蛋白や CD1a を発現する。腫瘍細胞は豊かで空胞状の胞体と，独特の折り畳みや線状の切れ込みを伴う核を有する。成人喫煙者に発症する肺 LCH は，喫煙中止により自然治癒することもある。また Langerhans 細胞が常に多クローン性に増殖しており，LCH は真の腫瘍というよりは，反応性過形成病変の可能性を示唆している［訳注：LCH の発症機序は不明である］。核は類円形で水胞状のクロマチンをもつ。とりわけ核形態が特徴的で独特の折り畳みや線状の切れ込みを認める。

第4章 血液疾患　89

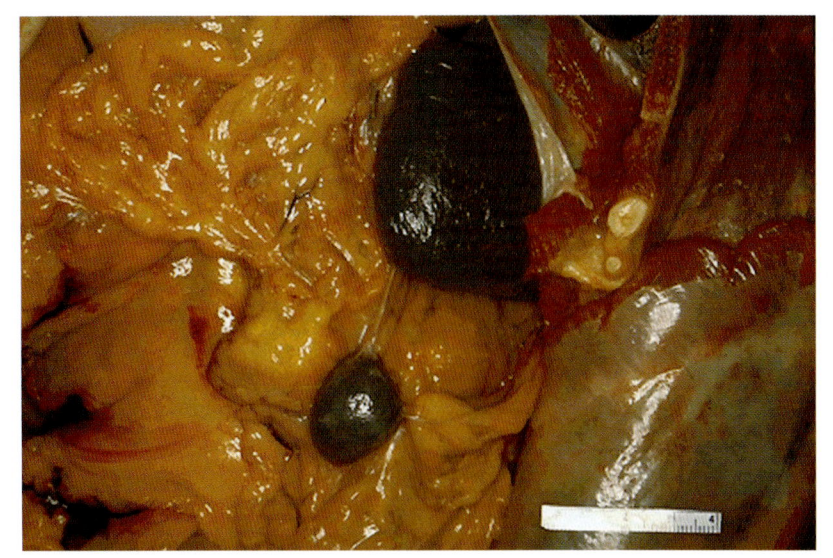

図4-58　正常脾臓および副脾，肉眼像

剖検時の写真で腹腔の左上隅にある正常の脾臓とは別に，小さな副脾をみる。副脾は稀なものでなく，偶然にみつかることが多い。そして，本来の脾臓と同様，腫々の変化をきたしうる。また，交通事故などの鈍的外傷による脾破裂に対する脾摘出術後であっても，脾組織片が腹腔表面に生着し，成長して機能を持続するという稀な事象があり，これを脾症（splenosis）と呼ぶ（"生まれ変わった"脾）。

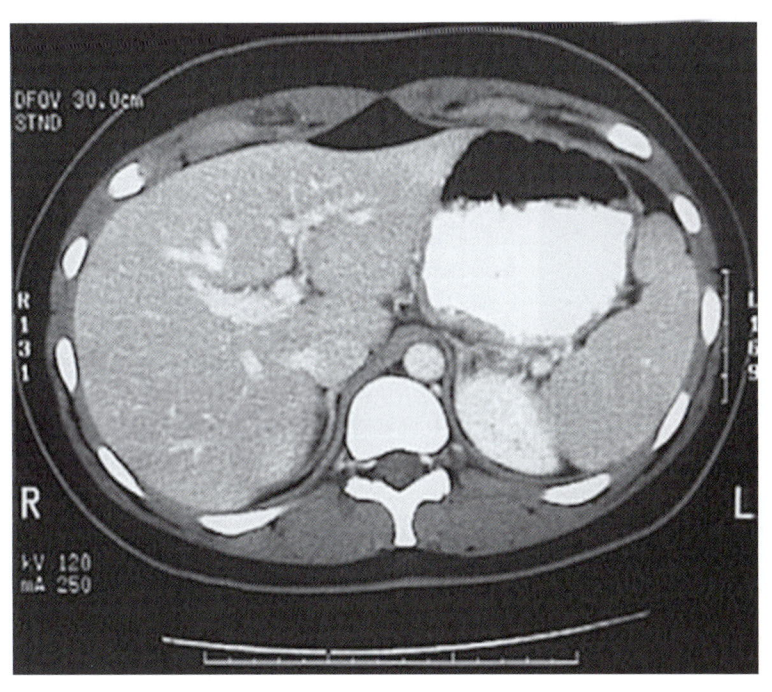

図4-59　正常脾臓，CT

腹部造影CTにおいて，正常な大きさで正常な部位に存在する脾臓を認める（胃内には経口造影剤が認められる）。正常の脾と肝のCT値は同等である。脾臓は，その類洞を赤血球が通過する際に，古い赤血球やHeinz小体やHowell-Jolly小体などの赤血球成分を除去するフィルターの役割を果たす。脾臓の貪食細胞は，血液内の細菌，細胞内の老廃物，白血球などを除去する役割も果たしている。脾臓は全血小板のほぼ1/3を貯える貯蔵庫としての役割も果たしている。Gaucher病やNiemann-Pick病などの先天性代謝異常において生成される異常な高分子化合物も脾臓の貪食細胞に集積するため，脾腫をきたすことになる。

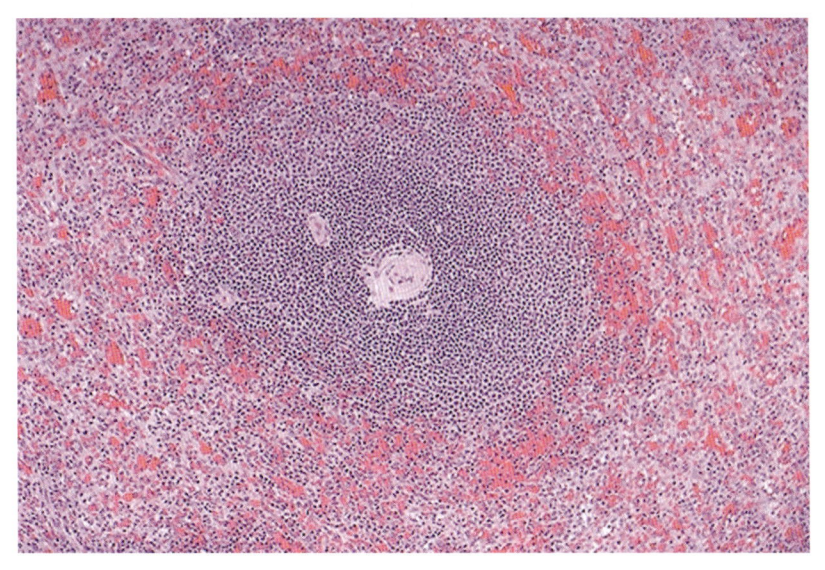

図4-60　正常脾臓，組織像

脾中心動脈周囲を小リンパ球が鞘状に取り囲み，白脾髄を形成する。白脾髄の周囲には，静脈洞からなる赤脾髄が形成される。脾臓は，重要な免疫応答機能を担っており，末梢のリンパ鞘には侵入抗原を捕捉する樹状細胞が存在しており，T細胞にその抗原情報を提示する。そして，白脾髄濾胞辺縁ではT細胞とB細胞が協調し，赤脾髄の髄索に主としてみられる形質細胞が，抗体産生にあずかる。摘脾や自家梗塞（鎌状赤血球症）などにより脾機能が低下すると，肺炎球菌（肺炎連鎖球菌），髄膜炎菌（ナイセリア髄膜炎菌），インフルエンザ菌など莢膜をもつ細菌の広範な感染を起こしやすくする。

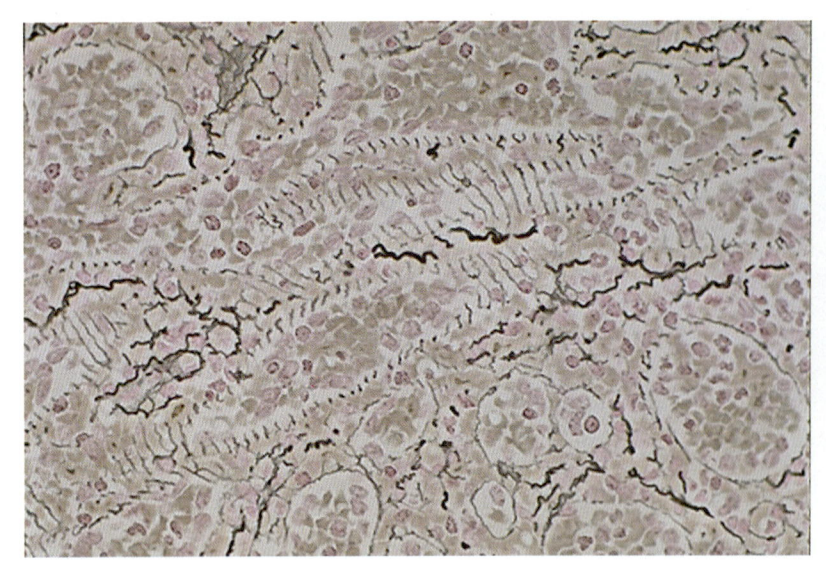

図4-61 正常脾臓（鍍銀染色），組織像

鍍銀染色標本で，正常赤脾髄領域を観察すると，脾洞の内面をつくる細長い内皮細胞とその外縁に内皮細胞とほぼ直交するように存在する輪状線維（たが線維）をみる。赤血球は内皮細胞の間隙を通って脾洞に進まなければならず，その際，変形することが必要である。変形能が低下した赤血球（例えば，球状赤血球，楕円赤血球，鎌状赤血球など）は，狭い内皮細胞間隙を通過できない。これらの異常赤血球は，脾臓のマクロファージに貪食処理され循環血中から取り除かれる。表面に免疫グロブリンあるいは補体の結合した赤血球は，脾臓で排除されやすい。これを血管外溶血と呼ぶ。

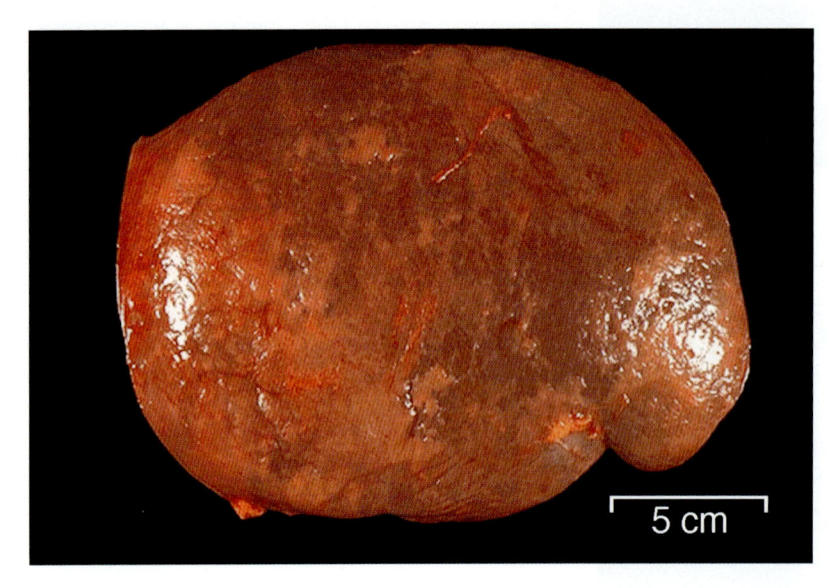

図4-62 うっ血脾，肉眼像

肝硬変による門脈圧亢進症に随伴する慢性脾うっ血は，脾腫の代表的原因である。脾腫はまた肺高血圧症を伴う右心不全でも起こり得る。なお，慢性アルコール中毒患者にみられる小結節性肝硬変やB型，C型慢性肝炎に続発する大結節性肝硬変に内肺圧亢進症は生じる［訳注：C型の場合，中型結節が多い］。図では暗赤色調の被膜上に不規則な褐色調ないし白色調の線維性プラークが付着している。これは糖衣と言われ，硝子化性脾周囲炎という名称もある［訳注：これは被膜外に析出した線維素が，あたかも砂糖をまぶしたようにみえるので，糖衣脾と呼ばれる］。内脈圧の亢進により脾索から脾洞への血液の緩除化がおき，脾洞は拡張する。この脾うっ血が遷延すると赤血球がマクロファージに曝される時間が長くなり捕捉・処理される結果となる（これを脾機能亢進症と呼ぶ）。

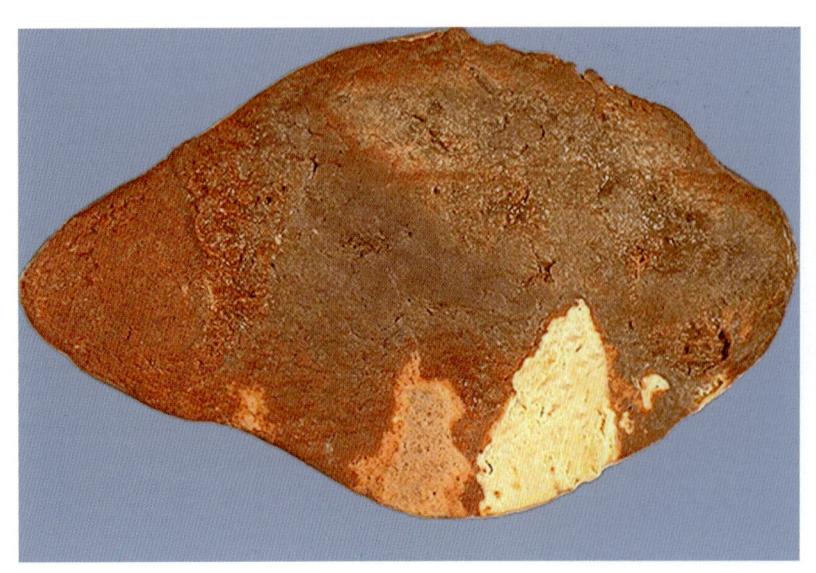

図4-63 脾梗塞，肉眼像

大動脈弁または僧帽弁を侵す細菌性心内膜炎に併発する全身性の動脈塞栓症の一部分症として脾梗塞がある。脆弱な細菌性疣贅の一部が剥離したものが，腹腔動脈を経て脾動脈分枝を閉塞し，脾梗塞をきたす。脾梗塞の原因の大部分は，疣贅剥離片または壁在血栓による塞栓症である。脾梗塞は虚血性梗塞の代表例であり，病変部は被膜を底辺とする楔型（三角形型）を呈し，黄桃色調割面を示す。非硬塞部は暗赤色調を示す。臨床的には左上腹部痛や脾腫大で発見される。

第4章 血液疾患　91

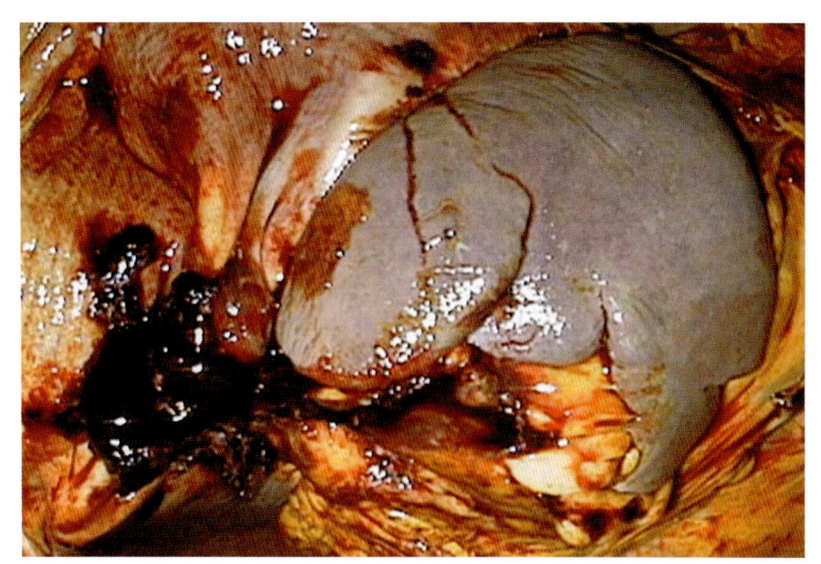

図4-64　脾外傷，肉眼像

腹部の鈍的外傷により，しばしば脾破裂をきたす。図は自動車事故による腹部外傷患者の開腹時の脾臓である。被膜には2条の裂傷を認め，腹膜には血腫が形成されている。出血量が多い場合は，腹腔内血腫となる。小さな外傷でも脾破裂を起こしやすい脾腫大の原因として伝染性単核症やマラリアによる脾腫も挙げられる。

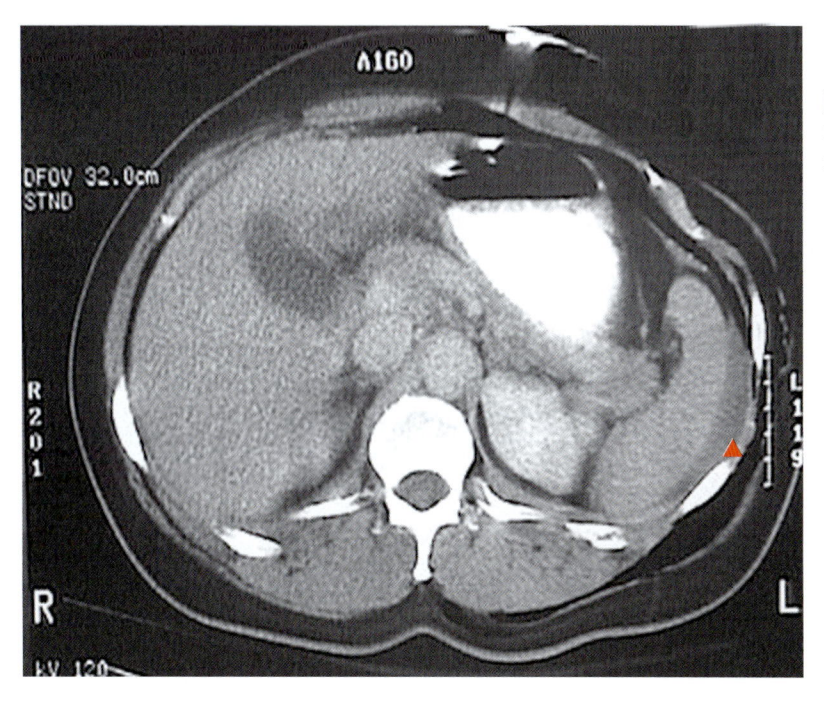

図4-65　脾外傷，CT

腹部CTでは腹部鈍的外傷により破裂した脾臓の外側に，血腫（▲）が認められる。腹腔洗浄で血性腹水が得られ，診断への糸口となった。被膜の修復は困難なため，被膜損傷を伴う場合には外科的切除が必要となる。

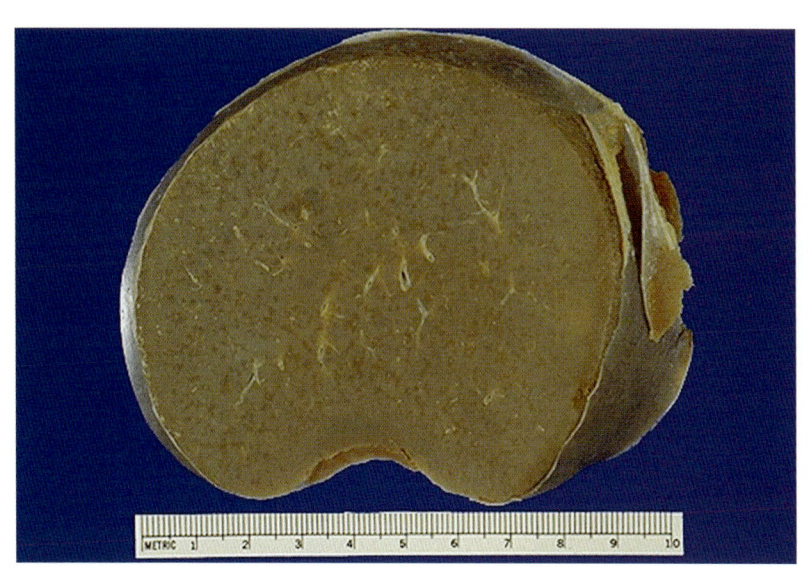

図4-66　脾アミロイド症，肉眼像

腫大した脾臓の割面は，びまん性に蝋様光沢を示し，ラード様にみえる［訳注：ハムの割面にも似ており，ハム脾と呼ばれる］。一方，びまん性ではなく，白脾髄に一致してアミロイドが沈着すると［訳注：サゴヤシの澱粉を茹でたものに似ることから］サゴ脾と呼ばれる。ハム脾ではAL型アミロイドの沈着が特徴的である。免疫グロブリン由来のAL型アミロイド症は，合併疾患の原発性のものと骨髄腫に随伴するものとがある。一方，AA型アミロイド症は慢性関節リウマチなど全身性疾患に続発する。

92　第4章　血液疾患

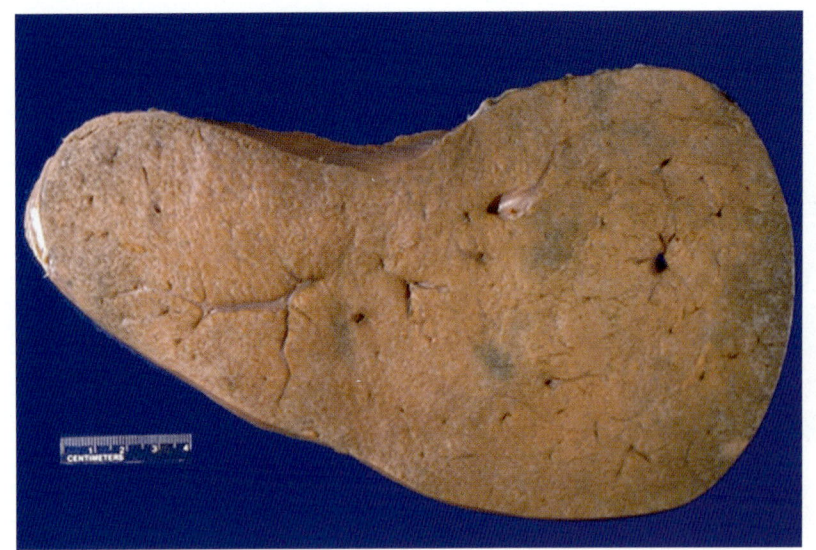

図4-67　Gaucher病の脾病変，肉眼像

高度に腫大した脾臓の割面は，帯黄桃白色を呈し，触れると硬い［訳注：脂質沈着により脂肪肝と同様，脂ぎった割面を呈する］。この写真の若い患者は，グルコセレブロシダーゼの先天的欠損により単核食細胞系の細胞内に中間代謝産物が蓄積する代謝異常症である。Gaucher病は発症年齢や神経病変の程度により，3つの臨床型に分類される。最も頻度の高い型（99％以上）は，1型で神経障害はなく，知能は保たれ長期予後が期待できる。一方，2型は急速進行性の神経障害により，多くは乳幼児期に死亡する。3型は前二者の中間の経過をとる。

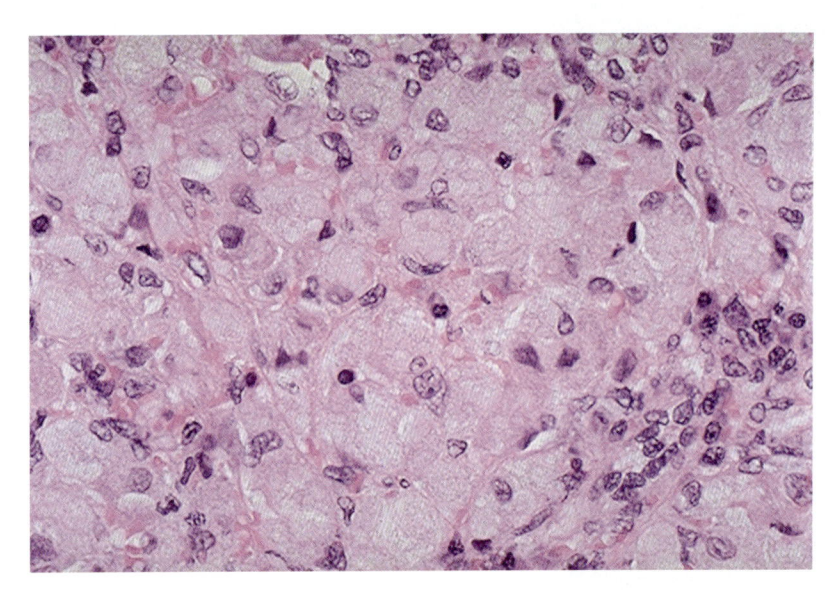

図4-68　Gaucher病，組織像

Gaucher病は，中間代謝産物［訳注：グルコセレブロシド］がマクロファージのリソゾームに蓄積する先天的代謝異常症の1つである。写真のようにピンク色に染まるマクロファージが特徴的である。大型マクロファージ（Gaucher細胞）が脾内に多数集簇するために，脾臓は著しく腫大するが，蓄積病に一般的にみられる像である。また，Gaucher細胞の骨髄内集簇により，骨痛，骨変形および病的骨折をきたす。そのほか，リンパ節や肝臓も侵され，2型では血管周囲にGaucher細胞が多数集簇し，神経障害をきたす。

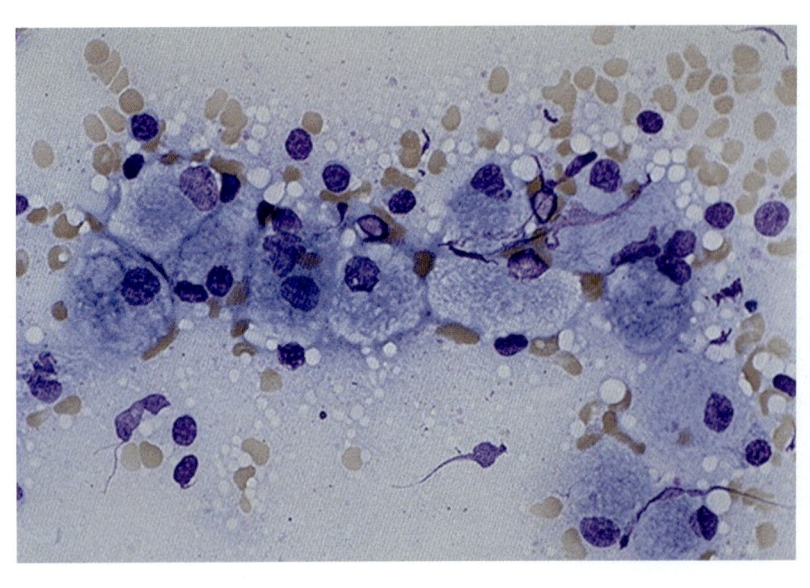

図4-69　Gaucher細胞の特徴，組織像

骨髄穿刺液の塗抹標本にみられるGaucher細胞の胞体には多量の脂質が蓄積するので，ティッシュペーパーにできるような独特なシワをみる。酵素異常による遺伝性疾患の多くは，末梢血中の白血球や皮膚線維芽細胞の酵素活性（Gaucher病ではグルコセレブロシダーゼ活性）を調べることによって診断を確定する。他の遺伝性疾患と同様に，Gaucher病において多数の対立遺伝子変異の存在が発見を困難にしている。つまり全ての症例を発見できるような単一の遺伝子検査法がないからである。異なった対立遺伝子は異なった酵素活性に関連しているため疾患の重症度に多彩性が生じる。

第 4 章　血液疾患　93

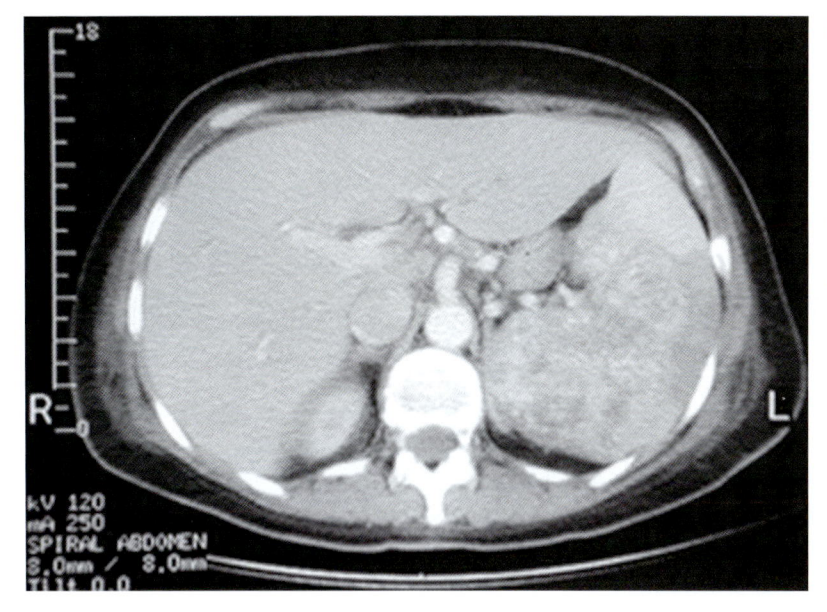

図 4-70　脾血管肉腫, CT

　脾臓はそのサイズと血流の割には, 原発性血液腫瘍や転移性腫瘍の頻度が低い。おそらく本来の免疫監視機能によるものと思われる。脾臓が腫瘍性病変に侵される頻度は白血病が最も高く, 非 Hodgkin リンパ腫や Hodgkin リンパ腫の節外病変も認める。腹部 CT では大きく内部不均一な腫瘤が腫大した脾臓内に認められ, 血管への分化を伴った未分化間葉系細胞の悪性増殖からなる血管肉腫を示唆する。

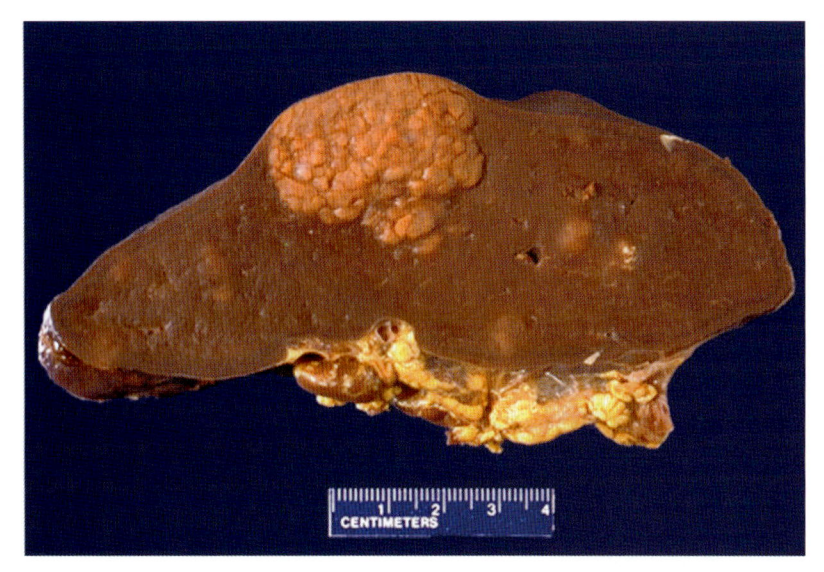

図 4-71　Hodgkin リンパ腫の脾病変, 肉眼像

　Hodgkin リンパ腫に侵された脾の割面には, 大小種々の結節が集簇または散在している。通常, 脾内の腫瘤の原因はがんの転移巣よりも血液腫瘍のことが多い。

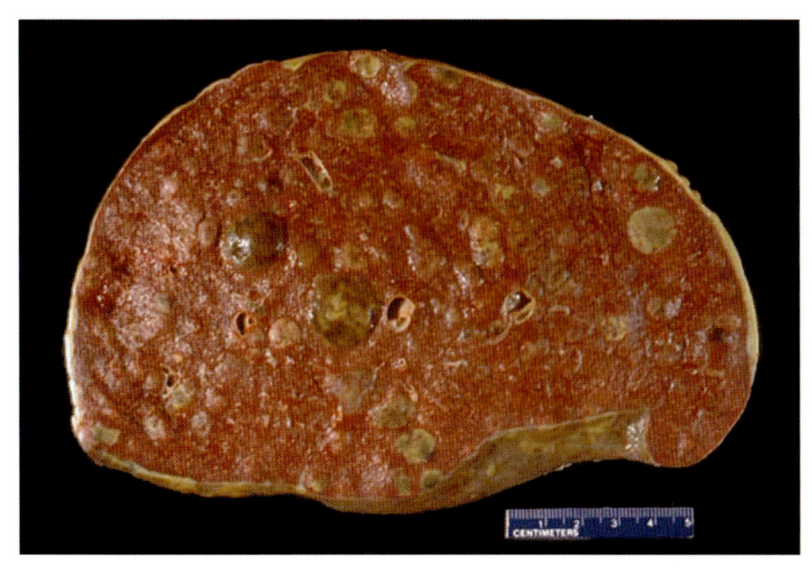

図 4-72　がんの脾臓転移巣, 肉眼像

　脾臓は大きさの割に nonhematologic malignacies からの転移は少ない。図では, 黄褐色〜黒褐色調を呈する大小の結節が, 脾内に分布している。図症例の原発巣は皮膚で, 組織型は悪性黒色腫である。腫瘍の色調は腫瘍細胞により産生されるメラニンに由来している。このように悪性異色腫はアグレッシブな腫瘍であり, しばしば広範な転移をきたす。

94　第 4 章　血液疾患

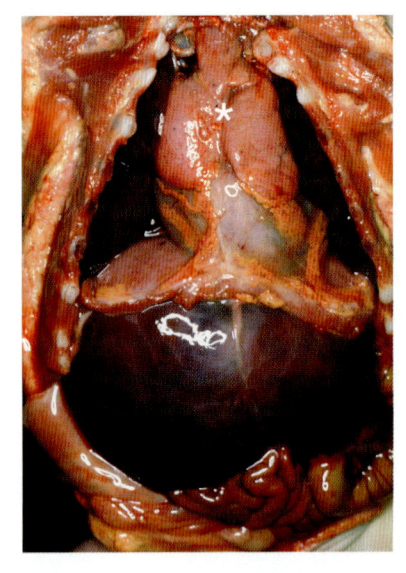

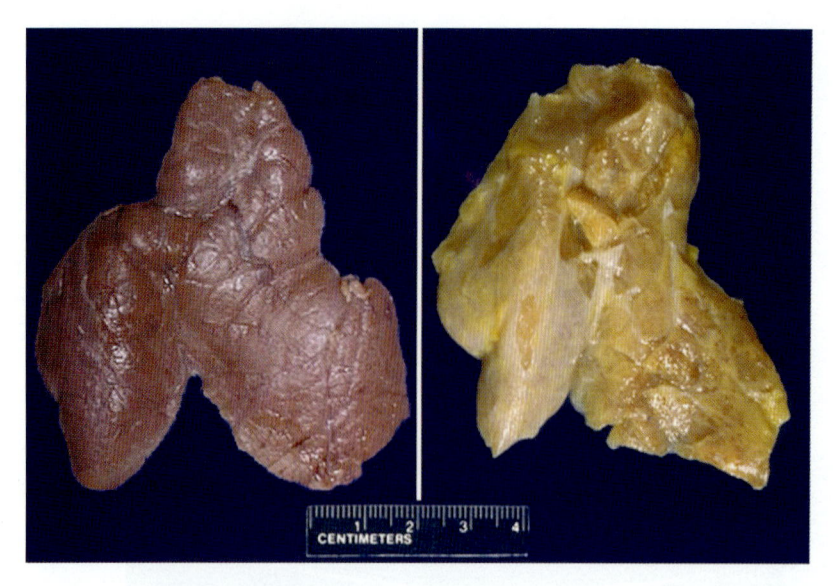

図 4-73　正常胎児の胸腺, 図 4-74　新生児および成人の胸腺の比較, 肉眼像

図 4-73 のように胸腺（★）は前縦隔に位置し, 小児期と同様に幼児期, 胎生期後期においても目立つ。中央の図は幼児期の胸腺で, 右の図は成人の胸腺である。図 4-74 左側は満期産の幼児の正常胸腺であり, 右側のいくらか小さい成人の胸腺と比較されている［訳注：出生時には 15g に達し, それ以降, 発達速度は鈍るが思春期で最大の 30～40g に達する。その後, 生理的に実質は退縮し, 小葉間結合組織が脂肪組織に置換される（図右）。脂肪置換により胸腺は黄色調を呈する］。胸腺は, 免疫系の発達において, 骨髄幹細胞が T 細胞に分化する場として重要である。成人では胸腺は完全に脂肪に置換される。

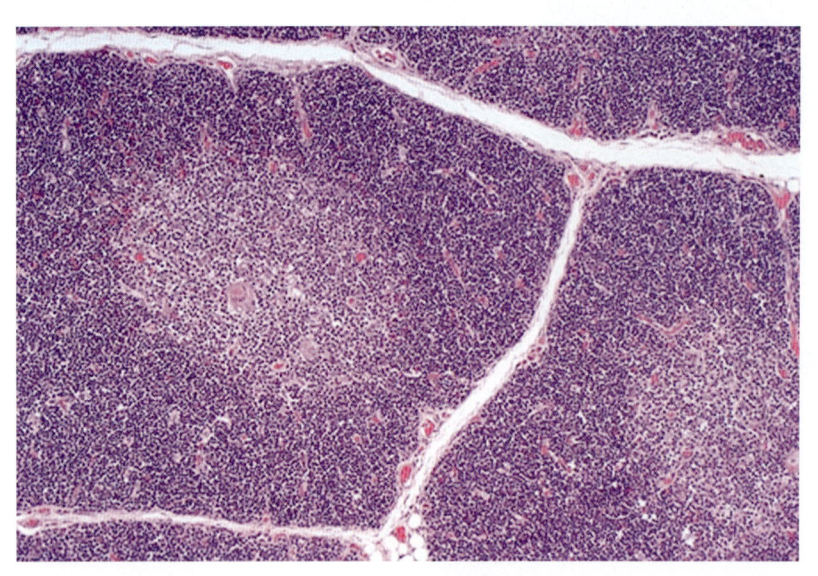

図 4-75　正常胸腺, 組織像

胎児（妊娠後期）のすでに T 細胞の分化している胸腺の弱拡大像である。明るくみえる領域が髄質で, その周囲の暗調な領域が皮質で, その境界は明瞭である。髄質の中心には上皮細胞が同心円状に集まり, 一部に角化を伴う Hassall 小体を散見する。胎児の免疫系発生において, 骨髄由来の前駆細胞が胸腺内に移行し, 微小循環内で増殖・分化し, 成熟 T 細胞となり, 末梢リンパ組織に分布する。胸腺は成人期になると萎縮し, T 細胞産生は緩除化する。先に述べた胸腺の微小環境を構成する細胞は, 胸腺細胞と上皮細胞のほか, 線維細胞, マクロファージ, 樹状細胞, B 細胞, 好中球, 好酸球や筋様細胞が知られている。

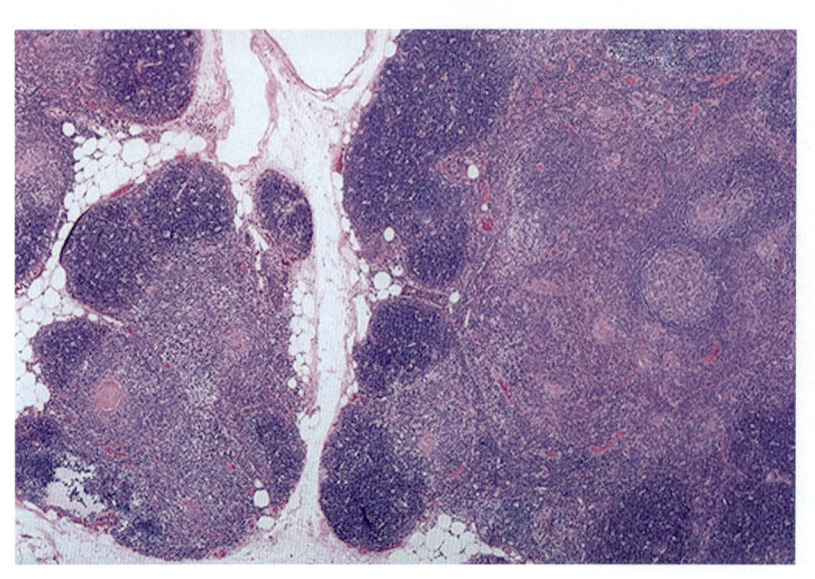

図 4-76　胸腺過形成, 組織像

重症筋無力症患者の約 2/3～3/4 に図のような胸腺過形成がみられる。成人の胸腺は, 通常, 脂肪組織で置換され, 少数のリンパ球と Hassall 小体をみるに過ぎない。胸腺過形成では, 図のように豊富なリンパ球の中にリンパ濾胞が増生している。重症筋無力症患者にみられるリンパ濾胞増生は自己抗体産生と関連している。アセチルコリン受容体（AchR）に対する抗体が存在し, それが骨格筋運動終板の機能を減弱させ, 結果的に自己免疫機序により AchR が破壊されるため骨格筋の易疲労性や筋力低下が出現する。

第 4 章　血液疾患　95

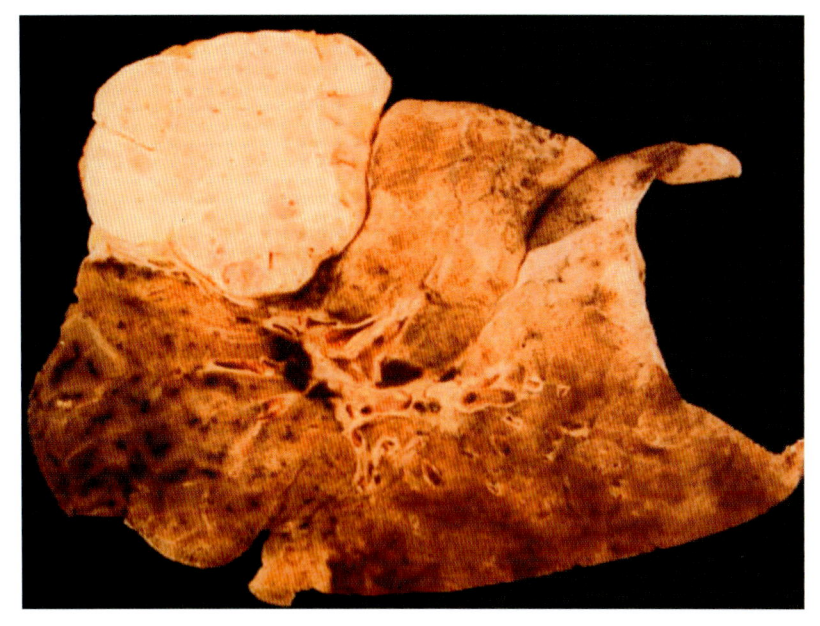

図 4-77　胸腺腫, 肉眼像

　胸腺腫の多くは, 前縦隔に発生し, 大きくなると周囲臓器を圧排する。図は剖検で, 肺とともに摘出された胸腺腫である。肺との境界は明瞭で, 灰黄白色調割面を呈し, 分葉結節状である。良性, 悪性ともに 40 歳以上の成人に好発する。大部分は, 前上縦隔に発生するが, 稀に頸部, 肺門などに存在する胸腺組織から発生することもある。なお, 結節硬化型 Hodgkin リンパ腫や前駆 T 細胞性リンパ芽球型リンパ腫なども前縦隔に好発するので, 胸腺腫は前縦隔に発生する腫瘍の 20〜30% を占めるにすぎない［訳注：悪性リンパ腫と胸腺腫とでは治療法が異なるので, 両者の鑑別は重要である］。

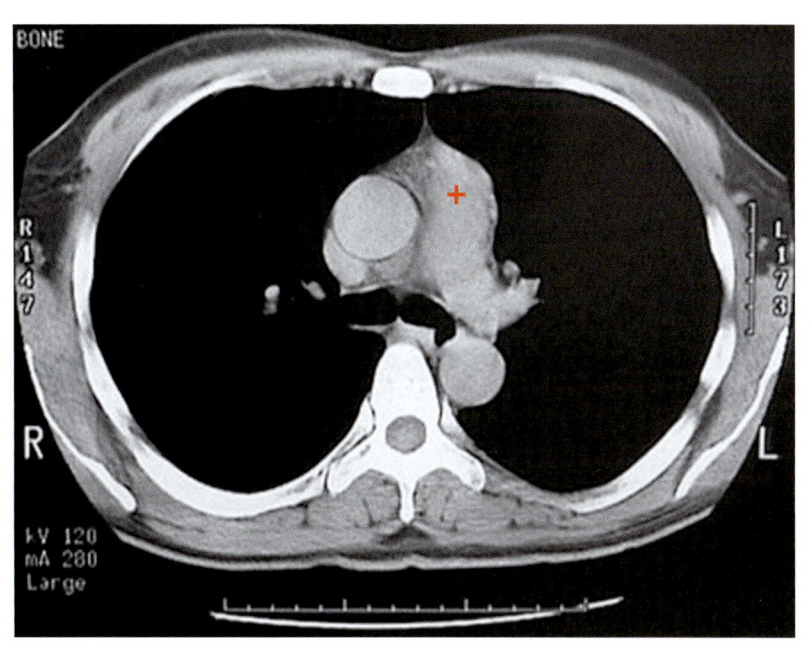

図 4-78　胸腺腫, CT

　胸部 CT では前上縦隔に胸腺腫 (＋) が描出されている。大動脈弓の前方左側にある胸腺の左側面から発生している。胸腺腫の発育は遅く, 良性経過をとる。しかし悪性胸腺腫は局所浸潤性をきたし得る。細胞学的にも悪性を呈するものが胸腺癌と呼ばれる。胸腺腫の 40% は縦隔構造への圧排から生じる症状によりみつけられ, 30〜45% は重症筋無力症を契機とする。残りは画像診断や胸部外科手術時に偶発的にみつけられる。

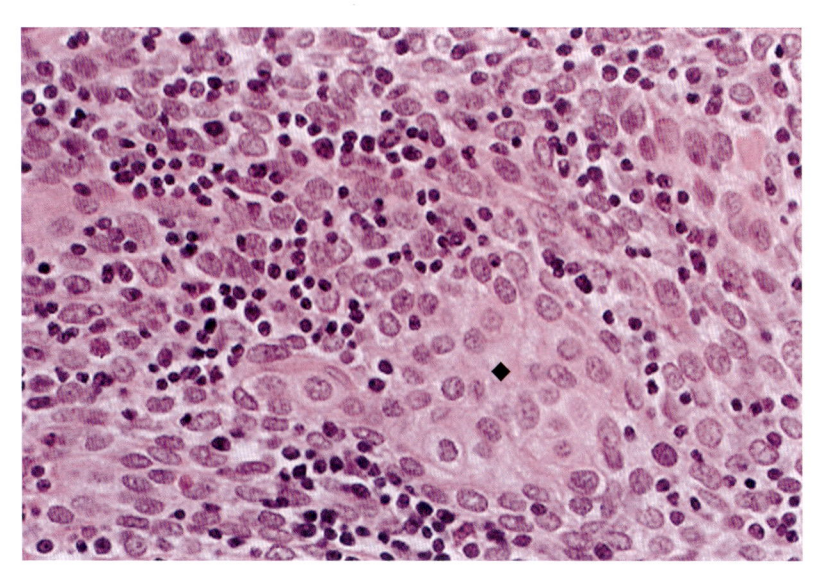

図 4-79　胸腺腫, 組織像

　胸腺腫の腫瘍性上皮細胞 (◆) と非腫瘍性 T 細胞性から構成される。胸腺腫患者の 1/3〜1/2 が重症筋無力症を発生する。腫瘍性上皮細胞の多形性は弱いが, 近接臓器に浸潤することもあり, malignont thyoma と呼ばれている。胸腺腫患者の約 10% に重症筋無力症のほか, Basedow 病, 赤芽球癆, 多発筋炎, Cushing 症候群, 悪性貧血など種々の腫瘍随伴症候群がみられる。

第 5 章

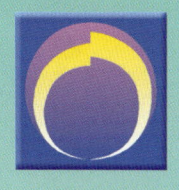

肺

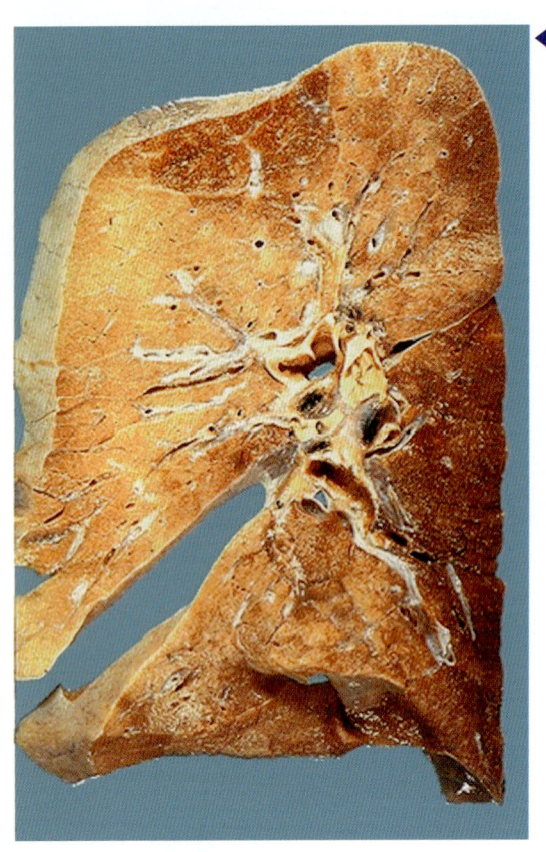

◀図 5-1　正常肺，肉眼像
　正常左肺の矢状断を示す（図右下の背側部でわずかにうっ血がある）。小さい肺門リンパ節が炭粉沈着を伴って灰黒色にみえる（吸入された空気中の粉塵が肺胞マクロファージに貪食され，リンパ管を経由してリンパ節に集まった結果である）。

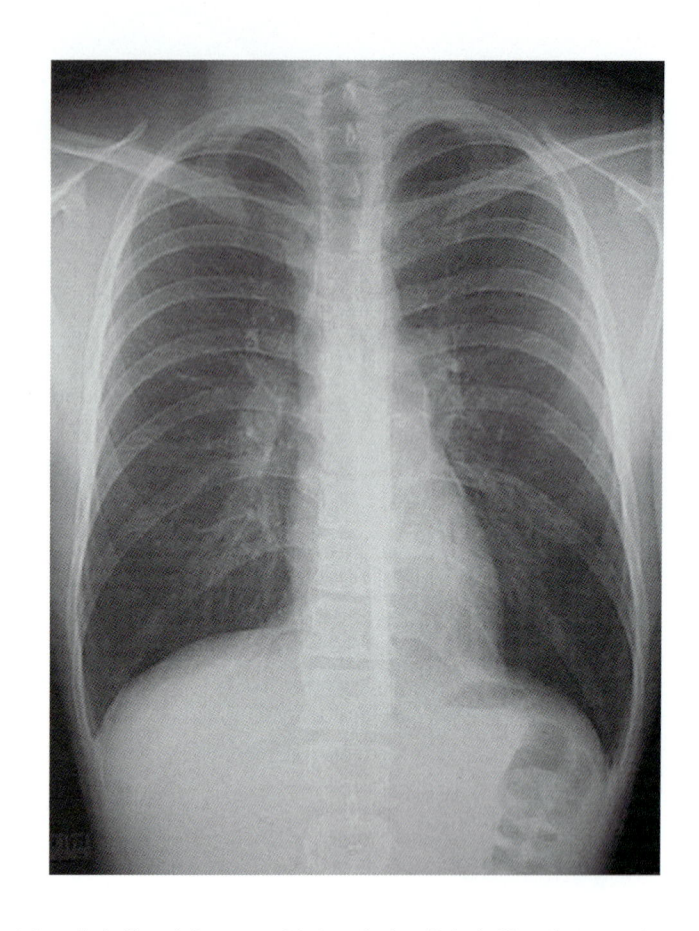

図 5-2　正常肺，X 線写真▶
　健常成人男性の胸部 X 線撮影正面像における正常肺所見を示す。肺実質は空気のため黒く，胸壁の軟部組織や肺門はより白く描出される。心陰影の大きさは，正常者では左肺の横径とほぼ同じである。

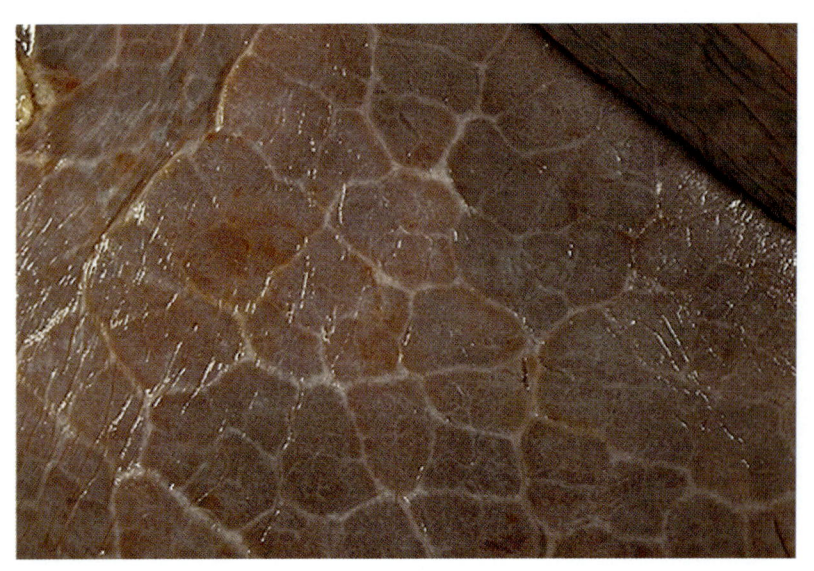

図 5-3　正常肺，肉眼像
　平滑で光沢のある肺の胸膜面を示す。この患者は高度の肺水腫があり，肺小葉間を走るリンパ管の液量が増加している。このために，肺小葉の亀甲状の輪郭が白色の線として明瞭に認められる。吸入された粉塵に由来する炭粉色素はリンパ管経由で肺門リンパ節とともに胸膜表面にも運ばれる。成人肺では若干の炭粉沈着は必ず認められる。喫煙者では炭粉沈着がより目立つ。

第5章 ● 肺　99

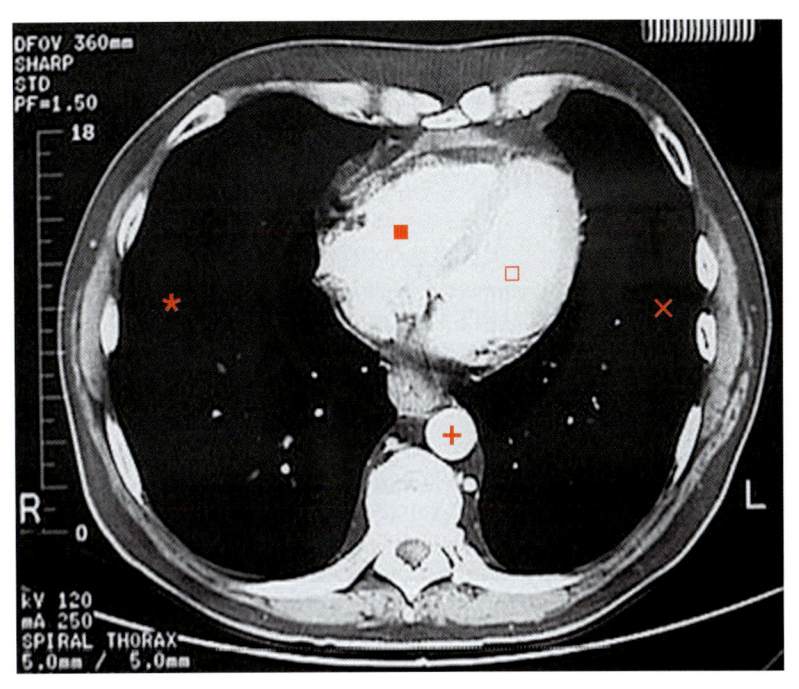

図5-4　正常肺，CT

健常成人男性における縦隔条件の胸部CTにて，右肺（★）および左肺（×）が空気の濃度により黒く描出されている。心血管内の造影剤により右心室（■）と左心室（□）は大動脈（＋）と同様に白く認められる。椎体や肋骨もやはり白い。胸郭前後径は正常である。

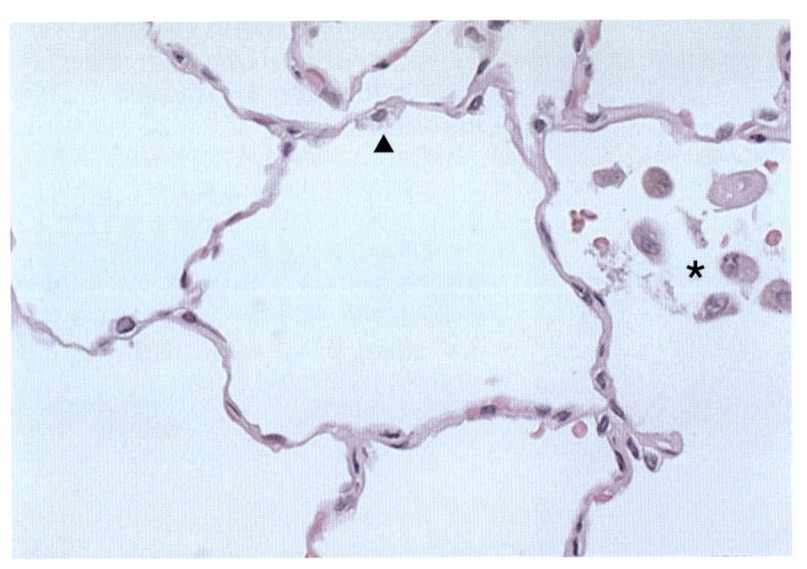

図5-5　正常成人肺，組織像

繊細な肺胞壁の強拡大像である。I型肺胞上皮の菲薄化した細胞質は，肺胞壁内毛細血管の内皮細胞と識別が困難である。これらのうすい肺胞壁構造によって効率よくガス交換が行われ，若い健康人では肺胞気－動脈血（A-a）酸素分圧較差は通常15Torr以下である。老人ではA-a酸素分圧較差が20Torrを超えることもある。肺胞内には肺胞マクロファージ（＊）が散見される。II型肺胞上皮（▲）はサーファクタントを産生する。サーファクタントの作用により表面張力が低下することで肺コンプライアンスは上昇し，肺胞の拡張が維持される。

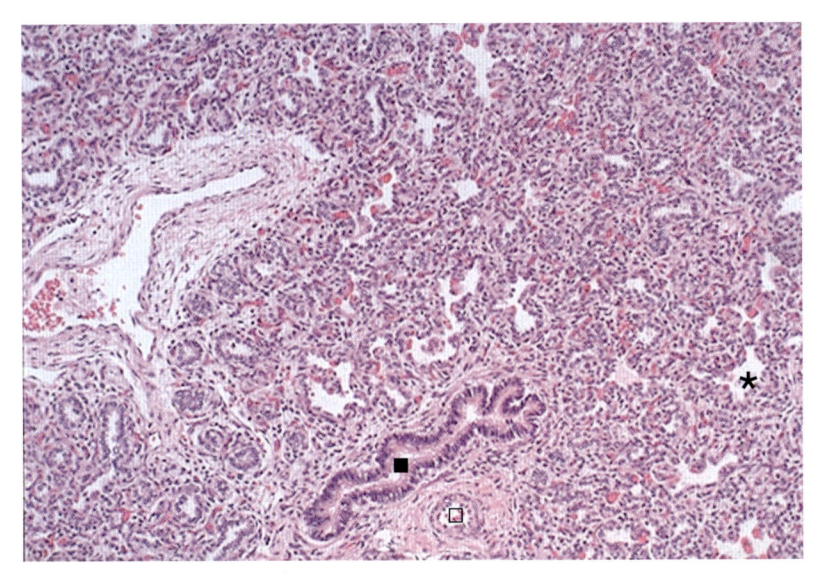

図5-6　正常胎児肺，組織像

正常の胎児肺は成人肺に比して，はるかに細胞成分に富んでみえる。肺胞は完全には発達しておらず，間質がより目立つ。この写真に示す妊娠中期後半の管状期（canalicular phase）の肺では細気管支（★）が，将来，肺胞になる小囊を形成している所である。発達途中の気管支（■）や肺動脈枝（□）も認められる。妊娠中期前半では肺の発達は腺様期（glandular phase）の段階にある。この時期では未熟な丸い輪郭の細気管支のみが認められ，肺胞はまだ形成されていない。妊娠後期では小囊期（saccular phase）になり，肺胞の発達が著しく進む。

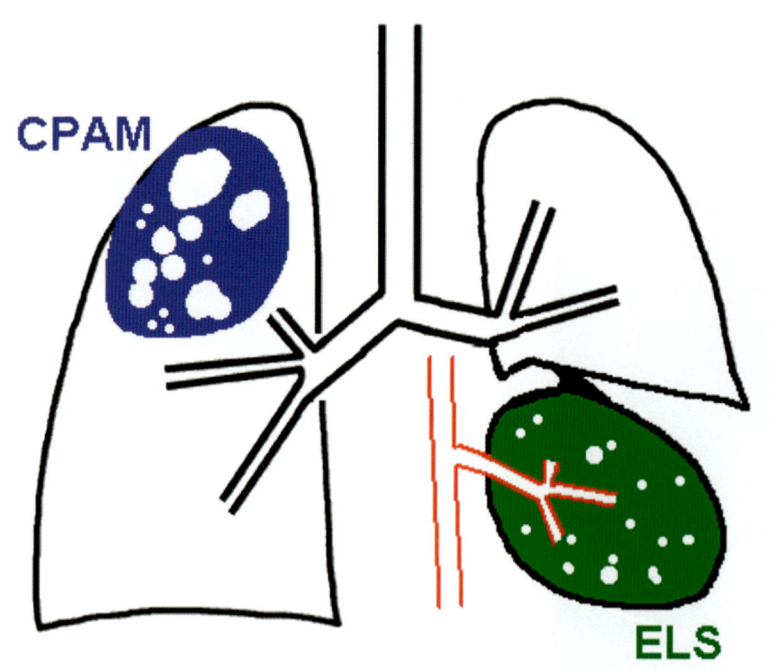

図 5-7　先天奇形，略図

肺葉外肺分画症（extralobar sequestration：ELS）と先天性肺気道奇形（congenital pulmonary airway malformation：CPAM）が図で示されている。CPAMは出生数 5,000 あたり 1 例程度の頻度で発生する稀な先天奇形であり，囊胞状部分と充実性部分からなる腫瘤性病変としてみられる［訳注：しばしば先天性囊胞性腺腫様肺奇形（congenital cystic adenomatoid malformation：CCAM）とも呼ばれる］。ELSは通常，気管支とのつながりがなく，CPAMと同様に腫瘤性病変として認められるが，肺の一部であり，典型的な症例では肺動脈ではなく大動脈から血液供給を受けている。一方，肺葉内肺分画症は全体が正常肺実質の中に発生する。肺葉内肺分画症には先天性の病変もあるが，多くは反復する肺炎を基盤に発生すると考えられている。

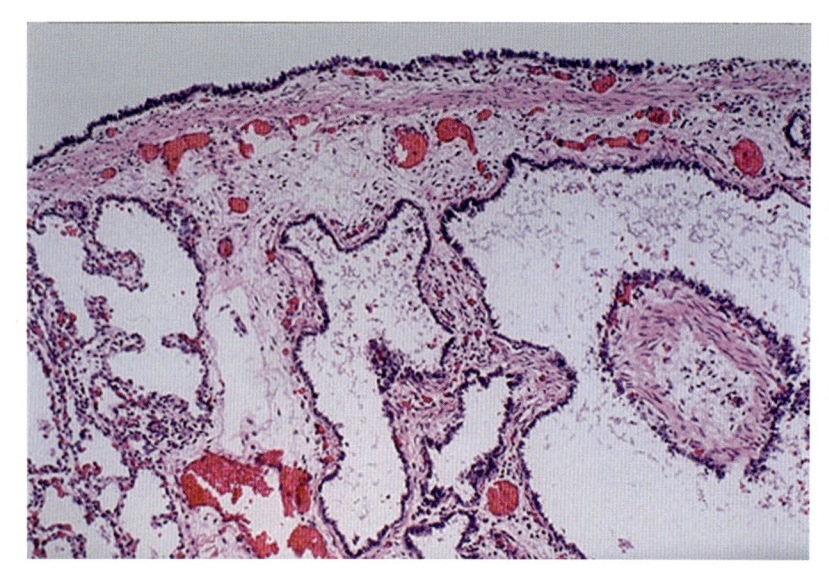

図 5-8　先天性肺気道奇形，組織像

この胎児肺内にみられる気管支上皮で裏打ちされた不規則な囊胞性病変はCPAMとして知られる肺腫瘤性病変の一部である。組織学的には（過誤腫によく類似した）良性病変であるが，腫大して肺実質を占拠する病変として作用し，結果的に周囲の健常肺の低形成を引き起こし，出生時より呼吸障害をきたす。肉眼的に，大きな囊胞を形成するタイプ（I型），小さな囊胞を形成するタイプ（II型），主として充実性のタイプ（III型）がある［訳注：近年，0型とIV型が加わり計 5 型となっている］。

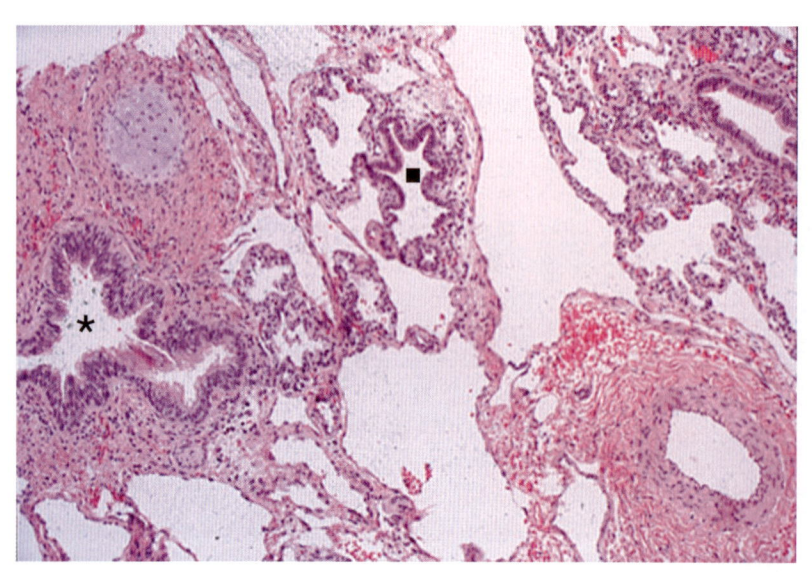

図 5-9　肺葉外肺分画症，組織像

これは正常肺とは別に存在する腫瘤様肺組織である。不規則に分枝する気管支（★）や拡張した末梢気腔がみられ，後者の一部は気管支上皮（■）が裏打ちしている。動脈支配は大循環系であり，肺動脈血の供給は受けておらず静脈血の酸素化には関与しない。このような分画肺が正常肺内に存在する場合を肺葉内肺分画症という。いずれの分画肺も腫瘤性病変としてみられ，感染を合併することがある。

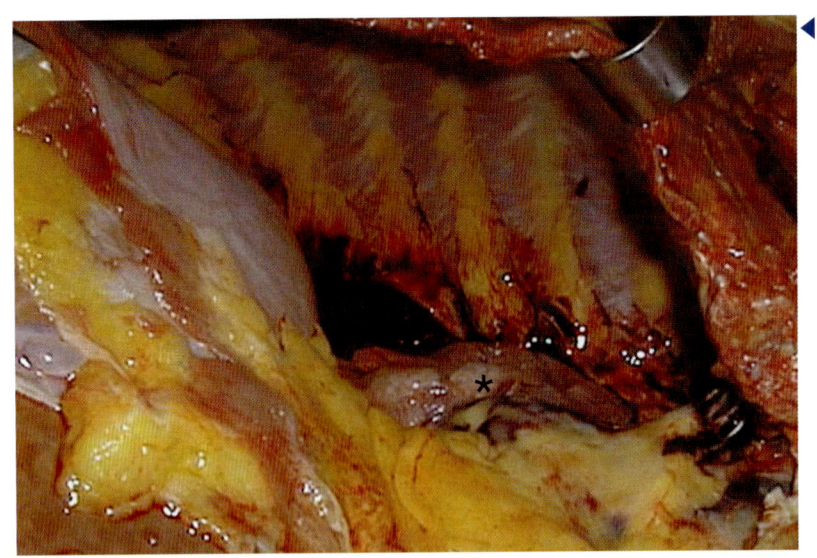

◀図 5-10　無気肺，肉眼像

　剖検時の所見であるが，右肺（★）が虚脱している。この症例では胸壁外傷のために血液が胸腔に充満していた（血胸）。このような圧迫性無気肺の原因としてほかに，胸腔内での空気の充満（気胸），漏出液の貯溜（胸水症），リンパ液の貯溜（乳糜胸），あるいは化膿性浸出液の貯溜（膿胸）などがある。虚脱した肺は換気がないので，換気/血流比（ventilation/perfusion：V/Q）不均等の状態となる。これは心臓での右左シャントで肺血流が肺を迂回するのと同様，肺でのシャントとなり，肺静脈血は右心に戻る混合静脈血と同様の血液ガス値を示す。

図 5-11　無気肺，X 線写真▶

　胸部 X 線写真で右側胸部の透過性が亢進しており気胸と考えられる。心陰影の左方偏位を伴う右胸郭の拡張に着目せよ。気胸の原因には，穿通性外傷，胸膜近傍の気管支損傷を伴う炎症性疾患，気腫性ブラの破裂，あるいは陽圧人工換気による気圧外傷がある。胸腔内への肺の空気の漏出により胸腔は陰圧を保てず肺は虚脱する。本例は縦隔偏位を伴う緊張性気胸であり，チェックバルブ機構により右胸腔内の空気が増え続ける。肺の再膨張を促すため胸腔内ドレーンが挿入される。気道閉塞や肺実質のガス吸収による吸収性肺虚脱では，緊張性気胸とは対照的に患側への縦隔偏位がみられる。

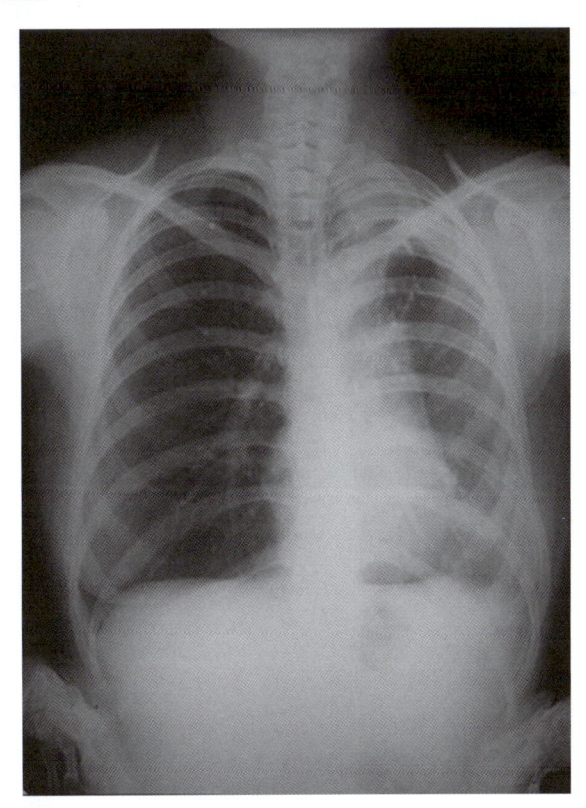

◀図 5-12　無気肺，CT

　CT にて大量の左胸水（■）と少量の右胸水（□）が認められる。この症例はリウマチ熱による僧帽弁狭窄症であり，慢性の肺うっ血とその結果起こる肺高血圧による右心不全である。左心房（◆）は拡大している。胸水貯留による両側下葉の無気肺が胸水に接する半月状の高吸収値病変として認められる（▲）。

102 第5章 肺

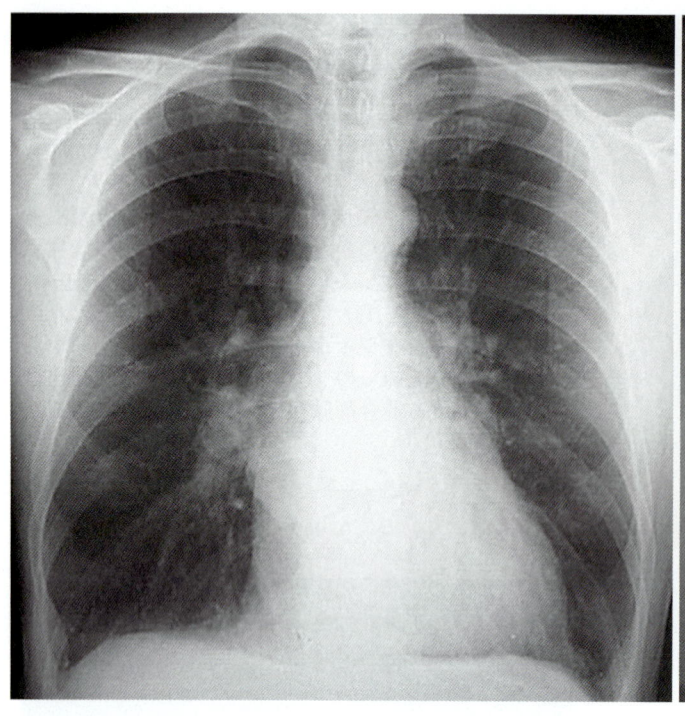

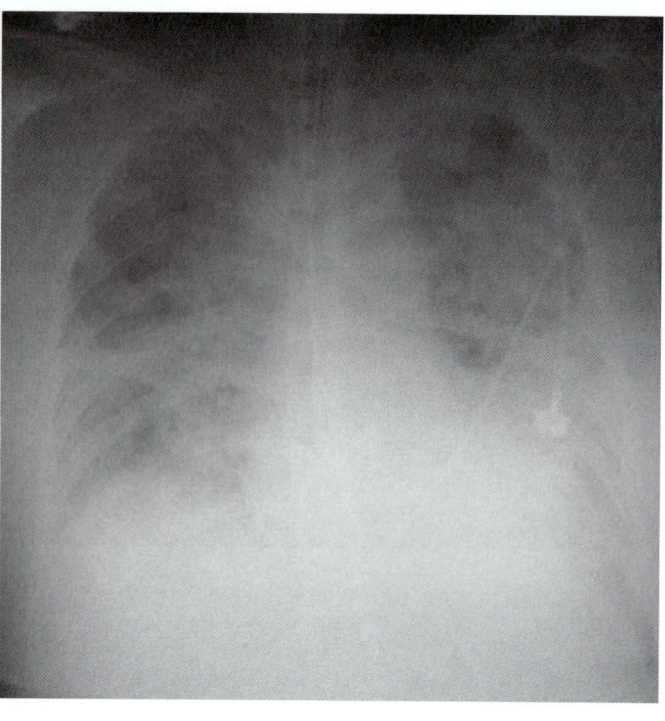

図 5-13, 図 5-14　肺水腫, X線写真

受動的肺うっ血は肺間質性陰影を増強させ, 間質の浮腫液が肺胞腔へ漏出して肺胞性陰影が形成される。左図の僧帽弁狭窄患者における単純X線写真では, 全肺野に及ぶ肺うっ血と浮腫がみられる。肺静脈は肺門周囲で拡張している。左心房の拡大により左心縁が目立つ。右の単純写真では, 心筋症により高度のうっ血性心不全をきたし, 広範なうっ血および浮腫が全肺野で認められる。浮腫により心陰影が不明瞭である。

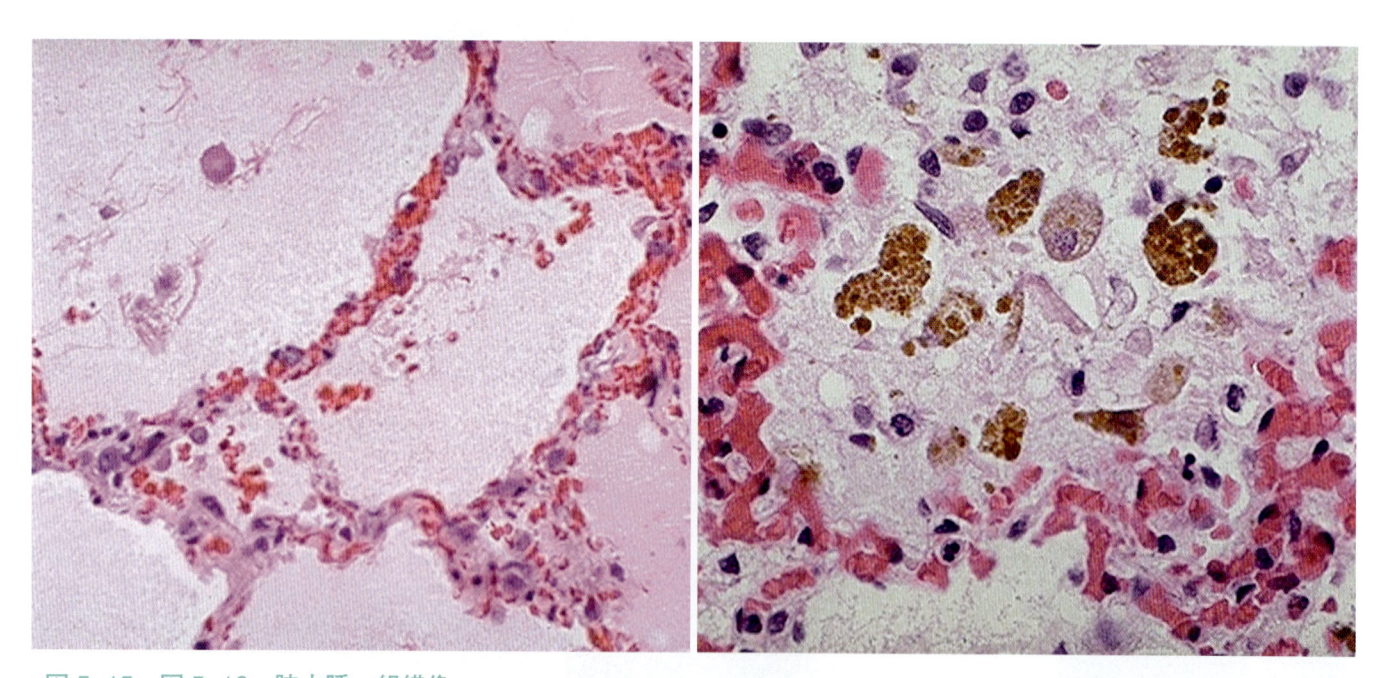

図 5-15, 図 5-16　肺水腫, 組織像

左図の肺胞は肺水腫に特徴的な一様ないし若干凝集して綿状となったピンクの液状物質で充満している。肺胞壁の毛細血管がうっ血しており, 多数の赤血球が認められることに注意。水腫を伴う肺うっ血は心不全患者や肺の炎症領域でよく認められる。右図ではさらに高度の肺うっ血のため, 毛細血管が拡張し肺胞内に出血している。その結果, 赤血球を貪食・処理して生じた褐色の細胞質内ヘモジデリン顆粒を含むヘモジデリン含有マクロファージ（心不全細胞）が出現している。

第 5 章 肺　103

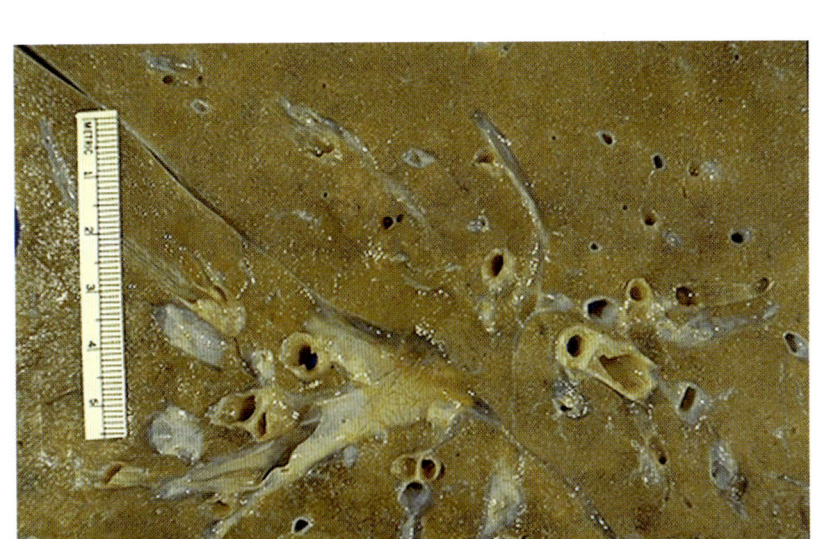

図 5-17　びまん性肺胞傷害，肉眼像

肺はほとんど含気がなく，びまん性に硬化してゴム様硬であり，割面は光沢を帯びている。臨床的に，この病態は急性呼吸窮迫症候群（acute respiratory distress syndrome：ARDS）として知られている。びまん性肺胞傷害（diffuse alveolar damage：DAD）は肺胞毛細血管が傷害されて発生する急性拘束性肺疾患の一種である。原因は多岐にわたり，肺感染症，敗血症，有毒ガスの吸入，微小血管傷害性溶血性貧血，外傷，高濃度酸素傷害，誤嚥，脂肪塞栓，麻薬中毒などが含まれる。DADでは重篤な低酸素血症が生じる。CO吸入試験による肺拡散能（lung diffusing capacity for carbon monoxide：DLCO）は低下する。肺胞壁の傷害（DAD，肺気腫など）や肺毛細血管床を傷害する疾患（血栓塞栓症，血管炎など）ではDLCOが低下する。

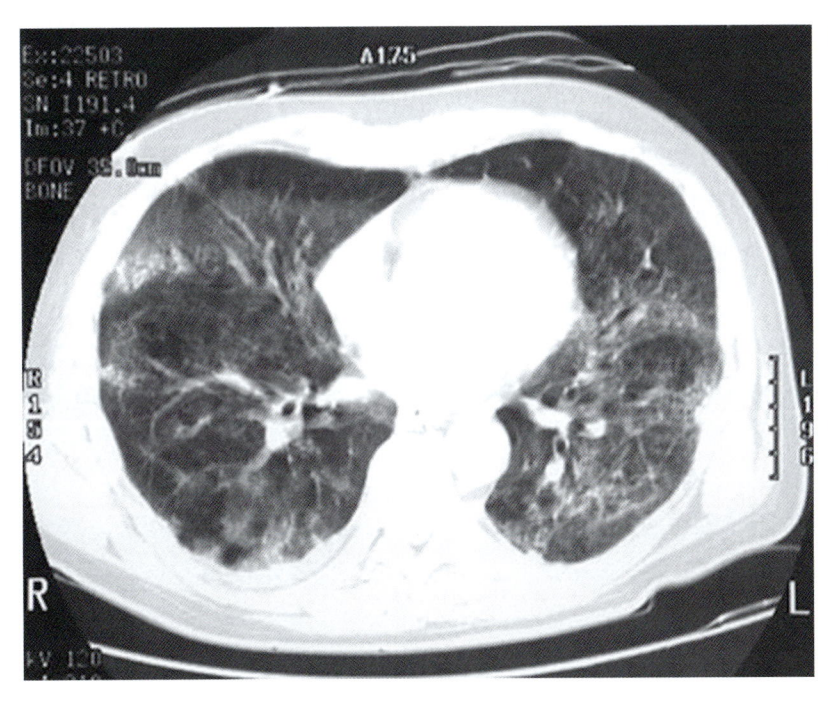

図 5-18　びまん性肺胞傷害，CT

胸部CT（肺野条件）にて，びまん性肺胞傷害（DAD）による広範囲の両側すりガラス状吸収値上昇が認められる。DADの急性期は肺胞毛細血管の障害に引き続き数時間以内に起こり，血管透過性亢進と間質性浮腫の肺胞腔内への漏出をきたし，画像上すりガラス状陰影を呈する。血中蛋白質の滲出によって硝子膜が形成される。Ⅱ型肺胞上皮の障害はサーファクタント産生低下をもたらし，肺のコンプライアンス（膨らみやすさ）は低下する。インターロイキン-1（IL-1），IL-8や腫瘍壊死因子（tumor necrosis factor：TNF）の分泌により，好中球の化学的遊走と活性化が誘発され，さらなる肺実質損傷の引き金となる。

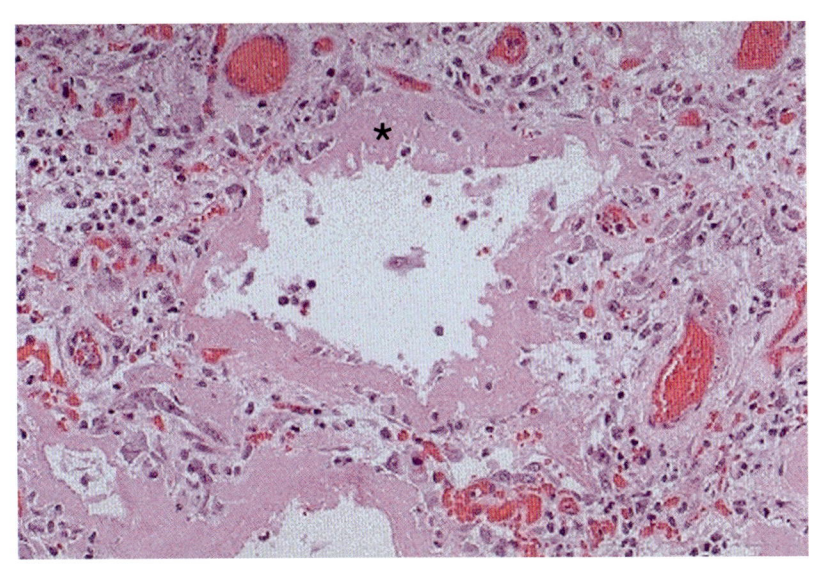

図 5-19　びまん性肺胞傷害，組織像

DADは種々の重篤な肺傷害がたどる最終共通経路といえる。DADの初期ではこの図のように硝子膜（★）が肺胞壁を覆うのが認められる［訳注：硝子膜が目立つのは正確には肺胞管領域である］。肺傷害後の最初の1週間の後半で硝子膜は分解し，マクロファージが増殖する。患者が1週間以上生存した場合は間質性の炎症と線維化が段々と顕著になり，肺コンプライアンスは低下する。またV/Q不均等が生じる。DADによる低酸素症を治療するために高濃度酸素の投与が必要となり，この治療による酸素中毒がDADをさらに増悪させる。

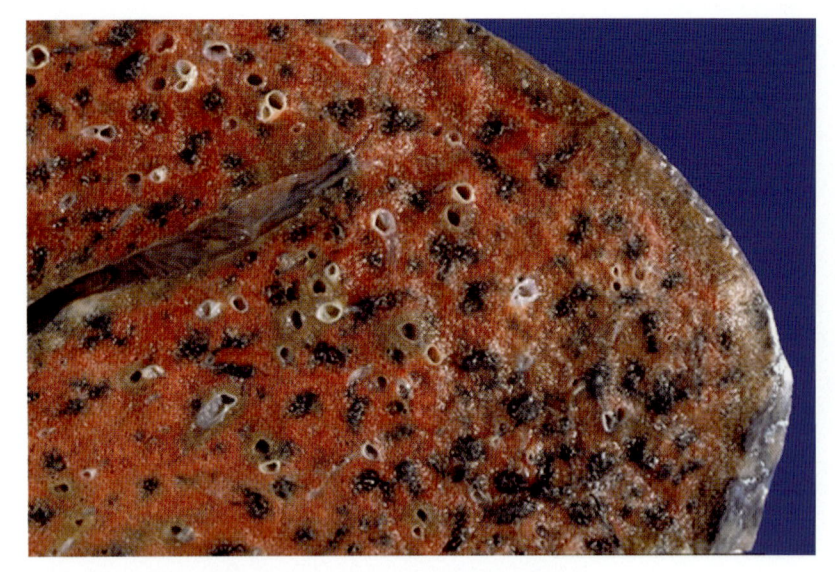

図 5-20　肺気腫，肉眼像

肺気腫は2つの主要なタイプ，すなわち細葉中心型（小葉中心型）と汎細葉型（汎小葉型）に大別される。前者は上葉優位であり，後者は全肺葉にわたるが特に肺底部にみられる。この図では黒色の炭粉沈着を高度に伴って，小葉中心性に肺組織の消失がみられる。肺癌では喫煙者が禁煙すると発生リスクが低下するのとは異なり，肺気腫による組織の消失は永久的なものである。細葉中心型肺気腫では細葉の中心部分に位置する呼吸細気管支が破壊されるが，その遠位の肺胞は保たれる。このパターンの肺気腫は喫煙者に特有のものである。

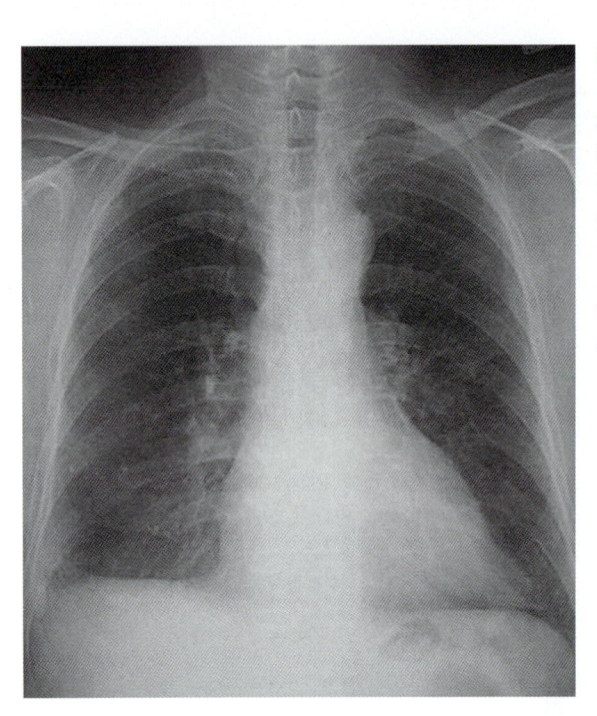

図 5-21　肺気腫，X線写真

胸部X線撮影正面像にて，不整な間質陰影の増強と両側肺容量の増加，および両側横隔膜の平坦化が認められ，小葉中心性肺気腫に一致する。横隔膜平坦化は横隔膜の収縮と肺の可動性を低下させ，呼吸運動負荷を増加させる。より重症の肺気腫患者では，肋間筋や胸鎖乳突筋などの呼吸運動を補助する骨格筋を主体とした呼吸を強いられる。このような患者は，中枢気道圧を上昇させることで肺のコンプライアンスを増加させ，肺の虚脱を防ごうとするため，口をすぼめた呼吸を行うようになる。肺気腫における全肺容量の増加は主に残気量の増加に起因する。

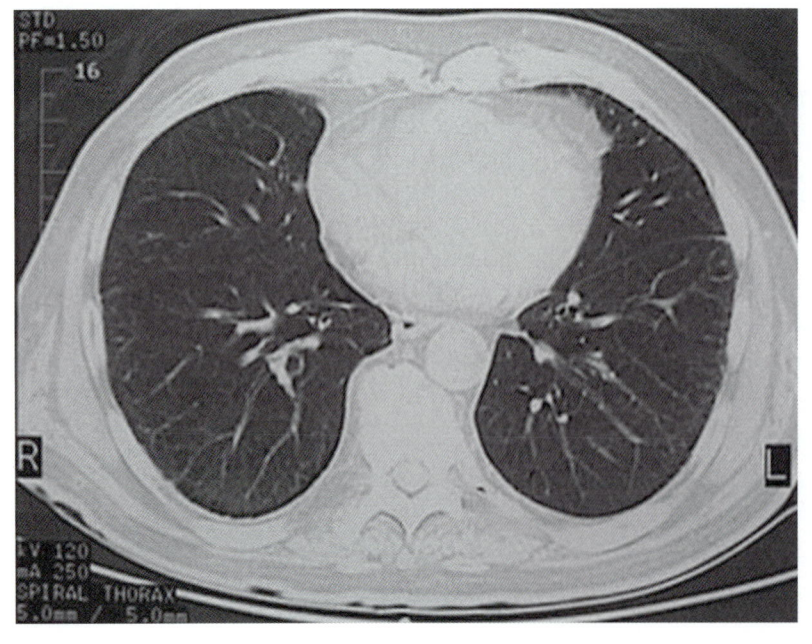

図 5-22　肺高血圧，胸部CT

肺野条件のCTで，肺高血圧により肺血管を示す肺内の高吸収域の増加がみられる。小葉中心性肺気腫のパターンに一致した肺野の透過性亢進もみられる。主に残気量の増加により全肺容量が増加した結果，胸郭の前後径は増大している。

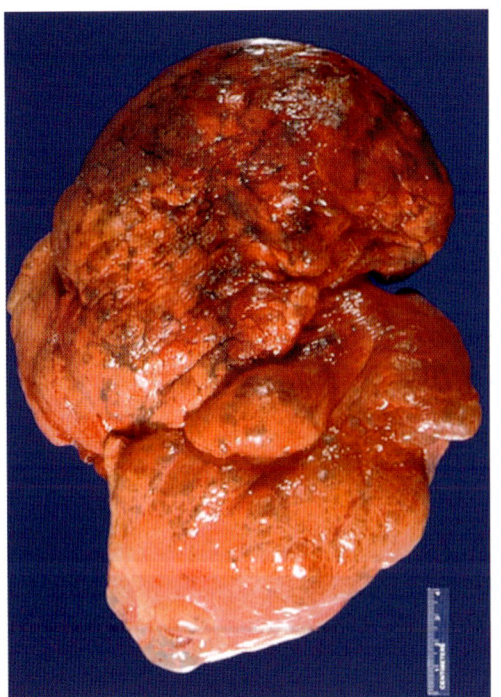

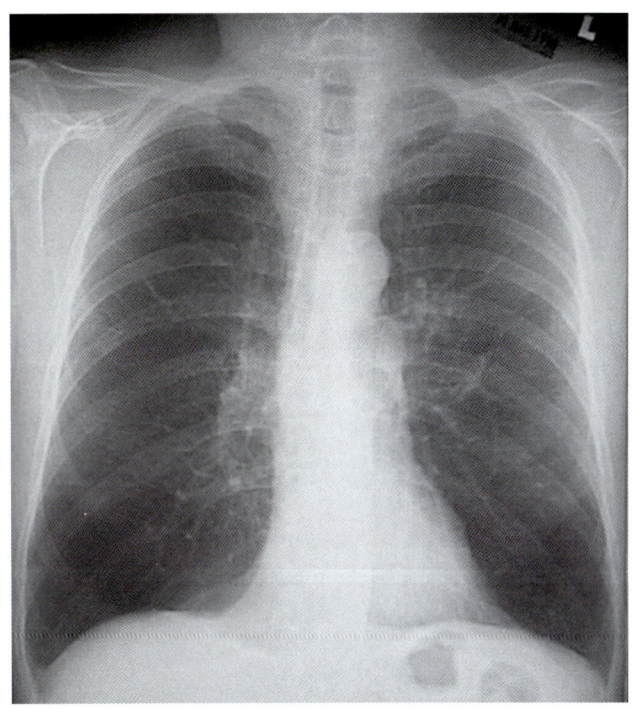

▲図 5-23，図 5-24　汎細葉型肺気腫，肉眼像，X 線写真

　汎細葉型肺気腫では呼吸細気管支から肺胞まで細葉の全ての部分が破壊される。このパターンはα_1アンチトリプシン欠損症の患者に典型的である。左図でみられるブラは下葉で最も顕著であることに注意。肺容量の増加と横隔膜の平坦化を伴う汎細葉型肺気腫の典型的な胸部X線写真を右に示す。

◀図 5-25　肺気腫，換気シンチグラフィ

　肺底部において最も顕著なアイソトープの集積低下（異常換気領域）がみられ，汎小葉性肺気腫に一致する。

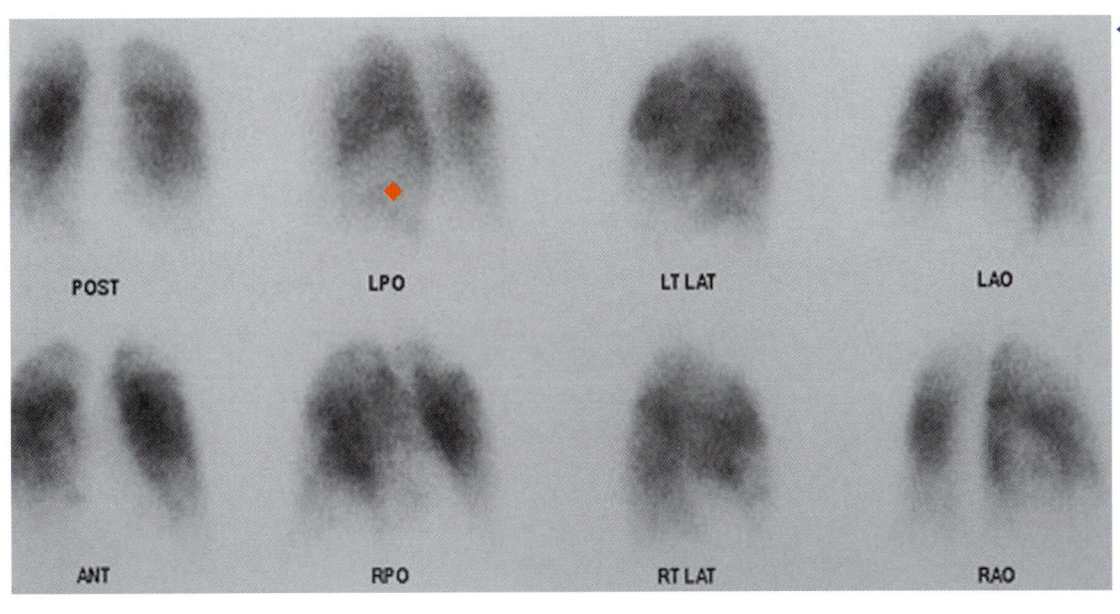

◀図 5-26　肺気腫，血流シンチグラフィ

　肺胞毛細血管床の消失を伴う肺胞の減少により肺底部での著しい血流低下（◆）を認め，嚢胞性汎小葉性肺気腫に一致する。

106　第5章　肺

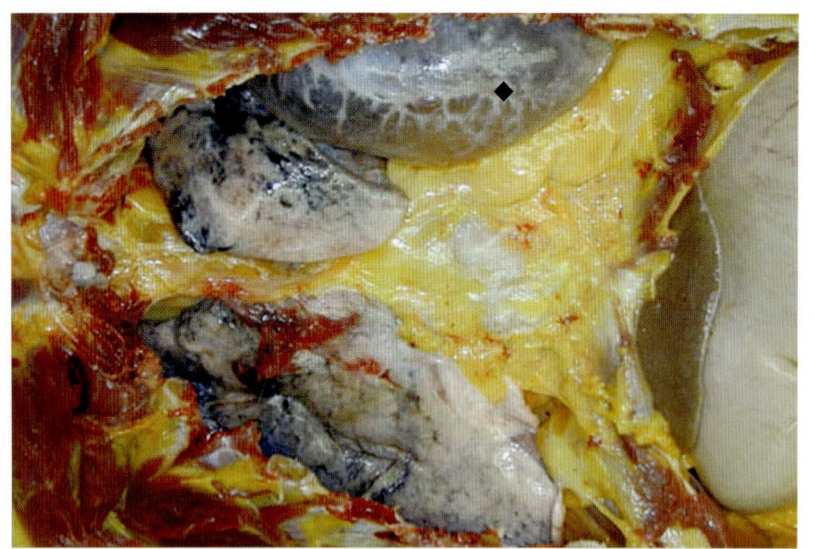

図 5-27　肺気腫，肉眼像

肺気腫で死亡した患者の解剖例である。前胸部で開胸してあり，左肺の巨大なブラ（◆）がみえる。ブラは拡張した大きな気腔であり，胸膜下から外側に突出する。大きなブラは胸腔を占拠する病変（占拠性病変 space-occupying lesion）として，肺機能をさらに悪化させる。肺気腫は肺胞の破壊に伴って肺実質が消失した状態であり，残された気腔は不可逆的に膨張する。肺気腫が進行するにつれて，拡散能の低下（DLCO の低下），低酸素血症，高二酸化炭素血症が生じ，呼吸性アシドーシスとなる。

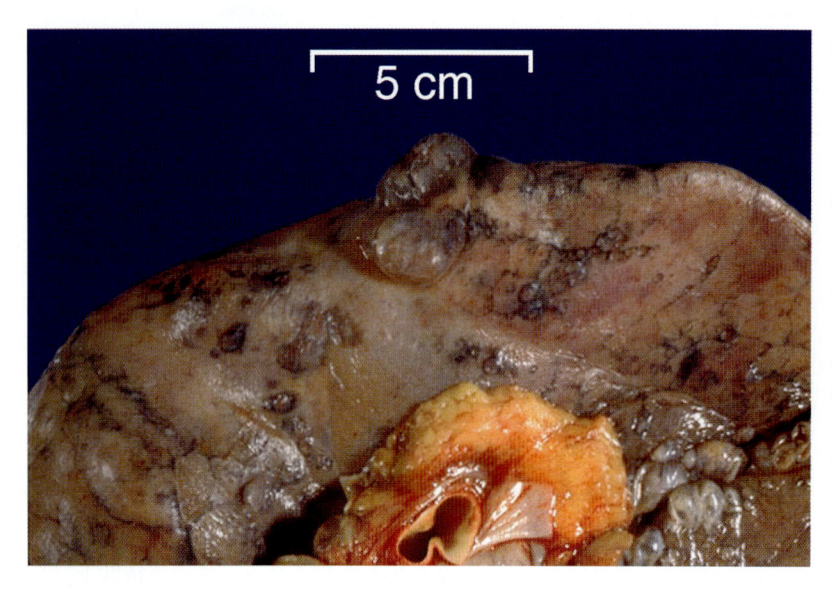

図 5-28　傍隔壁型肺気腫，肉眼像

より局所的な肺気腫としては傍隔壁型（paraseptal emphysema），あるいは細葉辺縁型肺気腫（distal acinar emphysema）として知られる病変がある。これは末梢肺実質の局所的瘢痕に伴うことがある［訳注：この型の肺気腫の発生機序は不明である］。傍隔壁型肺気腫は喫煙とは無関係である。この病変は局所的なため肺機能が大きく障害されることはない。しかし，2cm 大にまでなるブラが隔壁に沿って末梢性に存在するために，胸腔内に破裂して，自然気胸を起こすことがある。これは若年成人で最もよくみられ，突然の呼吸困難で発症する。この図では胸膜直下に2個の小さなブラを認める。

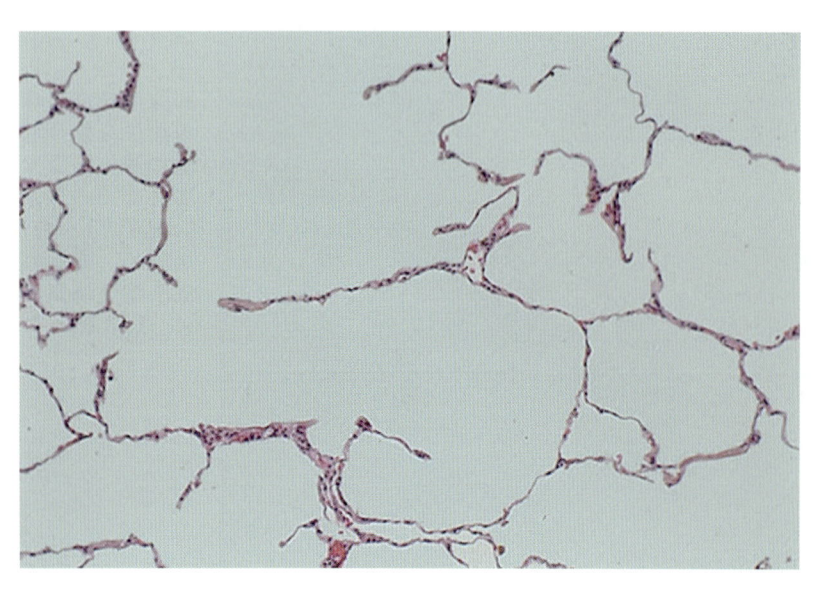

図 5-29　肺気腫，組織像

肺胞管と肺胞が破壊された肺気腫がみられ，残存する気腔は拡張している。ガス交換のための肺胞表面積が減少している。肺気腫では肺実質の破壊，弾性収縮力の低下，肺コンプライアンスの増加，残気量の増大があり，全肺気量の増加もみられるが，これは主に機能的残気量の増大による。横隔膜運動が減少し，呼吸補助筋の負荷は増大する。やがて，PaO_2 が低下し，$PaCO_2$ が上昇する。

第 5 章　肺　107

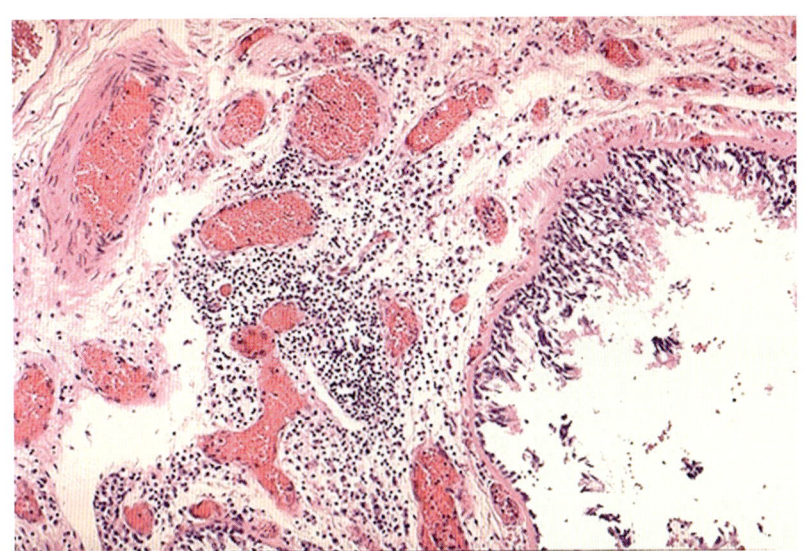

図 5-30　慢性気管支炎，組織像

この気管支では粘膜下の間質に慢性炎症細胞が増加している。慢性気管支炎は特徴的な病理所見を欠いており，臨床的に湿性咳嗽が1年間に少なくとも3カ月以上持続し，かつ少なくとも2年以上連続して認められる病態と定義されている。患者のほとんどは喫煙者であるが，二酸化硫黄（亜硫酸ガス）のような大気汚染物質を吸入することで慢性気管支炎は増悪する。しばしば肺実質の破壊による肺気腫の特徴もあわせもっており，両者は臨床的には重なり合う。よく感染症を合併し，そのために肺機能がさらに増悪する。肺気腫と慢性気管支炎はしばしば併存し，患者は両者の病状を呈する［訳注：そのため，これらは慢性閉塞性肺疾患（chronic obstructive pulmonary disease：COPD）という病名で包括される］。

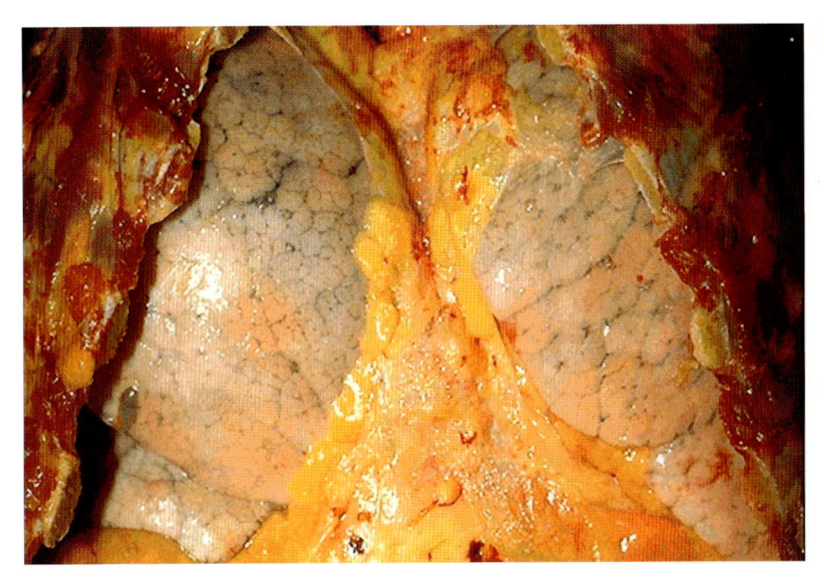

図 5-31　気管支喘息，肉眼像

ほぼ正常肺のようにみえるが，これは気管支喘息の重積発作で死亡した患者の過膨張した肺である。気管支喘息は臨床的には2種類に大別されるが，両者が併存することもある。
　アトピー性（外因性）喘息：I型過敏性反応によって生じるアトピー（アレルギー）に関連するもので，喘息発作は吸入されたアレルゲンとの接触で起こる。このタイプのほとんどは小児期にみられる。
　非アトピー性（内因性）喘息：このタイプの喘息発作は呼吸器感染，寒冷曝露，運動，ストレス，吸入刺激物質，およびアスピリンなどの薬剤摂取によって発症する。成人期に最もよくみられる。

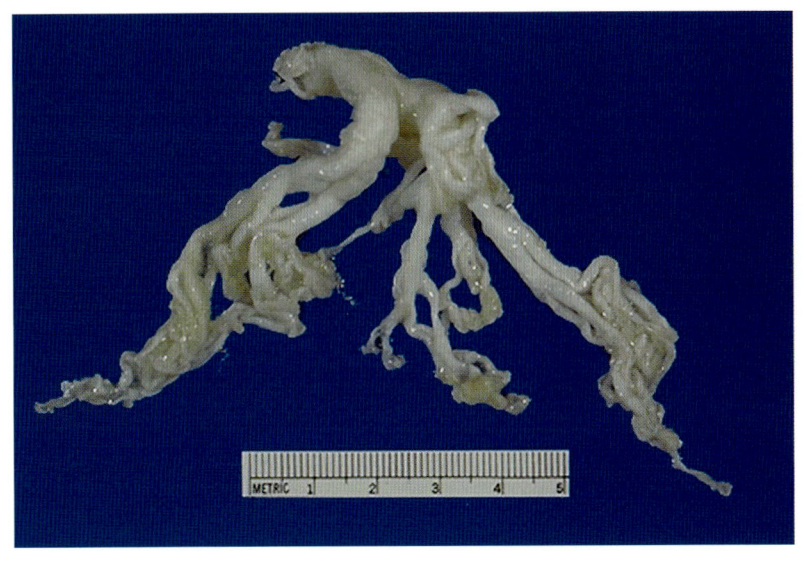

図 5-32　気管支喘息，肉眼像

この気管支枝の鋳型は分泌された粘液が固まって形成され，急性の喘息発作時に患者から喀出されたものである。肥大した気管支腺からの粘液過剰分泌に気管支収縮や脱水などが加わって粘液栓が形成され，そのために喘息患者は気道閉塞を起こす。その結果，突然に重度の呼吸困難が生じ，喘鳴と低酸素血症を呈する。喘息重積状態として知られるこの高度の発作は生命予後にもかかわる。

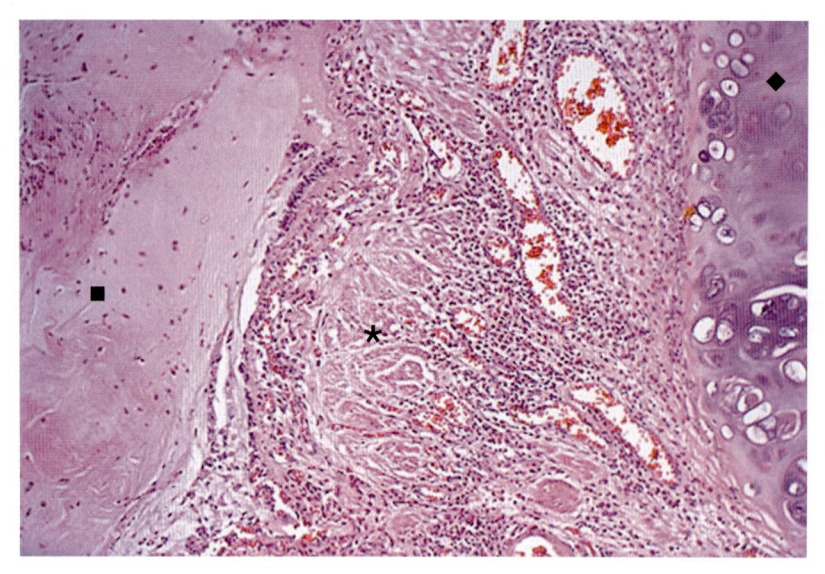

図 5-33 気管支喘息，組織像

図右側の気管支軟骨（◆）と左側の粘液が充満した気管支腔（■）の間に，拡大した粘膜下組織がみられ，肥大した平滑筋組織（★），浮腫，多数の好酸球を含む炎症細胞浸潤を伴っている。これらは気管支喘息，より正確にはアレルゲンに対するⅠ型過敏反応で生じるアトピー性喘息で認められる変化である。吸入アレルゲンに対する感作によって，2型ヘルパーT細胞（T$_H$2）免疫反応が促進され，IL-4，IL-5の放出によりB細胞による免疫グロブリンE（IgE）の産生，好酸球の浸潤と活性化などが亢進する。喘息発作時には末梢血中の好酸球数や喀痰中の好酸球が増加する。

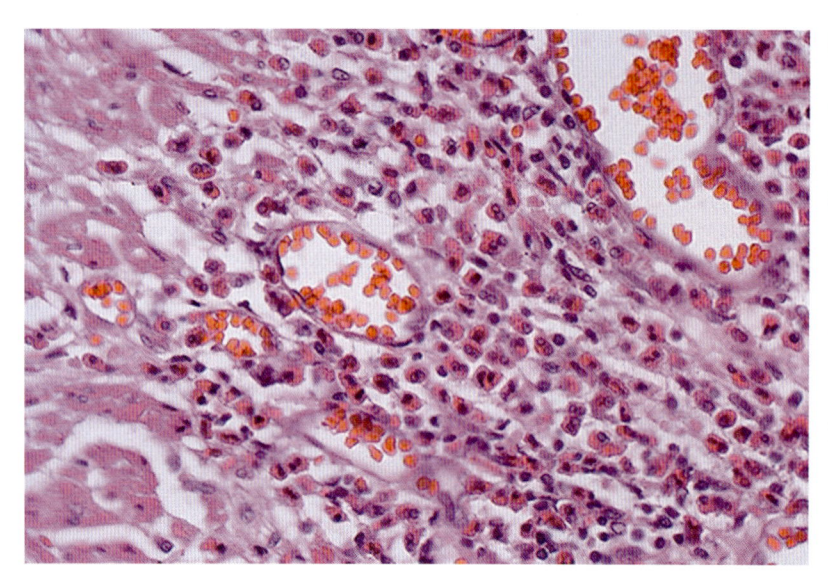

図 5-34 気管支喘息，組織像

強拡大でみると，好酸球は胞体内の明るい赤色顆粒によって著しく目立つ。気管支喘息はアトピー性と非アトピー性に大別されるが，両者は症状と病理所見の点で重なることがある。急性のアトピー性喘息発作の初期には肥満細胞に結合したIgEがアレルゲンを介し架橋化して脱顆粒が起こり，生体アミンやサイトカインが放出される。このため，数分のうちに気管支収縮，浮腫，粘液産生などの即時型反応が引き起こされる。後期の反応は数時間の経過で生じるもので，白血球浸潤が起こり，浮腫と粘液産生が持続する。

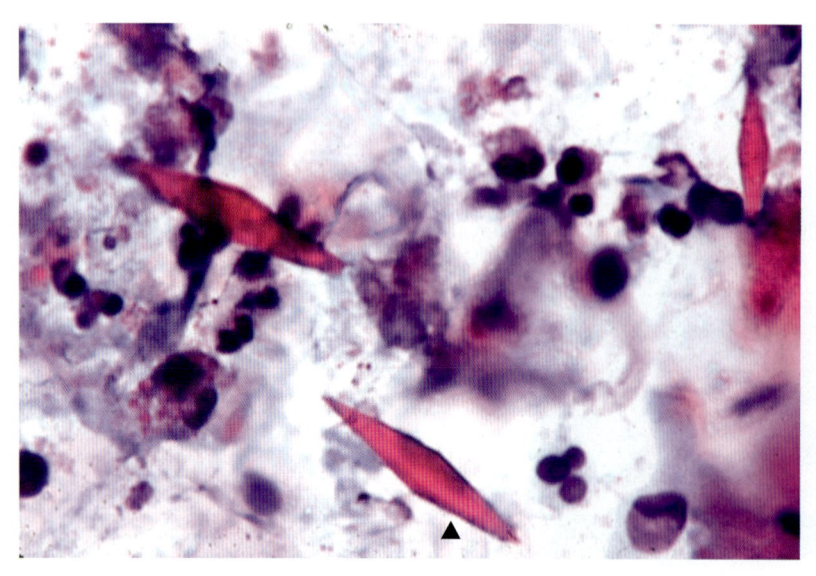

図 5-35 気管支喘息，組織像

急性の喘息発作を呈する患者の喀痰を分析すると，多数の好酸球とともに好酸球顆粒が崩壊して形成されるCharcot-Leyden結晶（▲）が認められることがある。喘息の救急治療薬としてはエピネフリンやイソプロテレノールなど即効性のβ-アドレナリン作動性薬剤がある。メチルキサンチンの1種であるテオフィリンはサイクリックAMP（cAMP）を増加させることで気管支拡張効果があり，硫酸アトロピンなどの抗コリン作動性薬剤も気管支拡張を促進する。長期間にわたり喘息をコントロールするために使用される薬剤としては糖質コルチコイド，zileutonなどのロイコトリエン抑制薬，montelukastなどのロイコトリエン受容体拮抗薬，cromolyn sodiumなどの肥満細胞安定薬がある。

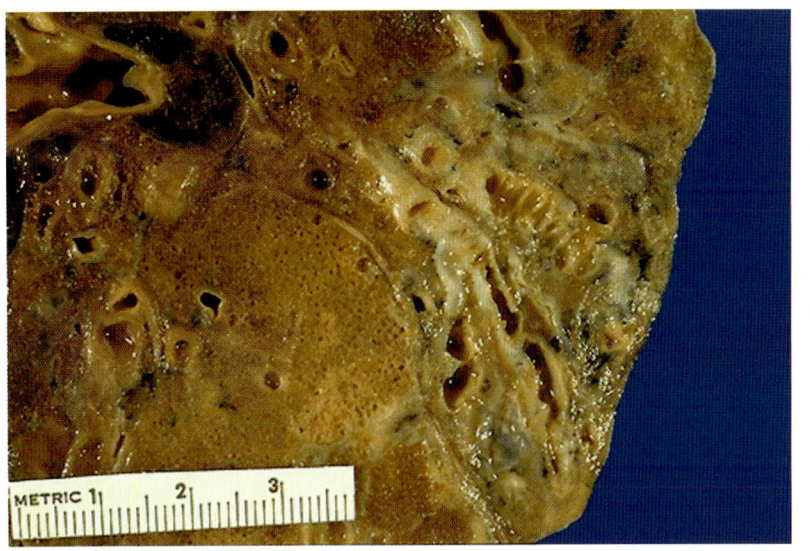

図 5-36　気管支拡張症，肉眼像

　気管支が拡張したこの局所性病変は気管支拡張症として知られており，閉塞性肺疾患の中では比較的稀な病変である。気管支拡張症は局所性病変のことが多く，肺腫瘍や誤嚥性異物により気道の一部が閉塞し，その遠位の気道が炎症や気管支壁破壊のために拡張する。広範な気管支拡張症は囊胞性線維症の患者でみられることが多く，肺のいたるところで反復性感染と粘液栓形成による気管支の閉塞を呈する。そのほかの稀な原因としては Kartagener 症候群でみられる線毛運動障害を伴う原発性線毛運動異常症（primary ciliary dyskinesia）がある。

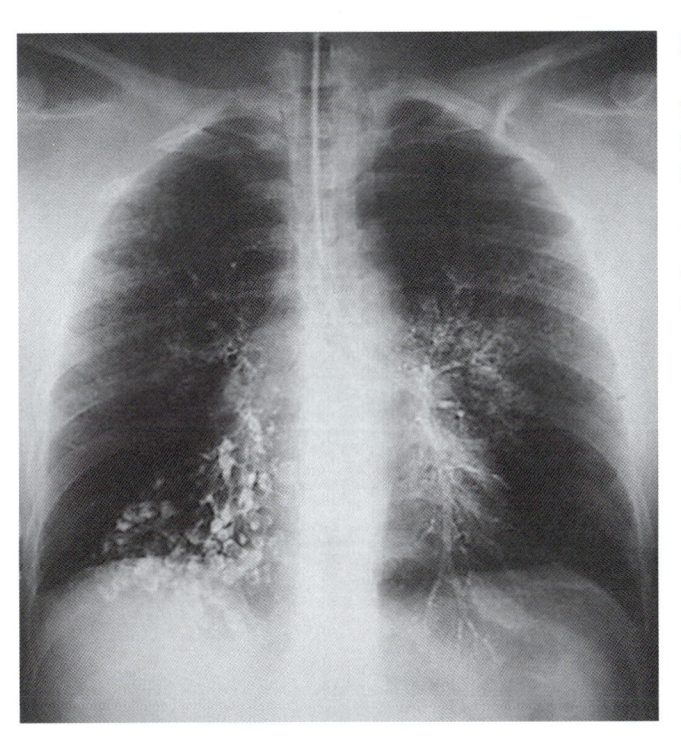

図 5-37　気管支拡張症，X 線写真

　気管支造影にて右下葉の囊状気管支拡張が認められる。造影剤は拡張した気管支を満たし，囊胞状の輪郭が描出される。気管支拡張は閉塞，すなわち炎症を伴う感染や気管支破壊で起こり，永続的な気管支拡張を残す。このような拡張気管支を有する患者では，粘膜線毛運動低下のために感染を繰り返しやすい。咳嗽を伴う大量の膿性痰が主症状である。菌血症および感染の全身への播種の可能性もある。高度かつ広範な気管支拡張症では肺性心をきたし得る。

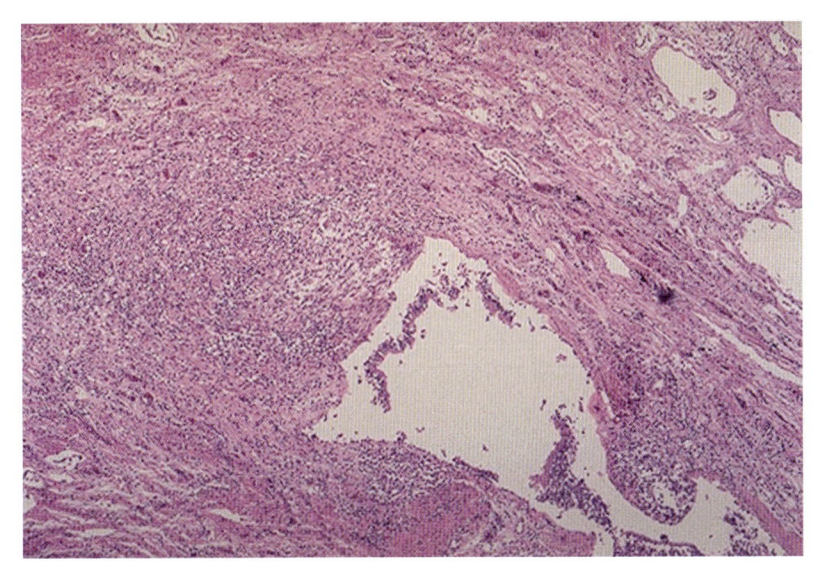

図 5-38　気管支拡張症，組織像

　この図の中央やや下方に拡張した気管支がみられるが，組織破壊を伴う壊死性炎症のために粘膜と気管支壁が不明瞭である。気管支拡張症は特異的な疾患ではなく，気道を破壊する何らかの疾患プロセスの結果として生じるものである。

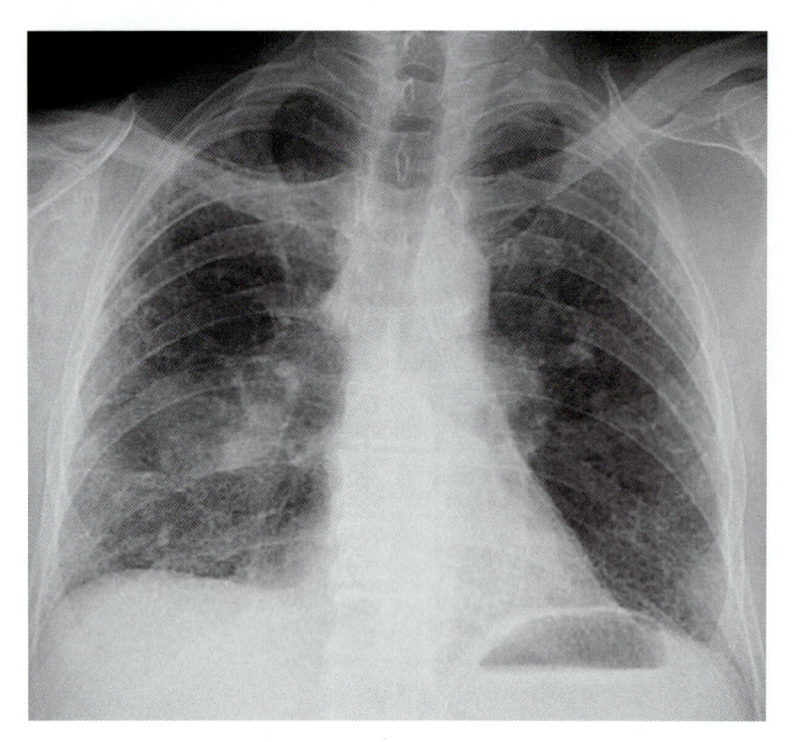

図 5-39　特発性肺線維症，X 線写真
　特発性肺線維症（通常型間質性肺炎，UIP）では全肺野において間質性陰影の増強がみられる。UIP の患者では，肺容量が低下し続け，そのため努力性肺活量（FVC）は一秒率（FEV₁）と同様に低下する結果，FVC/FEV₁ 比は通常，変化しない。特発性肺線維症のような拘束性肺疾患においてこの低下は一般的に認められる。この疾患の機序は不明であるが，おそらく肺胞壁の炎症性反応が関与していると思われる。患者の予後は，病変の程度に応じて数週間〜数年であるが，最終的には終末期の蜂巣肺に至る。

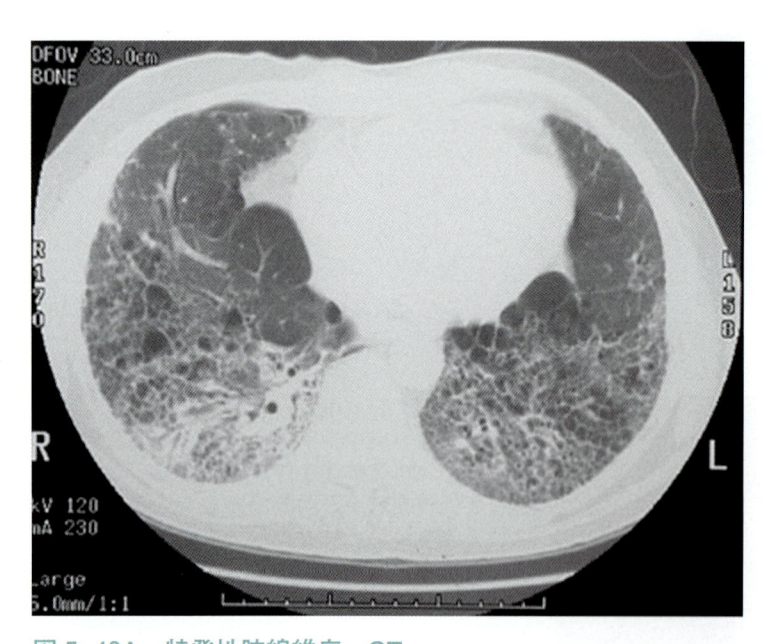

図 5-40A　特発性肺線維症，CT
　CT にて非常に顕著な間質陰影の増加が，特に背側肺底部において認められる。UIP の CT 所見に特徴的な蜂巣状の小さな透亮像もみられる。UIP は原因不明の進行性拘束性肺疾患であり，中年に好発し，進行する呼吸困難，低酸素血症やチアノーゼを主訴とする。肺高血圧症から肺性心をきたすこともある。"UIP" は病理学的用語であり疾患名ではない。

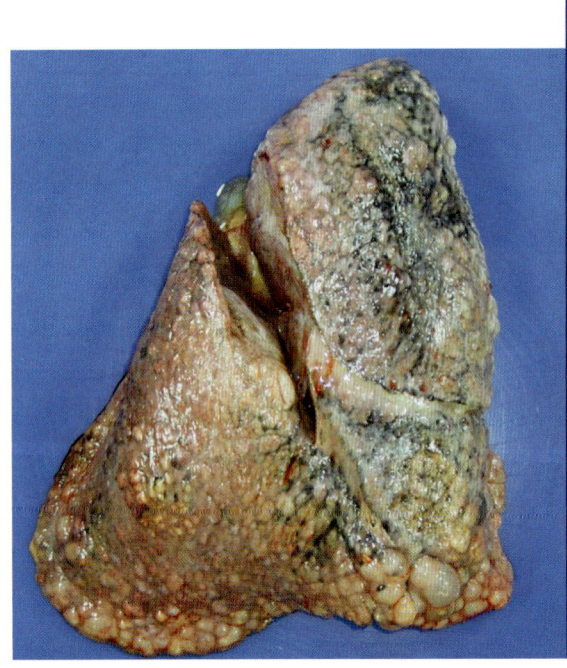

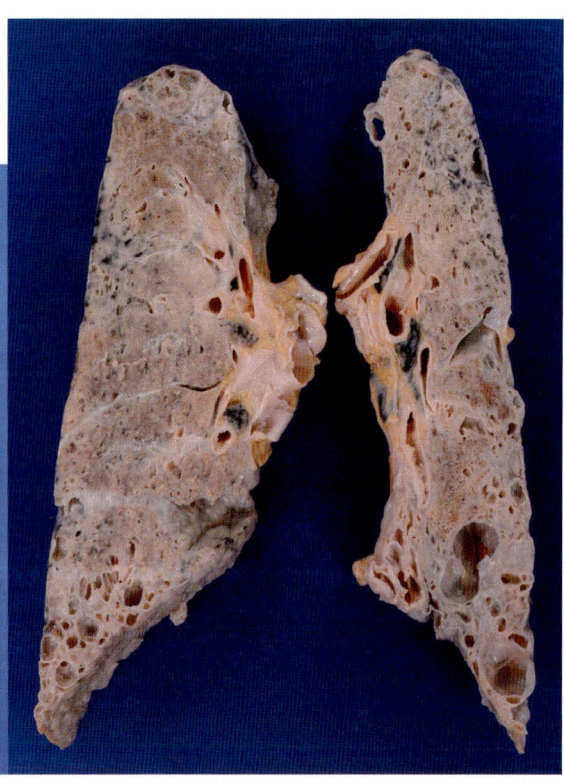

図 5-40B　特発性肺線維症，肉眼像

剖検時の右肺胸膜面（左）と両肺割面（右）である。下葉に高度の線維化があり，胸膜面は灰白色調で，敷石状の凹凸が顕著である。割面では胸膜下を中心に線維化が目立ち，特に肺底部では大小の囊胞状変化を伴う線維化が高度で，蜂巣肺（honeycomb lung）となっている。
［謝辞：写真 5-40B の症例を提供して頂いた千葉大学医学研究院病態病理学，岸本充先生に深謝いたします。］

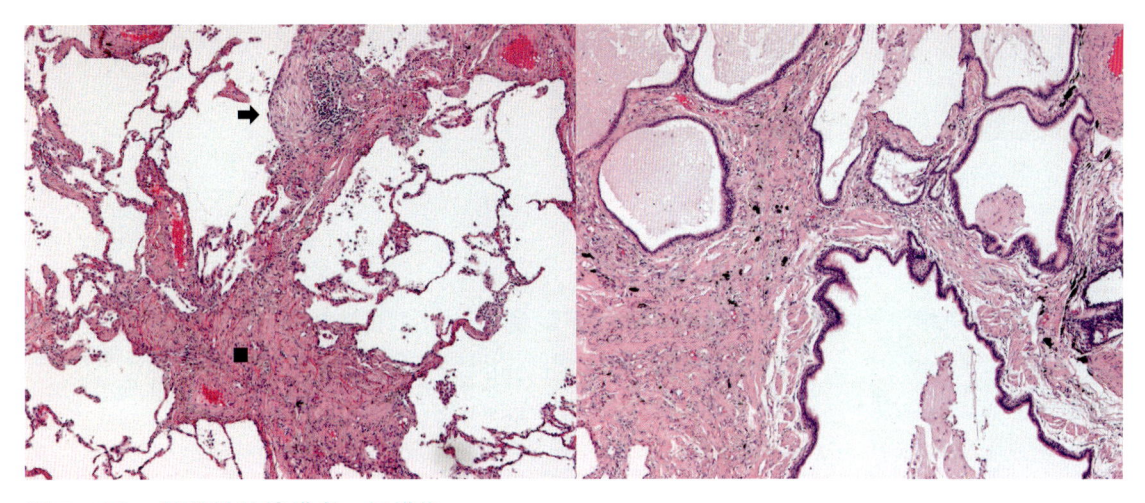

図 5-40C　特発性肺線維症，組織像

図左には UIP パターンの特徴がよくでており，斑状の線維化巣がほぼ正常の末梢肺組織の介在を伴って認められる。また，平滑筋の増生を伴って密な膠原線維からなる進行した線維化部分（■）と幼若な線維芽細胞巣（→）（fibroblastic foci）が隣接してみられるのも特徴である（時相の異なる線維化の共存）。炎症細胞浸潤は軽度である。図右には UIP パターンの終末像である蜂巣状変化がみられる。すなわち，間質に膠原線維性組織が発達して正常肺胞構造が消失し，細気管支構造の顕著な拡張と末梢進展が認められる。

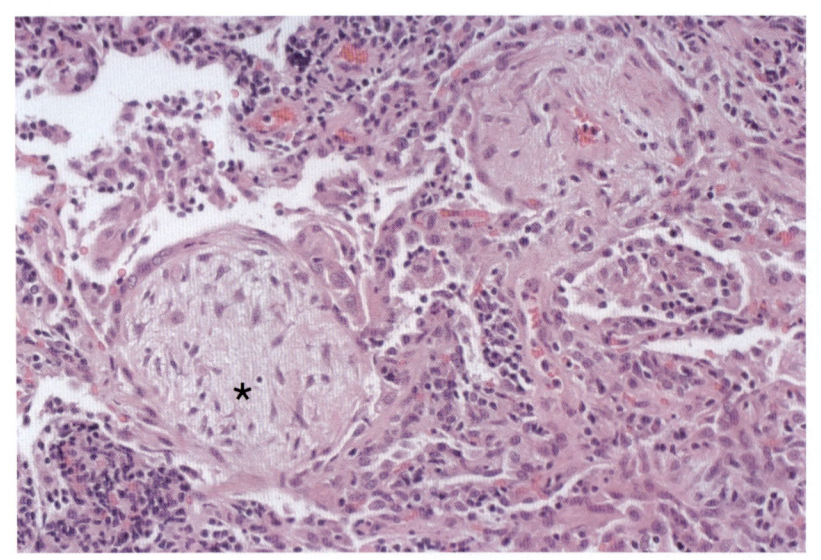

図 5-41 特発性器質化肺炎，組織像

特発性器質化肺炎（cryptogenic organizing pneumonia：COP）は別名，器質化肺炎を伴う閉塞性細気管支炎（bronchiolitis obliterans organizing pneumonia：BOOP）とも呼ばれてきた疾患で，細気管支末梢と周囲肺胞領域に栓様の器質化性滲出物（★）が形成される。この器質化肺炎パターンは原因が明らかでない特発性（COP）以外にも感染や移植肺の拒絶反応など種々の疾患でみられる。COPは亜急性の間質性肺疾患様の病像を呈し，副腎皮質ホルモン投与によりほとんどの患者で改善する。感染や移植肺の拒絶反応など原因が明らかな器質化肺炎にはそれぞれに応じた治療法が基本となる。

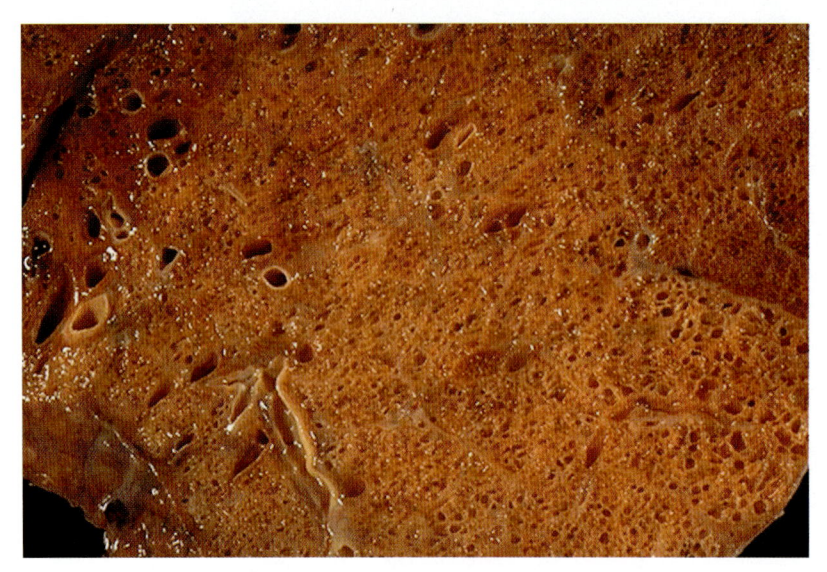

図 5-42 蜂窩肺，肉眼像

拘束性肺疾患の多くは原因のいかんにかかわらず，最終的には肺に高度の間質性線維化をきたす。この図は線維化期のびまん性肺胞傷害症例の肉眼像であるが，線維性の間質結合組織が帯状に発達し，その線維化帯間に不規則に残存する拡張した気腔がみられることから蜂巣肺と呼ばれている［訳注：特発性肺線維症の蜂巣肺と比較し，囊胞状変化が軽度かつ一様である］。肺コンプライアンスは顕著に低下し，人工呼吸管理下にある患者は陽圧終末呼気呼吸（positive endexpiratory pressure：PEEP）の圧を上昇させる必要が生じ，その結果として気道の破裂と間質性肺気腫を合併しやすくなる。

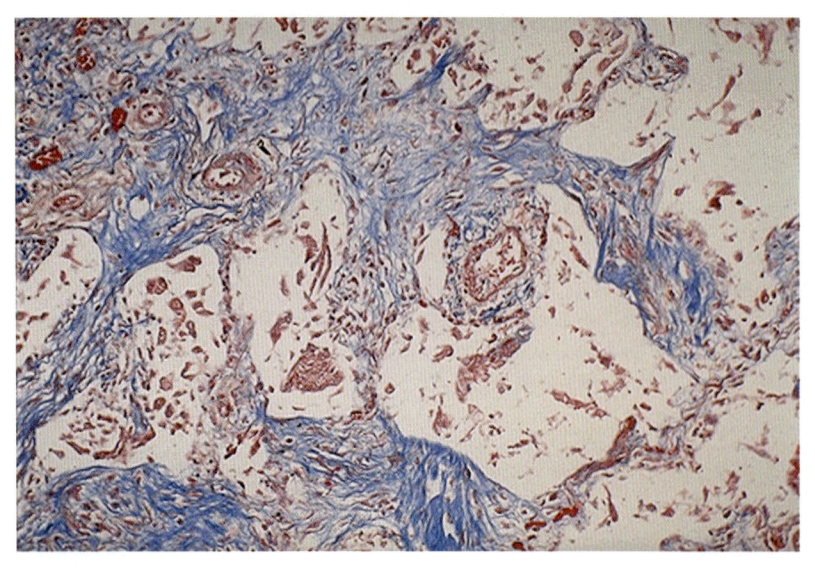

図 5-43 間質性肺炎（線維化），組織像

Massonトリクローム染色を行うと肺線維症でみられる膠原線維性の間質結合組織が青色に染まり識別が容易になる［訳注：本例はびまん性肺胞傷害の線維化期の特徴がみられる］。線維化の程度が疾患の重症度を規定しており，進行性に増悪する呼吸困難が特徴である。線維芽細胞の増生や膠原線維の沈着を生じる肺胞壁の変化は，時間の経過とともに進行する。残存する気腔は拡張し，化生性の細気管支上皮で覆われることもある。このような状態の患者が重篤な慢性閉塞性肺疾患の患者の場合のように挿管されて人工呼吸を受けても，抜管できる見込みは少ない。したがって，前もって患者の治療方針を決定しておくことが不可欠である。

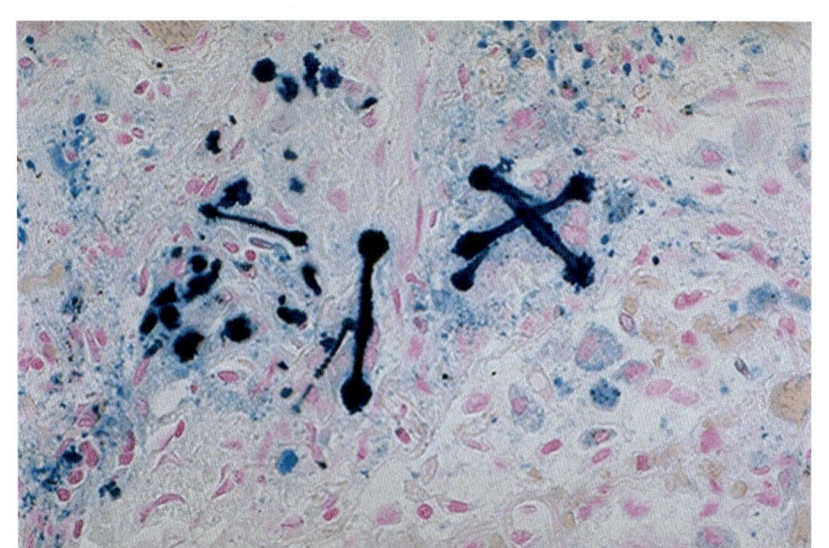

図5-44 含鉄小体,組織像
　間質性肺疾患の原因は時に不明のことがある。石綿肺の原因物質は石綿線維として知られている細長い線維状鉱物である。現在でも家屋,商業区域,船舶などは特に断熱材などの建材に石綿を含んでいることがあり,改築や再建時には石綿の吸入を防止するように注意する必要がある。吸入された石綿は肺内で鉄とカルシウムで覆われ,含鉄小体と呼ばれる構造物となり,この図のようにプルシャンブルー鉄染色で陽性に染まる。マクロファージがこれらの線維を貪食すると増殖因子として働くサイトカインを放出し,線維芽細胞による持続性の膠原物質産生を促進させることによって線維形成反応が始まる。

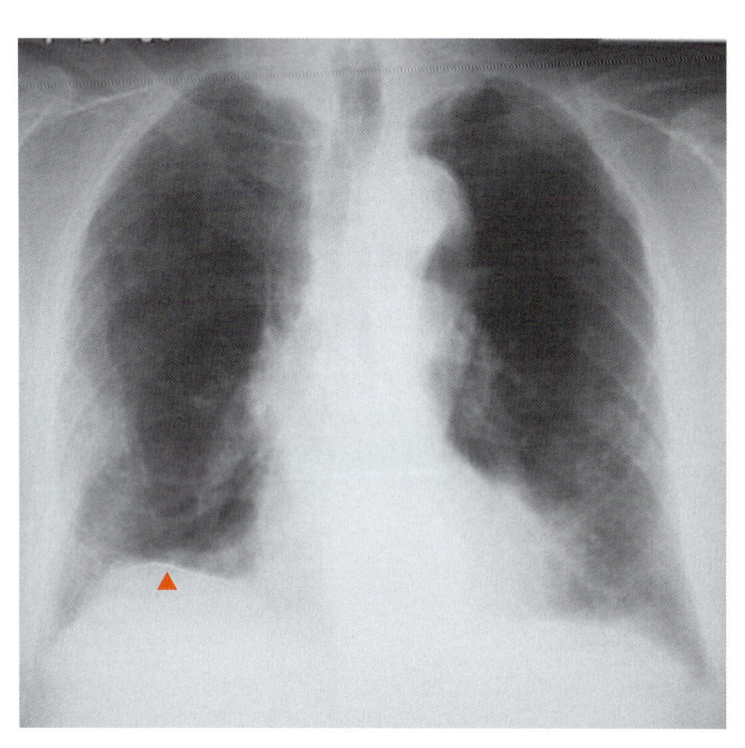

図5-45 じん肺症,X線写真
　不整な浸潤影を伴う間質の線維化が胸部X線撮影正面像でみられる。右側には石灰化を伴う胸膜プラーク(▲)がみられ,左側にも胸膜斑がみられる。この患者は大量の石綿曝露歴を有する。吸入粉じんは肺胞マクロファージに貪食され,トランスフォーミング増殖因子(transforming growth factor:TGF)-βなどのサイトカインを産生し,線維芽細胞を活性化させることにより細胞外基質に富む線維化をもたらす。粉じんの吸入量および期間が病変の程度を左右する。進行性塊状線維化(progressive massive fibrosis:PMF)が形成されて肺活量の低下や呼吸困難が出現するまで,多くの患者は長い間無症状である。最も頻度の高いじん肺症は珪肺症であり,間質性陰影を呈するが,時間とともにより大きな珪肺結節の形成がみられ,結節はしばしば融合する。

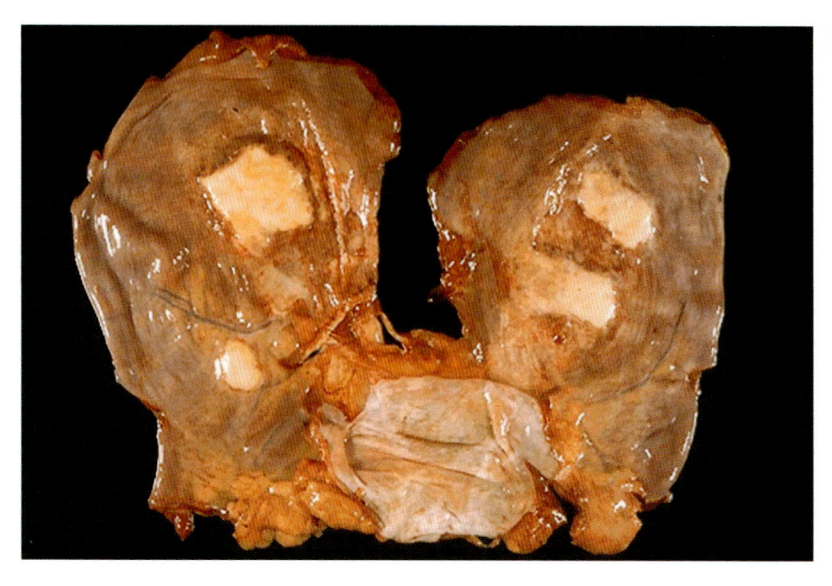

図5-46 胸膜線維性プラーク,肉眼像
　横隔膜両葉の胸膜面に塵肺症,特に石綿肺によく合併する淡黄色ないし白色の胸膜プラークが数個みられる。吸入された粉塵粒子(石綿線維)が慢性炎症を惹起し膠原線維が形成される。

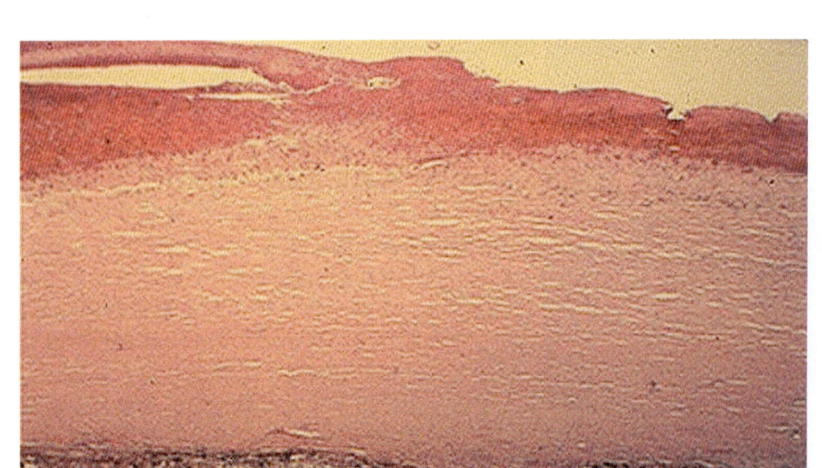

図 5-47　胸膜線維性プラーク，組織像

この線維性胸膜プラークは膠原線維の密な層状配列からなり，HE染色ではピンクに染まり，肉眼的には白色ないし淡黄色にみえる。石綿肺，すなわち石綿曝露による進行性の肺線維症は拘束性肺障害をもたらす。肺血管床の減少は肺高血圧症と肺性心をもたらし，やがて右心不全になると末梢性の浮腫，肝うっ血，腔水症などが生じる。

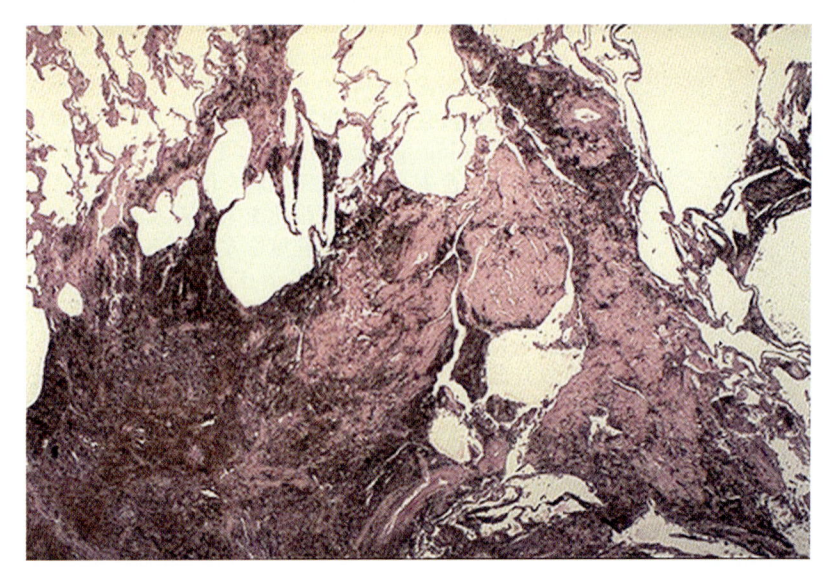

図 5-48　炭坑夫肺，組織像

肺の炭粉沈着はごく普通の所見であり，環境中の大気汚染によって吸入される炭粉の量はそれほど大量ではないので，通常，線維化には至らない。喫煙者はタバコ煙中に含まれるタールのためにより多量の炭粉沈着を認めるが，それでも炭粉による有意な疾患は生じない。炭坑夫の"黒肺病"のように大量の炭粉が吸入された場合は，線維化反応が生じ，炭坑夫塵肺症となり，この写真のように斑状の病変が形成される。この図は進行性塊状線維症（progressive massive fibrosis）となる。肺癌の発生リスクは上昇しない。

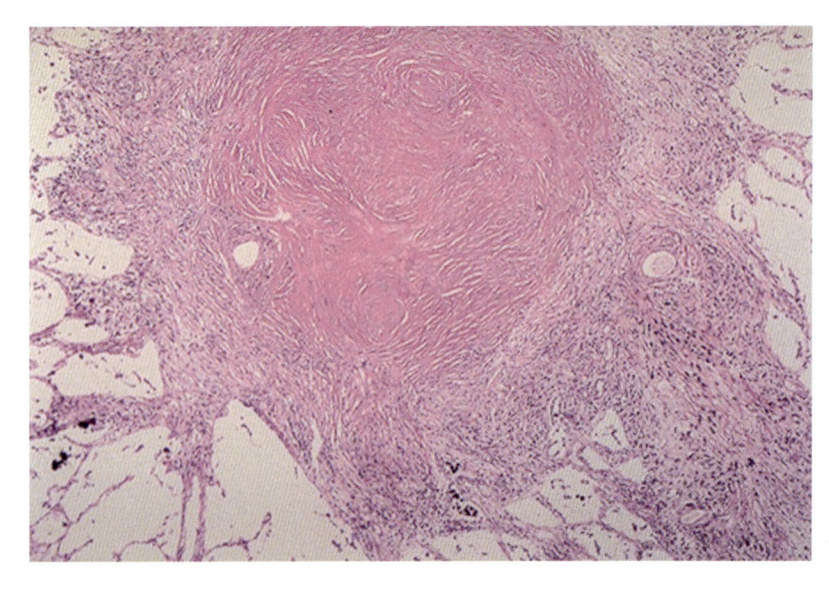

図 5-49　珪肺症，組織像

この図でみられる肺の珪肺結節は主に錯綜するピンク色の膠原線維束からなり，ごく軽度の炎症反応を伴っている。シリカの結晶を貪食したマクロファージは線維形成を促進するTNFなどのサイトカインを放出する。シリカへの曝露が大量であるほど，また曝露期間が長いほど珪肺結節の形成は多くなり，拘束性肺障害は大きくなる。この過程は進行性であり，不可逆性である。珪肺は肺癌の発生リスクを2倍程度増大させるのみである。

第5章 肺　115

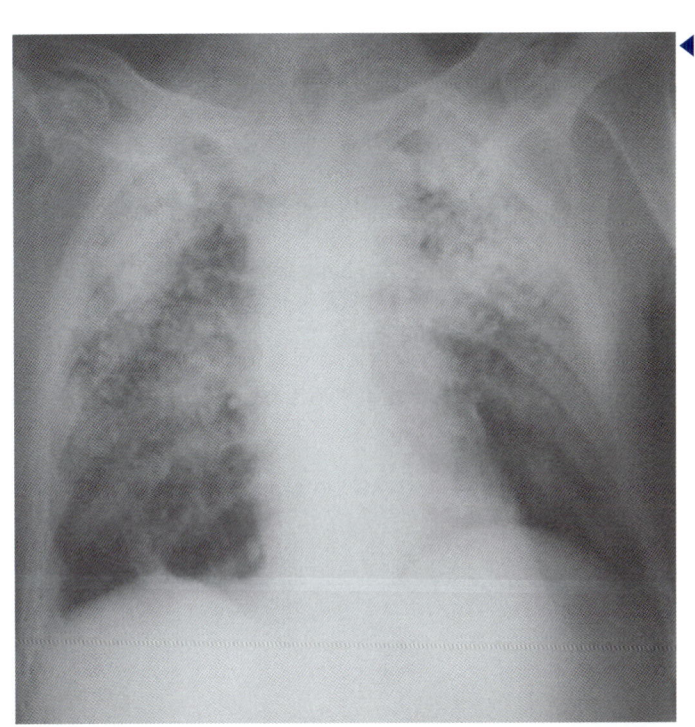

◀図 5-50　じん肺，X 線写真

濃度の高い多数の不整形の珪肺結節とその癒合（PMF）が X 線写真でみられ，高度な拘束性肺疾患をきたしている。この患者は著明な呼吸困難を訴え，肺機能検査上すべての肺容量が減少している。

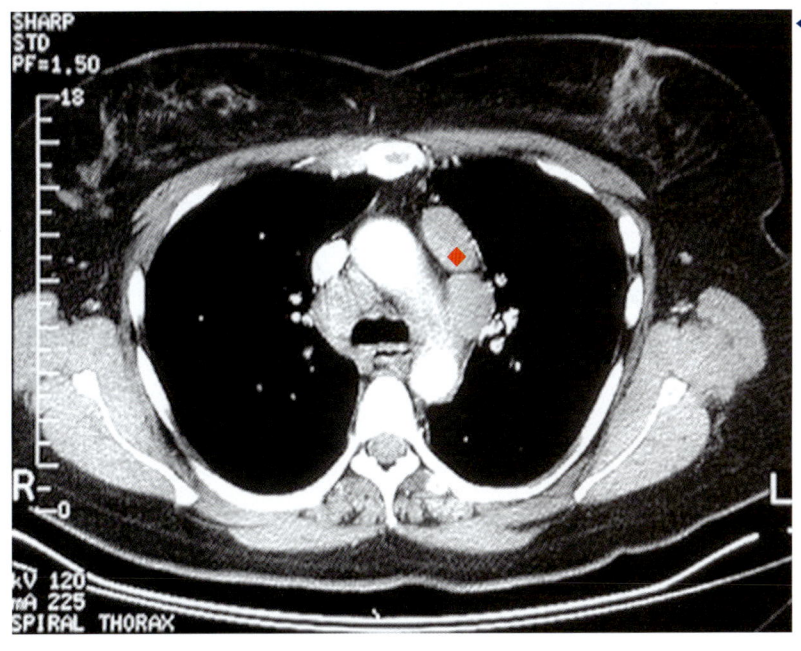

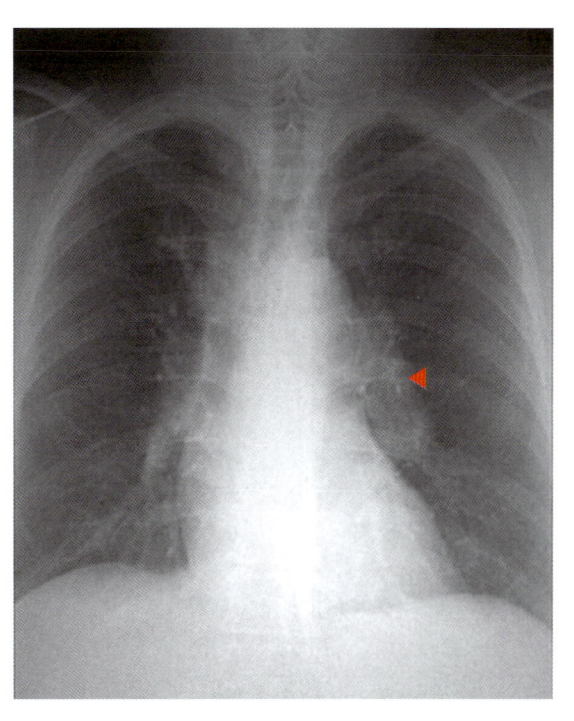

◀図 5-51　肺サルコイドーシス，CT

サルコイドーシスは多臓器を侵す原因不明の肉芽腫性疾患であるが，リンパ節病変は全例にみられ，肺門リンパ節病変の頻度が最も高い。この中年女性の縦隔条件の胸部 CT では著しい縦隔リンパ節腫大（◆）がみられる。サルコイドーシスでは発熱，乾性咳嗽，呼吸困難，胸痛，夜汗や体重減少がみられる。

図 5-52　肺サルコイドーシス，X 線写真▶

サルコイドーシスは肺間質の線維化をきたす疾患の1つである。間質陰影の増強に加えて，胸部単純 X 線写真では本症例のように著明な両側肺門リンパ節腫脹（非乾酪性肉芽腫性炎症）がみられる（◀）。大多数の患者は良好な経過をたどり，肺病変は比較的軽微で副腎皮質ステロイドが著効する。時に再発，再燃する。患者の約 1/5 においてリンパ節よりも肺病変が優勢であり，進行性の拘束性肺病変へと進行する。

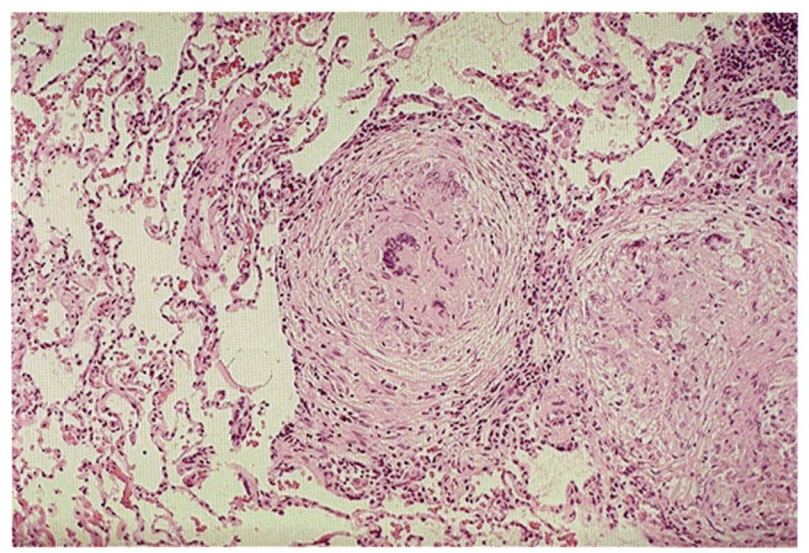

図 5-53　肺サルコイドーシス，組織像

サルコイドーシスの間質性肉芽腫は拘束性肺障害を起こすことがある。肉芽腫は気管支肺動脈束に沿って分布する傾向がある。小さなサルコイド肉芽腫は通常，非乾酪性であるが，より大きな肉芽腫では中心部に乾酪壊死様変化を伴うこともある。この炎症の特徴は類上皮マクロファージ，Langhans 型巨細胞，リンパ球（特に CD4 細胞），線維芽細胞の集簇である。この CD4 細胞は T$_H$1 免疫反応に関与する。この写真ではみられないサルコイドーシスの所見としてはアステロイド小体や Schaumann 小体などの封入体がある。

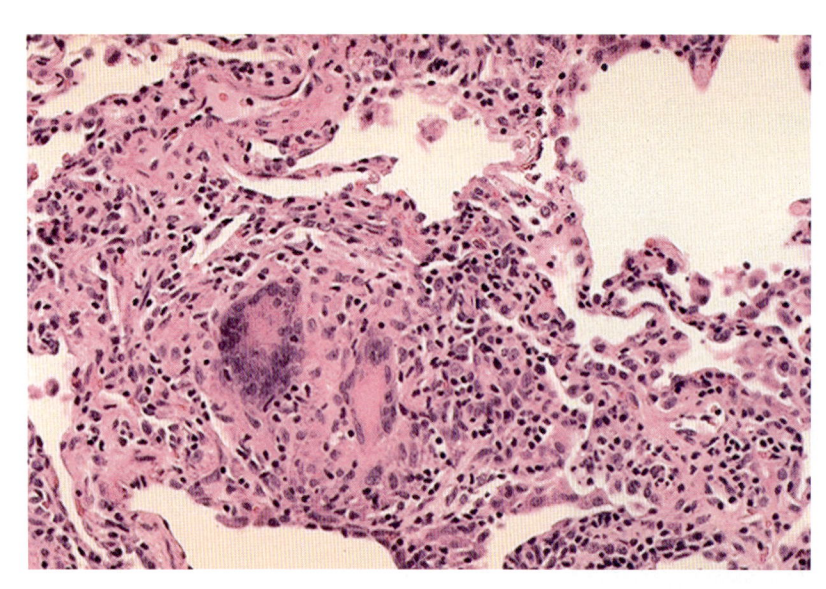

図 5-54　過敏性肺臓炎，組織像

このタイプの間質性肺炎は外因性アレルギー性胞隔炎として知られている。これは吸入された有機性塵埃が抗原抗体複合体を形成し，局所性のⅢ型過敏性反応（Arthus 反応）を起こすことで発症するためである。呼吸困難，咳嗽，発熱などの症状は患者が原因抗原のある環境から離れることで消退する。この写真ではより慢性の肉芽腫性炎症がみられ，Ⅳ型過敏性反応が示唆される。診断と原因抗原の確定はしばしば困難である。レントゲン写真では網状結節影がみられる。線維化に至ることはそれほど多くない。

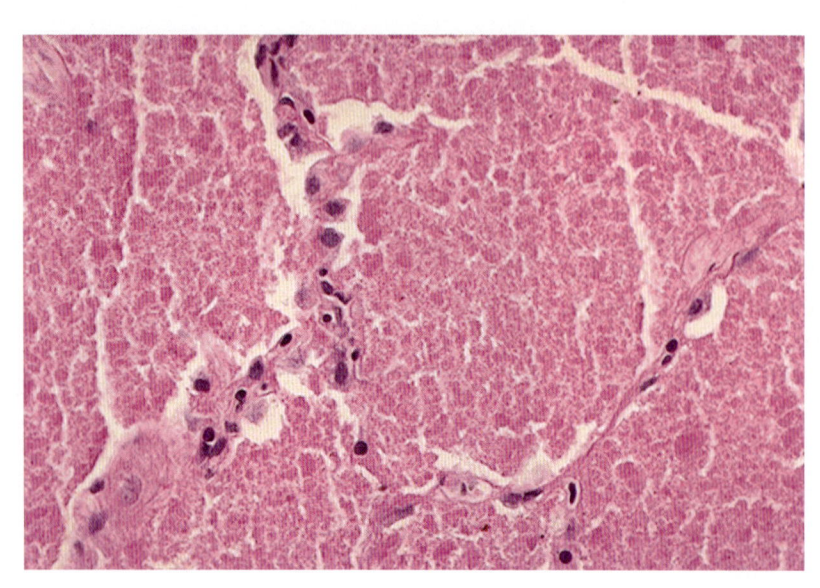

図 5-55　肺胞蛋白症，組織像

これは肺胞蛋白症として知られている稀な疾患である。肺胞壁は組織学的に正常であるが，肺胞腔内に大量の脂質と層状小体（電顕像）を含む PAS 反応陽性の顆粒状物質が充満する。患者は粘調な喀痰を大量に喀出することがある。患者はこの蛋白成分を含む物質を除去する目的で肺胞洗浄治療を受ける。この疾患は肺胞マクロファージの顆粒球-マクロファージコロニー刺激因子（GM-CSF）受容体の欠損で生じる［訳注：最も報告が多い後天的に発生する特発性肺胞蛋白症では GM-CSF に対する中和抗体が形成されることが原因である］。

第 5 章　肺　　117

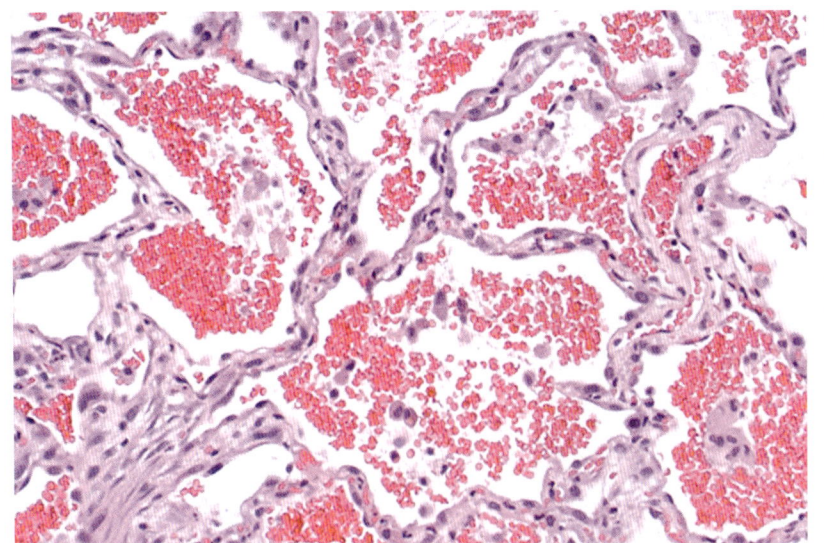

図 5-56　びまん性肺出血，組織像

この図の急性肺胞内出血は Goodpasture 症候群の患者で抗基底膜抗体による毛細血管傷害の結果として生じたものである。腎糸球体の毛細血管も標的となり，急速進行性腎炎を起こす。Goodpasture 症候群の標的抗原はⅣ型コラーゲン α3 鎖の非膠原線維性ドメイン部分のコンポーネントであり，α3 鎖は糸球体や肺胞の基底膜に優先的に発現している。血中には抗糸球体基底膜抗体が検出される。治療法としては血漿除去がある。

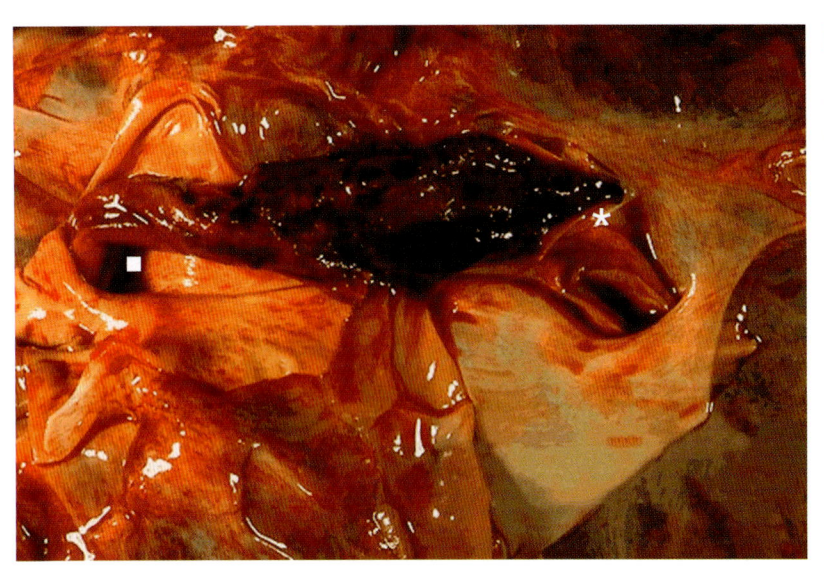

図 5-57　肺動脈塞栓症，肉眼像

心臓から起始する肺動脈幹が左（★）と右（■）の主肺動脈に分岐する部分に"鞍状塞栓（saddle embolus）"がみられる。このような鞍状塞栓は急性肺性心を起こし，突然死の原因となる。この血栓塞栓はやや不規則な外観を呈しており，淡褐色調部分と暗赤色部分が混在している。血栓塞栓はしばしば血栓が形成された元の静脈の形状をとどめている。ほとんどの大きな肺血栓塞栓は下肢の大型静脈内で形成されたものである。

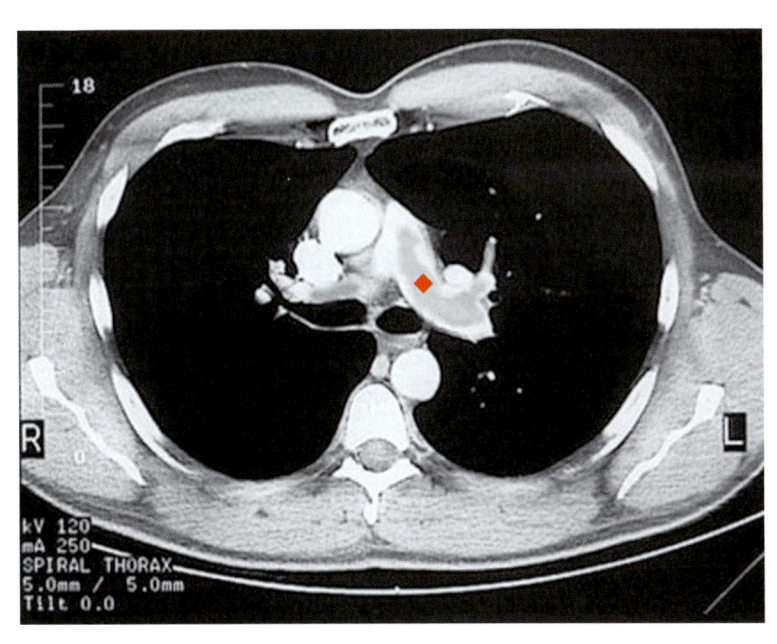

図 5-58　肺動脈塞栓症，CT

肺血栓塞栓症が疑われる入院患者の大多数において，最も信頼度が高く，いつでも施行できる検査は胸部 CT である。ここでは鞍状の血栓（◆）が左右の肺動脈内に進展するように認められる。一般的な異常検査所見として血中 D-ダイマー値の増加があるが，この検査は，その値に異常がない際に肺塞栓を否定し得る点でより有用性が高い。肺血栓塞栓症の危険因子は，長期間の安静（体動制限），高齢，凝固能亢進である。

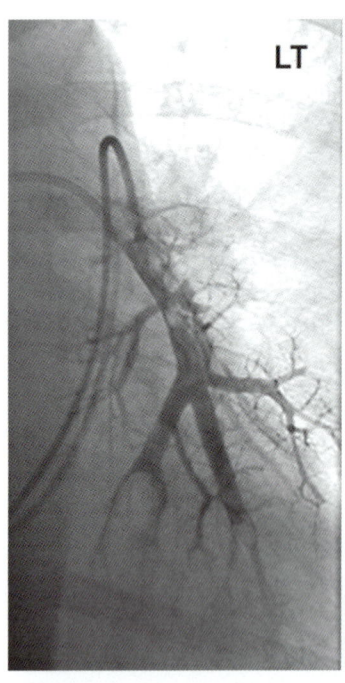

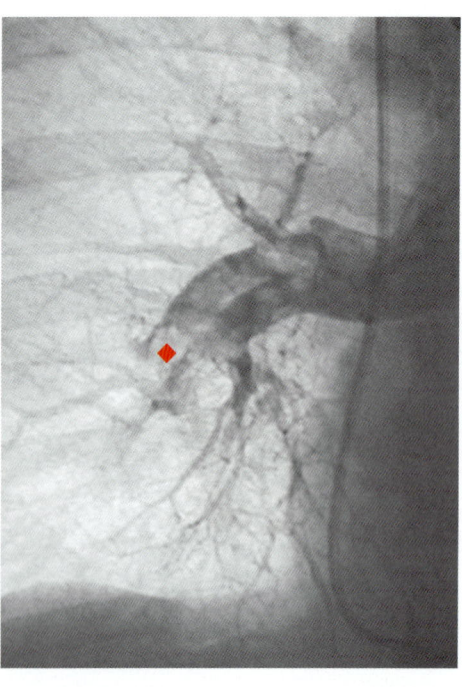

図5-59 肺動脈塞栓症，血管造影

肺動脈造影において多発性の塞栓が認められる（◆）。本来肺動脈の末梢に造影剤が満たされるべきである。この患者は，高齢，喫煙歴，そして腸閉塞のための長期入院と体動制限という危険因子を有していた。血管造影は肺塞栓を検出するゴールドスタンダードであるが，標準的なCT装置による診断における感度は高い。臨床症状には呼吸困難，頻脈，咳嗽，発熱および胸痛などがある。

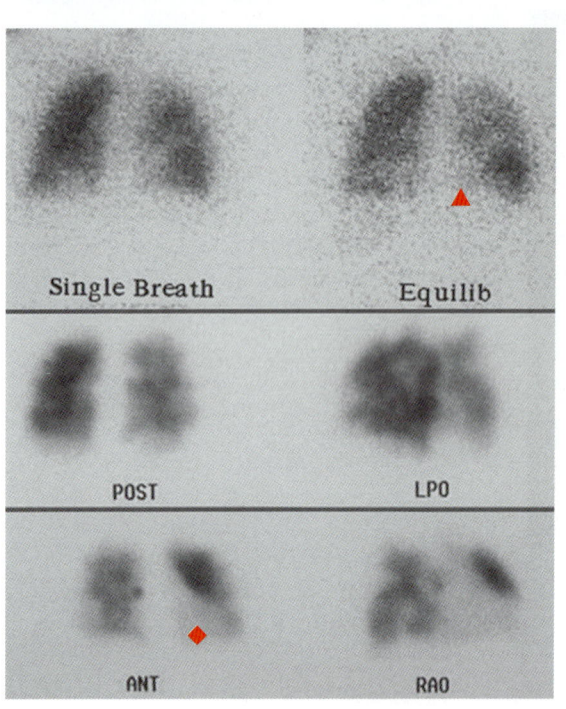

図5-60 肺動脈塞栓症，換気血流スキャン

図は換気血流スキャン（V/Q scan）である。上段の換気シンチグラフィでは，肺内に分布する放射性同位元素で標識した化合物を吸入し検査を行う。本症例では肺内分布は比較的均一だが左下葉の一部に換気欠損域（▲）がみられる。血流スキャンは肺血管に分布する放射性医薬品を静注後に得られる。この図の下段2つの多方向の血流シンチグラムでは肺血流の低下がみられ（◆），その領域は低下域と異なる。すなわち，肺塞栓症を強く疑う換気血流ミスマッチが認められる。肺の換気は保たれているが血流が損なわれている患者に対して酸素投与治療を行っても動脈血酸素濃度の上昇はわずかである。

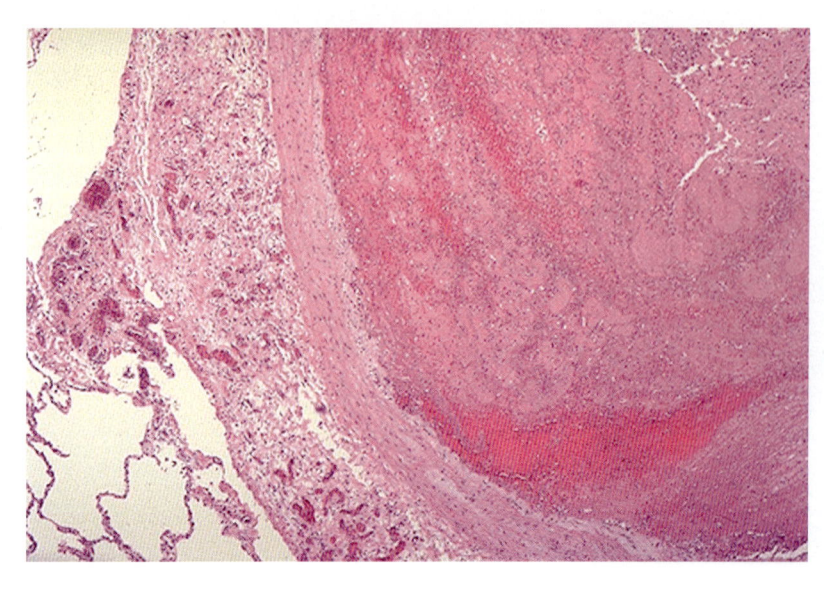

図5-61 肺塞栓症，組織像

肺動脈内に血栓に特徴的なうすいピンクと赤色の層が交互に並ぶZahnの線条と呼ばれる像がみられる。これらの線条は静脈内で血栓が形成される過程で作られた，赤血球，血小板，フィブリンの層を表している。この症例は血栓が血流にのって大静脈，右心を経由して肺動脈枝に至り，血栓塞栓として詰まったものである。時間が経過し患者が生き延びれば，血栓塞栓は器質化したり融解する。

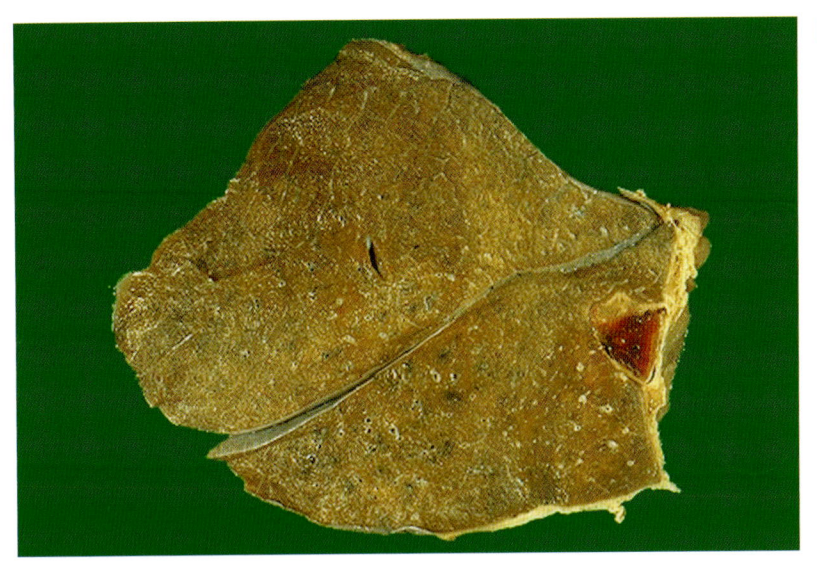

図 5-62　肺梗塞，肉眼像

中等大の（肺小葉の1つないし集合を支配する肺動脈を閉塞するような）血栓塞栓は患者が生き延びるので，出血性の肺梗塞を呈する。この梗塞巣は楔状で胸膜側に底辺を有する。これらの梗塞が出血性になるのは血液と酸素のほとんどを供給している肺動脈が遮断されるが，体循環系の気管支動脈（肺血流の約1%を供給）が残存しているためである。時には突然死を起こさず，また梗塞を生じさせるほど大きな肺動脈枝を閉塞しない，多発性小血栓塞栓も発生する。このような場合，臨床的には胸痛と喀血が生じ得る。

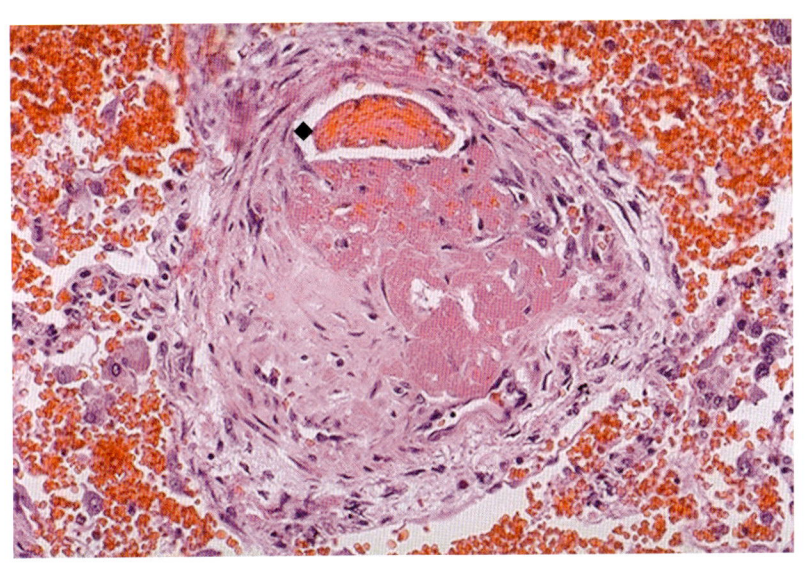

図 5-63　肺塞栓症，組織像

この写真では小型末梢肺動脈の血栓塞栓が出血性梗塞の領域にみられ，肺胞腔内には多数の赤血球が目立つ。閉塞した肺動脈には部分的な再疎通がみられる（◆）。このような小さな塞栓の場合，多数が一定期間の間にシャワーのように両肺に生じない限り呼吸困難や胸痛はみられないと考えられる。これらがまとまって多数の小動脈を閉塞すると，肺性心を伴う続発性肺高血圧症を起こし得る。

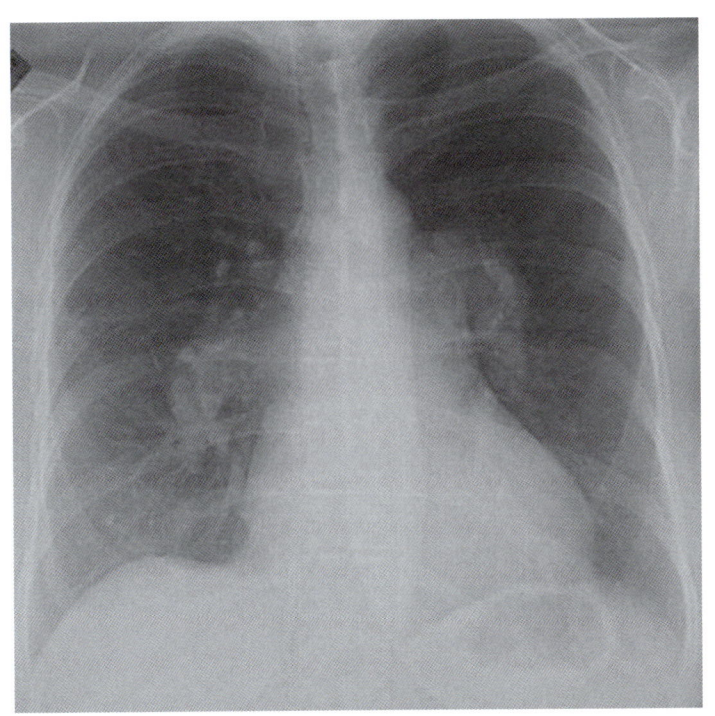

図 5-64　肺高血圧症，X線写真

胸部X線撮影正面像で肺門の肺動脈に著明な拡張を認める。肺野は正常である。本症例は，肺高血圧の原因となり得る拘束性または閉塞性肺疾患をもたない原発性肺高血圧症という稀な疾患である。高い肺動脈圧により肺血管床の減少をきたす。肺毛細血管楔入圧は，病期が進み，右心不全から左心不全に陥り左心室の機能が低下するまで，多くは正常である。家族性の肺高血圧は2型骨多系性蛋白受容体（bone morphogenetic protein receptor type 2：*BMPR2*）遺伝子の変異によるといわれている。*BMPR2*は平滑筋の増殖を阻止する働きをする。そのほかの遺伝子や環境因子もこの病態に関与している。

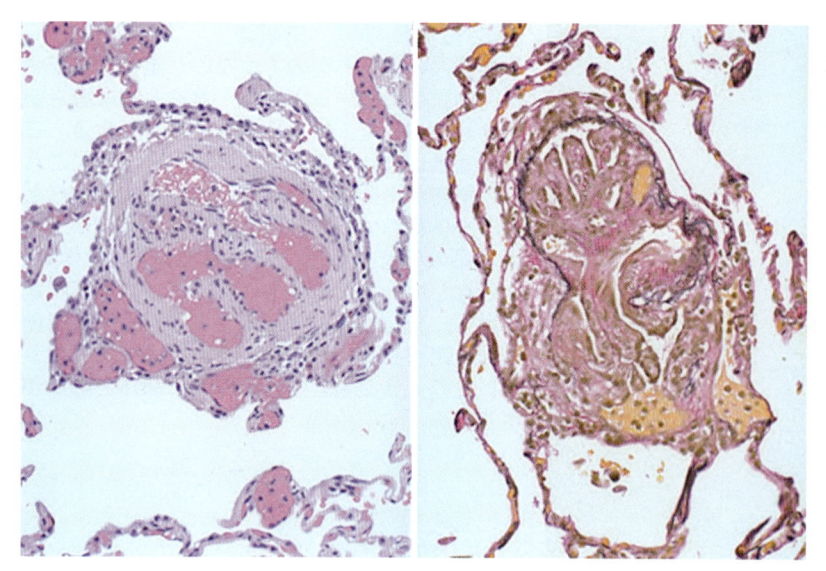

図 5-65　肺高血圧症，組織像
　拘束性および閉塞性肺疾患のいずれもが肺動脈の血行に影響を与える。正常肺実質が消失すると肺高血圧症が発生し，小型肺動脈壁の肥厚や再構築による叢状病変（plexiform lesion）がみられる。この図は左が HE 染色，右が弾性線維染色で，そのような末梢肺動脈を示している。

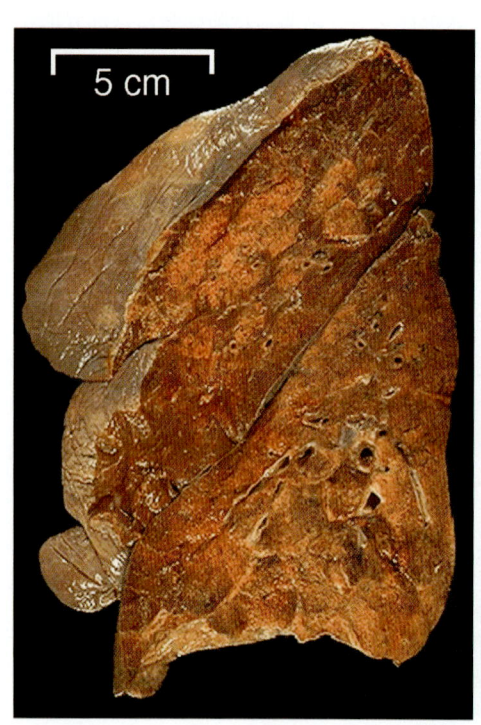

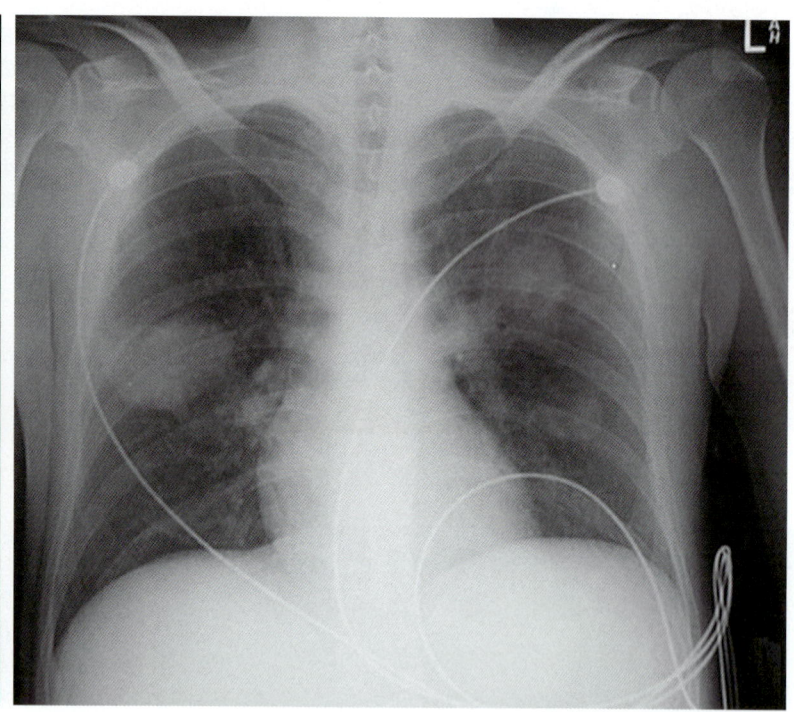

図 5-66，図 5-67　細菌性肺炎，肉眼像，X 線写真
　左図で周囲の肺より割面でやや浮き上がってみえる色の淡い領域が肺炎部分である。気管支肺炎（小葉性肺炎）は斑状の肺硬結が特徴である。右の胸部 X 線正面像では主に肺胞内滲出による広範な両肺の斑状浸潤影がみられる。この例では緑膿菌感染による血管傷害で出血が起こり，浸潤影がより高度にみえる。

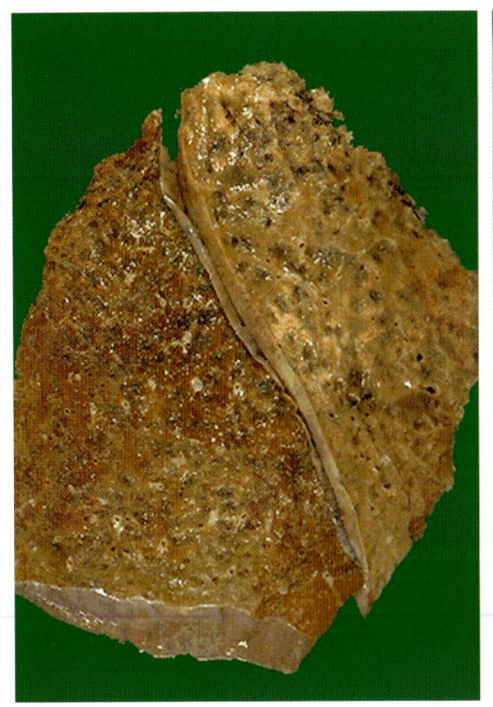

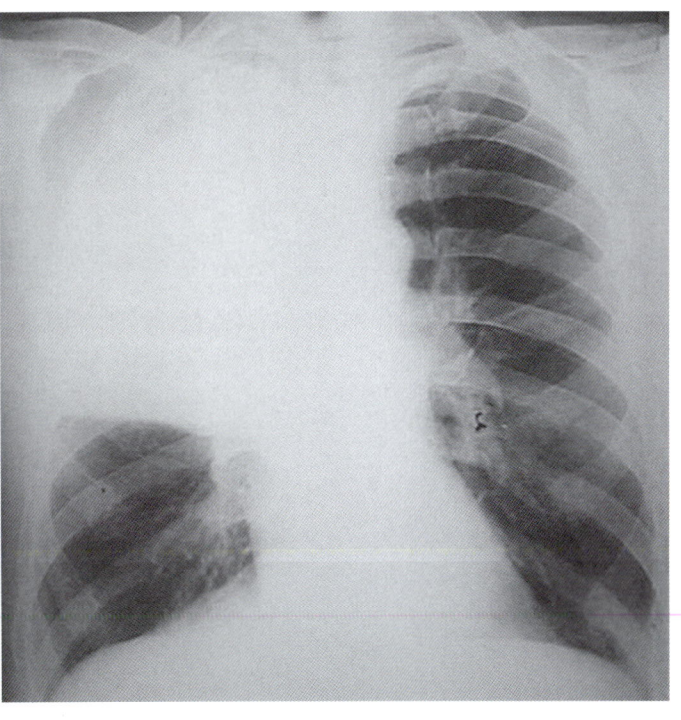

図 5-68, 図 5-69 細菌性肺炎, 肉眼像, X線写真

左図に示すのは大葉性肺炎で, 左肺上葉の全体が硬化している。この肺炎様式は気管支肺炎型に比べるとはるかに稀である。ほとんどは肺炎連鎖球菌（肺炎球菌）感染による。右の胸部X線正面像では大葉性肺炎として矛盾しない右肺上葉の完全な硬結がみられる。この病変のために縦隔縁と心臓の右縁が不明瞭となっている。

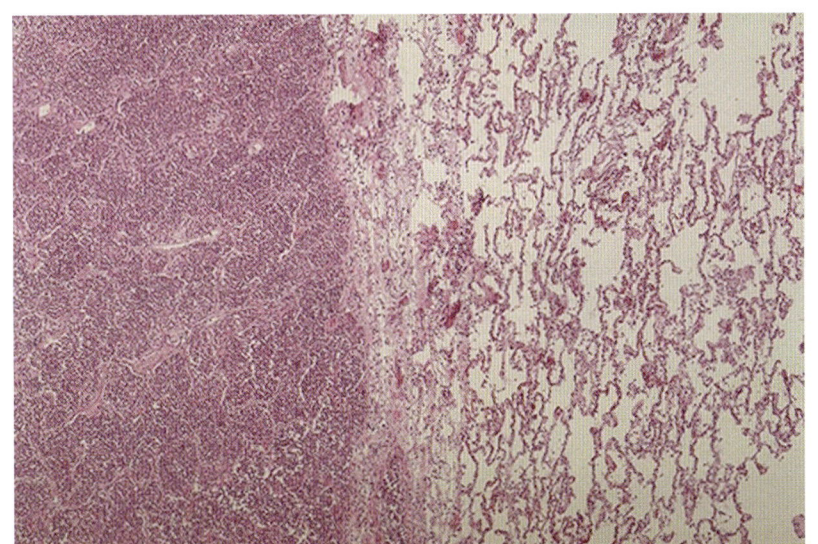

図 5-70 細菌性肺炎, 組織像

図左方では肺胞が好中球主体の滲出で充満しており, 気管支肺炎で肉眼的に明瞭な硬化部分に対応する。図右方の含気の良好な部分との違いが明らかである。このパターンは気管支肺炎がX線像で斑状の分布を呈するのに符合している。硬化部分は肺小葉の病変分布パターンに対応することがある（したがって小葉性肺炎と呼ばれる）。気管支肺炎はほかの疾患に罹患中の患者に院内肺炎としてみられることが多い。典型的な原因菌としては黄色ブドウ球菌, 肺炎杆菌, インフルエンザ杆菌, 大腸菌, 緑膿菌などがある。

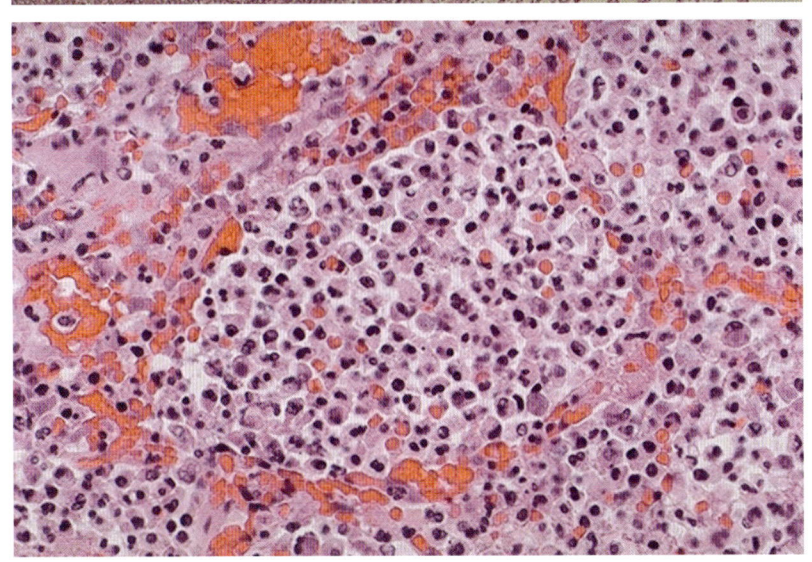

図 5-71 細菌性肺炎, 組織像

図の肺胞内浸出物は主として好中球で占められている。周囲の肺胞壁の毛細血管はうっ血（拡張し, 赤血球によって満たされている状態）している。そのような肺胞内浸出物は細菌感染症の特徴である。細菌性肺炎におけるこのような浸出物は, 湿性咳嗽（痰を伴う咳）に伴う膿性痰の原因である。広範な肺炎にもかかわらず肺胞構造が保たれているのは, 肺実質の破壊や障害が著しく少ないからである。しかしながら, 閉塞性あるいは拘束性肺疾患や心疾患を有する, 肺機能障害を生じやすい患者においては, 限局した肺炎病巣といえども, 生命予後に重大な影響を与える。

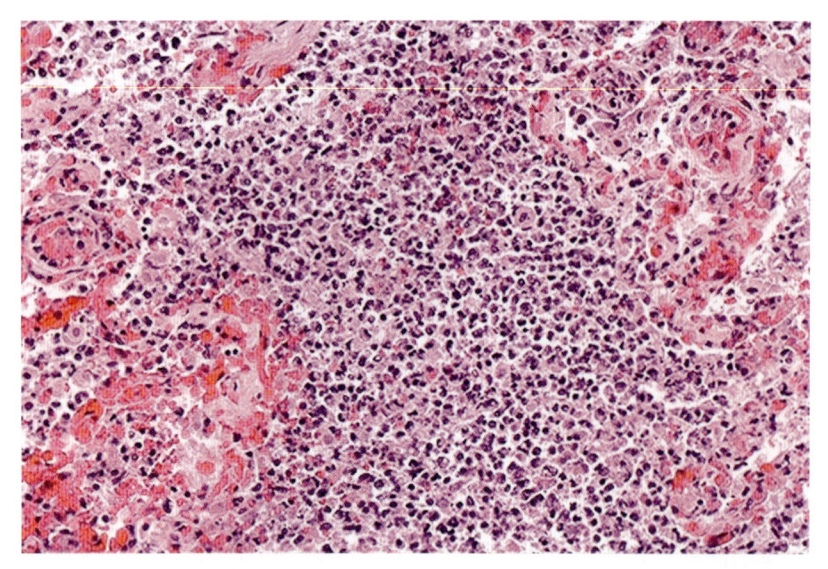

図 5-72 細菌性肺炎，組織像

さらに毒性の強い細菌であったり，肺炎に伴う炎症が高度であった場合，肺組織の破壊や出血に結びつく。ここでは，膿瘍形成のために肺胞壁はもはやみえなくなり，好中球の一様な浸潤と出血が生じている。多くの気管支肺炎は，冬季のインフルエンザなどのウイルス性肺炎などに続発し，老年者によくみられる。

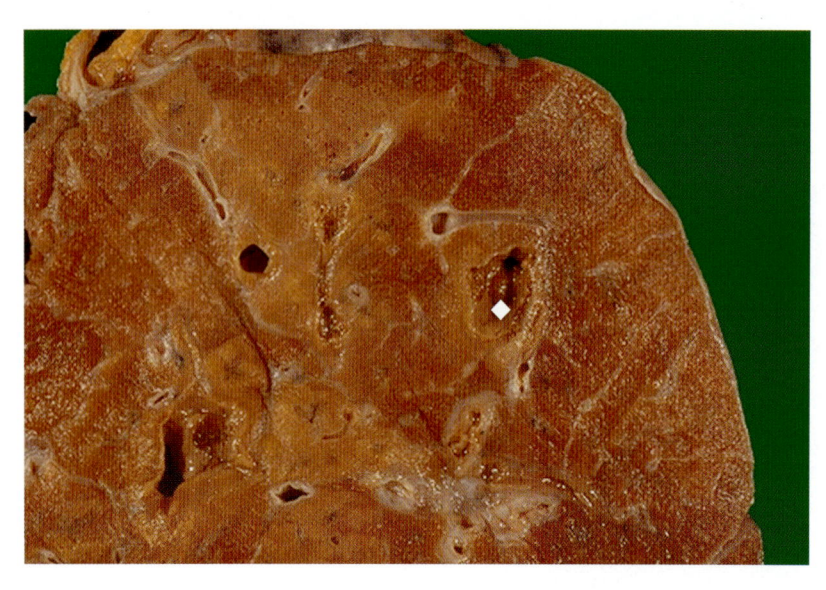

図 5-73 肺膿瘍，肉眼像

図は膿瘍を形成しつつある気管支肺炎を示している。ここには，黄褐色の硬化領域内に内面が不正なゴツゴツした壁を有するいくつかの膿瘍（◆）が観察される。これが十分に大きい膿瘍であれば，液状化した壊死物や化膿性浸出物を容れ，これが胸部 X 線や CT での鏡面像(air-fluid level，しばしばニボーとも呼ばれる）を形成する。重篤な感染症を引き起こす黄色ブドウ球菌などによる重症肺炎の合併症として生じることが多い。また，感覚の鈍化した患者や神経疾患の患者では誤飲による合併症でもある。その際には右背側の肺野に生じることが多い。膿瘍は持続して菌を撒布する敗血症の源泉となり得るが，治療は難しい。

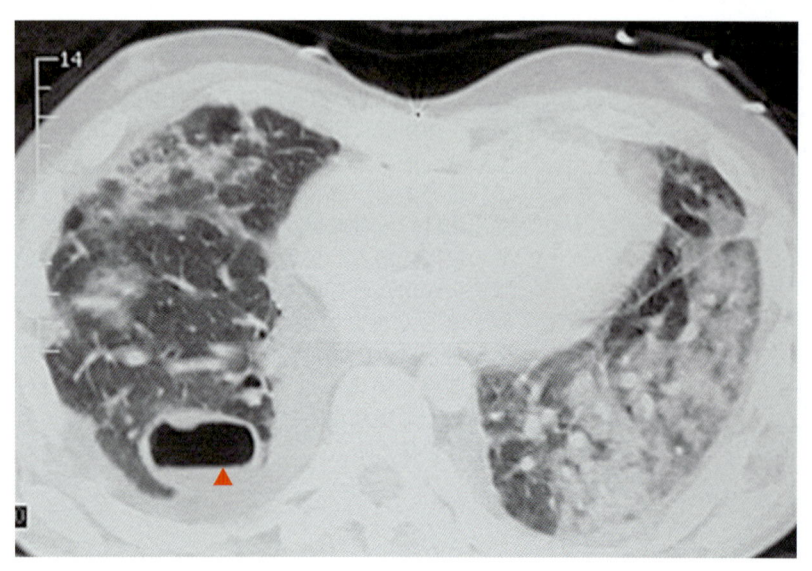

図 5-74 肺膿瘍，CT

胸部 CT（肺野条件）では右下葉内の肺化膿症内部の液面形成（▲）がみられる。その近傍には白く描出される肺炎像がみられ，肺炎は両側かつ広範に認められる。漏斗胸による前胸壁の陥凹もみられる。肺膿瘍は誤嚥や細菌感染に引き続いてみられたり，敗血症や右心系の感染性心内膜炎における菌血症性肺塞栓で発症したり，気道閉塞後に発症する。患者は多量の膿性痰の喀出を伴う湿性咳嗽と高熱を訴える。菌血症や多臓器への菌塞栓は肺膿瘍の重篤な合併症である。

第 5 章 ● 肺

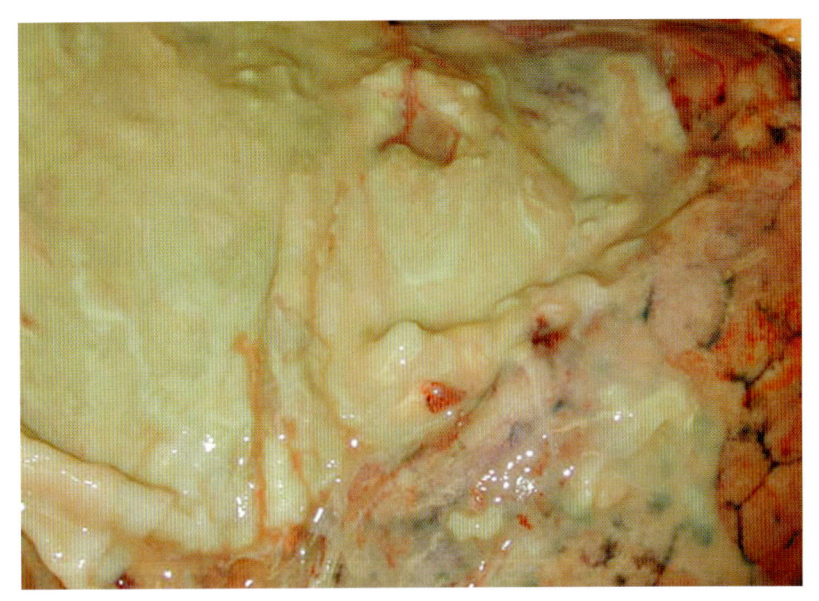

図 5-75　膿胸，肉眼像

　この胸膜の表面には厚い黄色の膿様浸出物が認められ，胸腔内は化膿性浸出物によって満たされている。これは胸腔内への膿の集積であり，膿胸と呼ばれる。肺炎は肺内にひろがり，時として胸膜炎を併発する。最初は，胸腔への漏出による液であることもある。また血液内の蛋白質，フィブリンなどの滲出により，線維素性胸膜となることもある。しかしながら，肺の細菌感染が胸膜に及ぶと化膿性胸膜となる。胸腔穿刺によって，蛋白量や好中球などの白血球数から浸出物の性状を知ることができる。

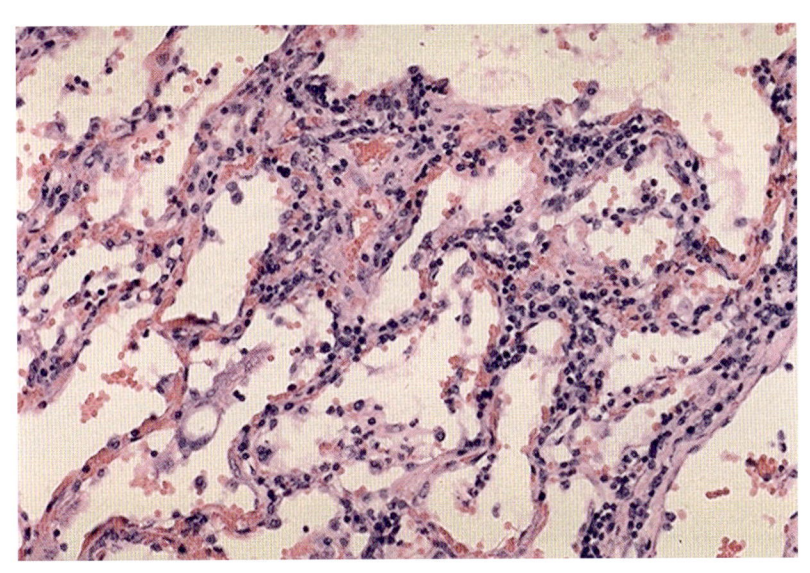

図 5-76　ウイルス性肺炎，組織像

　ウイルス性肺炎は，間質へのリンパ球浸潤が特徴である。肺胞腔内への浸出物はほとんどないことが特徴である。この肺炎を罹患した患者は乾性咳嗽（痰に乏しい咳）をすることが多い。最も頻度の高いウイルス性肺炎の原因はインフルエンザウイルス A 型もしくは B 型，アデノウイルス，RS（呼吸器合胞体）ウイルスであり，小児に多い。サイトメガロウイルス感染症は免疫不全による易感染性宿主では最も頻度が高い。診断には喀痰や気管支洗浄液のウイルス培養が試みられることが多い。または，血清学的検査によって原因ウイルスがわかることもある。ある種のコロナウイルスは重症急性呼吸器症候群（SARS）を引き起こすことが知られている。

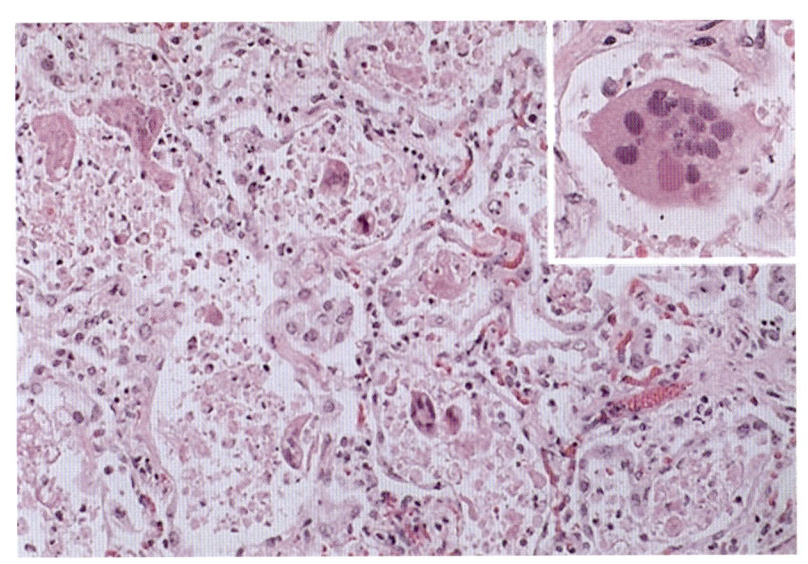

図 5-77　RS ウイルス肺炎，組織像

　この図は小児における RS ウイルス肺炎を示している。ウイルスによる細胞傷害効果によって生じた巨細胞が特徴である。右上の挿入図は，円型，ピンク色の細胞内封入体を伴った典型的な多核巨細胞を示している。2 歳未満の小児肺炎の多くは RS ウイルスによる肺炎であり，1〜6 カ月あるいはそれより年長の乳児を死に至らしめることもある。

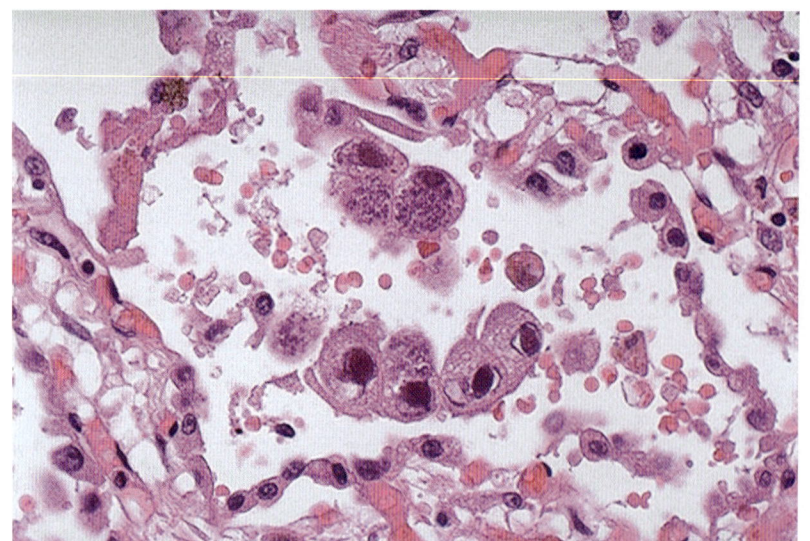

図 5-78 サイトメガロウイルス肺炎，組織像

小さいながらも明瞭な暈（ハロー）に囲まれた，大きな紫色の核内封入体を有する大型細胞が特徴である。これらの細胞の細胞質には好塩基性斑点が認められる。HIV 感染症などによる免疫不全による易感染性患者でしばしばみられる。内皮細胞と上皮細胞の双方に感染する能力をもっている。サイトメガロウイルス肺炎には，典型的な肉眼像もしくは組織像というものはない。

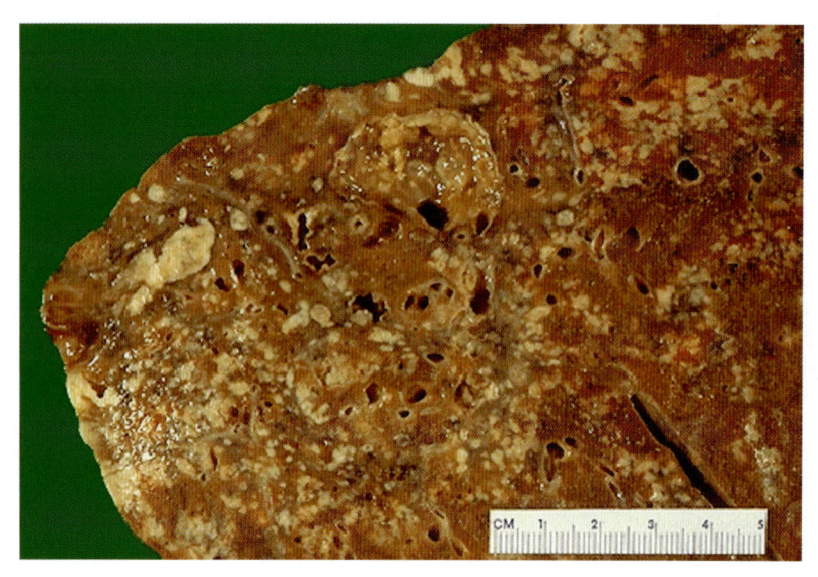

図 5-79 二次性（初期感染巣ではない）肺結核症，肉眼像

図に示すように，撒布性の肉芽腫は上葉に存在することが多い。肉芽腫性肺疾患は肉眼的に大小様々な円型の結節を示すことが多い。大きな結節では中央部に液化および凝固壊死を含んだ乾酪壊死を示す。上葉指向性は成人にみられる二次結核症（再活性化もしくは再感染）に特徴的である。しかしながら，真菌性肉芽腫症（ヒストプラスマ症，クリプトコッカス症やコクシオジディス症）もよく似たパターンを示すことがある。この上葉指向性は結核症の特徴であり，放射線画像上で転移性腫瘍との鑑別に有用である。

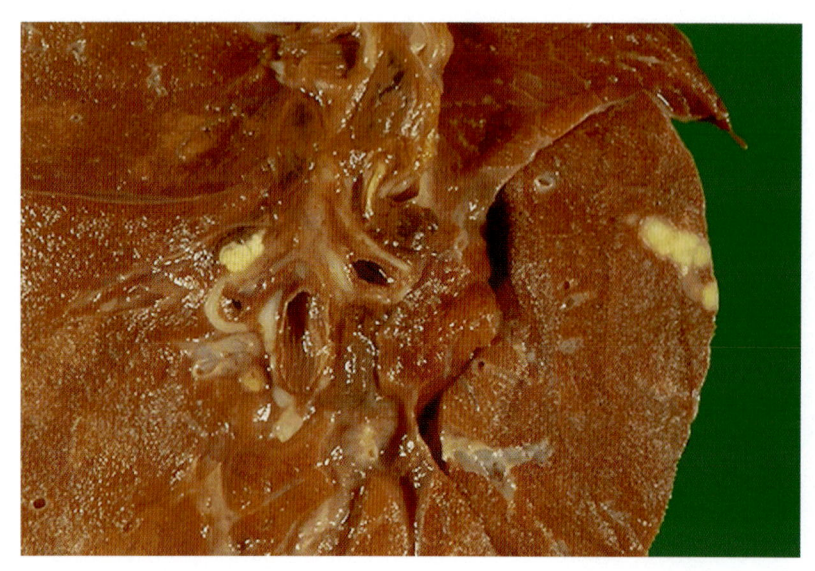

図 5-80 Ghon の初期変化群，肉眼像

肺野の中ほどの胸膜直下に小さな黄褐色の肉芽腫がみられる。肺門には同様の肉芽腫が気管支に隣接したリンパ節内にみられる。これは"Ghon の初期変化群"と呼ばれ，結核の初感染に特徴的な肉眼像である。多くの人では，この初感染は臨床的な症状を引き起こすことはなく，また，これ以上進行することはない。時間が経つにつれ小さくなり，石灰化することもある。その結果，過去の初感染を示唆する像として胸部 X 線写真で小さな石灰化巣として残るだけである。初期変化群は初感染に伴う病変の発現様式であり，小児期に生じることが多い。一次結核は初感染に引きつづいて，病変が拡大して起こる結核のことである［訳注：原著では初感染と一次結核を同一のものとして扱っているが，ここでは病期の違うものとして扱った］。

第 5 章　肺　　125

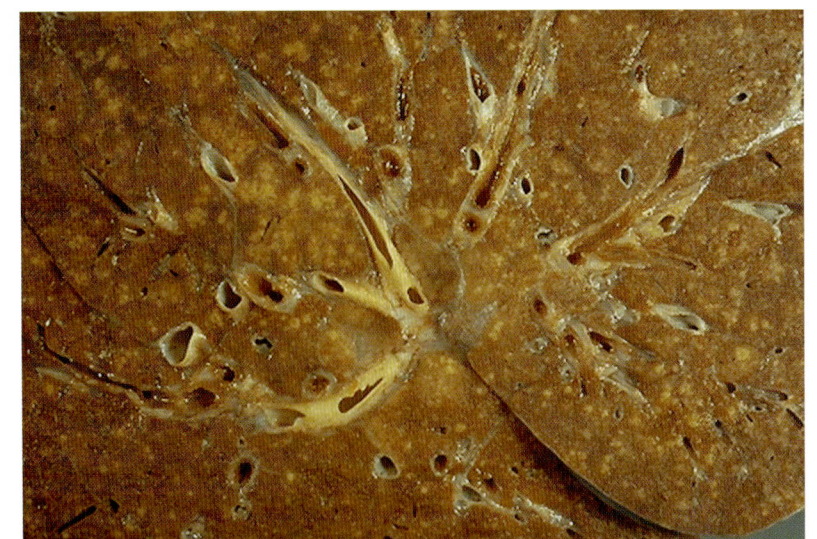

図 5-81　粟粒肺結核，肉眼像
　免疫応答が低下していたり，激烈な感染のために免疫が対抗できない場合には粟粒結核として知られる結核症を呈する。粟粒結核では，2～4mm 大の小さな淡黄色の肉芽腫が多数，肺実質にばら撒かれたようにみられる。この粟粒結核の名称は，粟の粒を撒いたような様相に類似している。ほかの臓器においても結核や真菌などの感染原因菌が散布された際にはこの粟粒パターンを示す。

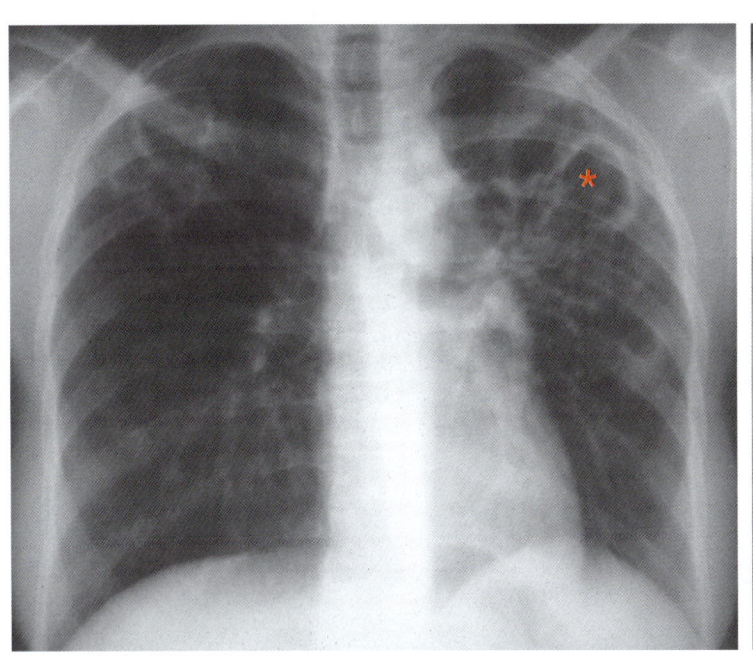

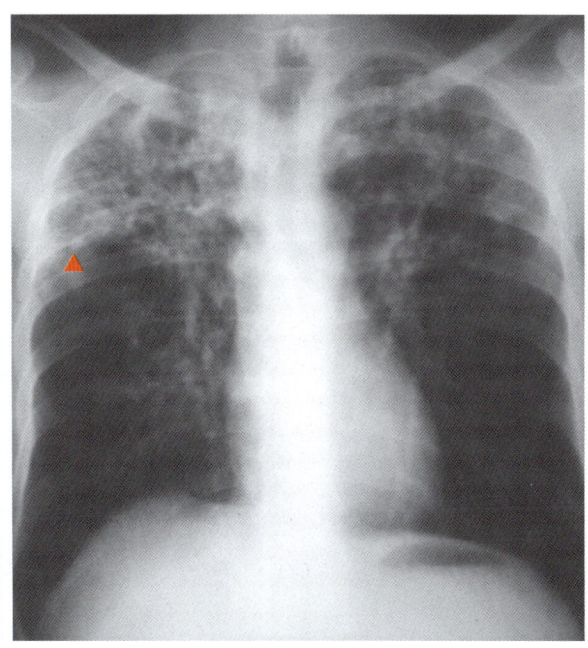

図 5-82，図 5-83　二次性肺結核症，X 線写真
　左の X 線写真正面像では，不整な網状，結節状陰影として描出される肉芽腫性病変や結核に特徴的な乾酪壊死による空洞（★）が上葉にみられる。右図においては両肺に広範にひろがる肉芽腫病変をみる。治癒後の結核症に特徴的な限局性の石灰化もみられる。右の写真では上中肺野を主体として散在する小石灰化（▲）を認める。二次結核における結核の再燃または再感染でもこのパターンがみられる。

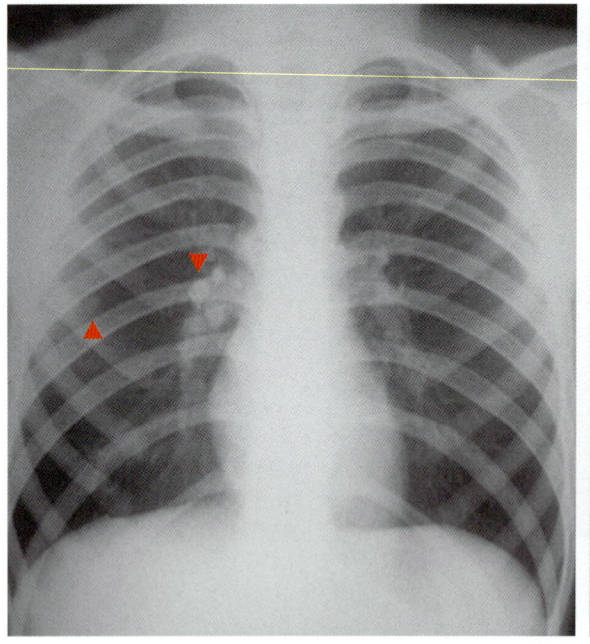

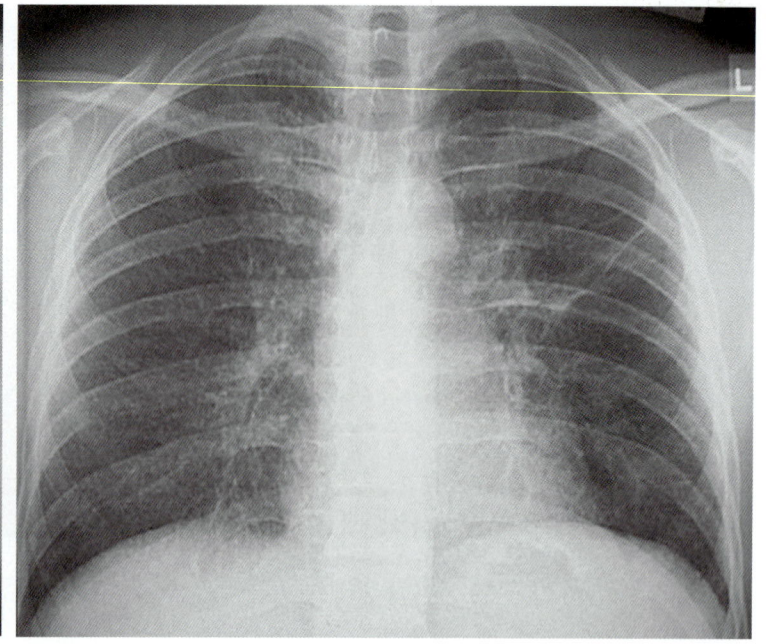

図 5-84，図 5-85　肺結核，粟粒肺結核，X 線写真

　左の X 線写真正面像では，一次結核に特徴的な胸膜下の肉芽腫（▲）と著明な同側肺門リンパ節腫大（▼）がみられる（Ghon complex と称される）。一次結核の多くは無症状である。右図の X 線写真では肺野の粟粒結核パターンがみられる。両側びまん性に粒状，結節状の陰影がみられ，点描画を彷彿させる。

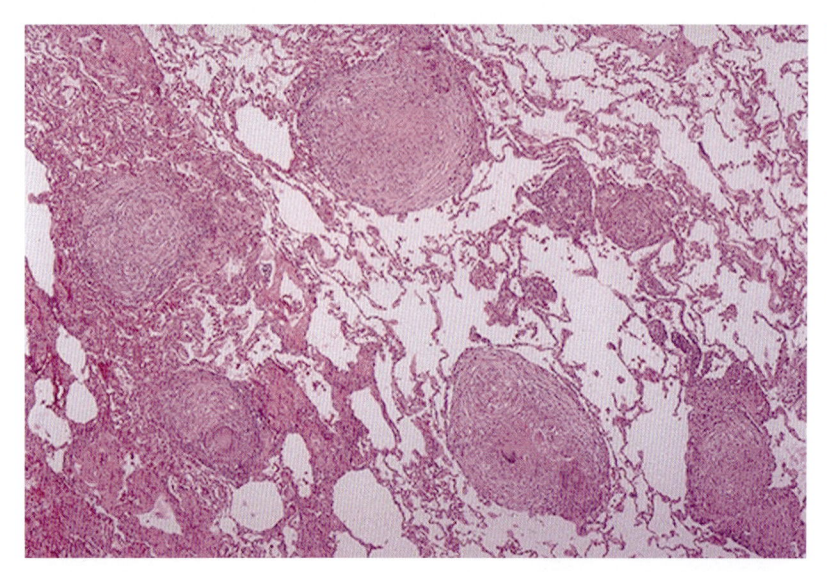

図 5-86　肺結核症，組織像

　よく発達した肉芽腫は境界明瞭な類円形の輪郭を示す。肉芽腫は，主として類上皮といわれる変容したマクロファージからなり，リンパ球や少数の多分葉核白血球，形質細胞や線維芽細胞を伴っている。周囲の T リンパ球によって分泌されたインターフェロン-γなどのサイトカインによって刺激されたマクロファージが合胞体化し，Langhans 型巨細胞を形成する。限局した小さな肉芽腫は免疫応答が著しく良好で，感染が封じ込められていることを示唆している。これは胸部 X 線では網状結節影として描出される。

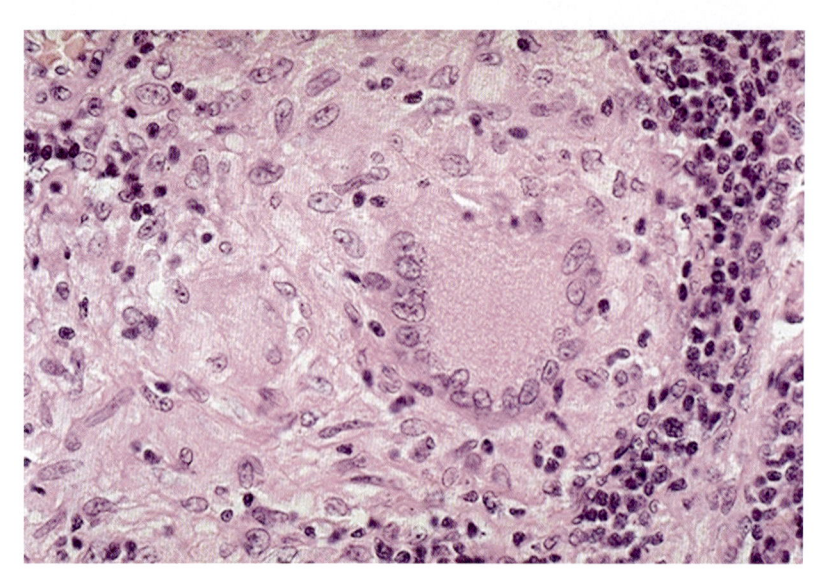

図 5-87　肺結核症，組織像

　結核に対する肉芽腫性炎症では，主として類上皮細胞，リンパ球や線維芽細胞が出現する。肉芽腫には，クロマチンの淡い核と好酸性の胞体をもった長く引き伸ばされた，上皮様のマクロファージ（類上皮細胞）がみられる。マクロファージは時として合胞体を形成し，巨細胞を形成することもある。感染症に伴う肉芽腫に出現する典型的な巨細胞は，細胞質の辺縁に核が整列し，Langhans 型巨細胞と呼ばれる。肉芽腫性炎症反応過程は数カ月から年余にわたって起きている。

第 5 章 肺 127

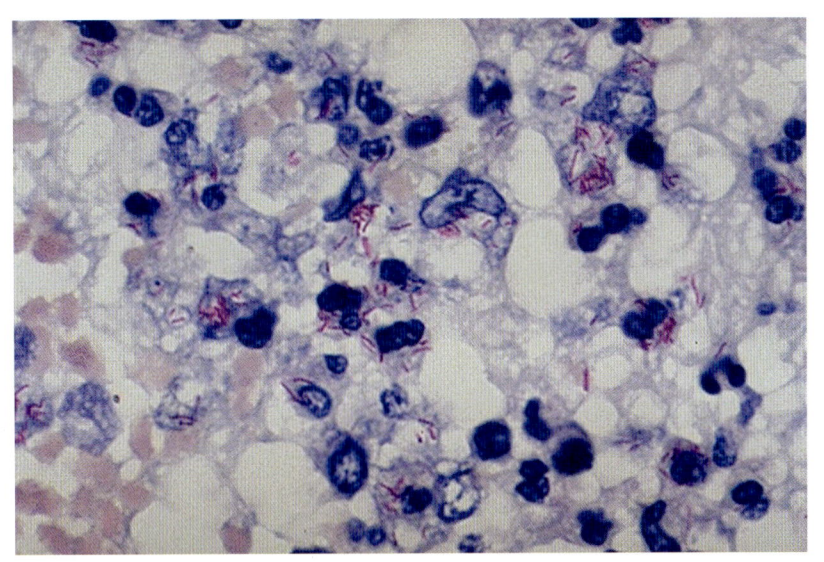

図 5-88 抗酸菌の菌体，組織像

組織標本においてマイコバクテリアを同定するには，抗酸菌染色が行われる。マイコバクテリアはこの強拡大の図でみられるように赤い短棍棒状の菌体として認められる。このマイコバクテリアの抗酸性は，ミコール酸を形成するたくさんの脂質によってもたらされ，免疫細胞による細菌攻撃に抵抗性を示す原因にもなっている。菌の破壊は CD4 細胞による T_H1 免疫応答によって惹起される。その免疫応答は，インターフェロン-γ を介して単球を遊走させ，それらを類上皮マクロファージへと変容させるとともに，類上皮細胞や巨細胞のファゴソーム内での NO（一酸化窒素）合成酵素の発現を促進する。

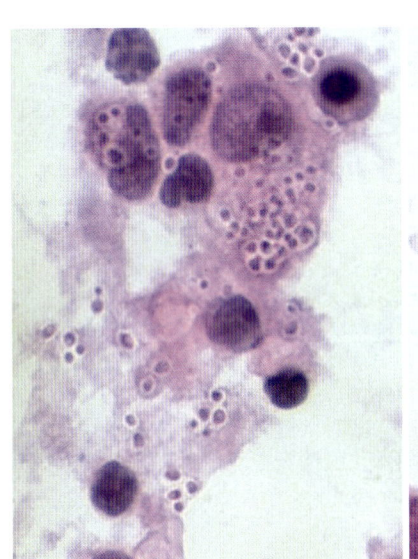

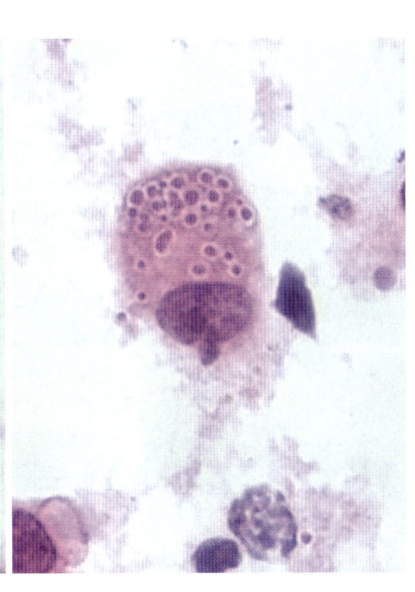

図 5-89 ヒストプラスマ症，組織像

Histoplasma capsulatum の芽胞を含んだ鳥やコウモリの糞に汚染された土埃を吸入することで，肺に肉芽腫性の炎症からなるヒストプラスマ症が発症する。感染は肺にとどまらず，特に免疫不全による易感染患者では，ほかの臓器にもひろがることもある。ここではマクロファージに取り込まれた多数の 2〜4μm の病原体を示している。マクロファージはこの酵母菌を破壊するためインターフェロン-γ を産生し，そのほかのマクロファージを活性化させるとともに遊走させる。この菌体は，中心の青い核の周囲に透明な層を有するため，細胞膜に被膜 (capsule) 様の外見を与え，この病原体の名前（*Histoplasma capsulatum*）の由来ともなっている。

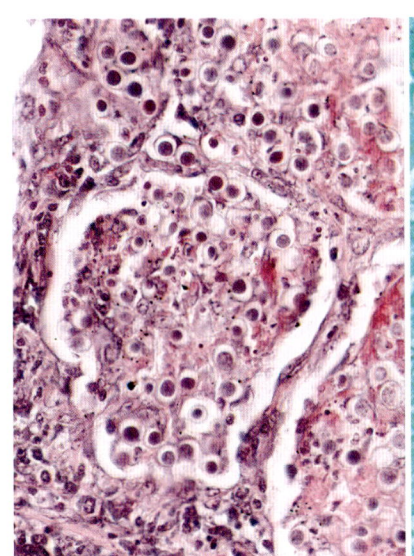

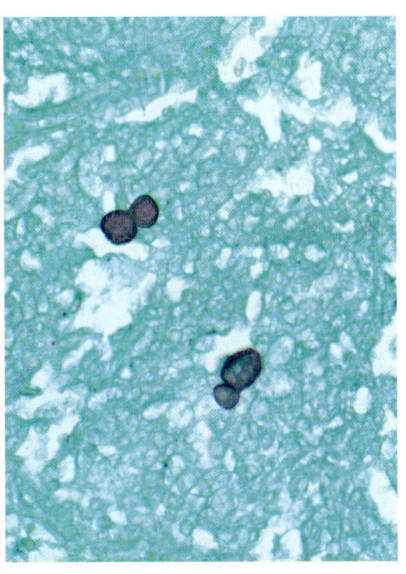

図 5-90 ブラストミコーシス症，組織像

Blastomyces dermatitidis の菌糸に汚染された土壌を吸引することにより，肉芽腫性炎症を示すブラストミコーシス症を発症する。肺の感染はほかの臓器にもひろがる可能性がある。稀に皮膚に直接感染することによって，ブラストミコーシス皮膚炎をきたすことがある。5〜15μm の病原体は，人の体温では酵母体として存在する。右図に示すように Grocott 染色（Grocott's methenamine-silver 染色）で染色される広基性の芽胞が特徴である。この病原体は北アメリカ，アフリカやインドなどの亜熱帯地域にひろく存在する。

128　第5章　肺

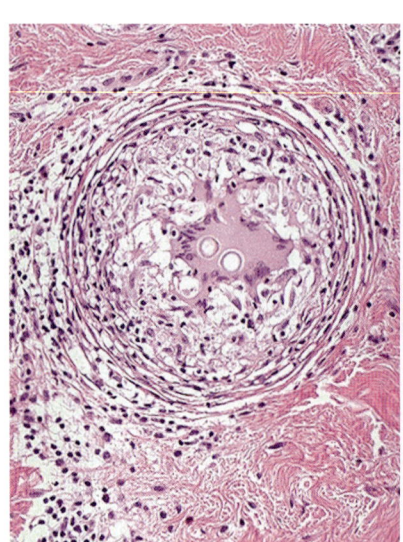

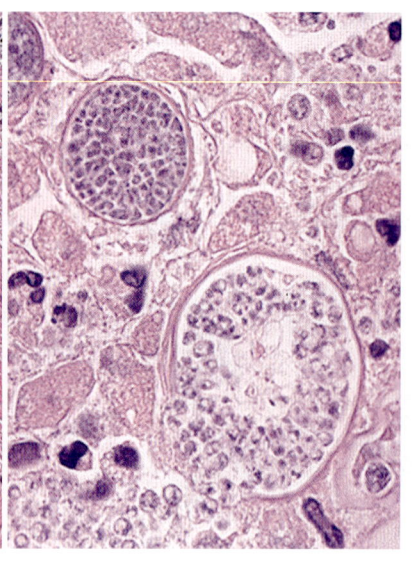

図 5-91　コッコイドミコーシス症，組織像

　左図には，*Coccidioides immitis* の2つの小さな球体を中心に取り込んだ Langhans 型巨細胞を含む明瞭に形成された肉芽腫が認められる。右の肝臓の播種巣での強拡大像では，厚い細胞壁をもつ2つの球状の *C.immitis* が観察される。注目すべきことに1つの小球体は，今にも排出されそうな内性胞子に満たされ，その放出により病変の拡大，感染の持続が起こる。アメリカ合衆国においては，*C.immitis* は南西部の砂漠地帯が流行地域であるが，南北アメリカの乾燥した原野にも生息することが知られている。自然界では，特徴的な交互節胞子を伴った菌糸体で存在することが多い。

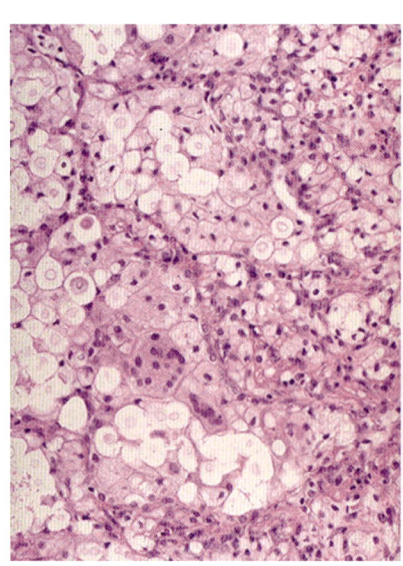

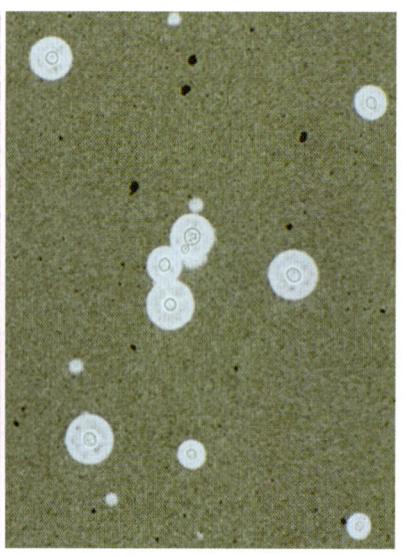

図 5-92　クリプトコッカス症，組織像

　左図は多数の *Cryptococcus neoformans* を示している。この病原体は，中心に位置する円形核の周囲に，厚い多糖体からなる被膜を持ち，これが外観上透明層となる。右図に示したインドインク処理によって核の周囲の透明な被膜がよくわかる。この被膜は炎症細胞の遊走やマクロファージによる貪食を阻止する働きをもつ。クリプトコッカス肺感染症は，鳥の糞などに汚染された土壌粉末の吸引によって引き起こされる。これらの5～10μmの酵母はほかの臓器，特に中枢神経にも感染することがあり，免疫低下状態ではしばしば髄膜炎を引き起こす。炎症反応としては化膿性炎症から肉芽腫性反応までの幅広い像を示す。

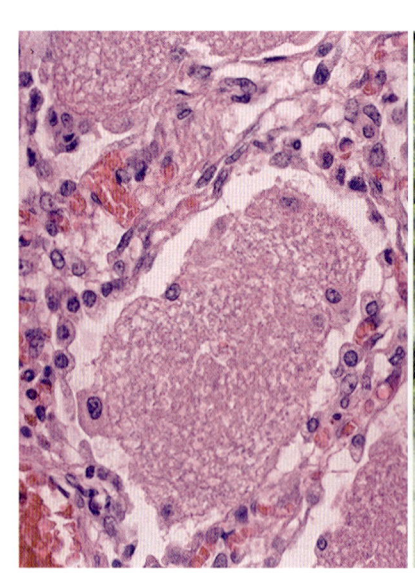

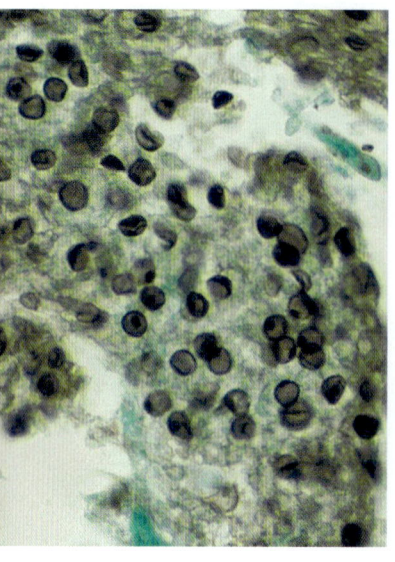

図 5-93　ニューモシスチス症，組織像

　左図は，*Pneumocystis carinii*(jirovecii) に伴う顆粒状のピンク色の肺胞内滲出物を示している。その滲出物は浮腫による漏出液，蛋白質，ニューモシスチス病原体や死んだ炎症細胞からなっている。右図では肺胞洗浄液の Gomori メテナミン銀染色 (Gomori methenamine-silver 染色) によって，つぶれたピンポン球のような4～8μm大の黒色シスト壁がみられる。この感染症は免疫低下状態で生じ，全身にひろがることは稀である。患者は発熱，乾性労咳や呼吸困難を示す。X線上では，肺門から肺全体にひろがる，びまん性の浸潤影を呈するが，特に肺門部に顕著である。

第 5 章　肺　129

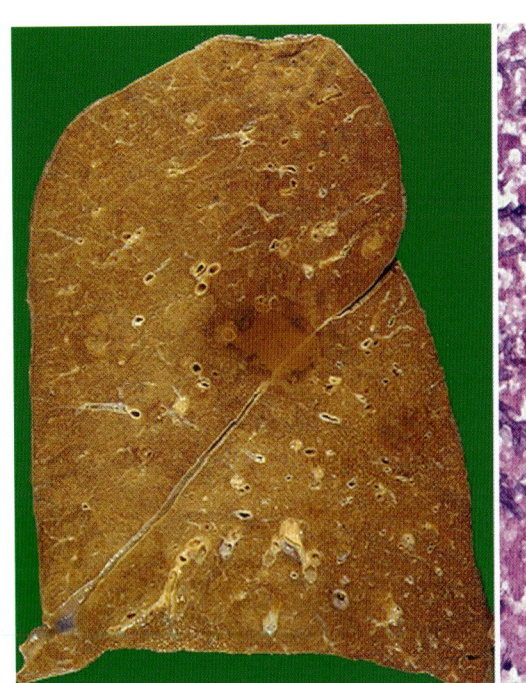

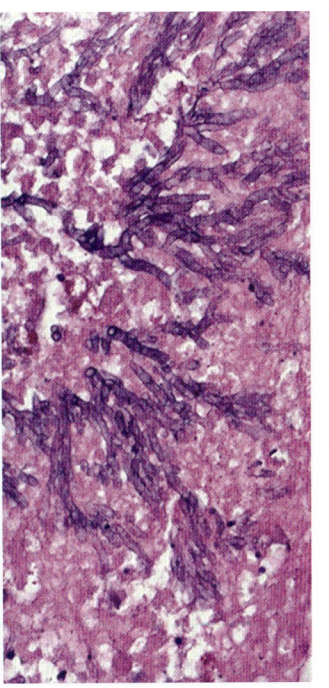

図 5-94　肺アスペルギルス症，組織像

左図は，肺の矢状断面にひろがる壊死性の真菌症による病変を示している。この病変では肺葉裂を越えてひろがり，血管を侵襲する辺縁に出血を伴う標的状病変を形成している。右図は，5～10μm 厚の分岐する隔壁をもったアスペルギルス菌糸を示している。空気中に舞い上げられたアスペルギルス分生子の吸引によって肺感染症を引き起こす。好中球減少症やステロイド投与を受けている免疫抑制状態では感染しやすい。ほかの臓器への血行性の播種を起こすことがある。また，アスペルギルスは，結核や気管支拡張症，梗塞などによって生じた既存の空洞性病変内で集落を形成し，増殖することもある。さらに，T$_{H}$2 免疫反応によるアレルギー反応により，喘息に類似した急性期症状や閉塞性肺疾患の慢性変化に類似したアレルギー性気管支肺アスペルギルス症を引き起こすこともある。

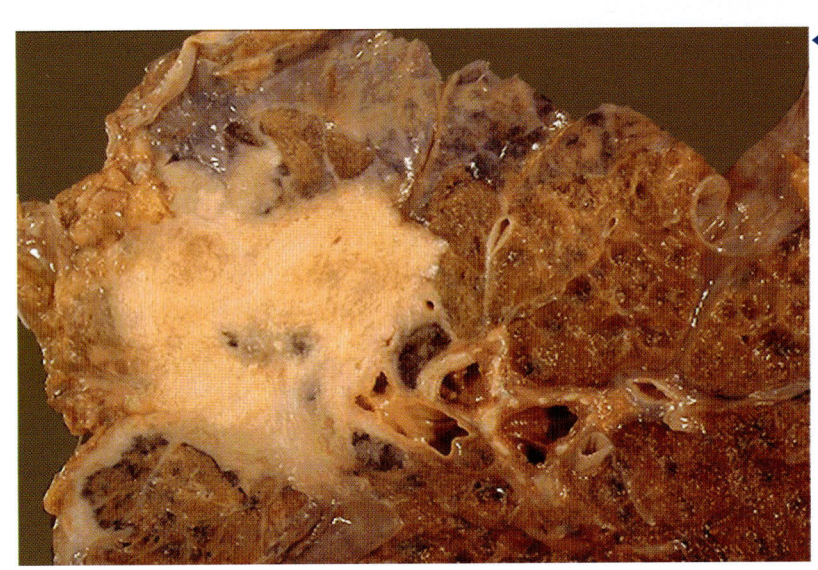

◀図 5-95　肺扁平上皮癌，肉眼像

多くの扁平上皮癌にみられるように，ここに示した肺扁平上皮癌も肺門部に生じ，右主気管支を閉塞している。この新生物はとても固く，灰白色からやや黄色みを帯びた割面像を示す。扁平上皮癌は肺で最も頻度の高い悪性腫瘍の 1 つであり，喫煙者で最も多い腫瘍である。この肺には喫煙に関連した肺気腫も認められる。黒色の領域は，腫瘍や肺門リンパ節に沈着した炭粉を反映している。

図 5-96，図 5-97　肺扁平上皮癌，X 線写真，CT▼

単純写真にて大きな右肺門腫瘤陰影（◆）をみる。胸部 CT では右上葉気管支から発生した大きな扁平上皮癌が右主気管支周囲へ進展し，腫瘍内に空洞（■）を形成している。腫瘍はさらに縦隔や肺門リンパ節（▲）に浸潤している。

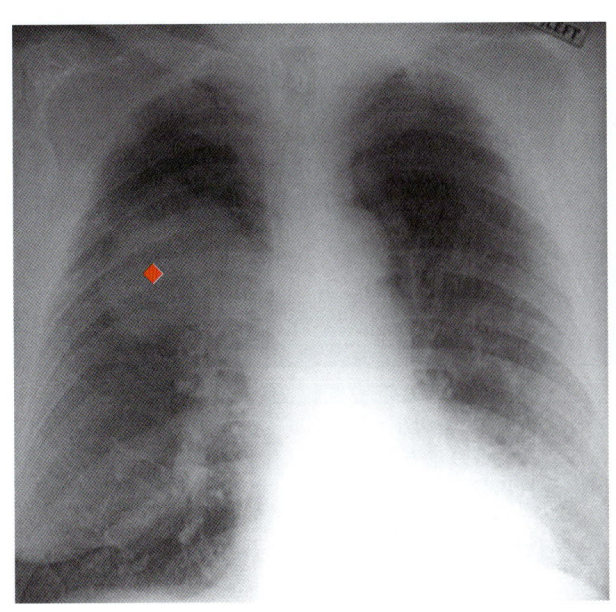

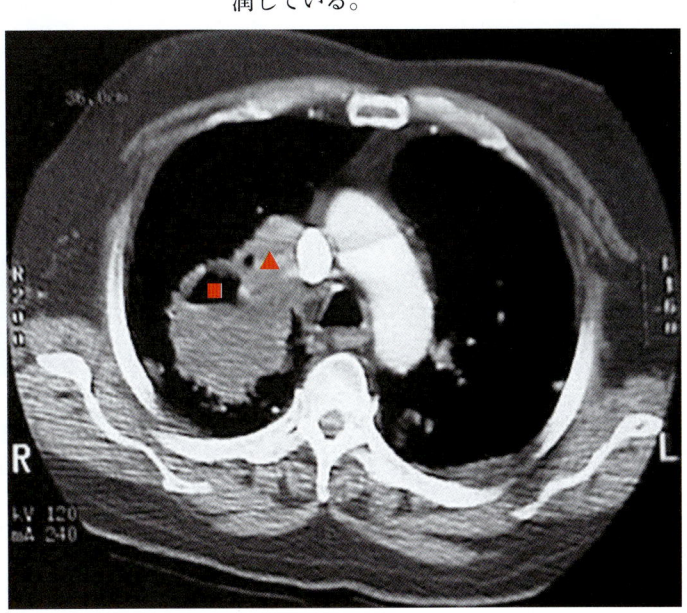

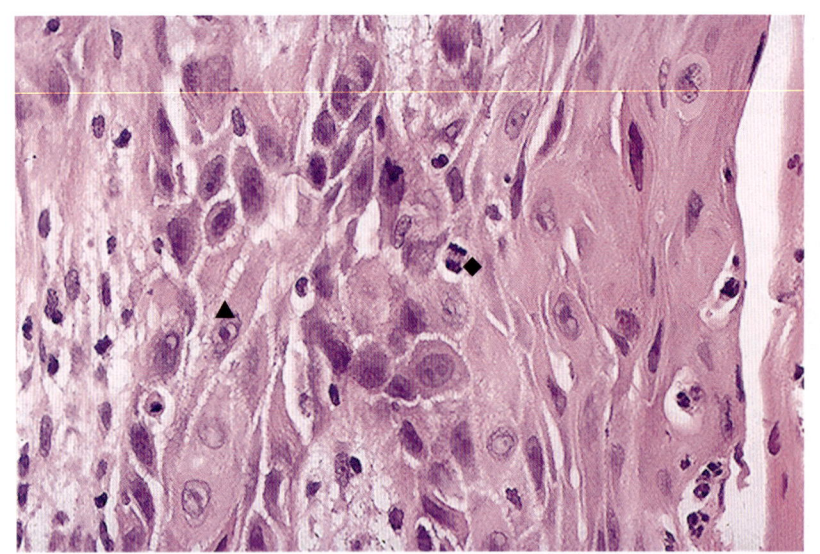

図 5-98 肺扁平上皮癌，組織像

この強拡大像に示すように扁平上皮癌の腫瘍細胞は，ケラチンを含む好酸性の胞体をもち，明瞭な細胞境界と細胞間橋（▲）が特徴である。核分裂像（◆）も認められる。このような特徴は，由来となる細胞によりよく似ているという意味で「高分化型」の腫瘍にみられる。しかしながら，ほとんどの気管支由来の癌腫は低分化である。RB（網膜芽細胞腫遺伝子）や p53, p16 の遺伝子変異がしばしば検出される。肺扁平上皮癌でみられる最も頻度の高い腫瘍随伴症候群は PTH（parathormone）関連ペプチド産生に伴う高カルシウム血症である。

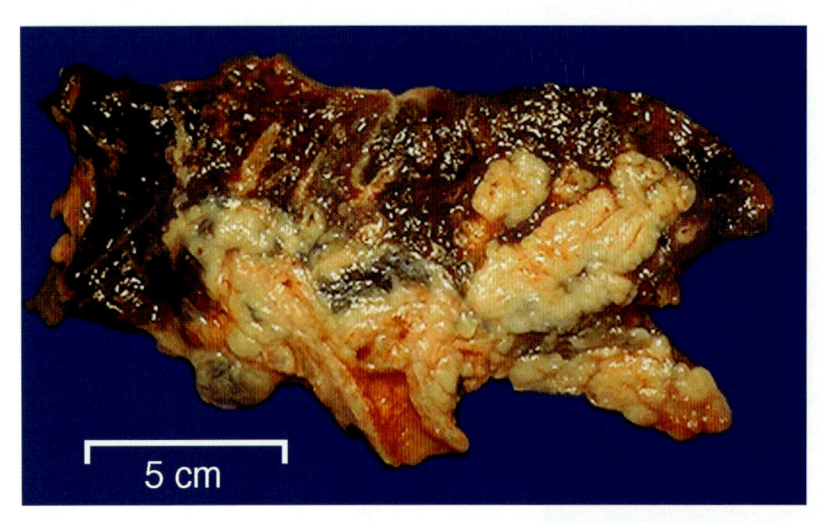

図 5-99 肺小細胞癌，肉眼像

この図に示したのは，肺門部に生じ，広範に進展した小細胞未分化癌（燕麦細胞癌）である。腫瘍の割面は，やわらかい分葉状の白色調～黄褐色調の外見を呈している。腫瘍は左肺主気管支を閉塞しているため，末梢側の虚脱（無気肺）をきたしている。燕麦細胞癌は悪性度が高く，しばしば肺の原発巣がある一定の大きさになる前にひろく転移してしまう。この腫瘍は，放射線治療や外科切除よりも化学療法によく反応するものの，予後はまだ不良である。小細胞癌はほとんど例外なく喫煙者に生じる。

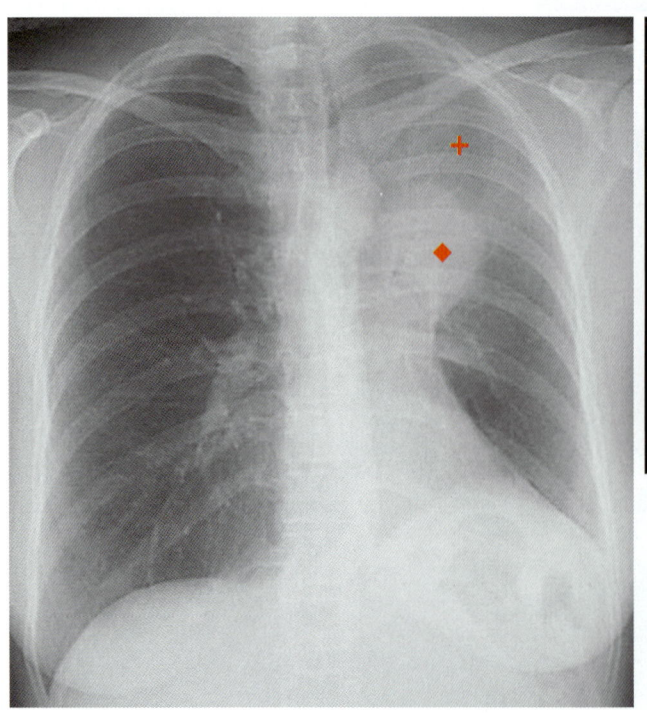

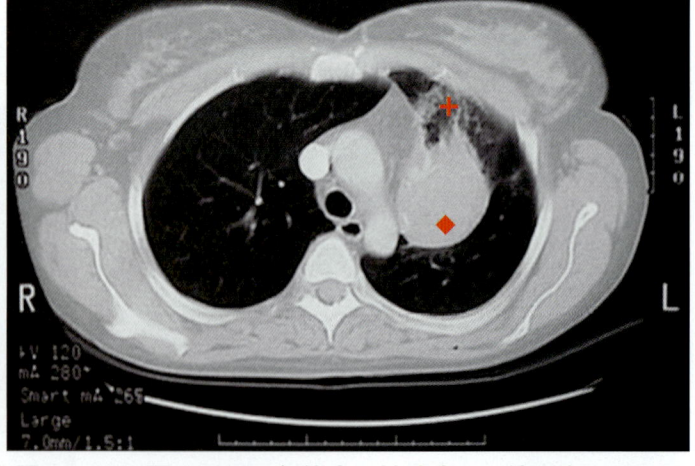

図 5-100, 図 5-101 気管支原性肺癌，X 線写真，CT

単純写真にて左上葉の肺門部に肺癌（◆）がみられ，閉塞性無気肺（および縦隔の左方偏位）と腫瘤の末梢に淡い陰影（＋）として描出されるリポイド肺炎を伴っている。小細胞癌のように肺門に発生する癌はこのような合併症をきたす。右図の胸部 CT では，同様に肺門腫瘤と末梢肺野のリポイド肺炎や縦隔の左方偏位をみる。

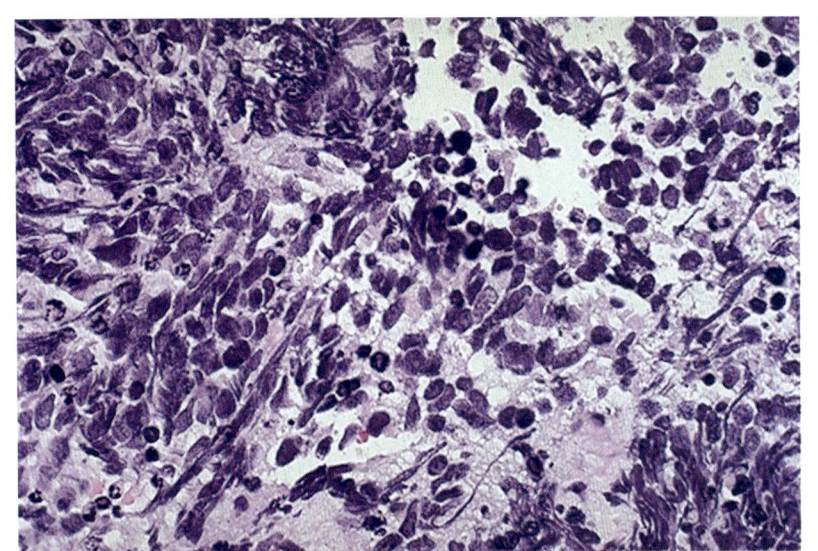

図5-102 肺小細胞癌，組織像

小細胞癌は，ほとんど細胞質を伴わない（高いN/C比＝核/胞体比），小型で青い細胞の密なシート状の増生を示す。腫瘍細胞は検体処理の際に生じるクラッシュアーチファクト［訳注：核が引き伸ばされた糸状の変性］をしばしば伴う。*p53*や*RB*などの癌抑制遺伝子変異や抗アポトーシス遺伝子の*BCL2*の異常が検出される。小細胞癌は最も悪性度の高い神経内分泌腫瘍であり，内分泌症状などの腫瘍随伴症候群をしばしば伴う。異所性副腎皮質刺激ホルモンの産生によるCushing症候群や抗利尿ホルモン不適合分泌症候群（尿崩症）による低ナトリウム血症はその例である。

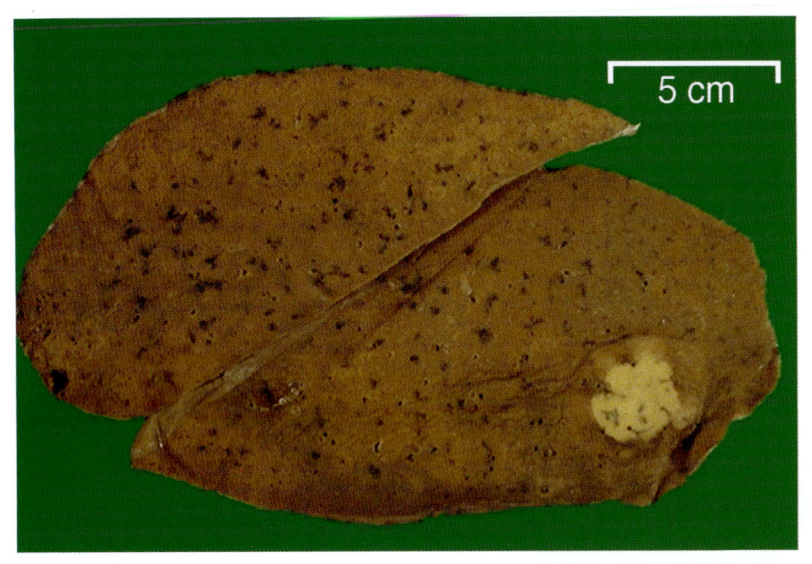

図5-103 肺腺癌，肉眼像

腺癌や大細胞未分化癌は末梢肺野に生じる傾向があり，この図はその特徴を示している。腺癌は非喫煙者や軽喫煙者（禁煙した喫煙者）に最も多い肺癌である。腫瘍が肺にとどまっている（ステージが低い）場合には，切除により最も高い治癒率が得られる。この単一孤立性病変は，転移性というよりも肺原発であることを示唆している。

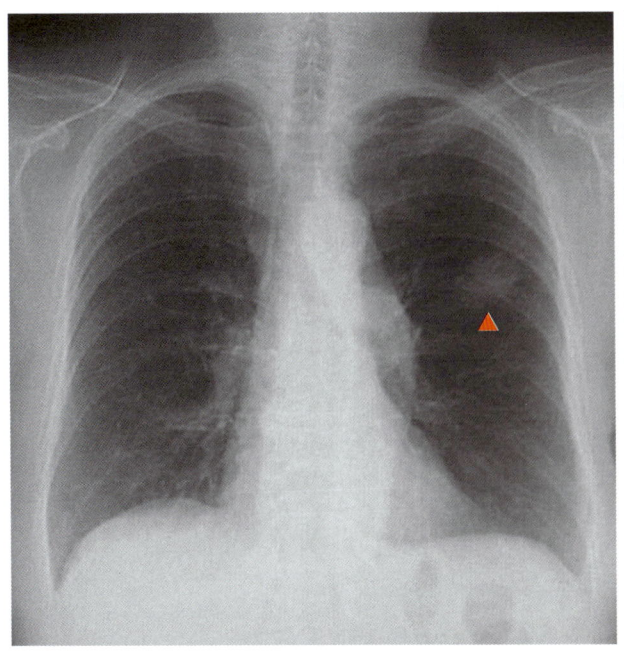

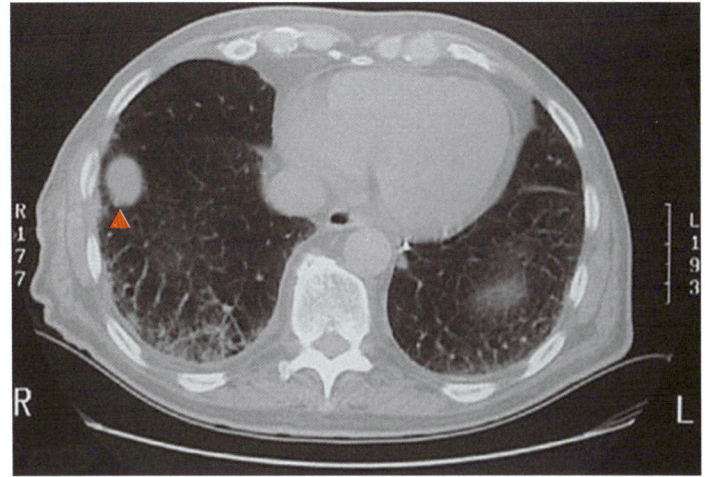

図5-104, 図5-105 肺腺癌，X線写真，CT

非喫煙者の末梢肺野に発生した肺腺癌（▲）が単純写真で描出されている。喫煙歴のない患者にみられる肺癌は比較的稀ではあるが，その場合，腺癌の頻度が高い。別の症例の胸部CTでは，楔状切除にて容易に摘出された末梢型腺癌（▲）が描出されている。

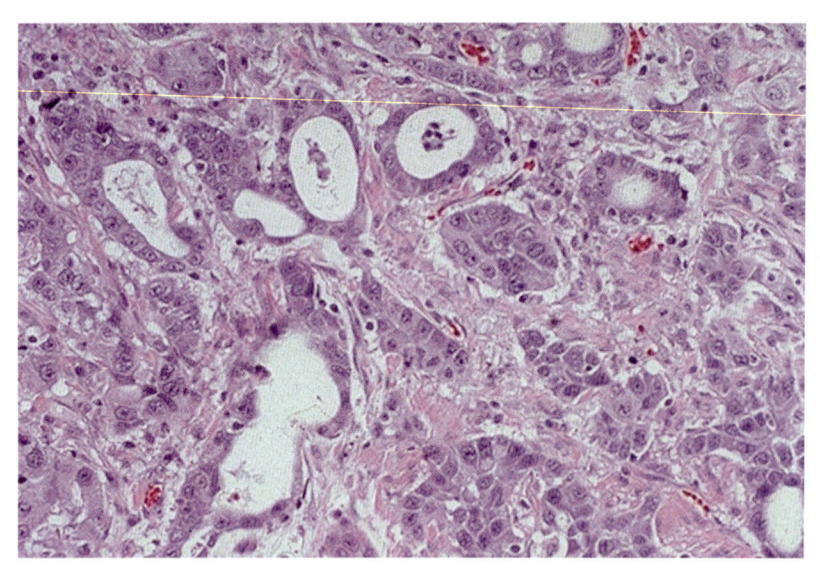

図 5-106 肺腺癌，組織像
　この腫瘍における腺管構造は中分化型腺癌を示唆している。滴状の粘液が腫瘍細胞の胞体内に見いだされることがある。著明な核小体を伴うことも稀ではない。しかしながら，腺癌を含む多くの気管支関連腺癌は低分化型であり，細胞亜型分類の判別を難しくしている。治療の観点からは，病期によっては非小細胞肺癌という診断名のみで十分である。*RB*，*p53* や *p16* 遺伝子変異がしばしば認められる。*KRAS* 遺伝子変異の多くは喫煙者にみられる。

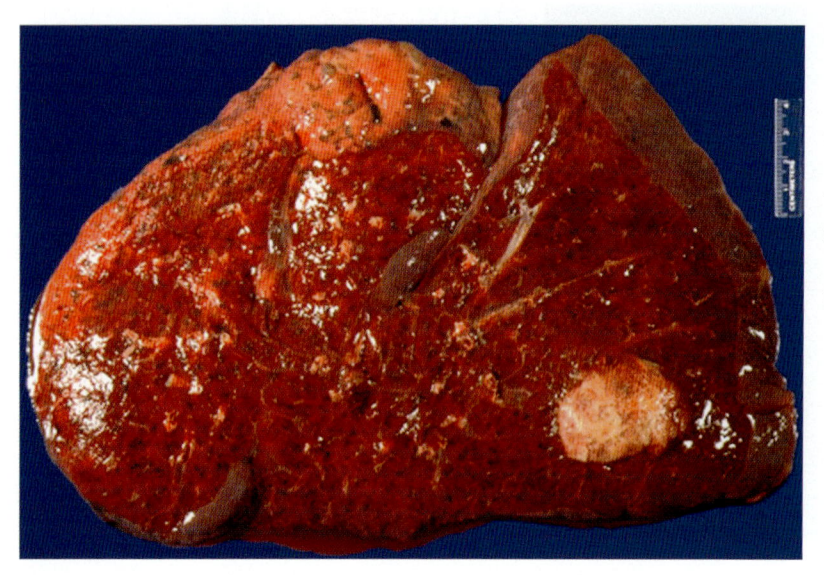

図 5-107 肺大細胞癌，肉眼像
　喫煙者に生じた（小葉中心性肺気腫を伴っている）肺末梢の結節は，この特徴のみで大細胞未分化癌ということが明らかである。大細胞癌は低分化で，組織学的に腺癌，扁平上皮癌のいずれの特徴も有しない。しかしながら，治療方針を決定するうえでは，腺癌や扁平上皮癌と同じ非小細胞癌というひとくくりで扱われ，病期が治療や予後を規定する最も重要な因子である。

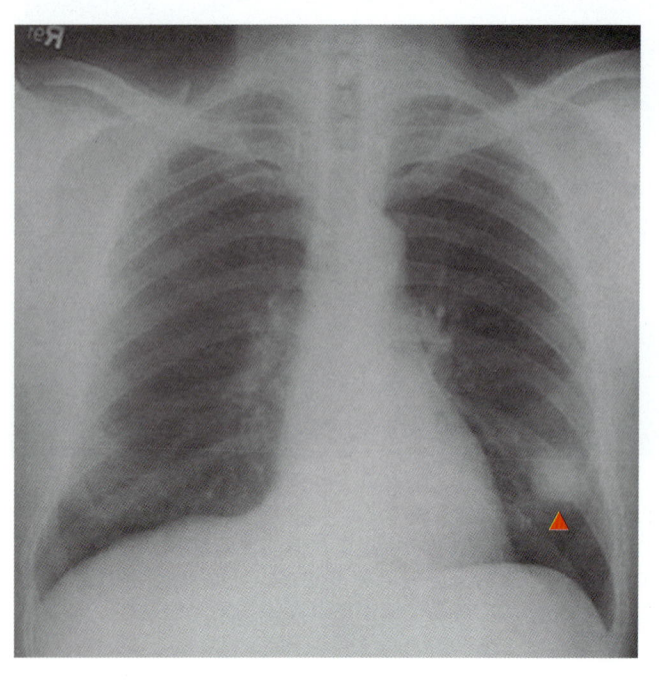

図 5-108 肺大細胞癌，X 線写真
　病理組織学的に大細胞型未分化癌と診断された非小細胞癌が左下葉の腫瘤性病変（▲）として描出されている。喫煙者での大細胞癌の発生頻度は増加している。

第 5 章 肺

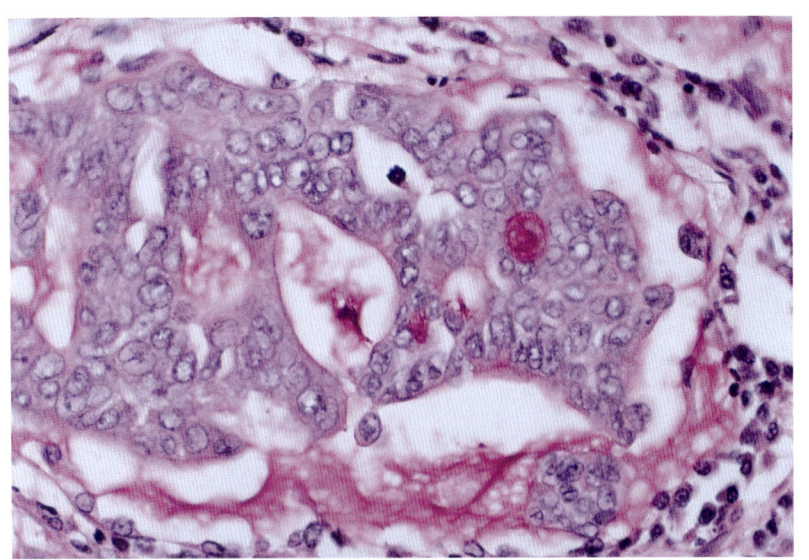

図 5-109 肺低分化癌，組織像

　腺細胞や扁平上皮への分化が認められないことから大細胞癌と診断されるが，その多くは，おそらく由来となる細胞がわからないくらい低分化になった腺癌や扁平上皮癌である。ここでみられる PAS 染色での胞体内粘液の存在は腺癌由来であることを示唆している。非小細胞癌は，小細胞癌ほど腫瘍関連症候群を伴うことはない。そのほかの肺症状以外の関連疾患としては Lambert-Eaton 筋無力症候群，黒色表皮症，末梢神経障害，肺性肥大性骨関節症などが挙げられる。

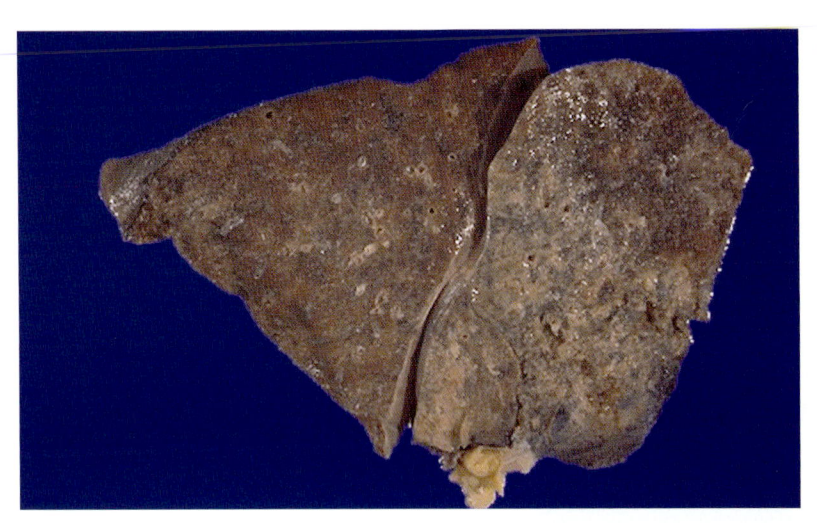

図 5-110 細気管支肺胞上皮癌，肉眼像

　この腫瘍は稀な肺癌であり，胸部 X 線写真上や肉眼上，肺炎に伴う硬化像に似た不明瞭な病変を形成する。右方向にみられる肺葉を侵襲する不明瞭な結節は淡黄褐色～灰白色調の外見を呈する。

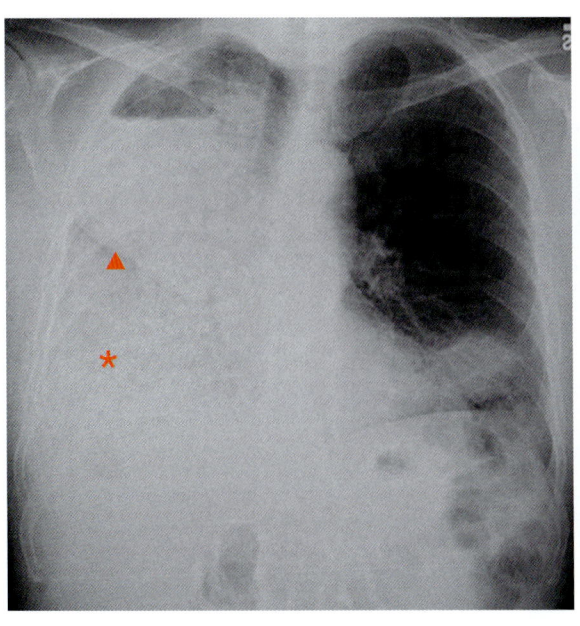

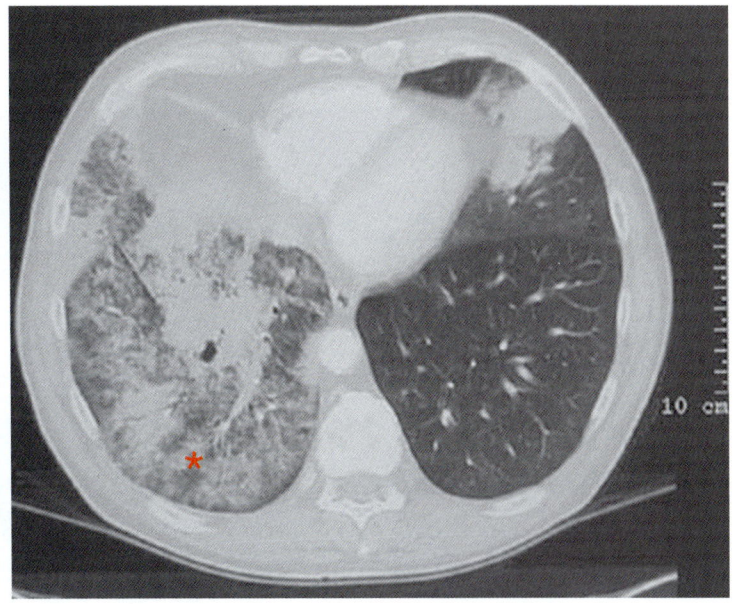

図 5-111，図 5-112 細気管支肺胞上皮癌，X 線写真，CT

　左図の単純写真および右図の CT にて，右肺の大部分を侵す細気管支肺胞上皮癌が認められる。腫瘍の広範な進展所見は，肺炎の際にみられるのと同様のコンソリデーション consolidation（*）を呈している。左図では葉間の被包化胸水（▲）が腫瘍の頭側に認められる。

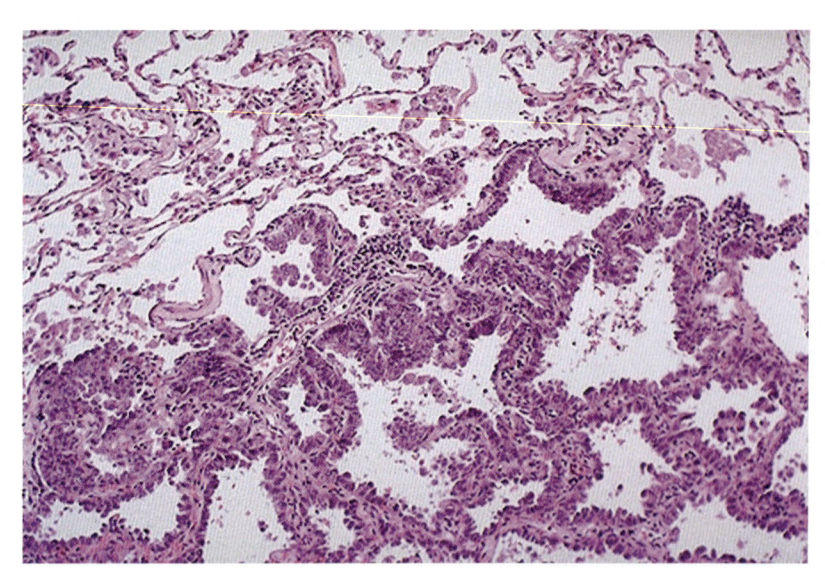

図 5-113 細気管支肺胞上皮癌，組織像

細気管支肺胞上皮癌は，肺胞壁に沿って増殖する円柱状細胞からなっている。この腫瘍の多くは高分化型である。腺癌の一型であるこの腺癌は，一般的にほかの肺癌よりも予後がよいものの，早期にみつかることが少ない腫瘍である。非粘液型では通常は摘出が容易な孤立性結節を形成するが，粘液型では進展傾向が強く，嬢結節を形成したり，肺炎様の硬化像を示す。

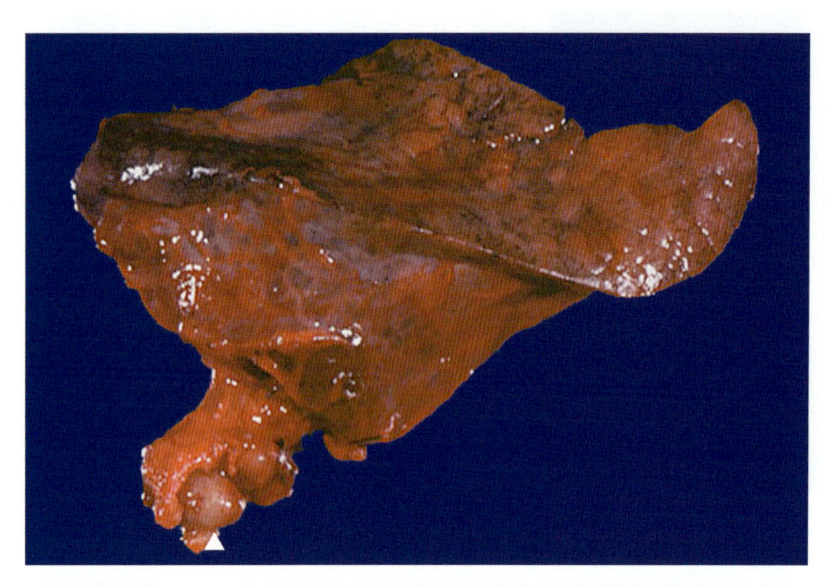

図 5-114 気管支カルチノイド，肉眼像

気管支カルチノイド（▲）により血痰や末梢側の無気肺を生じたために切除が余儀なくされた肺である。カルチノイドは気管内の境界明瞭なポリープ状の結節を示すことが多く，若年者から中年成人に生じ，喫煙とは関連がない。稀な腫瘍である。気道粘膜内の神経内分泌細胞から生じた神経内分泌腫瘍の一型である。

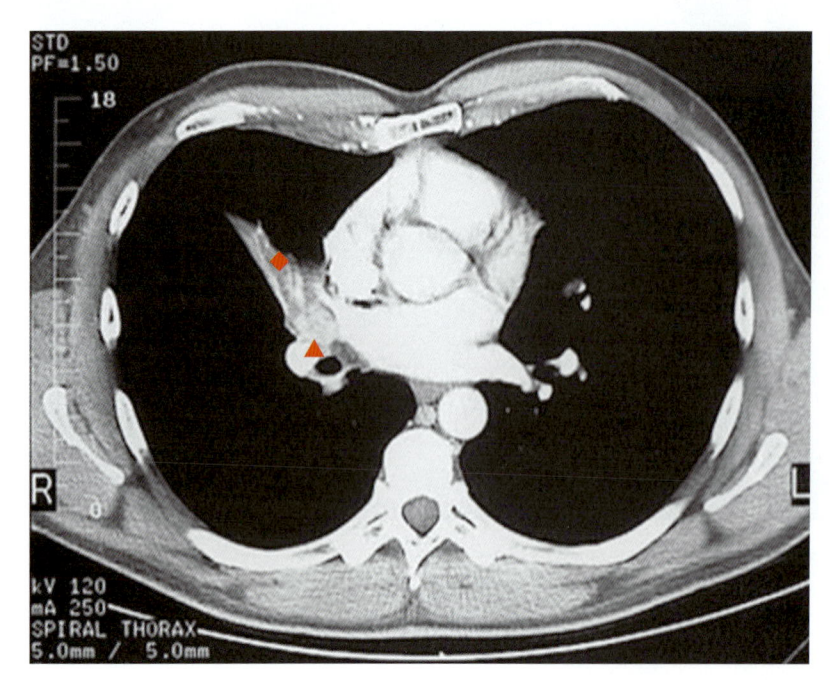

図 5-115 気管支カルチノイド，CT

縦隔条件のCTにて右中葉の閉塞性無気肺（◆）をきたした気管支カルチノイド（▲）が認められる。カルチノイドでは咳嗽と血痰が主症状である。腫瘍は血流に富み，生検時に大量出血をみる場合がある。そのほかの気管支腺腫として低悪性度の気管支内腫瘍が知られ，時に局所浸潤性であり，また転移をきたす。このような腫瘍には腺様嚢胞癌と粘表皮癌がある。

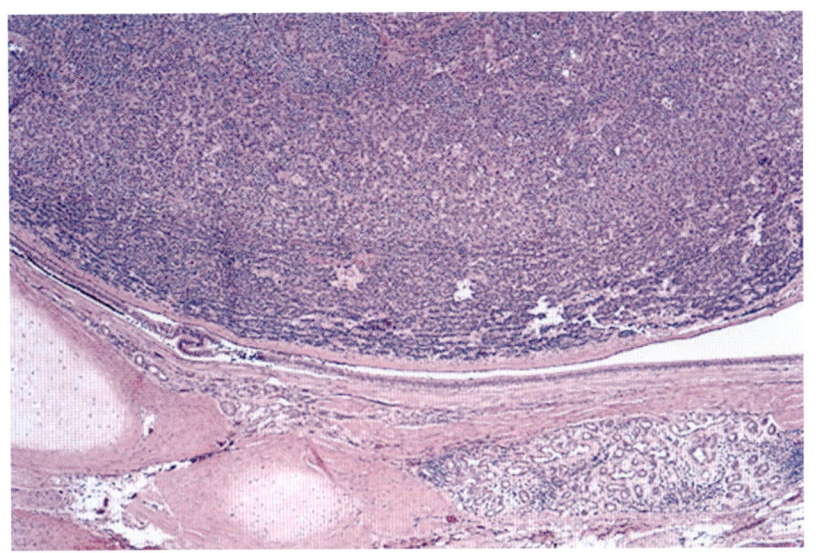

図 5-116 気管支カルチノイド，組織像

図に示すように気管支壁に生じた境界明瞭な腫瘤は，単調で小型細胞のシート状，胞巣状の増生からなっている。神経内分泌細胞由来であり，免疫組織化学染色ではクロモグラニン，セロトニン，神経特異的エノラーゼなどに陽性を示す。神経内分泌腫瘍の一端を小細胞癌とすると，その反対側の良性側に位置するのがカルチノイド腫瘍と考えられている。その間には，異型カルチノイドが存在する。気管支カルチノイドは1〜2cmの大きさになると閉塞や出血などの症状を示すようになる。内分泌症状をきたすホルモンの産生はほとんどない。

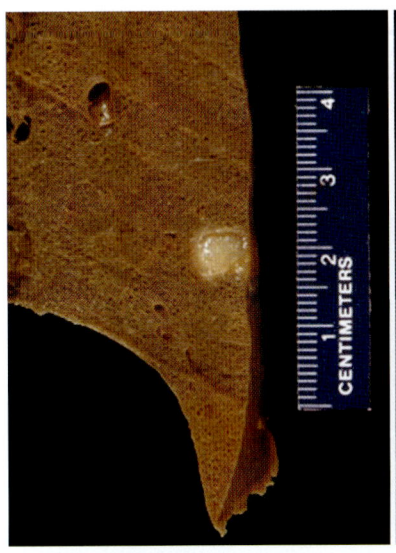

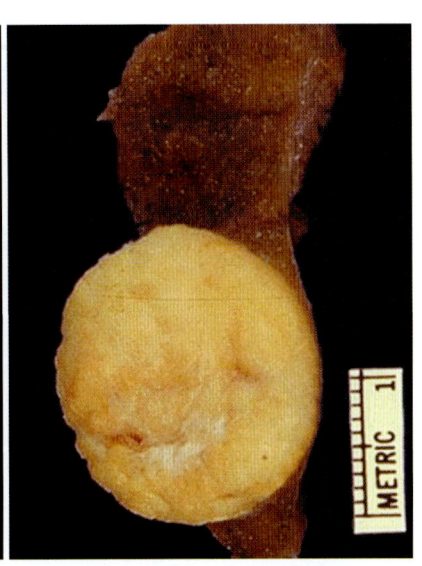

図 5-117 肺過誤腫，肉眼像

図は，肺過誤腫として知られている2つの肺の良性腫瘍を示している。この稀な病変は胸部X線写真上，鑑別診断として肉芽腫や局在性悪性腫瘍が挙げられるようなコイン陰影としてみえる。過誤腫は硬く，境界明瞭で，しばしばX線写真に写るような石灰化を伴うことがある。ほとんどは小さな病変（＜2cm）である。

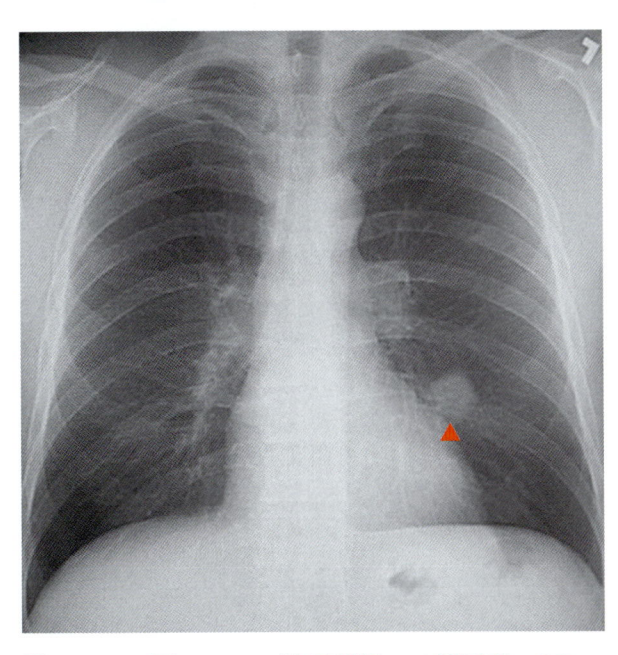

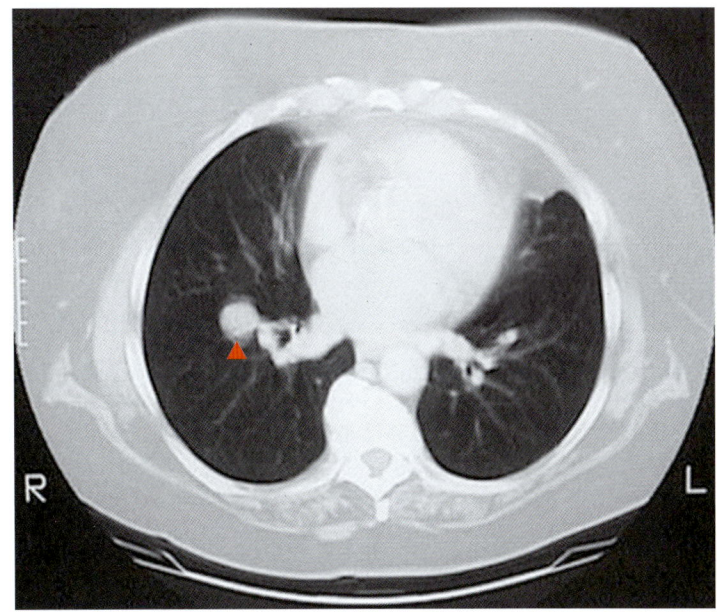

図 5-118，図 5-119 肺過誤腫，X線写真，CT

左の単純写真にて，境界明瞭な円形陰影（▲）がみられ，長期間そのサイズは不変であった。右の肺野条件のCTでは，かなり大柄な別の患者の右肺内に小さな結節（▲）が認められる。鑑別診断には肉芽腫，末梢型肺癌，孤立性肺転移や過誤腫が挙げられる。この病変は予後良好な，稀な過誤腫であった。

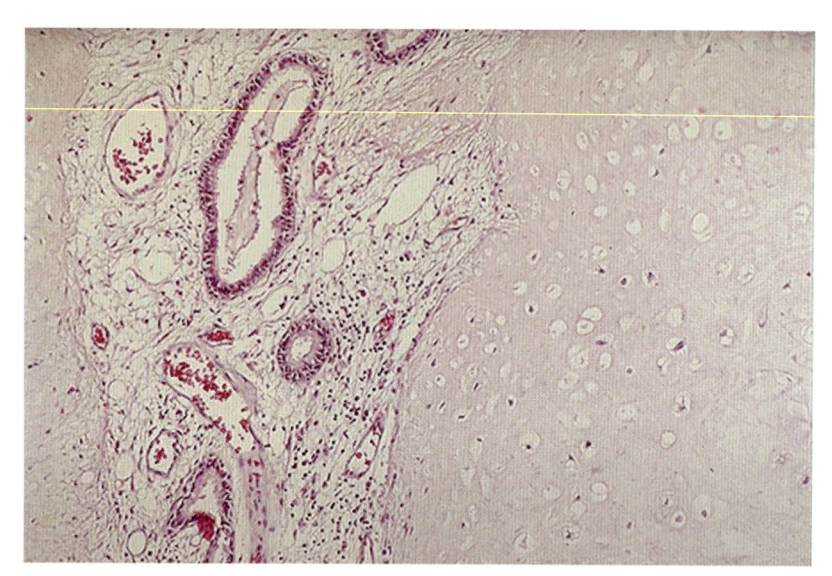

図 5-120 肺過誤腫, 組織像

肺過誤腫は組織学的にほとんどが良性の成分からなっている。右の成分は軟骨で，それは左側の血管結合織や，気管支性の管腔構造と渾然一体となっている。過誤腫は軟骨成分が多いため，ピンポンボールのように生検針を押し戻すことがよくある。過誤腫とは，ほかの部位にある正常の組織成分が異なった組織内に存在するだけであるが，それが腫瘍を形成するに至った新生物である。

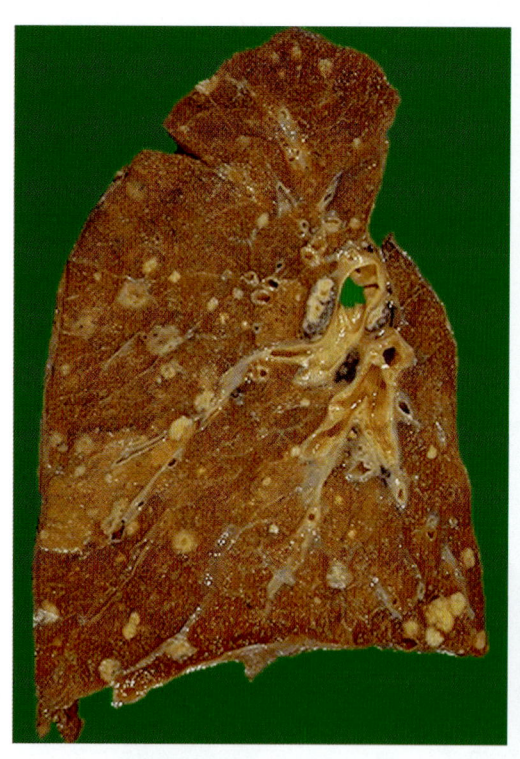

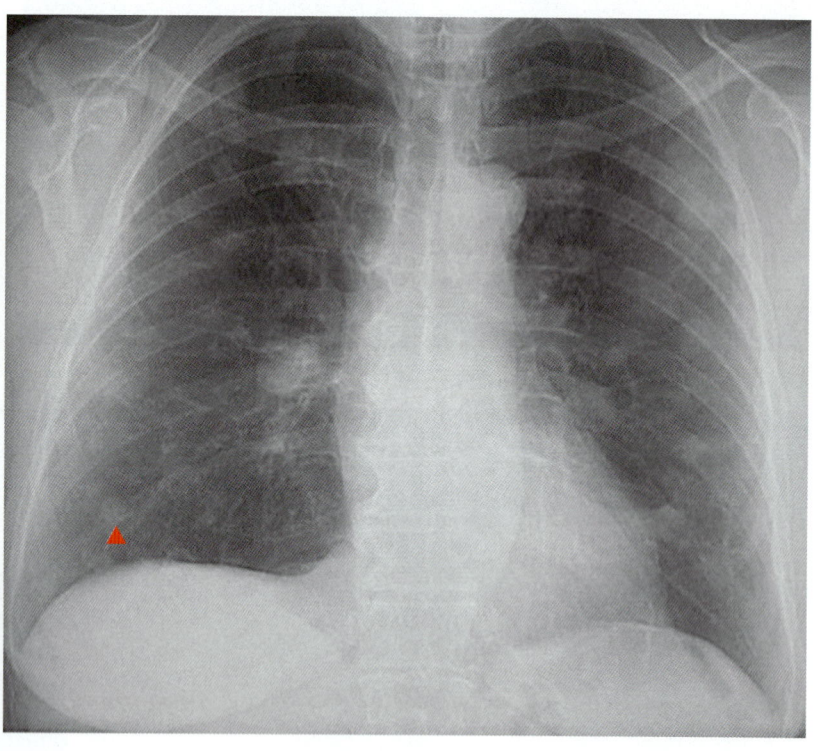

図 5-121, 図 5-122 転移性肺腫瘍, 肉眼像, X線写真

肺肉眼所見および単純写真において，様々な大きさの結節（▲）が肺内に多数認められる。黄白色調の結節性病変は肺転移に特徴的である。肺への転移は非常に多くの原発巣で認められるため，原発性肺腫瘍よりも頻度が高い。肺門リンパ節にも転移性病巣を認める。肺転移は通常，末梢肺野にみられ，太い気管支の閉塞はきたさない。

第 5 章　肺　137

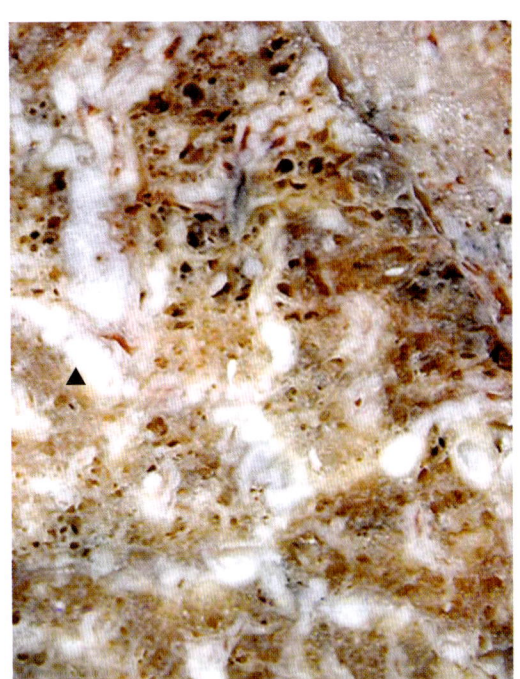

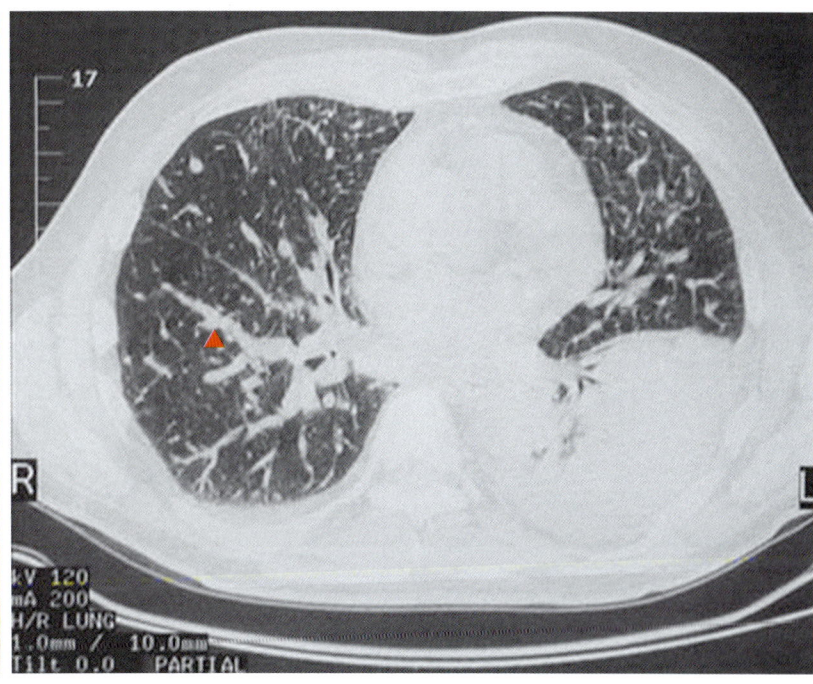

図 5-123, 図 5-124　転移性肺腫瘍, 肉眼像, CT

癌性リンパ管症は, 頻度は少ないが転移の一形式であり, この例では肺の割面に線状の間質病変（▲）と結節がみられる。胸部 CT ではびまん性の網状, 結節状パターンを認め, 肺のリンパ装置を侵す転移性腫瘍を反映している。左下肺には大量の悪性胸水もみられる。

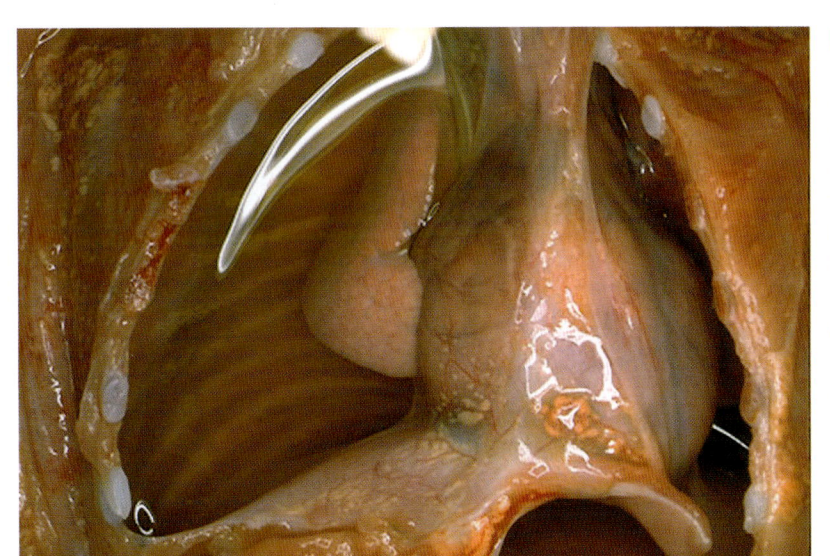

図 5-125　漿液性胸水, 肉眼像

体腔への液体貯留を示す剖検例を提示している。これは新生児の右胸水である。淡明, 黄色調の液体に注目してほしい。これは漿液性の胸水である。血管外液体貯留は次のように分類される。

浸出性・滲出性（exudate）：蛋白質や細胞成分に富む血管外液体貯留。この液は肉眼的に混濁してみえる。

漏出性（transudate）：細胞成分をほとんど含まず, 蛋白質の濃度の低い血漿成分を主体とする血管外体液貯留。通常透明である。

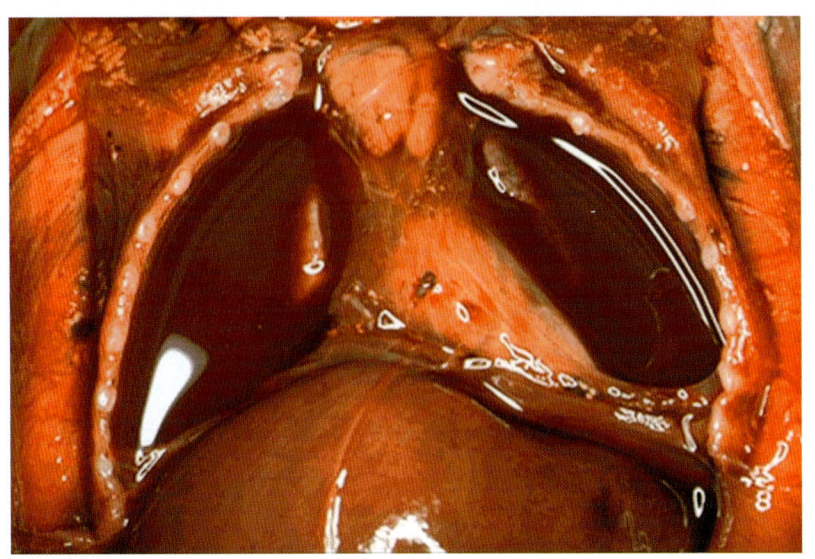

図 5-126　血漿液性胸水（淡血性胸水）, 肉眼像

胸腔内の液体は, 淡い赤みを帯びている。これは胸水中に出血があったためである。体腔の浸出液は次のように表わされる。

漿液性：浮腫による液体貯留でほとんど細胞成分を認めない漏出による。

漿液血液性：赤血球を含んだ滲出液。

線維素性（漿液線維素性）：蛋白質を多く含む滲出液に由来する線維素（フィブリン）網がみられる。

化膿性：多数の多核白血球が存在する（胸腔の場合は膿胸と呼ばれる）。

138　第5章　肺

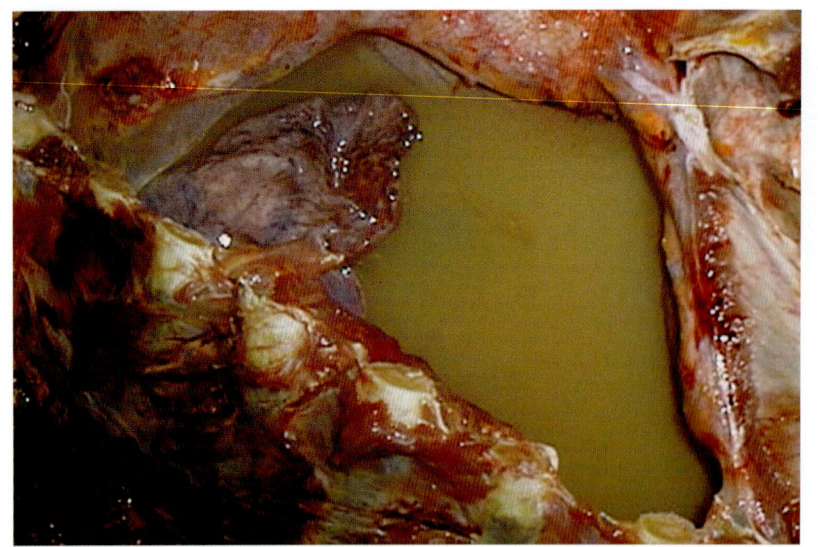

図 5-127　乳糜胸水, 肉眼像
　右胸腔が, 濁った黄灰色～牛乳様の液体で満たされているが, これは乳糜胸の特徴である。乳糜胸は比較的稀であり, この液体は多量の脂肪滴からなり, 主としてリンパ球からなる細胞成分に乏しい。外傷による胸管の損傷, もしくは腫瘍の直接的な浸潤やほかの部位からの転移性腫瘍による胸管の閉塞によって乳糜胸が生じる。提示例の場合は, 胸腹部のリンパ管に広範に進展するリンパ腫が乳糜液の貯留を引き起こしたと考えられる。右肺は胸水による圧迫で無気肺となっている。

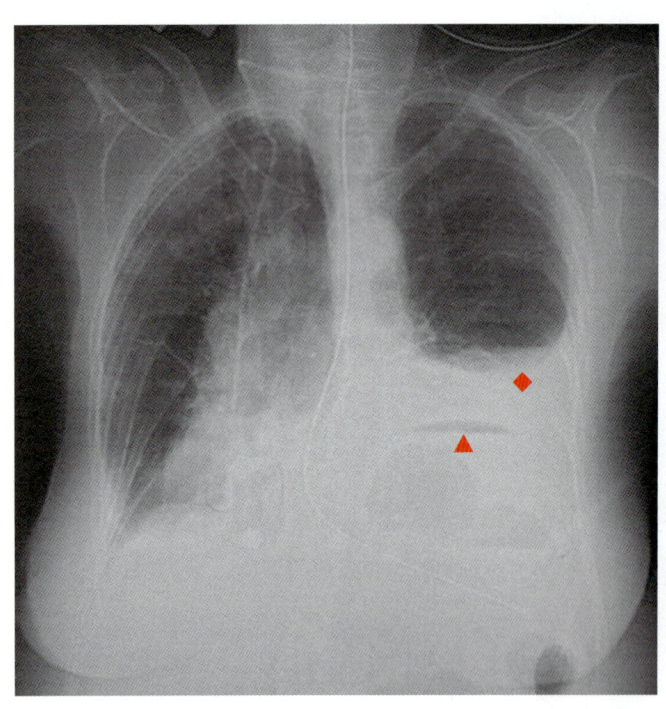

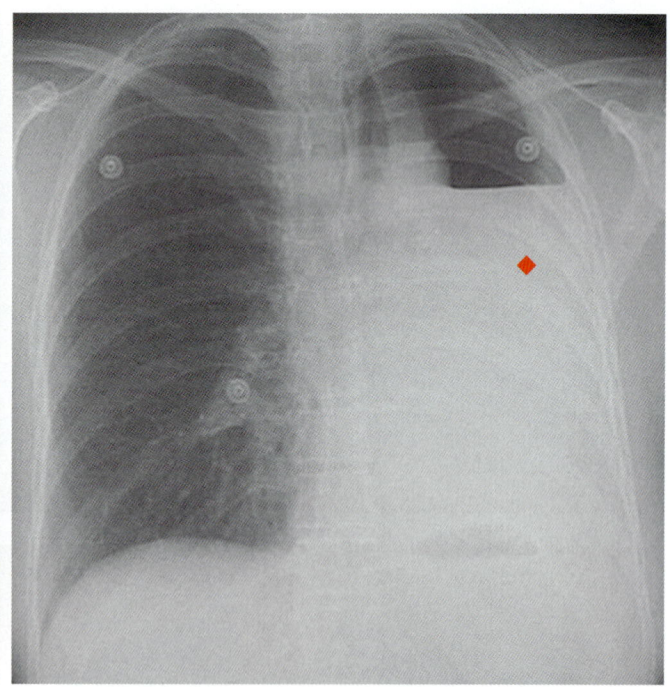

図 5-128, 図 5-129　胸水, X線写真
　左の単純写真正面像にて, 肺癌による閉塞性肺炎をきたした患者の左胸腔内に液体貯留 (◆) がみられる。右側に比して挙上した左横隔膜の下には胃泡による液面形成 (▲) がみられ, 左肺底の無気肺に一致する所見である。右図の単純写真では左胸腔に充満する大量の胸水 (◆) を認める。左肺全摘後の胸水である。

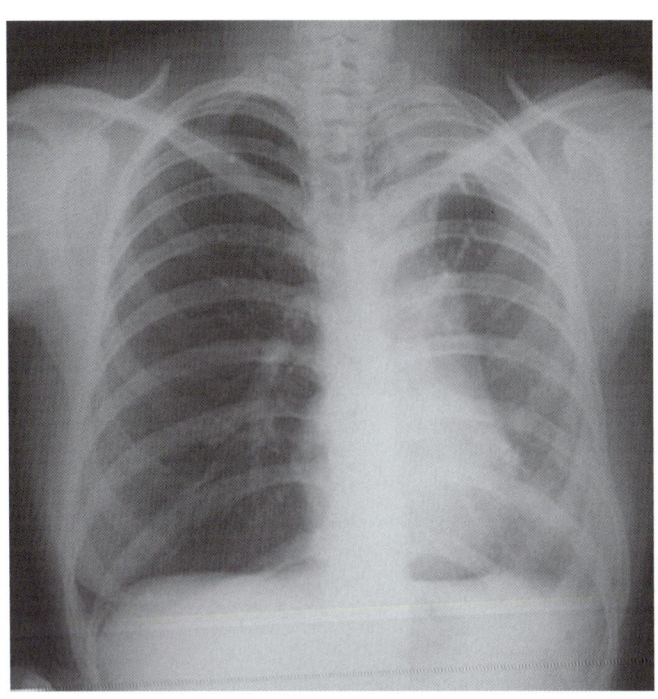

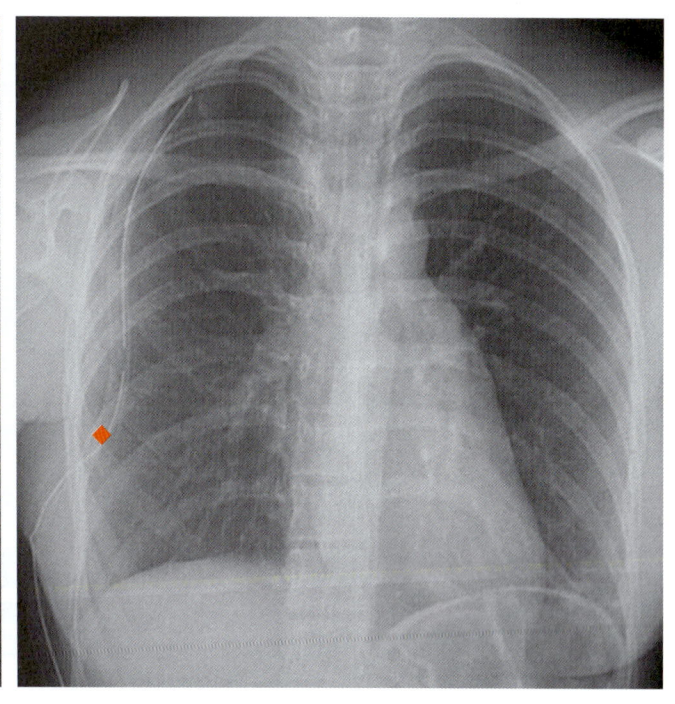

図 5-130，図 5-131　気胸，X線写真

　提示した2つの単純写真は右気胸の例である。心陰影の左方偏位に注意。気胸の原因には穿通性外傷，気管支の胸腔への穿破を伴う炎症性疾患，気腫性ブラの破裂や陽圧人工換気などがある。胸腔への空気の逸脱は肺の虚脱をもたらす。ここで示した症例は緊張性気胸であり，チェックバルブ機構による持続する右胸腔のガス貯留がみられる。右図では肺の再膨張を促すために胸腔内ドレーン（◆）が挿入されている。

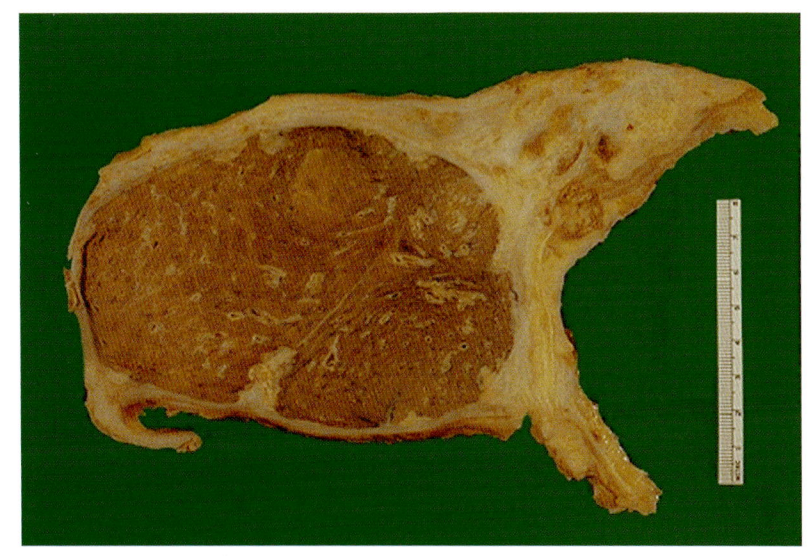

図 5-132　悪性中皮腫，肉眼像

　臓側胸膜から発生した厚く取り囲む白い腫瘍が悪性中皮腫である。肺を巻き込んだ胸腔を満たす大きな塊状の腫瘤を形成している。中皮腫の危険因子はアスベストへの曝露である。アスベスト曝露は，肺癌の危険因子でもあり，5倍のリスク上昇をもたらす。喫煙は肺癌に10倍のリスク上昇をきたすことから，アスベスト曝露歴のある喫煙者は50倍も肺癌を発症しやすいともいうことができる。

140　第5章　肺

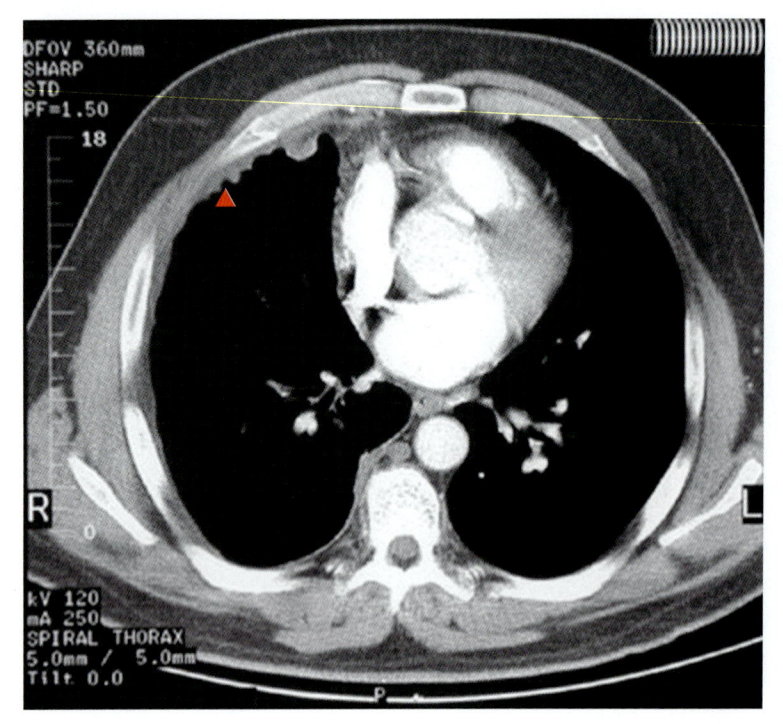

図 5-133　胸膜悪性中皮腫，CT
　縦隔条件の胸部 CT にて，悪性中皮腫が右胸膜の肥厚（▲）や結節状変化として描出されている。この腫瘍性病変により胸膜プラークの存在がやや不明瞭である。腫瘍は肺底部近傍にも認められる。中皮腫は最初の石綿曝露後 25～45 年経って発症し，その吸入量や期間はわずかなことが多い。より大量の石綿吸入症例では，近接する肺間質の線維化がみられることもある。石綿小体は肺実質内に多く存在する。

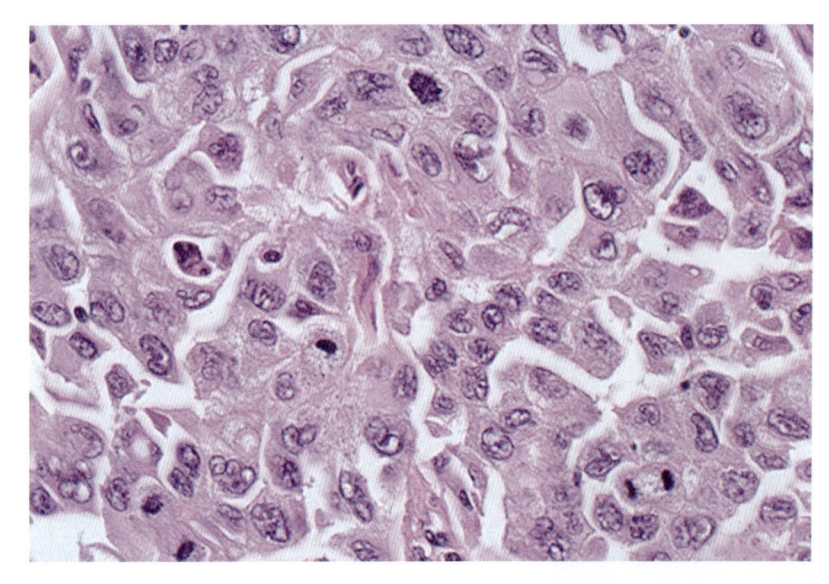

図 5-134　悪性中皮腫，組織像
　中皮腫は，紡錘形細胞，腺様構造をつくる円形細胞の双方の形態をとり得る。細胞遺伝学的な異常がしばしば存在し，*p53* の遺伝子変異などが検出される。また，胸水の細胞診などでは診断が難しい。ここでの強拡大像でみられるような，円型の類上皮細胞の形態を示すのが中皮腫細胞である。中皮腫は，アスベスト曝露歴をもつ人においても比較的稀であり，アスベスト曝露歴のない人にはほとんどみられない。胸膜に加えて，さらに稀ではあるが，腹膜，心膜や精巣膜などに発生することがある。

第6章

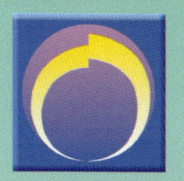

頭頸部

第6章 頭頸部

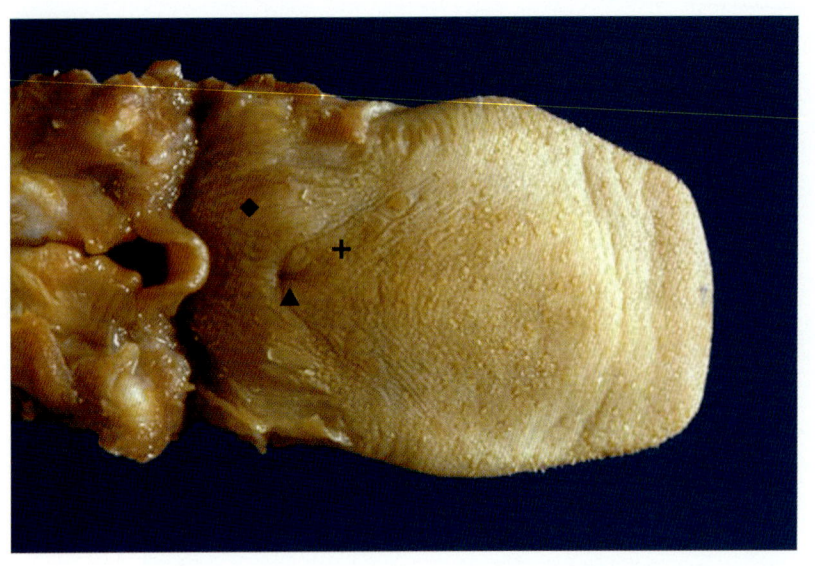

図6-1 正常舌，肉眼像

舌および喉頭蓋を上方からみた図。粘膜下の豊富なリンパ組織（舌扁桃）（◆）により舌根部は小葉状の表面構造を示す。舌根部の小さな陥入（▲）は舌盲孔である。舌表面は乳頭で覆われている。糸状乳頭は舌背（上）面でビロード状のざらざらとした感触を与え，食物をなめとりやすくしている。有郭乳頭（＋）は舌根部に向かってV字型に配列し，周囲の溝に面する上皮内に多数の味蕾がある。葉状乳頭は舌後方の側縁に位置し，溝に面した上皮内に味蕾がある。茸状乳頭は先端が丸く，上皮は角化しないので舌背の外観は赤味を帯びた点模様となる。上皮内に味蕾を有する。

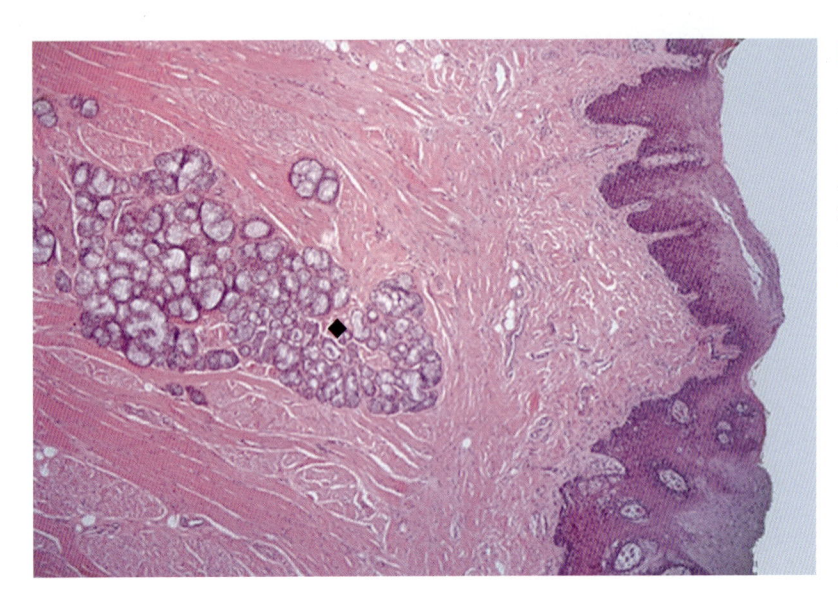

図6-2 正常舌，組織像

舌表面は厚い重層扁平上皮で覆われている。舌の大部分はオトガイ舌筋で構成される。筋束は3方向に配列し，いかなる方向の動きにも対応できるようになっている。重層扁平上皮性の粘膜は口腔底から歯肉粘膜へと連続する。舌全体に小唾液腺組織（◆）が散在性に分布し，特に舌根部で豊富である。

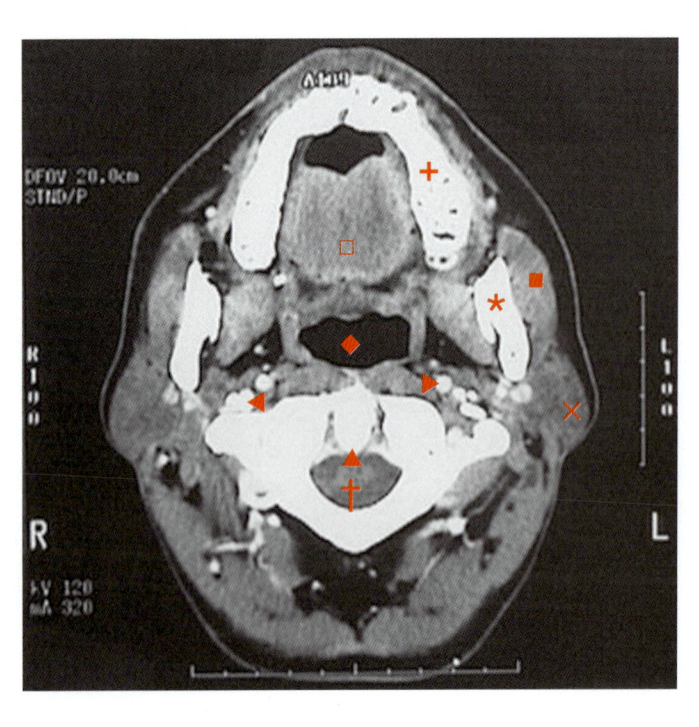

図6-3 正常頭頸部，CT

正常頭頸部横断像において上顎洞（＋）と歯，上咽頭（◆），舌（□），下顎骨枝（＊），咬筋（■），第2頸椎と歯突起（▲），脊柱管（†），内頸静脈（◀），内頸動脈（▶），耳下腺（×）の相対的位置関係を示している。

第 6 章 頭頸部 143

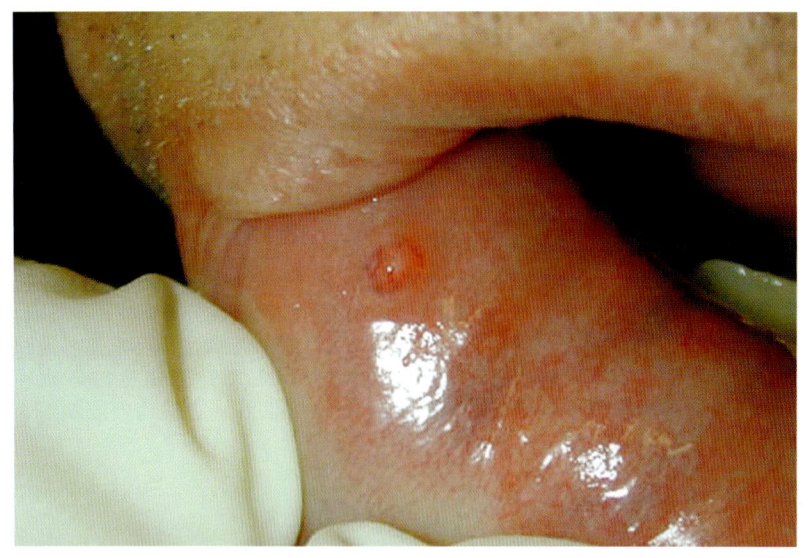

図 6-4 口唇ヘルペス (cold sore), 肉眼像

小さな口唇ヘルペス (cold sore) が下口唇内側の頬粘膜に認められる。これは単純ヘルペスウイルス 1 型 (HSV-1) の感染によるものである。成人の多くは HSV-1 に既に感染しているが，それは潜伏状態にあり，ストレス・局所の外傷・寒冷刺激などの環境の変化にさらされることによってこのような小さな口唇ヘルペスを形成する。この小疱が破れ潰瘍を形成すると二次的な感染が起こることがある。ストレスや局所の外傷・ホルモン環境の変化によって引き起こされる類似の病変としてアフタ性潰瘍あるいはアフタ性口内炎 (canker sore) があるが，これは感染症ではなく，およそ 5～25%の人が特に 10 歳代に経験する。

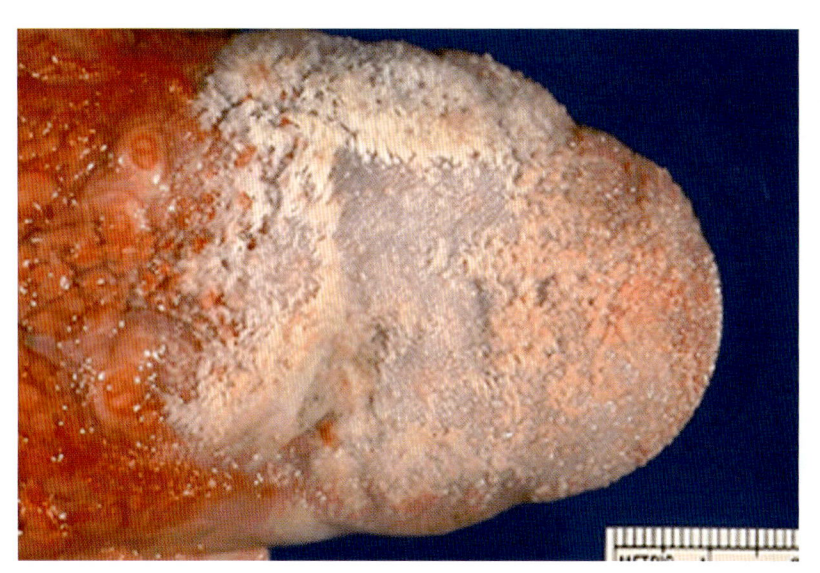

図 6-5 口腔カンジダ症, 肉眼像

舌表面は，カンジダとそれを包含する線維素性化膿性添出物の黄褐色調の層で覆われており，偽膜性のカンジダ症を形成している。偽膜を削りとると基盤にある赤色の病変が明らかになる。Candida albicans はしばしば口腔内に共生し，正常人の半数に検出される口腔内常在菌である。図にみられるようないわゆる"鵞口瘡"は免疫不全状態の患者で最も発生しやすい。

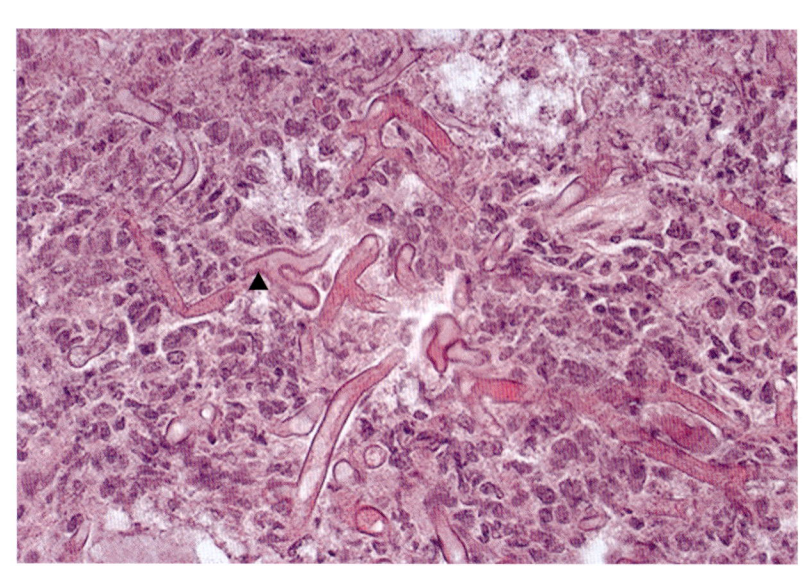

図 6-6 ムコール症 (接合菌症), 組織像

壊死性の炎症とともに太く隔壁をもたない菌糸 (▲)（太さ 6～50μm）が認められる。有性生殖（接合菌）で発育する Mucor circinelloides および同類の Rhizopus（クモノスケカビ），Absidia（ユミケカビ）などによる感染は広範な組織浸潤と壊死をもたらす。免疫抑制状態にある人，特に糖尿病性ケトアシドーシス，副腎皮質ステロイド治療，白血球減少症などを伴う患者が大気中の胞子を吸入すると，鼻・副鼻腔，肺，消化管などに感染を引き起こす。これらの菌が眼窩や頭蓋窩にひろがると恐ろしい合併症（鼻脳型ムコール症）を引き起こす。

144　第 6 章　頭頸部

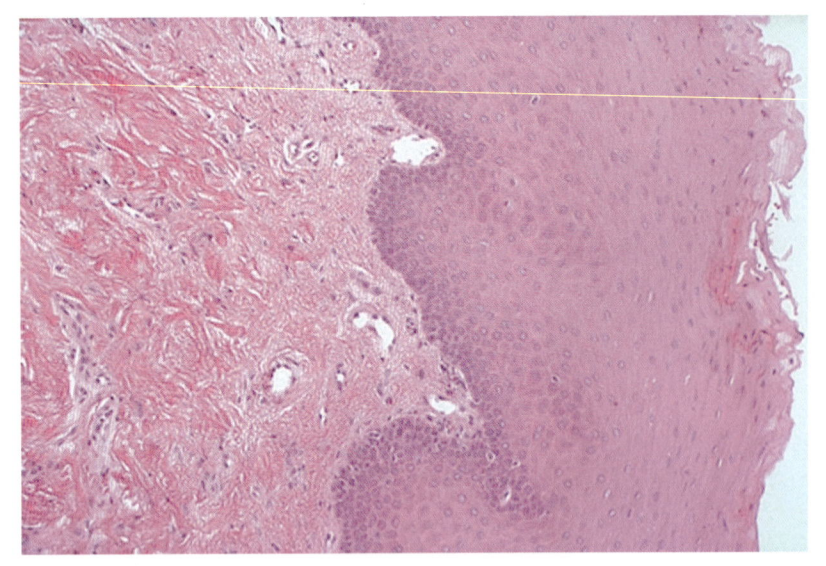

図 6-7　口腔白板症，組織像

頬粘膜切除材料で，表層を覆う重層扁平上皮は肥厚しており（acanthotic），口腔粘膜の白斑あるいは白板症（leukoplakia）の肉眼像を呈する。加えてこの症例では粘膜下にコラーゲン沈着が増加しており，不適合な義歯による刺激性線維腫と診断されるに至っている。この図では上皮に異型はみられないが，持続性の白板症は扁平上皮異型や扁平上皮癌の前駆病変となり得る。機械的な刺激の他に喫煙，アルコール摂取，ビンロウの実などは白板症の素因となる。肉眼的に赤みを帯びたびらん性の病変は紅板症（erythroplakia）と呼ばれ，悪性化の危険がより高い病変である。

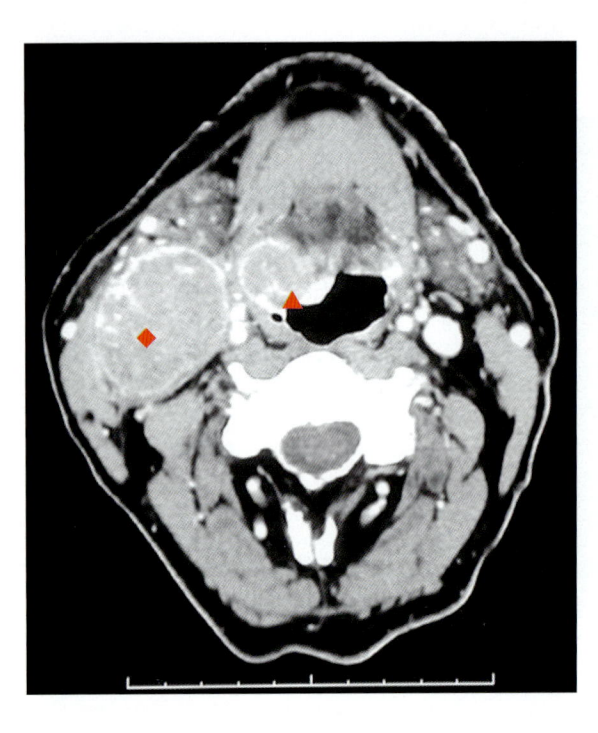

図 6-8　舌扁平上皮癌，CT

舌根右側で舌根扁桃領域に腫瘤（▲）を認める。隣接するリンパ節に転移による融合性腫瘤（◆）がみられる。口腔，口腔底，舌および軟口蓋が扁平上皮癌の好発部位であるが，多発病変の場合もある。時に肺，肝，骨髄への遠隔転移を生じる。主な危険因子は喫煙（特に"無煙"たばこ）と飲酒である。ビンロウジュの実の噛みたばこが普及している地域では口腔癌発現率が高い。中咽頭癌例の半数に human papilloma virus の関与がみられる。外傷や感染などによる粘膜への慢性刺激が発癌を促進する。頭頸部原発癌の約 95％が扁平上皮癌で，現在，世界で 6 番目に多い癌とされている。$p16$ と $p53$ の腫瘍抑制遺伝子の変異がしばしばみられ，腫瘍の増大とともに cyclin D1 の増幅と過剰発現が認められる。

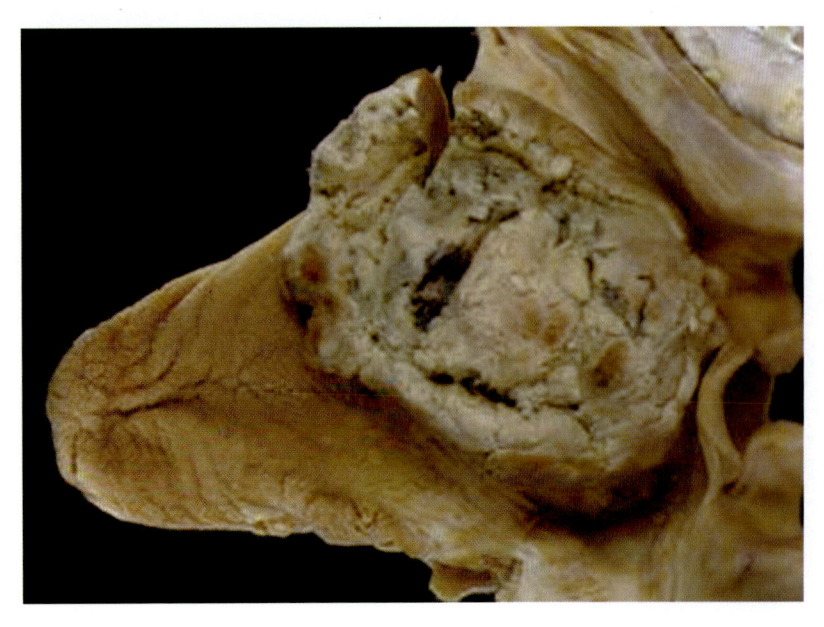

図 6-9　舌扁平上皮癌，肉眼像

舌の右側後部に大きな菌塊状に増殖する腫瘍が認められ，表面に広範な潰瘍を伴っている。この大きな腫瘍のため患者は嚥下困難となり，悪液質に陥った。扁平上皮癌は上皮内病変から月単位～年単位までの種々の期間を経て浸潤癌になると考えられる。早期にみつかった小さな病変は，病期が初期でかつ切除しやすく，予後がよいが，多くの中咽頭癌は病期が進行した状況で発見される。

第6章 頭頸部　145

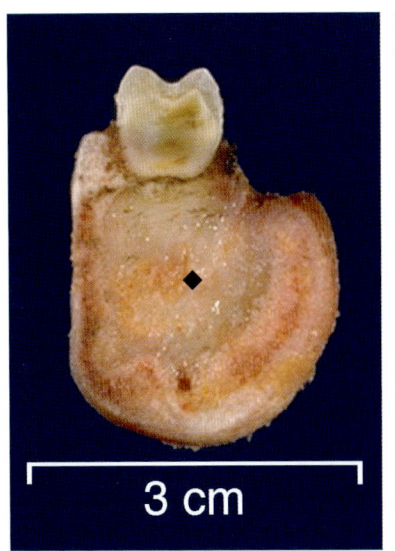

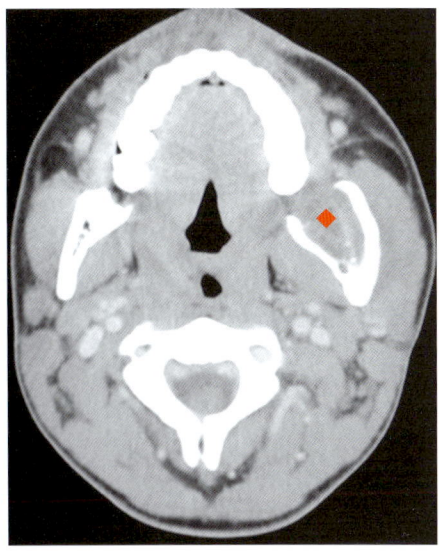

図6-10, 図6-11　エナメル上皮腫，肉眼像，CT
　左図に下顎の切除部分の冠状断肉眼像を示す。臼歯直下に腫瘍性病変（◆）が認められる。エナメル上皮腫は緩徐な発育を示し，局所に浸潤性に増殖するが，ほとんどの症例では良性の経過をたどる。右図は10歳代男性の軟部条件下での頭頸部CTで，左下顎枝を押しひろげるように腫瘤（◆）が認められる。エナメル上皮腫の組織パターンは，エナメル器によく類似する。類似の組織像を示す腫瘍としてトルコ鞍に発生する頭蓋咽頭腫や長管骨に発生するアダマンチノーマがある。

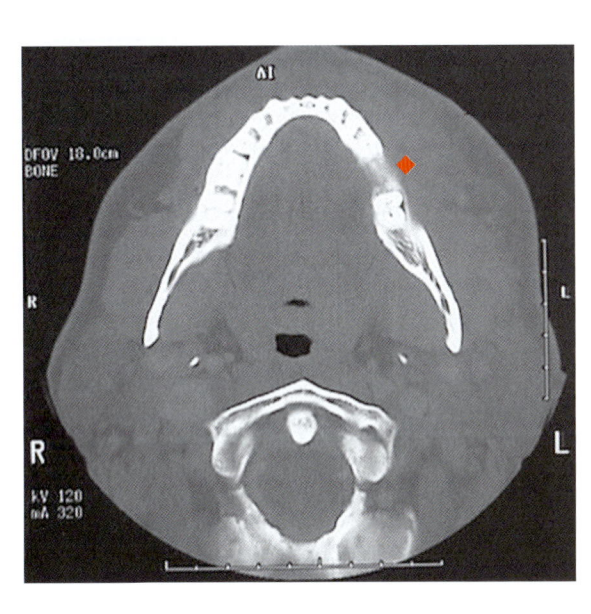

図6-12　歯原性膿瘍，CT
　頭頸部CTにおいて，下顎骨左第1大臼歯を侵す歯原性膿瘍（◆）を認める。不十分な歯科衛生管理により齲歯から重篤な合併症をきたし得る。一旦，歯のエナメル質の破たんを生じると，感染は歯髄に到達，歯根まで下行し，歯槽から下顎あるいは上顎の骨に進展する。歯科衛生管理の程度は集団における健康管理の1つの指標となる。

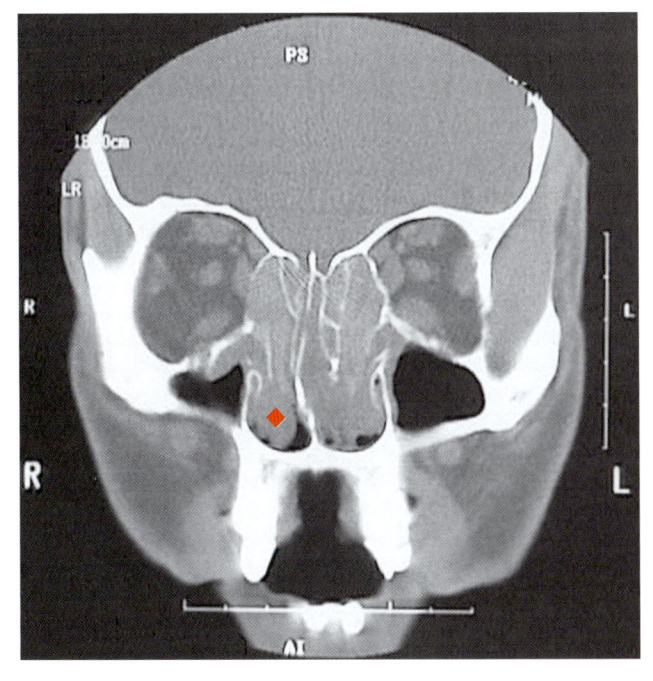

図6-13　鼻ポリープ，CT
　鼻腔に分葉状の軟部濃度病変（◆）を認め，副鼻腔への進展を伴う。炎症性あるいはアレルギー性の鼻ポリープに一致する。良性ではあるが，鼻道を閉塞し，呼吸苦と圧排からの不快を生じる。ポリープは浮腫と鼻甲介腫大を伴う局所の炎症としてはじまる。花粉などのアレルゲンに対するⅠ型過敏症による炎症反応の増悪として，患者はアレルギー性鼻炎，花粉症の既往を有する場合がある。アレルゲンとの接触と交差結合IgEの肥満細胞との結合により脱顆粒が生じ，ヒスタミンなどの血管活性アミンの放出による血管拡張と液体滲出をきたす。プロスタグランジンなどのアラキドン酸代謝産物の肥満細胞合成により，さらに血管拡張を生じる。腫瘍壊死因子，インターロイキン-4などの肥満細胞のサイトカインは好中球，好酸球を引きつける。しかしながら，アレルギー過敏患者のうち鼻ポリープを生じるのは約0.5％に過ぎない。鼻ポリープは時に3～4cm程度の大きさになり，鼻道を閉塞する。

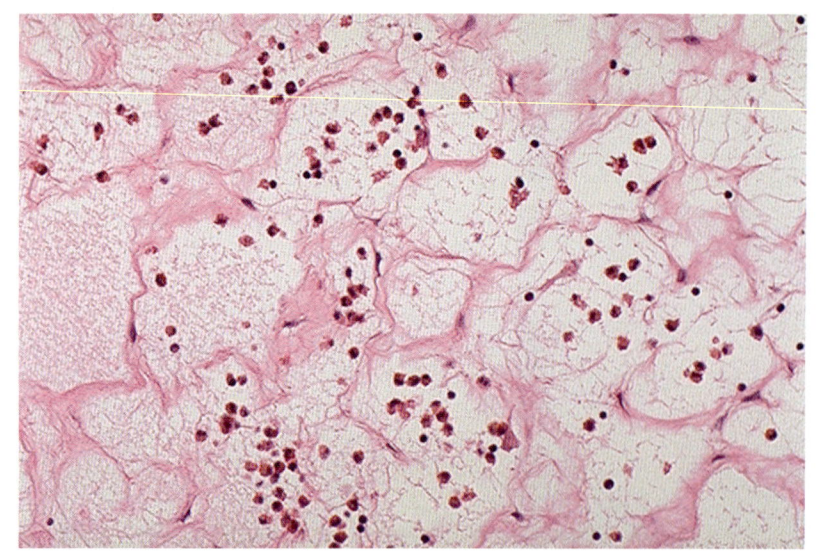

図 6-14　アレルギー性鼻ポリープ，組織像
　鼻炎が繰り返し起こると，鼻ポリープが形成されることがある。多発性の場合があり，大きさは数ミリから数センチ大までみられる。表面は呼吸上皮で覆われており，図のように上皮下には炎症細胞浸潤を伴う浮腫性の間質がみられる。炎症細胞の中の好酸球はアレルギー性炎症反応に特徴的である。しかしながら好中球，形質細胞，時にリンパ球の集簇などもみられることがある。鼻ポリープは小児には稀で，30歳以上の成人で主に認められる。このようなポリープは時にびらんを伴い，二次的に感染を伴うことがある。ポリープは切除の対象となる。

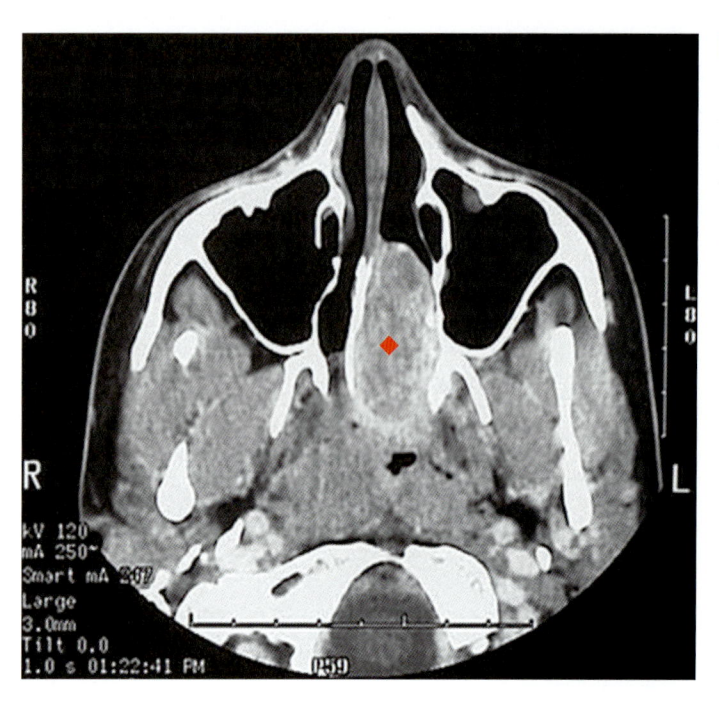

図 6-15　鼻咽頭血管線維腫，CT
　CTにおいて，血管線維腫（◆）が左鼻腔を充満し，拡大させている。上顎洞への進展は認められない。鼻出血，鼻閉，時に眼瞼下垂，顔面変形を生じる。血管線維腫は上咽頭の後方あるいは側方より生じる。比較的稀な腫瘍で，ほとんどが思春期男児に認められる。境界は鮮明であるが，周囲の骨，鼻腔，副鼻腔，眼窩へ緩徐な進展をきたす。進行病変では時に頭蓋内進展をきたす。

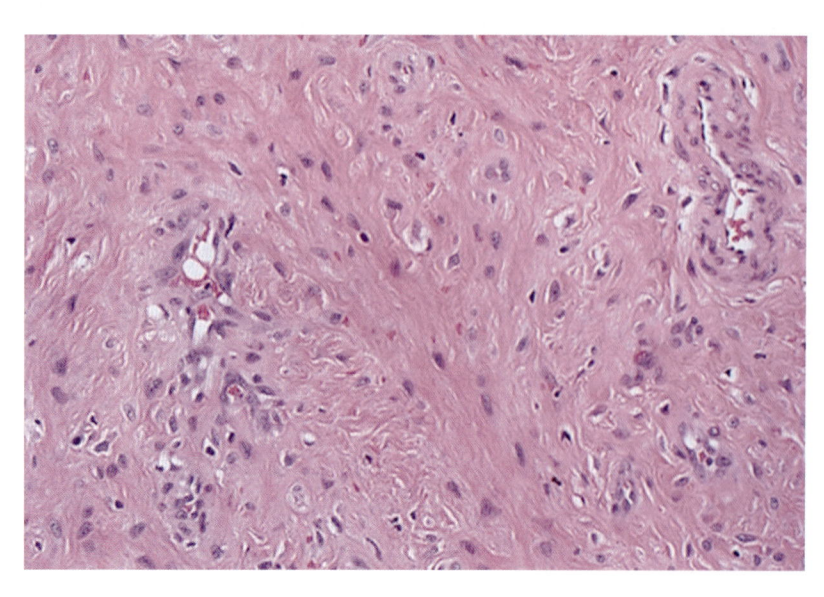

図 6-16　鼻咽頭血管線維腫，組織像
　鼻腔の血管線維腫は組織学的には良性であるが，鼻腔を閉塞し，周囲組織にびらん，潰瘍，出血などを伴うことがある。腫瘍は，線維性間質と膨らんで丸味を帯びた線維芽細胞および散在性にみられる毛細血管よりなる。

第 6 章 頭頸部　147

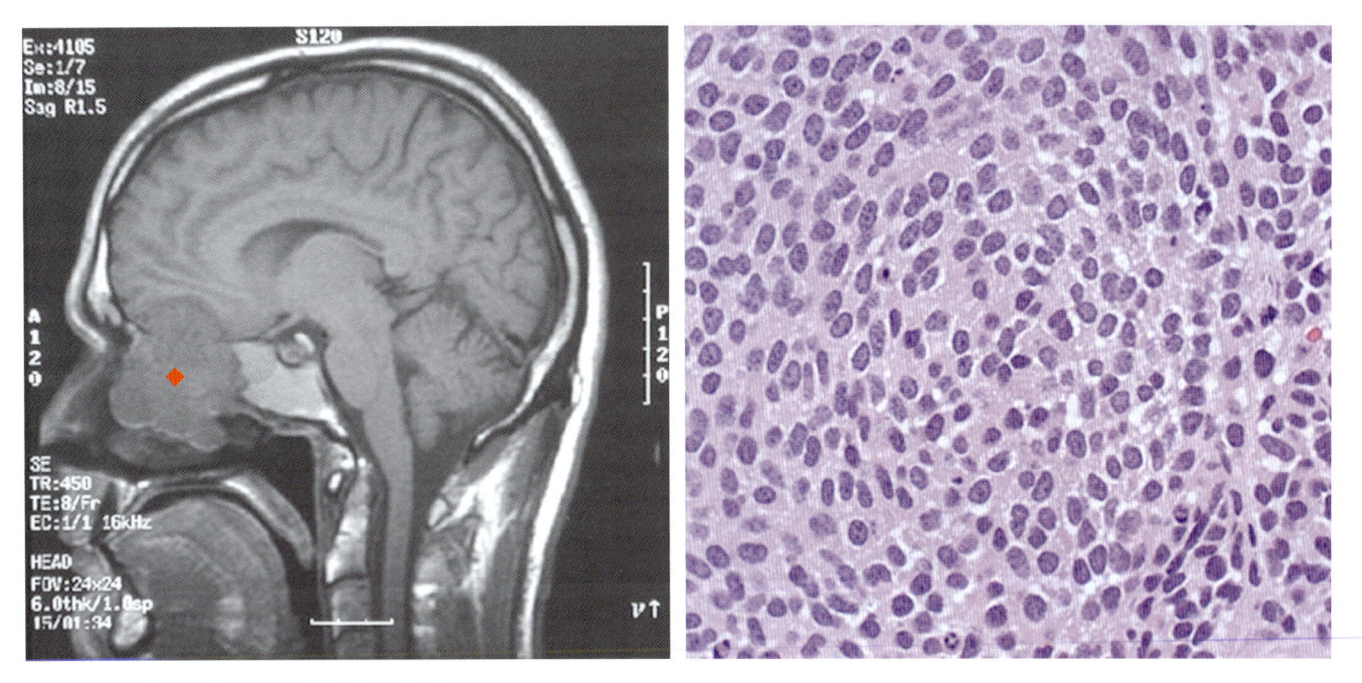

図 6-17，図 6-18　嗅神経芽腫，MRI，組織像
　左図は MRI 矢状断像で，嗅神経芽腫（◆）が上咽頭を占拠し，眼窩板のびらんを伴い，前頭葉下部に進展している。腫瘍は片側性の鼻閉塞，鼻出血，頭痛，視覚障害などを起こす。右図はその組織像で，未熟な小円形細胞のシート状の増殖が認められる。嗅神経芽腫は局所的に進展するとともに血行性に転移する傾向がある。

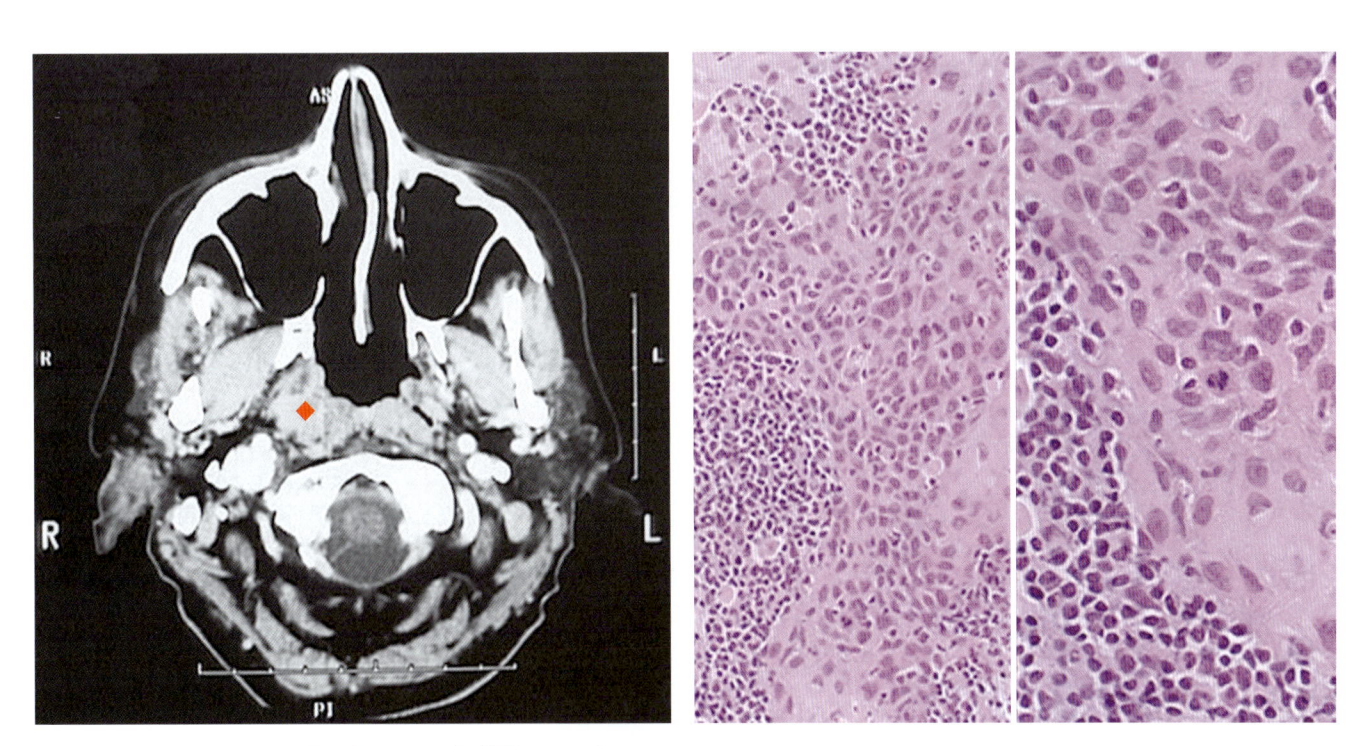

図 6-19，図 6-20　上咽頭癌，CT，組織像
　頭部 CT では，右の翼状板後方から頸椎前方，頸動脈領域前方を占める 3cm 大の腫瘍（◆）が認められる。上咽頭癌は著明なリンパ球浸潤を伴う扁平上皮癌の像を示し，多くが EB ウイルス感染と関連する。腫瘍はしばしば局所的に眼窩や頭蓋腔にさえ浸潤を示す。転移は頸部リンパ節が最も多い。

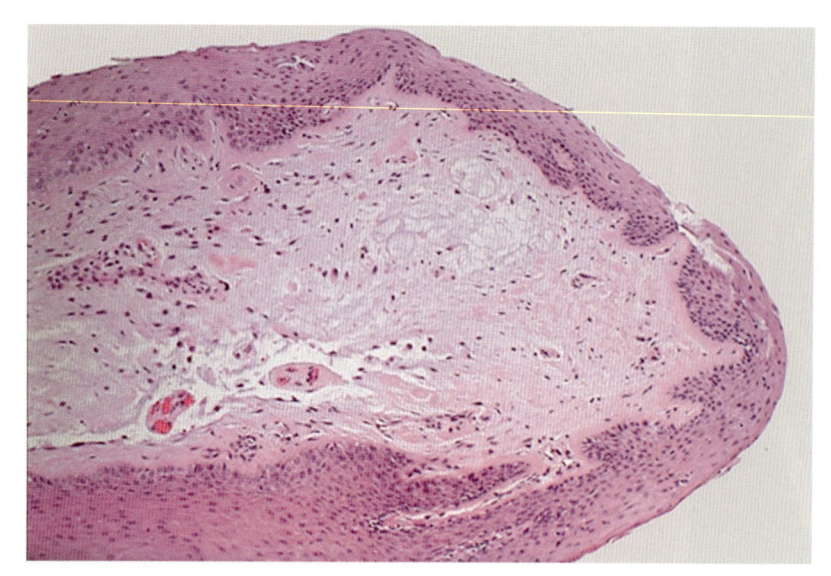

図6-21 喉頭結節，組織像

図に示すような喉頭結節は，反応性結節あるいは喉頭ポリープとも呼ばれ，喉を使いすぎる人（いわゆる"謡人結節"）や喫煙者に好発する。通常，真声帯に発生し，非角化型の重層扁平上皮に覆われている。粘膜下は浮腫性である。上皮は角化亢進や過形成を示すことがある。結節により嗄声や声質の変化が起こることがあるが，悪性化することは極めて稀である。比較的大きな結節（1cm大まで）では潰瘍を形成することがある。

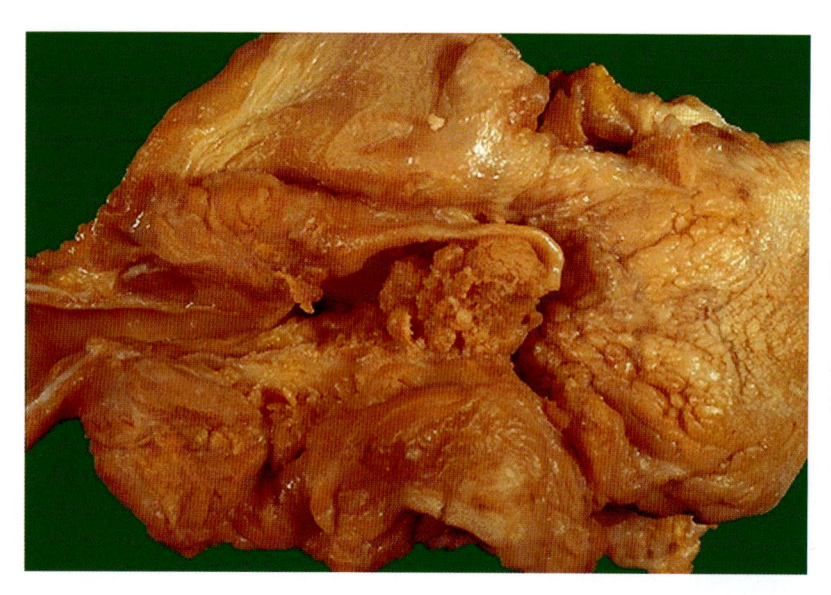

図6-22 喉頭癌，肉眼像

図の右から左にかけて舌から気管上部までが示されている。大きな菌塊状の扁平上皮癌が，喉頭内から喉頭蓋に増殖しており喉頭蓋の右側は侵食されている。このような大きな腫瘍の場合には嗄声や咳嗽，嚥下困難などを示す。さらに進行すると潰瘍を伴い喀血することがある。喉頭癌では局所のリンパ節転移がしばしば認められ，圧痛を伴わないリンパ節腫脹を示す。ほとんどの症例が喫煙およびアルコール摂取と関係している。前駆病変としては部分的な上皮の過形成からはじまり，異形成へ進展すると考えられるが，早期の病変は臨床的に明らかでないことが多い。

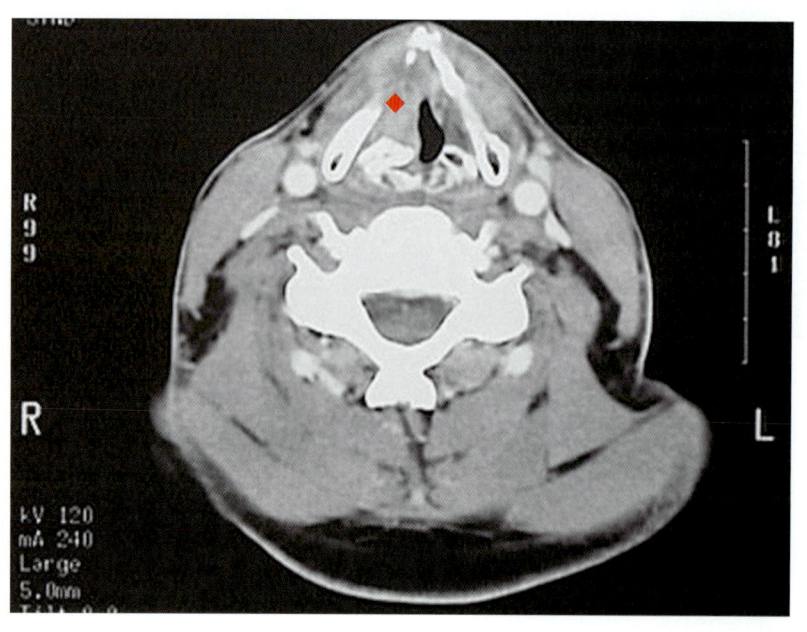

図6-23 喉頭癌，CT

頸部中部領域のCTにおいて，右声帯の不整な肥厚（◆）を認め，扁平上皮癌を示す。右側で側方に進展し，舌骨領域に浸潤を認め，喉頭外への進展のため予後不良を示唆している。喉頭内に限局する病変で，予後はより良好とされる。病変の根治・制御には手術に放射線治療と化学療法が組み合わされる場合がある。

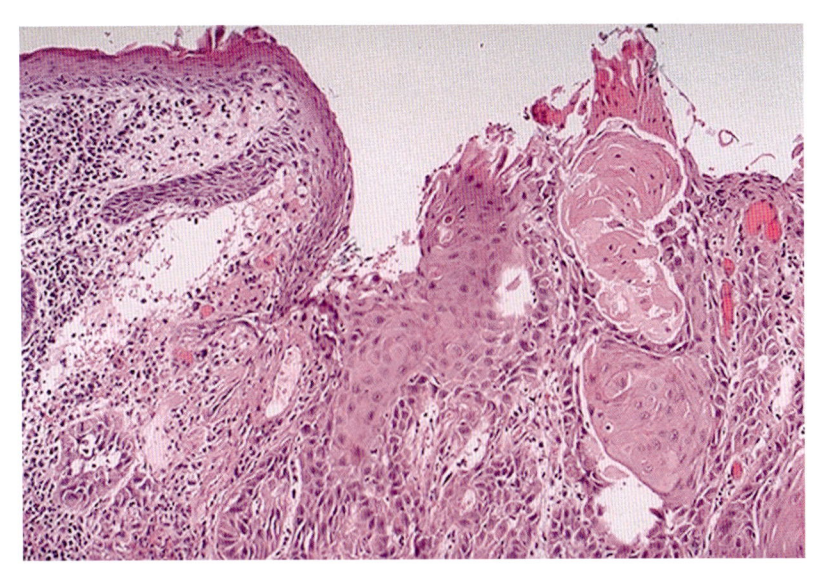

図 6-24 喉頭癌，組織像

　図の左側では正常の呼吸上皮である多列線毛円柱上皮が化生性の扁平上皮で置換されている。中央部分から始まり，右側に拡がる表面に潰瘍を形成する高分化型扁平上皮癌が認められ，腫瘍は粘膜下に浸潤している。多くの腫瘍細胞は充実胞巣状で，好酸性の豊かな細胞質を有し角化を伴っている。喉頭癌の95％は扁平上皮癌である。

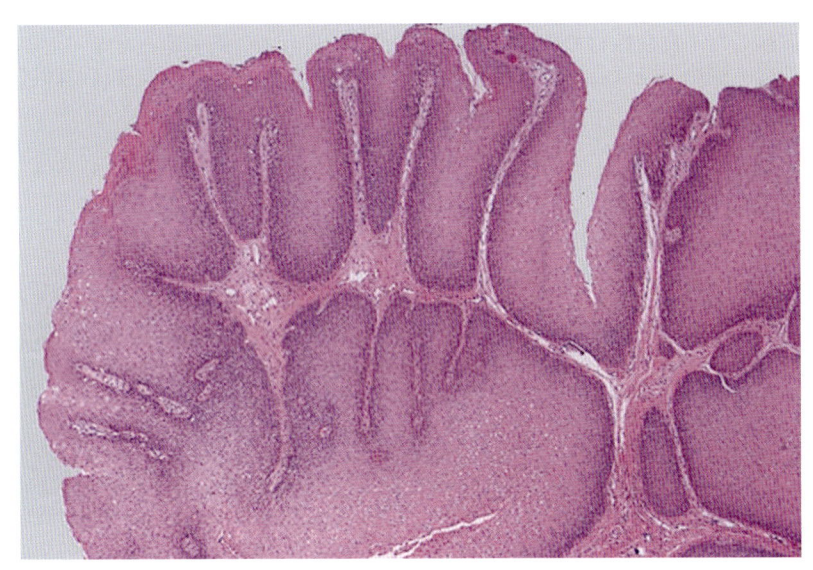

図 6-25 喉頭乳頭腫，組織像

　喉頭の扁平上皮乳頭腫は通常，真声帯に認められる。ここでは配列の整った良性の扁平上皮が血管結合織性の芯を覆い，突起状に長く増生している。喉頭乳頭腫は比較的稀で，成人では通常，単発であり，出血を伴うこともある。小児ではさらに稀であるが，若年性の喉頭乳頭腫は多発性で，かつ切除されても再発を繰り返す傾向がある。このような喉頭乳頭腫症の場合には，何十個もの病変が長い年月をかけて切除されることがある。しかし，なかには思春期に入ると退縮していく症例も認められる。ヒト乳頭腫ウイルス6型と11型の感染は通常この過程をとる。乳頭腫が癌化することはほとんどない。

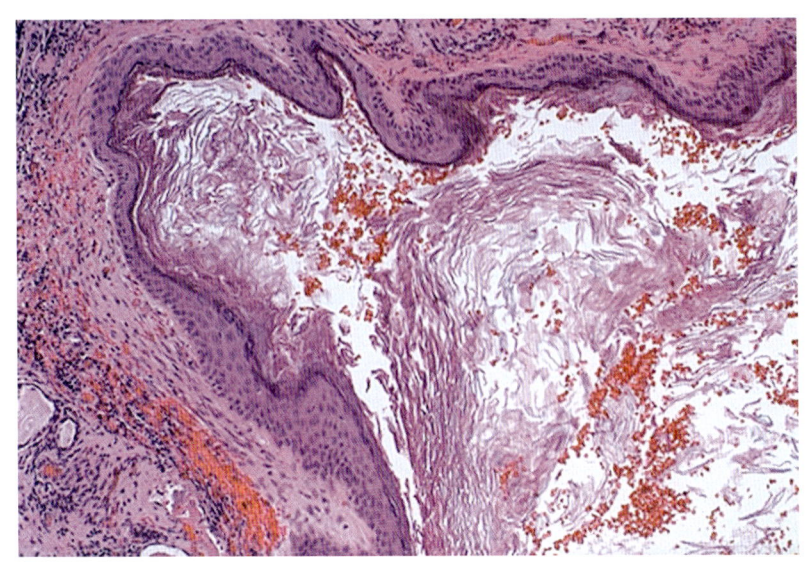

図 6-26 真珠腫，組織像

　中耳に強い炎症が起こったり，鼓膜が破れたりすると扁平上皮の封入が起こり，それが発育して囊胞状の腫瘤性病変を形成する。さらにその囊胞が破れたり，乳様突起などの周囲組織を浸食したりする。図には切除された，そのような非腫瘍性の囊胞組織が示されている。囊胞の内部は角質で充満している。真珠腫はこの角質が異物として働くため，異物巨細胞と単核球を含む炎症性反応を引き起こす。また，出血と壊死により，コレステロール結晶の沈着による裂隙形成が起こる。真珠腫は外科的な切除が必要である。

150　第6章　頭頸部

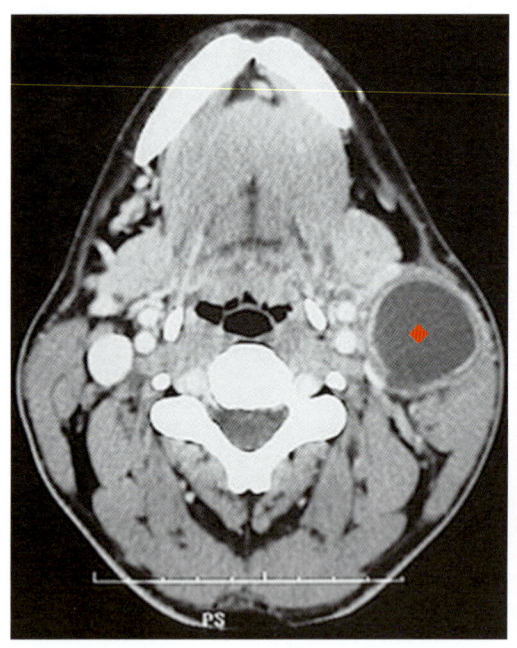

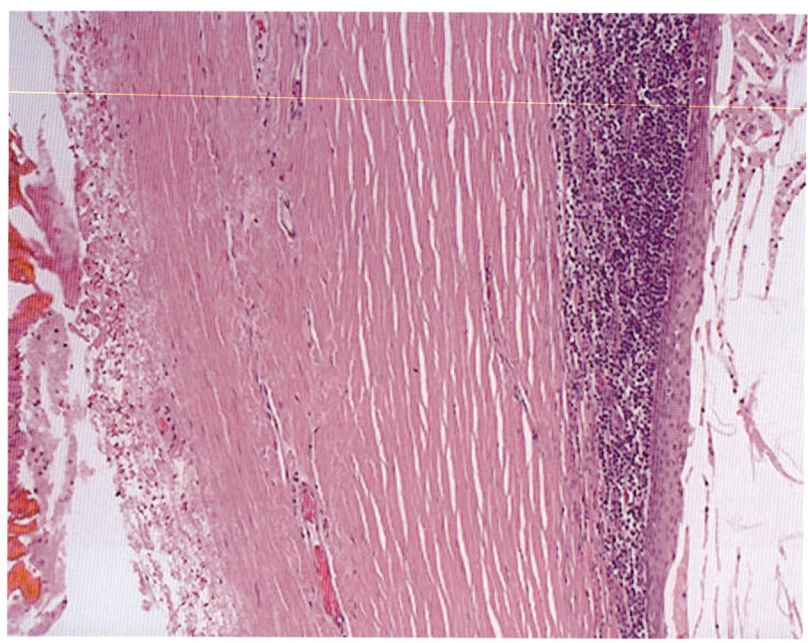

図6-27，図6-28　鰓囊胞（側頸部），CT，組織像

　左は上頸部のCT（下顎の前下部がみえる）で，大きく境界明瞭な鰓囊胞（◆）が側頸部に認められる。鰓囊胞は通常，このように前側頸部に認められる。肉眼的には，剥離した上皮変性物で充満した囊胞腔が認められる。鰓囊胞（リンパ上皮性囊胞）は時間とともに緩徐に増大する。組織学的に，囊胞内腔は良性の重層扁平上皮で被覆され，しばしば上皮は右図に示すようなリンパ組織で囲まれている。

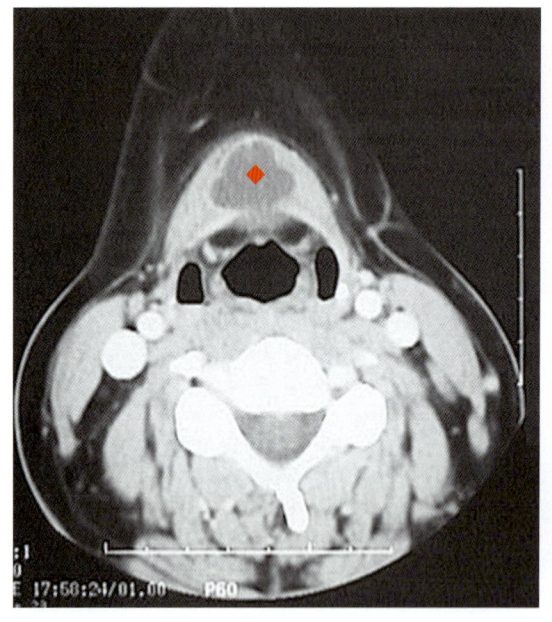

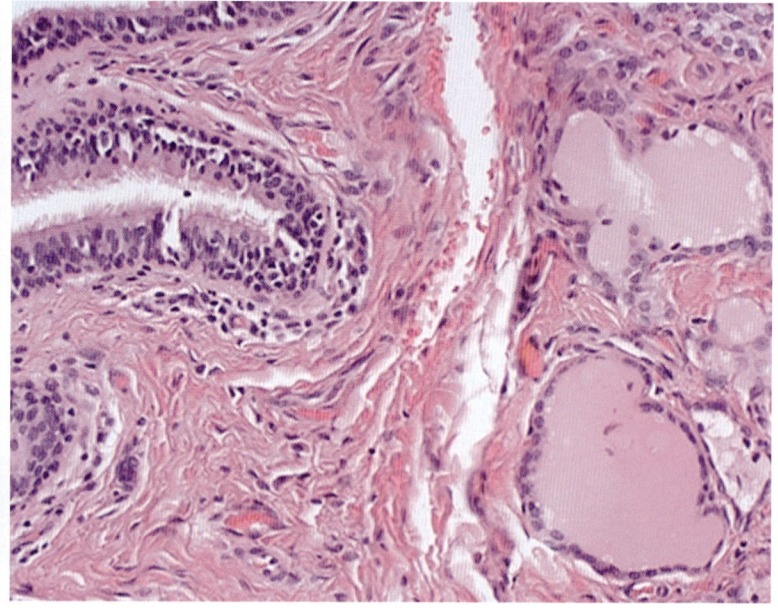

図6-29，図6-30　甲状舌管囊胞，CT，組織像

　図左は舌骨レベルの中頸部のCTであり，正中に境界明瞭な甲状舌管囊胞（◆）が認められる。甲状舌管囊胞は，原始甲状腺組織が胎生期に，舌盲孔の位置から最終的に甲状軟骨前方の位置に移動する際の遺残組織によって起こる。組織学的に，右図に示すように，通常，呼吸上皮に覆われるが，扁平上皮に被覆されることもある。囊胞周囲には甲状腺濾胞やリンパ球集簇がみられることがある。

第 6 章　頭頸部　　151

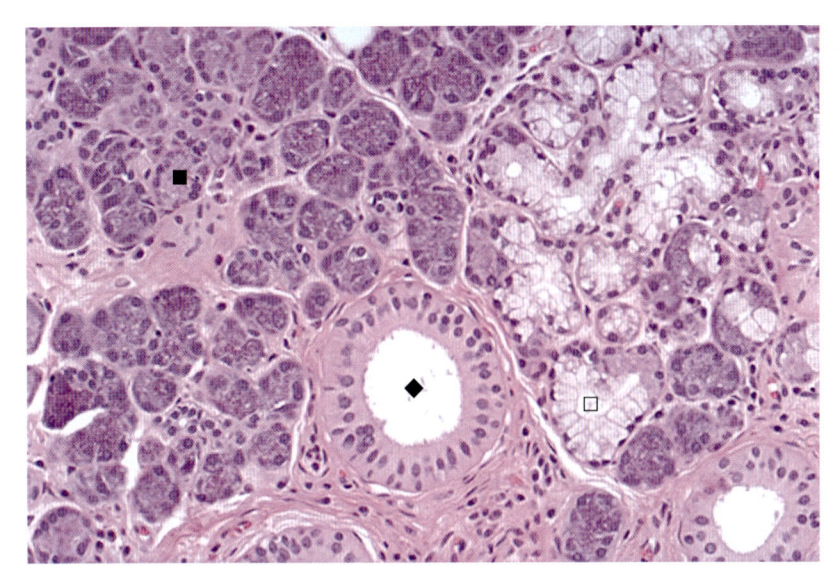

図 6-31　正常唾液腺，組織像

大唾液腺，小唾液腺はともに管状胞状腺組織からなり，漿液および粘液を分泌し，咀嚼と嚥下を補助する。大唾液腺の導管は口腔内に開口する。大唾液腺は耳下腺，顎下腺，舌下腺からなる。唾液腺アミラーゼは炭水化物の最初の消化に関与する。図は正常顎下腺の組織像で，漿液腺（■），粘液腺（□），導管（◆）が認められる。

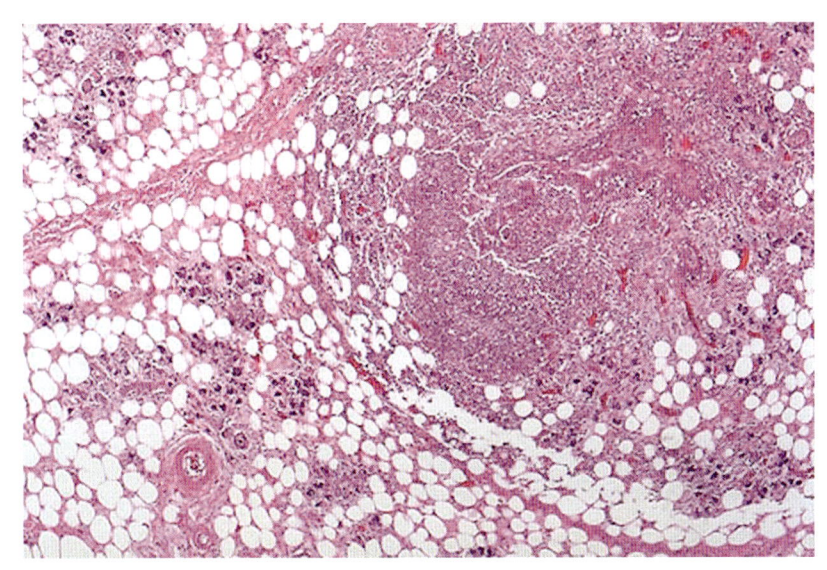

図 6-32　唾液腺炎，組織像

唾石や濃縮された分泌物により唾液腺導管が閉塞し，うっ滞や感染が引き起こされる。図は急性耳下腺炎の組織像で，腺組織への好中球浸潤と右上方には導管周囲の膿瘍形成が認められる。このような病変は高齢者により多い。黄色ブドウ球菌が分離固定される最も多い感染起因菌である。流行性耳下腺炎ウイルスの感染により，両側性の急性唾液腺炎が発症するが，その場合には浸潤細胞は主にマクロファージとリンパ球からなる。唾液腺炎はしばしば斑状で，ほとんど瘢痕を残さず治癒する場合が多い。

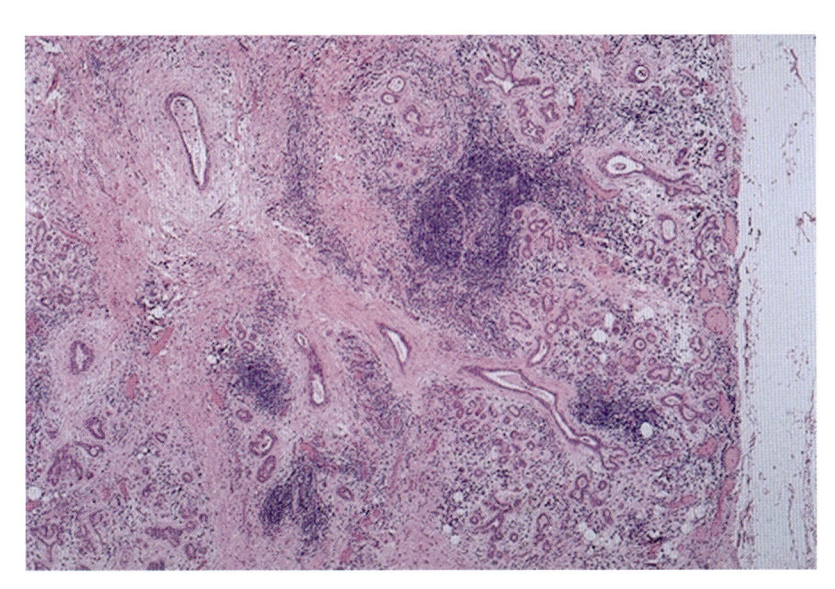

図 6-33　唾液腺炎，組織像

唾液腺導管の慢性的な閉塞により慢性炎症細胞浸潤を引き起こし，加えて線維化と腺房の萎縮が起こる。図は導管の閉塞による慢性唾液腺炎の像である。Sjögren症候群は，唾液腺障害（口腔乾燥症）と涙腺障害（眼球乾燥症）を引き起こす自己免疫疾患であるが，同症候群でも同様の組織像をみることがある。リンパ球浸潤が著明となり，胚中心を伴うリンパ濾胞の形成をみることもある。Sjögren症候群では，血清学的にリボ核蛋白質抗原 SS-A と SS-B に対する自己抗体がしばしば陽性となり，また非 Hodgkin 腫発生率が高くなる。

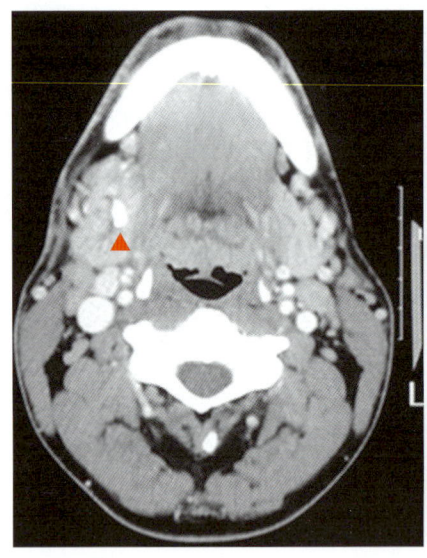

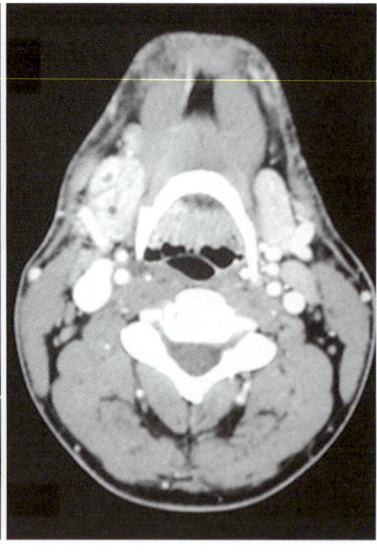

図6-34　唾石症（顎下腺），CT

顔面領域CT左側の図において顎下腺内の結石（▲）を認める。閉塞による炎症，腺管拡張を生じ，対側と比較して，右顎下腺はより高濃度に描出されている。右側の図では炎症を示す右顎下腺腫大が認められる。唾石症は閉塞により，疼痛と顕微鏡的に急性あるいは慢性炎症像を示す腺腫大を生じる。

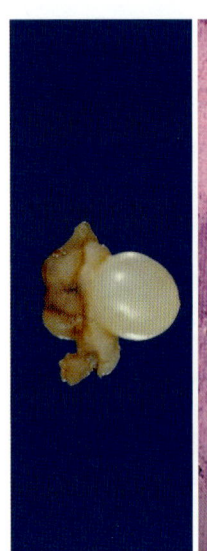

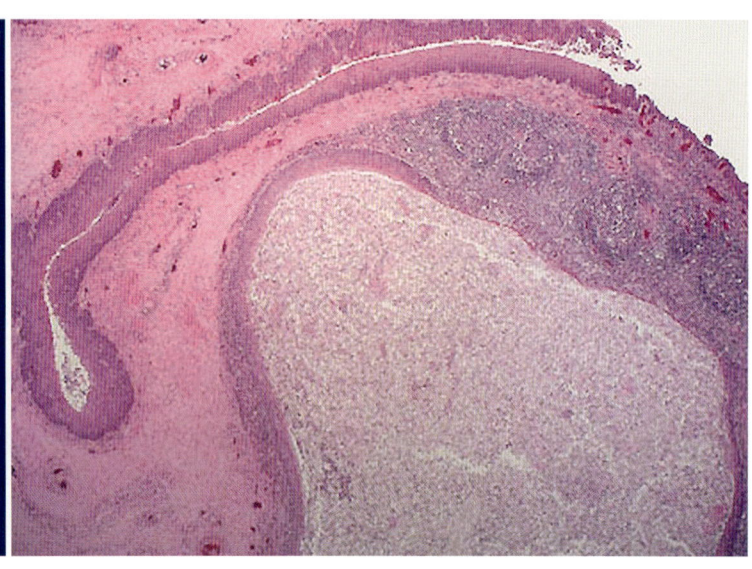

図6-35　粘液瘤（口腔），肉眼像，組織像

図は口腔の小唾液腺に発生した粘液瘤（粘液貯留嚢胞）の切除症例である。小唾液腺の流出導管に閉塞が起こり，分泌物が貯留し腺組織が拡張することによって，左図のような小さく表面平滑な腫瘤が形成される。時に粘液瘤は破裂し，周囲に異物肉芽腫様反応を伴い，疼痛と腫脹を伴うことがある。右図の組織では，淡青色の粘液状物が充満した粘液瘤が認められる。

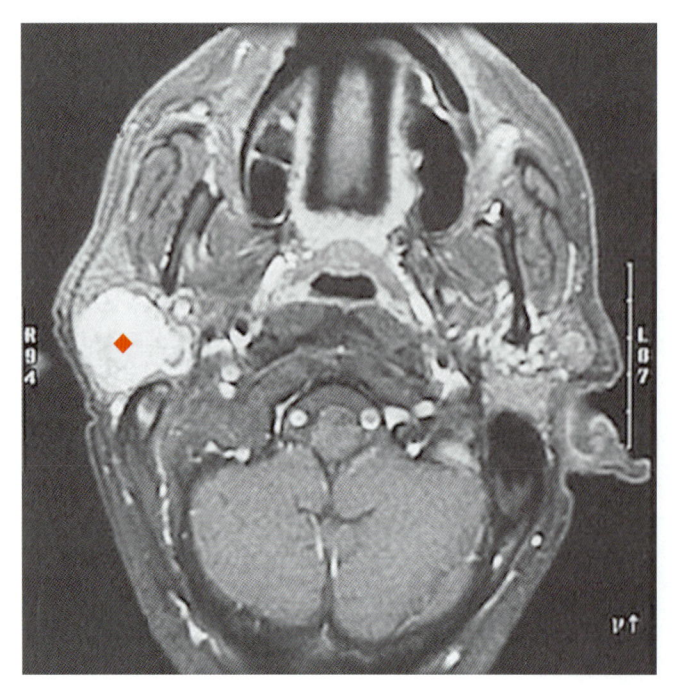

図6-36　多形腺腫（耳下腺），MRI

頭部MRI横断像［訳注：造影後脂肪抑制T1強調像］において，右耳下腺浅部に腫瘍（◆）を認め，唾液腺の多形腺腫，あるいは混合腫瘍を示す。多形腺腫は唾液腺腫瘍で最も頻度が高く（全唾液腺腫瘍の65％），耳下腺（通常は浅部）発生が最も多い。高年者に最も多くみられる。通常は，しばしば長期にわたる，無痛性，持続性の可動性のある腫瘤として現れる。境界鮮明な充実性腫瘤であるが，被包化はされていない。大部分は良性の経過をたどるが，被包化されていないことから時に不完全切除後の再発をきたす。摘出しなければ，15年後には約10％が悪性化するとされる。

第 6 章　頭頸部　153

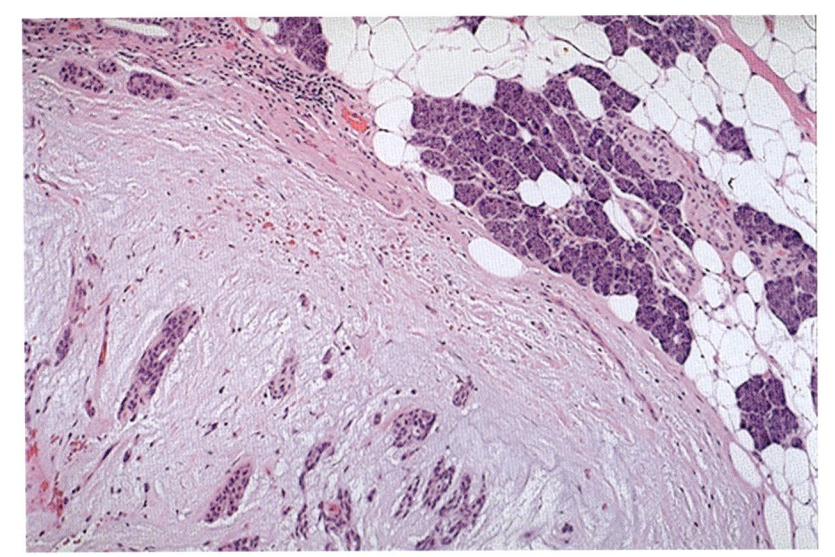

図 6-37　多形腺腫（唾液腺），組織像
　弱拡大で正常唾液腺組織と境を接している多形腺腫（混合腫瘍）が認められる。多形腺腫は導管上皮と筋上皮，および軟骨様，硝子様あるいは間葉組織様の粘液腫状間質が混在して増殖を示す（混合腫瘍とも呼ばれるゆえん）。近傍の顔面神経が巻き込まれることがあり，大きく腫瘍を切除する際に神経移植片が必要となることがある。

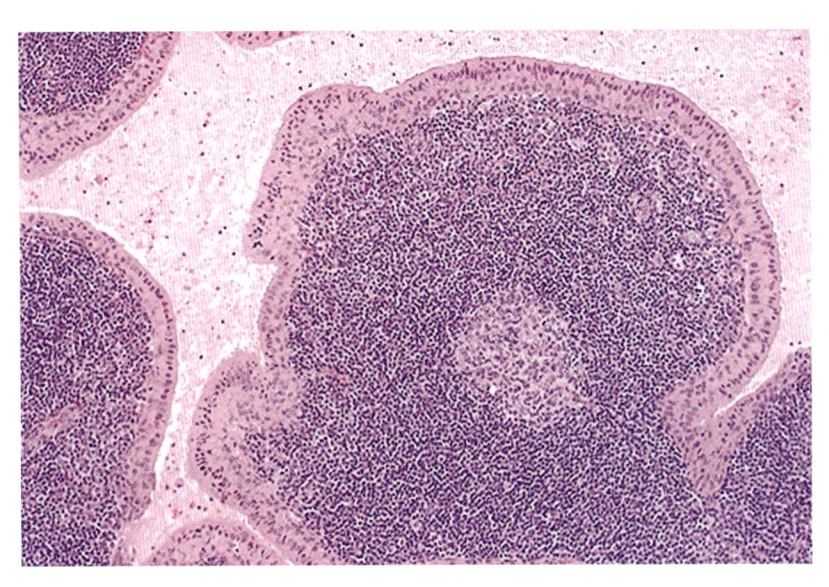

図 6-38　Warthin 腫瘍，組織像
　Warthin 腫瘍では図のように囊胞内腔に突出する乳頭状葉状体がみられ，残りの囊胞状あるいは裂隙状スペースはエオジン淡染性の粘液性から漿液性の分泌物で満たされる。囊胞内腔面には二相性を示す好酸性（オンコサイト様）の立方状～円柱状上皮が乳頭状部分を覆うように配列する。上皮下にはリンパ球の密な集簇がみられ，時に胚中心を伴う。電顕像では好酸性上皮の細胞質にはミトコンドリアが充満してみられる。Warthin 腫瘍は乳頭状囊胞腺リンパ腫とも呼ばれ，唾液腺で 2 番目に多くみられる腫瘍である。ほとんどすべて耳下腺に発生する。男性の喫煙者に特に多い。10％の症例が多発性で，10％が両側性である。

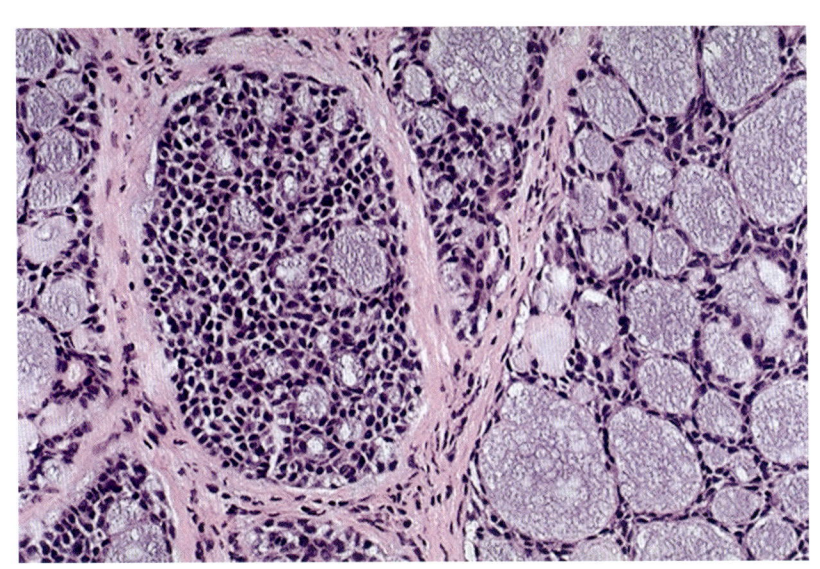

図 6-39　腺様囊胞癌，組織像
　腺様囊胞癌は耳下腺での発生はあまり多くなく，小唾液腺で最もよくみられる腫瘍である。組織学的に，充実型，管状型および粘液様物質を囲んだ篩状型の 3 つのパターンに分類される。しばしば病変は小さく発育は緩徐であるが，浸潤性の増殖を示し，特に神経周囲へ浸潤しやすく，局所再発しやすいという傾向がある。同様に血行性にもひろがる。局所のリンパ節転移よりは遠隔転移の頻度が高い。原発巣の切除後何年もの長い時間を経て，ついには遠隔転移を示す症例が半数に認められる。

第 7 章

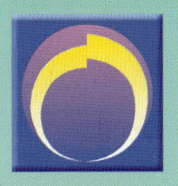

胃・腸管

156　第7章　胃・腸管

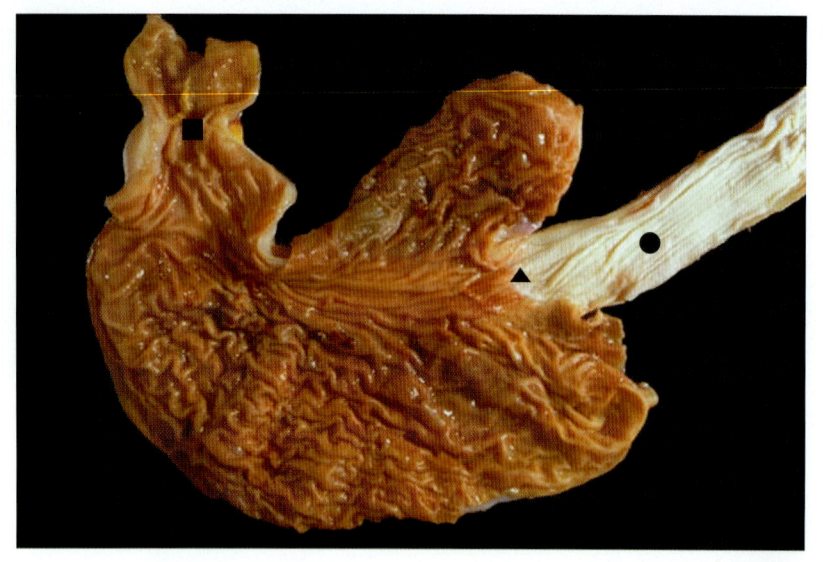

図7-1　正常食道と胃，肉眼像

図右側の食道粘膜（●）は白色〜黄褐色の正常色調を示している。中央右よりには，筋緊張によって生理的機能が維持されている下部食道括約帯（lower esophageal sphincter：LES）を有する食道・胃接合部（▲）がみられ，これを挟んで左側が正常の胃である。胃は胃底部から大弯に沿って切開されているので，中央部が小弯に相当する。図左上で，前庭部を経て，厚い筋層に囲まれた左上，幽門輪（■）を越えたところが十二指腸第一部（十二指腸球部）である。正常の胃では襞がよく発達している。

図7-2　正常食道，内視鏡▶

食道・胃接合部の内視鏡写真である。▲は扁平上皮（白色調ピンク）と円柱上皮（赤色調）の上皮移行線を示す。下部食道括約帯（LES）は通常の筋緊張で維持されている機能的な括約部である。食物塊によって下部食道がひろがるとLESは弛緩し，胃噴門部にも食物受容に必要な弛緩が起こる。これらは節後性ペプチド作動性の迷走神経線維由来VIP放出による迷走神経反射によってもたらされる。この部の緊張がなくなると胃内容物の食道への逆流が起こる。胃内容物の食道逆流は胸骨や胸骨裏の胸痛（胸やけ）を生じさせる。食道括約筋の異常は嚥下困難を，食道の粘膜病変は嚥下痛を伴う。内因性や外因性による食道神経支配異常はLESの弛緩不全を起こし，アカラシアや進行性の嚥下障害が起こり，LESより上部の食道が拡張する。

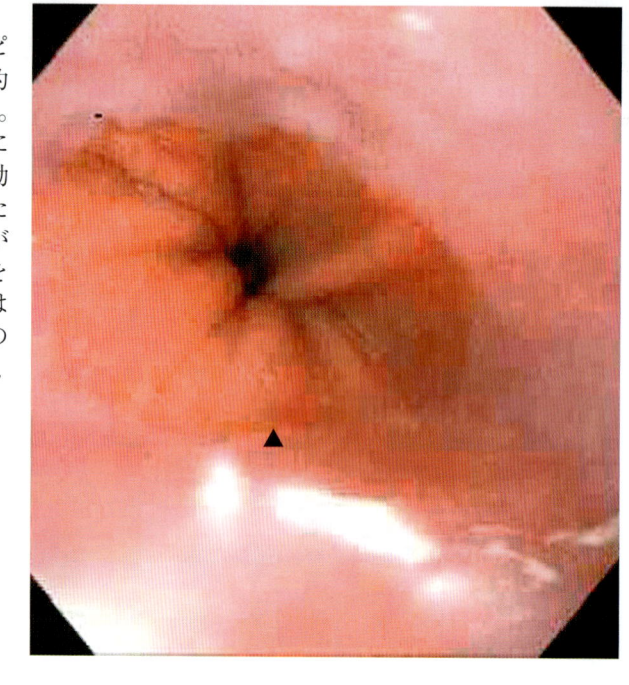

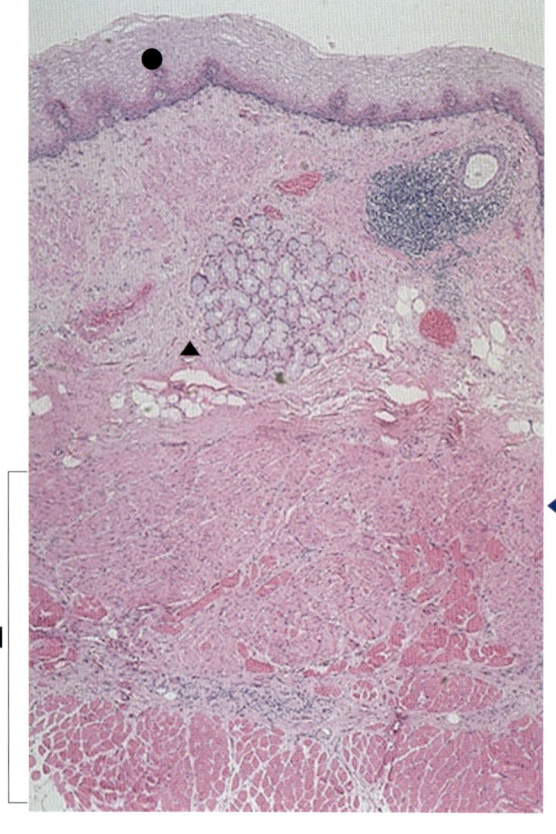

◀図7-3　正常食道，組織像

図上側が正常の食道重層扁平上皮粘膜（●），その下部は粘膜下層で小粘液腺（食道腺：▲）が存在する。食道腺の導管が粘膜下層から粘膜を貫いている。図では導管周囲にリンパ球が集簇している。下側に固有筋層（■）がみられる。上部食道では嚥下を開始するのに必要な随意横紋筋であるが，遠位になるにしたがい，不随意平滑筋に変化していく。飲食物は下部食道平滑筋の蠕動運動によって胃内へ流し込まれる。下部食道括約帯（LES）の生理的な筋緊張作用が，胃食道逆流を効果的に抑止している。食道胃接合部では重層扁平上皮と胃腺上皮がかみ合うように移行している。

第7章 胃・腸管　157

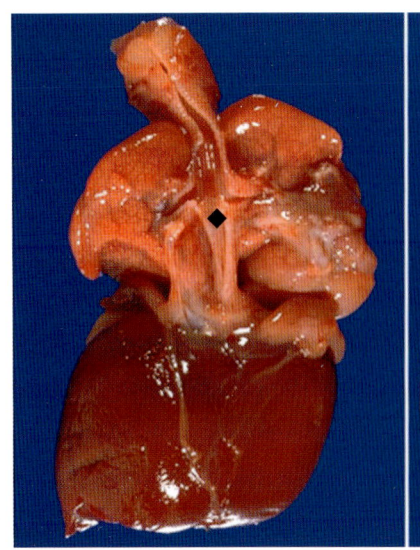

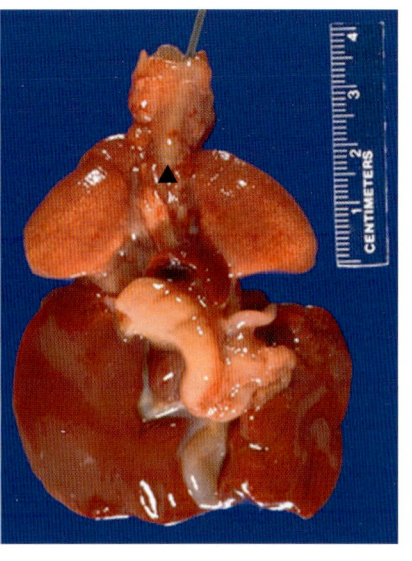

図7-4　気管食道瘻, 肉眼像

食道の先天異常には食道閉鎖と気管食道瘻がある。ともに内胚葉である食道と肺は発生学的に密接に関連し, 胎児期に肺芽と食道が分離する。右図は中部食道に生じた食道閉鎖である(▲)。左図では気管分岐部直下に気管食道瘻がみられる(◆)。閉鎖や瘻孔の位置によって, 新生児は出生時に嘔吐や誤飲などの症状を呈することがある。ほかの先天異常が合併することも多い。食道の完全欠損は極めて稀である。

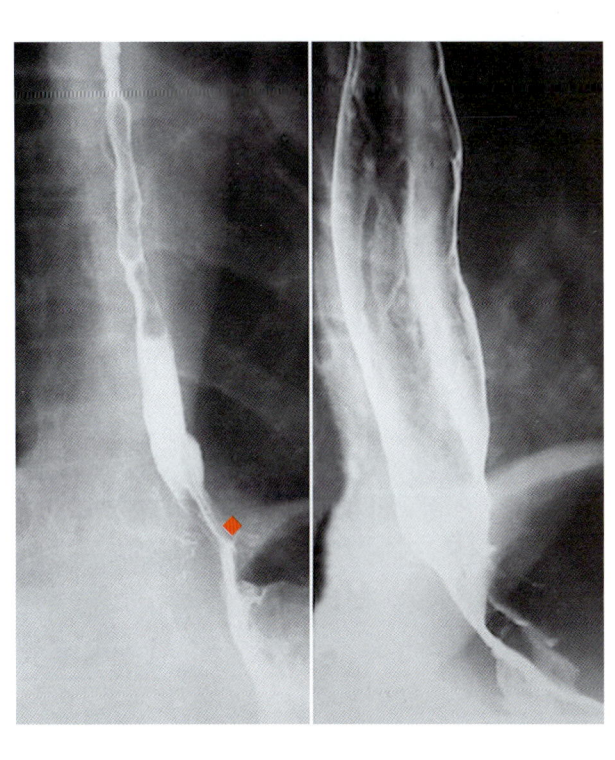

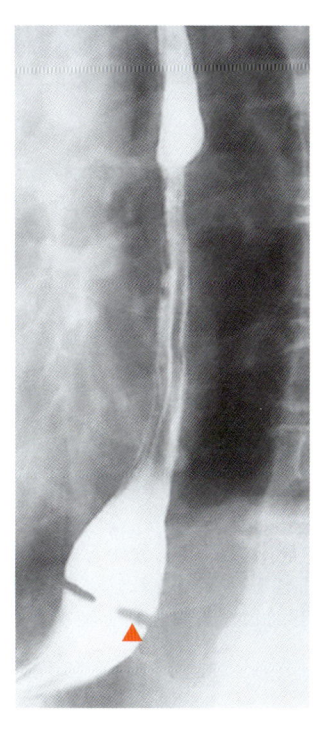

図7-5, 図7-6　食道狭窄とSchatzki ring, バリウム嚥下X線写真

中央は正常症例。左は下部食道の狭窄(◆)を示す。逆流に伴う炎症や強皮症に伴う粘膜下の線維化, 放射線障害, 腐蝕性薬品の誤飲などにより生じる。右の側面像において, 下部食道にSchatzki ring(▲)が認められる。横隔膜直上において, 筋層の折り込みが認められる。この状況において, 進行性の嚥下困難が生じる。初期には, 液体よりも固形物の嚥下が障害される。

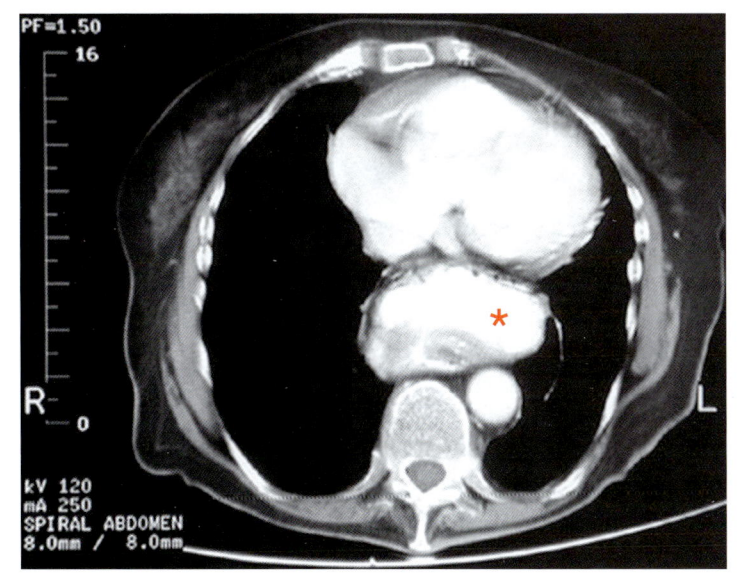

図7-7　食道裂孔ヘルニア, CT

この胸部CTでは縦隔内に食道裂孔を滑脱する拡張した胃噴門部が認められ, 食道裂孔ヘルニア(＊)を示す。約95％の食道裂孔ヘルニアは滑脱型である。約9％の食道裂孔ヘルニア患者は胃食道逆流症(GERD)による胃酸逆流の症状を示す。逆に, GERDにおいて食道裂孔ヘルニアが原因となる場合もある。食道裂孔の拡大は正常のLES機能の維持を阻害する。下部食道への胃内容物の逆流により, 特に食直後や食後横になることにより増悪する。胸骨後方の焼けるような痛み, いわゆる"胸やけ"を訴える。

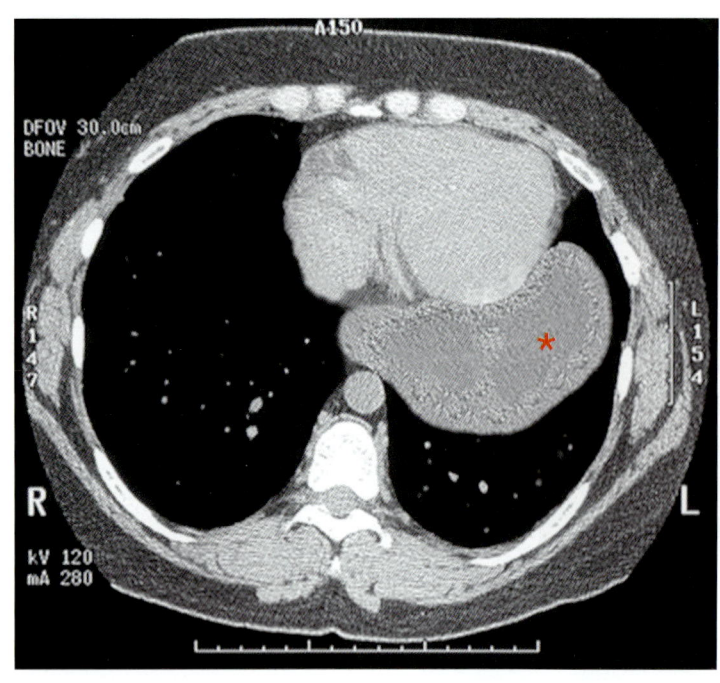

◀図 7-8　傍食道ヘルニア，CT

　非造影胸部 CT において心臓に近接する左胸腔に胃（★）の大部分が存在する。これは回転異常を伴うヘルニアであり，傍食道ヘルニアといわれ，頻度は低いが重篤なタイプである。ヘルニア門が小さい場合，胃壁への血流が障害され，虚血や梗塞の原因となる。

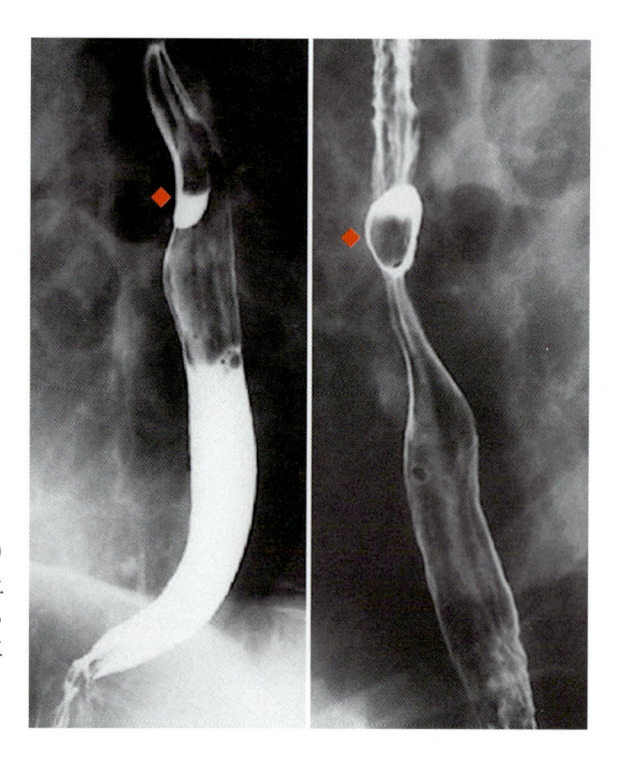

図 7-9　圧出性食道ヘルニア，バリウム嚥下造影▶

　これら 2 つのバリウムによる食道造影は上部食道の圧出性憩室（◆）を示す。外方突出した内腔に造影剤が貯溜している。この憩室は上部食道の収縮筋あるいは横隔膜直上の筋肉の弱い部分から膨隆あるいは突出する。Zenker 憩室として知られている。これによる圧排により嚥下が阻害され，腐食した残渣が貯溜し，強い悪臭を呈する。

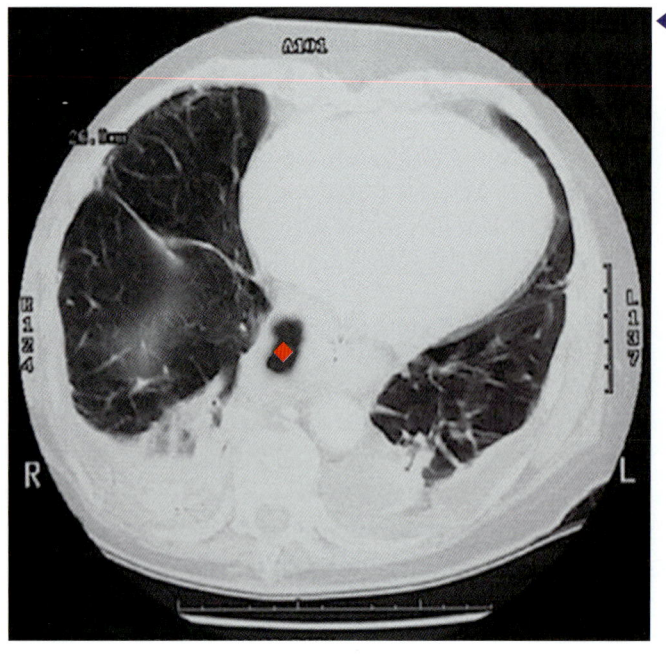

◀図 7-10　Mallory-Weiss 症候群，CT

　食道縦走断裂に伴う出血は，激しい嘔吐により起こる。胸部 CT にて稀な合併症である食道破裂（Boerhaave 症候群）が描出されており，食道縦隔穿孔による漏出空気が低濃度（◆）を示す。下部食道の破裂部位は胃食道移行部の直上に認められる。食道内容物の縦隔への漏出は，容易に胸腔内感染を誘発する。

第 7 章 ● 胃・腸管　159

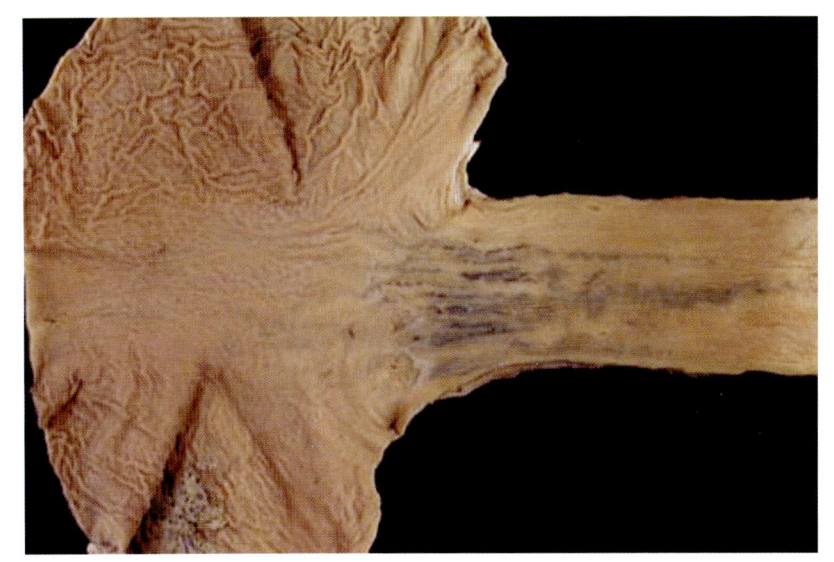

図 7-11　食道静脈瘤，肉眼像

食道胃接合部の近くで暗紫色調の目立つところは静脈瘤で吐血の出血源となる。食道静脈瘤は通常，慢性アルコール依存症に基づく小結節性肝硬変による門脈圧亢進症の患者に生じ，粘膜下層の静脈が拡張する。これは粘膜下層の静脈叢が門脈血流の側副血行路になるためである。この静脈叢は胃上部の一部にも及ぶが，総称的に食道静脈叢と呼ばれ，この部位の出血は"食道静脈瘤出血"と称される［訳注：わが国ではC型慢性肝炎による肝硬変症が食道静脈瘤の原因として最も多い。食道胃静脈瘤という用語もしばしば用いられている］。

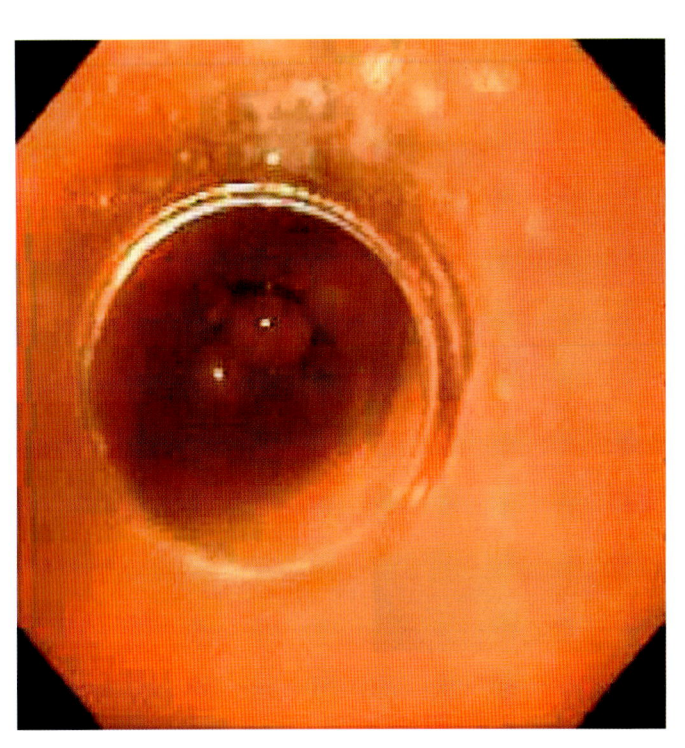

図 7-12　食道静脈瘤，内視鏡

粘膜下の怒張した食道静脈が下部食道内腔に突出したものである。この静脈怒張は肝硬変による門脈圧亢進症で最もよくみられる。最終的に約 2/3 の肝硬変患者が食道静脈瘤を発症する。粘膜下静脈は傷つきやすく，びらんや破綻を起こし，突然の致命的大吐血を招く。食道静脈瘤は内視鏡的結紮術（写真），内視鏡的硬化療法あるいはバルーンタンポナーデで治療され，止血あるいは出血予防の目的を果たしている。

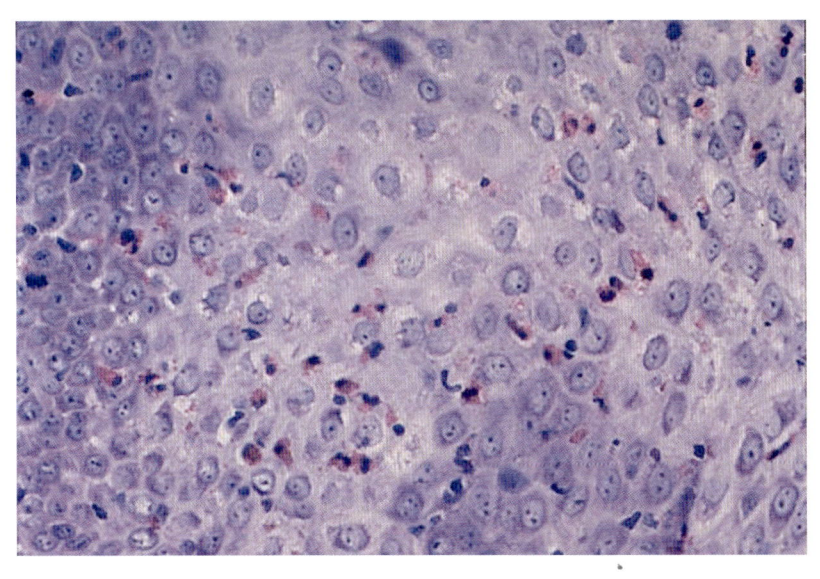

図 7-13　食道炎，組織像

下部食道括約帯（LES）の機能が低下すると酸性度の高い胃内容物が食道に逆流し，逆流性食道炎を伴う胃食道逆流症（GERD）が生じる。軽度の逆流性食道炎の組織学的特徴は基底層の過形成と乳頭の延長を伴う重層扁平上皮の肥厚であり，好中球，好酸球とリンパ球の浸潤を伴う炎症がみられる（特に小児では好酸球浸潤が逆流に対する高感度で特異的な指標であると報告されており，ここではギムザ染色で示した）。食道炎を伴う GERD の原因としては，食道裂孔ヘルニア，神経疾患，強皮症，食道および胃内容物の排出遅延などが挙げられる。高度の逆流性食道炎では潰瘍や狭窄を併発することがある。

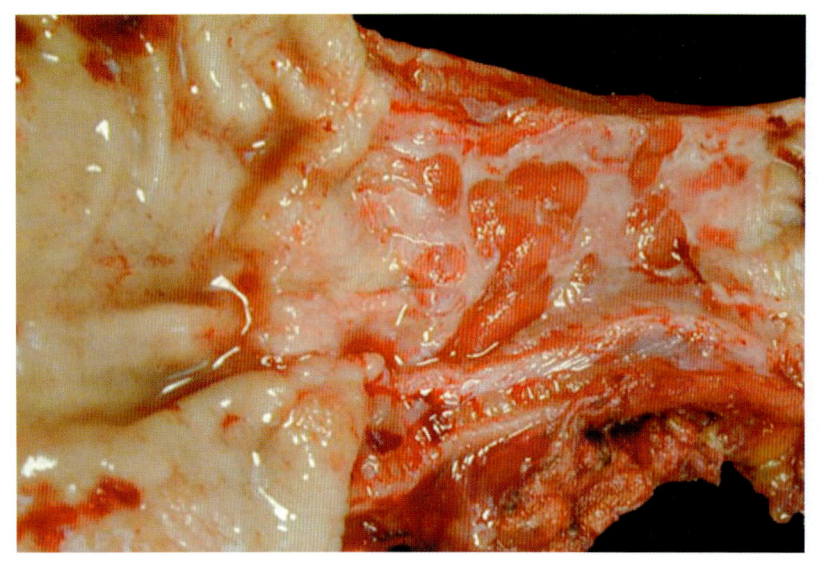

図7-14 Barrett食道，肉眼像

食道粘膜の障害を伴う慢性のGERDでは，食道重層扁平上皮が胃型の円柱上皮へ化生することがあり，腸型の杯細胞を伴った場合，Barrett食道と称される。慢性のGERD患者のうち最大10％でBarrett食道が生じるとされている。この図では，食道胃接合部より近位側（口側）の下部食道内に発赤した化生粘膜が，白色の重層扁平上皮粘膜に囲まれて島状にみられる。潰瘍によって出血や疼痛が生じ，炎症性の狭窄を併発する。診断には内視鏡検査と生検が必要である［訳注：わが国の規約ではBarrett食道（粘膜）の定義に腸型杯細胞は必要条件ではない。Barrett粘膜のうち腸型細胞がみられるものを特殊円柱上皮（specialized columnar epithelium：SCE）といい，このほかに胃噴門腺型上皮と胃底腺型上皮をあわせて3亜型に分類する］。

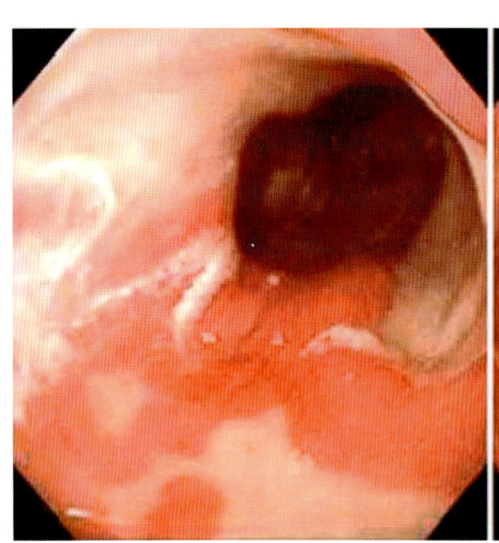

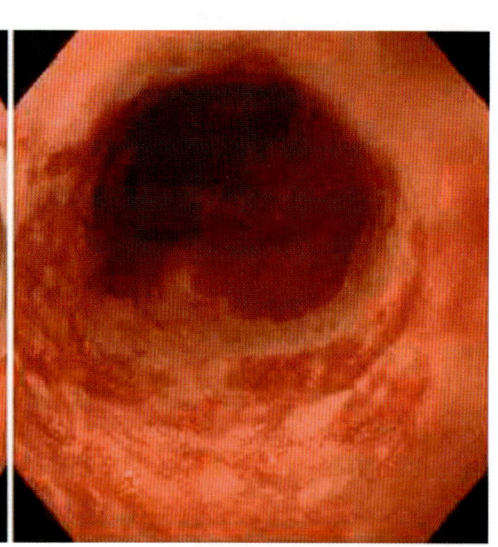

図7-15 Barrett食道，内視鏡

典型的なBarrett食道である。蒼白い島状の正常扁平上皮粘膜域とともに，化生性の赤色調粘膜の範囲がBarrett食道として下部食道にみられる。Barrett上皮のひろがりが正常の円柱・扁平上皮移行部より2cm以下であればshort-segment Barrett esophagus（SSBE）と呼ばれる。

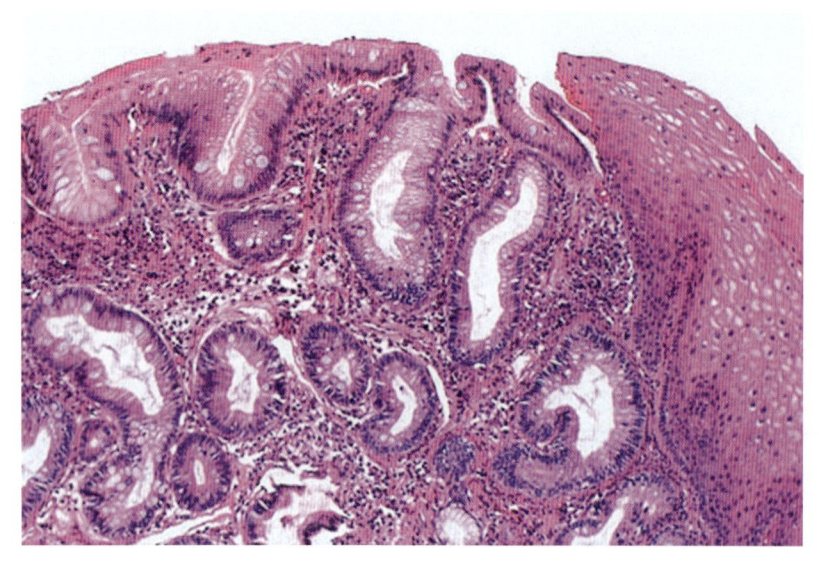

図7-16 Barrett食道，組織像

左側の異常な円柱上皮と右側の正常の重層扁平上皮に注目されたい。左側にみられるのが"典型的な"Barrett粘膜で，胃の腸上皮化生と同様の上皮であり，円柱上皮内に杯細胞が認められる。長期に及ぶ胃内容物の下部食道への慢性的な逆流がこの化生の原因となる。Barrett食道の多くは40～60歳で診断される。食道内で3cm以上のBarrett粘膜は，食道腺癌発生の長期的な危険因子（一般集団の30～40倍以上）である［訳注：わが国では胃から連続して食道内に存在する円柱上皮をBarrett粘膜と定義し，Barrett粘膜が全周性で最短長が3cm以上のものを（long segment Barrett esophagus：LSBE），それより短いBarrett粘膜を（short segment Barrett esophagus：SSBE）と区別することが多い］。

第 7 章 胃・腸管　161

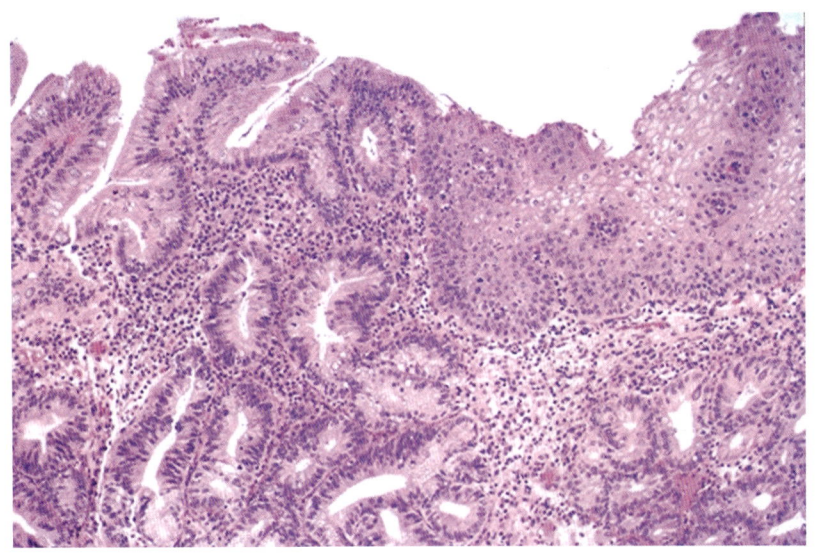

図 7-17　異形成（dysplasia）を伴う Barrett 食道，組織像

　図右側に遺残する重層扁平上皮に隣接して Barrett 粘膜の化生円柱上皮があり，高度異形成といえる領域がみられる。円柱上皮領域ではクロマチンの増量した核が密在し，左側の表層部では杯細胞が少数認められる。また，これらの腺管は構造異型も示している。円柱上皮の核が基底側に配列している場合は，軽度異形成といえるが，その極性が乱れた部分は高度異形成であり，腺癌に進展する可能性が高い。無治療の Barrett 食道から時間の経過にしたがって異形成が発生する［訳注：欧米の消化管病理学でよく使われる異形成（dysplasia）という用語は上皮内腫瘍（intraepithelial neoplasia）を意味しており，最近の WHO 分類では後者の用語が推奨されている。この程度の病変はわが国では粘膜内癌と診断されることが多い］。

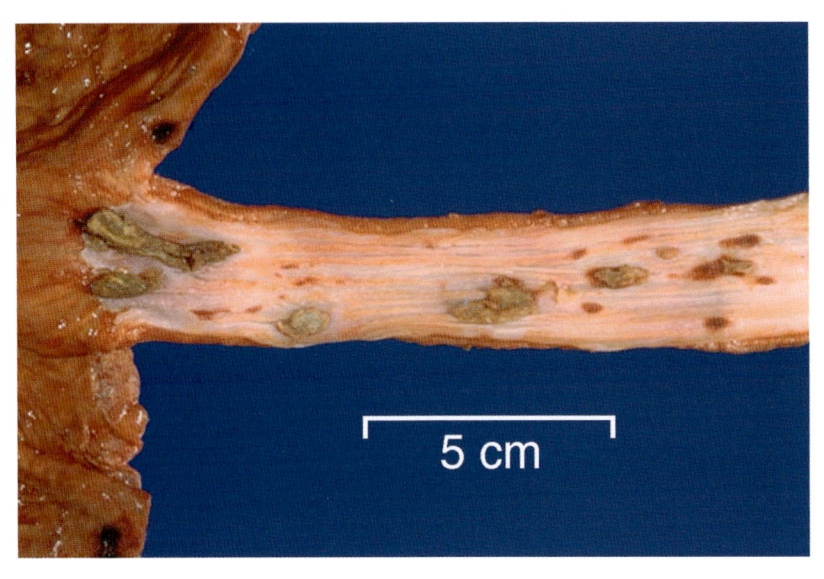

図 7-18　ヘルペス食道炎，肉眼像

　中下部食道に境界明瞭で長円形の潰瘍が複数みられ，周囲の淡白色調の食道重層扁平上皮と対照的に赤褐色の潰瘍底を有している。これらの潰瘍は"打ち抜き状（punched-out）"の外観を呈し，単純ヘルペス感染症を示唆する。単純ヘルペスウイルス，カンジダとサイトメガロウイルスによる日和見感染は免疫不全の患者で高頻度にみられ，嚥下痛が典型的な症状である。ヘルペス食道炎は通常限局性の病変で，著明な出血や狭窄を起こすことは稀であり，播種性の感染も生じにくい。

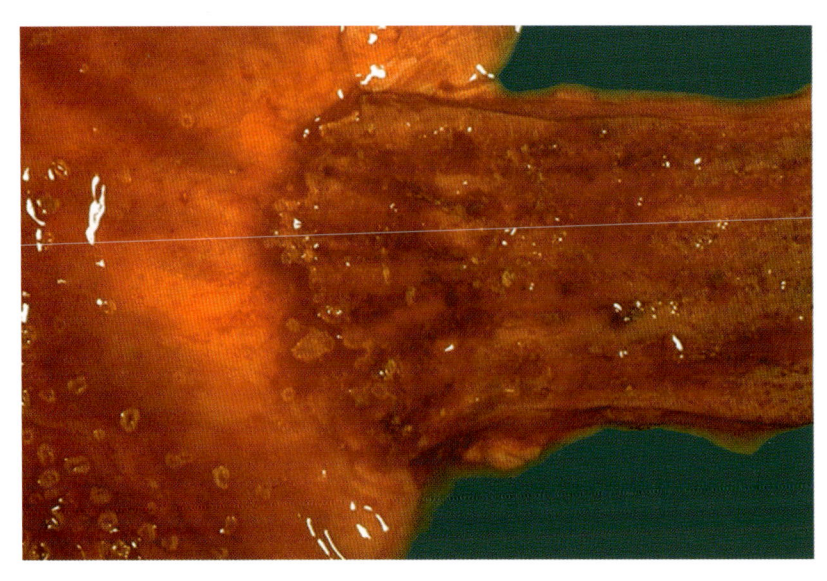

図 7-19　カンジダ食道炎，肉眼像

　黄白色調の斑状病変が下部食道の充血した粘膜に沿ってみられる。同様の病変は図右上の胃底部にも認められる。口腔粘膜（"鵞口瘡"）と上部消化管を侵すカンジダの感染は通常は表層性であるが，免疫不全患者では浸潤性あるいは播種性の感染を生じることがある。カンジダ属には口腔内に常在するものもある。これらの病変が著明な出血や狭窄を起こすことは稀であるが，融合して偽膜を形成することがある。

162　第7章　胃・腸管

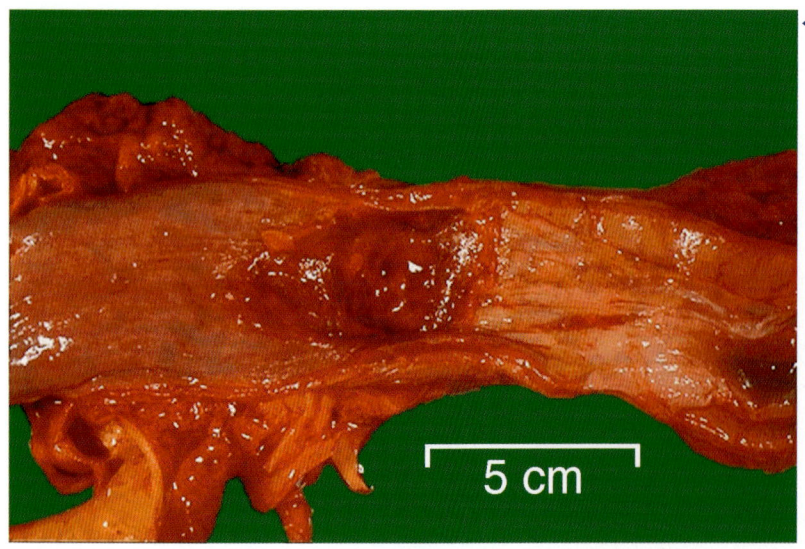

◀図7-20　食道扁平上皮癌，肉眼像
　中部食道の粘膜面に生じた潰瘍形成を伴う発赤した不整隆起性病変に注目されたい。食道は膨張性のよい臓器であるので，腫瘍がある程度の大きさに成長するまで症状が表れにくい。したがって診断された時点では縦隔にひろく浸潤し，外科治療による治癒が望めないことが多く全体としてこの腫瘍の予後は不良である。米国における食道扁平上皮癌の危険因子はタバコとアルコールの多飲である。他の地域によっては，硝酸塩/ニトロソアミンの多い食餌性因子，亜鉛やモリブデン酸の欠乏，あるいはヒトパピローマウイルス感染が原因として示唆されている［訳注：わが国でも食道扁平上皮癌の主な原因は喫煙と飲酒の嗜好と考えられ，頭頸部扁平上皮癌（咽頭癌，喉頭癌，舌癌）と重複しやすいことがわかってきた］。

図7-21　食道扁平上皮癌，内視鏡▶
　管腔狭窄を伴い潰瘍化した中部食道の扁平上皮癌。痛みと嚥下困難が主症状である。嚥下障害により悪液質や体重減少が生じる。

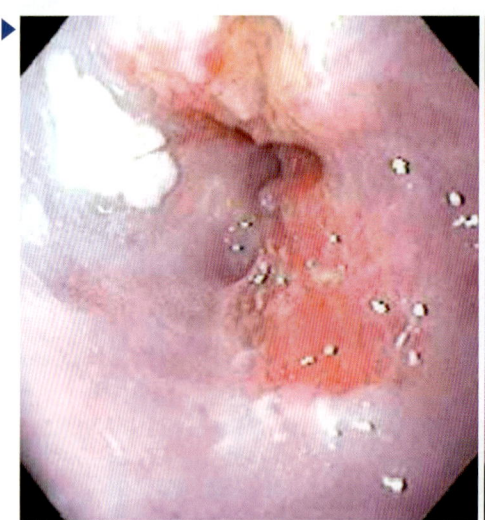

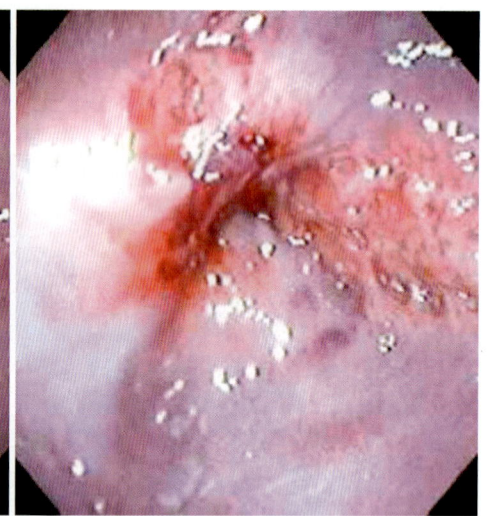

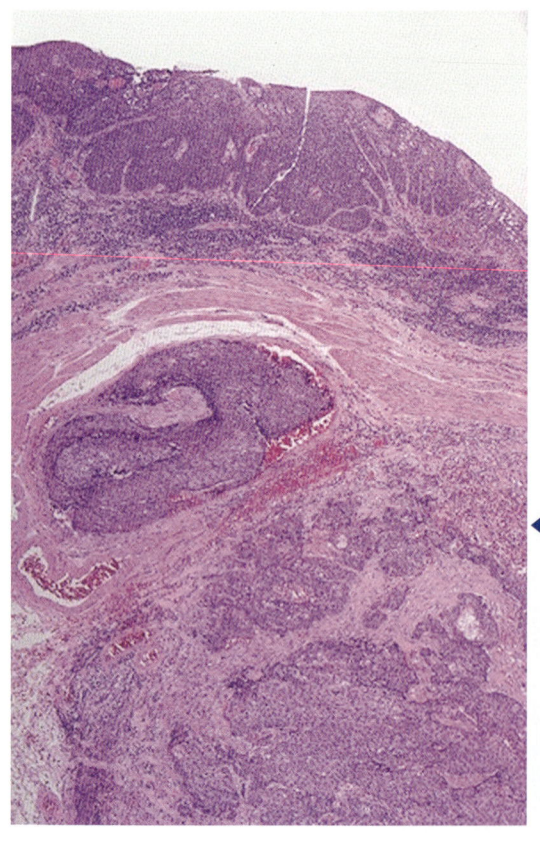

◀図7-22　食道扁平上皮癌，組織像
　図上右側の一部は遺残した正常の重層扁平上皮粘膜（●）で，異常に厚い扁平上皮癌組織に移行している。腫瘍細胞の充実性胞巣は下方の粘膜下層に浸潤している（▲）。食道癌はしばしば食道周囲組織にひろがり，外科的切除が困難となる。豊富な好酸性胞体と明瞭な細胞境界を有するのが典型的な扁平上皮癌の特徴である。食道扁平上皮癌の半数例で p53 癌抑制遺伝子の変異が認められる。p16/CDKN2A 癌抑制遺伝子の異常や，cycline D1 遺伝子の増幅も報告されている。持続する慢性炎症下でこれらの変異が生じた結果，上皮細胞の増殖活性が亢進すると考えられている。

第 7 章　胃・腸管　163

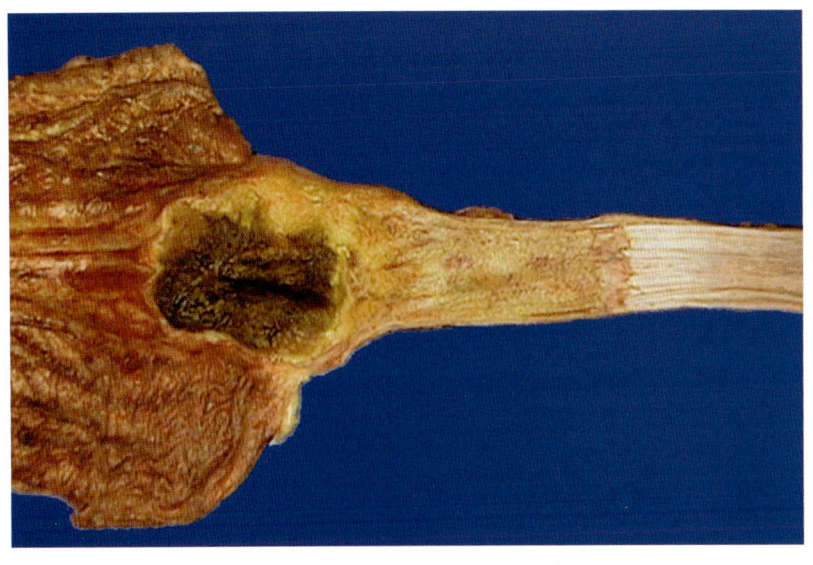

図 7-23　食道腺癌，肉眼像

黄褐色の正常食道粘膜は図の右方にみられるが，これより遠位側の食道粘膜は Barrett 粘膜に置換されており，より暗調でやや発赤調の外観を呈している。食道胃接合部近くの下部食道には巨大な潰瘍形成性の腺癌があり，胃上部に進展している。食道腺癌の大半は Barrett 食道に生じ，p53 癌抑制遺伝子がしばしば変異し，β-catenin の核内蓄積や c-ERB B2 遺伝子の増幅を伴う。扁平上皮癌と同様に早期の症状がとらえにくいので，診断時には進行癌であることが多く，予後不良となっている［訳注：本例は病変の中心部がちょうど本来の食道胃接合部（肉眼像では周径が極端に変わるところを接合部とする）より少し胃側にあるので，食道胃接合部癌と診断される可能性がある。食道胃接合部癌はわが国では西分類，欧米では Siewert 分類を用いることが多い］。

図 7-24　食道腺癌，CT

造影 CT にて胃上部に進展する下部食道腺癌が食道内腔を取り巻く腫瘤（◆）として認められる。この腫瘍は慢性的な GERD により生じた Barrett 粘膜より発生する。Barrett 粘膜に存在する異形成は腺癌合併のリスクを上昇させる。腺癌が発生する時には数年にわたる未治療の GERD が存在し，年齢が 40 歳以上であるのが通常である。Barrett 粘膜における増殖活性の増加を伴う上皮細胞回転の亢進が細胞サイクル制御機構を失わせる変異の背景となる。

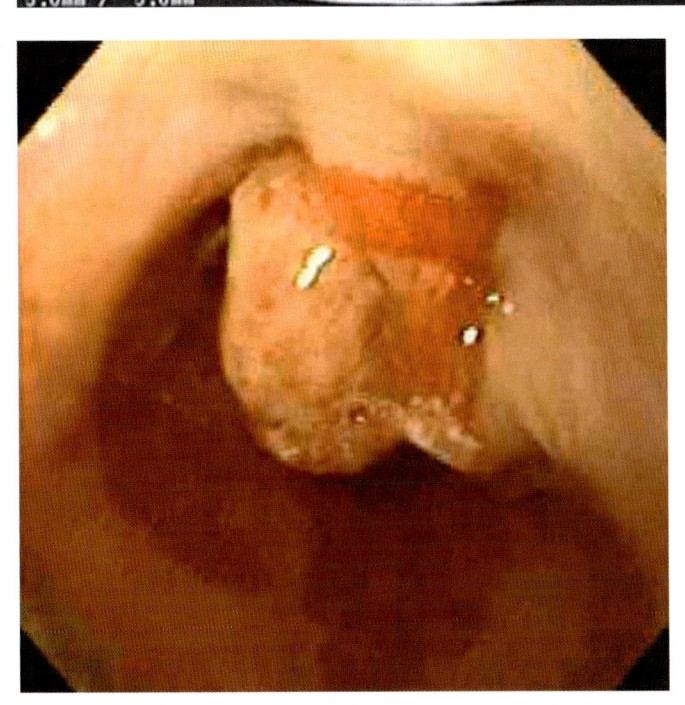

図 7-25　食道腺癌，内視鏡

下部食道の内視鏡像である。赤褐色で脆そうな領域は Barrett 食道である。食道内腔に向かって突出しているポリープ様腫瘤は生検で証明された中分化型の腺癌である。この患者は 30 年間の胃-食道逆流症の既往がある。食道癌の臨床症状として吐血，嚥下困難，胸痛や体重減少がある。

164　第 7 章　胃・腸管

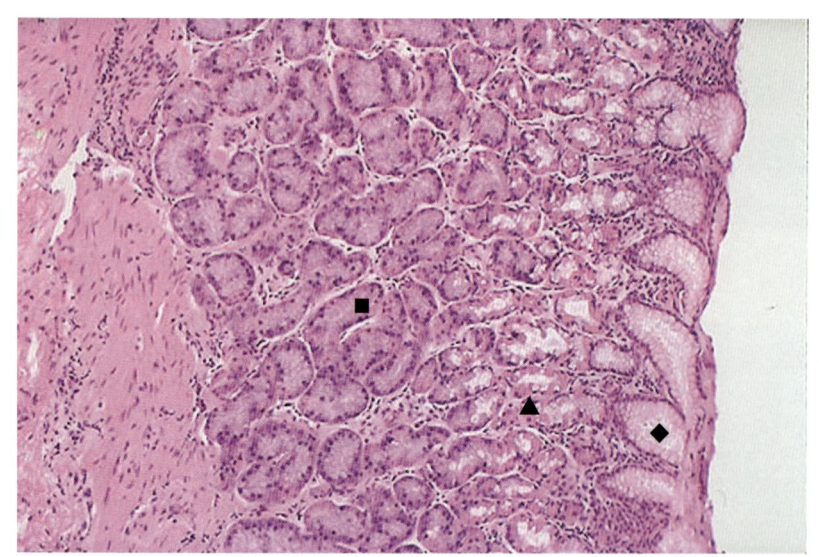

図 7-26　正常胃粘膜，組織像
　胃底部の粘膜には短い胃小窩（腺窩上皮）（◆）と，その下部に長い胃腺（■）がみられる。この胃底腺に壁細胞（▲）があり，塩酸と内因子が分泌されている。酸は，1）迷走神経から分泌されるアセチルコリンがムスカリンレセプターに作用，2）マスト細胞から分泌されるヒスタミンが H_2 レセプターに作用，あるいは 3）ガストリンの作用によって，壁細胞にある H^+-K^+ ATPase（"プロトンポンプ"）を通して分泌される。このほか胃底腺には主細胞と頸部粘液細胞が存在する。主細胞は蛋白分解酵素であるペプシノゲンを，頸部粘液細胞は粘膜を酸と酵素から防御するために粘液を分泌する。

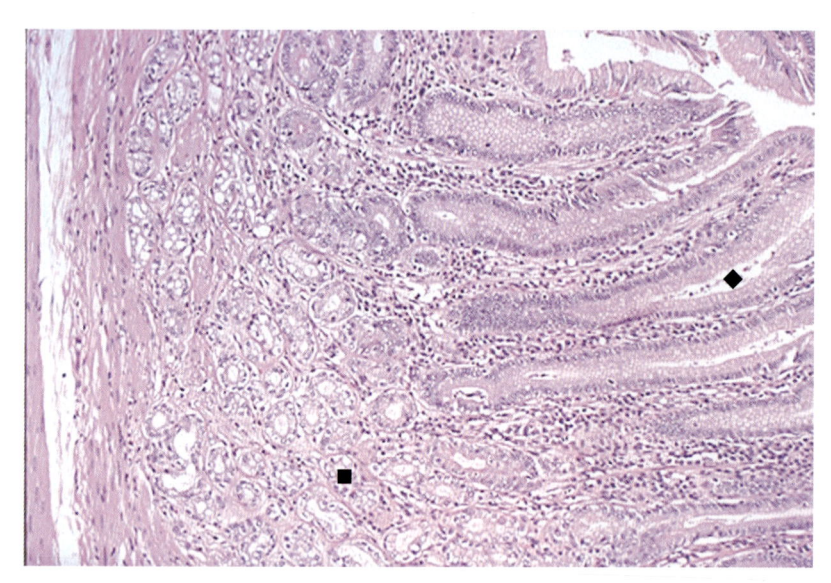

図 7-27　正常胃粘膜，組織像
　幽門洞粘膜の上皮は胃底腺粘膜に比べて長い胃小窩（腺窩上皮）（◆）と短い胃腺（■）を有する。胃の遠位部に位置する幽門前庭部領域には，粘液円柱上皮からなる胃小窩と腺が存在する。
　粘膜内の細胞が分泌するプロスタグランジンは粘液と重炭酸塩の産生を促し，血流を増加させることによって胃粘膜を酸の影響から保護する。胃内では蠕動運動によって糜汁が混練される。胃内容物の排出速度は十二指腸に流入する酸と脂肪の量によっても制御されており，十二指腸内の脂肪はコレシストキニンの分泌を促進し，胃内容物の排出速度を低下させる。

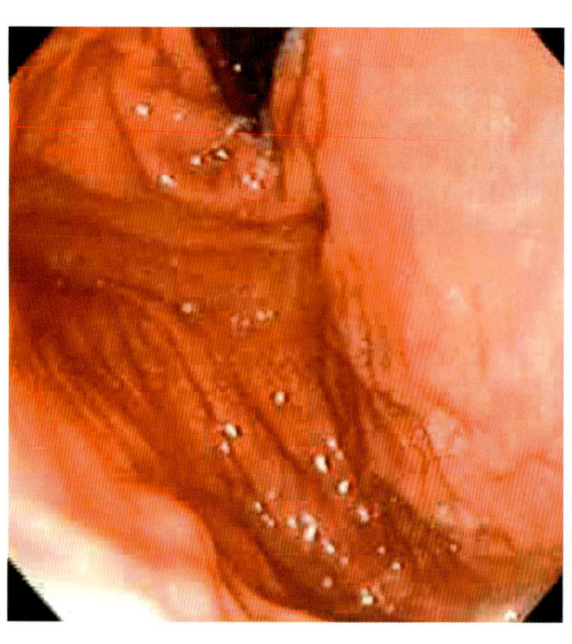

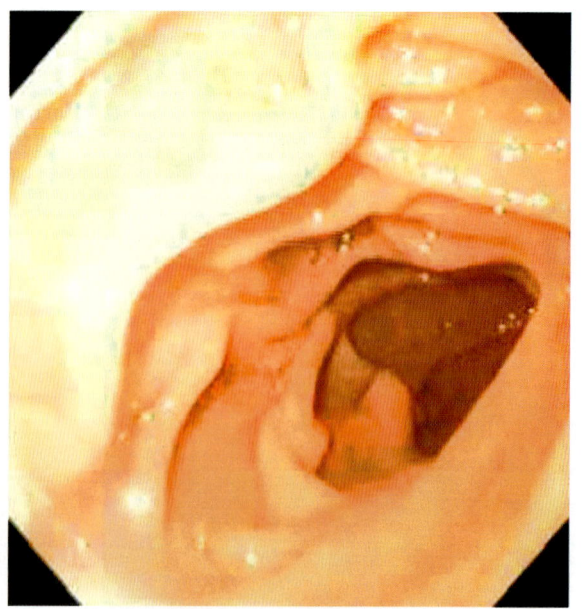

図 7-28，図 7-29　正常上部消化管，内視鏡
　左図が正常の胃穹窿部，右図が正常十二指腸を示す。

第 7 章 ● 胃・腸管　165

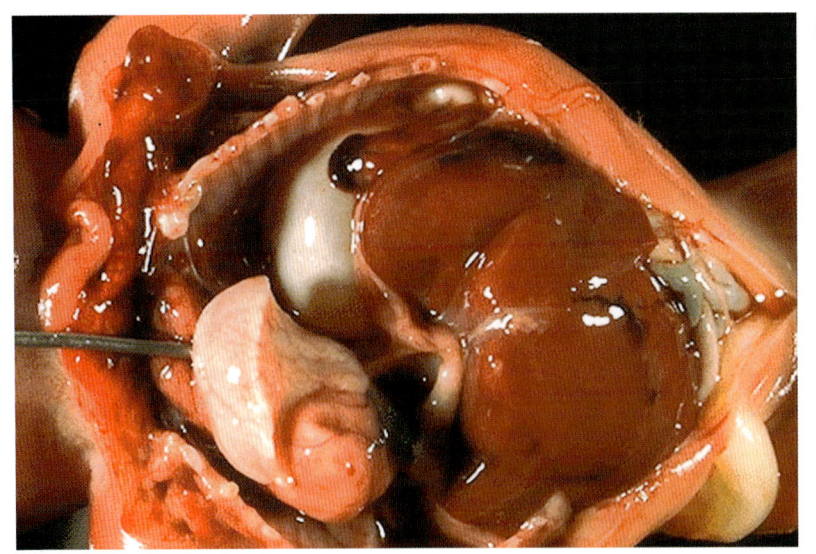

図 7-30　先天性横隔膜ヘルニア，肉眼像

胎生期に横隔膜の左側が欠損し，腹腔内容物が胸腔内に脱出している。金属のゾンデを左肺の背面に挿入しているが，胃が（左）胸腔に脱出したため左肺が右方に偏位しているのがわかる。上方に偏位した肝左葉と胃の間に暗調の脾臓が認められる。腹腔臓器が胸腔に入り込むため，肺は低形成となる。単発の先天異常として生じる横隔膜ヘルニアは修復できる可能性があるが，多くの場合多発奇形を合併し，18 トリソミーなどの染色体異常を伴う［訳注：先天性横隔膜ヘルニアの代表的疾患が Bochdalek 孔ヘルニアで，左側に多く発生する］。

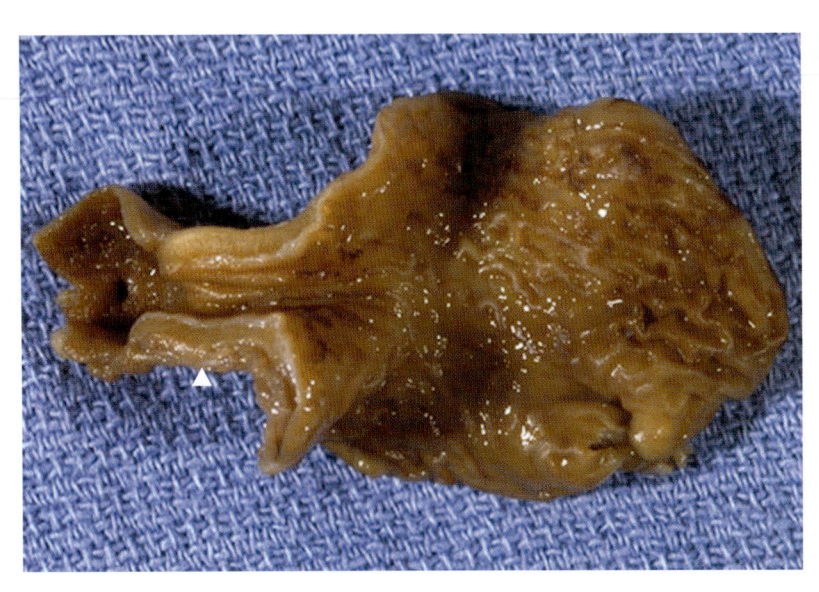

図 7-31　肥厚性幽門狭窄症，肉眼像

胃排出路の肥厚した筋肉（△）に注目されたい。肥厚性幽門狭窄症は稀な疾患であるが，3〜6 週の乳児の "噴水状" 嘔吐の原因となる。筋肉の肥厚が顕著な場合は触診可能な腫瘤として触れることがある。遺伝的リスクの高い場合にこの疾患が発生しやすい傾向があり，幽門狭窄症は遺伝性疾患の可能性がある。300〜900 例の出生に 1 例の頻度で発生し男児に多いが，すでに生まれている児に幽門狭窄症がある場合は，女児であっても発症のリスクが高くなる。

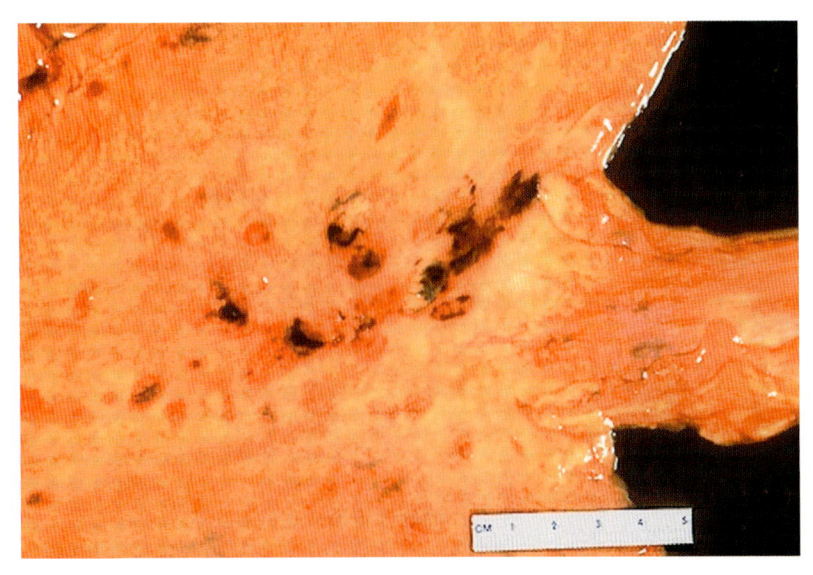

図 7-32　胃症（gastropathy），肉眼像

不整な出血領域が数カ所みられ粘膜表層が剥がれているが，粘膜全層は完全に欠損しているわけではないので "びらん" という用語を使う。このようなびらんは胃症と称される病態発生過程の典型像であり，胃粘膜障害と出血を伴うが明瞭な炎症反応がない場合に生じる上皮細胞や血管内皮細胞の傷害を記述する臨床的用語で，いくつかの異なった亜型がある。胃症の原因は急性胃炎と同様であり，非ステロイド性抗炎症薬（Non-Steroidal Anti-Inflammatory Drugs：NSAIDs）などの薬剤，アルコール，ストレス，胆汁逆流，尿毒症，門脈圧亢進症，放射線治療と化学療法が挙げられる。図の所見は急性びらん性胃症に合致する［訳注：胃症（gastropathy）という用語は最近あまり使われず，明らかな炎症細胞浸潤がなくても胃炎（gastritis）ということが多い。胃症と称するのは門脈圧亢進症性胃症（portal hypertensive gastropathy）や蛋白漏出性胃症/胃腸症（protein-loosing gastropathy/gastroentropathy）くらいである］。

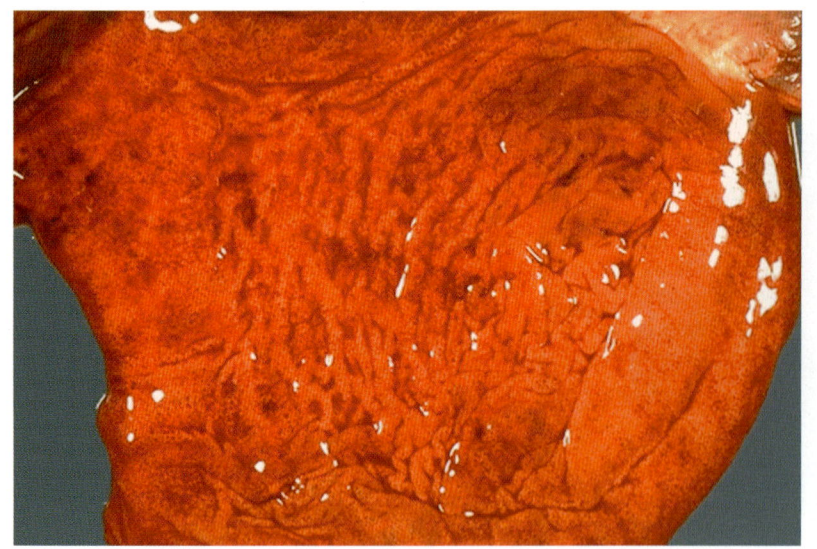

図7-33 急性胃炎，肉眼像

胃底部の粘膜はびまん性に充血し，点状出血が多発しているが，びらんや潰瘍はみられない。急性胃炎（"出血性胃炎"，粘膜びらんがあれば"急性びらん性胃炎"とも呼ばれる）はショックや火傷・外傷による虚血，あるいはアルコールやサリチル酸，NSAIDsなどの薬剤により生じることがある。粘膜防御機構への傷害が胃酸の拡散を引き起こす。患者は無症候性のこともあれば，大量に吐血することもある。急性胃炎がびらんや潰瘍に進行することもある。火傷によるストレス（Curling潰瘍）や頭部外傷（Cushing潰瘍）によっても胃酸が過剰に分泌され得る［訳注：ストレスや薬剤だけではなく，ヘリコバクター・ピロリの感染も急性胃炎の発症に重要である］。

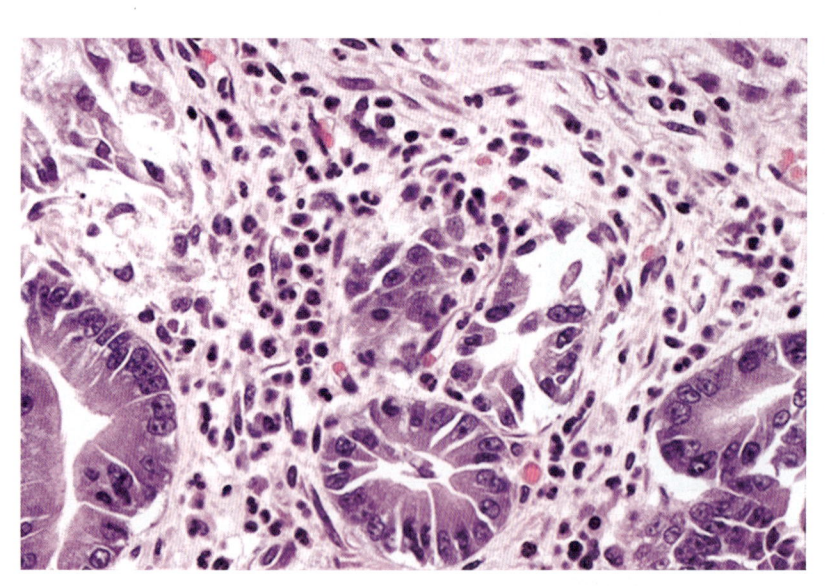

図7-34 急性胃炎，組織像

急性胃炎では，出血，浮腫と好中球浸潤を伴う様々な程度の急性炎症像がみられる。写真は腺管内と粘膜固有層に好中球が浸潤している胃粘膜を示している。典型的な臨床所見は，軽度から高度の上腹部痛，悪心と嘔吐である。重症例，特に慢性アルコール依存の病歴がある患者では重篤な吐血を生じることがあり，急性出血性胃炎とも称される。胃酸の存在が潰瘍に先行する必要条件であるが，胃潰瘍発生にとって酸の総量が必ずしも決定的な要因というわけではない。

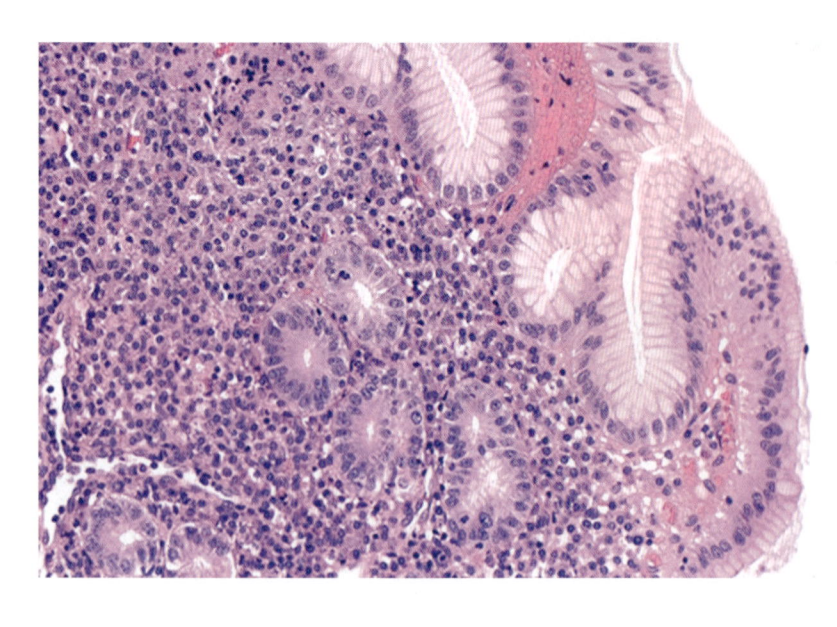

図7-35 慢性胃炎，組織像

慢性非特異性（前庭部）胃炎は通常ヘリコバクター・ピロリ感染症に起因する。そのほかの原因としては胆汁逆流や薬剤（サリチル酸とアルコール）が挙げられる。リンパ球と形質細胞が主体の炎症細胞浸潤がみられ，しばしば好中球が混在する。慢性胃炎に引き続いて生じる粘膜の萎縮と腸上皮化生は胃癌発生過程の第一歩ということもできる。壁細胞や内因子に対する自己抗体が存在する場合，自己免疫型の胃炎が生じ，萎縮性胃炎や悪性貧血を引き起こす。血清ガストリン値の上昇と胃酸産生は反比例し，高ガストリン血症は萎縮性胃炎の存在を示唆する。

第 7 章　胃・腸管　167

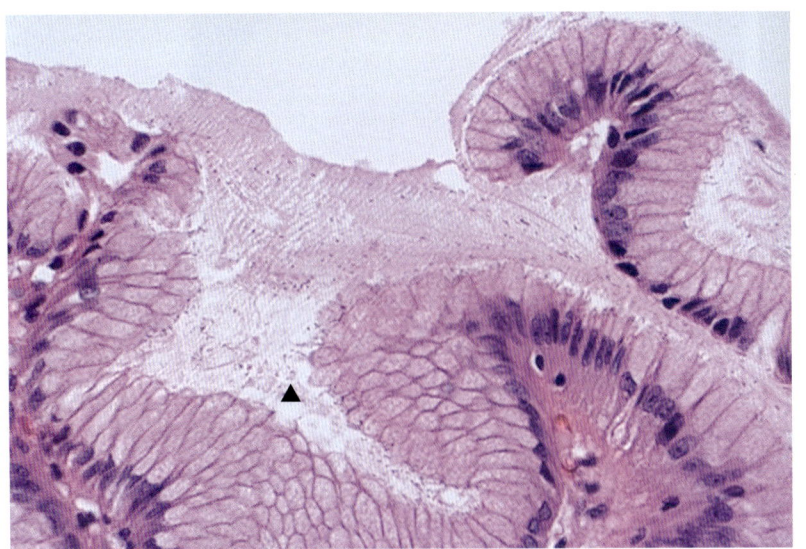

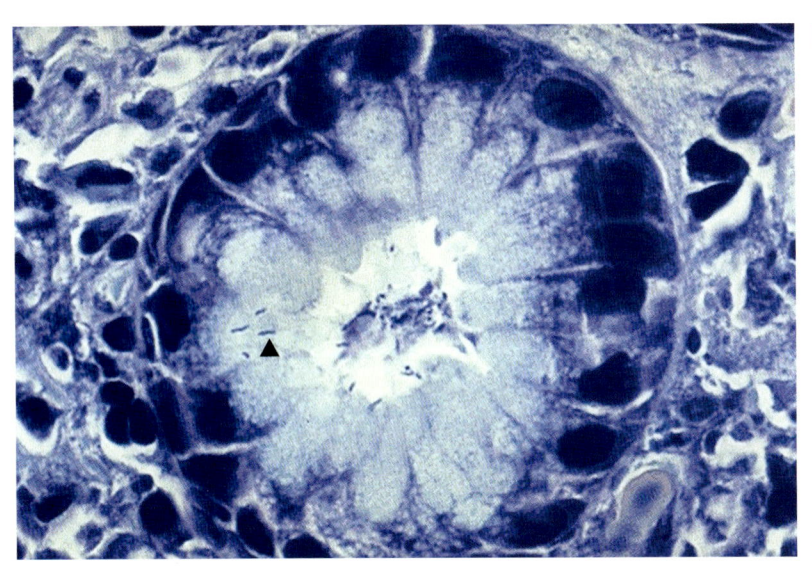

図7-36　ヘリコバクター・ピロリ，組織像

　ヘリコバクター・ピロリは小型らせん状のグラム陰性桿菌で，粘液と表層の粘膜円柱上皮細胞間にある中性の微小環境で微好気性条件の下に生息している。菌体は HE 染色標本で淡いピンク色の桿菌（▲）としてとらえられる。ゲノムの中に cag PAI という領域を有するヘリコバクター・ピロリの菌系はより強い胃炎を引き起こし，消化性潰瘍や胃癌が発生する危険性を増大させる。菌体そのものが粘膜に侵入し直接的に傷害するというのではなく，むしろ胃の微小環境を変化させることによって胃粘膜傷害が促進されるのである。ヘリコバクター・ピロリのもつウレアーゼによって，菌体周囲には胃酸に対して防御的なアンモニアが生成される。尿素呼気試験がヘリコバクター・ピロリの存在診断に用いられている［訳注：cag PAI は cag pathogenicity island の省略語であるが，日本語訳は決まっていない。cag PAI がコードするサイトキシン関連蛋白である CagA がヘリコバクター・ピロリの最も有名で重要な病原因子である］。

図7-37　ヘリコバクター・ピロリ，組織像

　ヘリコバクター・ピロリ（▲）は上皮細胞によるサイトカイン産生を刺激し，粘膜固有層における免疫反応が活性化され，炎症細胞が浸潤してくる。一般的にこの菌の感染は小児期に成立すると考えられているが，その炎症反応は終生持続する。ヘリコバクター・ピロリの感染者は多いが（米国では人口の 20％），慢性胃炎，胃潰瘍，十二指腸潰瘍，MALT リンパ腫あるいは胃腺癌といった合併症に進展するものはごく一部である。ヘリコバクター・ピロリは，活動性胃炎の多くの患者で，表層上皮の粘液内に見いだされる。この図で，菌体はメチレンブルー染色で示されている［訳注：わが国での感染率は約 70％といわれているが，若年者では欧米並みになってきている］。

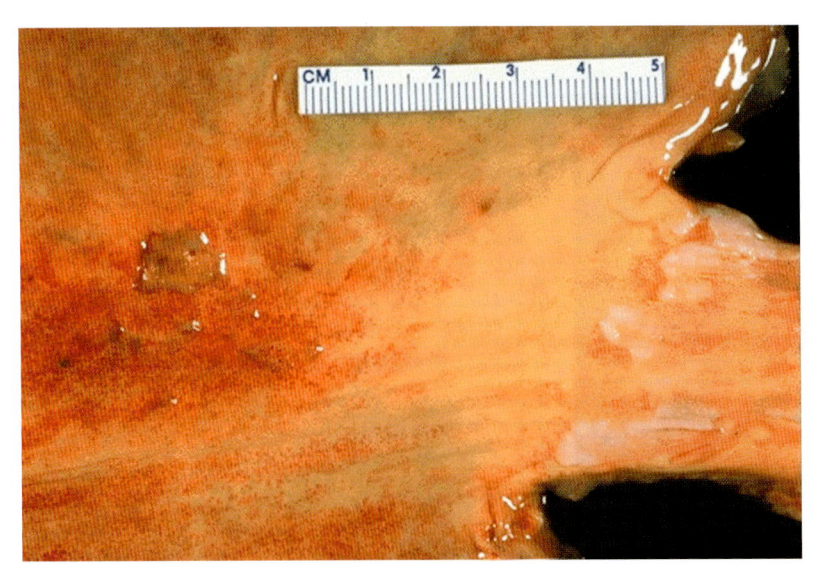

図7-38　急性胃潰瘍，肉眼像

　粘膜が全層性に欠損した領域を潰瘍という（びらんとは粘膜の浅い欠損である）。潰瘍の合併症としては，出血，穿通（潰瘍が隣接臓器に達すること），穿孔（潰瘍と腹腔が交通すること），それに瘢痕化による狭窄がある。写真では，胃底部上部に発生し，周囲に充血した粘膜を伴う 1cm の境界明瞭で浅い急性潰瘍を示す。この潰瘍はおそらく良性であるが，すべての胃潰瘍は悪性を除外するために生検をする必要がある。孤立性の潰瘍は慢性萎縮性胃炎に伴って発生することが多く，通常は前庭部小彎側，あるいは前庭部と体部の境界部に発生する。ヘリコバクター・ピロリが最も多い原因で，NSAIDs がこれに次ぐ。患者の胃酸分泌は通常正常か過少である［訳注：わが国では潰瘍はその深さによって Ul-Ⅰ（粘膜層），Ul-Ⅱ（粘膜下層），Ul-Ⅲ（固有筋層），Ul-Ⅳ（固有筋層の断裂またはそれ以深）に分類し，Ul-Ⅰがびらんに相当する］。

168　第7章　胃・腸管

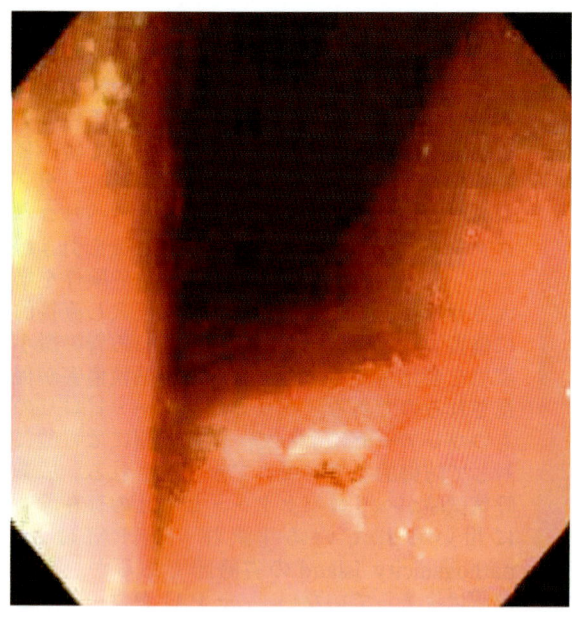

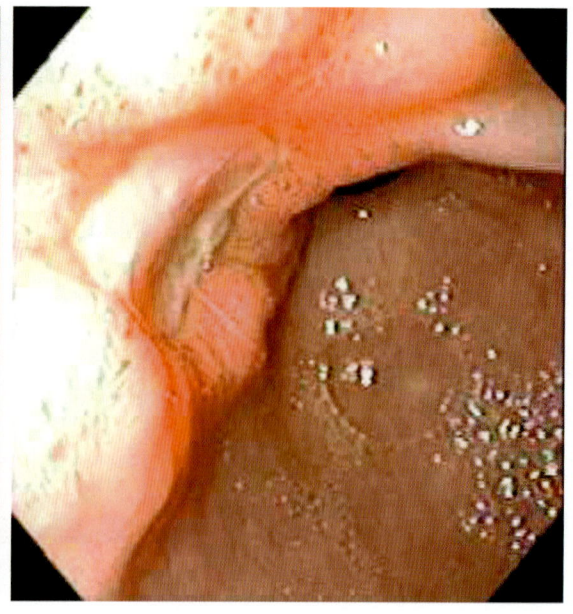

図7-39，図7-40　急性胃潰瘍，内視鏡
　左図に幽門輪前の小潰瘍を，右図に前庭部の大きな潰瘍を示す。肉眼所見だけでは良悪性の区別をつけることはできないので，すべての潰瘍から生検を行う。小さくて境界が明瞭な潰瘍は良性であることが多い。

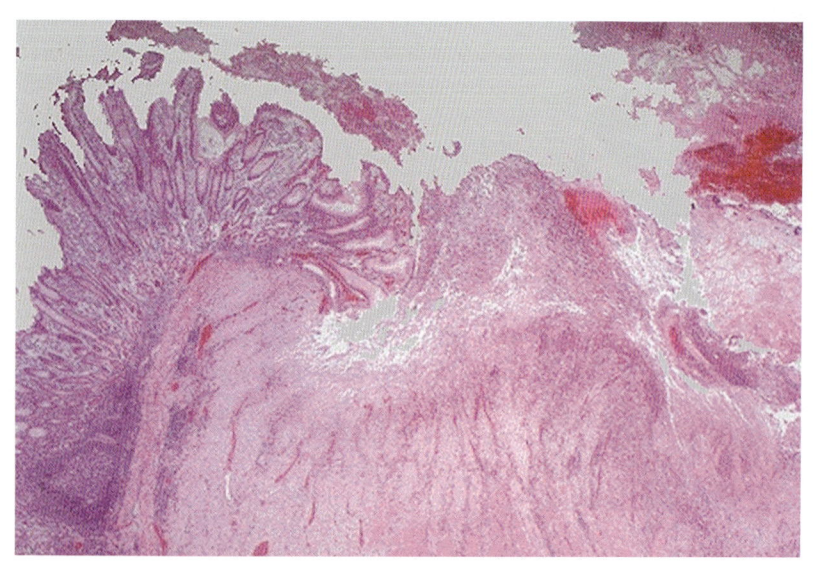

図7-41　急性胃潰瘍，組織像
　上皮が欠損し，下方の固有筋層に達する潰瘍に注目されたい。潰瘍は境界明瞭で，左側に残存する正常胃粘膜はクレーター状の潰瘍に落ち込み，潰瘍底には炎症性，壊死性物質が含まれる。潰瘍底の動脈枝は侵食され，出血している。潰瘍が持続し，治癒しなければ，時間の経過とともにさらに深い潰瘍が形成され，痛みを伴うようになる。潰瘍が固有筋層と漿膜を貫通して腹腔と交通した場合を"穿孔"といい，腹膜炎を伴う急性腹症を引き起こし，腹部X線写真で穿孔に伴うfree airが証明される。

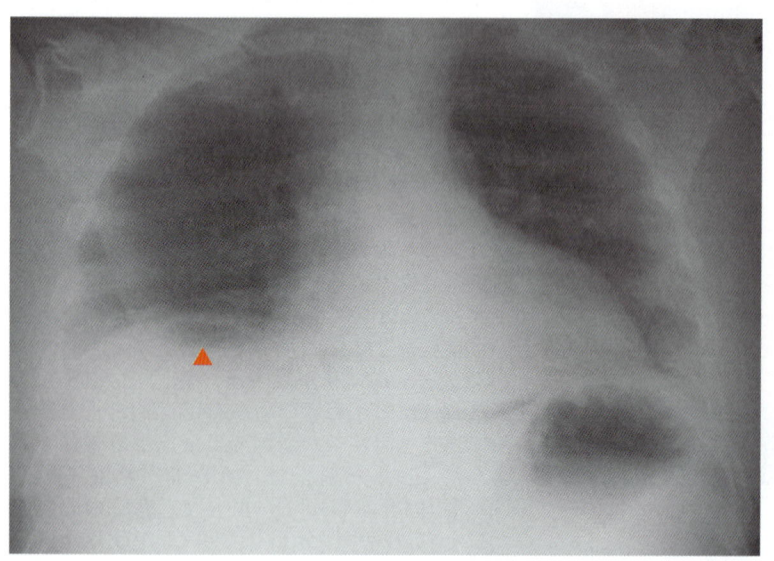

図7-42　胃潰瘍穿孔，X線写真
　このポータブルA-Pの坐位写真は，右横隔膜直下の遊離ガス（▲）を示す。この症例は十二指腸の消化性潰瘍穿孔である。管腔内のガスが穿孔した臓器から漏出し，腹腔内のガスとして認められ，立位の腹部単純写真において横隔膜下に明瞭に描出される。このような"急性腹症"の症例では痛みと敗血症がしばしば認められる。十二指腸潰瘍の原因は過酸状態である。これらの潰瘍は近位十二指腸に起こり，消化性潰瘍に起因する。ほぼすべての十二指腸潰瘍は胃のヘリコバクター・ピロリ感染と関連がある。

第 7 章 胃・腸管　169

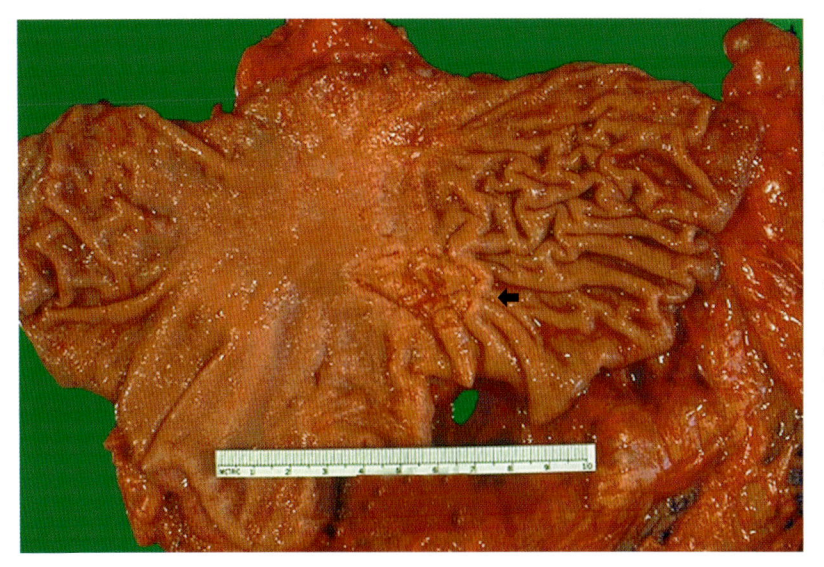

図 7-43　胃腺癌，肉眼像

図には約 2～4cm の浅い潰瘍（←）を示すが，生検で悪性が証明されているので胃切除術が施行されている。米国ではほとんどの胃癌は，浸潤や転移のある進行癌として発見される。肉眼像から悪性を確定するのは不可能であり，胃の潰瘍や腫瘤はすべて生検されなければならない。一方，ほとんどの十二指腸消化性潰瘍は良性である。世界的に胃癌は 2 番目に多い癌であるが，米国ではこの何十年間，その発生頻度は低下し続けている［訳注：わが国では癌の浸潤が粘膜固有層内か粘膜下層にとどまる早期胃癌の症例も多い。また，肉眼型分類（0 型から 5 型）も重要視されている。本例は 0 Ⅱ c 型である］。

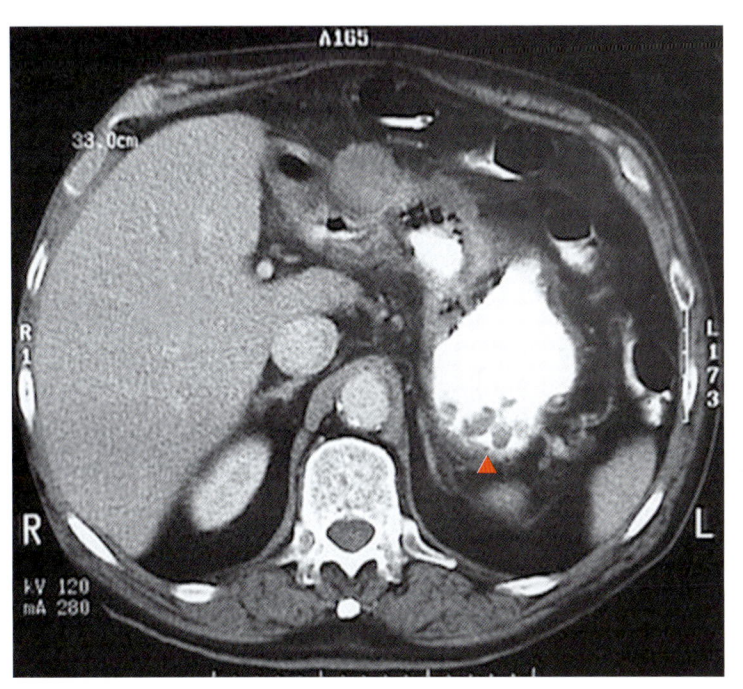

図 7-44　胃腺癌，CT

この腹部造影 CT では，弯曲した胃内腔に突出した腫瘤（▲）がみられる。胃腺癌が検出された。この症例はヘリコバクター・ピロリ感染が認められ，慢性の胃炎が数年間存在した。しかし，ヘリコバクター・ピロリ感染に起因する胃癌は少なく，むしろ漬物や燻製，接触した亜硝酸塩から発生するニトロソアミンあるいは過度の塩分摂取など食習慣による危険因子が，腸管型の胃癌を発生しやすくする。それに対し，びまん型胃癌の危険因子はあまり解明されていない。嘔気や嘔吐，腹痛，吐血，体重減少，排便習慣の変化，嚥下困難などが臨床症状として認められる。粘膜にとどまる早期胃癌は通常無症状で内視鏡によるスクリーニングで発見される。

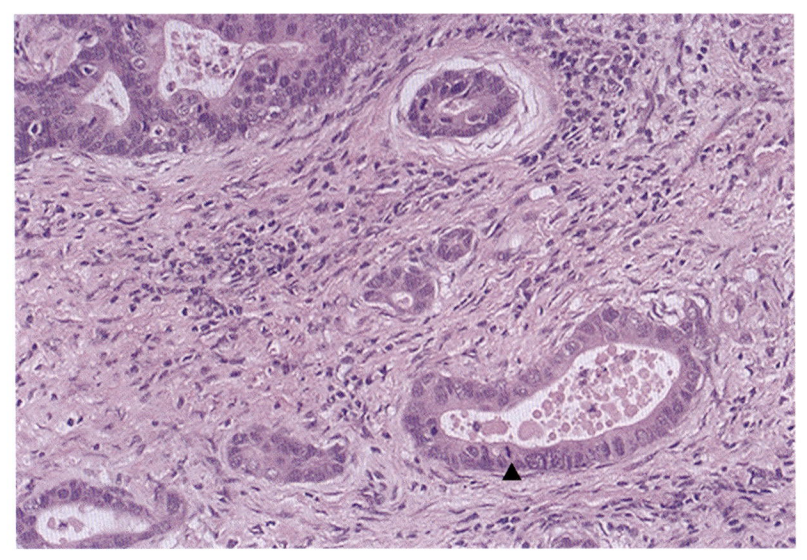

図 7-45　胃腺癌，組織像

胃の腸型腺癌で，腫瘍性腺管が粘膜下層に浸潤している。核分裂像も認められる（▲）。腫瘍細胞の核・細胞質比が高く，核クロマチンが増量している。これら腫瘍腺管の浸潤に伴う間質反応がみられる。胃の腸型腺癌の遺伝子異常には $p53$ 癌抑制遺伝子の変異，E-カドヘリンの発現異常や，$TGF\beta$ と BAX 遺伝子の不安定性などがある［訳注：腺管形成傾向の明瞭な腺癌（高・中分化管状腺癌，乳頭腺癌）を欧米では腸型腺癌と呼ぶが，わが国では分化型腺癌と呼ぶことが多い。腺癌の形質が必ずしも腸型ではないからである］。

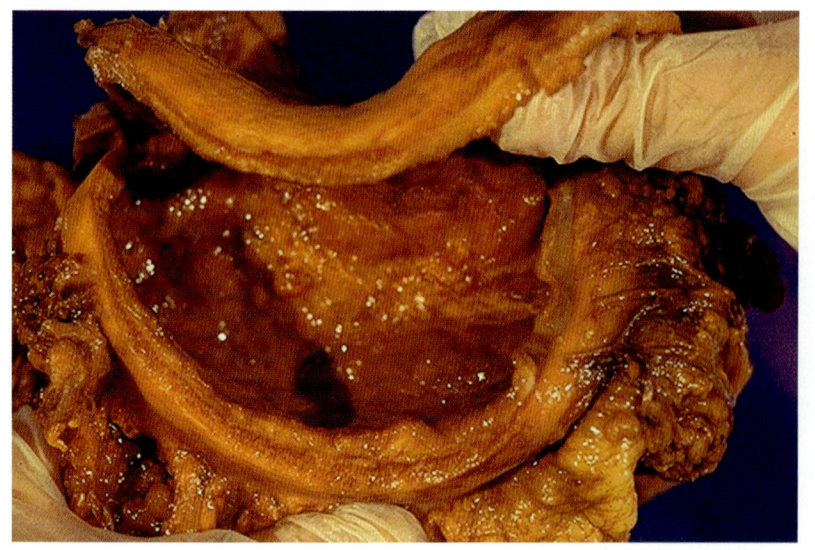

図 7-46　胃腺癌，肉眼像

　硬癌（linitis plastica）の一例を示す。胃癌細胞がびまん性に浸潤し，胃全体が収縮するため"皮製の水筒（leather bottle）"のような外観を示す。粘膜には広範なびらんと潰瘍がみられ，胃壁は高度に肥厚する。このタイプの胃癌の予後は非常に悪い。局在性の胃癌は小彎側に発生し，潰瘍を呈する場合が多い。腸型腺癌は前癌病変から発生することが多く，ヘリコバクター・ピロリの感染との関連が示唆される。米国における腸型腺癌の発生頻度の低下はおそらく，ヘリコバクター・ピロリ感染症の有病率低下と関連しているが，ここで示すようなびまん型胃癌の頻度に変化はみられない［訳注：硬癌はわが国ではスキラス（scirrhous）癌と呼ばれることが多い。びまん型（diffuse type）胃癌は未分化型癌という。腸型腺癌の前癌病変とは慢性萎縮性胃炎や腸上皮化生を指している］。

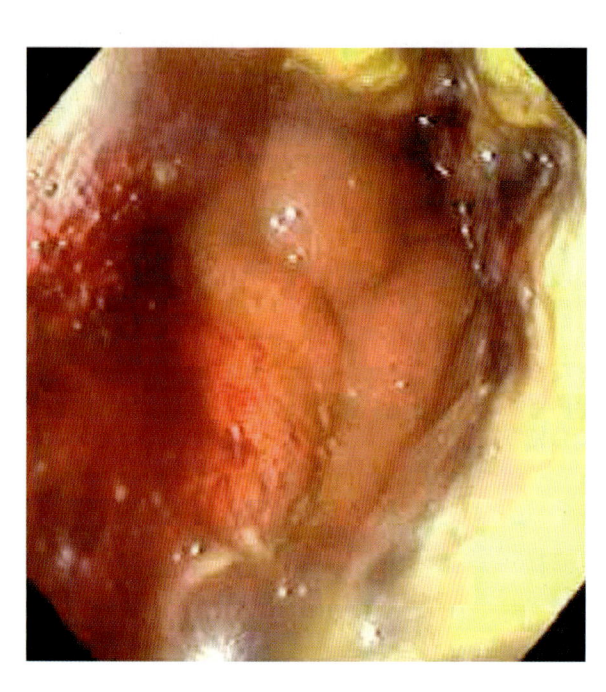

図 7-47　胃腺癌，内視鏡

　広範なびらんを呈するびまん性の増生性胃壁炎型（linitis plastica 型）の胃腺癌を示す。

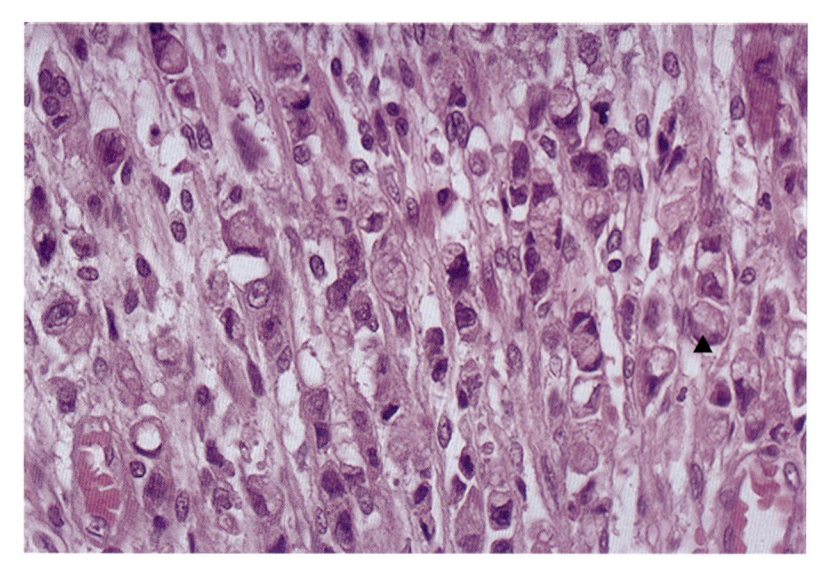

図 7-48　胃腺癌，組織像

　ここで示すびまん型の胃腺癌は分化度が低いので腺管形成は不明瞭であるが，多形性の強い腫瘍細胞が索状に並んで浸潤している。淡明な粘液空胞に満たされた細胞質を有する腫瘍細胞が多く（▲），核が細胞辺縁に押しやられている。これが印環細胞パターンといわれるもので，びまん型胃腺癌の典型像であり，浸潤傾向が非常に強く予後不良である。

第7章 ● 胃・腸管　171

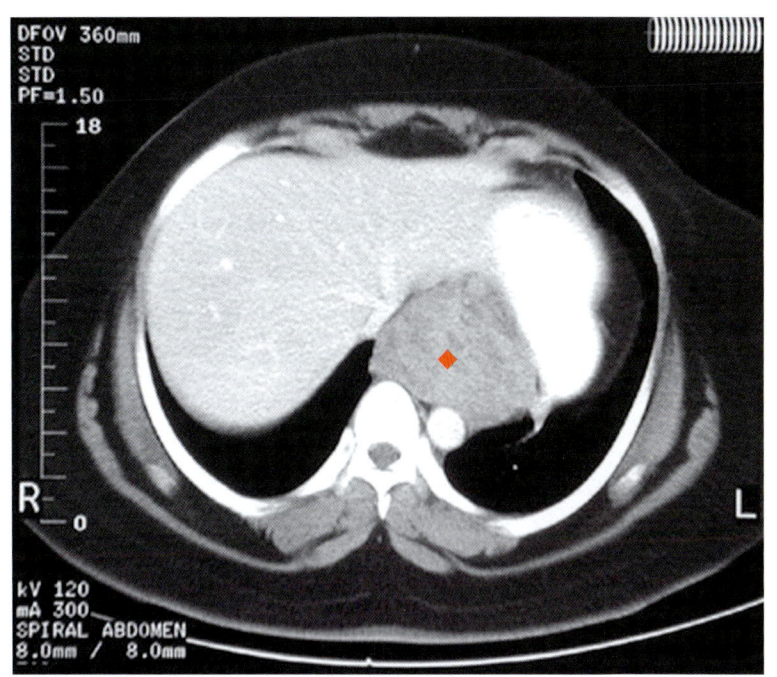

図 7-49　Gastrointestinal stromal tumor (GIST)，腹部 CT

下部食道から胃上部噴門部に進展する大きな腫瘤（◆）が認められ，gastrointestinal stromal tumor（GIST）である。腫瘍は低濃度を示し，壊死や嚢胞変性により内部は様々な濃度を示す。境界明瞭である。これらの病変は平滑筋腫瘍に分類されていたが，現在では腸管蠕動をコントロールする腸管筋神経叢の一部を形成する細胞であるCajal細胞から生じると考えられている。

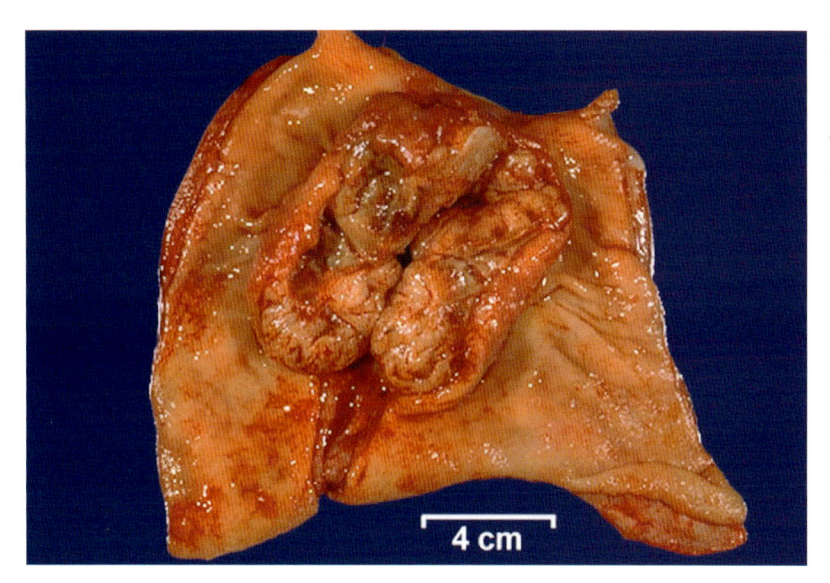

図 7-50　Gastrointestinal stromal tumor (GIST)，肉眼像

胃の固有筋層に発生し，内腔に向かって隆起性に成長し大きな腫瘤を形成したGISTを示す。病変中央の潰瘍の領域以外は胃粘膜が被覆している。GIST は単発性または多発性である。

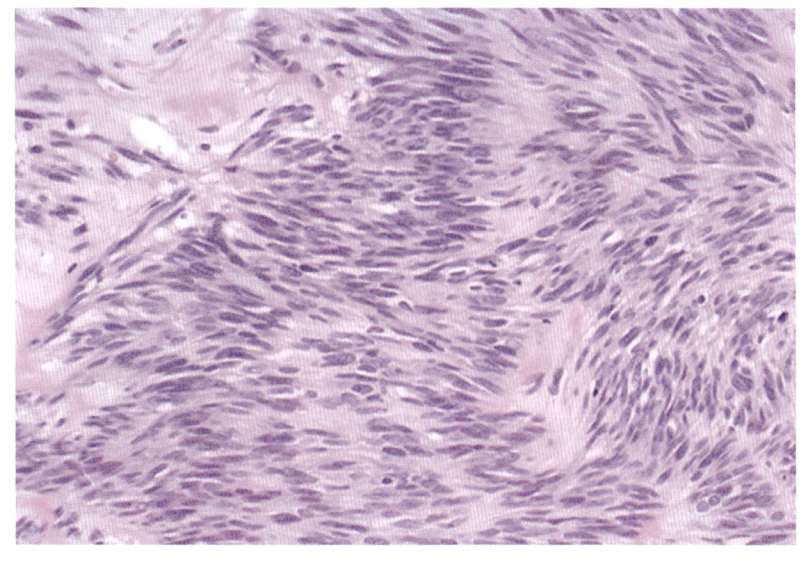

図 7-51　Gastrointestinal stromal tumor (GIST)，組織像

GIST は紡錘形細胞型，類上皮細胞型とそれらの混合型に分類される。ここでは GIST の典型である紡錘形細胞束を示す。免疫組織学的に GIST の 95% で c-KIT（CD117）が陽性となり，70% で CD34 が染色される。c-KIT の変異に加えて，血小板由来増殖因子受容体 A 鎖（platelet-derived growth factor receptor, A chain：PDGFA）の変異が GIST の 35% で見いだされる。この腫瘍の生物学的悪性度の評価は困難であるが，細胞分裂像の数，腫瘍の大きさと細胞密度が最も重要な病理組織学的評価因子である。新しく開発されたチロシンキナーゼ阻害剤（STI571）が GIST の治療に有効であることがわかってきた［訳注：GIST は腫瘍径，細胞分裂像の数または MIB-1（Ki67）標識率，壊死の有無から低，中，高リスク群に分類する］。

172　第7章　胃・腸管

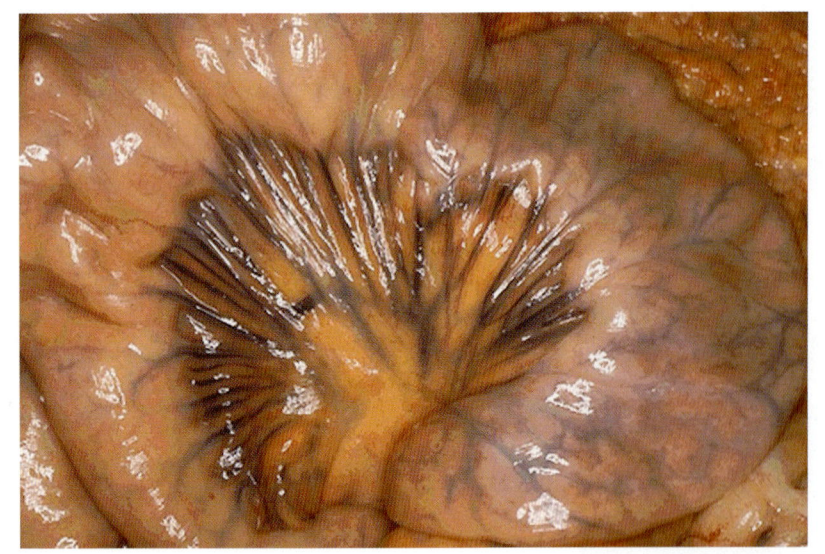

図7-52　正常小腸と腸間膜，肉眼像
　ループ状の腸管に腸間膜が付着している。腸間膜の静脈は血流が豊富であり，すべて門脈系につながり肝臓に環流される。腸管に血液を供給する動脈はアーケードを形成し，動静脈は伴行する。腸管は腹腔動脈，上腸間膜動脈および下腸管脈動脈の分枝や側副路により血液配給を受けているが，それらは相互に広範な吻合を形成しているため，腸管には梗塞が生じにくくなっている。正常の小腸腹腔側表面（漿膜面）は滑らかで光沢感がある。

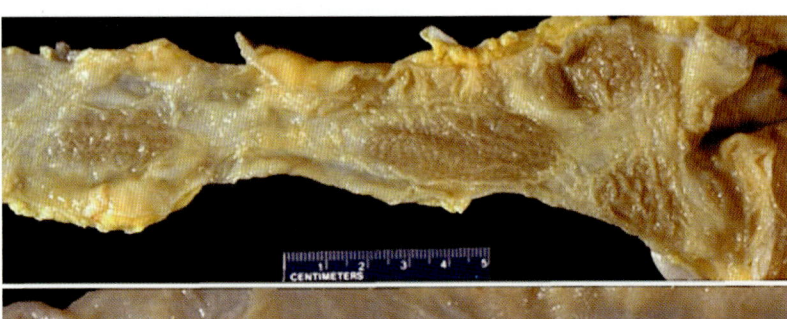

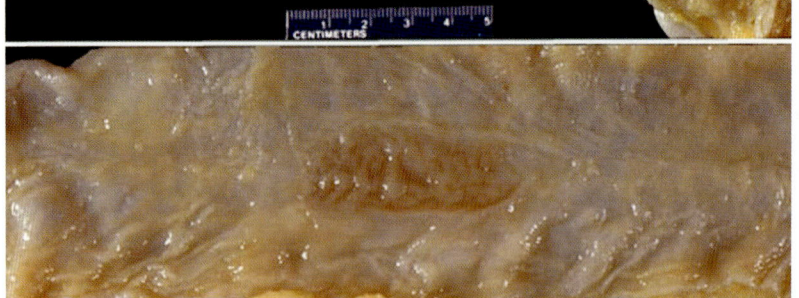

図7-53　正常小腸，肉眼像
　内腔面からみた正常の終末回腸の肉眼像。上段の図では右端に回盲弁（Bauhin弁）がみられる。粘膜にみられる卵円形褐色部分はPeyer板である。下段はよく発達したPeyer板であるが，同部では粘膜下層に豊富なリンパ組織がある。十二指腸の粘膜固有層や粘膜下層には，ほかの消化管に比べ豊富なリンパ組織があるが，回腸ではさらに粘膜下層のリンパ組織の発達がよく，小結節状または長楕円形のPeyer板を形成する。消化管では舌背面から直腸までの全域にわたってリンパ組織が存在しており（腸管関連リンパ組織：GALT），それらをすべて合わせると，ヒトの体内では最大のリンパ性器官となる。

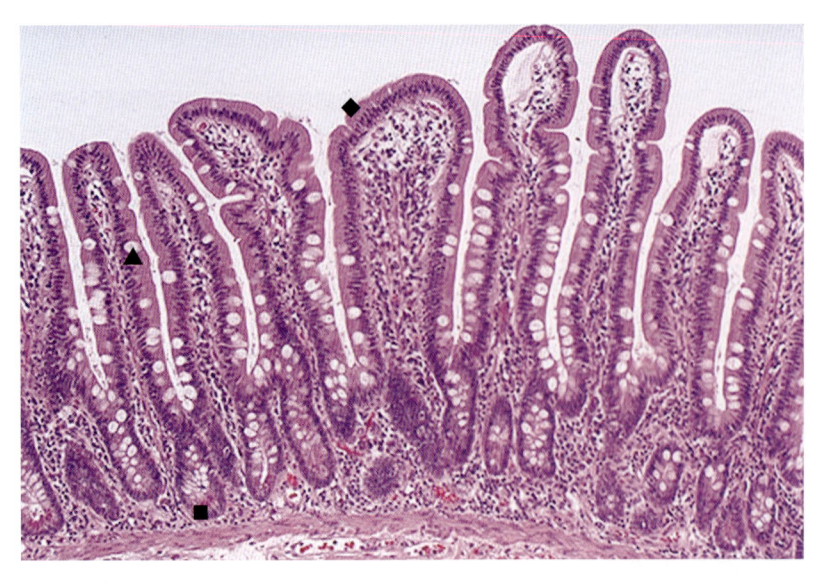

図7-54　正常小腸，組織像
　小腸粘膜表面は絨毛と呼ばれる突起で覆われている。絨毛は主に円柱上皮（◆）からなるが，その中に杯細胞（▲）が散在している。絨毛の粘膜根部はLieberkühn陰窩（■）と呼ばれる腺管構造につながっている。絨毛の存在により小腸はその吸収面積を著明に増大させているが，空腸では回腸に比べ粘膜襞（輪状襞）の数が多いため，さらに吸収面積は大きい。絨毛の中には，乳糜管と呼ばれる盲端のリンパ管が走っている。消化管（および気道）の形質細胞で産生される免疫グロブリンの大部分は免疫グロブリンA（IgA）で，分泌型IgAと呼ばれる。分泌型IgAは刷子縁［訳注：光学顕微鏡で観察可能］の微絨毛［訳注：電子顕微鏡でなければ観察できない］表面にある糖衣蛋白と結合しており，感染性微生物が産生する毒素などを中和している。

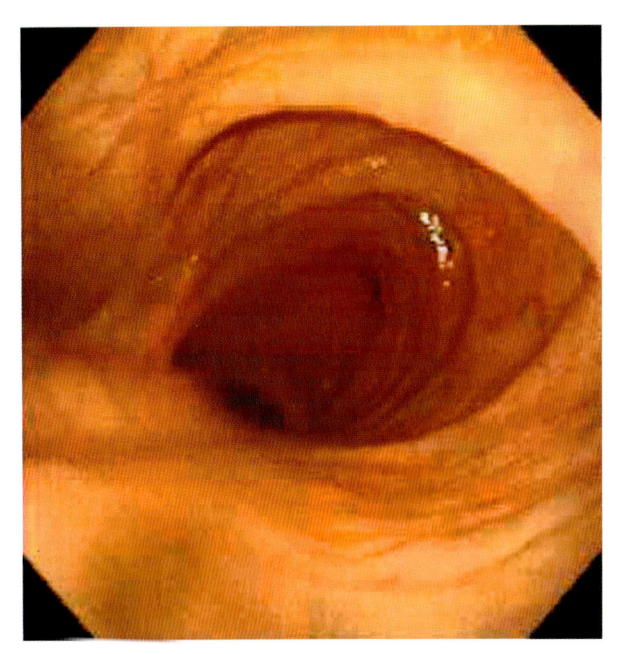

図 7-55 正常横行結腸，内視鏡

典型的結腸粘膜襞（ハウストラ）である。結腸の機能は基本的には糞便量を小さくするため小腸を通過した後の残りの水や電解質を吸収することである。よって，糞便からの水の喪失は1日約100mL程度である。正常細菌叢の生育により毎日約7～10Lのガスが結腸を通過しているが，おならとして出るのは1/2Lにすぎない。腸内ガスの成分は嚥下された空気（窒素と酸素）および，消化や細菌増殖の場で産生されたメタンや水素である。過敏性の腸疾患は肉眼的にも顕微鏡的にも有意な所見を認めないが，腸内ガスに対する過剰で異常な反応がみられ，ストレスで増悪する。しかし，抗コリン剤により一時的に寛解が得られる。

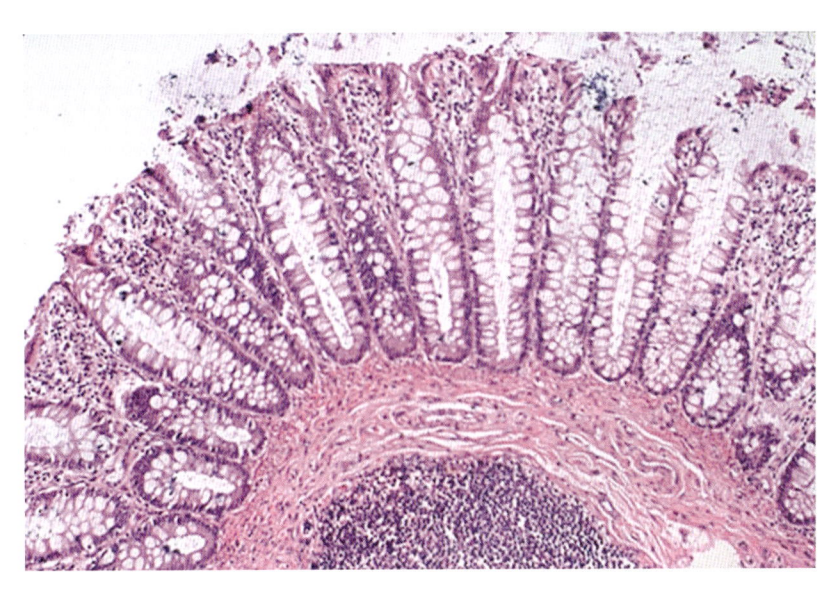

図 7-56 正常大腸，組織像

大腸粘膜は，円柱上皮粘液細胞からなる細長い管状腺（Lieberkühn陰窩）で覆われている。杯細胞が豊富に存在し，それらから分泌される粘液が粘膜表面を覆うことで，便の通過を潤滑にしている。粘膜固有層や粘膜下層にはリンパ小節がある［訳注：腸管壁の固有筋層は内側の輪状筋（内輪筋）と外側の縦走筋（外縦筋）の2層構造からなるが，外縦筋は3カ所でよく発達し，腸管壁表面を縦に走る紐状の構造物である結腸紐を形成している］。直腸肛門管接合部で，粘膜は円柱上皮粘膜から重層扁平上皮粘膜に移行する。直腸肛門管接合部の上下（口側，肛門側）両側の粘膜下層には発達した下直腸静脈（内・外痔静脈）があり，それがうっ血・拡張して痔核が形成されると，掻痒感や出血をきたすようになる。肛門周囲の骨格筋（横紋筋）は随意筋である（外肛門）括約筋を形成する。

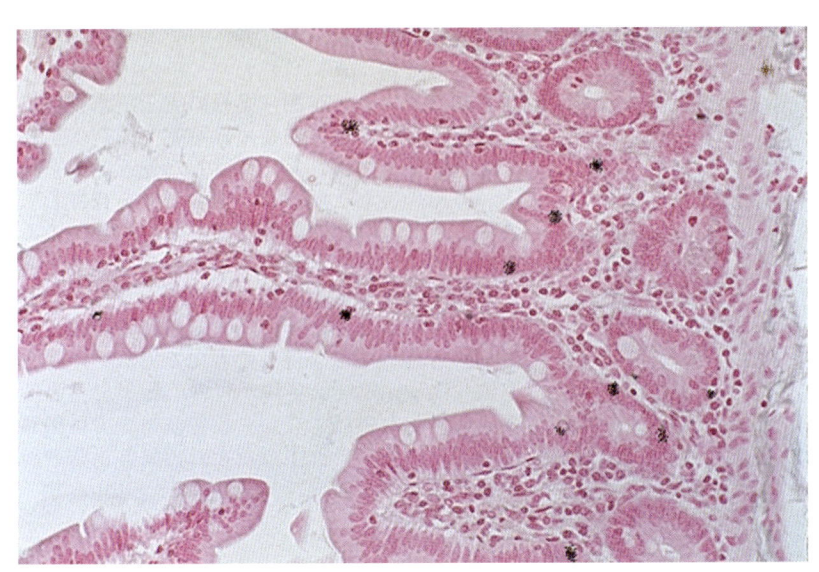

図 7-57 正常小腸の内分泌細胞，組織像

小腸粘膜陰窩の中で，黒くドット状にみえる細胞が，腸内分泌（神経内分泌）細胞（Kulchitsky細胞）である。これらの細胞は遠位小腸になるほど多くなる。消化管粘膜の内分泌細胞には様々なホルモンを産生・分泌するものがある。たとえば，食物が小腸へ送られる際にはコレシストキニン（CCK）が分泌されるが，CCKは胃から十二指腸への食物の送り出しを遅延させ，その間に胆嚢を収縮させて胆汁の放出を促し，脂質の消化を促進させる。またCCKは膵腺房細胞からの様々な消化酵素の分泌を促す。

174　第7章　胃・腸管

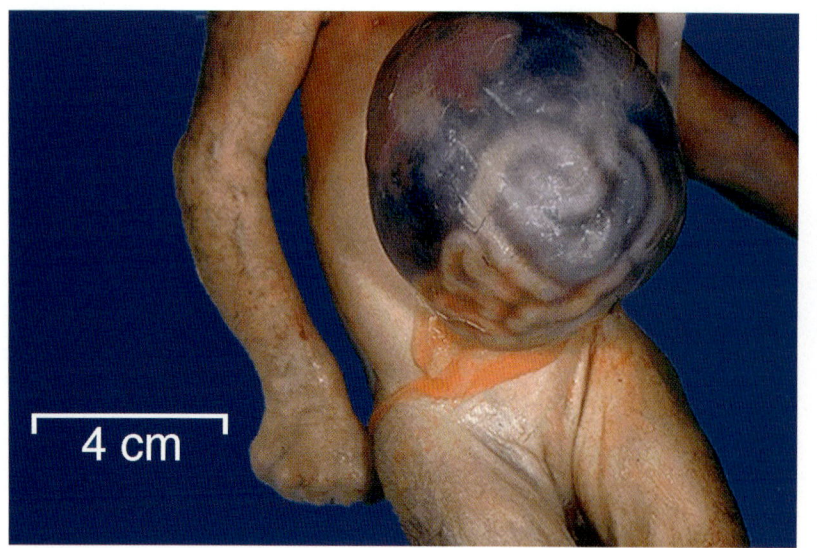

図 7-58　臍帯ヘルニア，肉眼像

新生女児の先天性腹壁正中線欠損。腹壁欠損部が臍帯を含むため，臍帯ヘルニアと呼ばれる。脱出した腹部臓器（腸管ループと肝臓が含まれている）はうすい膜で覆われている。この腸管は，胎生期に主として腹腔外で発育したため，回転異常をきたしている。さらに腹腔の形成不全がある（小さすぎる）。こうした複数の形成異常があるため，その修復のための手術は，何段階かに分けて行う必要がある。臍帯ヘルニアは単独でも発生するが，多くはほかの先天奇形を合併する。18番染色体のトリソミーの結果生じることもある。

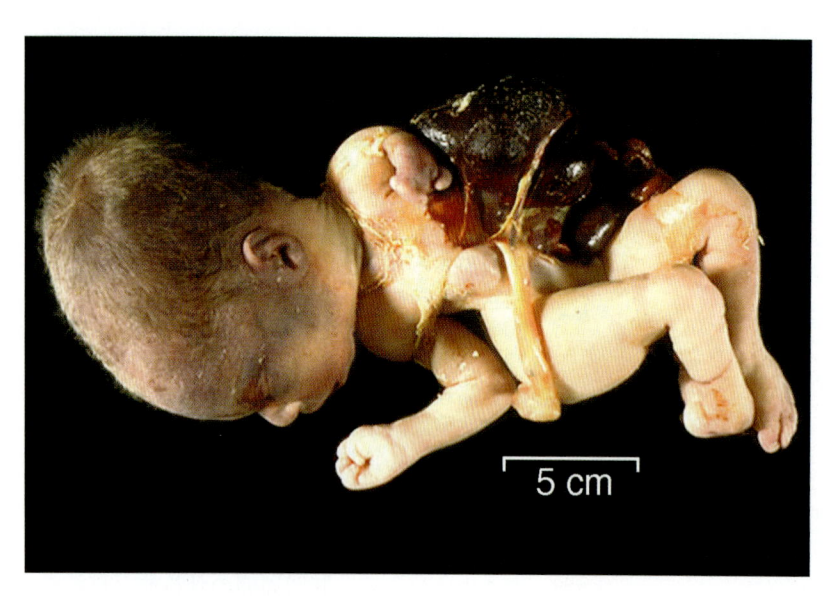

図 7-59　腹壁破裂，肉眼像

側腹壁に大きな欠損がある。臍帯およびその付着部は正常で，脱出した腹部臓器は膜で覆われていない。胎生期に腸管，胃，肝臓の大部分は腹腔外で発育する。本例の腹壁破裂は limb-body wall（LBW）complex を併発している。LBW complex は羊膜索症候群とも呼ばれるが，その名の通りに腹壁欠損部に索状物が認められるのは，半数に過ぎない。LBW complex は胎生早期の羊膜損傷により起こる。胎生過程で散発性に起こり，特定の遺伝子・染色体異常によるものではない。本例にみられる LBW complex では四肢，特に左上肢の短縮と脊柱側弯症がある。本例にはみられないが，頭蓋顔面裂を合併することもある。

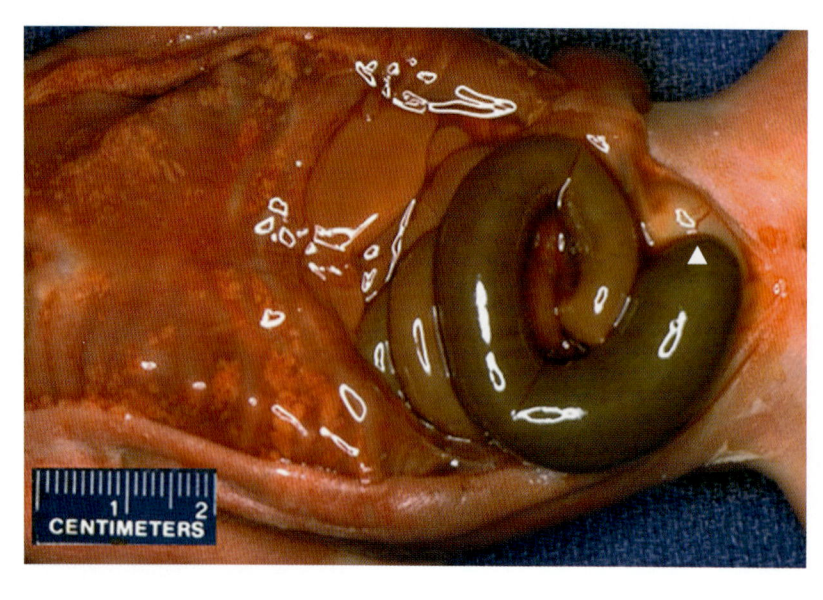

図 7-60　腸閉鎖，肉眼像

腸管は盲端（▲）で終わり，その中には胎便が充満している。本例は腸管の完全閉塞または閉鎖であるが，部分的または不完全閉塞の場合は腸狭窄症と呼ばれる。こうした先天的欠損症は，多くの奇形と同様に，他の奇形を合併していることが多い。胎内腸閉鎖では，胎児による羊水の嚥下・吸収が減少するため，羊水過多症を合併する。腸閉鎖は稀な疾患であり，十二指腸に発生することが多い。十二指腸閉鎖の半数は Down 症候群に合併したものである。ただし逆に，Down 症候群全体からみると十二指腸閉鎖を合併した例は少ない。超音波検査では閉鎖部近位（口側）で拡張した十二指腸と正常の胃のガス像とが2つ横に並ぶ double-bubble サインがみられる。

第 7 章 ● 胃・腸管　175

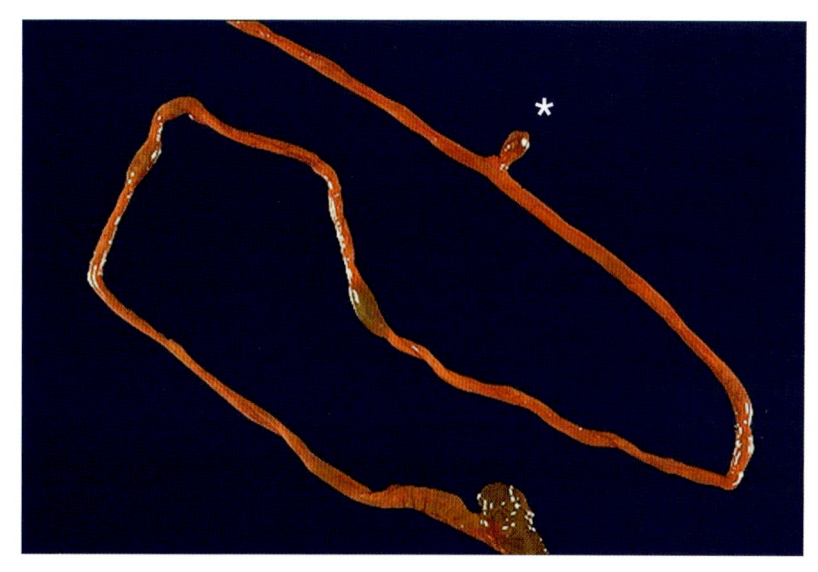

図 7-61　Meckel 憩室，肉眼像

　腸管の先天奇形の多くは憩室または閉鎖であるが，それらはほかの先天奇形を伴うことが多い。本例は消化管先天奇形で最も頻度の高いMeckel 憩室（★）である。本疾患では 2 という数字が鍵になる。すなわち，人口の約 2％にはMeckel 憩室があり，それらは回盲弁から約 2 フィート（約 60cm）口側空腸にみられる。Meckel 憩室は腸管壁の 3 層構造（粘膜，粘膜下層，固有筋層）がすべて揃った真性憩室であるが，異所性胃粘膜や異所性膵を伴うことがある。異所性胃粘膜を併存した場合は消化性潰瘍をきたし，出血や鉄欠乏性貧血の原因となることがある。また，大きな異所性膵組織は腸重積の原因となることがある。成人の Meckel 憩室のほとんどは，こうした合併症により外科切除された症例に偶然に発見される。

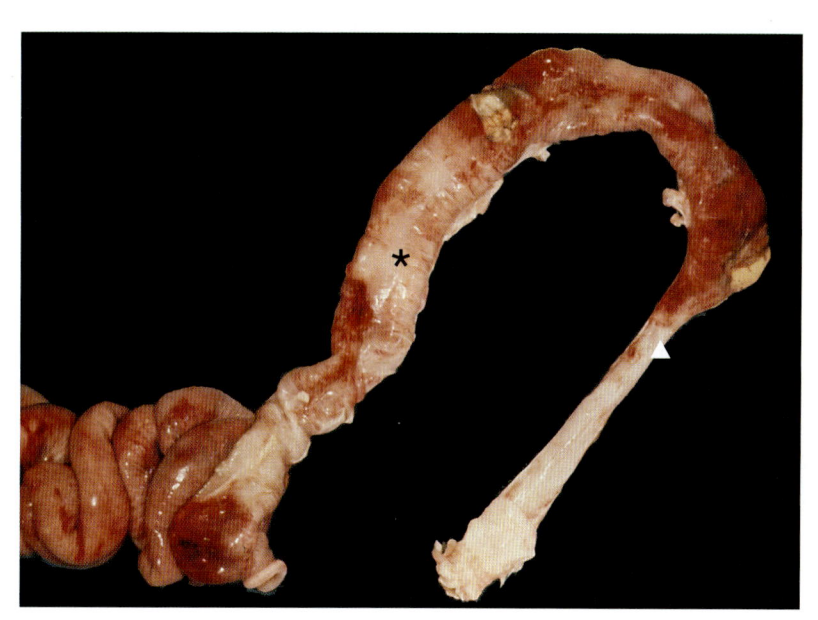

図 7-62　Hirschsprung 病，肉眼像

　下部腸管の神経叢（Meissner および Auerbach 神経叢）の神経節細胞欠損により腸管が拡張している（★）（巨大結腸）。神経節細胞を欠く領域（△）は S 状結腸であり，その口側に拡張がみられる。本疾患では新生児の腸管蠕動が起こらないため腸閉塞となり，新生児期に著明な胎便排泄遅延をきたす。発生頻度は 5,000 人の出生児に 1 人で，ほとんどが男児である。様々な遺伝的疾患が本疾患の原因となり得るが，家族性発症の約半数と散発性発症の 1/6 には RET 遺伝子の突然変異がある。本疾患には粘膜傷害と二次感染が続発する可能性がある。

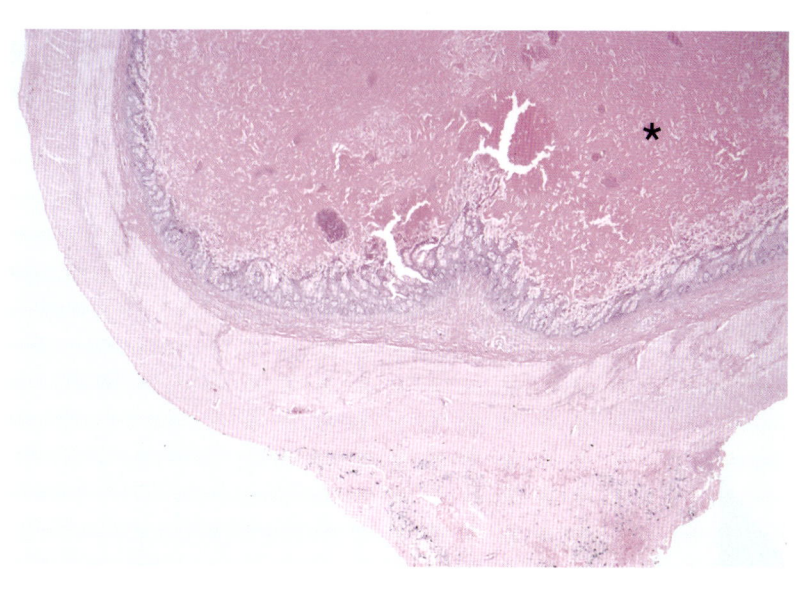

図 7-63　胎便イレウス，組織像

　胎便による腸閉塞は大部分が嚢胞性線維症に併存し，正常の新生児には稀にしか起きない。嚢胞性線維症では膵分泌異常が起こり，それにより濃縮・粘稠化した胎便が腸閉塞の原因となる。図は拡張した回腸で，その中には胎便（★）が充満している（肉眼的に回腸は暗緑色で，胎便はタール状または砂利状のことがある）。出生後，こうした粘度の高い胎便は直腸をほとんど通過しない。胎便性腹膜炎による腸破裂を合併する可能性がある。腸破裂により腹腔内に散布された胎便の石灰化が X 線写真で捉えられることがある。他の合併症としては腸捻転がある。

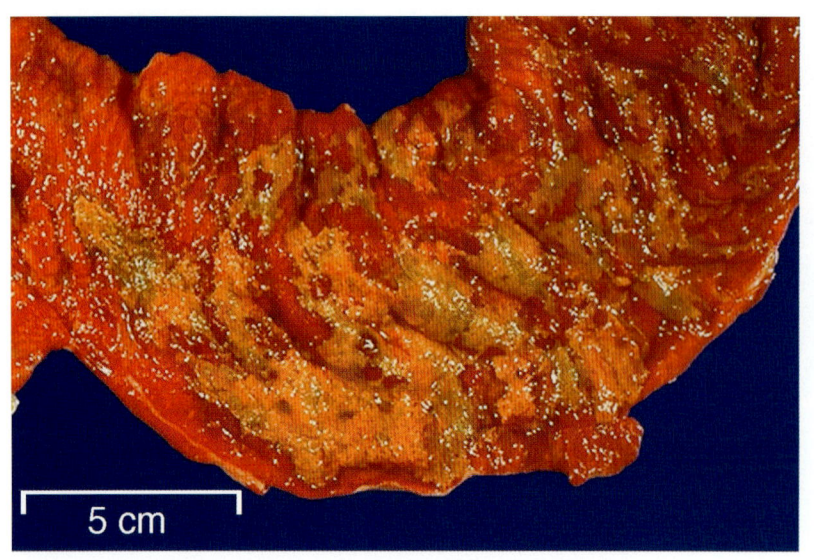

図7-64 偽膜性腸炎，肉眼像
大腸粘膜表面には散在性に黄緑色調浸出物が付着している。粘膜自体は発赤調で上皮は剥離しているが，びらん形成はない。本症は急性または慢性の下痢の原因となる。抗生物質起因性大腸炎であり，広域スペクトラム抗生物質（クリンダマイシンなど）の服用や免疫能の低下に伴い，通常は増殖が抑制されている腸内細菌（*Clostridium difficile*, *Staphylococcus aureus*など）や真菌（*Candida*など）が過剰増殖をきたすことにより発症する。細菌の外毒素によりサイトカインの産生が誘導され，それによるアポトーシスで粘膜傷害が生じる。

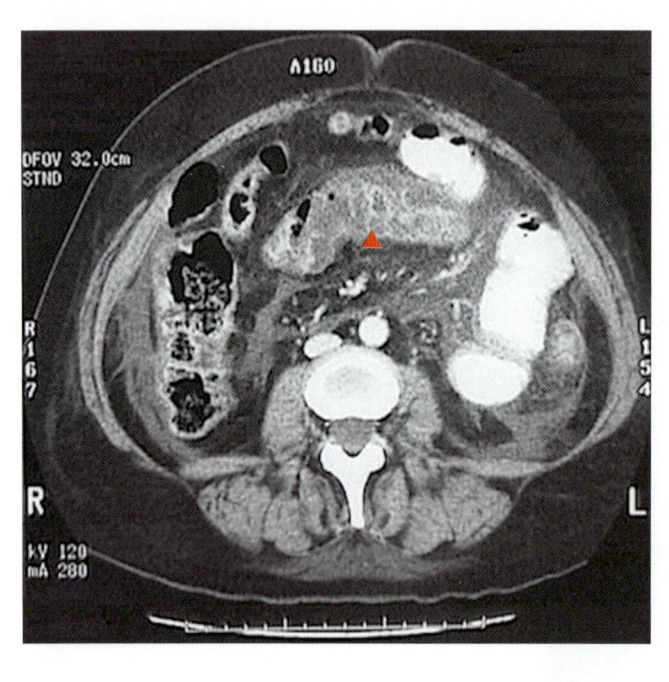

図7-65 偽膜性腸炎，CT
このCTは抗菌剤に起因した腸炎（偽膜性腸炎）により横行結腸（▲）と脾弯曲部の壁肥厚，浮腫により腸管内腔の狭小化を示す。この所見は虚血性腸炎や好中球減少性腸炎（盲腸炎）などでもみられる。盲腸炎は好中球減少を示す免疫不全患者において血流低下をきたしやすい盲腸に好発する。

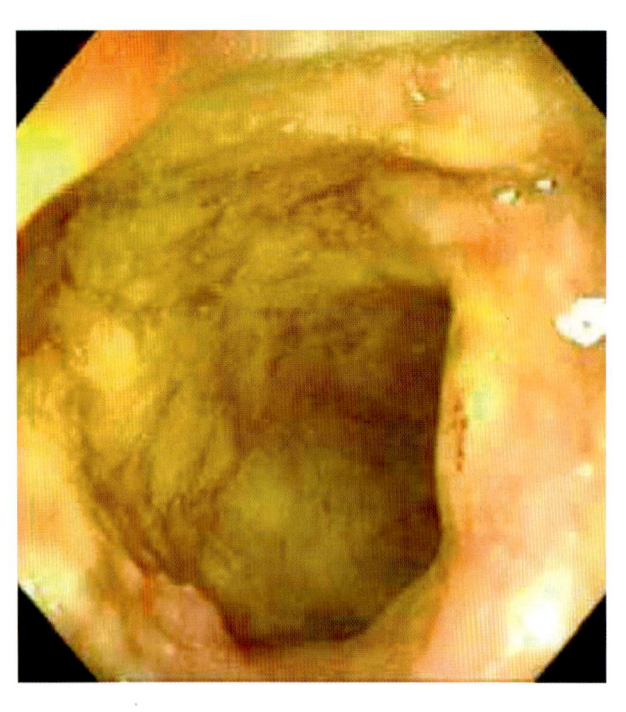

図7-66 偽膜性腸炎，内視鏡
大腸内視鏡でみると黄褐色〜緑色の滲出液が大腸粘膜表面にみられる。この所見は虚血性や高度の感染性腸炎にもみられることがある。患者は腹痛があり，また高度の下痢を発症する。病期が進むと敗血症やショックになる。侵された腸管は時に切除が必要となる。

第 7 章 胃・腸管　177

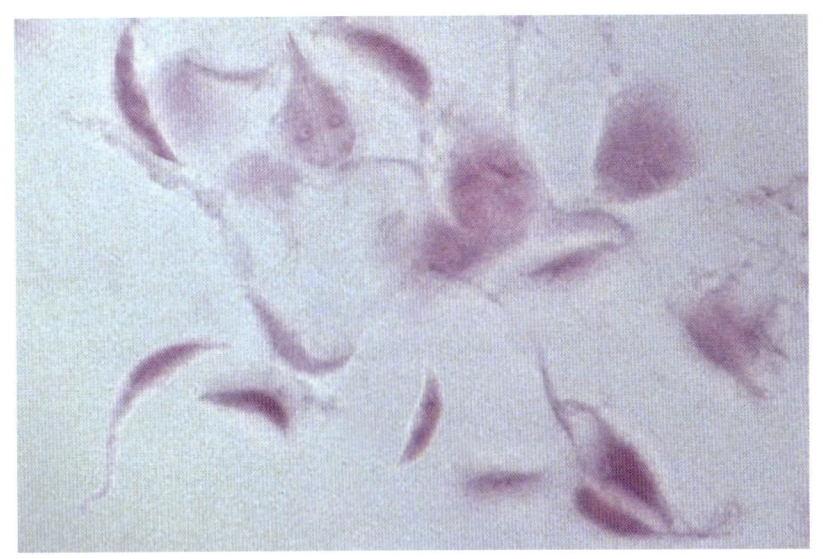

図 7-67　ランブル鞭毛虫症，組織像

本例のランブル鞭毛虫症は糞便検査により診断された。原虫は，淡青色の落ち葉のような外観を特徴とする。図の上部中央左寄りには栄養型虫体の囊胞がみられるが，あたかもこちらを睨んでいるようにもみえる。ランブル鞭毛虫は汚染水に生息する寄生虫で，腸管粘膜に傷害を与え大量の水様性下痢の原因となるが，通常二次感染をきたすことはない。原虫が寄生した粘膜では炎症は起きないか，ごく軽度の慢性および急性炎症細胞浸潤がみられるのみであり，潰瘍は形成しない。感染症およびその他の疾患で小腸に吸収不良をきたすような場合には，通常は大量の下痢をきたす。一方，大腸粘膜の疾患の場合はしばしば軽度の下痢に留まる。

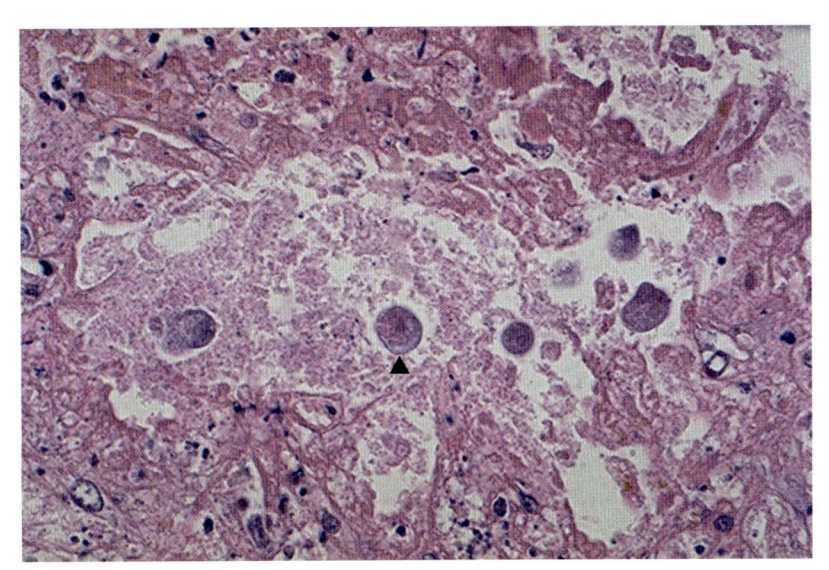

図 7-68　アメーバ赤痢，組織像

Entamoeba histolytica 原虫（▲）は，図 HE 標本で示すように，大腸粘膜の潰瘍部にみられる。本症は汚染された飲食物の摂取により発症し，下痢（しばしば血性）を伴う急性炎症をきたす。通常は糞便検査により診断される。アメーバ原虫は粘膜に侵入するため，潰瘍や出血をきたし，腹痛を主訴とする。本原虫が小腸粘膜や粘膜下層の血管に侵入した場合は，門脈を介して肝臓にひろがり肝膿瘍を形成する。また，稀ではあるが他臓器にひろがることもある。

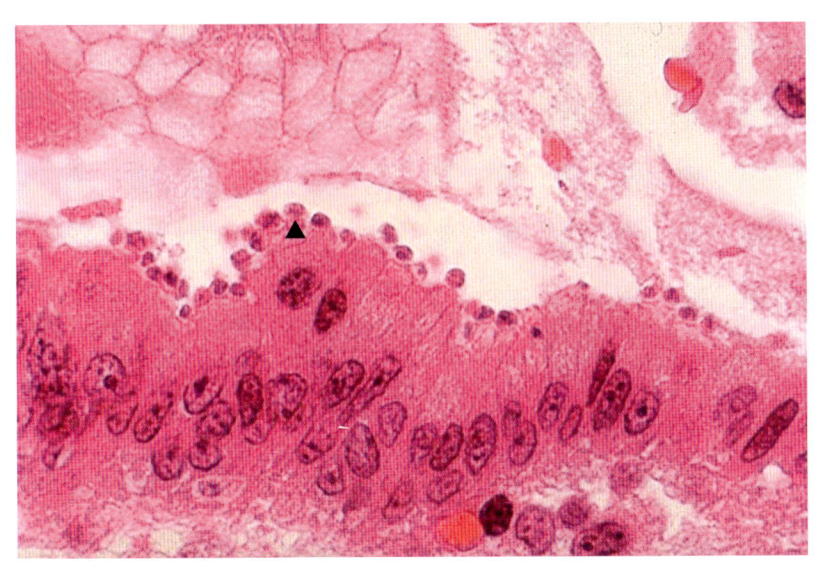

図 7-69　クリプトスポリジウム症，組織像

粘膜表層の腸上皮細胞の空胞内や管腔側表面に付着している，小型円形青色調の構造物（▲）が，*Cryptosporidium parvum* 原虫である。この原虫は粘膜内に侵入・播種することはめったになく，炎症，壊死，出血などはきたさない。この寄生虫はしばしば免疫不全患者，特にAIDS 患者に感染する。免疫能低下がない場合は軽度の水様性下痢をきたすのみであるが，細胞性免疫が低下している場合は，著明な水様性下痢をきたす。通常は糞便検査で診断されるが，抗酸菌染色により発見が容易になる。

178　第7章　胃・腸管

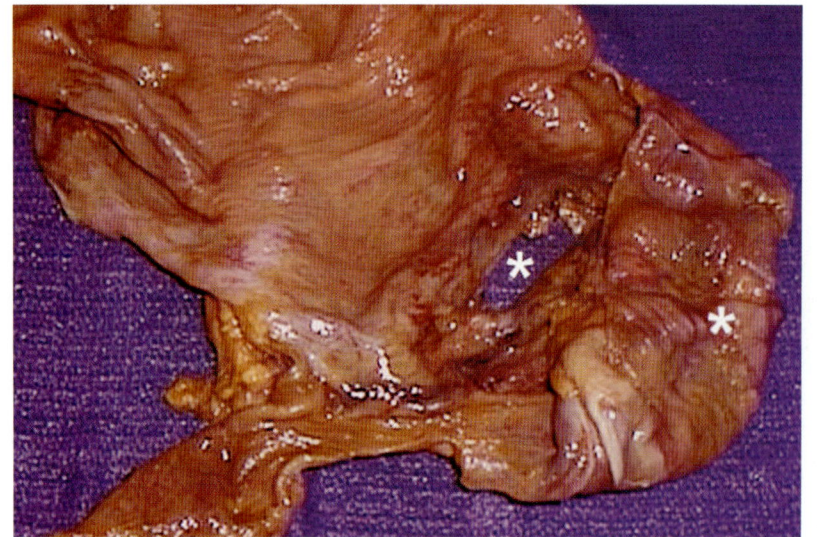

図7-70　好中球減少性大腸炎，肉眼像

左★部分で穿孔をきたした盲腸炎。図右★部分の漿膜表面には，腸穿孔による腹膜炎と穿孔により漏れ出た汚物による，緑褐色調の浸出物が付着している。盲腸炎は稀な疾患であるが，好中球減少症や白血病を含む免疫不全患者に発生することがある。病変が（盲腸のみでなく），腸管のより広範な部位に及んだ場合は好中球減少性腸炎の診断名が用いられる。粘膜免疫能と血液供給の低下が合わさることにより，こうした炎症過程が促進される。

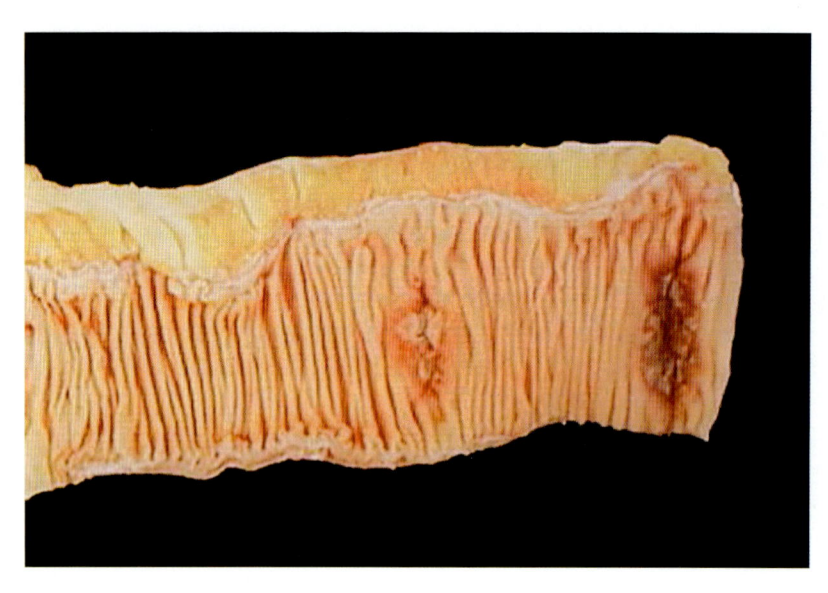

図7-71　結核性腸炎，肉眼像

図は *Mycobacterium bovis*（牛型結核菌）による結核性腸炎である。同症に特徴的な輪状潰瘍（大小とも）が形成されている。牛型結核菌感染は，牛乳の低温殺菌の普及により現在は極めて稀になっている。肺の *M. tuberculosis*（ヒト型結核菌）を飲み込むことでこうした病変を形成することはほとんどない［訳注：わが国では必ずしもそう稀ではない］。輪状潰瘍が治癒すると輪状狭窄をきたし腸管閉塞の原因となることがある。

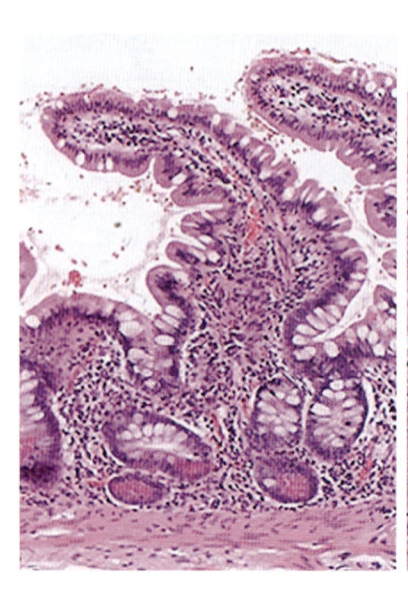

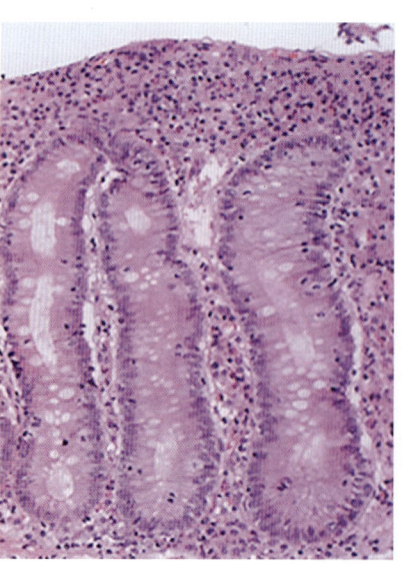

図7-72　セリアック病，組織像

左図は正常の小腸粘膜，右図はセリアック病の小腸粘膜である。セリアック病では絨毛の鈍化および平坦化（重症例では本図にみられるように絨毛が完全に平坦化・消失する），陰窩の消失，上皮細胞の細胞分裂像の増加，吸収上皮刷子縁の消失，グリアジン感受性CD4陽性リンパ球や形質細胞の浸潤を特徴とする。セリアック病の発生頻度は，白人では2,000人に1人だが，ほかの人種では極めて稀である。罹患者の95％以上はHLA DQ2かDQ8抗原を持っており，遺伝的素因が発症に関係していると推定されている。グリジン（大麦，小麦，ライ麦，燕麦などに存在する蛋白質）を含むグルテンに対して感受性があり，グルテンを除去した食事により本腸炎は改善する。

第7章 胃・腸管　179

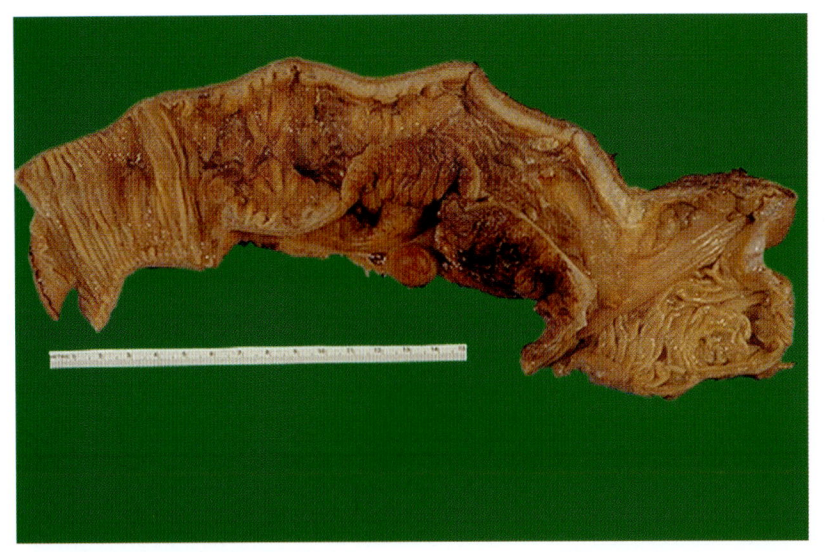

図7-73　Crohn病，肉眼像

　図は終末回腸。腸管壁は肥厚し，粘膜では通常の輪状襞が消失して深い裂溝形成がある。漿膜面は発赤調で硬化した脂肪組織で覆われる。腸管の炎症巣は非連続的（スキップ病変）である。消化管のどの部位にも発生し得るが，小腸（特に終末回腸）に好発する。アメリカ合衆国や西ヨーロッパでの発生頻度が高く，男性に比べ女性に多い。発症には遺伝的素因があり，特定のHLA型の存在や*NOD2*遺伝子変異が関係している可能性がある。これらは，微生物受容体の存在が引き金となるNFκ-B転写因子の産生に関連し，それによりサイトカインが放出されることで炎症が誘導・促進されると考えられている。

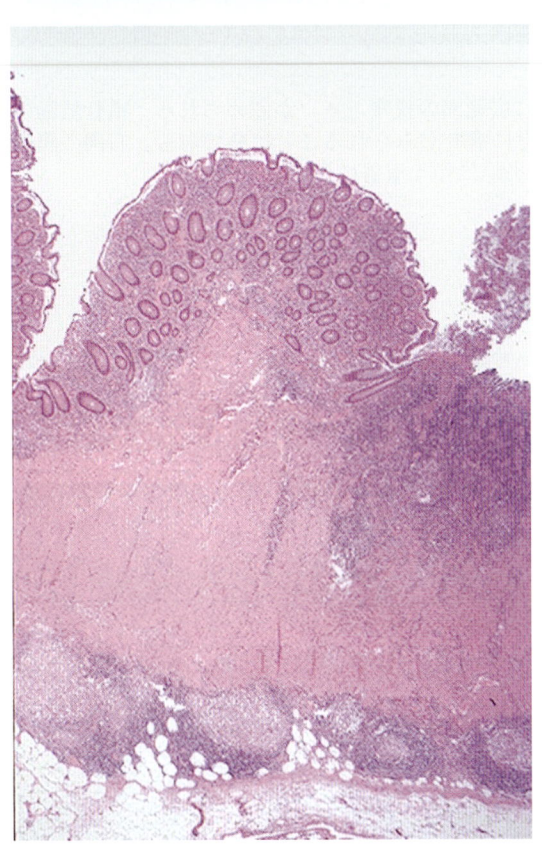

図7-74　Crohn病，組織像

　潰瘍部粘膜から粘膜下層，固有筋層，漿膜下層に至るまで，腸管壁全層性に炎症細胞浸潤（青くみえる領域）がある（全層性炎）。漿膜下層の炎症細胞浸潤巣は結節性肉芽腫様にみえる。こうした全層性炎は，腸管癒着や，近接した腹腔内臓器との漿膜を介した瘻孔形成の原因となる。小腸ループ間の腸管-腸管瘻孔や直腸周囲瘻孔の形成は本症によくみられる合併症である。粘膜傷害により栄養吸収不良（特にビタミンB_{12}の吸収不良）が起きやすい。また，終末回腸が侵されるため，胆汁酸の再吸収（腸肝循環）が障害され脂肪便になりやすい。

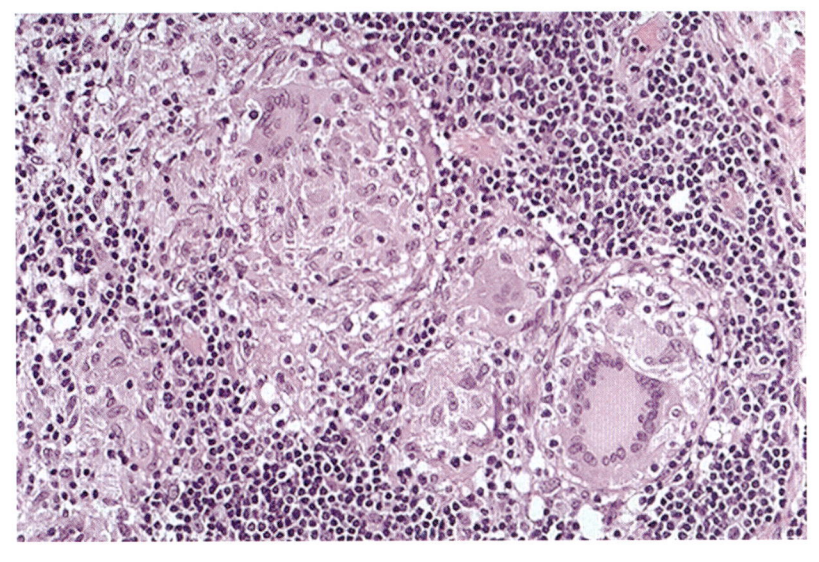

図7-75　Crohn病，組織像

　Crohn病の炎症の特徴は，図に示すような類上皮細胞，多核巨細胞および多数のリンパ球集蔟からなる肉芽腫性炎である。特殊染色を用いても病原体は検出されない。大部分の症例では何十年にもわたって緩解・再燃を繰り返すが，長期間炎症が非活動性のものや，逆に発症からそのまま活動性炎症が持続するものもある。血清ASCA抗体（抗酵母抗体：anti-*Saccharomyces cerevisiae* antibody）の存在はCrohn病に特徴的かつ特異的であり，潰瘍性大腸炎（UC）にはみられない。血清pANCA［訳注：perinuclear anti-neutrophil cytoplasmic antibody：抗好中球細胞質抗体で，間接蛍光抗体法で核周辺が強く染色される］はCrohn病の75％にみられるが，UCでは11％に過ぎない。

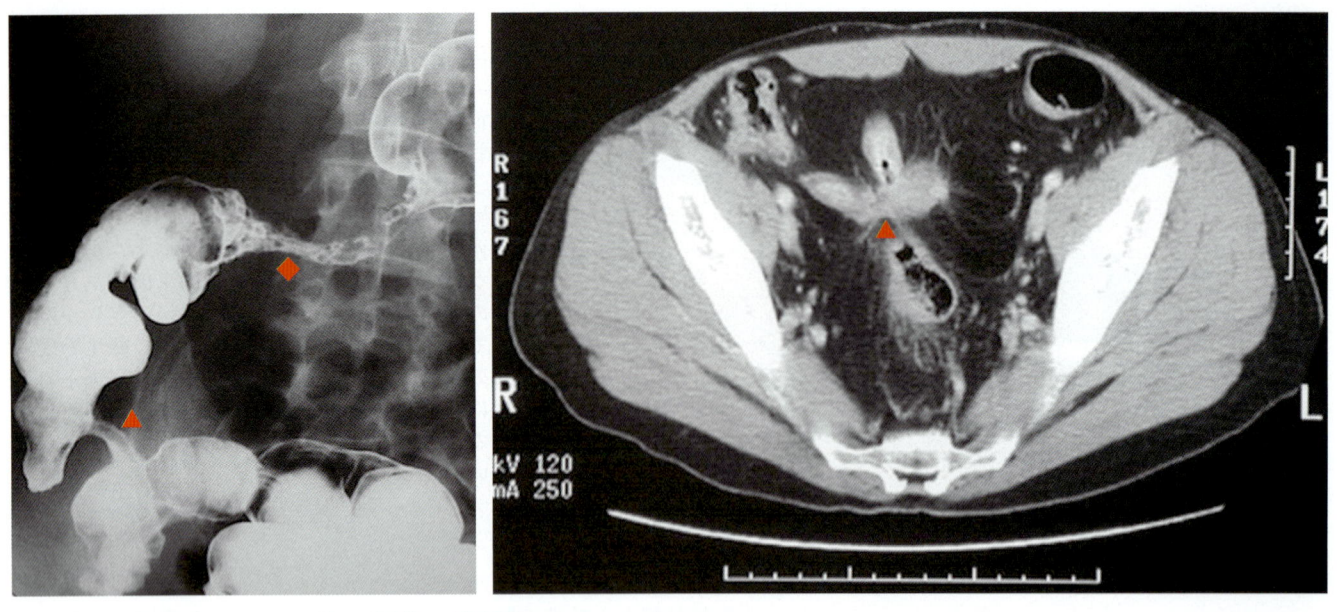

図7-76, 図7-77　Crohn病, 注腸X線写真

左図の上部消化管造影追跡写真ではCrohn病の好発部位である終末回腸に広範囲の狭窄（▲）が認められる。横行結腸にも同様に狭窄（◆）がみられる。小腸と大腸が非連続的に侵されている。胃に病変がみられることは稀である。右図の腹部CTでは瘻孔形成が認められる。小腸ループの集簇（▲）があり, 壁外への炎症に伴う癒着による。

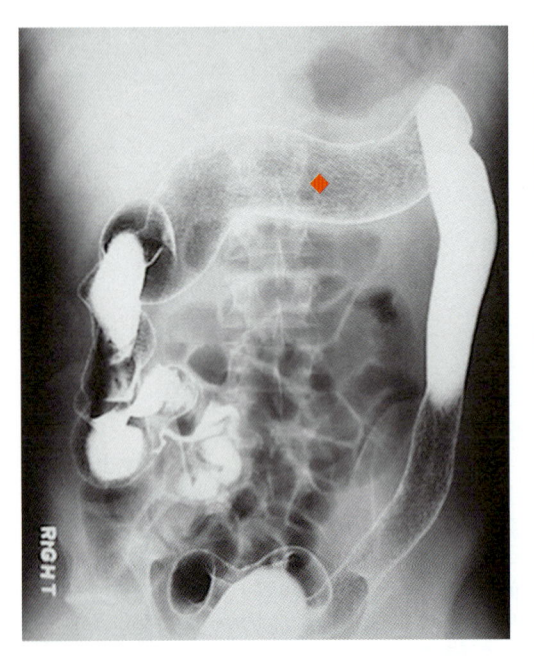

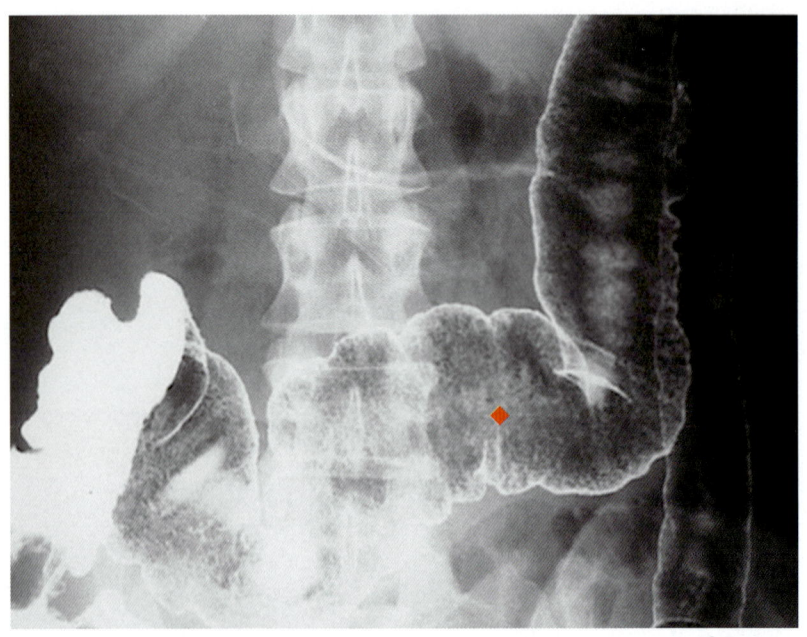

図7-78, 図7-79　潰瘍性大腸炎, 注腸X線写真

左図バリウム注腸では明瞭な顆粒状粘膜（◆）が直腸から横行結腸に連続して認められ, 潰瘍性大腸炎（UC）の早期粘膜病変の典型像である。Crohn病とともにUCは特発性炎症性腸疾患に分類される。右図バリウム注腸では直腸から横行結腸に連続する粗大な顆粒状粘膜（◆）の拡大像で, UCにおいてみられる典型像でより高度な粘膜病変である。UCは通常直腸からはじまり, 口側の様々な部位まで連続的に大腸粘膜を侵す。

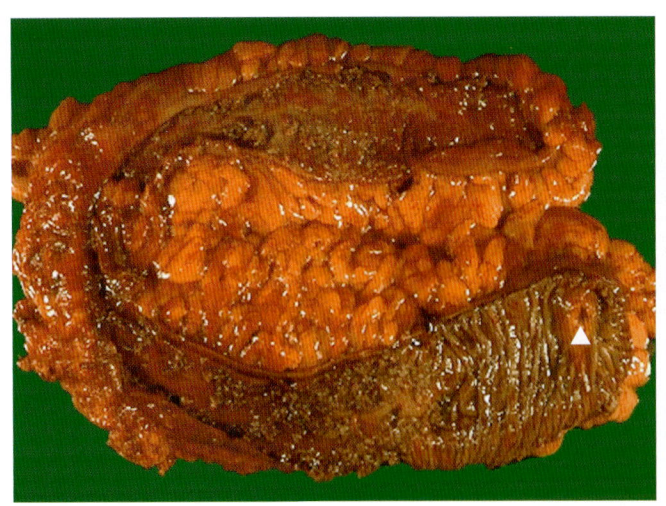

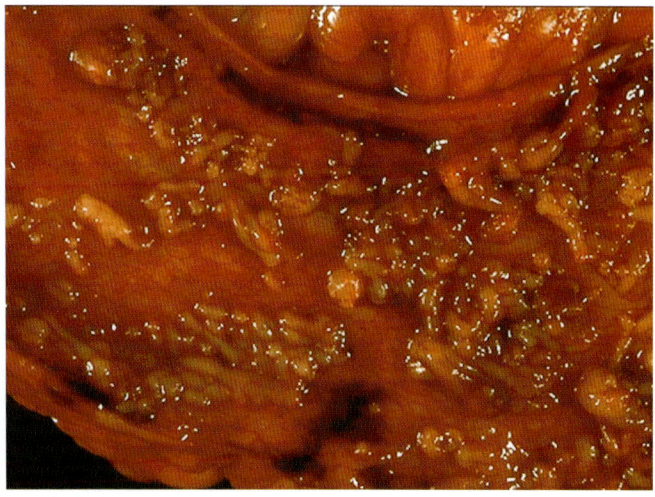

図7-80, 図7-81　潰瘍性大腸炎，肉眼像

　左図は直腸から発症し回盲弁（▲）まで連続的に炎症がひろがった潰瘍性大腸炎の外科切除標本である。粘膜にはびまん性に炎症があり，潰瘍形成，発赤，顆粒状粘膜が散在している。病気が進行すると，粘膜のびらんは融合して下掘れの線状潰瘍が形成される。潰瘍形成の際に残存した粘膜島は，偽ポリープと呼ばれる。右図は重症UC例にみられた偽ポリープである。充血した粘膜下層と固有筋層を残して，粘膜は潰瘍により脱落する。

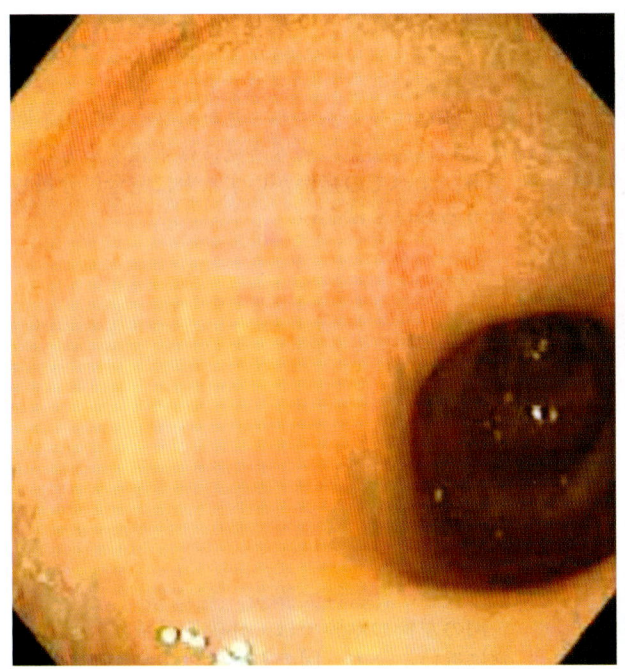

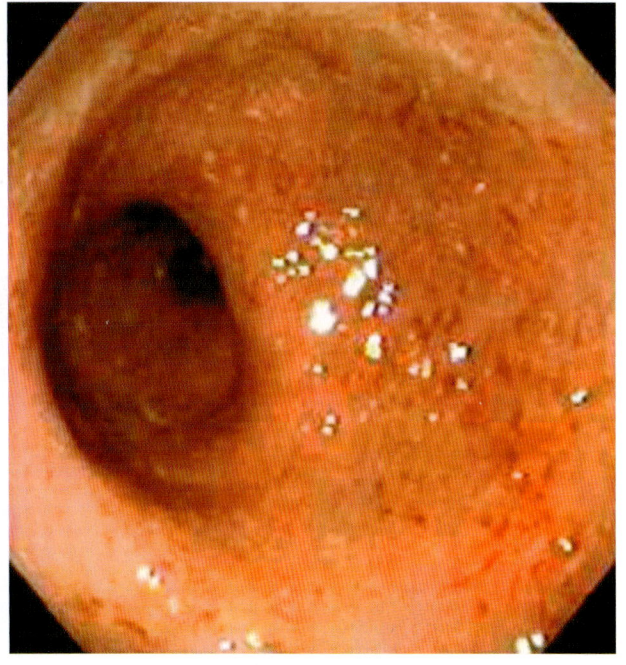

図7-82, 図7-83　潰瘍性大腸炎，内視鏡

　左図は軽症の潰瘍性大腸炎を示し，もろくて赤味がかった粘膜とともにハウストラ（結腸粘膜襞）の減少がみられる。右図は活動期の潰瘍性大腸炎の像であるが，偽ポリープができるほどの粘膜障害はない。潰瘍性大腸炎の原因は不明であり，世界の他地域より欧米に多い。また慢性に経過し自然寛解することもある。しかし1〜2回の発作で終わる患者は少なく，不幸にも活動性を持続する患者が多い。活動性潰瘍性大腸炎の発症は，量は少ないが粘血性下痢便と強い腹痛，しぶり腹（裏急後重）および発熱により明らかとなる。潰瘍性大腸炎の腸管外の症候は炎症性腸疾患の経過中によく観察され硬化性胆管炎，多発性関節炎，坐骨骨炎，ぶどう膜炎あるいは黒色表皮腫などがある。長期にわたる罹患により，大腸腺癌発生のリスクが高くなる。腸管外病変はCrohn病でも起こるが腺癌発生のリスクは潰瘍性大腸炎ほど高くない。

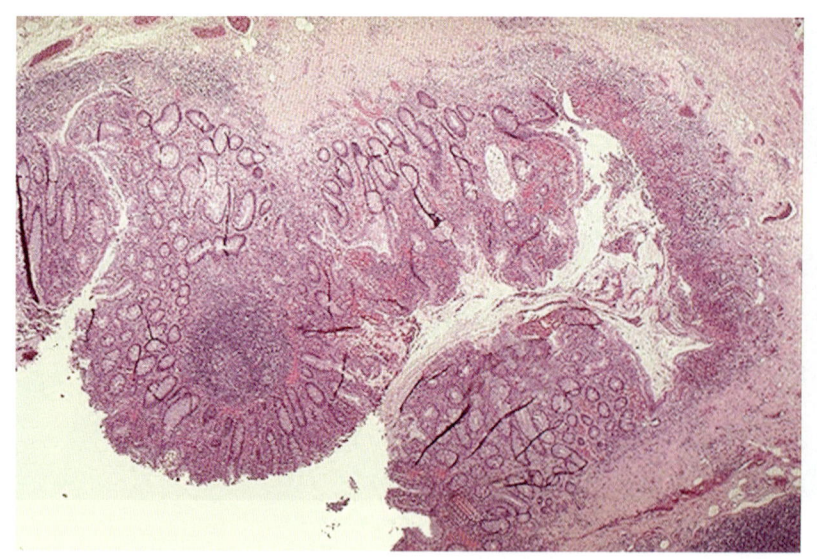

図 7-84　潰瘍性大腸炎，組織像

UC の炎症は原則的には粘膜内に限局する。図では，炎症により粘膜が脱落しフラスコ状の潰瘍が形成されている。潰瘍表面は浸出液で覆われている。急性と慢性の炎症細胞浸潤を認める。通常便量は少ないが，血性・粘液便（粘血便）となる。緩解・再燃を繰り返すものの症状は軽度のものが 60% を占める。しかし，1 回の発症のみで再燃しないものや，活動性炎症が持続するものもある。1/3 の症例では炎症がコントロールされないため，3 年以内に外科切除となる。合併症として中毒性結腸症をきたすことがあり，腸管の著明な拡張により腸管壁がうすくなるため，腸破裂の危険性がある。

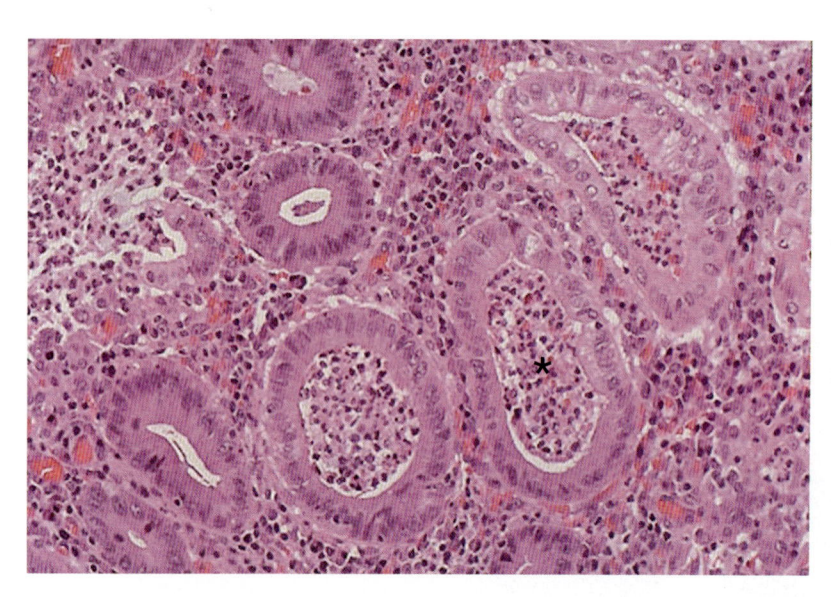

図 7-85　潰瘍性大腸炎，組織像

活動期 UC の大腸粘膜には，陰窩膿瘍と呼ばれる陰窩管腔内の好中球浸潤巣（＊）がみられる。粘膜固有層内には高度の炎症細胞浸潤がある。炎症巣の腺管は変形し，杯細胞粘液は減少し，濃染クロマチン核など炎症による異型を示す。陰窩膿瘍は Crohn 病に比べ UC でよくみられる組織所見であるが，これら 2 つの原因不明の炎症性腸疾患の病理所見には重複するものもあり，すべての症例がいずれかに完全に分類されうるわけではない。

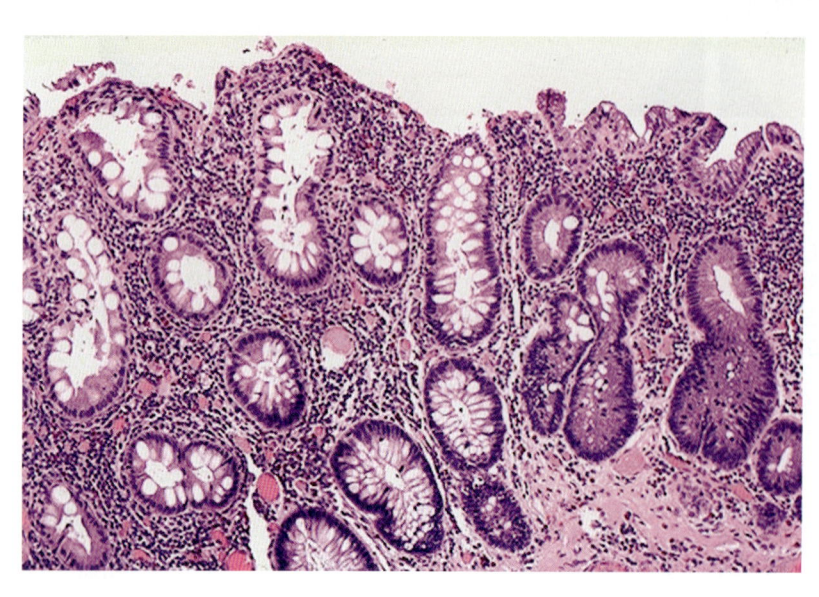

図 7-86　潰瘍性大腸炎，組織像

図の左側の粘膜では，杯細胞粘液がみられ正常に近い。一方，図の右側には陰窩が不整形を呈する異形成腺管がみられる。異形成は長期経過 UC 粘膜に起こる発癌過程の初期段階である。異形成には DNA 損傷による遺伝子不安定性がある［訳注：現在では否定的になっている］。全大腸炎型 UC で 10〜20 年以上経過したものでは，大腸癌の発生リスクが極めて高くなり，全大腸切除が行われる場合がある。また，UC 患者では，異形成を発見するための内視鏡によるスクリーニングが必要になる。

第 7 章 胃・腸管　183

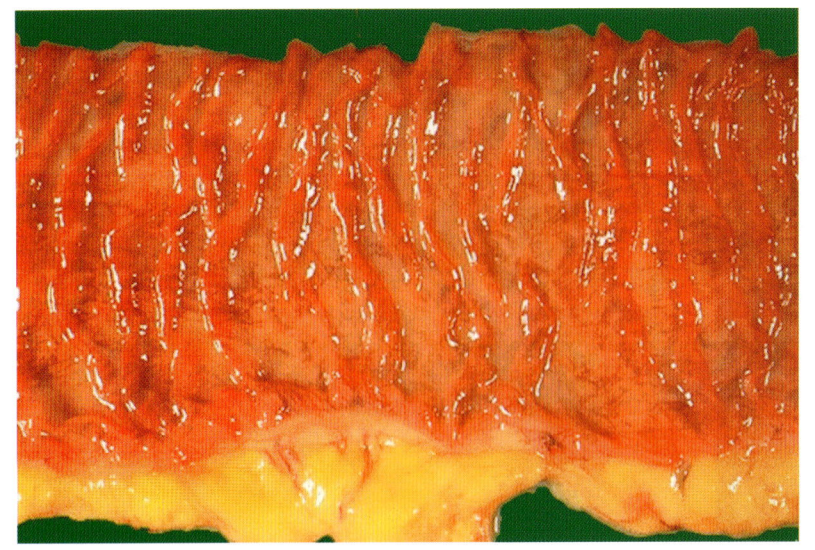

図 7-87　虚血性腸炎，肉眼像

図に示した小腸粘膜には，絨毛先端部に初期の虚血性変化である高度のうっ血がある。こうした虚血性変化は，心不全による低血圧（ショック），大量失血，腸管の機械的閉塞（腸ヘルニアの嵌頓，腸捻転，腸重積など）による腸管への血液供給の消失により生じる。頻度は低いが，血栓症や塞栓症により 1 本または複数本の腸間膜動脈の枝が閉塞し，腸虚血が生じる場合もある。過血液凝固状態で起きる静脈血栓はさらに頻度が低い。低下した血液供給が早期に回復しない場合は，腸管は梗塞に陥る。

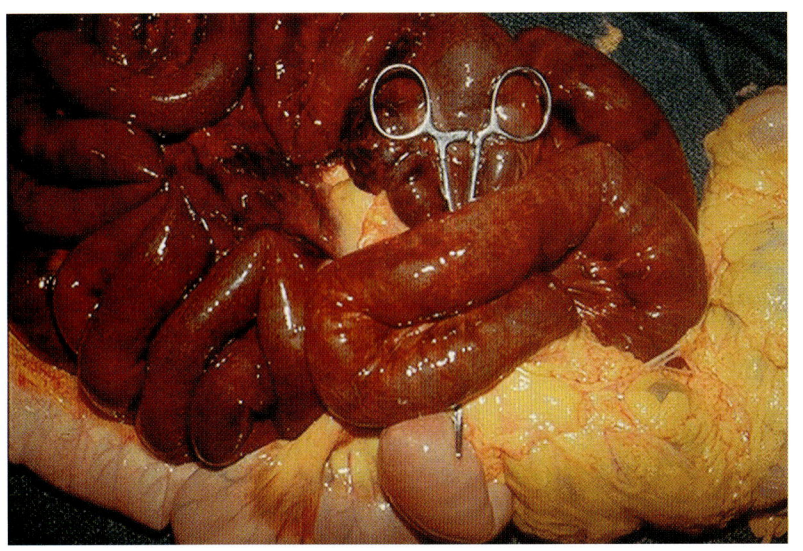

図 7-88　虚血性小腸炎，肉眼像

梗塞に陥った小腸。図下部にみられる淡桃色の正常小腸とは対照的に，梗塞部分は暗赤色〜灰色を呈している。腸管のように吻合による側副血行路がよく発達している臓器や，肝臓のような二重血管支配（肝動脈と門脈）の臓器は，梗塞には陥りにくい。本図の小腸は以前の手術による腸管癒着で生じた索状物の間に嵌入していた。同様の状態が，鼠径ヘルニアの嵌頓によっても起こり得る。図の小腸では，ケリー鉗子で示した部位にある索状物間の小さな開口部に腸管が嵌入し，血管が締め付けられていた。腸管虚血の症状は腹部膨隆を伴う急性腹痛である。腸管蠕動の消失状態はイレウス（腸閉塞症）と呼ばれるが，その際，腸管音は消失する。

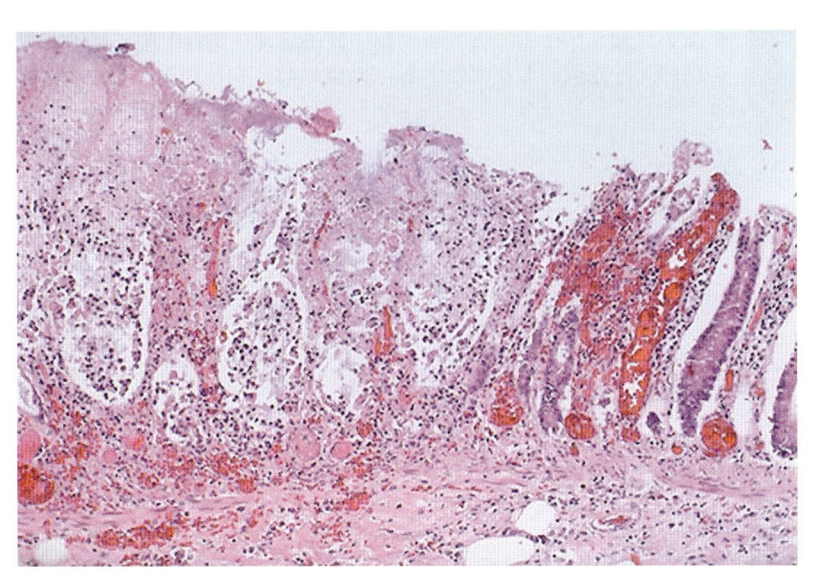

図 7-89　虚血性小腸炎，組織像

図の小腸では表層粘膜に壊死があり，粘膜から粘膜下層および固有筋層の血管に至るまで広範囲にわたって充血がみられた。しかし，粘膜下層と固有筋層には虚血性傷害が及んでいない。虚血と壊死がさらに進行した例では，小腸粘膜には出血と急性炎症が生じる。虚血が進行すると粘膜下層から固有筋層にまで及ぶ腸管全層壊死が生じる。こうした症例では腹痛，嘔吐をきたし，血便または黒色便になる。腸管虚血により腸内細菌が血流内に侵入すると敗血症をきたす。また細菌が腹腔内に侵入すると腹膜炎となり，ショックを起こすことがある。

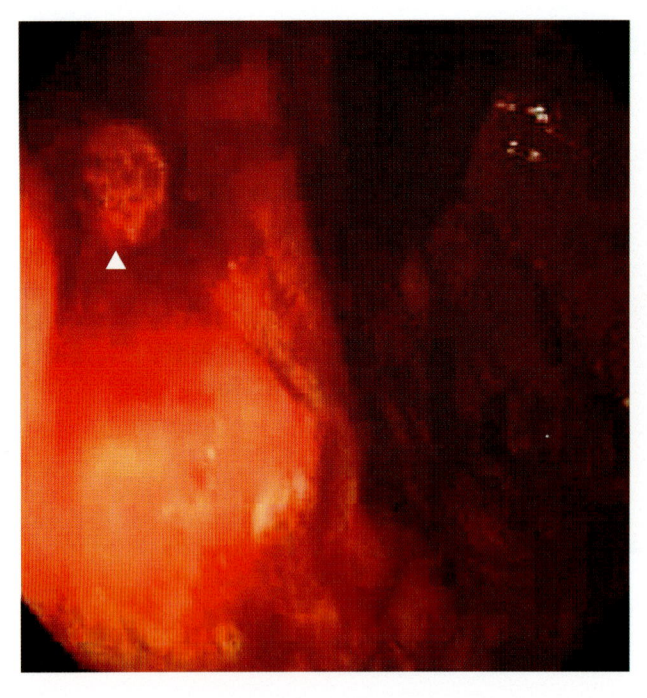

図 7-90 血管異形成，内視鏡

上部消化管の血管形成異常（▲）の内視鏡像を示す。高齢者における消化管出血の原因となる。この出血は間歇的で重症になることは稀である。病巣は1個または複数で不整，蛇行，壁のうすい，拡張した静脈または毛細血管が粘膜や粘膜下層にみられ，典型的なものは大腸でみられるが，時には他部位でもみられる。病変はとても小さく通常 0.5mm 以下であり発見が困難である。大腸内視鏡検査や腸間膜血管造影が診断に有用であり，病変部治療は切除である。時に遺伝性出血性血管拡張症（Osler-Weber-Rendu 症候群）として知られる全身性異常を合併しているものがある。似たようなものに Dieulafoy 病変があり，胃内に最も多くみられる。限局した粘膜下層の動脈または動静脈の奇形で表面の粘膜が破綻して出血する。

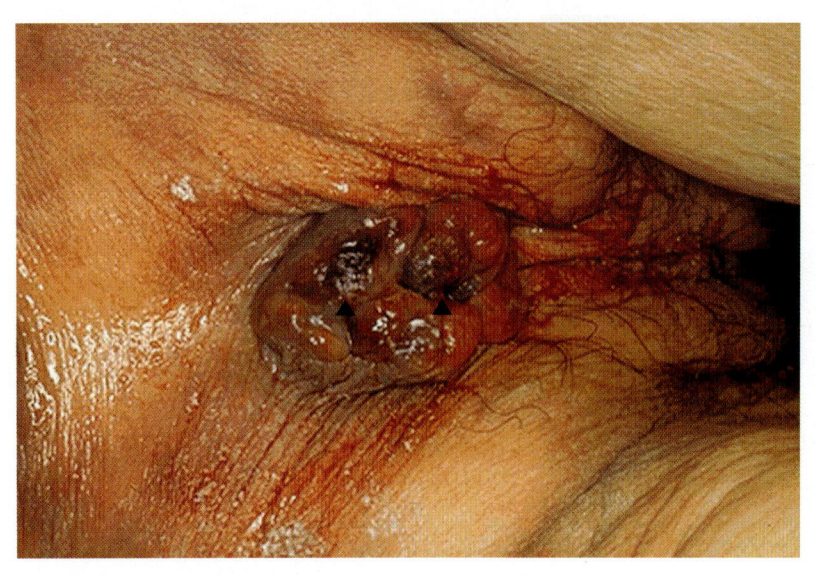

図 7-91 痔核，肉眼像

肛門および肛門周囲に不整な隆起と潰瘍形成（▲）がみられる。内痔核が脱出した像である。本病変は，粘膜下の血管が拡張し，中には血栓形成を誘発し，血管が破裂することにより血腫を形成したり，潰瘍化を起こしたりする。外痔核は，内肛門括約筋の溝を越えて肛門側（主に歯状線より外側）で痔核を形成したものである。慢性的な静脈圧の亢進が，粘膜下の静脈の拡張を引き起こす。痔核はむずむずし，多くの場合排便時に鮮紅色の出血が起き，ときに痔核が肛門より外に脱出してくる。これを直腸脱といい，合併症の1つである。痔核は図のように潰瘍化することがある。血栓化した痔核が治癒すると，粘膜下の組織に線維化が起こり，線維性ポリープ（fibrous polyp, skin tag）となる。

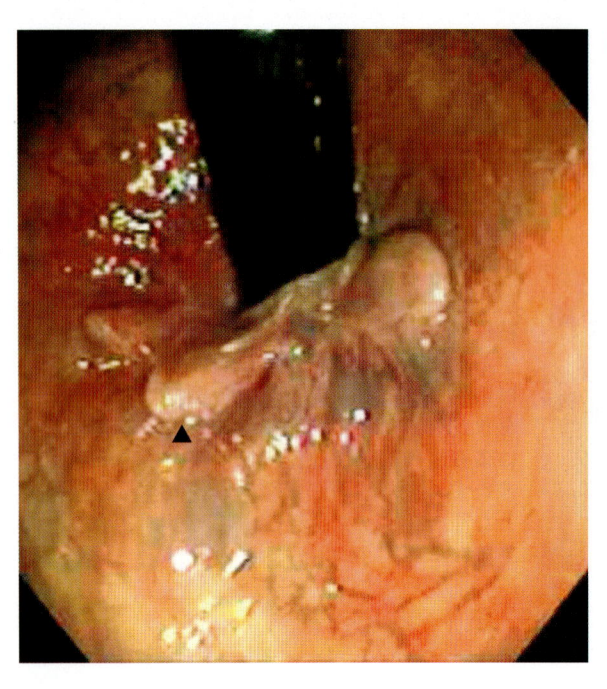

図 7-92 痔核，内視鏡

このポリープ様病変（▲）は肛門・直腸接合部の痔核である。これらは脈管で形成されていて部分的に血栓形成を起こすと退縮し白色調の外観を呈する。慢性の便秘，低線維食，慢性下痢，妊娠あるいは門脈圧亢進により増悪する。30歳以前にみられることは稀である。

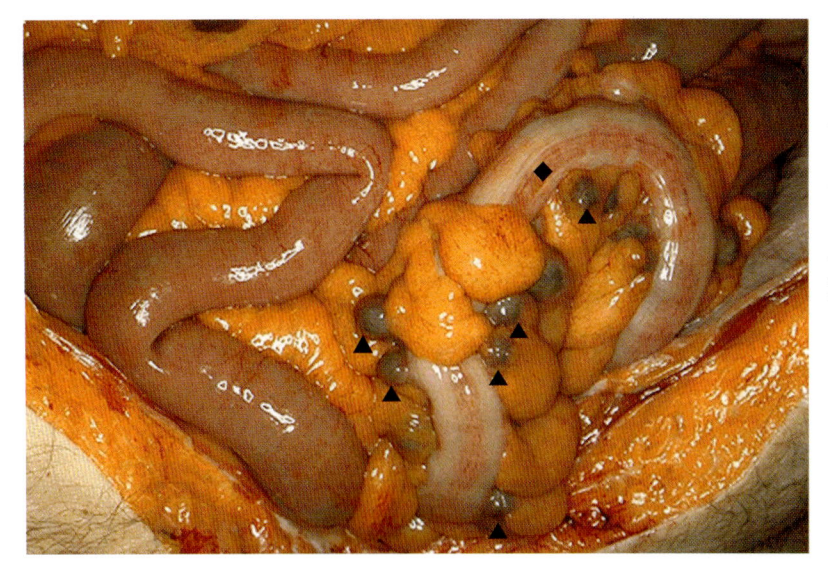

図7-93 結腸憩室症，肉眼像

図の右側に位置するS状結腸は縦走する結腸ヒモ(◆)を有し，隣接する小腸に比べ明るい色調である。S状結腸の漿膜側から突出している多発性で丸く青みがかった袋状の構造(▲)が(仮性)憩室である。憩室は平均径が0.5〜1cmで小腸よりも大腸に多く，特に左側結腸(S状結腸)に多い。憩室は先進国で多く，腸管運動が減少し腸管腔の内圧を増加させる繊維の少ない食事に関係するといわれている。憩室の数は加齢とともに増加する。

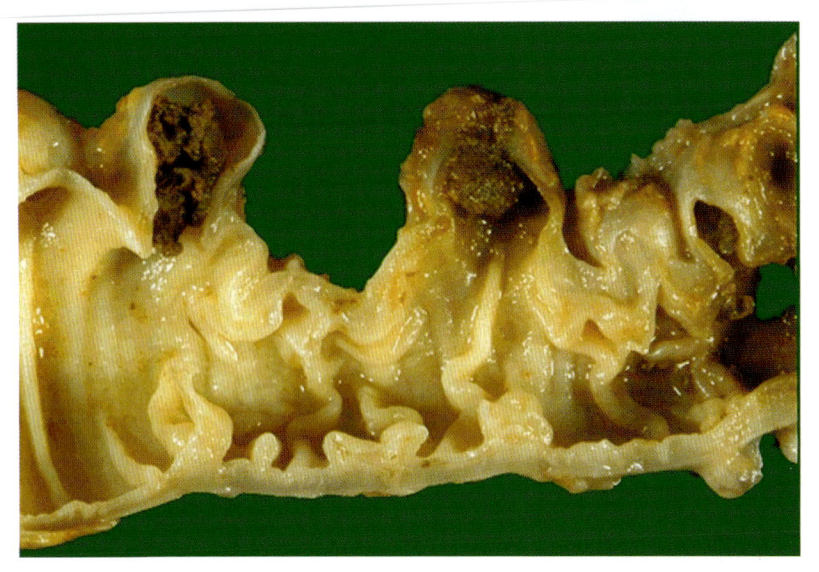

図7-94 結腸憩室症，肉眼像

結腸を長軸に平行に切断した割面像である。憩室が狭い頸を通じて結腸内腔に開口していることがわかる。結腸憩室は直径1cmを超えることはほとんどない。本例は真性憩室ではなく，後天的に形成されたもので，筋層が局所的に脆弱化した部位で，粘膜と粘膜下組織とがヘルニア状に筋層外に突出した仮性憩室である。憩室部では蠕動運動によっても便の排出がなされず，憩室内は便で満ちている。腸管壁の局所的な脆弱化と腸管腔内圧の増加は，憩室が多発性に形成される一因となり，多発性憩室症と称される。これらは30歳以前に起きることは稀である。

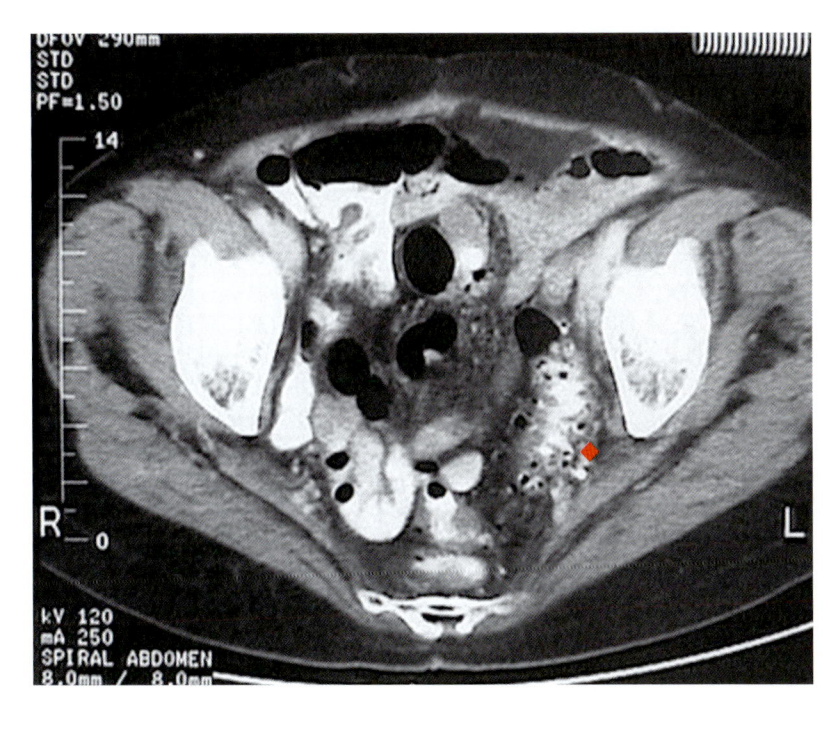

図7-95 結腸憩室症，CT

骨盤部造影CTにおいてS状結腸に明瞭な憩室症(◆)を認める。小さく円形の，外方突出を示す構造が便や空気の貯留により黒くみえる。ほとんどの憩室は無症状である。憩室を有する患者の約20％に腹痛や，便秘，間歇性の出血，炎症(憩室炎)などの合併症が起こり，穿孔や腹膜炎を起こし得る。

186　第7章　胃・腸管

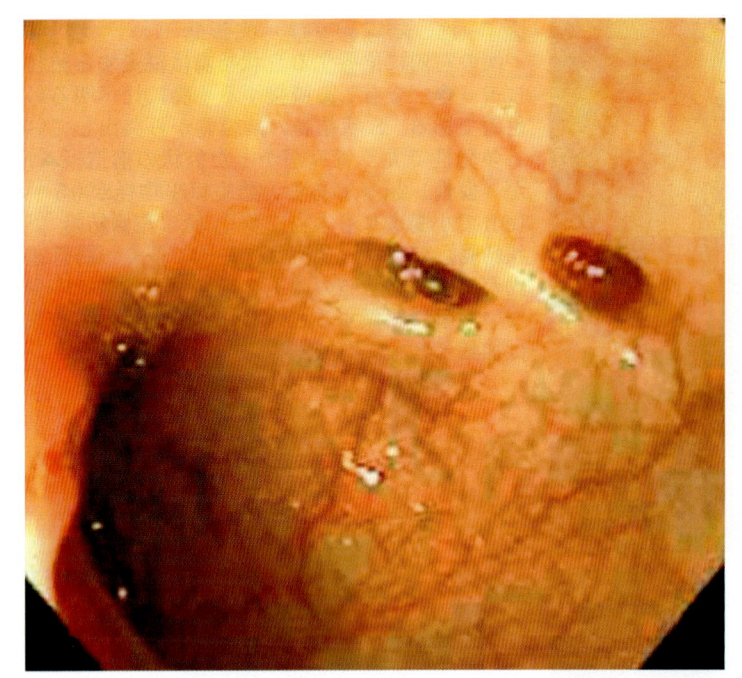

図7-96　結腸憩室症，内視鏡

　これは大腸内視鏡によるS状結腸の2個の憩室を示す偶発的所見である。多発性憩室症あるいは憩室症は炎症を起こすことがあり，典型例では狭くなった憩室頸部のびらんや刺激によって発症する。炎症は憩室炎を起こす。ひどい下腹痛，便秘（頻度は少ないが下痢）または間歇的出血が問題になる。憩室症や憩室炎は鉄欠乏性貧血をきたし得る。稀には憩室壁に及ぶ広範な炎症により憩室破裂と腹膜炎が発生する。

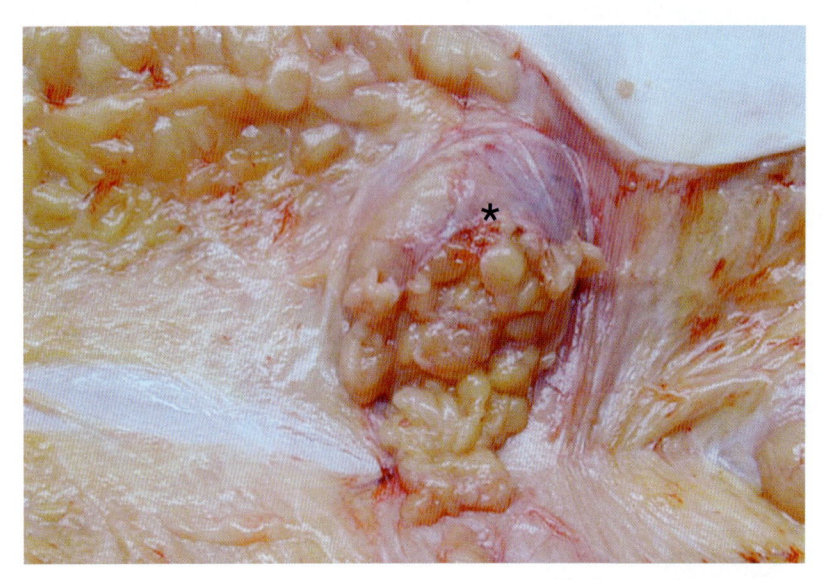

図7-97　臍ヘルニア，肉眼像

　外ヘルニアは，腹壁の欠損部または脆弱部を通じて，腹膜が腹壁外に袋状に突出したものである。鼠径部にしばしば生じるが，ここで示すように臍部でも生じる。腹部切開を行ったこの図では，大網の脂肪組織を含む小さなヘルニア嚢（★）をみることができる。還納性ヘルニア内に侵入した腸管は，開口部を入ったり出たりするが，腸は次第にヘルニア内に閉じ込められ，絞扼を起こし虚血の一因となる。その他の腸管の内ヘルニア形成は，手術後腹膜および漿膜で生じることのある癒着による異常な開口部に，大網あるいは腸が侵入することがある（図7-98参照）。

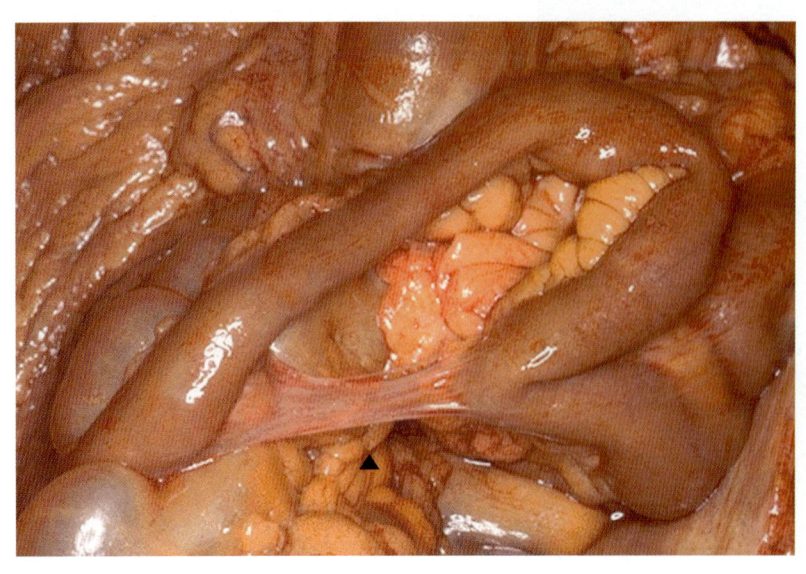

図7-98　小腸癒着，肉眼像

　小腸相互間に帯状癒着（▲）がみられ，小腸はループを形成している。このような局所的な癒着は，腹部手術後に最もよくみられる。びまん性の癒着は腹膜炎後に認められる。癒着により形成された異常な開口部に腸管が閉じ込められることがあり，腸閉塞の一因となる。急性虫垂炎をはじめとする様々な病変に対して腹部手術が行われた患者では，術後の癒着が腸閉塞の主な原因となる。急激な腹痛，腹部膨満，イレウスを認める患者に，腹部の手術瘢痕がある場合には，内ヘルニアを疑う。

第7章 胃・腸管　187

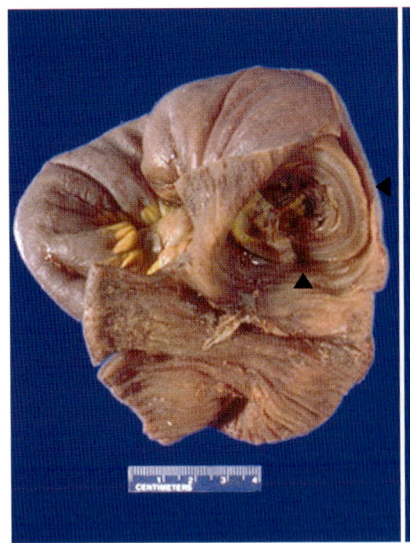

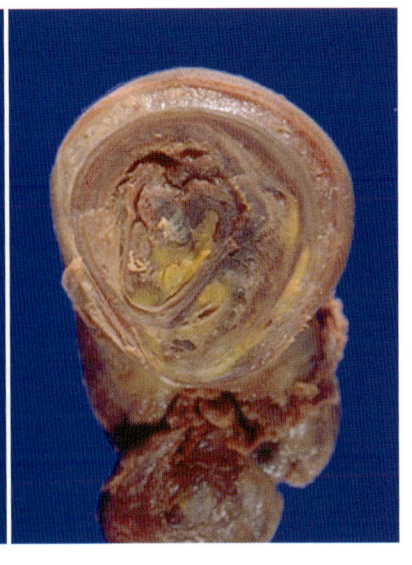

図 7-99　腸重積，肉眼像

腸の一部が腸自体に筒状にはまり込んだ珍しい腸閉塞の1つで，この状態を重積と呼ぶ。血液がその部分に供給されなくなり梗塞の一因となる。左図で，腸管にはまり込んだ腸管の断面がみられる（▲）。循環障害が生じ，わずかに暗赤色を示している。右図の断面は，腸管内の腸管の状態を示している。この状態が小児に生じた場合は，特定の原因がない特発性腸重積であるが，成人の場合はポリープや憩室が蠕動により引き込まれ，これらの疾患が重積の原因となることが多い。

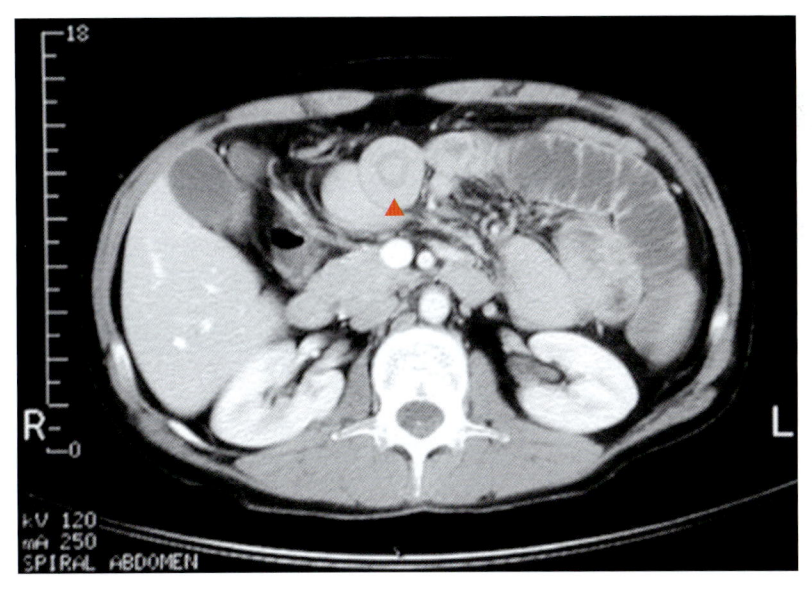

図 7-100　腸重積，CT

この腹部CTでは腸管の重積により標的状の所見を有する小腸壁の肥厚（▲）がみられ，腸重積に特徴的な"bowel within a bowel"を示す。腹部単純写真では，回腸レベルからエアーの貯留あるいは鏡面形成を有し，閉塞の結果拡張した小腸ループがみられる。臨床所見において腹痛や腹部膨満，頑固な便秘，腸雑音の減弱や異常をきたし得る。

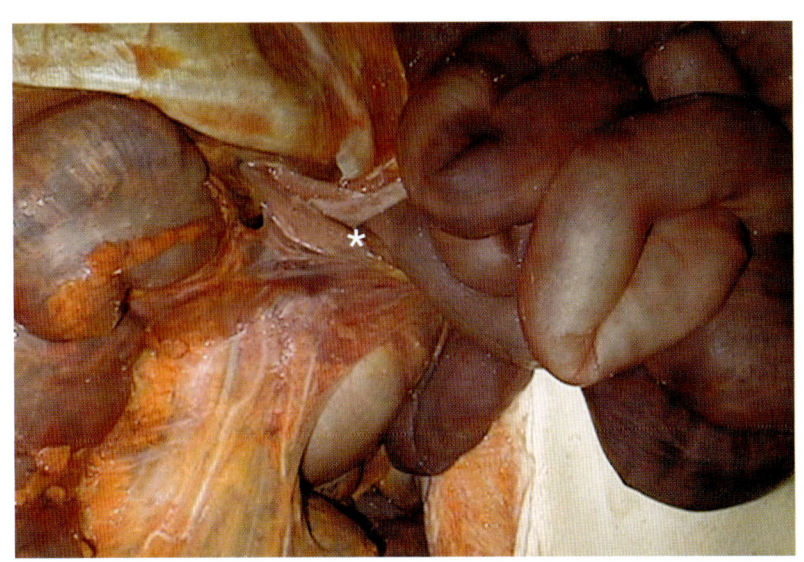

図 7-101　腸軸捻転症，肉眼像

腸軸捻転症では腸がねじれることにより血液供給が途絶し，腸管に虚血が生じる。もし早期に発見し腸がほどかれれば，血液供給を再開することができるが，それは稀である。静脈の流出障害は，著しいうっ血を生じる。図は腸間膜がねじれ（★）空腸から回腸にかけて小腸全体が虚血のため暗赤色になったものである。腸軸捻転症は稀であるが，大人で時々生じ，小腸（周囲の腸間膜を含む）や結腸（より可動性のあるS状結腸，あるいは盲腸のいずれも）で生じる。小児においては多くの場合小腸を巻き込んでいる。

188　第7章　胃・腸管

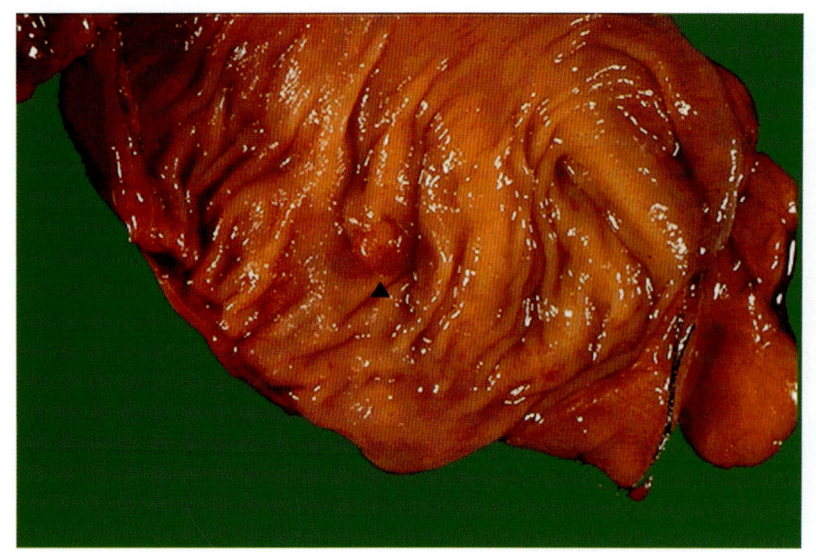

図 7-102　大腸腺腫, 肉眼像

　左側結腸の小さなポリープである（▲）。ポリープとは，周囲正常粘膜より腸管の内腔側に突き出た病変であり，組織学的には，過形成，腺腫，癌など種々の病変からなる。肉眼形態として，有茎性病変や無茎性病変がある。この病変は組織上，腫瘍腺管が腺管状構造をとり，管状腺腫と呼ばれる（図 7-104 参照）。表面は平滑で，境界が明瞭である。成人でよくみられる。腺腫は良性であるが，腺癌の前癌病変である。小さいものはほとんど良性であるが，2cm より大きい病変は癌を含んでいる危険性が高い。これらの腺腫は，*APC*，*SMAD4*，*K-RAS*，*p53* や DNA ミスマッチ修復遺伝子などの，年余にわたる遺伝子変異の集積に起因する。

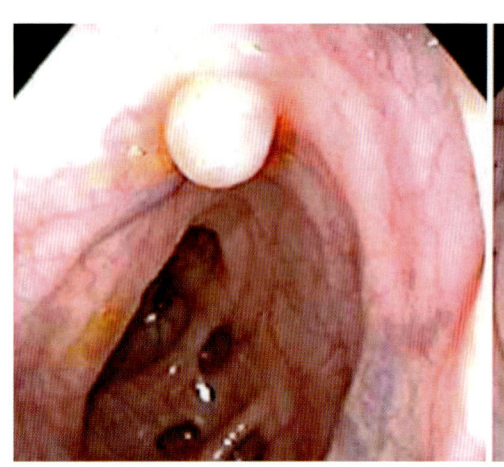

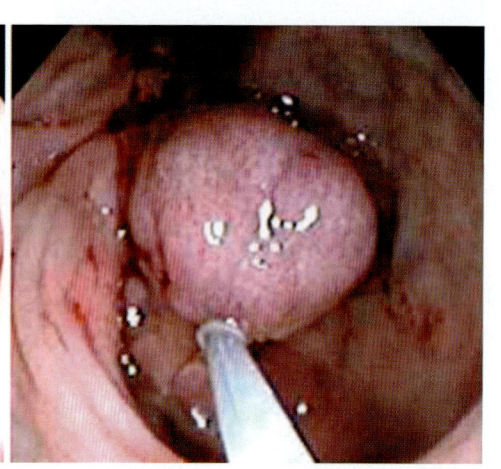

図 7-103　大腸腺腫, 内視鏡

　大腸内視鏡検査による直腸ポリープを示すが，これらは生検により管状腺腫と診断されている。左の図のポリープは平滑で丸く，少し有茎性である。右側に示す腺腫は大きく，血管網がよくみえ，ポリープの患者で便潜血が陽性になることを裏付ける所見である。

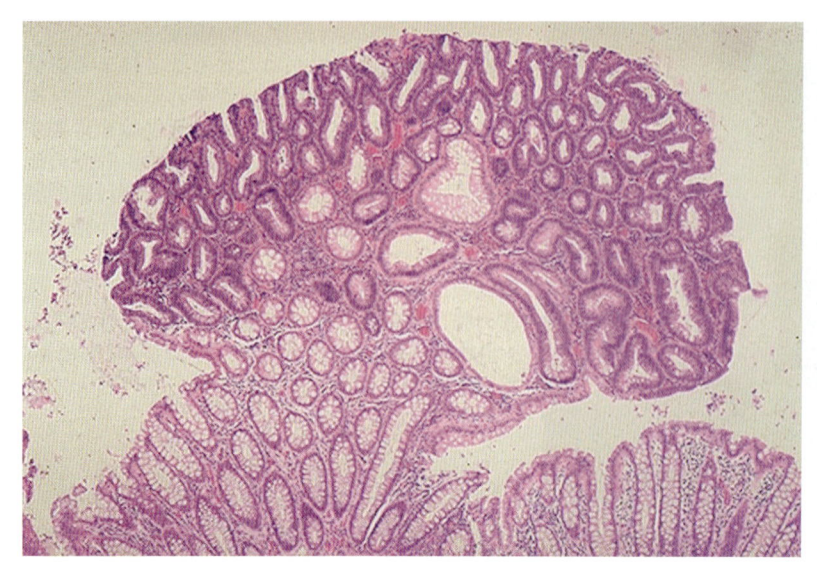

図 7-104　大腸腺腫, 組織像

　大腸腺腫は良性腫瘍で，異型性上皮細胞によって構成される腺管状もしくは絨毛状構造により形成されている。図の小さな有茎性ポリープは管状腺腫であり，正常粘膜と比較し腺管がより大型化し，密集し，不均一な形態の腺管を有する。ポリープ内では杯細胞が減少し，腺管内では細胞が密在し，核クロマチンの濃縮した核を有する。異型細胞はポリープの茎へ浸潤しておらず腺管形態も比較的均一で，核の極性が保たれ，細胞の分化もいまだ良好であり，この病変は癌ではなく腺腫と考えられる。時間がたち突然変異が加わり，ポリープが成長を続ければ悪性化する可能性がある。

第 7 章 ● 胃・腸管　189

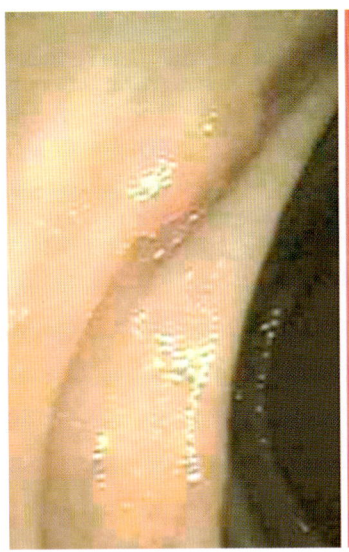

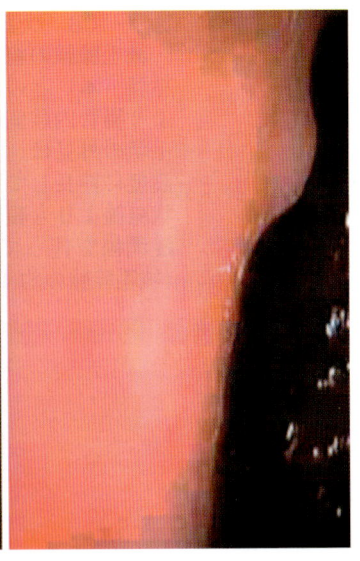

図 7-105　大腸過形成性ポリープ, 内視鏡

この 2 つの内視鏡写真は, 5mm 以下の小さくて扁平な粘膜ポリープを示している。これらは粘膜陰窩が増大してくる無用の長物である。直腸で最もよくみられる。加齢により増加し, 約半数の人が少なくとも 1 個を有している。新生物ではなく, 癌の発生リスクもなく, さらに便潜血陽性の原因とはならない。しかしながら管状腺腫をもつ人に多くみられ徐々に増大する。過形成性ポリープは大腸内視鏡検査で最もよくみられる偶発的所見である。

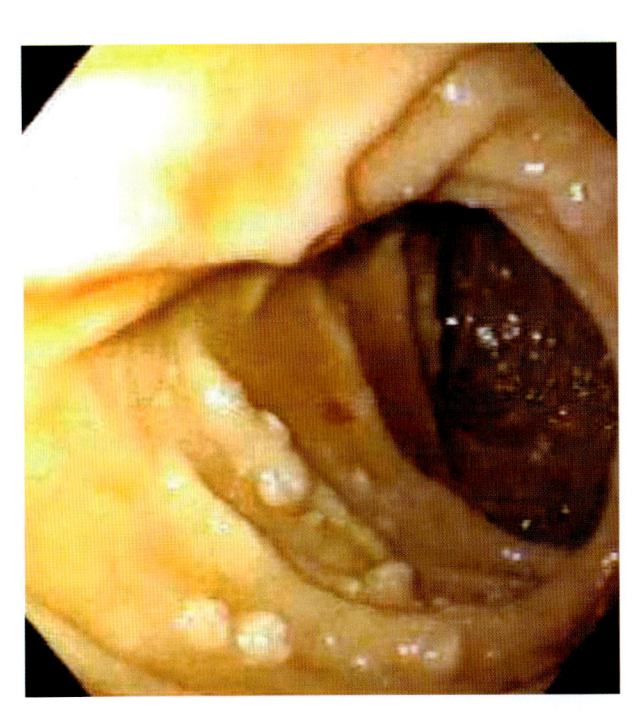

図 7-106　Peutz-Jeghers 症候群ポリープ, 内視鏡

Peutz-Jeghers 症候群の特徴は胃・腸の過誤腫性ポリープと粘膜・皮膚の色素沈着である。ポリープはすべての患者の胃・腸に発生するが, 大半は小腸にみられる。上部消化管内視鏡検査でみられた十二指腸に多発する小ポリープ像を示す。これらは生検で過誤腫性ポリープであることが証明されている。この常染色体優性の症候群は胃・腸管のどこにでも発生する。Peutz-Jeghers 症候群患者は乳房, 卵巣, 睾丸, 膵臓など様々な臓器に悪性新生物を発症する危険性がある。しかし, ポリープから直接悪性腫瘍が発生することはない。粘膜・皮膚のそばかす様の色素沈着は口腔内粘膜, 生殖器, 手や足によくみられる。またポリープは腸閉塞や腸重積を起こすのに十分な大きさに発育する。

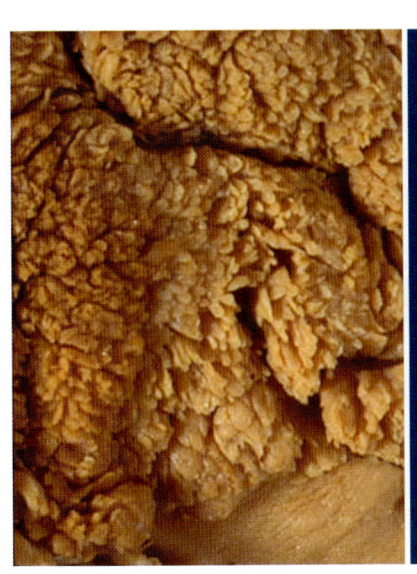

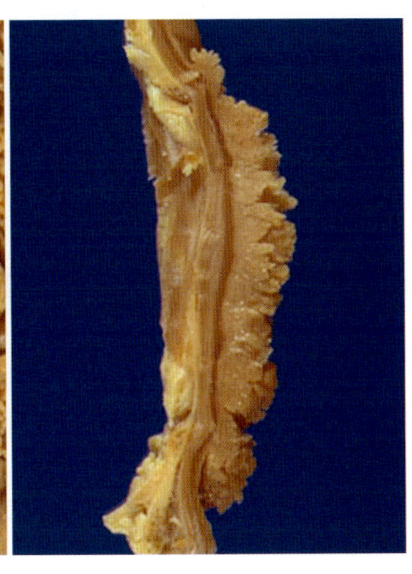

図 7-107　絨毛腺腫, 肉眼像

肉眼的に絨毛状であることが, 左図の表面像, 右図の断面像でわかる。絨毛腺腫は, 有茎性のものよりも幅ひろく無茎性で, 典型的な管状腺腫 (腺腫性ポリープ) よりも大きい。絨毛腺腫の平均径は数 cm であるが, 10cm 程にもなる。腺管腺腫であっても絨毛腺腫であっても腺腫は大きな病変であるほど, 腺癌を有する危険性が高い。腺管と絨毛からなるポリープは, 腺管絨毛腺腫と呼ぶ。

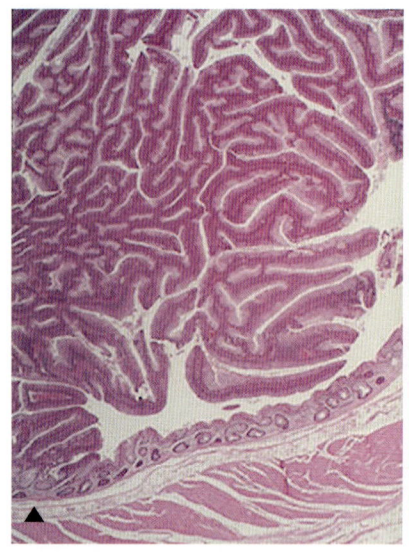

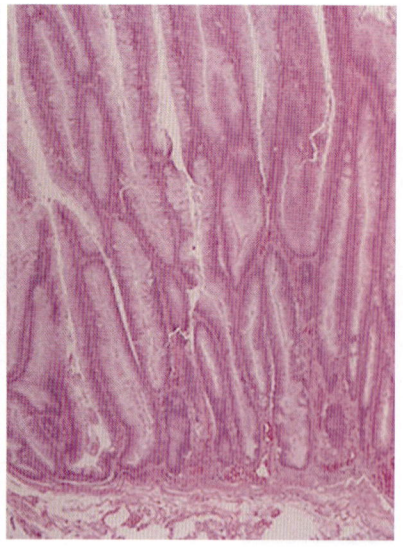

図7-108 大腸絨毛腺腫，組織像

絨毛腺腫の組織像である．左図は病変と正常粘膜（▲）との境界部を示す．右図は粘膜筋板より腸管内腔側に突出し増生する像を示す．繊毛状の外見は，異型性上皮に覆われた腺構造が高度に伸長しているためである．絨毛腺腫は管状腺腫よりも頻度は少ないが，腺腫内において浸潤癌を伴っている頻度が腺管腺腫より高い（絨毛腺腫の約40％）．

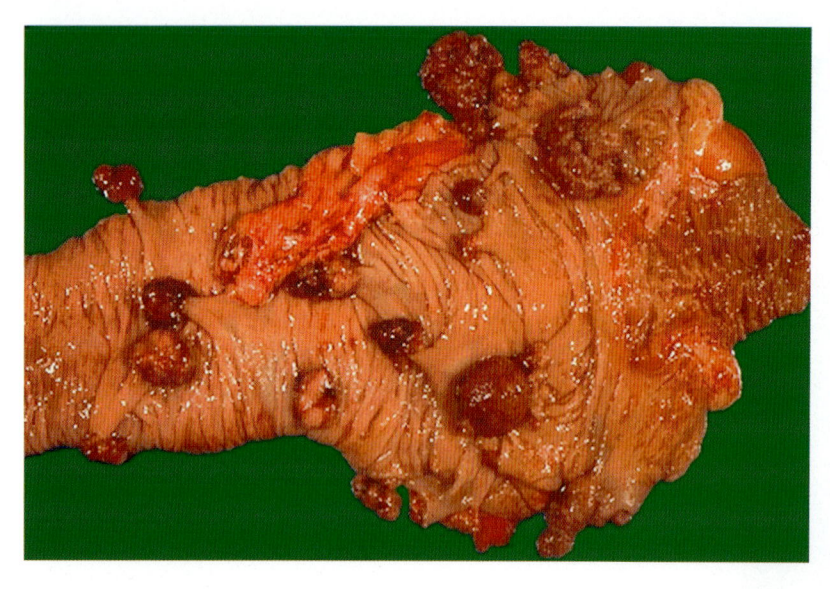

図7-109 遺伝性非ポリポーシス大腸癌，肉眼像

遺伝性非ポリポーシス大腸癌（HNPCC，もしくは遺伝的根拠が明確なものをLynch症候群という）は，若年者で右側結腸癌を引き起こす．HNPCCは，DNAミスマッチ修復遺伝子であるMLH1とMSH2蛋白の異常発現で起きるが，この異常が生殖細胞系列変異（germ line mutation）であるために，大腸癌のほかに，他臓器の悪性腫瘍（子宮内膜，尿路など）を併発する．HNPCCに併発する腫瘍は，DNA配列の不安定性（microsatellite instability）を示す（散発性癌の10〜15％でもこの異常がみられる）．APC遺伝子の異常による家族性大腸腺腫症に比べて，ポリープの数は少ないが，そのポリープは活動性が高い．図は盲腸〜上行結腸の多発性腺腫性ポリープである（右端が回腸末端部である）．

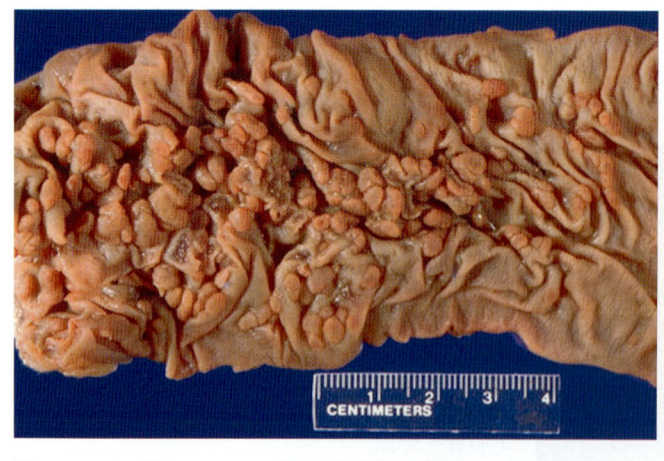

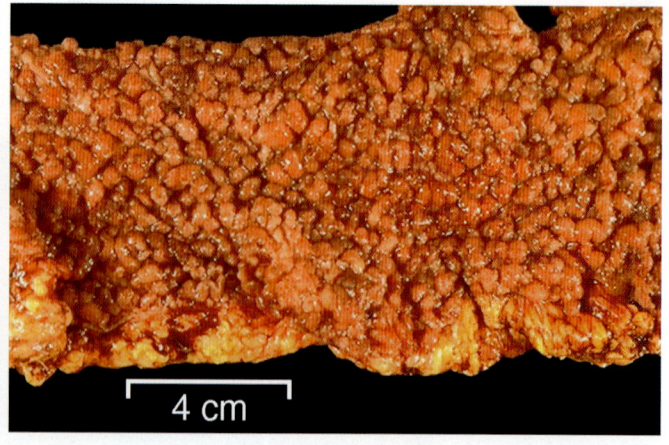

図7-110，図7-111 家族性大腸腺腫症，肉眼像

家族性大腸腺腫症（FAP）では，APC遺伝子の異常により，核にβ-cateninが移行し蓄積することにより，MYCやcyclin D1のような転写遺伝子が活性化され，細胞増殖が促進される．この常染色体優性遺伝による異常により，思春期までに粘膜を100個以上の大腸腺腫が覆うようになる．もし全結腸切除しなかった場合，ほとんどすべての病変が腺癌に移行する．APC遺伝子の変異の違いにより，発生するポリープ数が少なく（左図），より高齢者で癌が発生するものもある．同じようにAPC遺伝子の変異を有するGardner症候群では，大腸の病変に加えて他臓器の腫瘍も発生し，骨腫，十二指腸膨大部腺癌，甲状腺癌，線維腫，歯牙異常，表皮封入体嚢胞などが発生する．

第 7 章 ● 胃・腸管　191

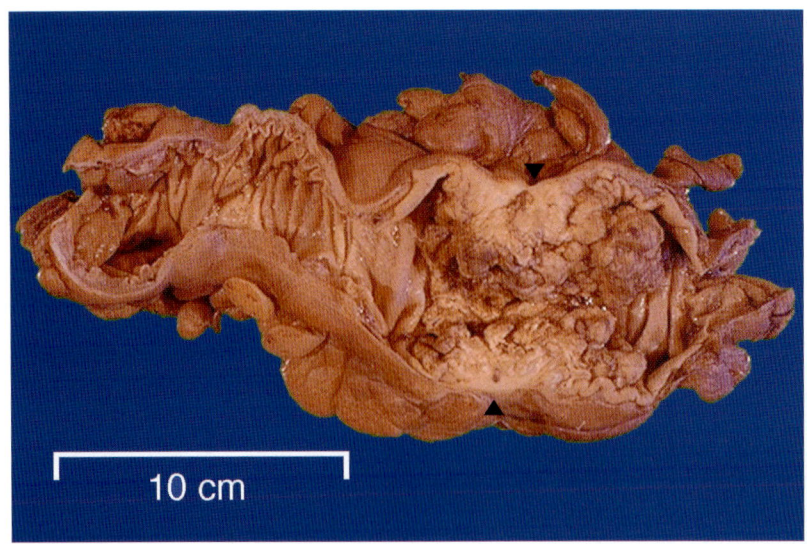

◀図 7-112　大腸腺癌，肉眼像
　外方（腸管内腔側）増殖型の癌（▲，▼）がみられ，腸管腔を閉塞している。閉塞は癌腫の合併症の1つである（たいていは部分的な閉塞である）。便の異常や排便習慣の変化は，このような腫瘍塊によって引き起こされる。

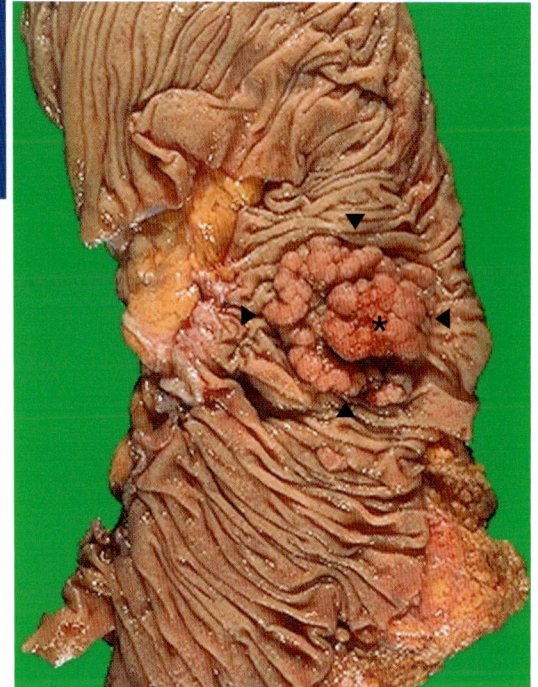

図 7-113　大腸腺癌，肉眼像 ▶
　絨毛腺腫から移行した腺癌（▲，▼，▶，◀）で，特に隆起の激しい部分（★）が癌の存在する部分に一致する。腫瘍の表面はポリープ状で赤みがかっている。この腫瘍はS状結腸にあり，直腸診では届かないが，内視鏡にて簡単に確認できる。腫瘍表面から出血があれば，グアヤク陽性便となる。APC/β-catenin 経路，K-RAS の突然変異，SMADs 欠損，p53 欠損，telomerase の活性化，DNA ミスマッチ修復遺伝子（マイクロサテライト領域の不安定性）の経路などの遺伝子異常が，大腸癌の発生に先立って生じている。

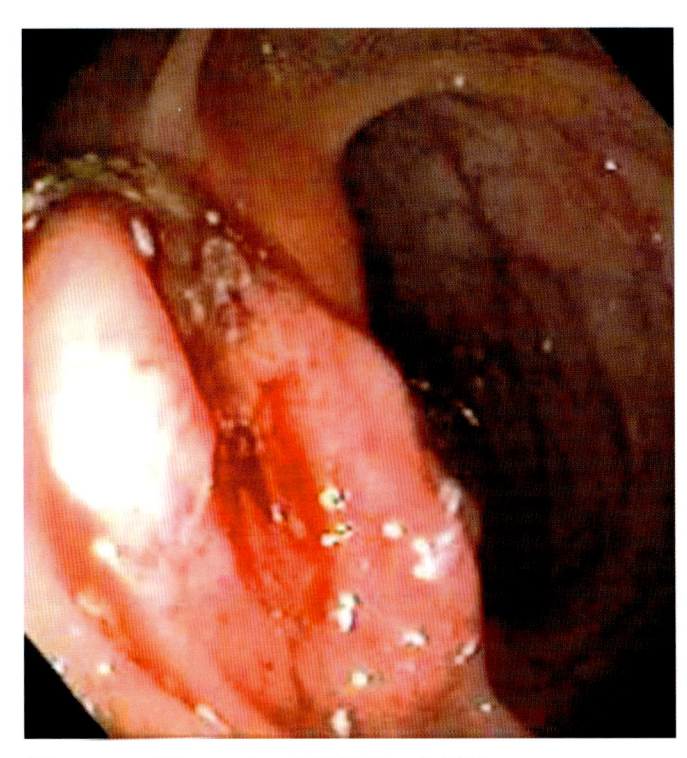

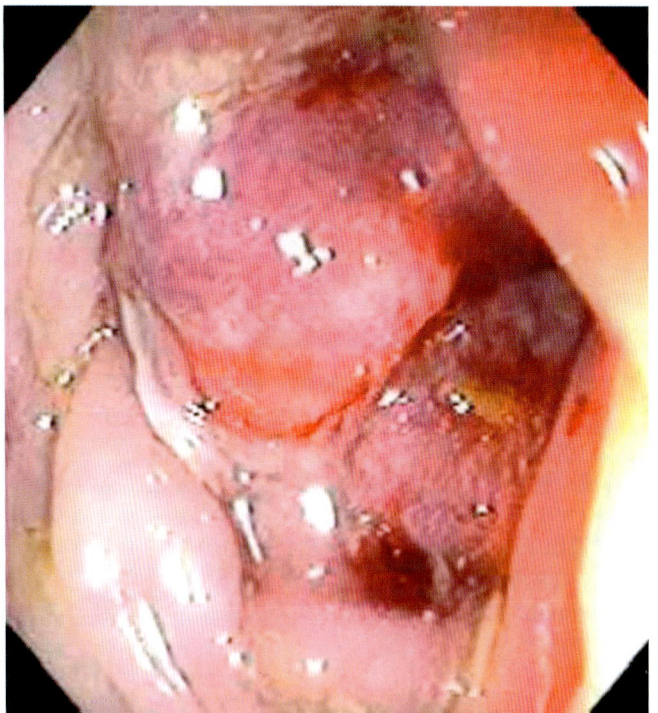

図 7-114，図 7-115　大腸腺癌，内視鏡 ▲
　大腸腺癌の内視鏡像を示す。左側の図で示す腫瘍は中心が潰瘍のクレーターで出血を伴っているため，便潜血検査はこの種の病変のよいスクリーニング法であるといえる。右側の図は別の巨大な腫瘍を示すが，部分的な腸管の閉塞を呈している。

192　第7章　胃・腸管

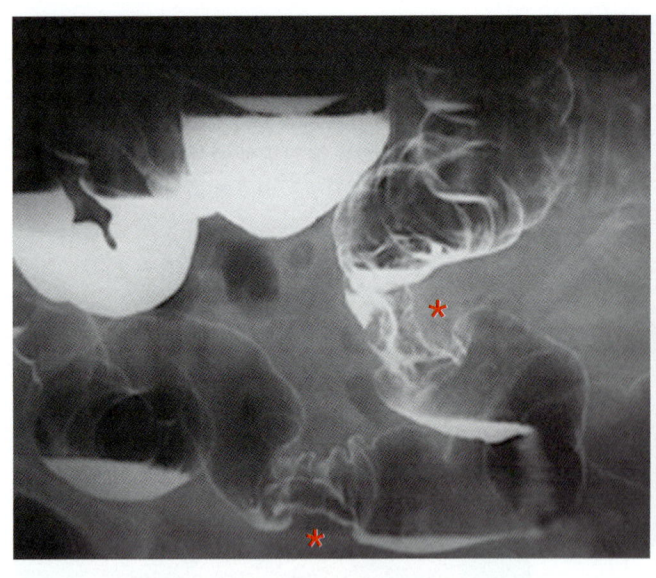

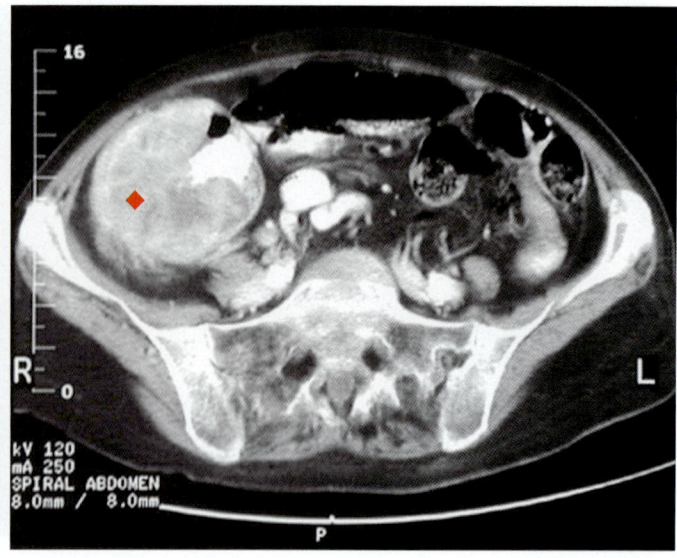

図7-116, 図7-117　大腸腺癌, バリウム注腸X線写真, CT

バリウム注腸はX線非透過性の硫酸バリウムを大腸内に注入し, 大腸壁にコントラストをつけることにより腫瘤性病変を映し出す方法である。左図は左側臥位（図の右側が頭側）にてX線を水平方向に照射した写真で, 2個の腫瘤（*）が認められる。片方は横行結腸に, もう片方は下行結腸に認められ, 腺癌による狭窄を示す。右の造影CTでみられる, 巨大な腫瘤（◆）は盲腸を膨張させる腺癌である。盲腸癌はしばしば大きな腫瘤となり, 出血により鉄欠乏性貧血にてみつかる。

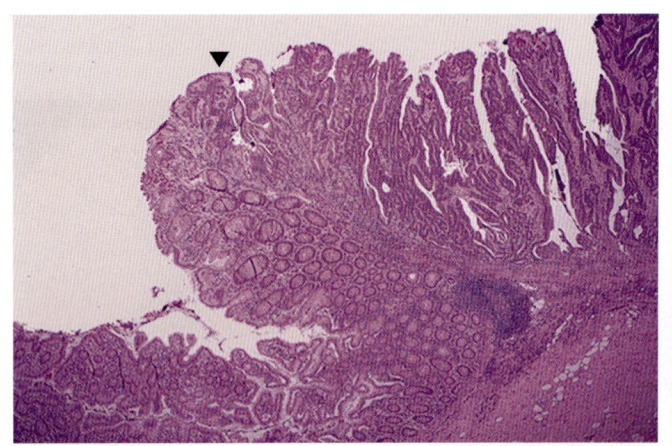

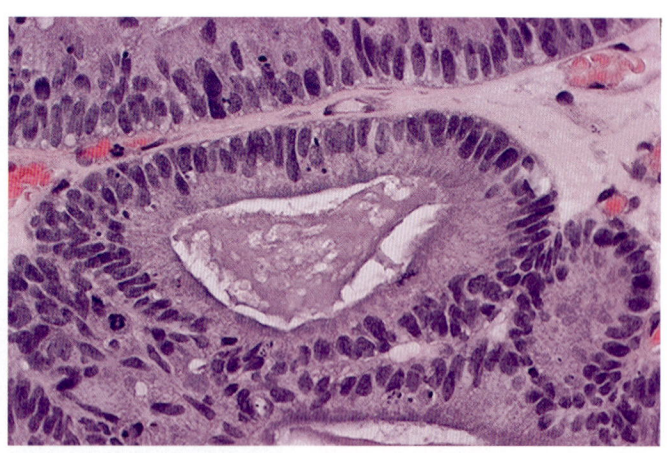

図7-118, 図7-119　大腸腺癌, 組織像

左図は正常大腸粘膜と腺癌との境界部である（▼）。癌腺管は長く, 葉状で, 不整な形態である。癌腺管は主に外方増殖性に（管腔内へ）増生しており, 左図では粘膜下層への浸潤はみられない。外科病理医が, 腫瘍の様々な部分から組織切片を作成, 検索（組織型や浸潤の程度など）して, 癌のgradingとstagingがなされる。右図は強拡大像で, 腺癌の腺管は核がクロマチンに富み, 多形性である。正常な杯細胞は認められない。大腸癌の進展に先立ち, 一連の遺伝子変異が起きている。*APC*遺伝子の変異に続き, *K-RAS*, *SMAD4*, *p53*の変異が生じる。上皮成長因子レセプター（EGFR）は, 大腸腺癌を含む様々な固形癌を生じさせる膜表面レセプターであり, EGFRに直接作用するモノクロナール抗体であるセツキシマブ（cetuximab）は, EGFRが発現する大腸腺癌の治療に有効である。

第 7 章　胃・腸管　193

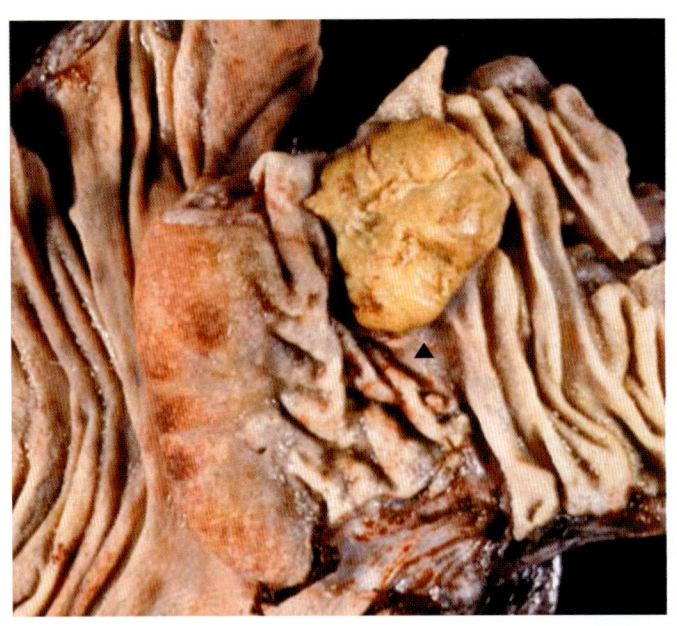

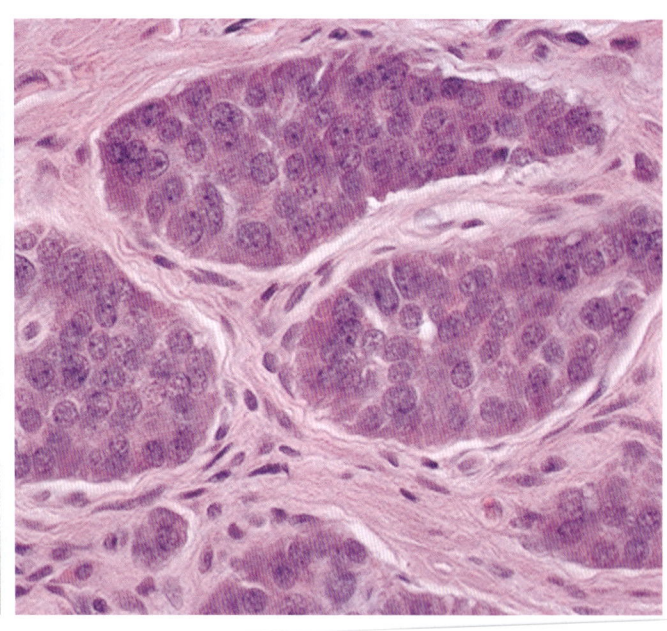

図 7-120，図 7-121　カルチノイド腫瘍，肉眼像，組織像

　小腸の新生物は稀である。小腸の良性腫瘍には，上皮性の腺腫，カルチノイド腫瘍（カルチノイド腫瘍は極めて低悪性度の悪性腫瘍とする報告もある）や，非上皮性の平滑筋腫，線維腫，神経線維腫，脂肪腫などがある。左図で回盲弁近傍の回腸末端部に，淡黄色調の隆起性腫瘍を認める。これはカルチノイド腫瘍である。腺腫を除くほとんどの良性腫瘍は粘膜下に生じる。また，めったに管腔を閉塞させる程には大きくならない。強拡大の右図は，カルチノイド腫瘍の胞巣状の増生像を示す。小円形の核と好酸性（赤色調）の細胞質をもつ小型円形細胞で構成される典型的な内分泌型腫瘍の組織像である。カルチノイド腫瘍は，めったに巨大腫瘤塊となることはない。肝に転移したカルチノイド腫瘍は，稀にカルチノイド症候群を生じることがある。

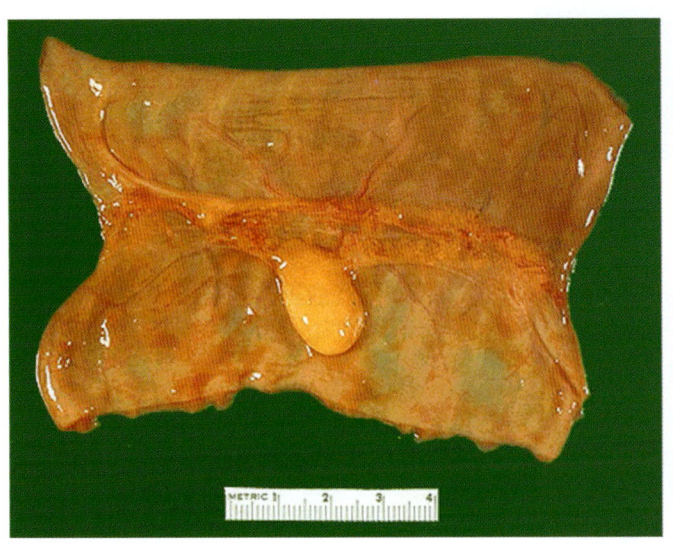

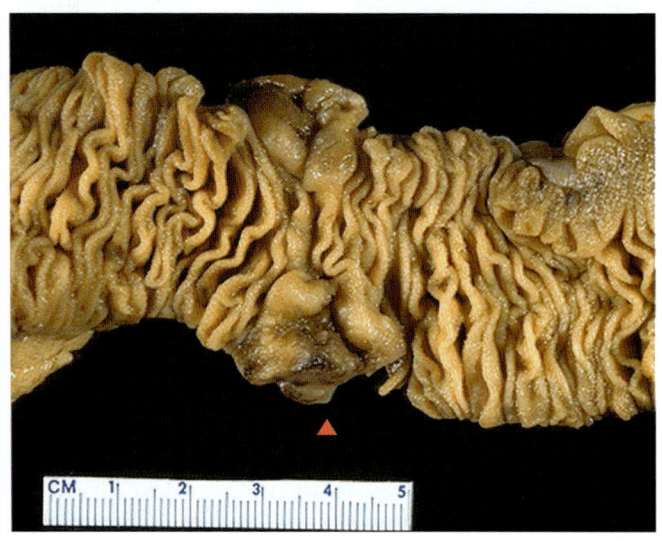

図 7-122，図 7-123　小腸脂肪腫，小腸非 Hodgkin リンパ腫，肉眼像

　左図は，粘膜下腫瘍を呈する小さな黄色調の腫瘤で，小腸の脂肪腫である。剖検時に偶然に発見されたものである。組織学的には，成熟脂肪組織と類似した細胞からなる良性腫瘍である。良性腫瘍は，腫瘍の発生母組織の細胞と組織学的に類似した細胞からなり，境界が明瞭で成長が遅い。右図では，小腸に，黄褐色～茶色調の腫瘍（▲）がみられる。AIDS 患者の腸に発生した非 Hodgkin リンパ腫である。AIDS における悪性リンパ腫は，高悪性型である。一方，粘膜関連リンパ組織（MALT）に由来する悪性リンパ腫は，低悪性型で，胃においては慢性的なヘリコバクター・ピロリ感染に起因する。胃，腸管のリンパ腫の 95％は B 細胞起源である。腫瘍により腸壁が肥厚することにより運動性が低下し，より大きな腫瘍では潰瘍形成や管腔閉塞を引き起こす。

194　第7章　胃・腸管

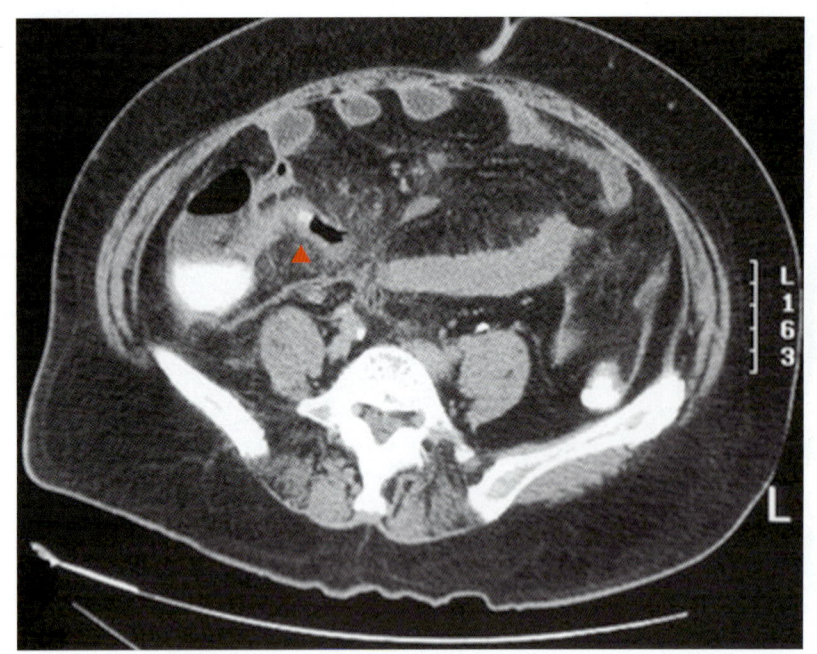

図7-124　急性虫垂炎，CT

部分的な石灰化により高濃度を示す糞石を有する腫大した虫垂（▲）を認める。盲腸には，残留した造影剤がみられる。虫垂内で，糞石の遠位部には低濃度領域がみられ貯留した空気である。周囲の脂肪織に炎症の波及による索状の高吸収域がみられる。急性虫垂炎の患者は通常，突然の右下腹部に限局する痛みを訴え，診察上も除圧痛（Blumberg徴候）をしばしば認める。白血球の増加がしばしば認められる。この症例は肥満（大量の低濃度の脂肪組織が皮下に認められる）のため，手術時のリスクが高い。

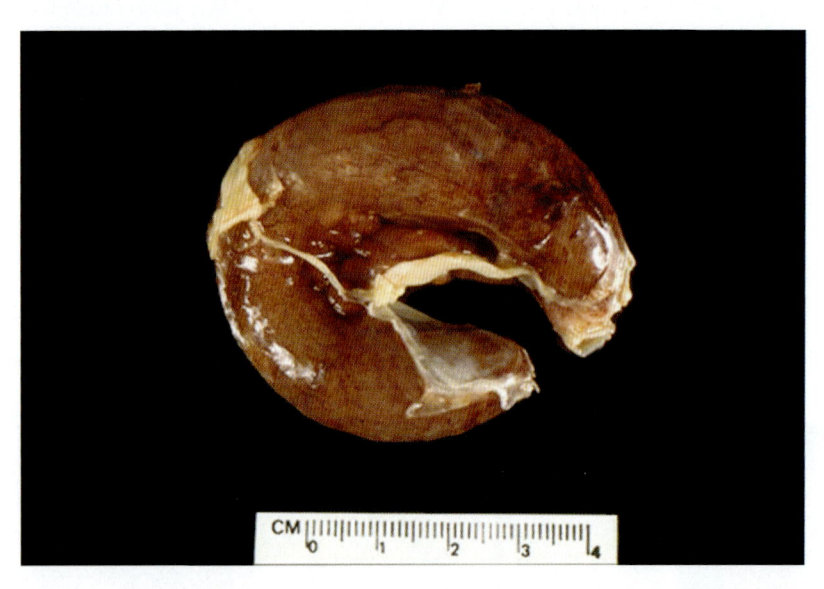

図7-125　急性虫垂炎，肉眼像

図は，腹腔鏡下手術により切除された虫垂である。漿膜側ほぼ全体にわたり，黄褐色の浸出物の付着を認める。虫垂炎初期の主な所見は浮腫と充血である。この患者は，発熱と血液塗抹標本で左方偏移（好中球の増加）を有する白血球の上昇を認めた。この患者は急性虫垂炎であったが，虫垂が盲腸後方に存在していたため，腹痛は軽度であり症状は側腹部痛のみであった。

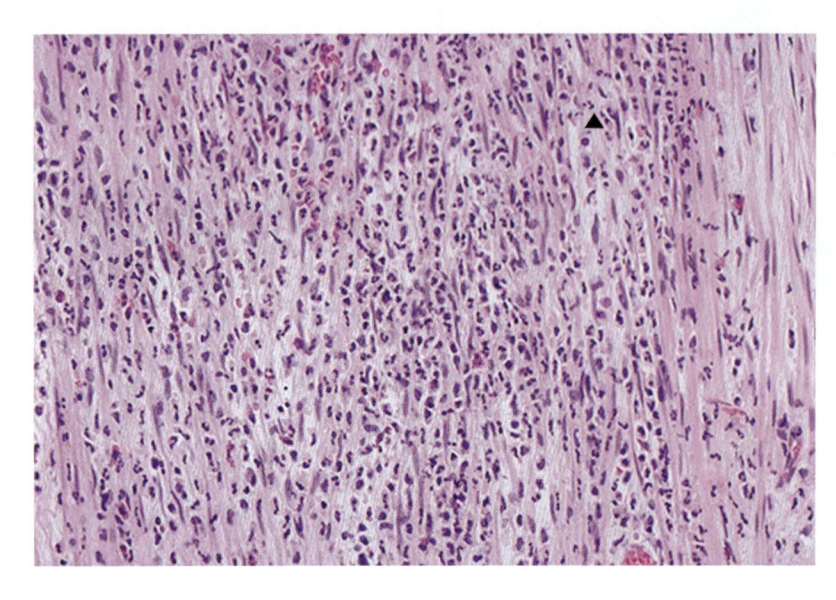

図7-126　急性虫垂炎，組織像

急性虫垂炎では，粘膜および壁の炎症と壊死が認められる。ここで示すように，多数の好中球（▲）が虫垂壁にびまん性にひろがっている。末梢血好中球増加症がよくみられる。このような状態では，虫垂破裂や敗血症が生じる可能性があり，炎症を起こした虫垂を外科的に除去するべきである。虫垂粘膜および壁に異常がなく，炎症が漿膜に限局している（虫垂周囲炎）場合には，腹部のどこかほかで起きた炎症の可能性が考えられる。

第7章 胃・腸管　195

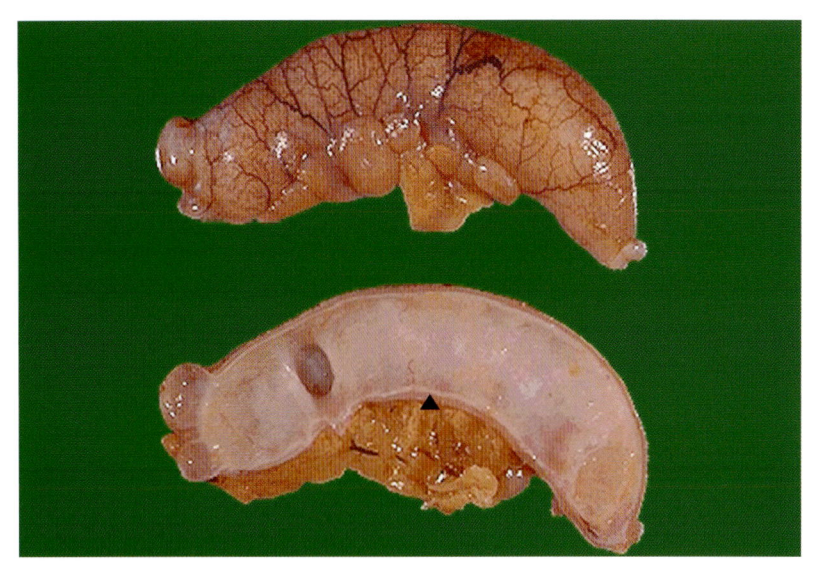

図7-127　粘液瘤，肉眼像

ここで示す虫垂の管腔は，著しく拡張している。虫垂は，透明で粘調な粘液で満たされており（▲），粘液瘤と考えられる。粘液瘤は，炎症などによる虫垂の閉塞によっても惹起されるが，それよりも腫瘍によるものが多く，その多くは粘液性嚢胞腺腫である。粘液瘤が破裂すると，腹腔内に散布された細胞が粘液を産生し，粘液で腹膜腔を満たし腹腔の膨張が起こる。虫垂，大腸，卵巣などでみられる粘液性嚢胞腺癌も，細胞が悪性であることを除けば，ほぼ同様に腹腔内にひろがり，粘液を大量に産生する。このような病態は腹膜偽性粘液腫として知られている。

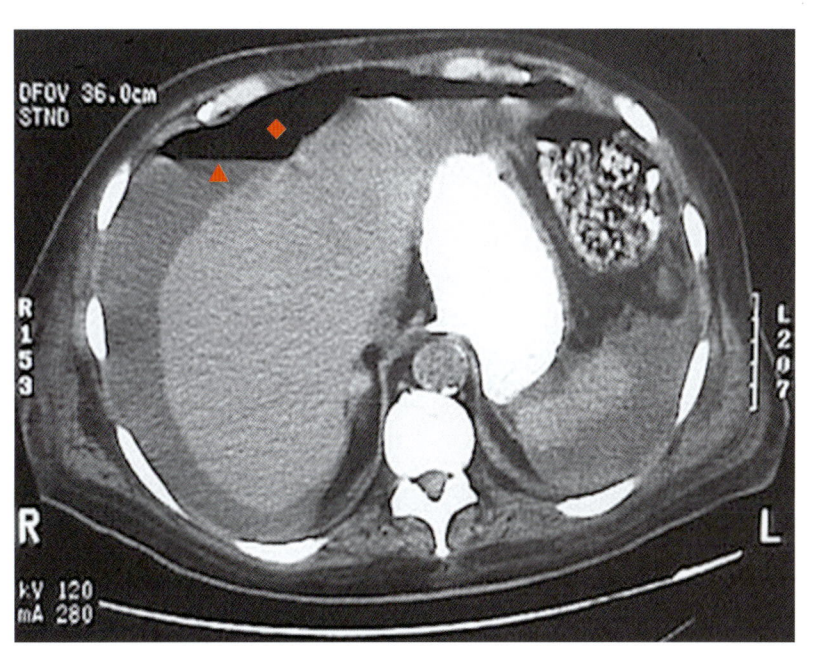

図7-128　遊離ガスを伴う消化管穿孔，CT

消化岩穿孔による遊離ガス（◆）を認める。消化管，胃，胆嚢の炎症あるいは潰瘍が穿孔の原因となる。遊離ガスの存在が臓器の腹腔内への破裂あるいは穿孔のよい指標となる。腹水も肝臓右側に接して認められ，鏡面形成（▲）をきたしている。腹膜炎は穿孔なしでも起こり，小児のネフローゼ症候群や成人の慢性肝疾患などに合併した腹水が貯留した状態で通常起こる特発性細菌性腹膜炎（spontaneous bacterial peritonitis）が知られている。

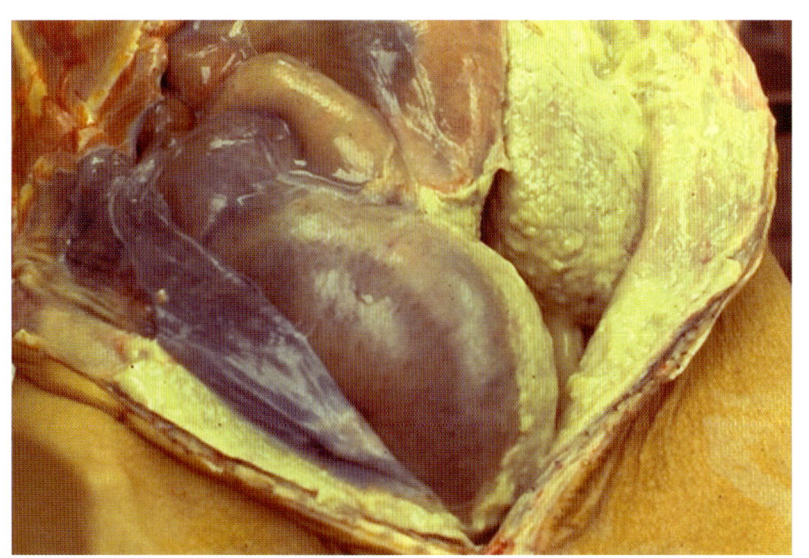

図7-129　腹膜炎，肉眼像

この図は剖検例で，卵巣癌が，S状結腸（図で，S状結腸は骨盤腔内で著明に拡張した灰黒色の腸管である）を閉塞させ，穿孔を生じたものである。腹膜腔内の胃腸系（下部食道から大腸まで）の穿孔は，ここに示すような腹膜炎に至る。厚い黄色の化膿した浸出液が，腹膜の表面を覆っている。腸球菌属，連鎖球菌属，クロストリジウム属などの様々な細菌が腹腔を汚染する。腹膜炎は麻痺性イレウスによる機能的な腸閉塞を引き起こし，腹部単純X線検査で腸管内の空気-液面所見（鏡面像）と拡張した腸管を認める。

第8章

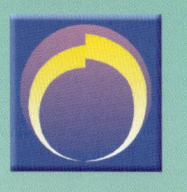

肝臓・胆道

198　第8章　肝臓・胆道

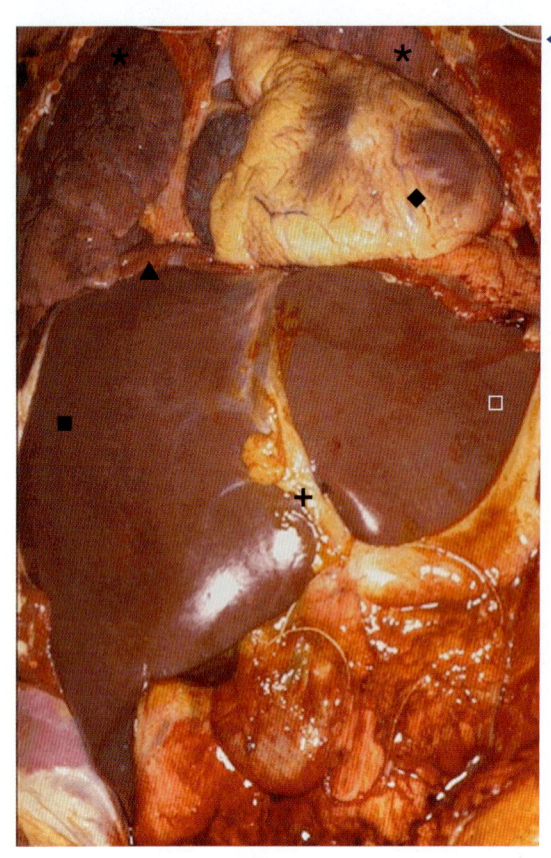

◀図8-1　正常肝の位置，肉眼像
　肝臓は腹腔内上部に位置する。その上方には横隔膜（▲）が接しており，さらにその上方には胸腔があり，心臓（◆）と肺（＊）が認められる。肝臓は人体で最大の実質臓器である。肝鎌状間膜（＋）により左葉と右葉に分けられ，右葉（■）が左葉（□）よりも大きい。発生学的に，肝臓は前腸の内胚葉性上皮芽に由来する。

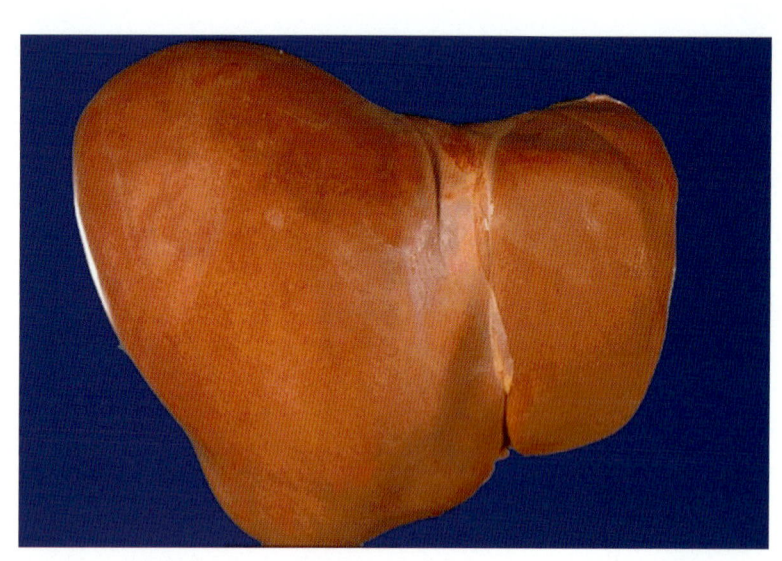

図8-2　正常肝，肉眼像▶
　正常肝の外表は茶褐色，平滑である。成人の肝臓は1,400〜1,600gである。肝臓には2種類の血管から血液が供給される。肝動脈系の血液は肝臓に流入する血液の1/3を占め，酸素化された血液の主な供給源となる。残り2/3は門脈系の血液で，腸間由来の静脈が肝臓へ流入する。肝臓で産生される胆汁は毛細胆管，肝内胆管，肝門部に存在する左右肝管を経て，最終的に肝下面から総胆管へ排泄される。

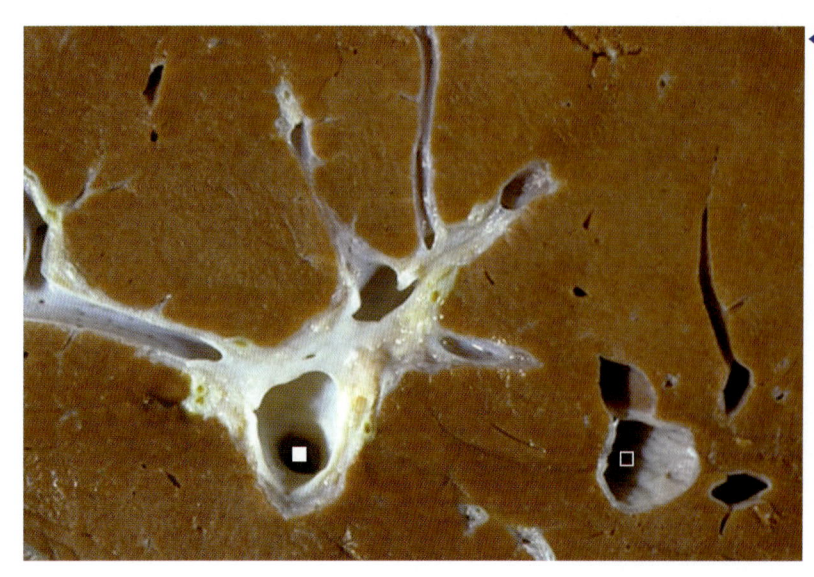

◀図8-3　正常肝，肉眼像
　正常肝の割面は茶褐色，均一である。肝門部周囲には，流入血管である門脈（■）がみられる。門脈は肝動脈や胆管と伴走しながら肝内に分布する。流出血管である肝静脈（□）は，肝内の血液を下大静脈へとそそぐ。肝臓は，アミノ酸代謝，糖代謝，脂質代謝など，様々な物質代謝を担う。また，解毒機能も有し，老廃物を胆汁から排泄する。多数の血漿蛋白も肝臓で産生される。

第 8 章　肝臓・胆道　199

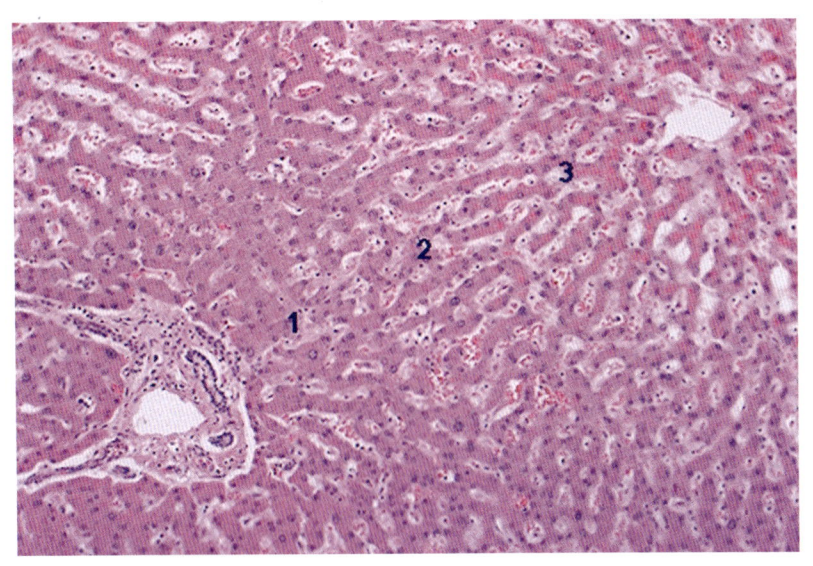

図 8-4　正常肝の肝小葉ゾーン，組織像

　肝臓は中心静脈と門脈域を含む小葉に分けられる。肝細胞索は中心静脈から放射状に配列する。肝細胞索は 1 細胞性の厚さで，隣接する肝細胞の間には毛細胆管が存在し，毛細胆管は門脈域の胆管と連続する。門脈域周囲の肝細胞は，門脈域を取り囲むように配列し，限界板と呼ばれる。肝小葉は門脈域（図左下）と中心静脈（図右上）との関係から，3 つのゾーンに分けられる。ゾーン 1 は門脈域周囲で，最も酸素化された血液が供給される。ゾーン 2 は小葉の中間を占める。ゾーン 3 は小葉中心部で中心静脈周囲を意味する。門脈域には胆管，肝動脈，門脈の分枝が含まれる。

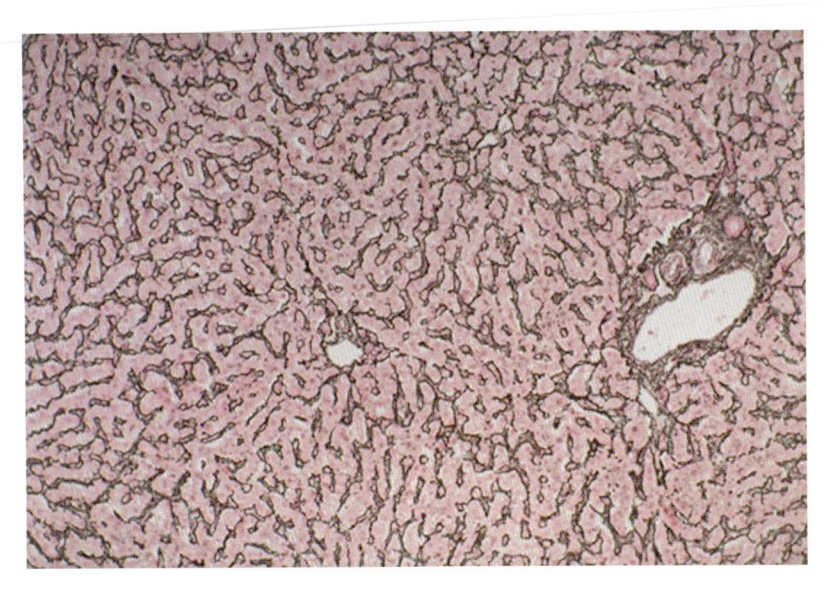

図 8-5　正常肝，組織像

　鍍銀染色は結合組織である細網線維を黒褐色に，肝細胞をピンク色に染色する。肝細胞索の配列とその間の類洞構造がより明瞭に観察できる。門脈域が図右に，中心静脈が図中央にみられる。通常休止状態にある肝細胞は，刺激が加わると増殖し，肝実質が再生される。類洞周囲の Disse 腔に存在する星細胞（伊東細胞）は，刺激により筋線維芽細胞となり，肝の線維化に関与する。

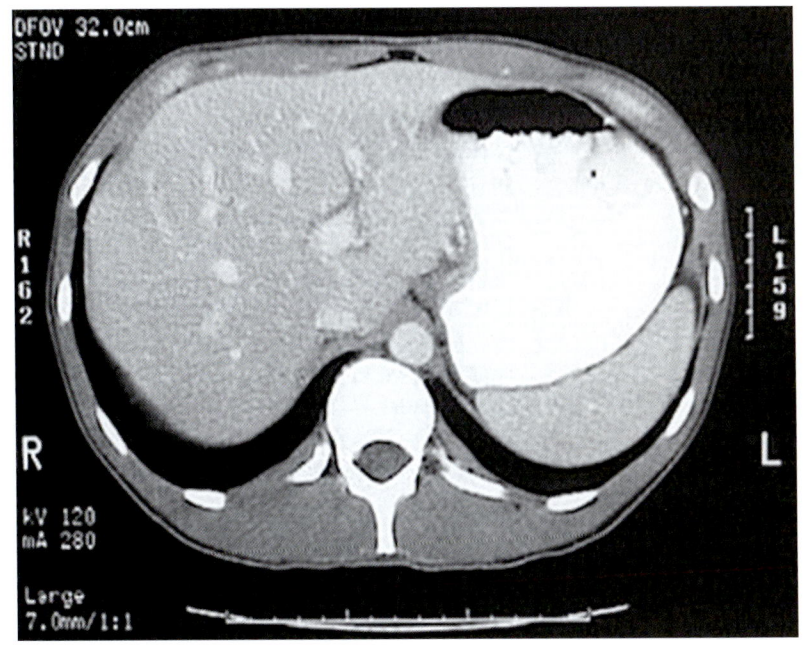

図 8-6　正常肝，CT

　腹部 CT にて正常の肝臓を示す。肝臓および脾臓の濃度は近い。肝臓と脾臓の間に，白い経口造影剤で満たされた胃が認められる。肝静脈内の造影剤は，周囲の肝実質より白く描出されている。肝右葉は正中をまたぐ左葉より大きい。肝臓は腹部臓器の中で最大のため，腹部の鈍的外傷において損傷しやすい。うすい Glisson 被膜を破る表面裂傷が起こり，腹腔内出血をきたす。

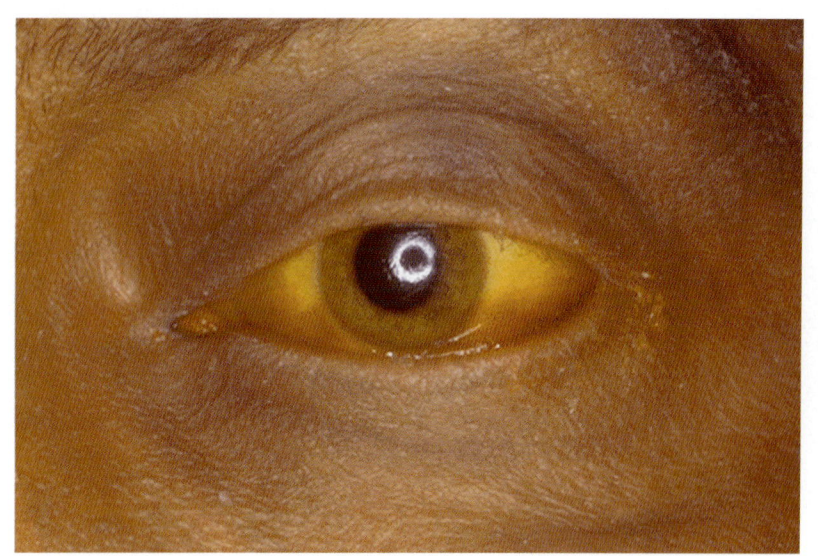

図8-7 黄疸,肉眼像

ビリルビンはヘムの分解産物である。肝外で代謝産生された非抱合型のビリルビンは肝臓に運ばれ,グルクロン酸抱合を受けて,胆汁中に排泄される。ビリルビン産生の亢進,グルクロン酸抱合や胆汁排泄の低下,胆道閉塞により血中のビリルビン濃度が上昇する。血中ビリルビン濃度が上昇すると,身体所見にて黄疸が認められる。眼球結膜は黄疸を評価しやすい部位で,図は黄疸により黄色となった眼球結膜を示している。新生児にみられる一過性の黄疸は,母乳に含まれるβ-グルクロニダーゼが,抱合型ビリルビンを脱抱合するために生じる。

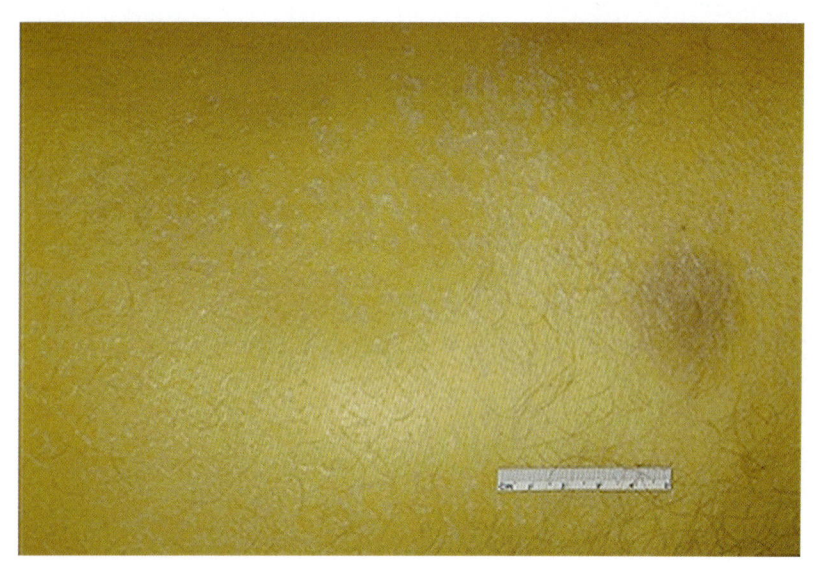

図8-8 黄疸,肉眼像

血中のビリルビン濃度が上昇すると黄疸が認められるようになる。図は黄疸により黄色調となった皮膚を示している。赤血球が溶血すると,非抱合型(間接型)ビリルビンが上昇して黄疸となる。抱合型(直接型)ビリルビンの上昇は肝疾患や胆道閉塞が疑われる所見である。直接と間接ビリルビンを合計して総ビリルビンと呼ばれる。アルカリホスファターゼは胆管上皮や肝細胞の毛細胆管側に発現しているため,血中アルカリホスファターゼが上昇すると胆道系疾患が疑われる。

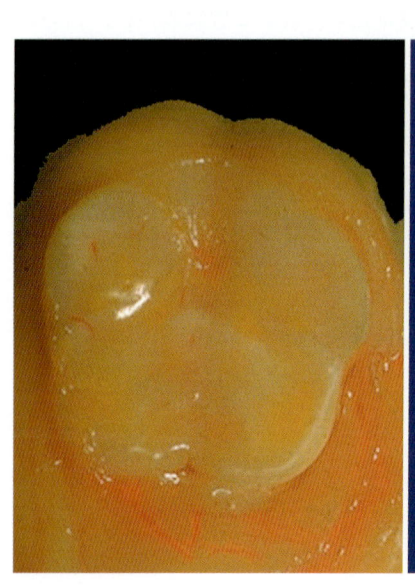

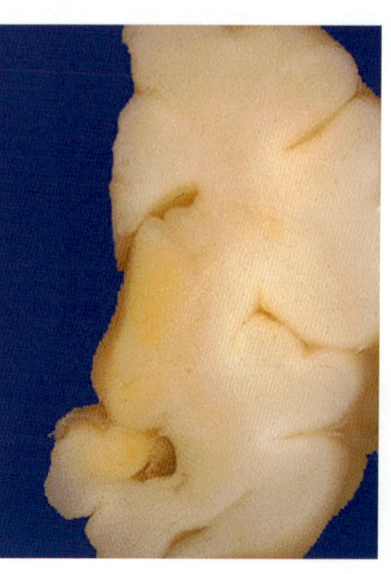

図8-9 核黄疸,肉眼像

非抱合型ビリルビンは血中ではアルブミンに結合しており尿中には排泄されない。そのため,ビリルビンを排泄する肝機能を有していない早産新生児では,増加した血中ビリルビンが脳に蓄積して,神経障害を起こす。そのような新生児でみられる脳実質の黄染が核黄疸と呼ばれる。左は延髄の冠状断,右は大脳半球の割面で,深部の灰白質に核黄疸がみられる。非抱合型ビリルビンの上昇は核黄疸をきたし,脳障害の原因となる。核黄疸は早産,低出生体重,ビリルビン濃度の上昇で起こりやすい。

第 8 章　肝臓・胆道　201

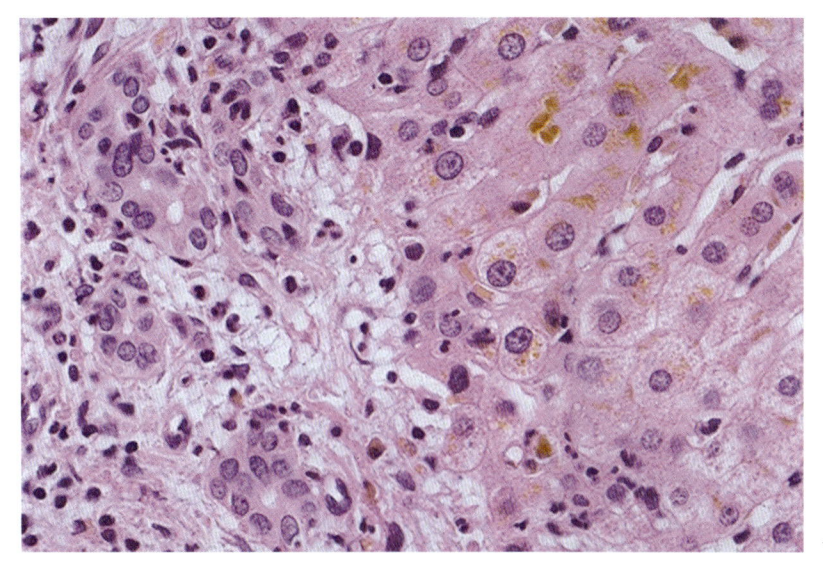

図 8-10　胆汁うっ滞，組織像

　肝細胞の細胞質には胆汁色素による黄色の沈着物がみられる（図右）。肝内胆汁うっ滞は肝細胞の機能障害や胆道閉塞により生じる。図には肝細胞内だけでなく，毛細胆管内にも胆汁うっ滞がみられる。また，胆道閉塞による細胆管増生もみられる（図左）。赤血球に由来するヘムからビリルビンが産生され，血中ではアルブミンと結合している。肝細胞に取り込まれたビリルビンは，グルタチオン-S-トランスフェラーゼとの結合，グルクロン酸抱合を経て毛細胆管に排泄される。

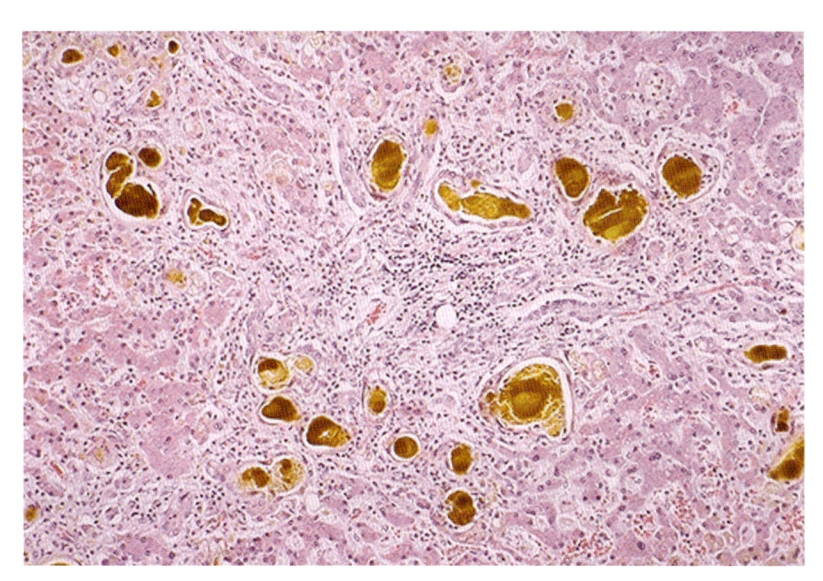

図 8-11　胆汁うっ滞，組織像

　図にみられる黄色調の沈着物が胆汁色素である。胆道閉塞により肝内に胆汁うっ滞がみられるようになる（胆汁栓）。胆道の慢性的な閉塞機転により肝内胆管や細胆管は増殖する。閉塞が持続すると，線維化が進展し，胆汁性肝硬変になる。胆汁は乳化剤として作用し，脂質の消化に重要な役割を担う。胆汁の排泄が障害されると無胆汁便となり，便中の脂質の割合が増えると脂肪便となる。脂溶性ビタミンのビタミン A, D, E, K の吸収障害も生じる。ビタミン D, K は生体内でも産生される。

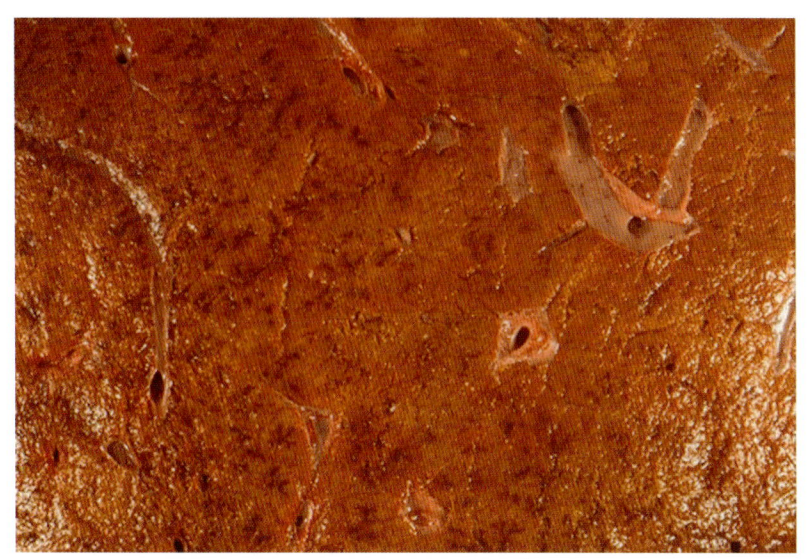

図 8-12　肝壊死，肉眼像

　肝細胞壊死と実質の虚脱により，肝臓の割面には出血や不規則な皺がみられる。毒素（薬剤など），感染（ウイルス性劇症肝炎），虚血などにより，広範な肝壊死が生じる。アラニンアミノトランスフェラーゼ（ALT）とアスパラギン酸アミノトランスフェラーゼ（AST）が血中に流入し，血中濃度が上昇する（ALT の方が肝障害に特異的）。高度の肝機能障害になると，蛋白産生が障害され，低アルブミン血症や凝固因子（第 II, VII, IX, X 因子）の低下をきたす。検査成績ではプロトロンビン時間の延長や，代謝障害を反映した高アルブミン血症がみられる。

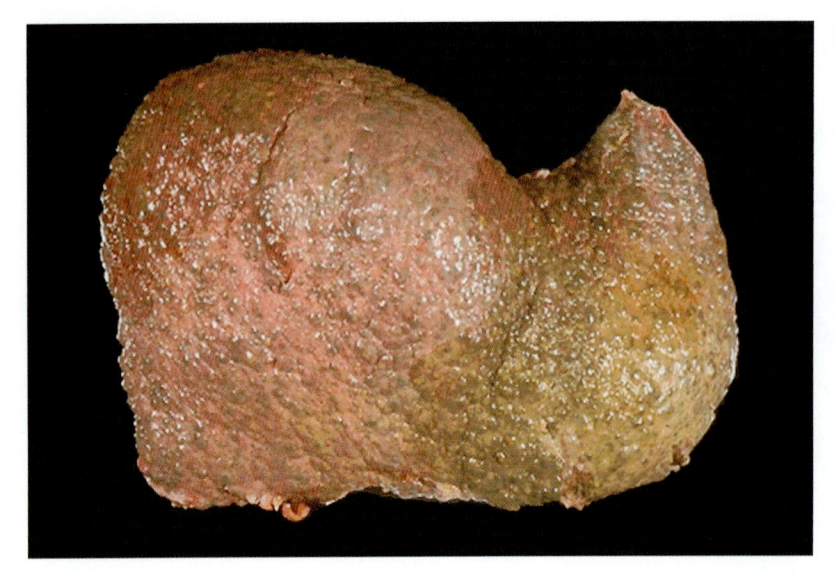

図8-13 肝硬変，肉眼像

慢性肝障害の持続により，線維性隔壁や再生結節が形成され，最終的に肝硬変となる。肝硬変では血流が障害され，門脈圧亢進症をきたす。図は小結節性肝硬変の肝臓で，肝表面は高度に凹凸不整となる。再生結節は線維性隔壁で囲まれる。慢性肝障害から肝硬変への進展には少なくとも10年はかかり，肝硬変が完成すると，線維化や再生結節は通常非可逆的である。肝硬変になると肝臓は次第に萎縮する。

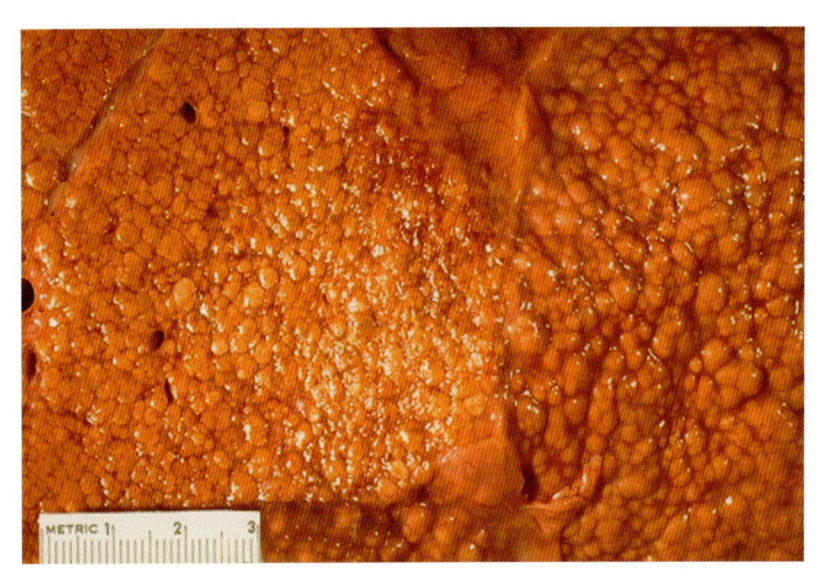

図8-14 肝硬変，肉眼像

小結節性肝硬変では，再生結節は平均3mm以下である。図に示した再生結節が黄色を呈しているのは，脂肪が沈着しているためである。小結節性肝硬変の最も多い原因はアルコール性肝障害である。正常肝でみられる微細な線維網はⅣ型コラーゲンで構成されているが，肝硬変になると活性化した星細胞（伊東細胞）から産生されるⅠ型やⅢ型コラーゲンが沈着する。肝硬変では食道静脈瘤や腹水などの門脈圧亢進症状や，肝実質の萎縮による代謝異常が出現するが，末期まで症状がみられないこともある。

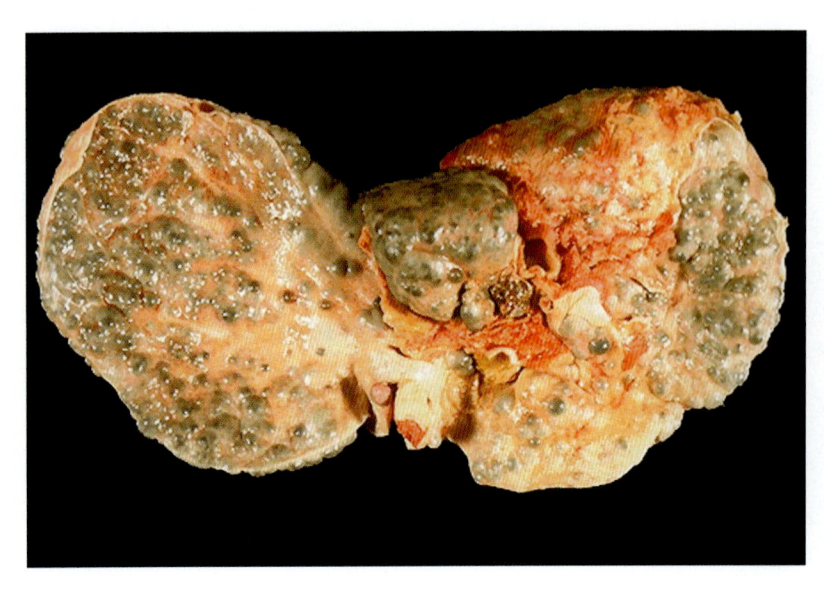

図8-15 肝硬変，肉眼像

大結節性肝硬変を肝下面からみた図で，肝実質は3mm以上の再生結節で置換されている。再生結節の間には黄褐色の膠原線維化を認める。本症例は末期の肝硬変例で，高ビリルビン血症によりホルマリン固定後の再生結節が緑色を呈している（固定によりビリルビンがビリベルジンに酸化されるため緑色を呈する）。大結節性肝硬変の最も多い原因はウイルス性肝炎である。多くの肝硬変では小型と大型の再生結節が混在してみられ，混合結節型と呼ばれる。再生結節の形態から，肝硬変の原因を特定することは通常困難である。

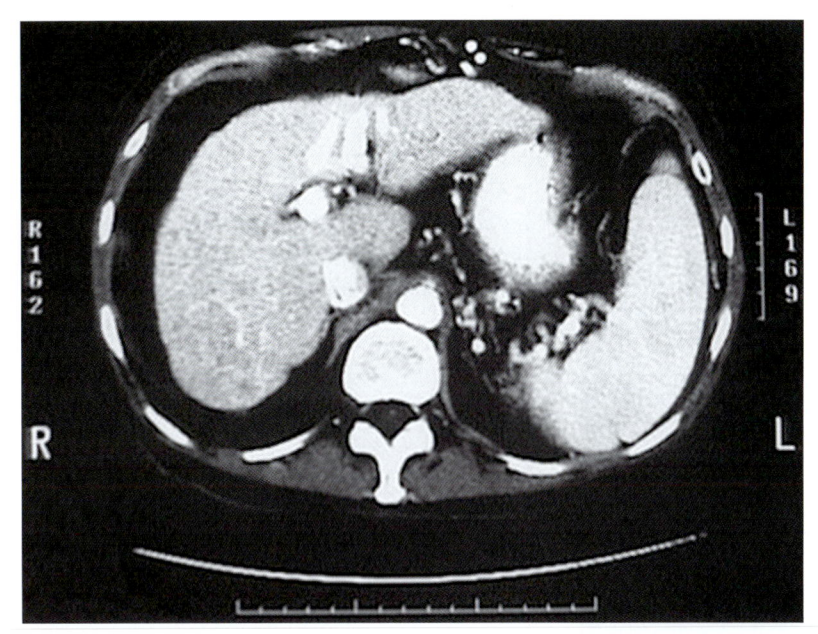

図8-16 肝硬変, CT
この腹部CTでは, 通常の肝臓に比べ不均一（高濃度と低濃度が混在）な実質を示す結節状の萎縮した硬変肝が認められる。硬変肝における異常な血流が門脈圧の上昇をきたす。門脈圧亢進は図にみられるように, 脾腫の原因となる。上昇した側副血流により, 食道静脈瘤や腹壁静脈の拡張, 痔核をきたす。加えて, 慢性的なアルコール多飲, 非アルコール性脂肪肝, B型, C型ウイルス性肝炎, 遺伝性ヘモクロマトーシス, Wilson病, α_1-アンチトリプシン欠損などが肝硬変をきたす。明らかな原因がはっきりしない場合, 特発性肝硬変と呼ばれる。

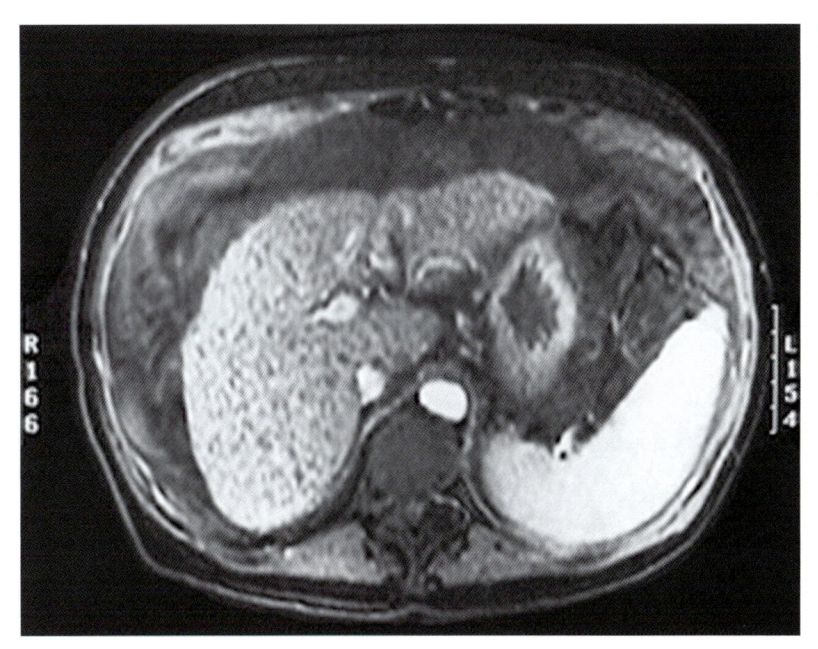

図8-17 肝硬変, MRI
T2強調水平断像で小さく, 萎縮した硬変肝がみられる。脾臓は門脈圧亢進により通常よりも大きく, 1kgまで達する。腹水の原因となる血管外漏出がしばしば肝硬変に合併する。腹水は, 肝類洞圧亢進や低アルブミン血症, 腹腔へのリンパ流の増大, 腸管毛細血管からの漏出, 二次性高アルドステロン症による腎でのナトリウムと水分の保持など様々な要因により出現する。さらに, 腎輸入細動脈収縮に伴い腎血流の低下する"肝腎症候群"により腎機能低下が起こる。

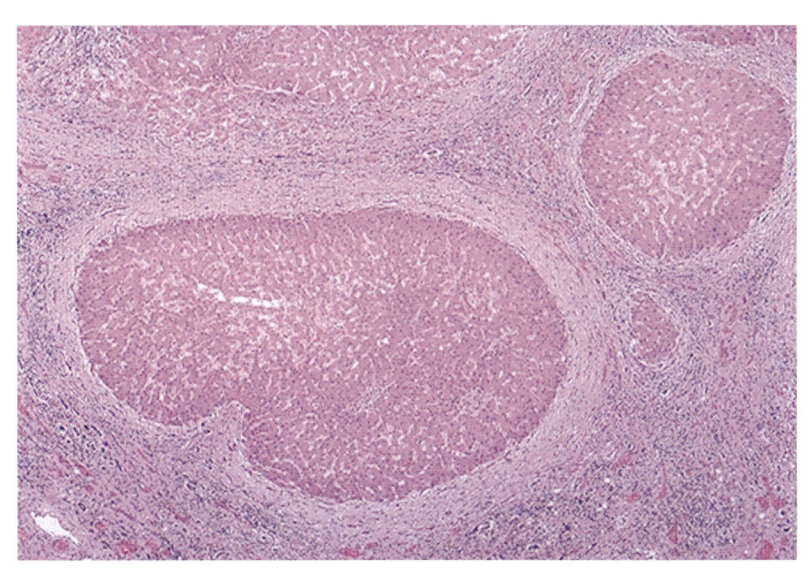

図8-18 肝硬変, 組織像
小結節性肝硬変の弱拡大像で, 再生結節は線維性隔壁で囲まれている。隔壁内には, リンパ球浸潤や, 細胆管増生がみられる。再生結節内の肝細胞の増殖が亢進すると, 肝細胞癌発生のリスクが増加すると考えられている。また, 胆管癌の発生との関連性も指摘されているが, 肝細胞癌に比較するとその関連性は低い。肝障害により, Kupffer細胞から血小板由来成長因子や腫瘍壊死因子などのサイトカイン産生が誘導され, またそれらのサイトカインが星細胞（伊東細胞）を筋線維芽細胞に活性化することで, 肝の線維化が進展すると考えられている。

204　第8章　肝臓・胆道

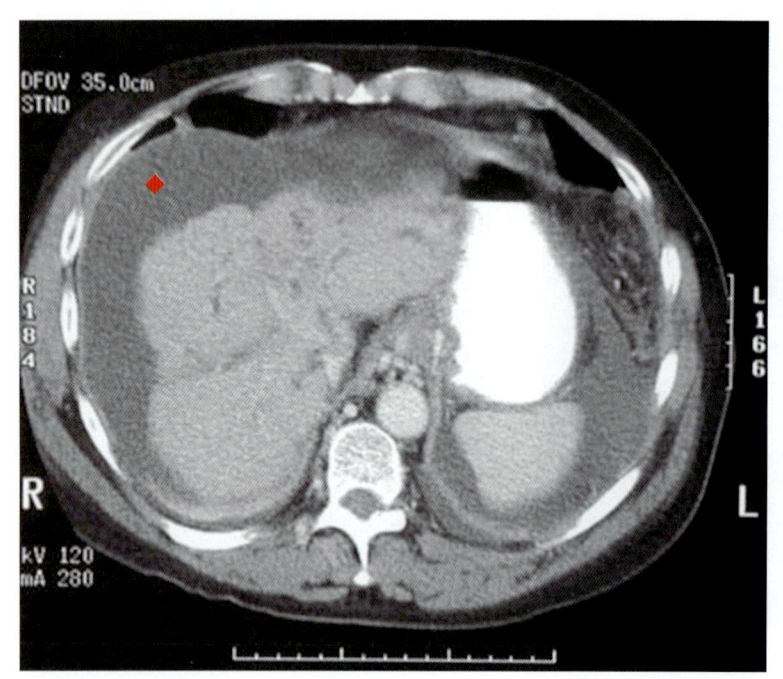

図8-19　肝硬変と腹水，CT
　肝硬変に伴う門脈圧亢進症の合併症である．腹腔内の過剰な液体貯留（◆）つまり腹水貯留がこのCTではみられる．硬変肝では蛋白合成能が低下しており，低アルブミン血症や血管内浸透圧の低下に至る．この状態に，腎におけるナトリウムや水分の保持亢進による静脈や毛細血管の静水圧の上昇が加わって血管外液体貯留が促進される．患者は腹囲の増大に気づき，診察では波動が観察される．

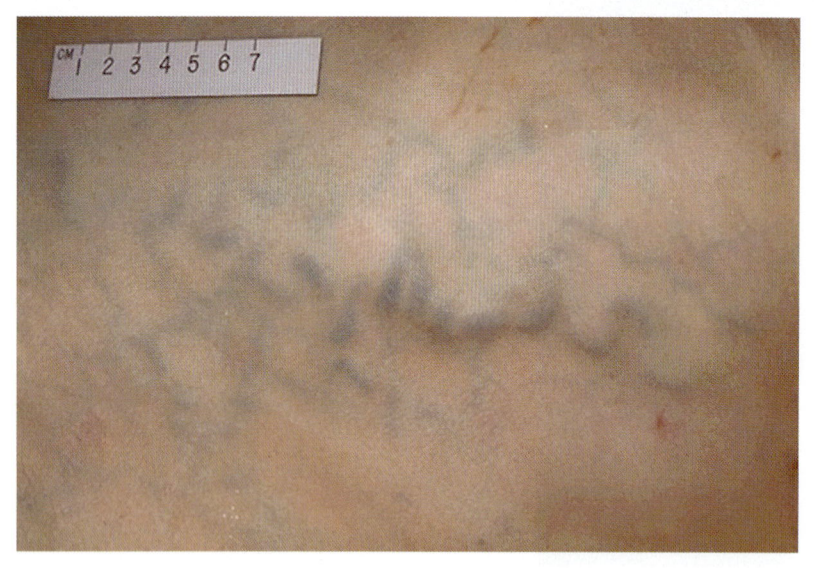

図8-20　門脈圧亢進症，肉眼像
　肝硬変になり肝内血流動態が変化すると，門脈圧亢進症が生じる．門脈圧が亢進すると側副血行路が発達し，側副路の血管は拡張する．写真は肝硬変患者にみられた"メデューサの頭"と呼ばれる腹部の側副血行路である．臍部から肋骨縁に放射状に拡張した静脈がみられる．ほかの側副血行路には食道静脈叢や痔静脈がある．肝硬変以外に肉芽腫性疾患，住血吸虫症，高度の脂肪肝でも門脈圧亢進症が生じることがある．

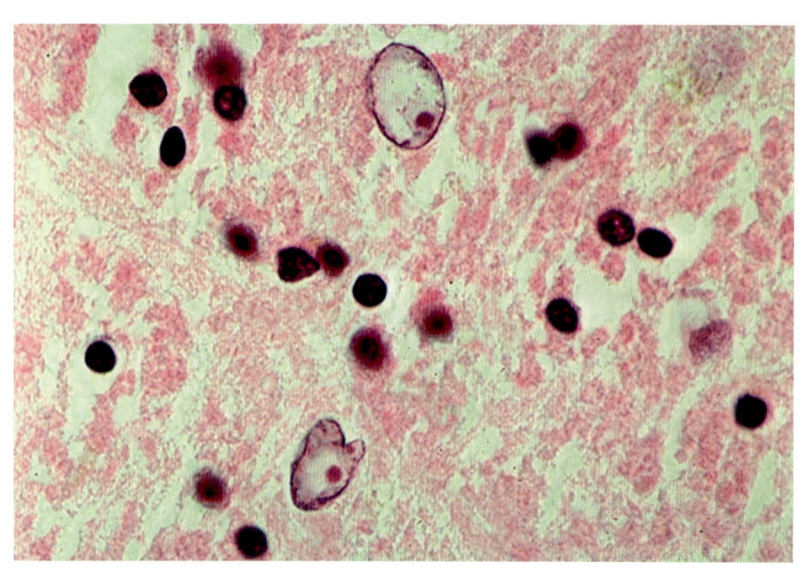

図8-21　肝性脳症，組織像
　肝性脳症の脳組織の組織写真で，アルツハイマーⅡ型グリアが皮質や基底核にみられる．この細胞は原形質性星状膠細胞で，肝障害により蓄積した毒素（特にアンモニア）に反応すると，このような細胞形態の変化がみられる．核は水腫様に腫大し，大型の核小体がみられる．細胞質は確認できない．肝性脳症では，筋硬直，反射亢進，羽ばたき振戦がみられ，末期には錯乱や昏睡となる．

第 8 章 　肝臓・胆道　205

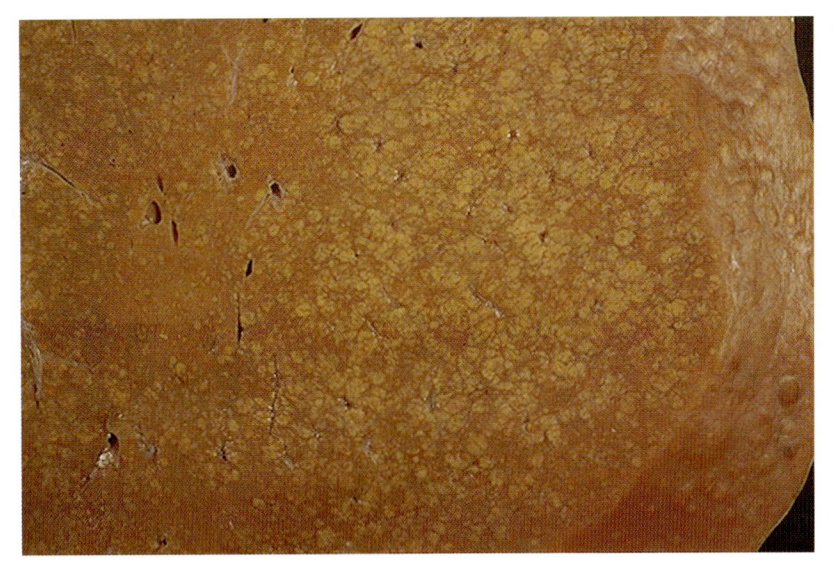

図 8-22　ウイルス性肝炎，肉眼像

図は急性ウイルス性肝炎の肝臓で，壊死と肝実質の虚脱がみられる。壊死は淡黄色の領域で，周囲の褐色の組織が壊死に陥っていない肝実質である。図右の肝被膜も虚脱している。A 型肝炎や B 型肝炎で稀に広範な肝壊死を伴うことがあり（広範性肝壊死），肝臓の色調が淡くなり，実質は萎縮する。急性ウイルス性肝炎では，吐気，食欲不振，発熱などがみられる。黄疸や肝性脳症もみられることがある。

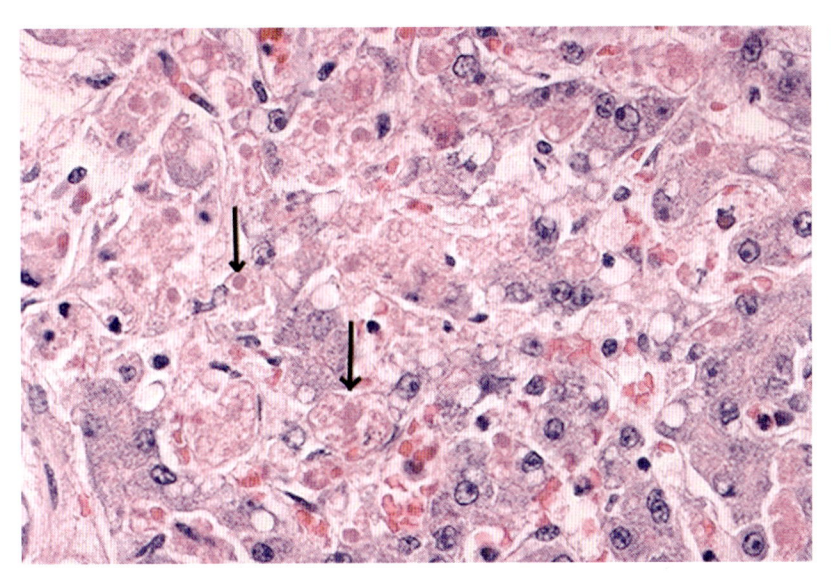

図 8-23　ウイルス性肝炎，組織像

急性劇症肝炎の組織写真で，肝細胞は腫大し，風船状となる（矢印）。風船状の肝細胞腫大はアポトーシスによる変化と考えられている。A 型肝炎ウイルス（ピコルナウイルス科，RNA ウイルス）は肝細胞を直接障害する。一方，B 型肝炎ウイルス（DNA ウイルス）や C 型肝炎ウイルス（RNA ウイルス）が感染した肝細胞は，CD8 陽性の細胞障害性 T リンパ球の攻撃により細胞壊死となる。ハロタンやイソニアジドなどの薬剤は肝細胞を直接障害する。

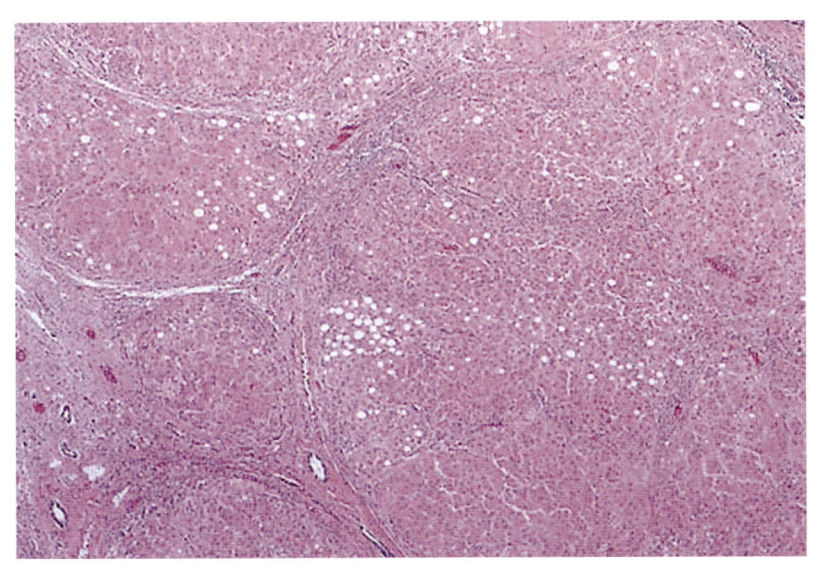

図 8-24　ウイルス性肝炎，組織像

慢性肝炎では，小葉構築にゆがみが生じ，小葉間に炎症細胞浸潤や線維化がみられる。図は C 型慢性肝炎の組織写真で，軽度の脂肪沈着を伴っている。本症例は進行例で，高度の線維化を伴っており，大結節性肝硬変に進展しつつある。図中央右よりには大型の再生結節が形成されている。C 型肝炎の診断には C 型肝炎ウイルス（HCV）抗体テストが有用である。また，HCV RNA の PCR テストにより，HCV のサブタイプがわかる。HCV が発見される以前は，A 型でも B 型でもない肝炎は非 A 非 B 型肝炎と呼ばれていたが，そのほとんどが C 型肝炎であることがわかった。HCV 感染者の 85％は慢性肝炎に進展し，80％の症例では進行は遅いが，20％の症例は肝硬変になる。

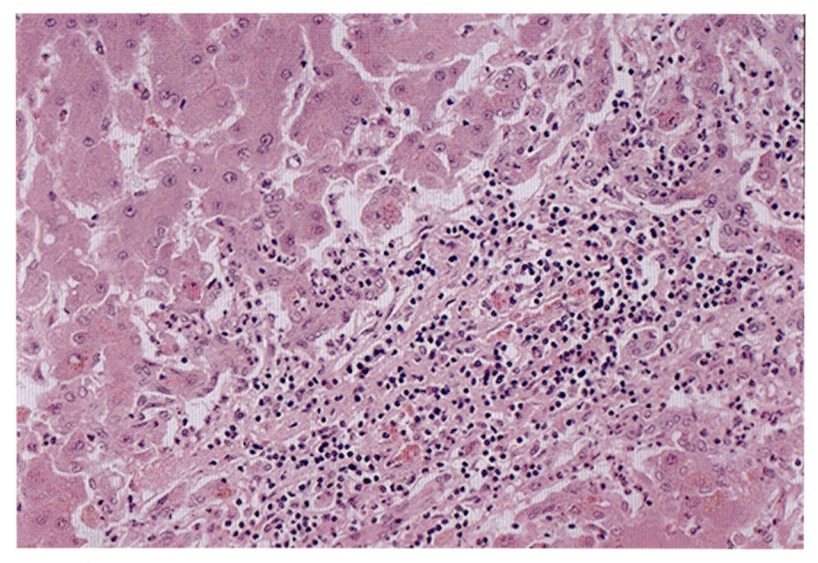

図 8-25 ウイルス性肝炎，組織像

図は慢性活動性肝炎の組織像で，門脈域は拡大し，炎症細胞浸潤がみられる。炎症細胞浸潤が肝実質にも波及し，門脈域周囲の肝細胞が構成する限界板は破壊される。肝細胞には巣状壊死もみられる。本症例では肝細胞壊死が目立っており，血中の AST や ALT 濃度が上昇していると推察される。本症例では B 型肝炎ウイルス感染に関連した HBsAg と HBcAb が陽性であった。同様の組織像は C 型慢性肝炎でもみられる。

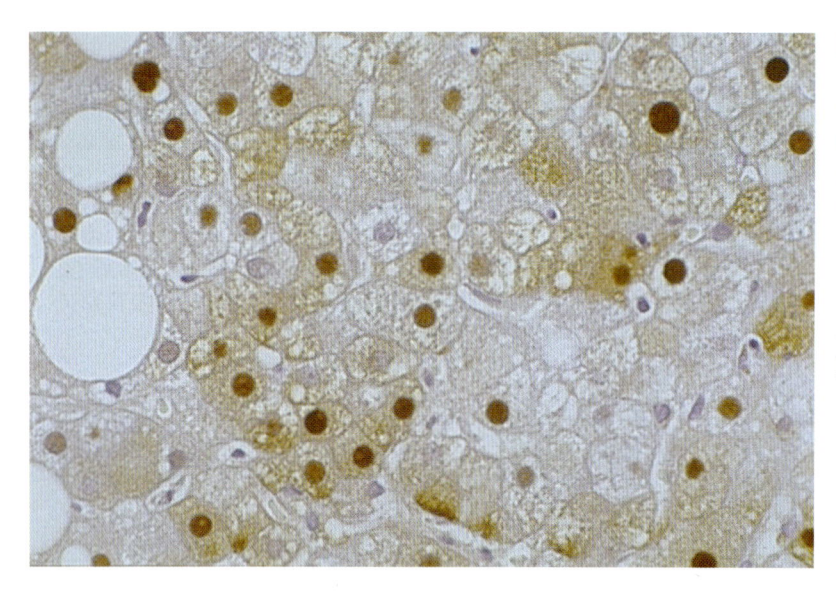

図 8-26 ウイルス性肝炎，組織像

B 型肝炎ウイルス（HBV）に対する抗体を用いた免疫組織化学染色により，肝細胞の核内に陽性像がみられる。HBV はヘパドナウイルス科に属する DNA ウイルスで，二重構造をしている。ウイルス DNA をヌクレオカプシドが包み，さらに外殻で覆われている。ヌクレオカプシドのコア蛋白に対する抗体が HBcAb，外殻を構成する蛋白が HBsAg として，共に血液検査で検出できる。HBV の既感染状態では HBsAb が産生され，ワクチン接種で HBsAb の産生を誘導できる。HBV 感染のリスクのある職場で働く人にはワクチン接種が重要である。HBV や HCV は性交渉や注射針の共用などで感染する。

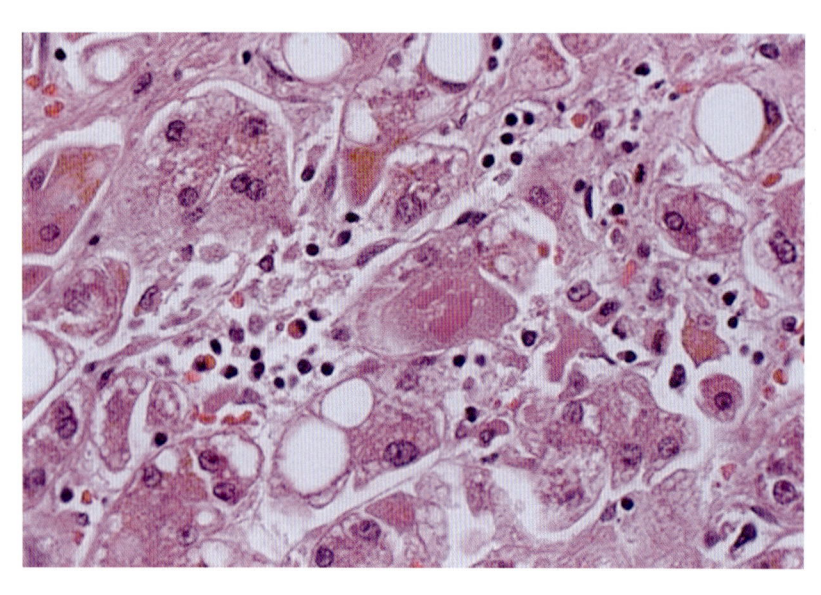

図 8-27 ウイルス性肝炎，組織像

図は HCV 感染による肝硬変の組織像。慢性肝炎は活動性（壊死と炎症の程度）と，線維化の程度で分類される。本症例は肝細胞壊死と炎症が顕著で，脂肪沈着も伴っている。肝炎の原因により治療法が異なるため，活動性と線維化の程度にかかわらず，肝炎の原因を特定しなければならない。異なる原因であっても類似の肉眼所見や組織所見を呈することがある。インターフェロン治療は HCV 感染に対する有効な治療法である。

第 8 章　肝臓・胆道　207

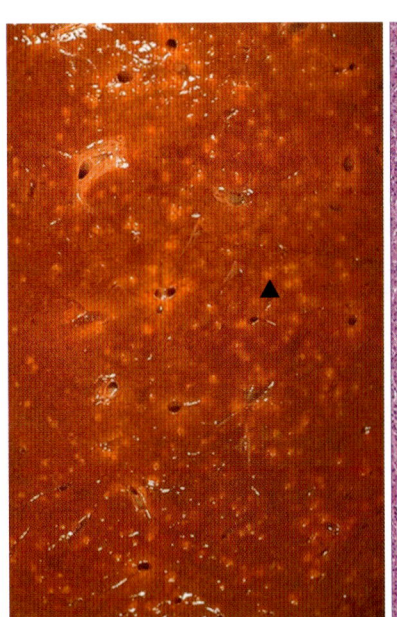

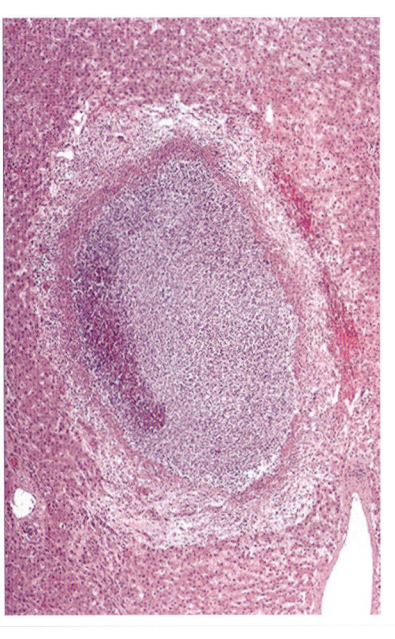

図 8-28　肝膿瘍, 肉眼像, 組織像

　肝臓の化膿性膿瘍の原因では細菌感染が最も多い。感染経路としては, 敗血症での肝動脈からの感染の波及, 腹部臓器感染症での門脈を介した炎症の波及, 逆行性の胆道感染（胆管炎）, 腹腔内感染からの直接的な炎症の波及, 外傷による体表からの感染がある。左の図は敗血症患者でみられた多発性の微小肝膿瘍（▲）。右の図は微小膿瘍の組織像で, 多数の好中球浸潤があり, 一部で液化壊死を伴っている。膿瘍周囲には器質化した膿瘍壁の形成があり, ピンク色のフィブリン析出を伴っている。肝膿瘍では, 発熱, 右季肋部痛, 肝腫大がみられる。寄生虫や蠕虫の感染も肝膿瘍の原因となる。

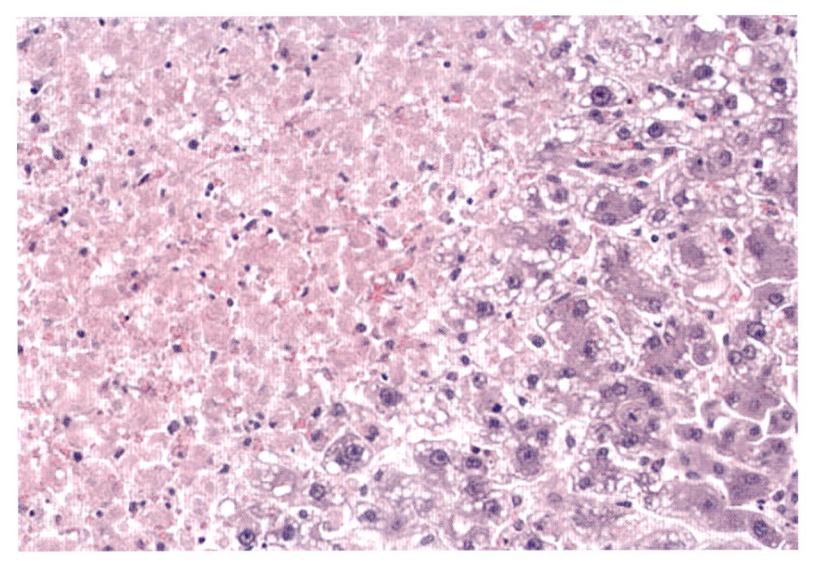

図 8-29　アセトアミノフェン中毒症, 組織像

　AST と ALT の上昇率は肝障害の程度を表す。アセトアミノフェン中毒症は, 許容量を超えた服薬により生じ, 慢性アルコール中毒などが 2 次的な危険因子となる。治療で使用される濃度では, 肝臓でのグルクロン酸抱合や硫酸化で代謝される。しかし, 140mg/kg を超える服薬を行うと, 代謝の許容範囲を超えてしまい, チトクローム P450 により毒性物質である *N*-acetyl-*p*-benzoquinoneimine（NAPQI）に代謝される。NAPQI はグルタチオンで解毒されるが, 慢性アルコール中毒や低栄養状態では, グルタチオンが減少し, 毒性物質が蓄積することになる。

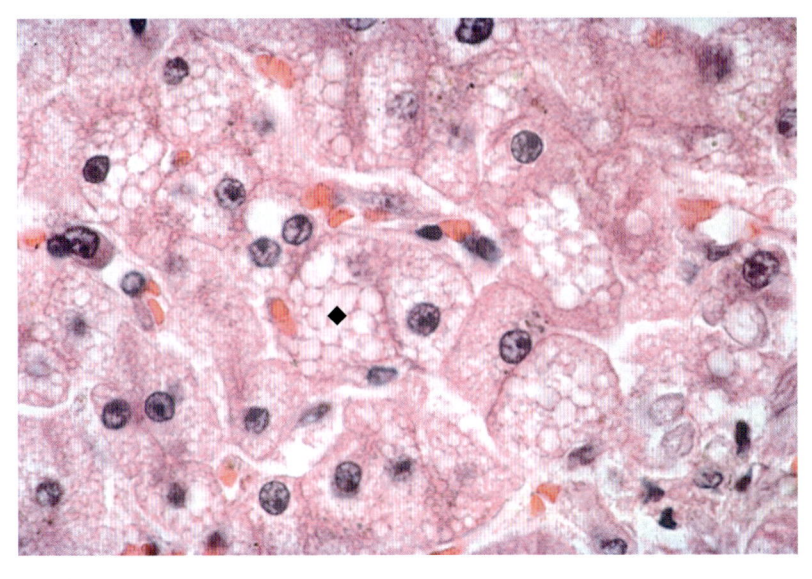

図 8-30　Reye 症候群, 組織像

　肝細胞内に多数の微小脂肪滴の沈着がみられる（小滴性脂肪沈着）（◆）。Reye 症候群は稀な疾患で, 薬剤の投与に関連したミトコンドリアの機能異常が原因と考えられている。特に, 小児の熱性疾患に対するアスピリン投与に関連して起こることが多い。検査成績では, 低血糖, トランスアミナーゼの上昇, 低プロトロンビン血症, 高アンモニア血症がみられる。血清ビリルビンは通常上昇しない。同様の所見は, 妊娠期の急性脂肪肝, 子癇前症, ミトコンドリアの脂肪酸酸化異常でみられることがある。

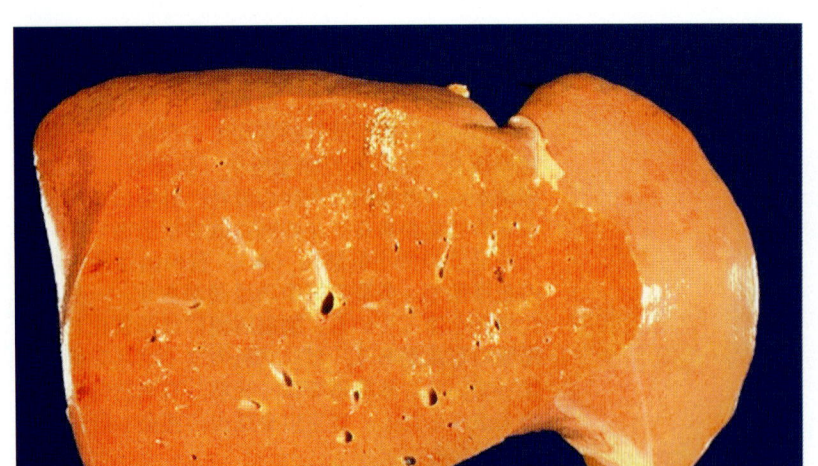

図8-31 脂肪肝，肉眼像

脂肪肝では肝細胞内に脂肪が沈着するため，肝臓が淡黄色となる。肝被膜は平滑で，肝実質の割面は均一である。肝腫大があり，正常肝の2〜3倍になる。肝臓の脂肪沈着は，NADHの増加，リポ蛋白の産生異常や分泌異常，末梢組織での脂肪の異化分解により，脂質の産生亢進が生じるために起こると考えられている。最も頻度の高い原因はアルコールの過剰摂取である。メトトレキサートや副腎皮質ステロイドによる肝障害でも，脂肪肝が生じる。脂肪肝は低アルブミン血症や低プロトロンビン血症などの肝機能異常を示すことがある。

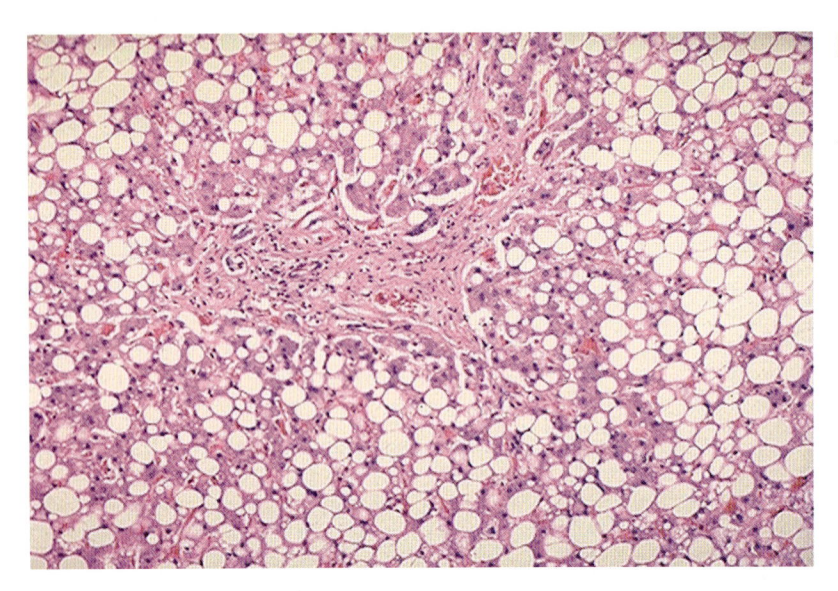

図8-32 脂肪肝，組織像

肝細胞の細胞質には大滴性の脂肪沈着が多数みられる。本症例は，高度の大滴性脂肪沈着の症例である。数週〜数カ月間，アルコール摂取や原因薬剤の服用をやめると，脂肪沈着は消失する。慢性肝障害になると，門脈域に線維化がみられるようになる。慢性アルコール中毒患者では，様々な程度の脂肪沈着がみられるが，そのうち10〜15%の患者が肝硬変へと進展する。

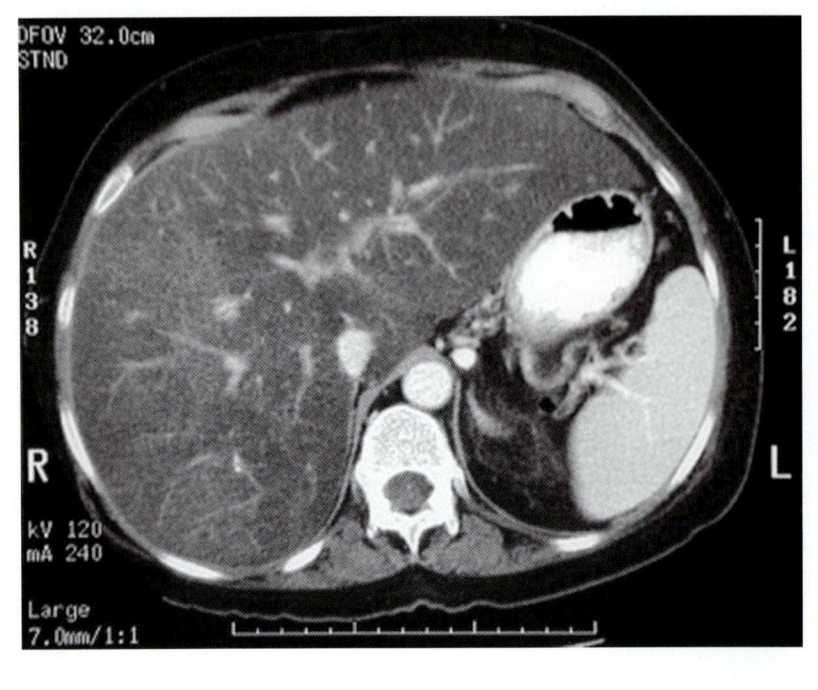

図8-33 肝脂肪，CT

この腹部CTでは腫大を伴う脂肪肝が描出されており，脂質含有により濃度低下を示す（正常の濃度である脾臓と比較すると顕著である）。アルコール性障害でみられるものと同様の所見を呈する非アルコール性脂肪肝（NAFL）が知られており，2型糖尿病や肥満に伴うことがほとんどである。より進行した状態が非アルコール性脂肪性肝炎（NASH）となる［訳注：非アルコール性脂肪性肝疾患。現在ではこのNAFLD, non-alcoholic fatty liver diseaseの名称が一般的である］。肝硬変に進展し得る。アルコール多飲の中止や体重を減らすなどの生活習慣の改善が肝脂肪沈着の解消に導く。

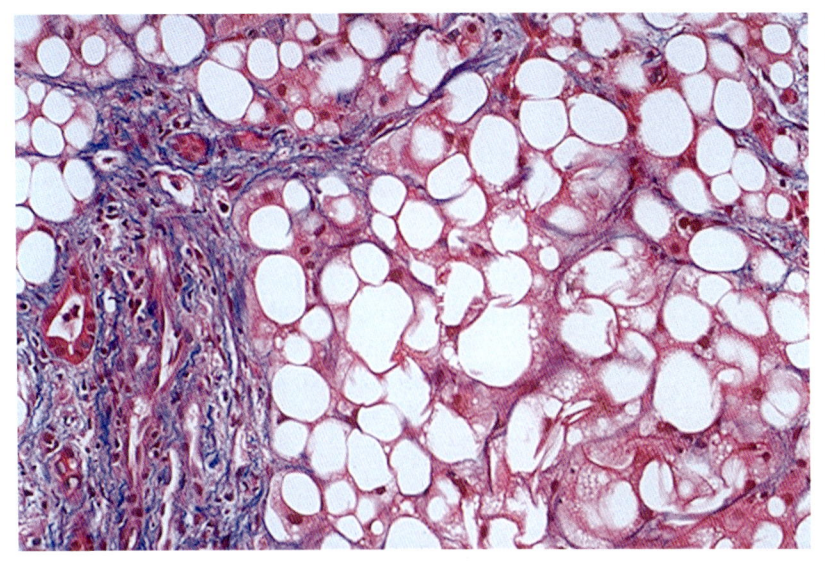

図8-34 非アルコール性脂肪性肝炎，組織像

　非アルコール性脂肪性肝炎（NASH）の肝組織をトリクローム染色すると，肝実質内に青色で染色される膠原線維の沈着がみられる。本症例のbody mass index（BMI）は30と肥満があり，非アルコール性脂肪性肝障害の危険因子の1つである。BMI25以上は「標準体重を超えている指標」である［訳注：肥満の判定基準は国により揺らぎがある。日本肥満学会の基準ではBMI22が標準体重である］。ほとんどの肝細胞が大滴性の脂肪滴を有している（大滴性脂肪沈着）。非アルコール性脂肪性肝炎の患者では，症状がなく，ASTやALTの上昇も軽度のことがある。

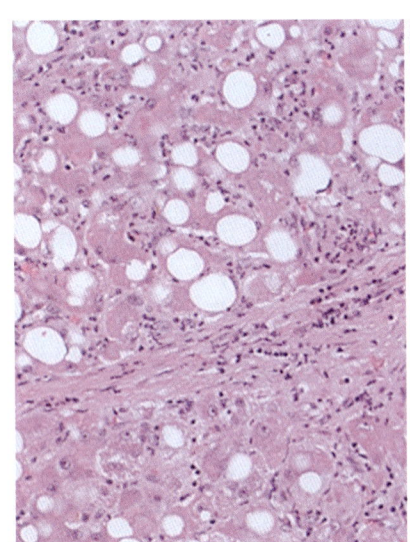

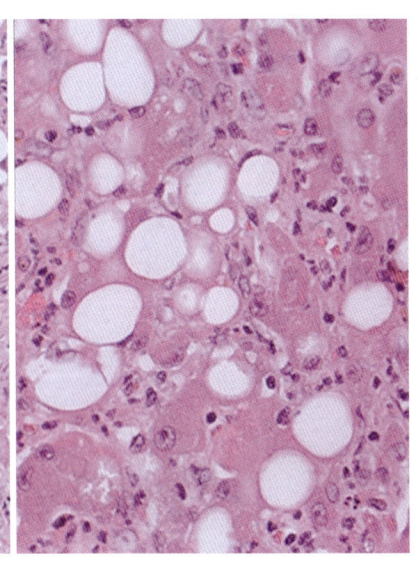

図8-35 アルコール性肝炎，組織像

　アルコール多飲歴のある患者で起こる肝障害にアルコール性肝炎がある。図ではMallory体の形成がみられ，好中球浸潤，肝細胞壊死，膠原線維の沈着，脂肪沈着も伴っている。このような壊死炎症反応は，アルコール多飲歴のある患者が短時間に多量のアルコールを摂取したときにみられる。左の図には線維性の隔壁形成があり，右の図には好中球を含む炎症細胞浸潤がみられる。このような組織像を呈する患者では，ASTやALTが高度に上昇する。

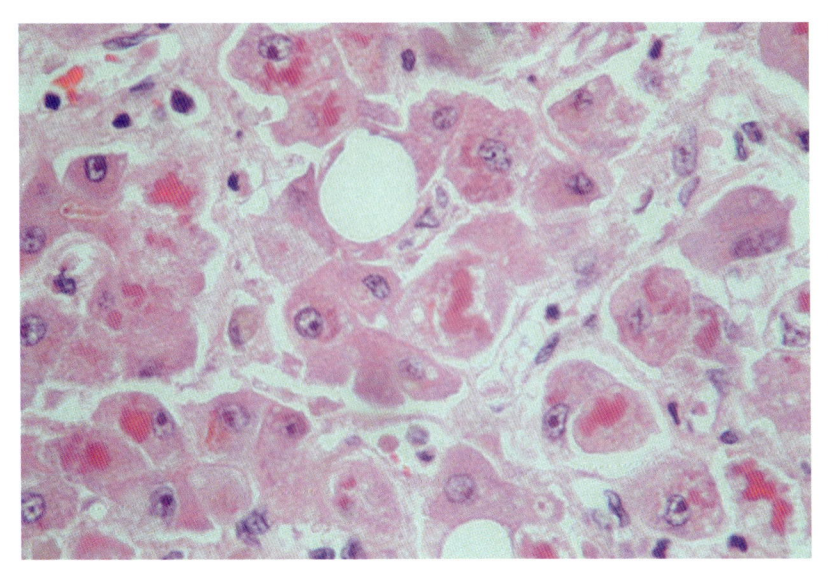

図8-36 アルコール性肝炎，組織像

　図はアルコール性肝炎の組織像で，肝細胞内に多数の好酸性硝子物（Mallory体）の沈着がみられる。Mallory体はサイトケラチンなどの細胞骨格を形成する分子が，細胞障害により凝集したものと考えられている。Mallory体はアルコール性肝障害で最も高頻度にみられるが，Wilson病，原発性胆汁性肝硬変，慢性胆汁うっ滞でもみられることがある。また，肝細胞癌の腫瘍細胞にもみられることがある。

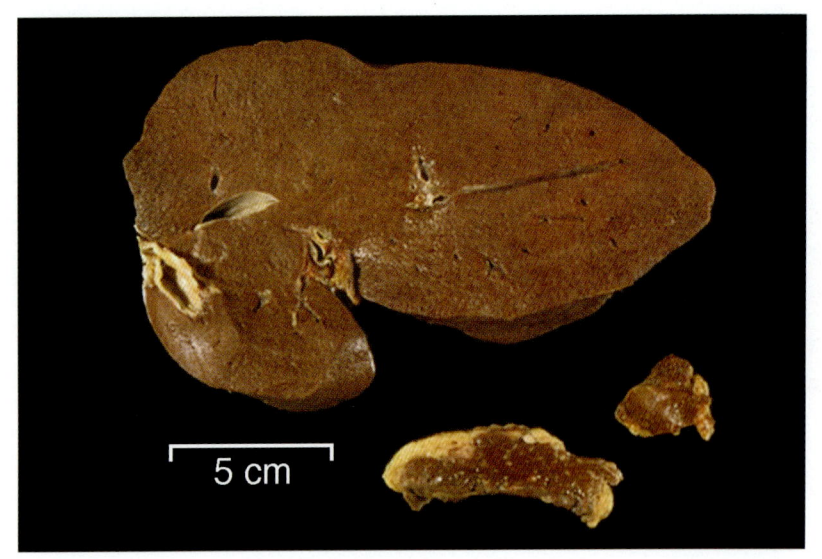

図 8-37　ヘモクロマトーシス，肉眼像

遺伝性ヘモクロマトーシス患者の肝臓は，多量の鉄の沈着により暗褐色となる。膵臓とリンパ節の割面写真（図下）にも鉄の沈着があり，同様の色調を呈す。遺伝性ヘモクロマトーシスは hemochromatosis 遺伝子（HFE）の異常に伴う疾患で，腸管からの鉄吸収が亢進する。米国での罹患率は 1/200〜1/500 人である。北欧系の人種は 1/10 人の頻度で HFE の遺伝子異常を保有している。C282Y の遺伝子変異が最も多く，軽症型の H63D や S65C の変異もみられる。組織内の過剰な鉄沈着はフリーラジカルの産生，脂質過酸化，線維化，DNA 障害を起こす。

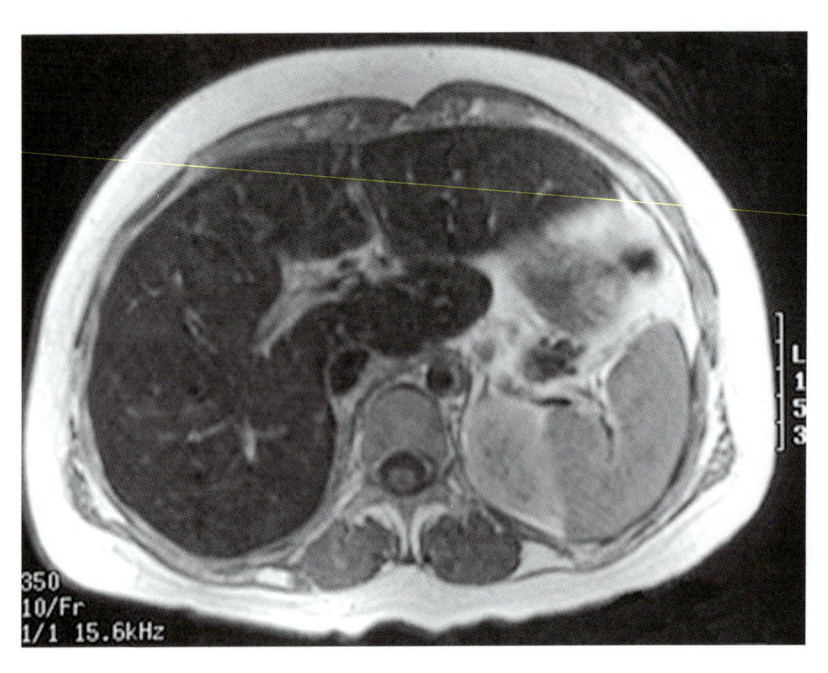

図 8-38　ヘモクロマトーシス，MRI

遺伝性ヘモクロマトーシスの患者の腹部 MRI T1 強調水平断像において，肝臓内部の著しい鉄沈着により著明な信号低下がみられる。正常の脾臓の信号と比較すると顕著である。健常人の体内鉄保持量は通常 3〜6g だが，遺伝性ヘモクロマトーシスにおいて，40 歳男性あるいは 60 歳女性においても保持量は 20g を超え，過剰な鉄沈着により臓器機能障害を発症する。正常の HFE 蛋白は β_2-ミクログロブリンとトランスフェリンの複合体で構成されるが，変異がこの相互関係を壊し，変異 HFE は細胞内に閉じこめられ，腸管の陰窩細胞によりトランスフェリンレセプター媒介の鉄吸収が減少する。これにより腸管刷子縁の 2 価金属の輸送体（DMT-1）の up-regulation が起こり，過剰な鉄吸収をきたす。

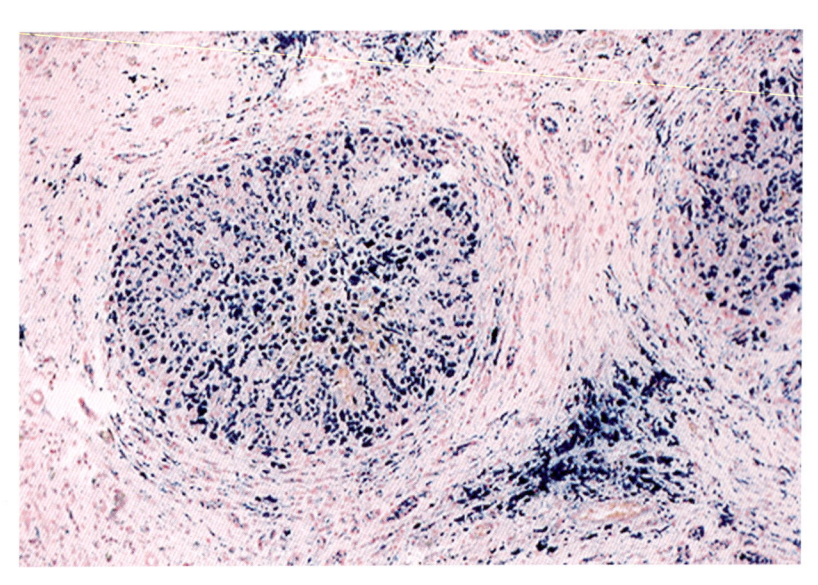

図 8-39　ヘモクロマトーシス，組織像

遺伝性ヘモクロマトーシス患者の肝組織で，鉄染色により多量のヘモジデリン沈着が認められる。再生結節が出現しており，肝硬変の状態である。遺伝性ヘモクロマトーシスでは，多くの臓器に障害がみられるが，特に障害されやすい臓器として心臓（うっ血性心不全），膵臓（糖尿病），肝臓（肝硬変，肝不全），関節（偽痛風，多発性関節症），皮膚（色素沈着），下垂体や性腺（性欲減退，性的不能，無月経，精巣萎縮，女性化乳房）がある。治療には，定期的な瀉血が行われ，1 単位の血液より 250mg の鉄が除去される。遺伝性ヘモクロマトーシス患者の血縁者には HFE 遺伝子変異のスクリーニングを行うべきである。

第8章 ● 肝臓・胆道　211

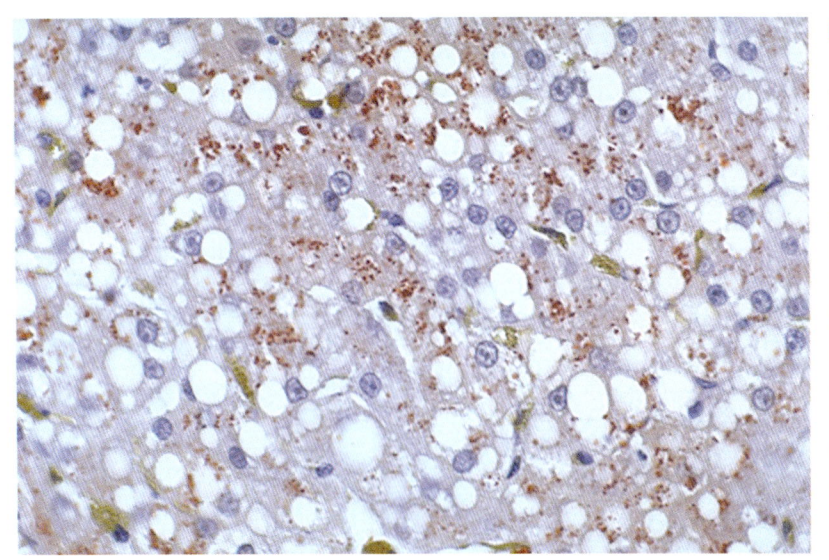

図8-40　Wilson病，組織像

　Wilson病は稀な遺伝性疾患で，常染色体劣性遺伝を示す。原因遺伝子は細胞内銅輸送蛋白（copper-transporting ATPase）をコードした*WD*遺伝子である。肝組織を銅染色すると，ライソゾーム内に蓄積した銅が，赤茶色の顆粒状沈着物として観察できる。肝臓から胆汁中への銅の排泄が障害されると，銅が脳，眼，肝臓に沈着する。大脳基底核（特に被殻）には神経変性がみられ，角膜にはKayser-Fleischer輪がみられる。肝内の銅沈着により，脂肪沈着，胆汁うっ滞，急性および慢性肝炎が生じ，最終的に肝硬変に進展する。尿中の銅の排泄が増加し，血清セルロプラスミンは低下する。銅の排泄促進を目的としたキレート剤による治療が行われる。

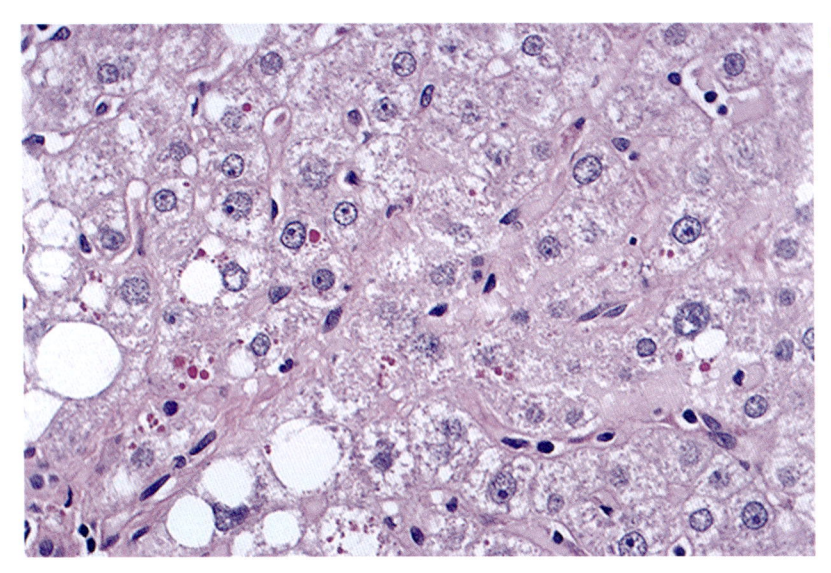

図8-41　α_1アンチトリプシン欠損症，組織像

　PAS染色で門脈域周囲の肝細胞内に，抗酸性の球状硝子体がみられるのが特徴である。血清α_1アンチトリプシン（α_1-AT）は低下する。正常の対立遺伝子はPiMで，健常者はPiMMである。変異型にはPiZとPiSがある。欧州系の人種では1/10人に異常な遺伝子形質がみられる。PiZZやPiSSのホモ接合体，PiSZのヘテロ接合体は，PiMSやPiMZのヘテロ接合体と比較すると全葉性の肺気腫や慢性肝疾患を発症しやすい。肝組織でみられる球状硝子体は肝細胞から排泄できなくなった異常構造を示すα_1-ATで，肝組織は慢性肝炎，肝硬変，肝細胞癌へと進展する。α_1-AT欠損症は稀に新生児肝炎を発症し，肝硬変に進展することがある。

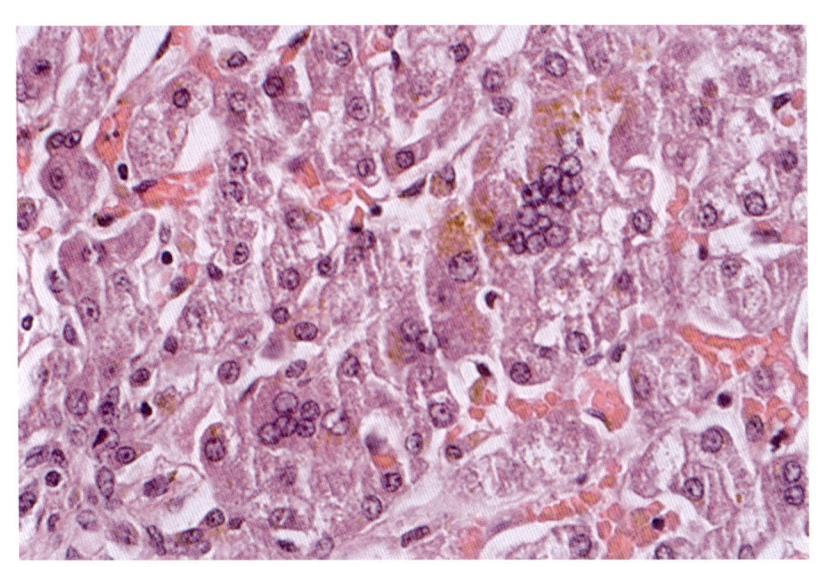

図8-42　新生児肝炎と胆汁うっ滞，組織像

　肝小葉構造は乱れ，肝細胞の巣状壊死，肝細胞の多核巨細胞化，リンパ球浸潤，Kupffer細胞の腫大，胆汁うっ滞がみられる。新生児肝炎や胆汁うっ滞は原因不明のものや，ウイルス感染，先天性の代謝異常により発生するものがある。ウイルス性や原因不明の新生児肝障害は数カ月で回復する。新生児肝炎の重要な鑑別疾患は胆道閉鎖症とα_1-AT欠損症である。これらすべての疾患は稀であり，黄疸や肝不全を初発症状とする。

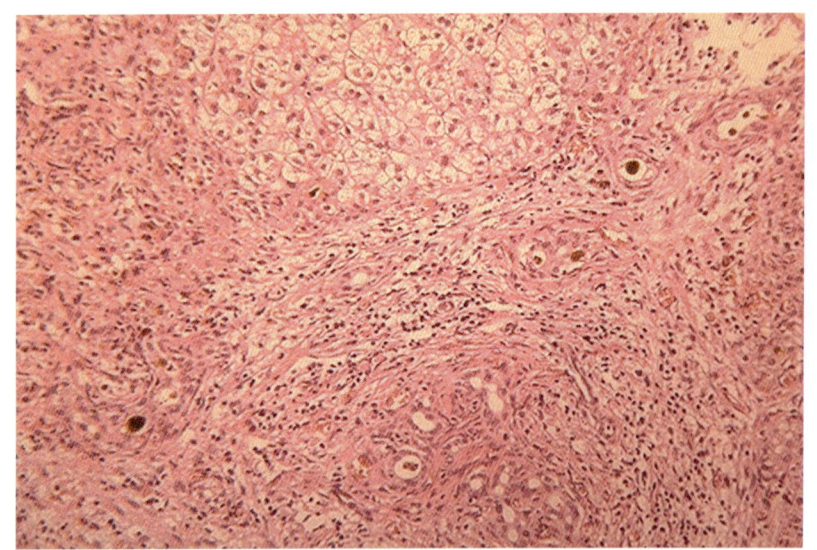

図 8-43　肝外胆道閉鎖症，組織像

持続する肝外胆管の閉塞により，二次性の胆汁性肝硬変に至る。組織学的には，緑色の胆汁栓が多数みられ，細胆管増生（図中央下）や広範な線維化もみられる。新生児肝炎と異なり，肝細胞の多核巨細胞化は目立たない。大型胆管を腸管と吻合し，胆汁をドレナージできれば，外科的治療で根治できる。胆道閉鎖症の合併症には上行性の胆管炎がある。胆汁をドレナージできなければ二次性の胆汁性肝硬変へと進展する。

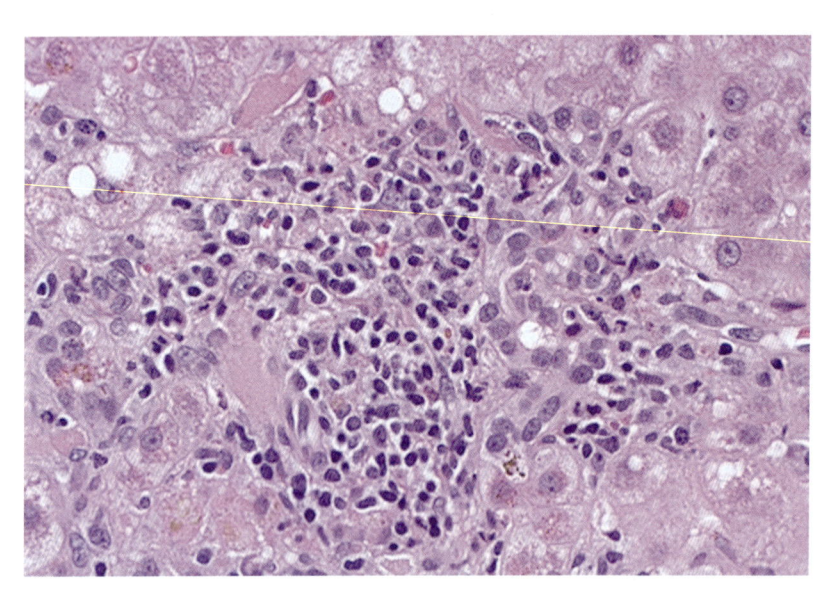

図 8-44　原発性胆汁性肝硬変，組織像

稀な自己免疫性疾患で，中年女性に好発する。皮膚掻痒，肝腫大，黄色腫などがみられる。肝内門脈域内には炎症細胞浸潤がみられ，小型胆管が破壊される。肉芽腫性炎症を伴うこともある。しばしば血清に抗ミトコンドリア抗体が認められる。それ以外に，血清アルカリホスファターゼ，コレステロール，γグロブリンの上昇がみられる。小結節性の肝硬変へと進展する。黄疸は末期までみられず，黄疸がみられれば肝不全への進展が懸念される。他の自己免疫異常を伴うこともある。

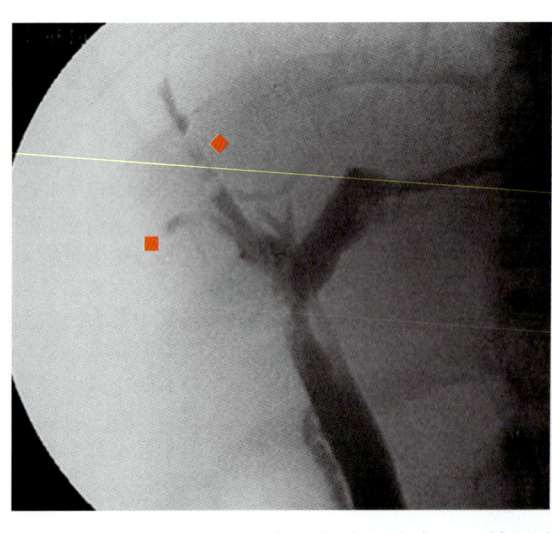

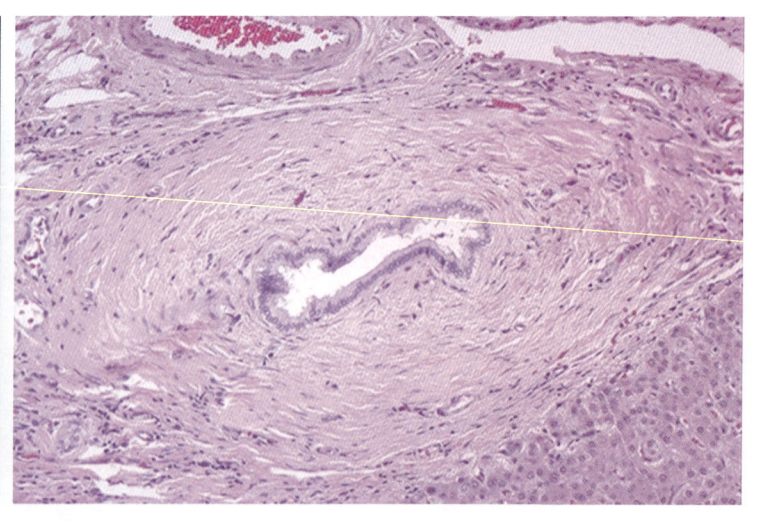

図 8-45，8-46　原発性硬化性胆管炎，X線写真と組織像

胆道造影では，胆管は数珠状となり，胆管狭細（◆）や不規則な区域性狭窄と枯れ枝状変化（■）がみられる。この画像所見は肝外胆管や肝内胆管の線維性閉塞を示唆している。組織学的には，胆管周囲を取り囲む層状の線維化がみられ，上皮は萎縮し，胆管内腔が狭小化する。黄疸や掻痒感と同時に，アルカリホスファターゼが高度に上昇する。20～50歳に発症することが多く，70％の症例で炎症性腸疾患（特に潰瘍性大腸炎）の合併がある。

第 8 章　肝臓・胆道　213

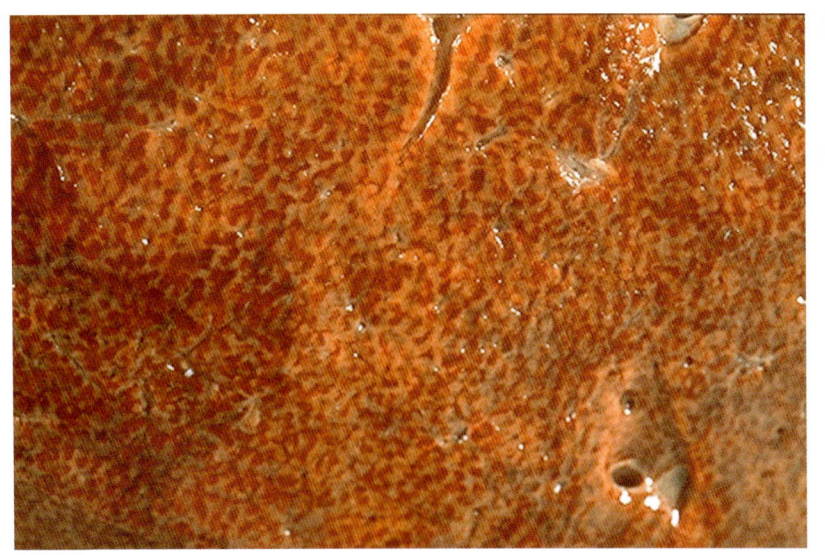

図 8-47　うっ血肝，肉眼像
　慢性うっ血肝の割面写真で，"ニクズク肝"と呼ばれる。暗赤色の部位が，小葉中心部のうっ血部に相当する。このニクズク肝と呼ばれる肉眼所見は，右心不全などにより，中心静脈周囲にうっ血が生じることによる。うっ血が進行し，心不全により肝の血流低下が生じると，小葉中心部の肝細胞が壊死に陥る。これはゾーン 3 の酸素供給が低下するためである。肝壊死が生じると，AST や ALT は上昇する。稀に，慢性うっ血が持続すると小葉中心部から線維化が進展し，心性肝硬変と呼ばれる。播種性血管内凝固（DIC）や鎌状赤血球症などのヘモグロビン異常症でも肝臓にうっ血が生じることがある。

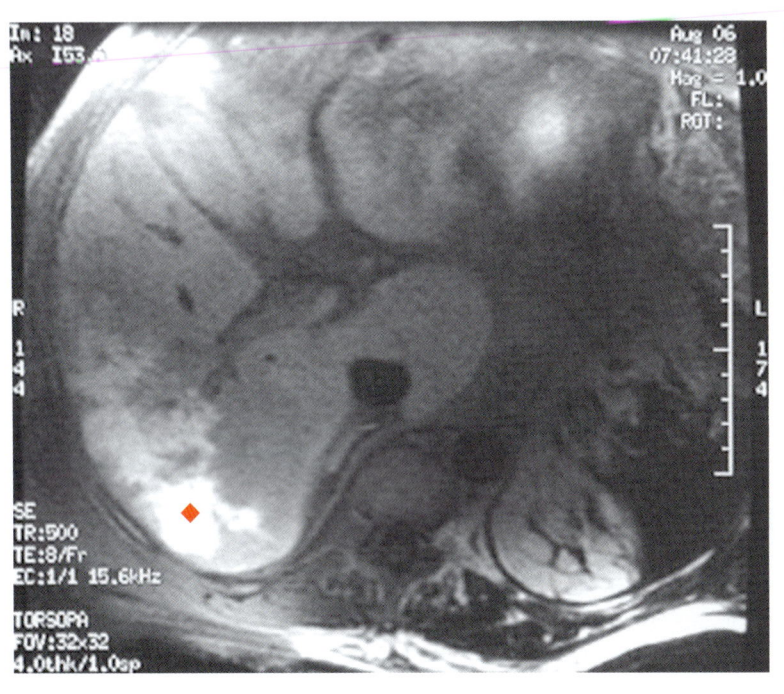

図 8-48　肝梗塞，MRI
　この腹部 MRI T1 強調横断像にて，門脈血栓による肝梗塞がみられ，高信号（◆）を呈している。肝は門脈系と動脈系の 2 種類の血流から栄養されるため，梗塞は稀である。肝梗塞は典型的には不整な地図状の辺縁を示し，周囲にうっ血がみられる。約半数の肝梗塞は古典的な結節性多発動脈炎などの，肝動脈とその分枝を巻き込んだ血管炎で発生し，残りの半分は様々な要因で発症する。

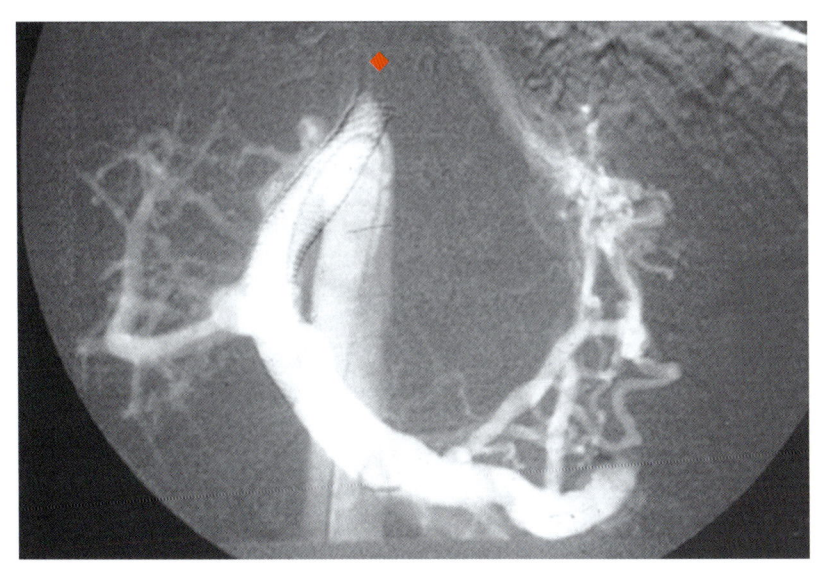

図 8-49　Budd-Chiari 症候群，血管撮影
　門脈造影により門脈から経静脈的門脈体循環短絡路を介する肝静脈還流の血栓による欠損像（◆）を認める。この症例は下大静脈と肝静脈系に再発性の血栓を有し，肝腫大に至り，肝機能障害および門脈圧亢進などの合併症を呈した。Budd-Chiari 症候群は稀だが，その原因としては，多血症，妊娠，凝固異常，発作性夜間血色素尿症が挙げられる。また，肝細胞癌の合併症として肝内血管への腫瘍浸潤でもみられる。

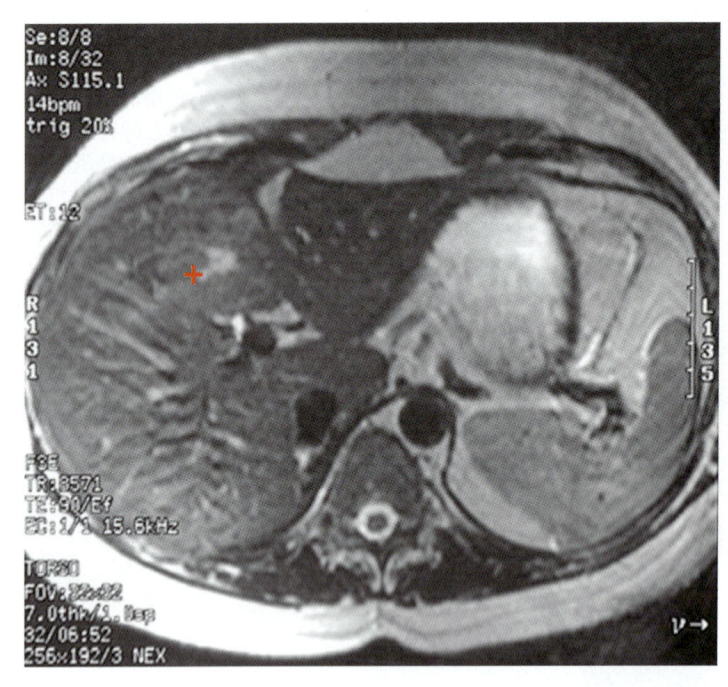

図 8-50 肝限局性結節性過形成，MRI

腹部 T2 強調水平断像で左葉内側区域に高信号の中心瘢痕を伴う異常信号域（+）を認める。限局性結節性過形成に一致し，緩徐に増大する稀な過誤腫性病変である。男性と比べ女性に多く発生する。

対照的に nodular hyperplasia や nodular regenerative hyperplasia は門脈架橋線維の欠損により，肝硬変からは区別されるびまん性病変である。これらは高齢者の 5% 程度にまでみられる。骨髄増殖性病変（原発性多血球血症），関節リウマチ，古典的結節性多発動脈炎，原発性胆汁性肝硬変，HCV 感染，同種肝・腎・骨髄移植との関連がみられる。チオグアニン治療で発症することもある。病因は血流障害による虚血に対する肝細胞の反応性増殖と考えられている。骨髄増殖性病変により脾腫をきたすが，門脈圧亢進はきたさない。

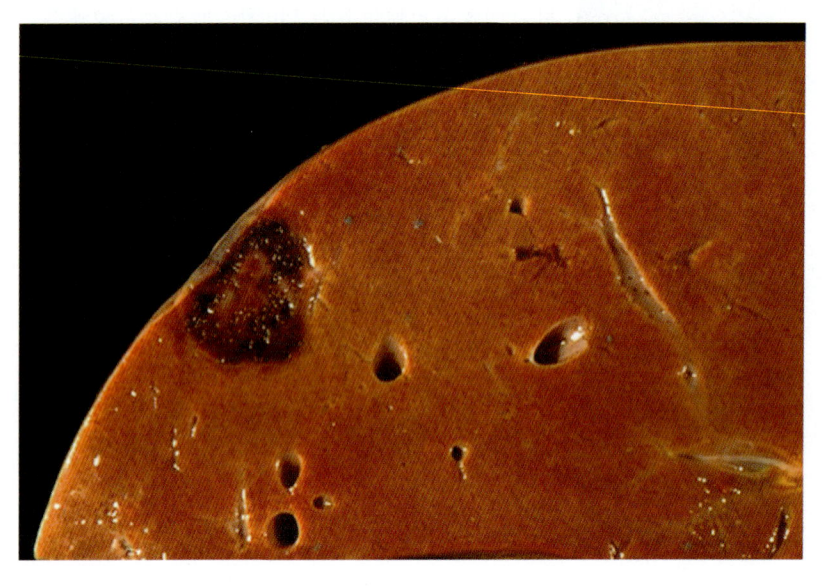

図 8-51 肝血管腫，肉眼像

境界明瞭な暗赤色の血管腫が肝被膜の直下にみられる。周囲の肝実質は茶褐色，均一である。約 1/50 人に肝臓の血管腫がみられるとされている。通常は，腹部 CT や剖検で偶発的に認められる。多発することもある。血管腫は図に示したように被膜直下にみられることや，門脈域周囲にみられることがある。組織学的には，ほとんどの腫瘍が海綿状の血管増殖からなる。

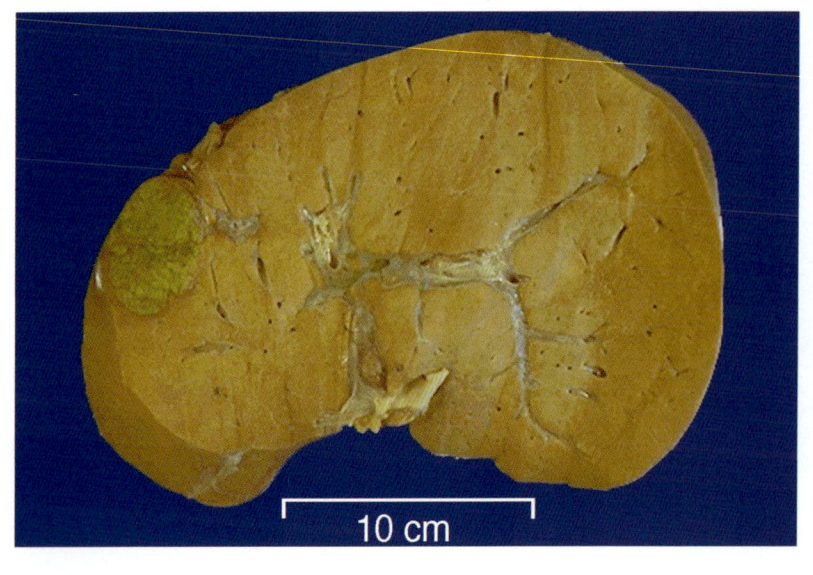

図 8-52 肝細胞腺腫，肉眼像

肝細胞腺腫は，肝細胞に類似した腫瘍細胞の増殖からなる境界明瞭な良性腫瘍である。経口避妊薬を内服した女性や，筋肉増強剤を使用した男性にみられることが多い。図のような被膜直下の肝細胞腺腫は，破裂して腹腔内出血をきたすことがある。腫瘍細胞が胆汁を産生するため，ホルマリン固定標本で腫瘍が緑色となることがある。組織学的に，腫瘍細胞は正常肝細胞に類似するが，通常の肝組織でみられるような小葉構造や門脈域は認められない。肝細胞腺腫は転移性や原発性の悪性腫瘍と鑑別しなければならない。

第 8 章 肝臓・胆道　215

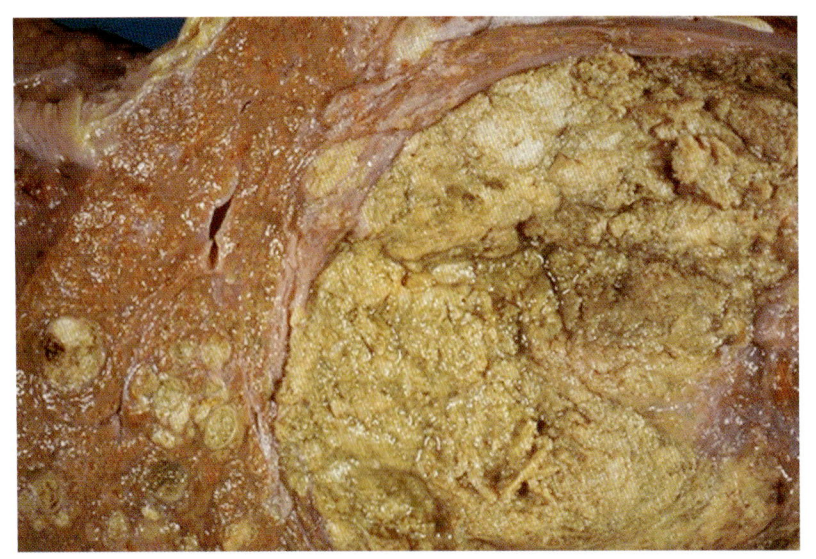

図 8-53　肝細胞癌，肉眼像

　肝細胞癌の多くは慢性肝炎や肝硬変の肝臓に発生し，慢性肝疾患で肝細胞の増殖が亢進することが腫瘍発生に関与していると考えられている。背景肝疾患の原因ではＢ型肝炎やＣ型肝炎が最も多く，米国ではアルコール性肝障害の頻度も高い。それ以外の原因として，アフラトキシンの摂取，ヘモクロマトーシス，α_1-AT 欠損症，チロシン血症などがある。図に示した巨大な肝細胞癌は，腫瘍細胞の胆汁産生により緑色調を呈している。周囲には小型の衛星結節が散見され，肝内転移巣や多発性腫瘍と考えられる。血清 AFP が上昇したり，腫瘍により胆道が閉塞すると，アルカリホスファターゼが上昇したりする。

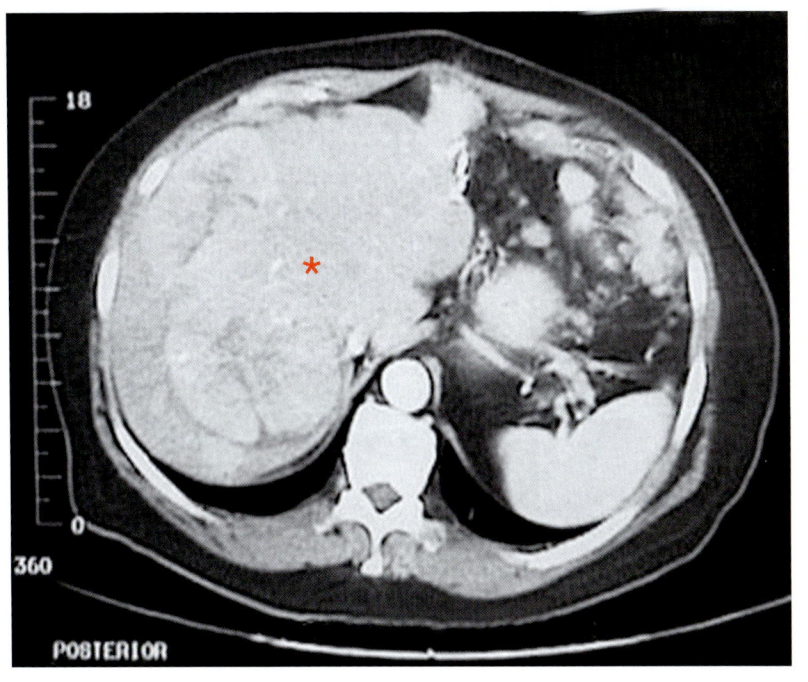

図 8-54　肝細胞癌，CT

　この画像で肝右葉に認める不整形の腫瘤（＊）は肝細胞癌（HCC）であり，多くは慢性肝炎や肝硬変に侵された肝臓に発生する。これらの癌は大きな腫瘤，小さくその周囲を取り巻く衛星結節，あるいは多中心性腫瘍として描出される。HCC は壊死や出血傾向が強い。実際，肝被膜付近の HCC により，腹腔内出血をきたす。肝内腫瘍は胆管を完全閉塞することはあまりなく，黄疸をきたすことは少ない。HCC の最も発生率の高い地域はＢ型慢性肝炎ウイルスの感染率が高い。臨床症状は倦怠感，易疲労性，体重減少，腹痛，腹囲の増加である。

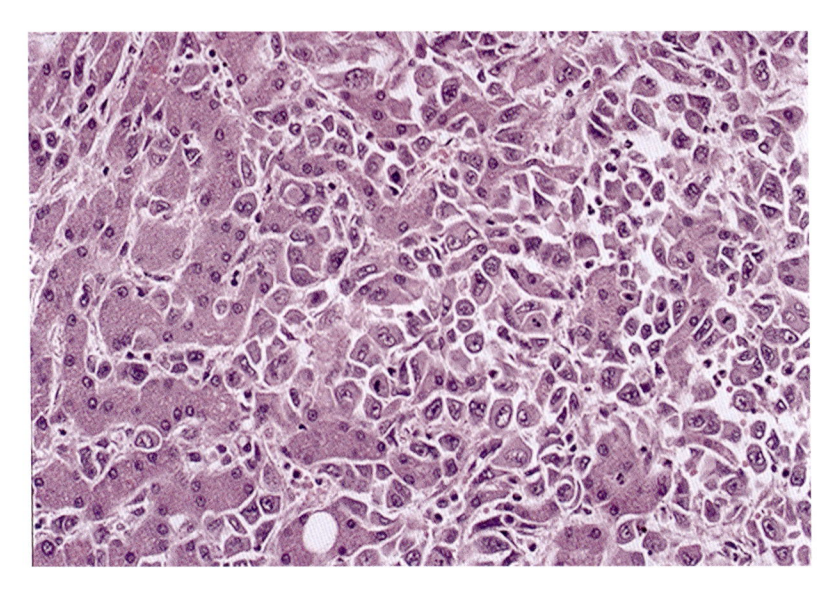

図 8-55　肝細胞癌，組織像

　図右に高分化型肝細胞癌の腫瘍細胞がみられ，図左には正常肝細胞がみられる。正常肝細胞と，肝細胞癌との境界は不明瞭である。肝細胞癌は索状に配列するが，正常の肝細胞索よりも太く，肝小葉構造はみられない。門脈域や中心静脈は確認できず，不規則な血管構築が認められる。腫瘍が大きくなると壊死を伴うことがある。しばしば血管浸潤を伴い，特に門脈分枝に浸潤することが多い。早期に発見されなければ，予後は不良である。

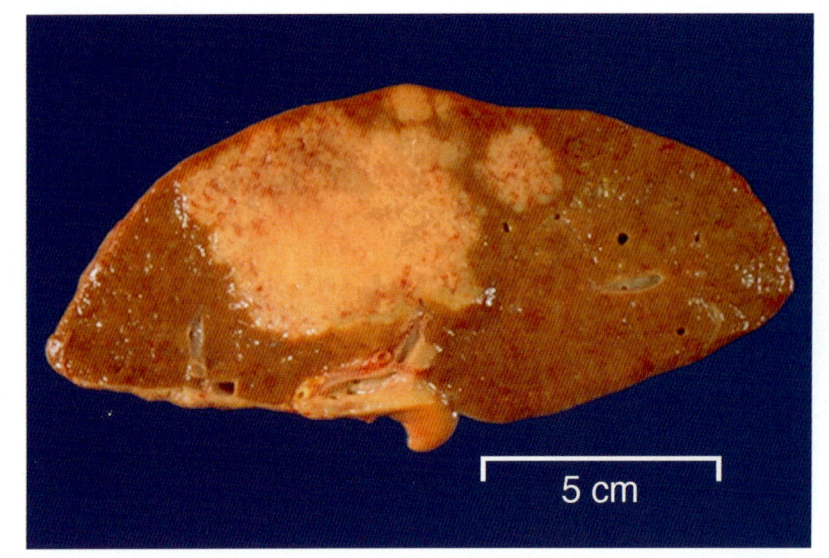

図 8-56　胆管癌，肉眼像

図に示した白色の腫瘍が胆管癌で，周囲に衛星結節があり，胆汁産生を示唆する緑色調の変化はみられない。肝細胞癌よりも頻度は低いが，共通の危険因子もある。B型やC型の肝炎ウイルス感染は肝細胞癌の発生とより関連している。アルコール摂取は肝細胞癌と胆管癌の両方に関与していると報告されている。米国で最も頻度の高い危険因子は原発性硬化性胆管炎である。*Clonorchis sinensis* などの肝吸虫症の好発地域では，胆管癌の罹患率が高い。胆管癌は進行期で発見されることが多く，予後が悪い。

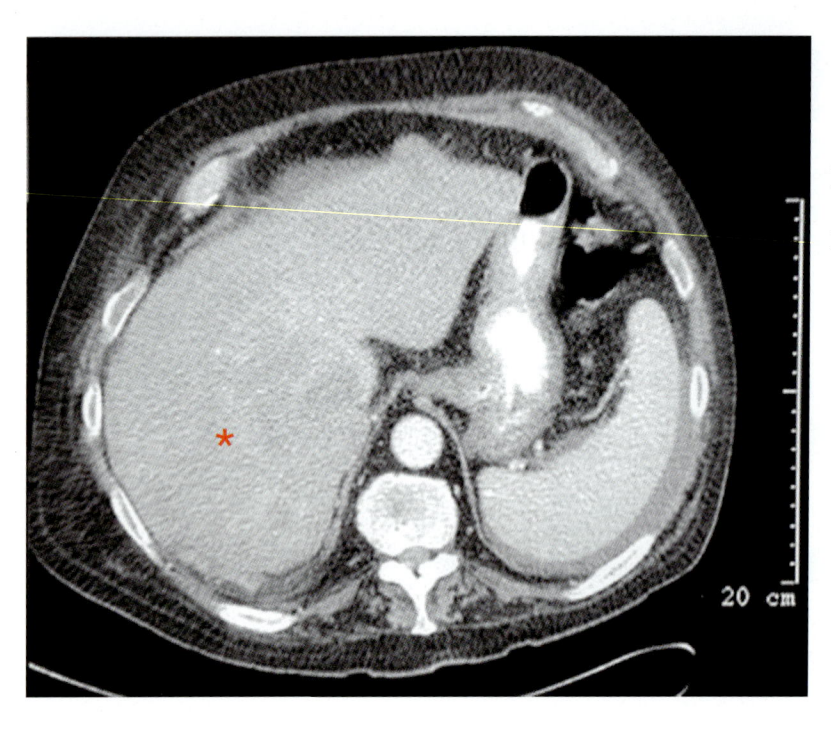

図 8-57　胆管癌，CT

この腹部CTで肝右葉頭側に認める境界不明瞭，内部不均一で辺縁不整な不鮮明な腫瘤（*）は胆管細胞癌である。肝原発の癌としては，HCCと比較して頻度は低いが，危険因子の多くが両者に当てはまる。実際，原発性肝癌にHCCと胆管細胞癌の両方の成分が存在することがある。臨床的にはHCCの症状と同様で，この画像でも少量の腹水が認められる。

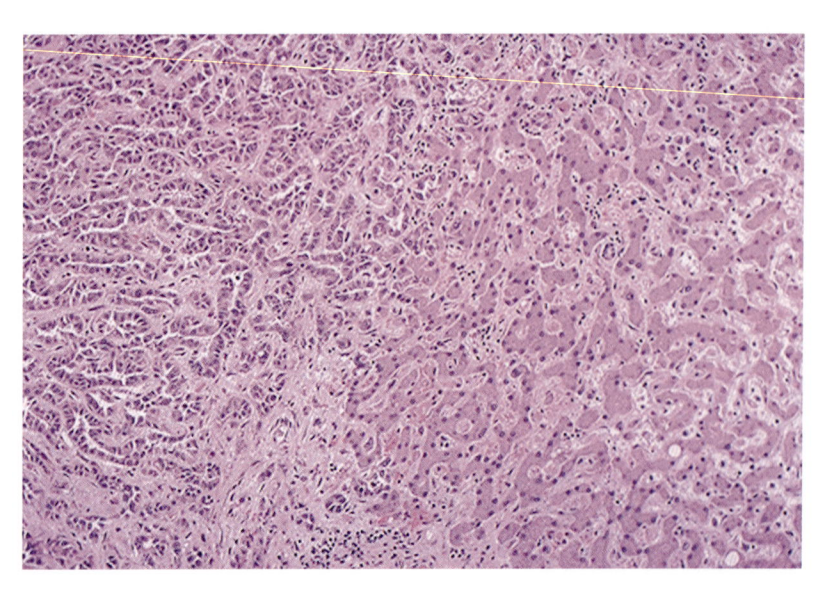

図 8-58　胆管癌，組織像

図左に胆管癌の増殖がみられ，腫瘍細胞が管状に配列している。肝細胞癌でも一部に管状増殖がみられることがあり，1つの腫瘍で肝細胞癌と胆管癌の組織成分が混在することもある。胆管癌には胆汁産生はみられず，粘液の産生がみられる。転移性の腺癌との鑑別が問題となる。免疫染色で胆管癌はサイトケラチン7陽性，サイトケラチン20陰性，AFP陰性である。一方，転移性腺癌の多くはサイトケラチン20陽性で，肝細胞癌はAFP陽性である。

第 8 章　肝臓・胆道　217

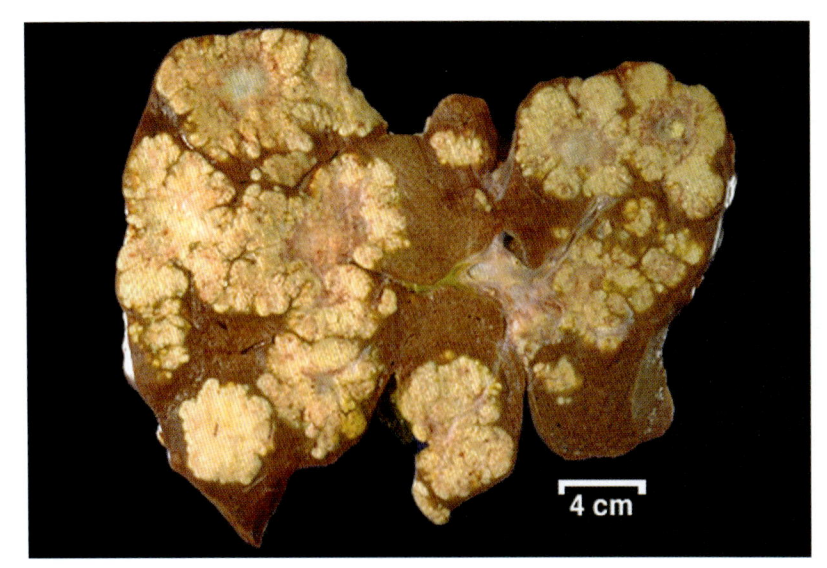

図 8-59　転移性肝腫瘍，肉眼像

　肝内に多発性の腫瘍がみられ，腫瘍結節の大きさは様々である。腫瘍中央部に壊死が散見され，肝被膜直下の腫瘍には，癌臍がみられる。本症例にみられるすべての結節が肝転移巣である。腫瘍により胆管が閉塞するとアルカリホスファターゼが上昇することがあるが，すべての胆管が閉塞しないので，ビリルビンの上昇は通常みられない。また，トランスアミナーゼの上昇も目立たない。肝臓は他部位からの転移性腫瘍をきたしやすい臓器であり，肝腫瘍の中で最も頻度が高いのは転移性肝腫瘍である。転移性肝腫瘍は多発であることが多い。

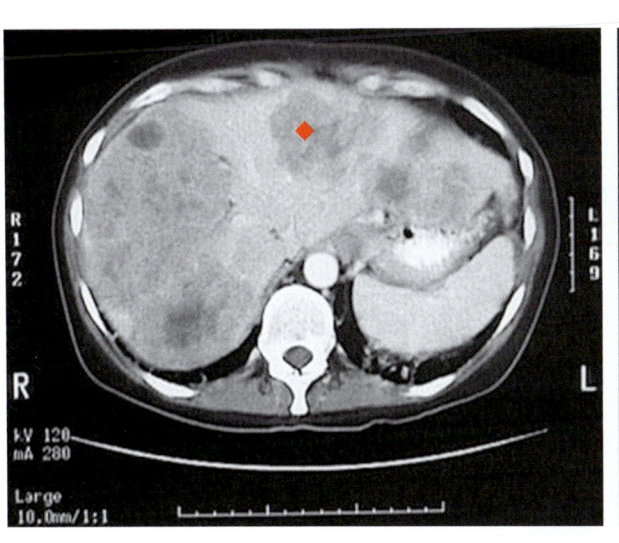

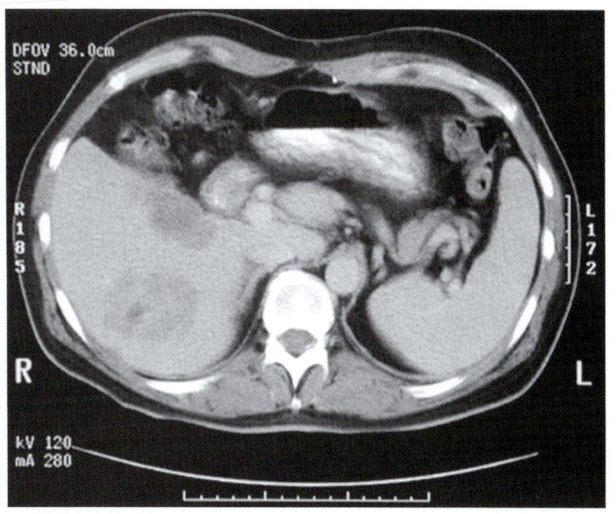

図 8-60, 図 8-61　転移性肝腫瘍，CT

　これらの造影腹部 CT では肝内に壊死による低濃度領域を示す多発腫瘤（◆）が認められる。左図では著明な肝腫大が認められ，肝臓は上腹部の右側からほぼ左側腹壁にまで達している。これらは大腸癌の転移であった。正常大の脾臓が両図の左背側に認められる。

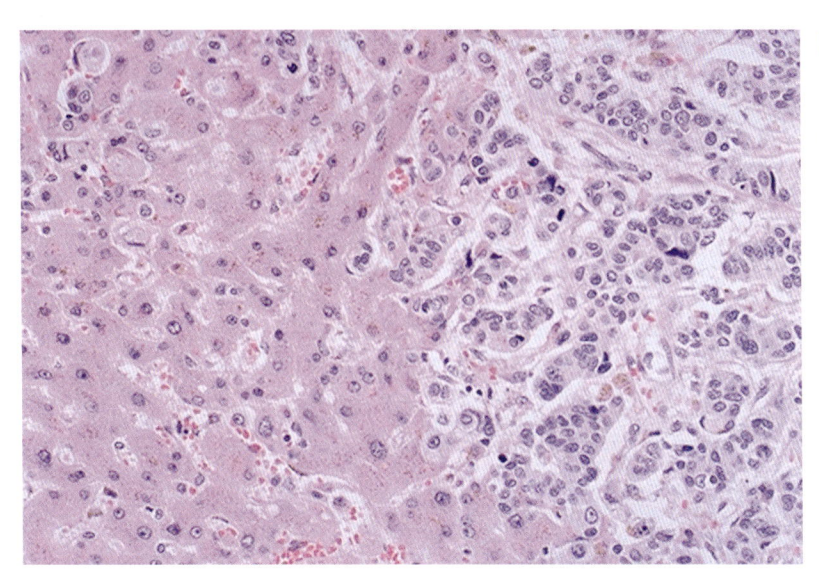

図 8-62　転移性肝腫瘍，組織像

　乳腺の浸潤性乳管癌の肝転移巣の組織写真で，図右に腫瘍細胞の増殖が，図左に正常肝組織がみられる。転移巣が大きくなると，血流の供給が不足して，中心壊死をきたす。

218　第 8 章　肝臓・胆道

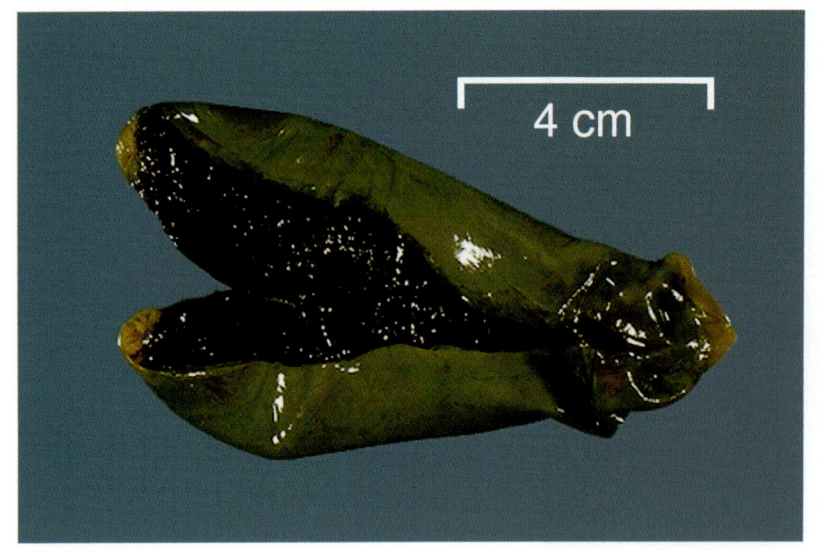

図 8-63　正常胆嚢，肉眼像

正常胆嚢は，暗緑色でビロード状の粘膜とうすい胆嚢壁から構成される。図左にみられる黄色の球状突出は折り重なった胆嚢底部粘膜で，Phrygian cap と呼ばれる。肝臓で産生された胆汁は胆嚢に貯留される。食物（特に脂肪性食物）が胃から十二指腸に達すると，小腸の腸内分泌細胞からコレシストキニンが分泌される。分泌されたコレシストキニンが胆嚢の筋層を収縮させることで，胆汁が排泄される。近年，ファーストフードやアイスクリームなど脂質の摂取が増えており，以前よりも胆嚢の働きが増している。

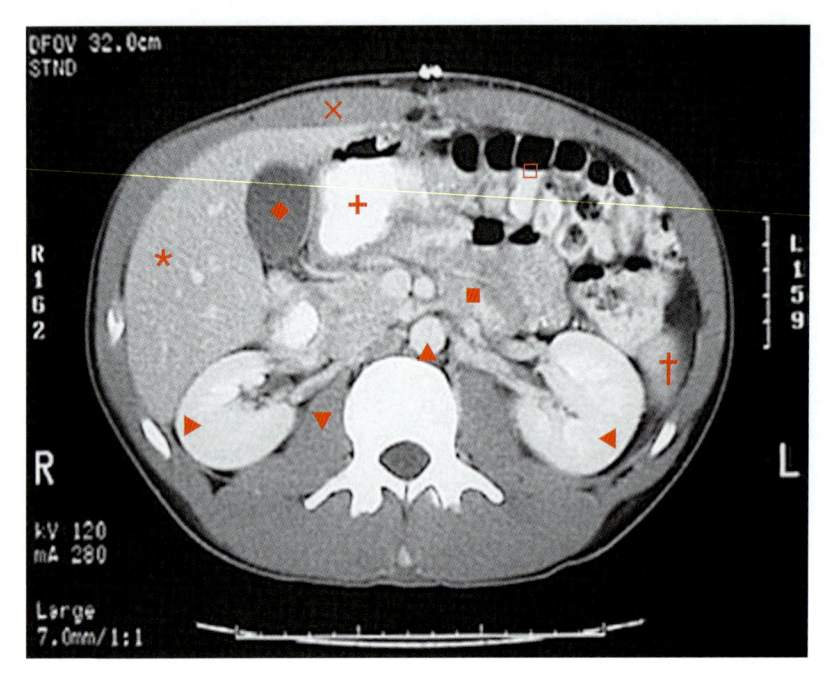

図 8-64　正常胆嚢，CT

この L2-3 レベルの腹部 CT では，肝（＊），胆嚢（◆），胃前庭（＋），空腸（■），大腸（□），右腎（▶），左腎（◀），脾臓（†），腹部大動脈（▲），腸腰筋（▼），腹直筋（×）などの正常構造が描出されている。胆嚢は通常 50mL の濃縮胆汁を貯留している。右葉下面に胆嚢が存在する人は全人口の 5～10％前後であるが，無形性などの先天奇形は稀である。胆道のすべてあるいは部分的な低形成は，胆道閉鎖に至ることがある。

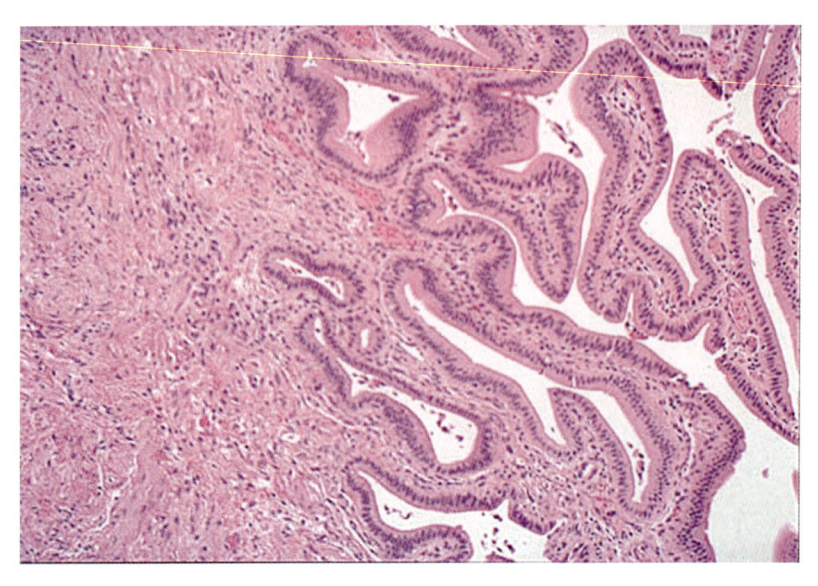

図 8-65　正常胆嚢，組織像

粘膜固有層の上に襞状の胆嚢粘膜がみられる。胆嚢内に胆汁が充満すると粘膜襞が伸展する。粘膜固有層の下に筋層があり，図には含まれてないが，さらに深部の漿膜で胆嚢は覆われている。胆嚢粘膜は胆汁からナトリウム，塩化物，水分を吸収することで，胆汁を濃縮する。肝臓から排泄された胆汁は，胆嚢に貯溜され，より濃縮される。胆汁にはコール酸やケノデオキシコール酸などの胆汁酸や，レシチン化合物，ビリルビンカルシウム，コレステロールが含まれる。これらの物質のバランスが崩れると，沈殿しやすくなり結石形成につながる。

第8章 肝臓・胆道　219

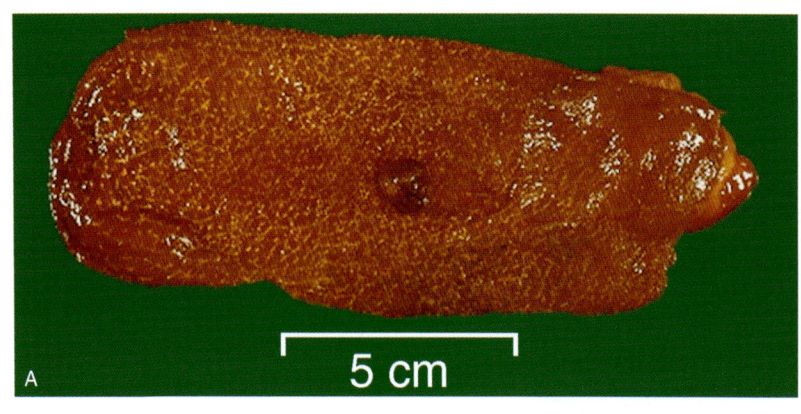

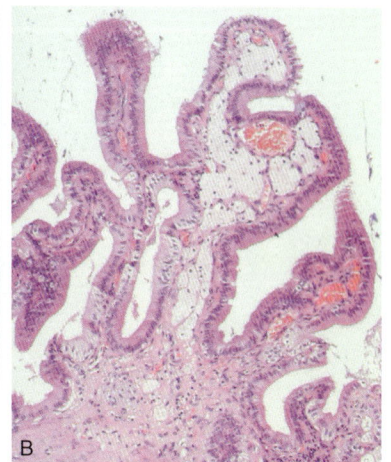

図 8-66A, B　コレステローシス，肉眼像，組織像
　右の図（B）に示すように，粘膜固有層に多数の泡沫細胞がみられる。左の図（A）のように，肉眼では胆嚢粘膜のイチゴ状の変化として観察される。単発性の胆嚢結石もみられる。

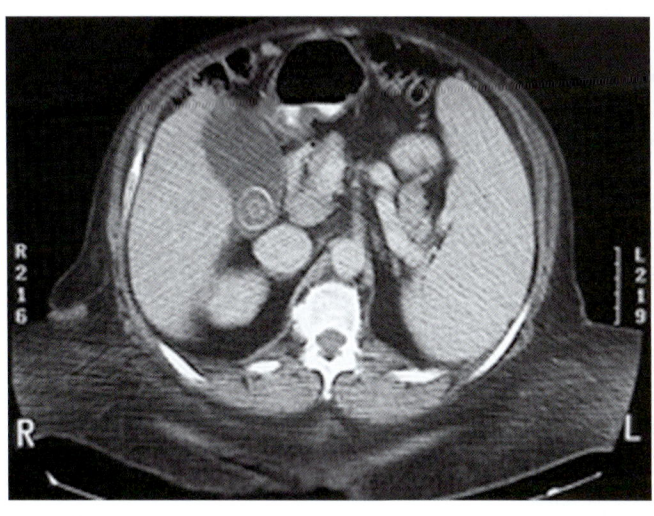

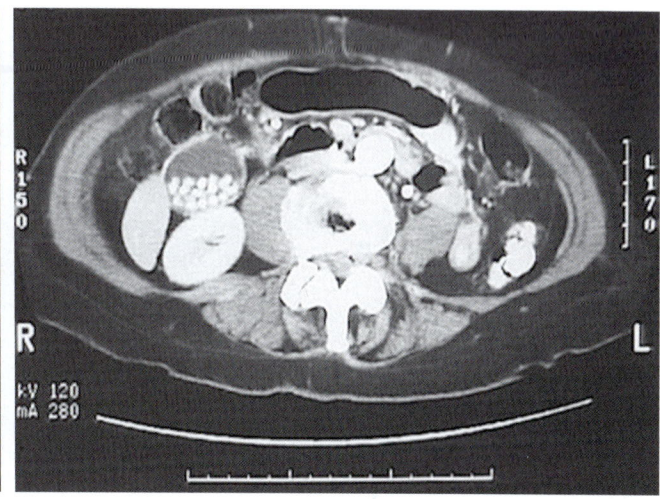

図 8-67, 図 8-68　胆石症，CT
　左図は胆嚢の腫大を伴う単発結石。胆石はコレステロール，カルシウム，ビリルビンの様々な配分により形成される。結石はしばしば層状沈着により増大し，本症例のように層構造を示す。小結石や破砕された結石片は胆嚢頸部を通過し，胆嚢管に陥頓したり，胆嚢管を通過して乳頭部に陥頓することがある。

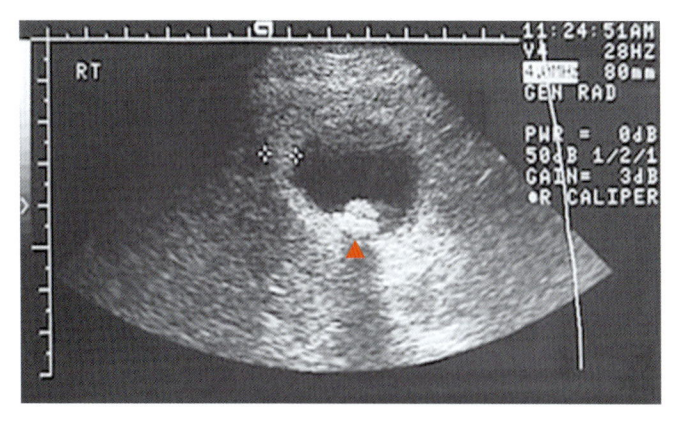

図 8-69　胆石症，超音波検査，図 8-70　胆管結石，胆道造影
　左図は腹部超音波で胆嚢内の結石（▲）を認める。矢頭は肥厚した胆嚢壁を示し，慢性胆嚢炎の所見に一致する。
　右図の胆道造影では乳頭部付近で遠位総胆管を拡張させる結石（▶）の輪郭が描出されている。

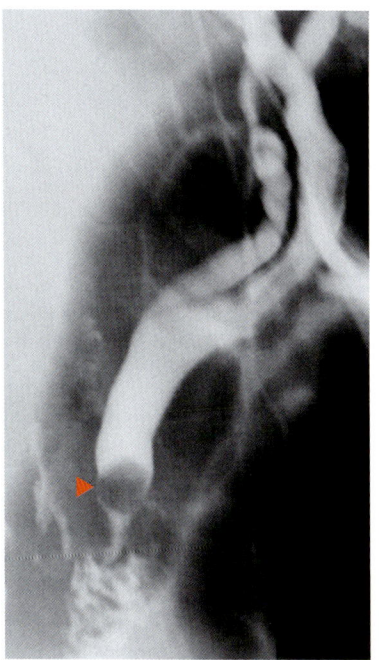

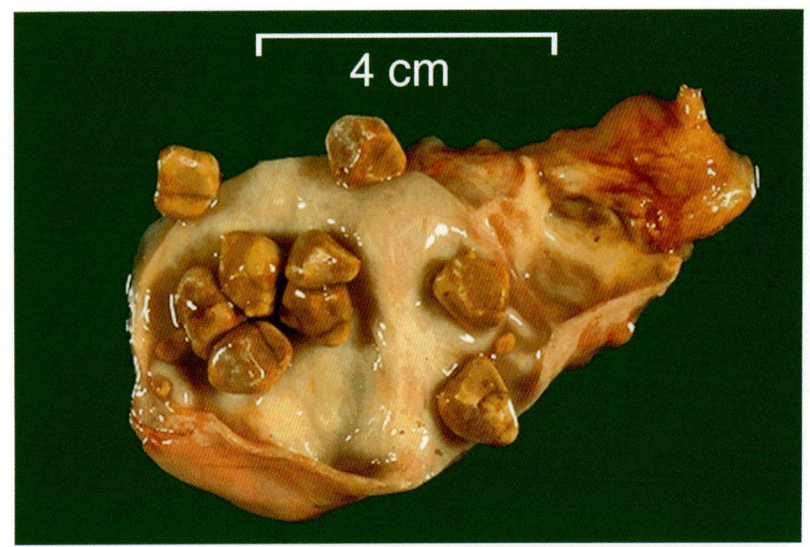

図 8-71 胆石症，肉眼像

黄褐色の結石が胆嚢内にみられる。胆嚢粘膜は淡く色調が変化し，胆嚢壁は線維化により白色調となり，慢性胆嚢炎が示唆される所見である。繰り返す急性胆嚢炎は慢性胆嚢炎に進展する。成人の10〜20%が胆嚢結石を有しているが，多くは無症状である。胆嚢結石の多くは，コレステロール系石で，黄色調を呈する。混合石にはコレステロールとビリルビンカルシウムの両方が含まれる。ビリルビンカルシウムが主体の結石は色素結石と呼ばれる。

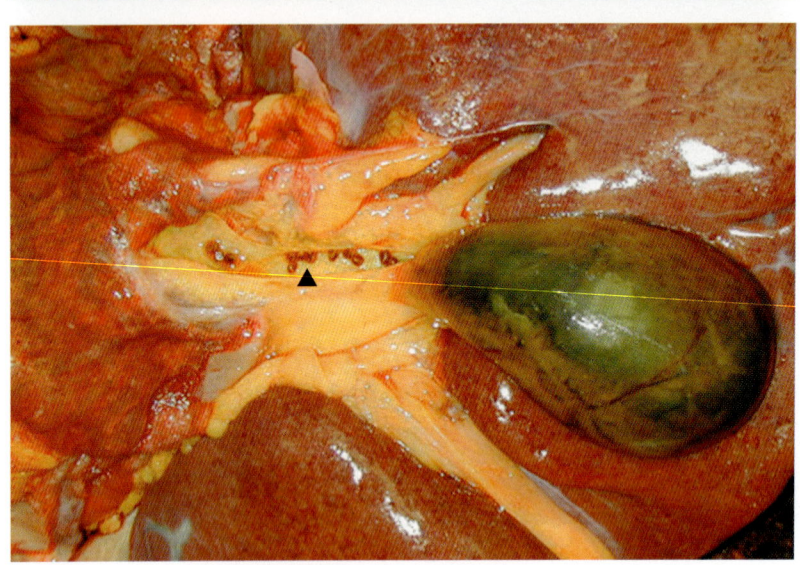

図 8-72 総胆管結石症，肉眼像

図には総胆管とそれに連続する十二指腸（図左）が示されている。総胆管を切開すると，数個の小結石がみられる（▲）。図右の胆嚢は胆嚢頸部が結石で閉塞したために緊満している。胆嚢にできた結石が小さい場合，胆嚢頸部を通って総胆管に達する。総胆管内に結石がみられることを総胆管結石症と呼ぶ。胆道が閉塞すると，右上腹部に疝痛が生じる。2/3の症例で，胆管と膵管がVater乳頭より手前で合流しており，結石が膵管を閉塞して膵炎を起こすことがある。

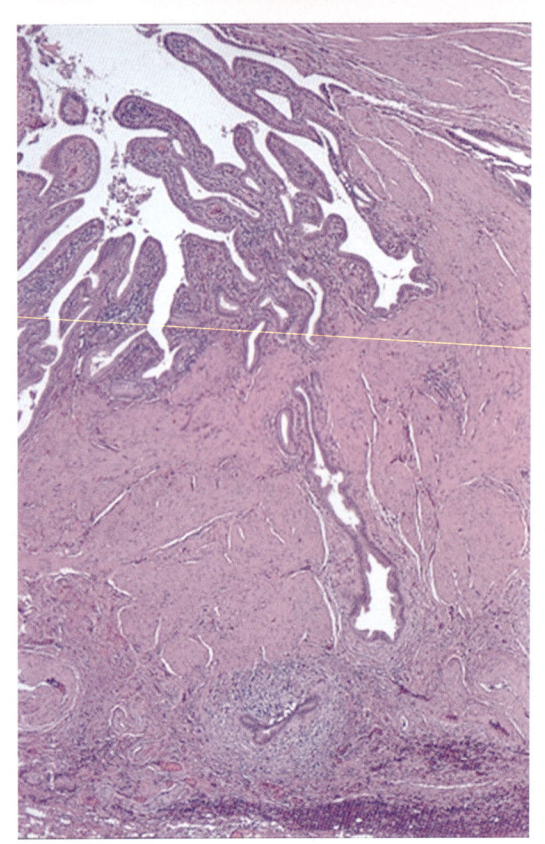

図 8-73 慢性胆嚢炎，組織像

ほとんどの慢性胆嚢炎は胆石症を伴うが，胆汁の沈殿だけでも炎症の原因となる。胆嚢結石がなく炎症だけがある場合，無石胆嚢炎と呼ばれる。急性胆嚢炎の既往もないことがある。図の胆嚢壁は肥厚し，粘膜には慢性炎症細胞浸潤がみられる。粘膜が胆嚢壁内に陥入しており，Rokitansky-Aschoff洞と呼ばれる所見である。一方，急性胆嚢炎では好中球浸潤がみられる。急性および慢性胆嚢炎では通常細菌感染はみられない。

第 8 章 肝臓・胆道　221

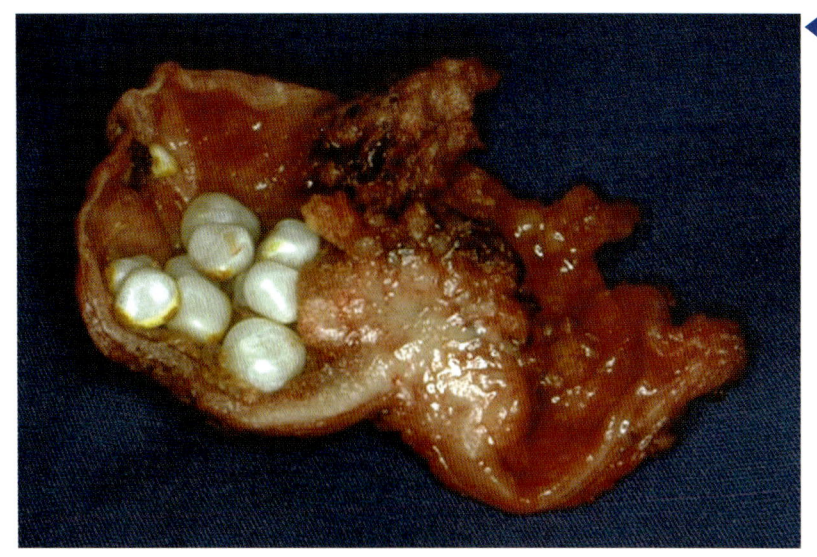

◀図 8-74　胆嚢癌，肉眼像
　切開された胆嚢には，淡色の胆嚢結石（平均 1cm）の右側にキノコ状の腫瘍がみられ，胆嚢内腔と胆嚢壁内に増殖している。本症例は原発性の胆嚢腺癌である。胆嚢癌の 60～90％に胆嚢結石がみられる。胆道癌の発生頻度は高くなく，高齢者に発生することが多い。大型腫瘍や，肝外胆管に発生した腫瘍は胆道を閉塞し，高ビリルビン血症やアルカリホスファターゼの上昇などの検査成績を示す。

図 8-75　胆嚢癌，CT ▶
　腹部 CT では，肝右葉先端に隣接する胆嚢下部に不整な高濃度腫瘤（▲）が認められる。腫瘤は胆嚢の腺癌である。通常は早期症候や症状が欠如するので，診断時には摘出が不可能の状態であることがほとんどで，予後不良である。胆嚢炎を伴う胆石症と臨床症候や症状が類似することもある。

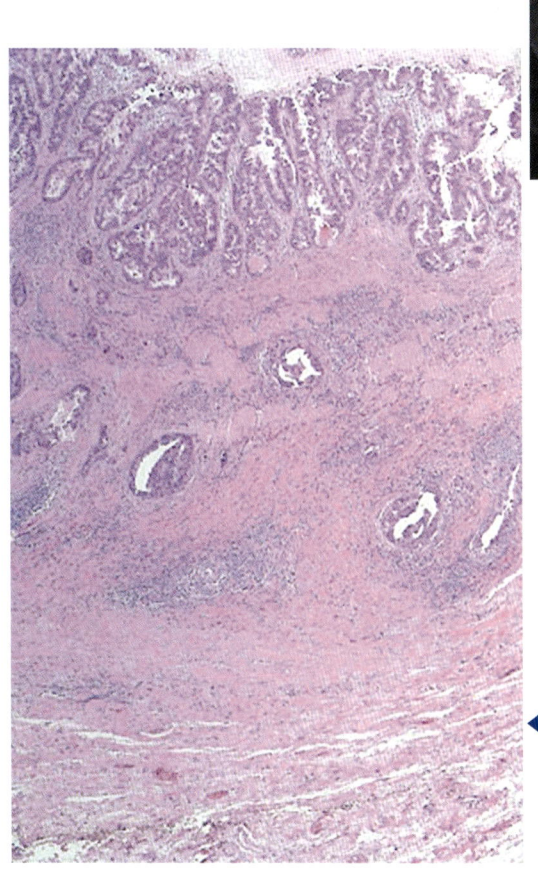

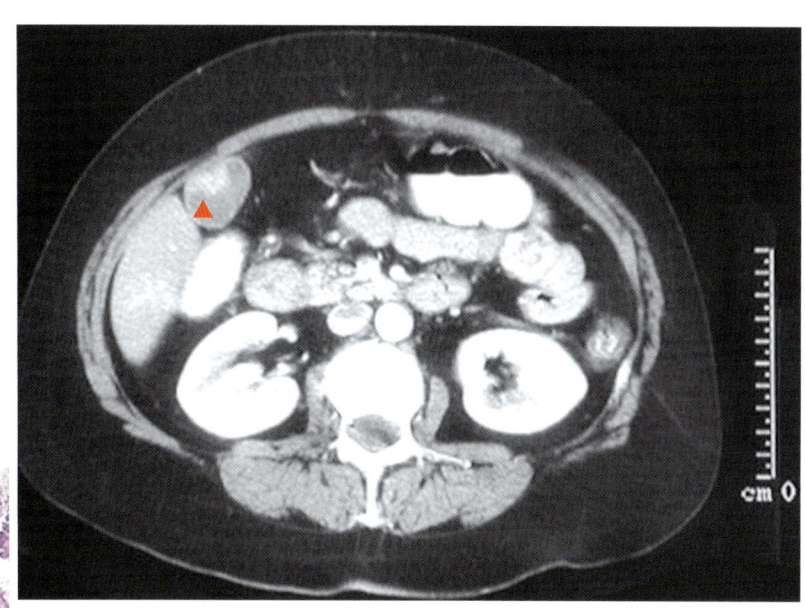

◀図 8-76　胆嚢癌（腺癌），組織像
　図上に異型上皮の増殖がみられ，腫瘍性の異型腺管が筋層内にも浸潤している。胆嚢腺癌は高齢者で発生頻度が高く，女性に好発する。一方，胆嚢以外の胆道に発生する癌では，胆石の合併率は 1/3 で，男性の頻度がやや高い。

第 9 章

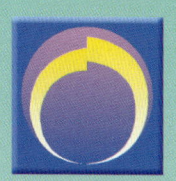

膵

224　第9章　膵

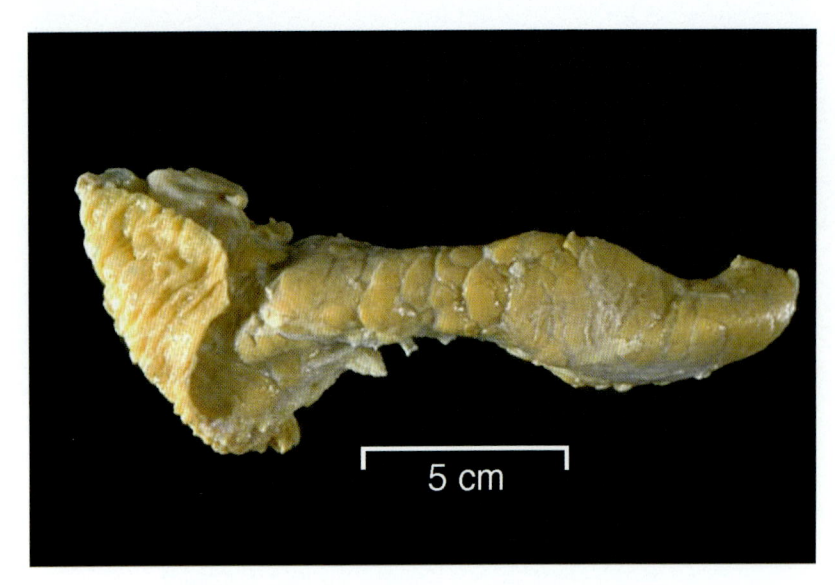

図9-1　正常膵，肉眼像

　成人の正常膵は，重量が85〜95gで，黄色調で小葉構造を認める。十二指腸（左端に十二指腸の一部が認められる）に隣接する頭部，そして体部，尾部（右側）からなるが，各部の境界は不明瞭である。隣接して脂肪組織やリンパ節が存在する。膵臓の99％は消化酵素と重炭酸塩を産生する腺房組織で，残りはLangerhans島である。発生学的には，膵臓は十二指腸から発生した内胚葉由来のやや大きな背側原基と小さな腹側原基とが癒合してできる。背側膵のSantorini管と腹側膵のWirsung管が結合し，主膵管となり膵臓の長軸方向に走行し，十二指腸のVater乳頭部に開口する。

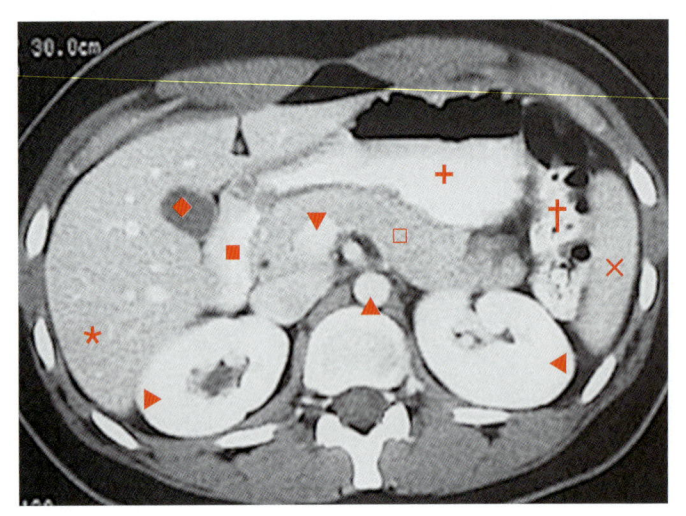

図9-2　正常膵，CT

　健常人の腹部造影CT（上腹部，L1レベルのスライス）において，肝臓（＊），胆嚢（◆），胃（＋），十二指腸（■），膵臓（□），小腸（†），脾臓（×），門脈，下大静脈（▼），右腎臓（▶），左腎臓（◀），大動脈（▲）を示す。膵臓は発生学的には前腸の2つの憩室から発生する。この2つは，背膵芽，腹膵芽と呼ばれ，やがて両者が癒合して1つの膵を形成する。癒合不全が起こると二分膵を生じ，外分泌液がSantorini管および通常Vater乳頭を形成するWirsung管を通って十二指腸へと分泌される。稀に，背膵芽と腹膵芽の癒合異常として，膵臓が完全に十二指腸を取り巻き「輪状膵」を形成すると，腸閉塞の原因となることがある。異所性膵組織が消化管粘膜に存在することはよくある（人口の2％）が，典型的には直径1cm以下の小さな組織であるため，その発見は偶発的である。

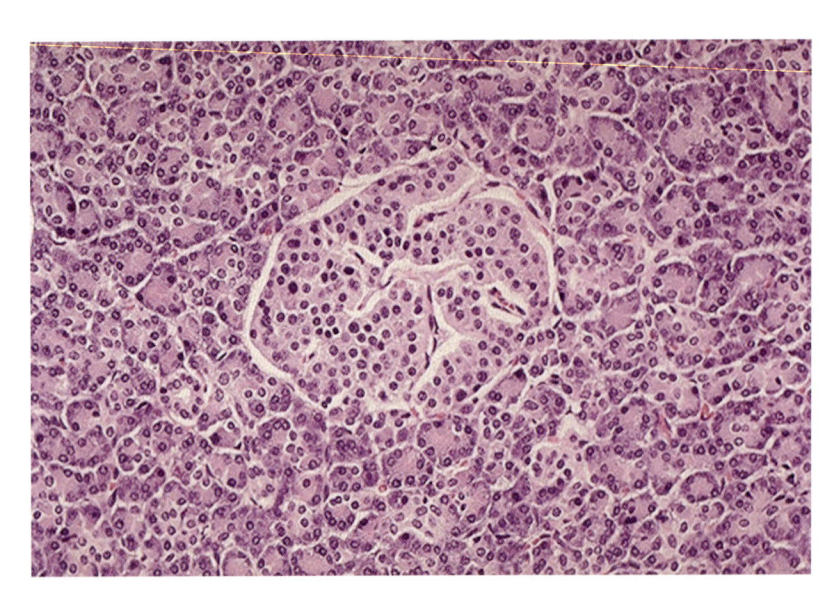

図9-3　正常膵，組織像

　正常の膵外分泌組織は腺房細胞からなり，コレシストキニンの影響下で，前酵素であるホスホリパーゼA，ホスホリパーゼB，トリプシン，キモトリプシン，エラスターゼを含む酵素を分泌する。これらの前酵素は消化管において活性化される。アミラーゼとリパーゼは活性酵素として分泌される。消化管由来のセクレチンの刺激により，膵管上皮から重炭酸イオンと水分が放出される。膵臓からは1日に約2Lの膵液が産生され，十二指腸に流れ込む。腺房内には内分泌機能を有するLangerhans島が散在性に認められるが，その1つが図中央に認められる。ランゲルハンス島内の小さな毛細血管には，α細胞（グルカゴン），β細胞（インスリン），δ細胞（ソマトスタチン）からの分泌物が流入する。

第9章　膵　225

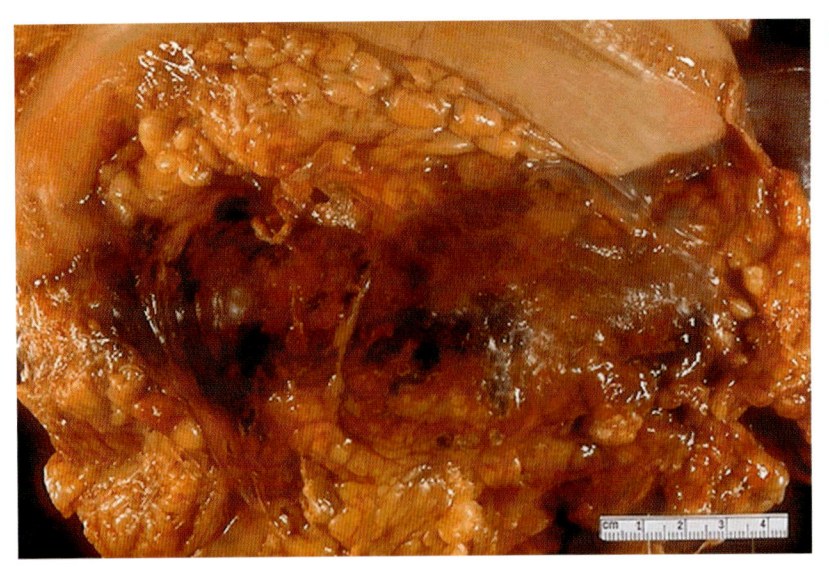

図9-4　急性膵炎，肉眼像
　これは剖検材料で，胃は上部に翻転され，脾臓は右上端縁に認められる。膵臓は腫大し，典型的な黄褐色の小葉構造は認められない。そのかわりに出血性壊死が，しみのような黒色ないしは赤色の領域として認められる。典型例では血中のアミラーゼとリパーゼの両者の上昇がみられる。膵酵素の活性化によって炎症が誘発されるが，膵管の閉塞（最も頻度の高い原因で，典型例は胆石の陥頓による），腺房細胞の傷害（典型例はウイルス感染），腺房細胞から分泌される前酵素の不完全な細胞内輸送（典型例はアルコール性膵炎）を含め，いくつかのメカニズムが考えられている。

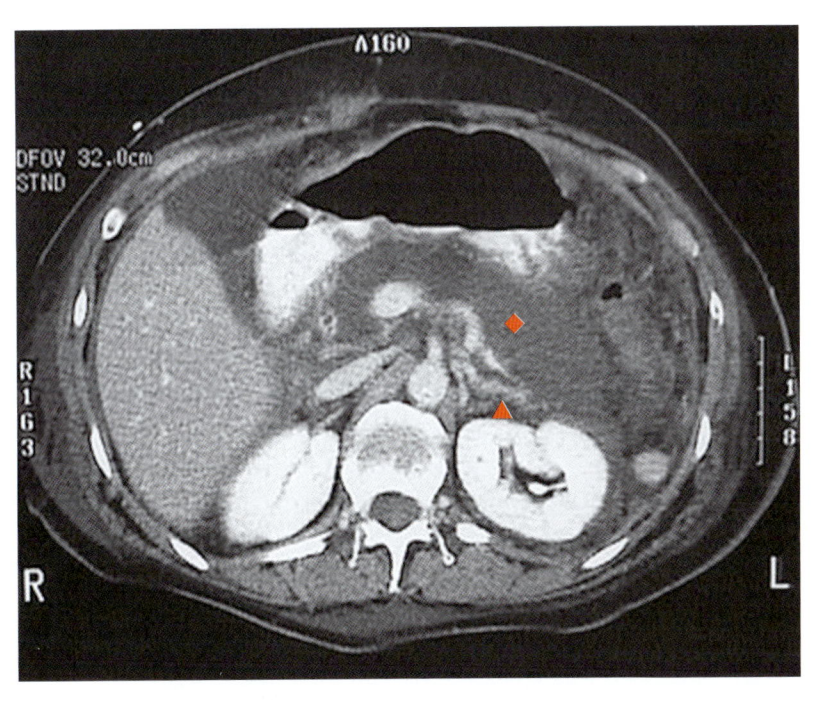

図9-5　急性膵炎，CT
　腹部造影CTにおいて，浮腫，出血，周囲脂肪組織壊死によって腫大した膵臓（◆）が，明らかな造影不良域として描出されている。この症例では，炎症の結果として生じた脾静脈血栓（▲）もみられる。膵炎は急性腹症につながり得るので緊急に治療を要する。患者は激しい腹痛を訴え，麻痺性イレウスの所見を認める。短時間の内にDIC（播種性血管内凝固症候群），ショック，細菌感染症，敗血症を合併することもある。脂肪組織壊死による石灰化像が，膵実質内や膵周囲脂肪組織にみられる。腹水を伴う場合もある。

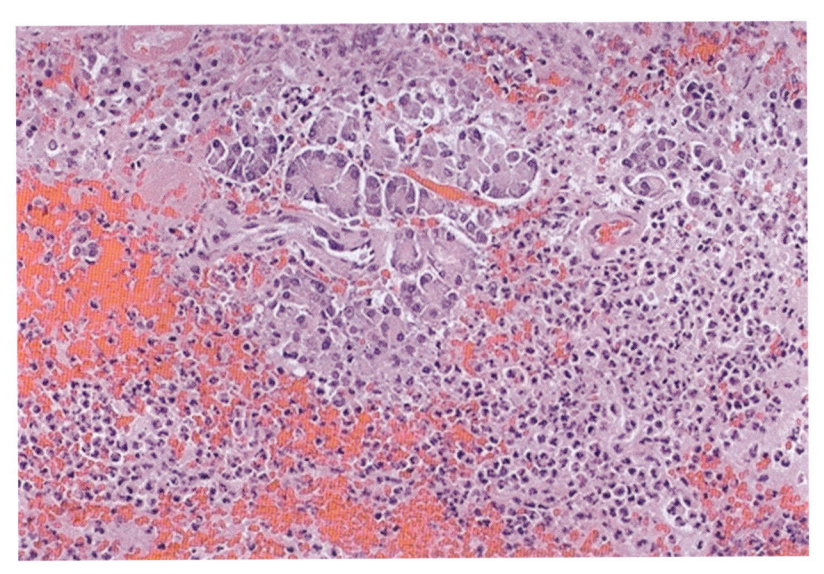

図9-6　急性膵炎，組織像
　ここでは残存する膵臓の腺房組織に沿って，壊死と出血を伴う急性炎症が認められる。腺房細胞の傷害が主体であるが，血管にも及び，さらに炎症の程度が高度かつ広範囲になれば，Langerhans島も破壊される。膵炎の原因のうち頻度の低いものとしては，高トリグリセリド血症（典型例では1gm/dL以上），高カルシウム血症，そしてアザチオプリン，ジダノシン，ペンタミジン，サイアザイドのような薬剤によるものが挙げられる。急性膵炎の10〜20％は原因が不明である。

226　第9章　膵

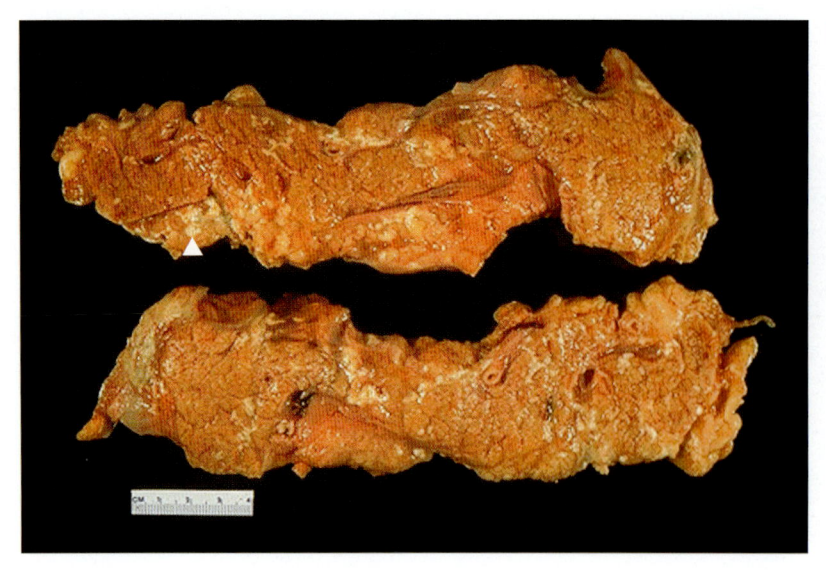

図9-7　膵脂肪壊死，肉眼像
　ここでは膵臓は半割されているが，黄褐色調の脂肪壊死巣（△）が散在性に認められる。本症例は急性膵炎の軽症例で，浮腫はみられるものの出血は認められない。膵外分泌組織から酵素が放出され，自己融解が起こる。トリプシンが活性化され，プロエラスターゼやホスホリパーゼを含む前酵素の活性化のカスケードが誘発され，脂肪細胞や膵実質の崩壊がみられる。また，トリプシンの放出によってプレカリクレインが活性化され，キニン系が働き血栓症や血管の損傷が起こる。

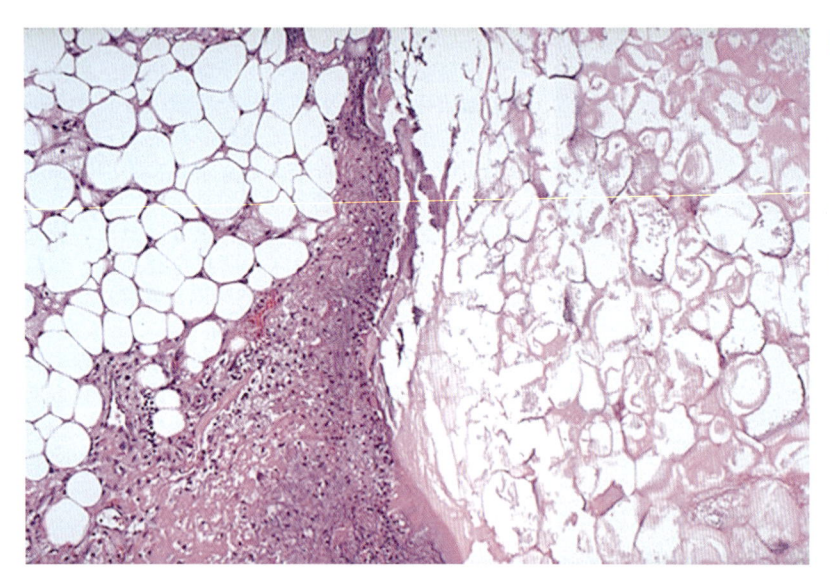

図9-8　膵脂肪壊死，組織像
　右側で顕著であるが，脂肪壊死では脂肪細胞の核が消失し，細胞質は顆粒状で好酸性を示す。家族性膵炎の1つは，稀な常染色体優性遺伝性疾患で，トリプシンの異常活性化を惹起する*PRSS1*遺伝子の生殖細胞系列変異が原因である。また，もう1つは，やはり稀な常染色体劣性遺伝性疾患で，*SPINK1*遺伝子の変異がトリプシン非活性化を阻害することによって膵炎が生じる。遺伝性膵炎ではしばしば慢性再発性膵炎の経過をたどる。

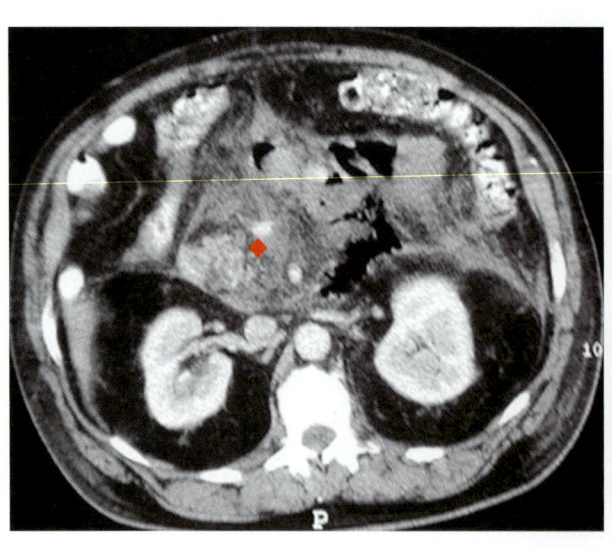

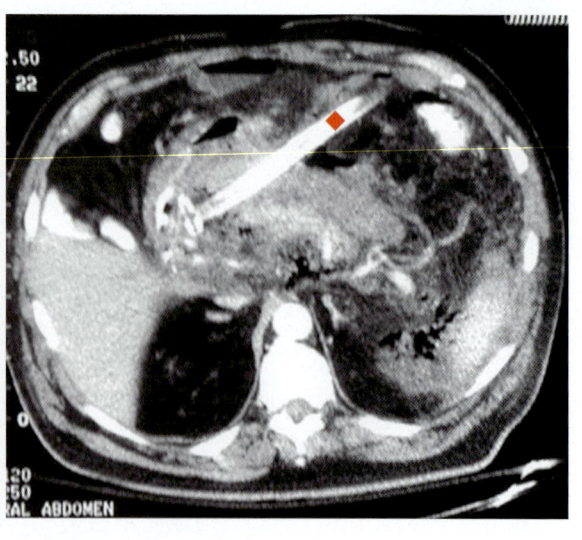

図9-9，図9-10　膵フレグモーネ，CT
　腹部造影CTにおいて膵臓内に腫大した炎症性の腫瘤（◆）を認める。これは急性膵炎が遷延するとみられる合併症でフレグモーネといい，細菌感染を伴うと膵膿瘍を生じる。右図において，開腹術による膵膿瘍のデブリードマン後に留置されたドレーン（◆）がみられる。

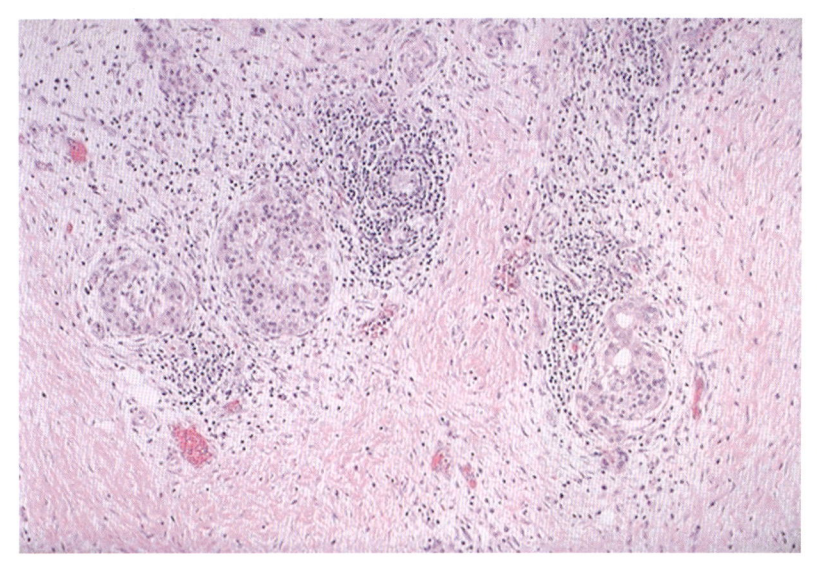

図 9-11 慢性膵炎，組織像

慢性膵炎の 1 症例であり，膠原線維に富む間質内に慢性炎症細胞浸潤が散在性に認められる。腺房細胞は消失するが，Langerhans 島はわずかに残存する。慢性膵炎の原因としてはアルコールの多飲が挙げられる。その場合は軽度〜中等度の急性膵炎が再発を繰り返した後に認められるのが典型的といえる。しかしながら，慢性膵炎の約 40% は原因不明である。残存する実質が機能するか否かによって，吸収不良や脂肪便を伴う膵機能不全や，Langerhans 島の消失による糖尿病が起こる場合がある。ただし典型例では Langerhans 島の大部分は残存する。種々の変異を有する *CFTR* 遺伝子のヘテロ接合体が，慢性膵炎を引き起こしている可能性もある。

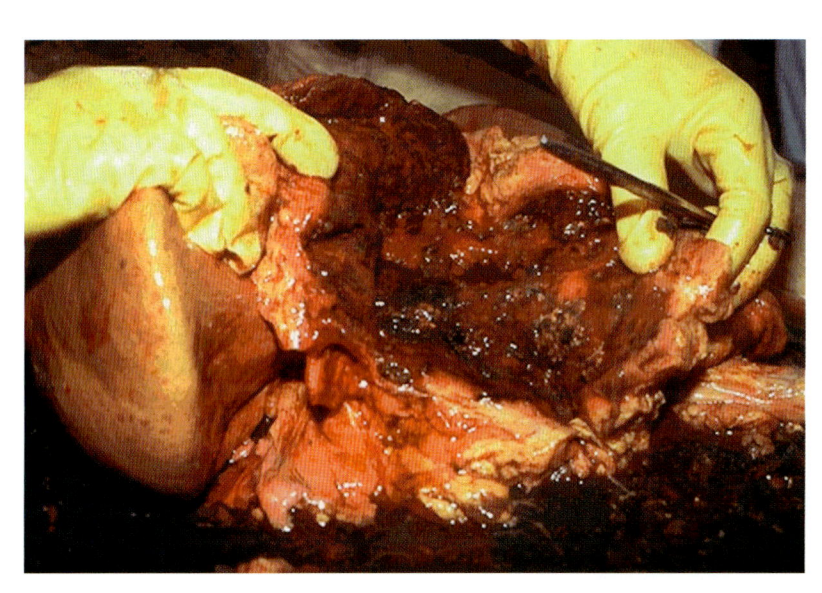

図 9-12 膵仮性囊胞，肉眼像

剖検時の所見であるが，大きな仮性囊胞が形成されており，この組織が膵臓であるとはほとんど認識できない。切開された仮性囊胞がみられるが，膵臓の大部分を巻き込んでいる。辺縁が鈍で黄色調の肝臓は，アルコールの多飲による脂肪変性と考えられる。この仮性囊胞の内面は不整で，赤褐色〜黒色調を呈している。仮性囊胞は，肉芽組織によって被包化された限局性の融解壊死領域である。肉眼や画像診断では囊胞性病変として認められ，膵臓における蜂巣炎（腫瘤として認められる）のような状態で，二次的に感染して膵膿瘍を形成する。

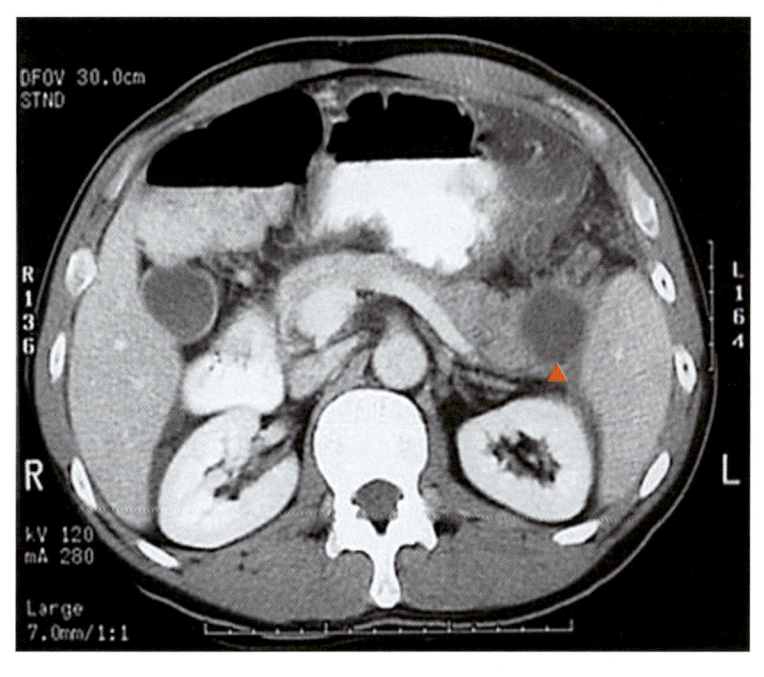

図 9-13 膵仮性囊胞，CT

液状化した膵仮性囊胞（▲）の中心部は低吸収域として描出される。この症例では，脾臓に近接した膵尾部に病変が認められる。膵仮性囊胞の多くは網囊に発生し，大きいものでは径 30cm に達することもある。液体貯留を伴う炎症が胃周囲の近接する小網に波及して仮性囊胞を形成する。仮性囊胞は出血，腹膜炎，敗血症につながり得る，膵炎の重大な合併症の 1 つである。治療はドレナージによって行う。

228　第9章　膵

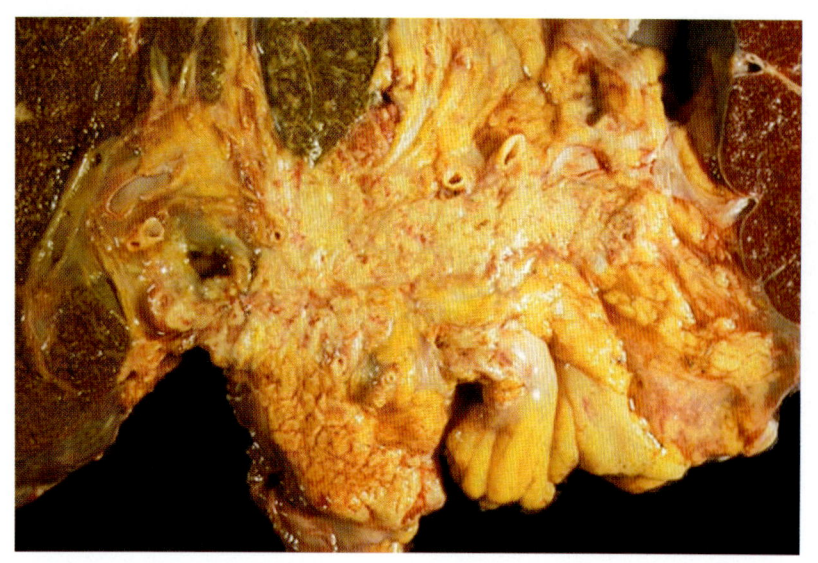

図9-14　膵腺癌，肉眼像

　この膵臓の腺癌は，左下中央の鉤状突起部のみを残して非常に広範囲にひろがっている。腫瘍による慢性の胆道閉塞のために黄疸が生じ，ホルマリン固定後の肝臓は著明な緑色調を呈していた。腫瘍は肝門部に浸潤し，肝臓には小さな実質性の転移巣も認められる。膵癌は，米国における癌死の原因としては第4番目に多いとされている。早期診断される症例はほとんどなく，そのため全般的に予後不良で，5年生存率は5％未満である。典型例では，疼痛が初発症状として認められる。約60％の症例は膵頭部に発生し，胆道閉塞が生じ，黄疸や直接ビリルビン血症を認める。

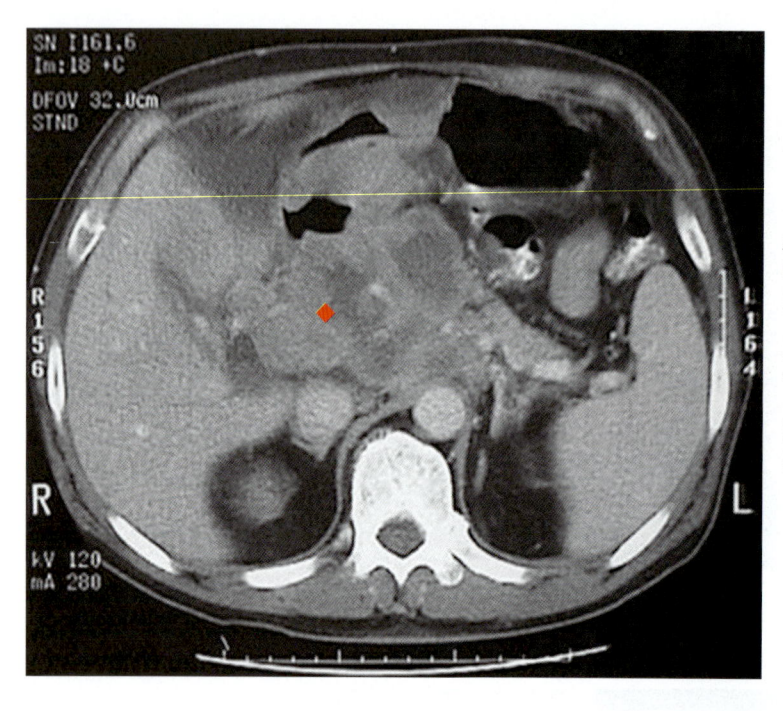

図9-15　膵腺癌，CT

　この症例にみられる大きな腺癌（◆）は，膵頭部および膵体部に存在し，肝門部にまで浸潤している。膵腺癌の多くは，診断時にはすでに周囲組織に浸潤しているか，他臓器に転移している。膵腺癌患者において，癌遺伝子 K-RAS，あるいは癌抑制遺伝子 p53, SMAD4, P16 に変異が認められることが多く，60歳以上の高齢者が全症例の80％以上を占める。膵癌の危険因子としては，喫煙，慢性膵炎，糖尿病などが挙げられる。稀な危険因子としては，Peutz-Jeghers 症候群や遺伝性膵炎がある。病因にかかわらず，臨床所見として腹痛，食指不振，体重減少が認められる。動脈あるいは静脈血栓を伴う凝固能亢進（Trousseau 症候群）が10％の症例でみられる。

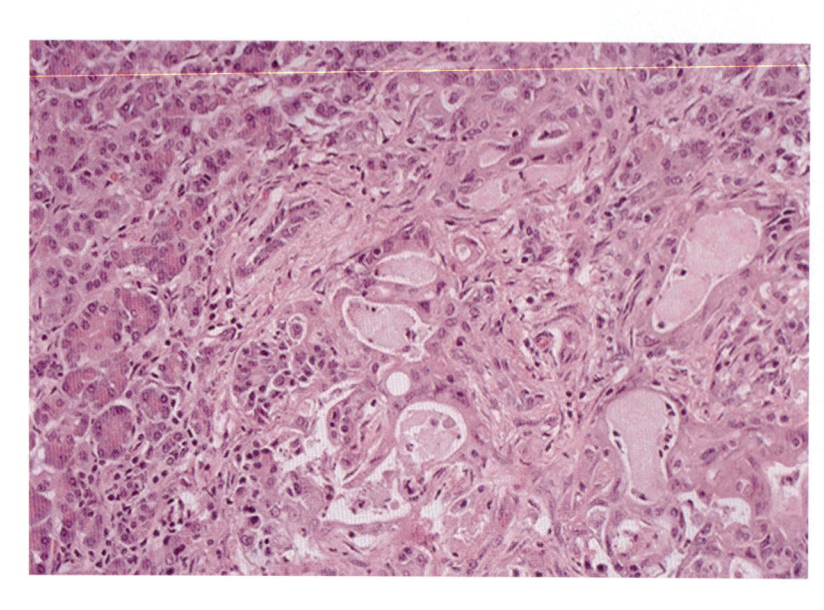

図9-16　膵腺癌，組織像

　これは膵臓の中分化型腺癌で，不整な腺腔形成がみられ，細胞質内および腺腔内に粘液の産生や貯留を認める。膵癌ではしばしば著明な線維形成（膠原線維性の結合組織からなる間質の形成）が認められる。左上方には，残存する正常膵組織が認められる。膵癌は局所性に浸潤し，発見された時点ではほとんどの場合，すでに進行癌の状態で切除困難である。神経周囲浸潤はよくみられ，これにより膵癌に典型的といわれる疼痛が生じる。血中の腫瘍マーカーとしては CA19-9 があるが，必ずしも膵癌に特異的なものではない。

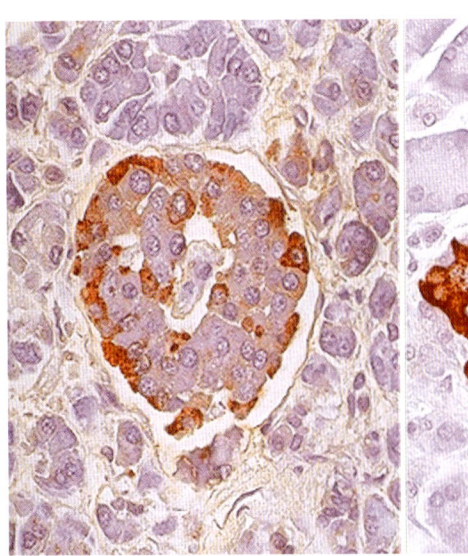

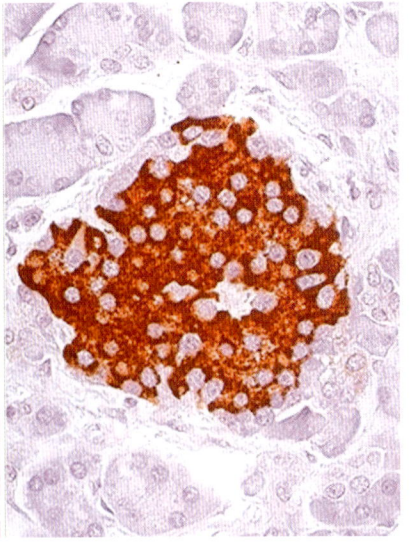

図 9-17　正常 Langerhans 島，組織像

膵臓の内分泌機能は，膵実質内に散在性にみられる Langerhans 島が担っており，膵尾部においてより多く認められる。この免疫組織化学染色でみられるように，Langerhans 島にはインスリンを分泌する β 細胞（左），グルカゴンを分泌する α 細胞（右），ソマトスタチンを産生する不染性の δ 細胞が存在する。これらのホルモンは直接血中に分泌される。インスリンと反対の作用を有するホルモンは多く，このため Langerhans 島からグルカゴンやソマトスタチンの産生が消失したとしても，臨床的にはそれほど問題にはならない。

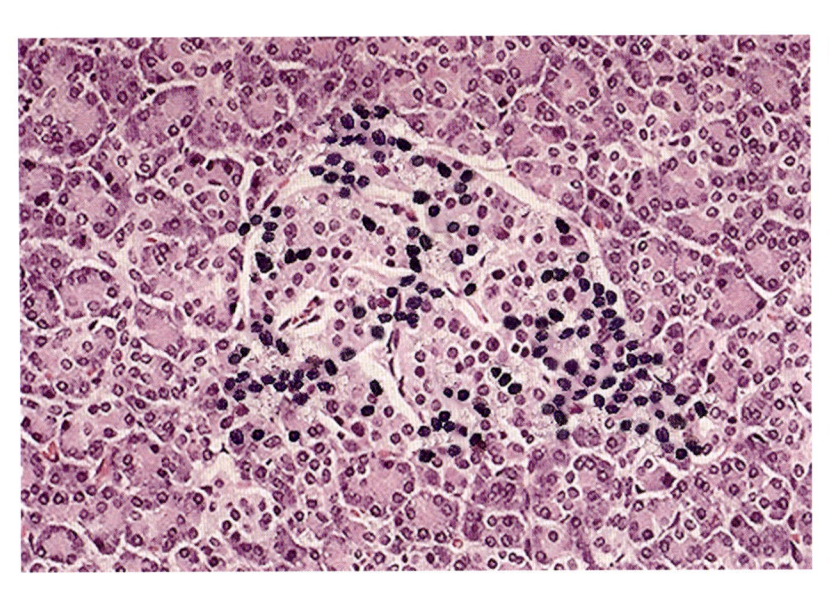

図 9-18　膵島炎（インスリン炎），組織像

1 型糖尿病では，稀に Langerhans 島に炎症を認めることがあるが，この所見は臨床症状が現れるより前にすでに存在している。遺伝的感受性に，ウイルスや毒性物質による Langerhans 島細胞の傷害が加わることで，最終的には 1 型糖尿病の原因である Langerhans 島破壊を伴う自己免疫反応が引き起こされる。1 型糖尿病は，インスリンの自己抗体，グルタミン酸デカルボキシラーゼ（GAD65），そして Langerhans 島細胞抗原（IA-2）の存在から，自己免疫性を有すると考えられる。低血糖，多尿，多渇症，多食を伴う明らかな糖尿病が発症する頃には，Langerhans 島はほとんど消失し，循環インスリンの絶対的な欠如がみられる。インスリンの欠乏は脂肪組織や筋肉の異化作用を起こし，代謝性アシドーシス（ケトアシドーシス）や，るいそうを引き起こす。

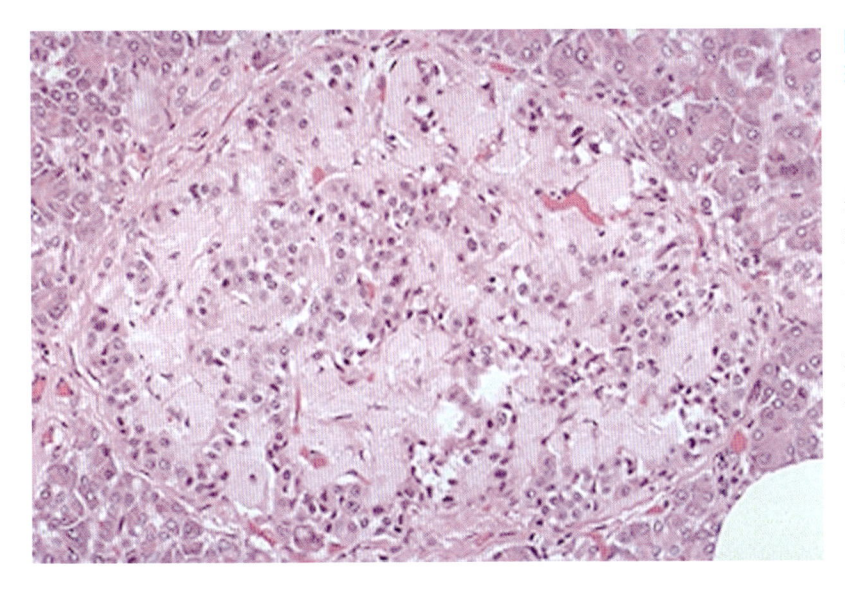

図 9-19　Langerhans 島のアミロイド沈着，組織像

この Langerhans 島では，島細胞周囲にピンクの硝子物質（アミロイド沈着）が認められる。アミロイドは，インスリンとともに分泌される蛋白であるアミリンからなる。この所見は，2 型糖尿病，すなわちインスリンの相対的な欠乏がみられる患者における典型的な所見であるが，Langerhans 島は依然として残存している。β 細胞からのインスリン分泌不全，あるいは末梢でのインスリン抵抗性がみられる。Langerhans 島の β 細胞の機能不全によりインスリンは減少し，アミロイドポリペプチド（アミリン）が分泌される。2 型糖尿病の患者の多くは肥満である。ただし，2 型糖尿病の患者であるからといって必ずしも Langerhans 島にアミロイドの沈着がみられるわけではない。このように，本疾患の病因に関してのアミロイド沈着の意義は不明である。

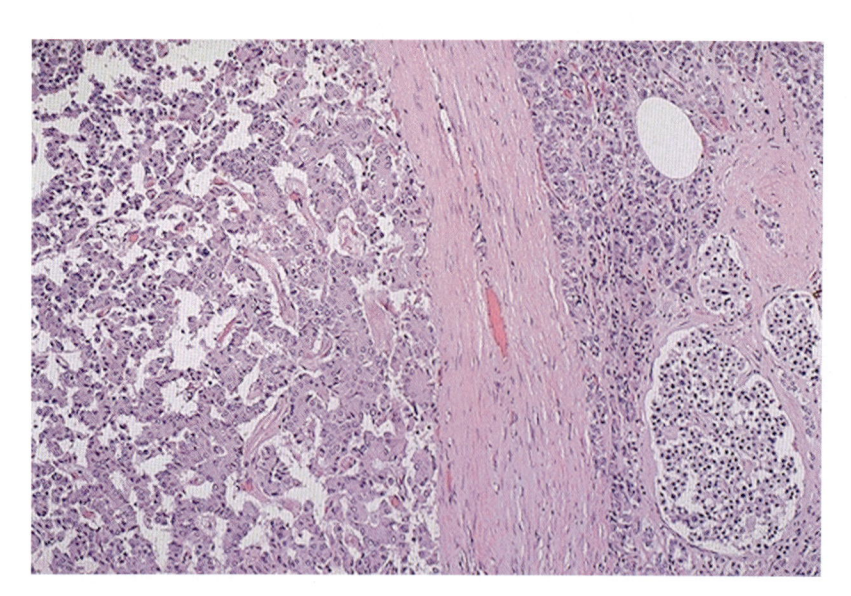

図 9-20　Langerhans島細胞腫瘍，組織像

　左側には膠原性結合組織によって被包化されたLangerhans島細胞腫瘍がみられ，対照的に右側に正常のLangerhans島が認められる。Langerhans島腫瘍の中にはホルモン機能活性を有するものがある。また，消化管のカルチノイド腫瘍と同じく，Langerhans島腫瘍は種々のホルモン物質を分泌し得る内分泌腫瘍である。β細胞（インスリンを分泌）腫瘍はLangerhans島細胞腫瘍の中で最も頻度が高い。過剰なインスリンによって低血糖が起こり，精神的錯乱，脱力，あるいは痙攣が認められることさえある。G細胞（ガストリンを分泌）腫瘍はLangerhans島細胞腫瘍の中では2番目に多く，Zollinger-Ellison症候群（胃液分泌過多により，胃，十二指腸，あるいは空腸に消化性潰瘍が生じる）を認めることがある。このような患者では，通常，血中のガストリン値が少なくとも正常の5倍以上に上昇する。α細胞（グルカゴンを分泌）腫瘍はまれで，臨床的には軽度の糖尿病や壊死性遊走性紅斑が認められる。後者は広範囲に及ぶ特有の皮膚炎である。また，遠隔転移，特に肝転移を認める症例が多い。δ細胞（ソマトスタチンを産生）腫瘍は極めて稀であるが，その多くは悪性で，糖尿病，脂肪便，下痢が認められる。稀にLangerhans島細胞腫瘍が副腎皮質刺激ホルモンを産生し，Cushing症候群を起こしたり，セロトニンを分泌して，カルチノイド症候群を引き起こすことがある。血管作動性腸管ポリペプチドが産生されると，そのほとんどに水様下痢，低カリウム血症，塩酸欠乏症を伴うVerner-Morrison症候群が発症することになる。

　Langerhans島細胞腫瘍は，多発性内分泌腫瘍症候群Ⅰ型として知られる常染色体優性遺伝性疾患の部分像として認められることもある。これらの患者では，Langerhans島細胞腫瘍に加えて，下垂体や副甲状腺の過形成や腺腫がみられ，機能亢進を認める臓器によっては，種々の問題が生じる。通常，この症候群でみられるLangerhans島細胞腫瘍は，インスリンもしくはガストリンを分泌する。

第 10 章

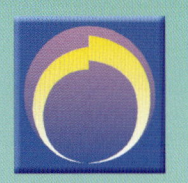

腎

第10章　腎

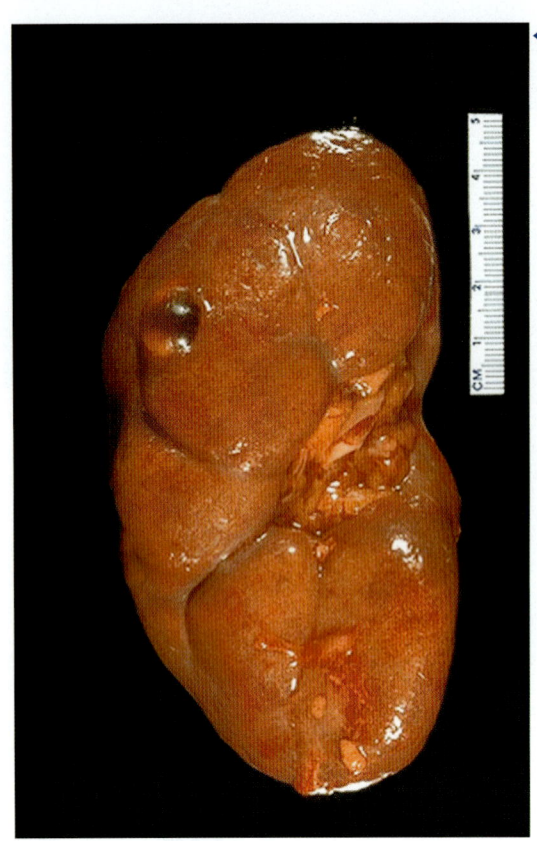

◀図 10-1　正常腎，肉眼像

　正常成人の被膜剥離後の腎（表面）である。通常，胎児に認められる分葉化傾向がみられるが，時として成人にも観察されることがある。ほぼ中央の腎門部には脂肪組織が認められる。正常成人の腎は長径11〜15cm，重量は125〜250gとされ，個体差がある。通常，腎機能は十分な予備能を有しており，生命の維持に必要な腎機能は，1個の正常腎の半分ほどである。図の腎には，やや上極寄りに表面平滑で淡明な内容液をいれた小嚢胞が認められる。このような嚢胞が腎実質内に孤在あるいは散在することは，成人の腎ではそれほど珍しいことではない。生命の維持に必要な腎機能が，1個の正常腎の半分であることを考えると，腎予備能が極めて大きいことがわかる。

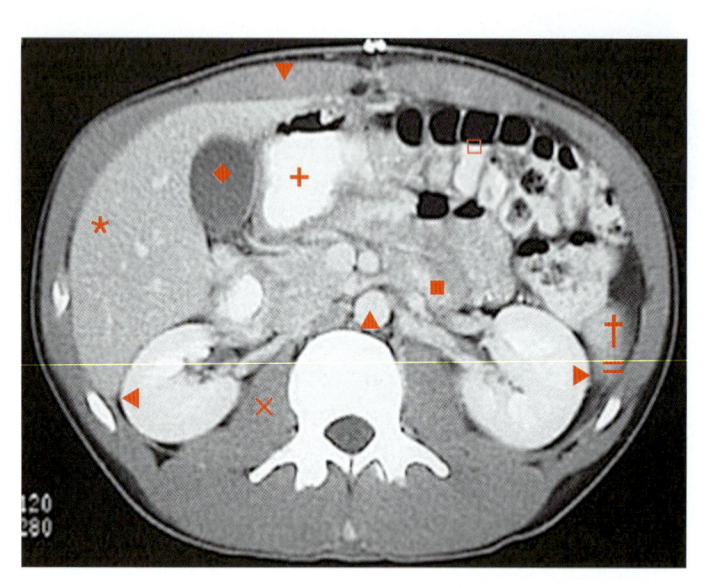

図 10-2　正常腎，CT▲

　L2-L3レベルで撮像された造影CT（正常像）において，右（▶）および左（◀）腎臓，肝臓（＊），胆嚢（◆），胃幽門（＋），空腸（■），結腸（□），脾臓（†），大動脈（▲），腸腰筋（×），腹直筋（▼）を示す。腎臓は後腹膜臓器であり，周囲を取り巻く結合組織（脂肪と骨格筋を含む）によって保護されている。通常の腎血流量は，心拍出量の25％程度である。この画像では，腎臓が経静脈的に投与された造影剤によって顕著な高吸収域として描出されており，腎血流量が正常であることを示唆している。それぞれの腎動脈の分枝間には交通がないため，腎動脈分枝が閉塞すると局所的な腎梗塞を引き起こす。また，尿細管の毛細血管床は輸出細動脈に由来するため，糸球体の病変は腎実質の虚血を引き起こし，加齢に伴い糸球体が失われていくにつれて，腎臓の萎縮がみられる。

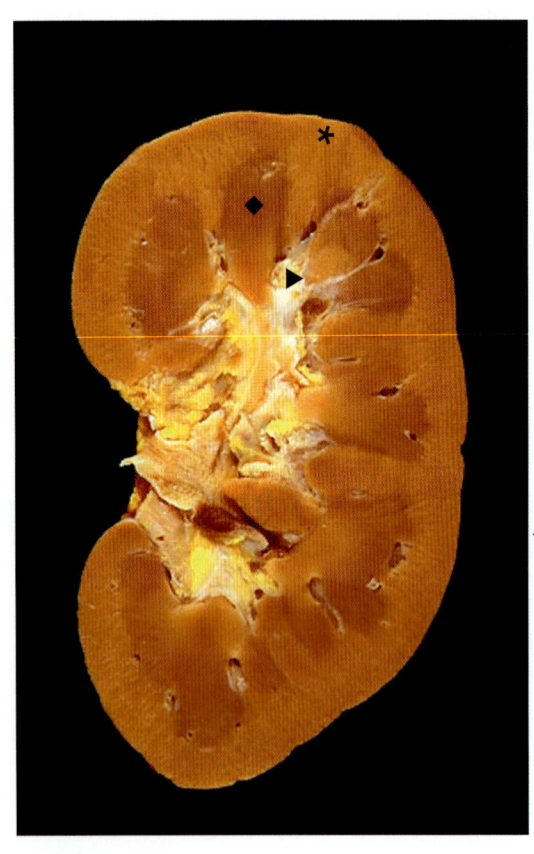

◀図 10-3　正常腎，肉眼像

　正常成人の腎の割面には，外側に位置する明調の皮質（＊）と，その内側に位置する暗調な髄質（◆）および脂肪組織を含む腎盂がみられる。正常の皮質の厚さは5〜10mmである。腎乳頭（▶）はその頂部において腎杯に露出している。これは，この部分で尿が集合管から腎盂へ排泄されるためである。生命の維持に必要な腎機能が正常腎1個の半分で賄われ得ることを考えると，加齢によっては，腎不全には至らないことが理解できる。老廃物の排泄以外に，腎は，酸-塩基平衡の維持，体内の塩と水の量や血圧の調節，およびエリスロポイエチンを介した赤血球数の調節に寄与している。

第10章 腎　233

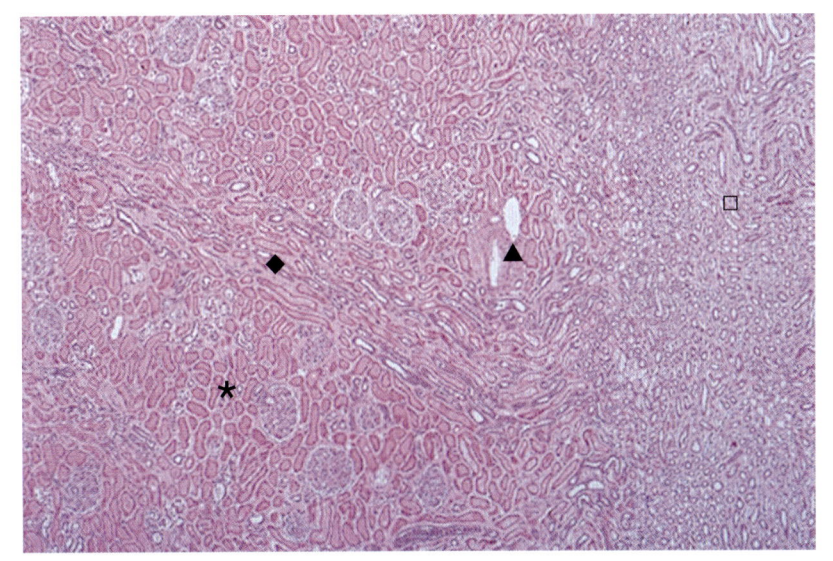

図10-4　正常腎，組織像
　皮髄境界部の写真である（弱拡大）。皮質には髄放線（◆）という構造が認められ，髄質（□）に達している。皮質（＊）には糸球体と尿細管が存在する。弓状動脈（▲）は葉間動脈の分枝で，皮髄境界部に沿って分布する。弓状動脈からは小葉間動脈が分岐し，さらにその枝である輸入細動脈を介して，糸球体へ血流を供給する。

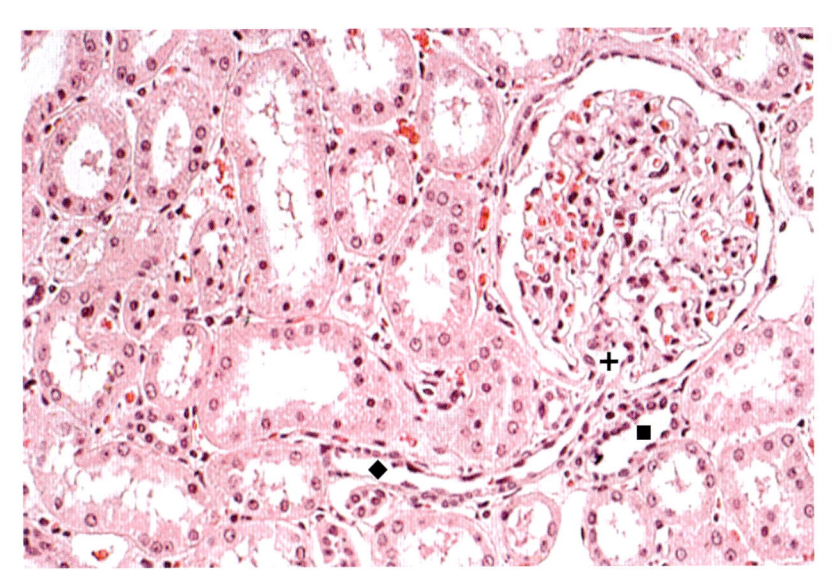

図10-5　正常腎，組織像
　この図（強拡大）では，輸入細動脈（◆）が血管極（＋）から糸球体に入る部分が観察できる。傍糸球体装置とは，輸入細動脈の一部の特に分化した平滑筋細胞によって構成されるJG細胞と遠位尿細管極部の緻密斑（■）と呼ばれる高円柱尿細管上皮細胞群とからなる部分を指し，血圧やナトリウム濃度の変化を感知する。JG細胞は，アンギオテンシンからアンギオテンシンⅠ（AⅠ）への変換を触媒するレニンを分泌する。AⅠには生理活性はなく，アンギオテンシンⅡ（AⅡ）に変換された後，このAⅡが血管収縮因子およびアルドステロン分泌調節因子としての機能を発揮する。アルドステロンは腎でのナトリウム再吸収とカリウム排泄を促進する。

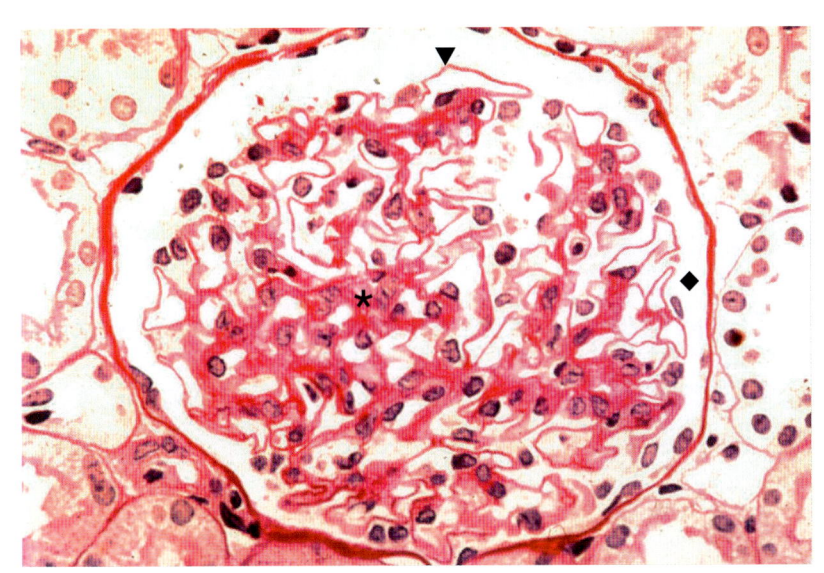

図10-6　正常糸球体，組織像
　正常糸球体をPAS染色で観察すると，2～4個のメサンギウム細胞を含むメサンギウム領域（＊）の周辺にうすく繊細な壁を有した毛細血管係蹄が認められる。糸球体濾過の大部分は，毛細血管係蹄からBowman腔（◆）への濾過である。メサンギウムは糸球体濾過の約16％を担い，代償機能のほかにマクロファージ様の機能も有している。糸球体上皮細胞（たこ足細胞）は，毛細血管係蹄にまとわりつくように分布しているが（▼），光学顕微鏡で観察するのは容易ではない。また，Bowman嚢上皮細胞はBowman腔を裏打ちする上皮である。

234　第10章　腎

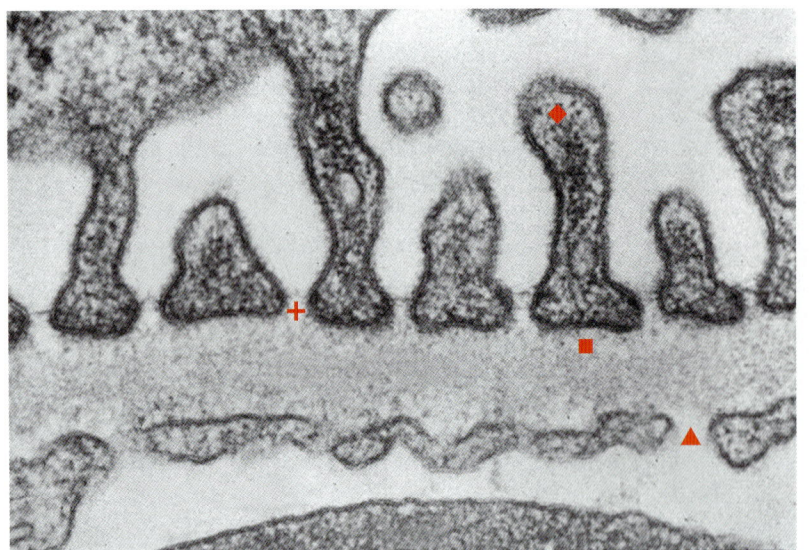

図 10-7　正常糸球体，電顕像

　糸球体毛細血管係蹄には，毛細血管基底膜の外側透明層（■）に接着・埋没する糸球体上皮細胞（たこ足細胞）の足突起（◆）が認められる。足突起は20〜30nmの濾過スリット（＋）によって分離されている。毛細血管基底膜はほぼ一定の厚さを有し（主としてⅣ型コラーゲンによって構成されている），孔（▲）を有するうすい細胞質をもった血管内皮細胞に裏打ちされている。糸球体濾過によるアルブミンなどの分子の排泄には，スリット孔のサイズばかりでなく，プロテオグリカンによる陰イオン荷電も関与している。

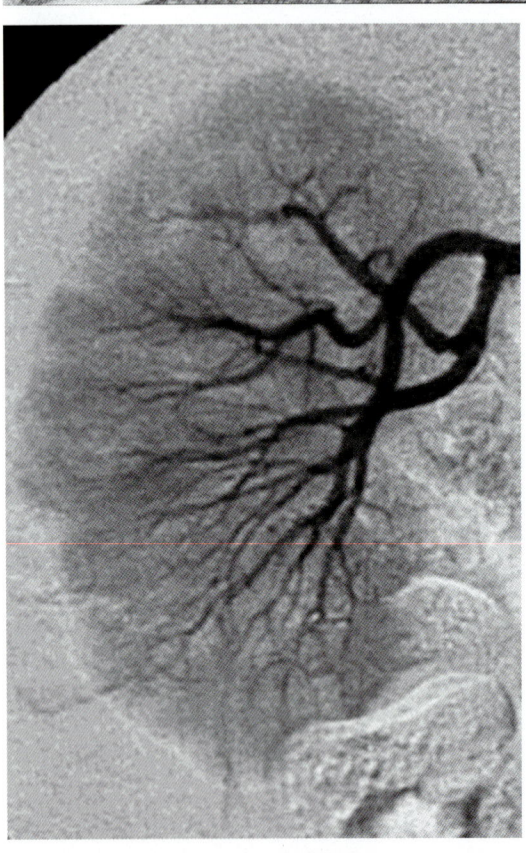

図 10-8　正常腎，血管撮影

　腎臓内の正常な血流分布を示す。腎動脈本幹から遠位に向かって伸びていき，皮髄境界で弓状動脈を分枝する。腎臓は心拍出量の25％の血流を受け，そのうち90％が腎皮質に供給される。腎血流量が減少すると，レニンの分泌を促し，さらにそれがアンギオテンシンⅠからアンギオテンシンⅡへの転換を促進するため，血圧が上昇する。高血圧のメカニズムとしては，末梢血管抵抗を増やそうとして生じる血管収縮によるものと，副腎皮質細胞からアルドステロンの分泌が促進され遠位尿細管でのナトリウム再吸収が増えることによって生じる循環血漿量の増加によるもの，の2つが挙げられる。

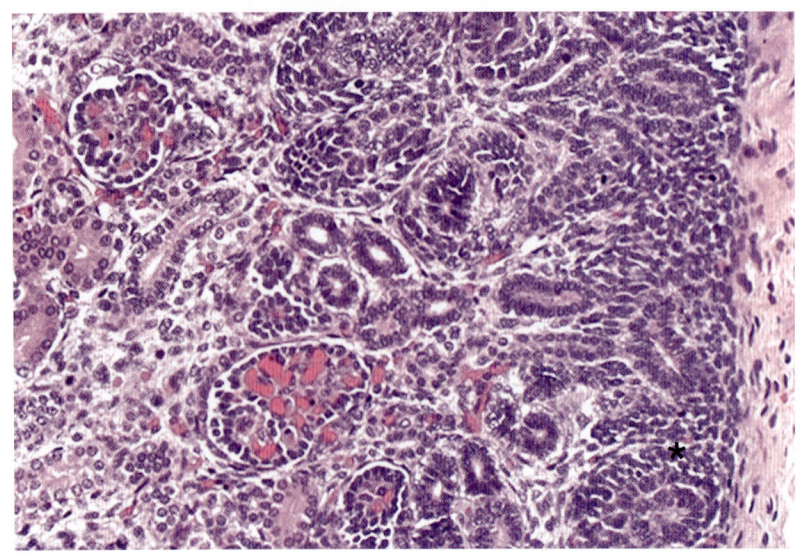

図 10-9　正常胎児腎，組織像

　胎児腎には，被膜直下にネフロン形成帯（★）が存在する。このネフロン形成帯は未熟な暗調細胞で構成され，その中に糸球体や尿細管の形成が認められ，ここから新しい腎皮質が形成される。出生時，ネフロン形成はほぼ完了しており，ネフロン形成帯はごく微少な遺残として生後約3カ月まで認められるにすぎない。対向流機構が完全に機能するまで，髄質の溶質濃度が上昇しないため，出生時の小児の尿は非常に希釈されている。

第10章 腎　235

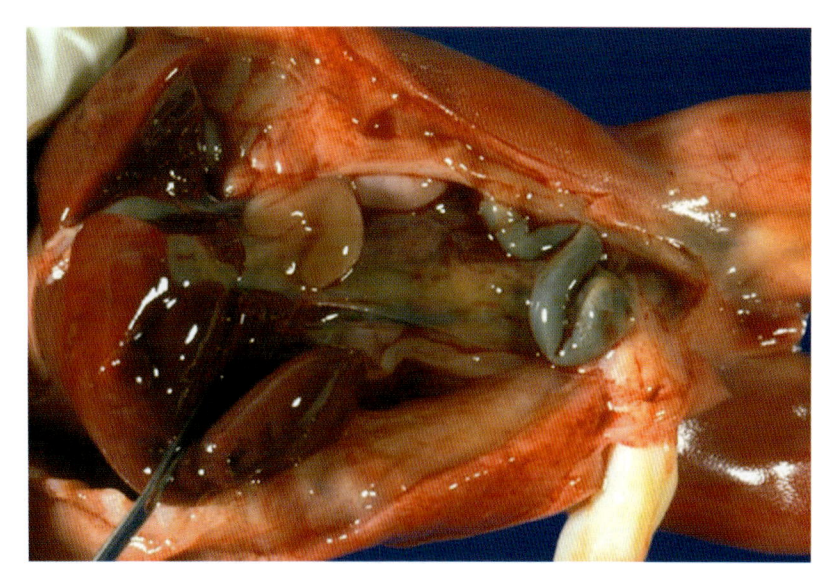

図10-10　腎無形成症，肉眼像

　無形成とは，胎芽発生の過程で臓器の形成が起こらないことである。この図の胎児では，後腹膜に腎が認められない。羊水は主として胎児尿から生成されるため，この胎児は子宮内で羊水過少症になる。両側腎無形成は極めて稀で，その頻度は出生4500に1例程度である。片側腎無形成はさらに稀であるが，生存可能で，その健側腎は代償性過形成によって正常腎の約2倍の大きさになる。両側腎無形成は生存困難で，出生時，羊水過少症の合併症として重症低形成肺をきたす。

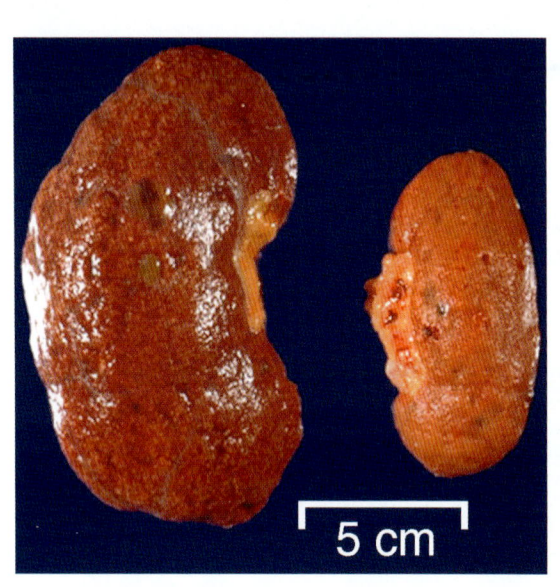

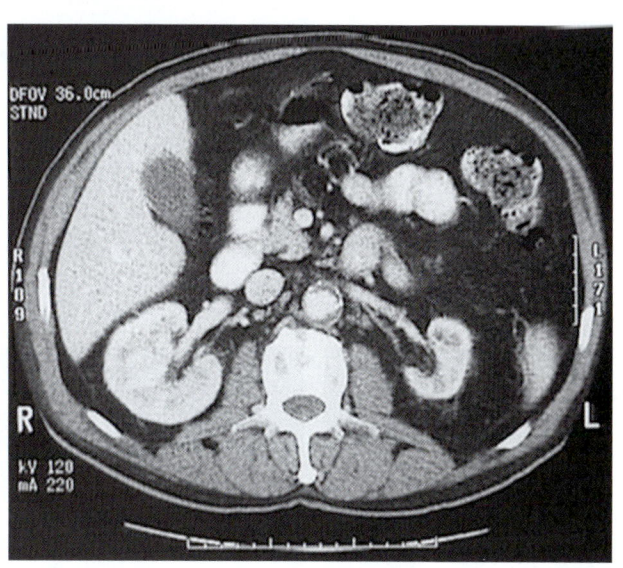

図10-11, 図10-12　後天性低形成腎，肉眼像，CT

　両腎の肉眼像では，ほぼ正常のサイズの右腎と萎縮した左腎が認められる。正常大の右腎には，表面に顆粒状変化と浅い皮質の瘢痕が認められる。これは，左腎動脈の高度の粥状硬化症による閉塞の影響である（造影CTでは，両側腎静脈の違いが際立っている）。萎縮した左腎からは，レニンの分泌が亢進し，これによる高血圧症が惹起され（この左腎は"Goldblatt kidney"と呼ばれる），その結果，健側腎にも障害を惹起する。CTにおいて，大動脈の壁在血栓による粥状動脈硬化が明らかである。真の先天性低形成腎は極めて稀で，その場合には皮質瘢痕はみられず，腎葉と腎杯の減少が認められる。

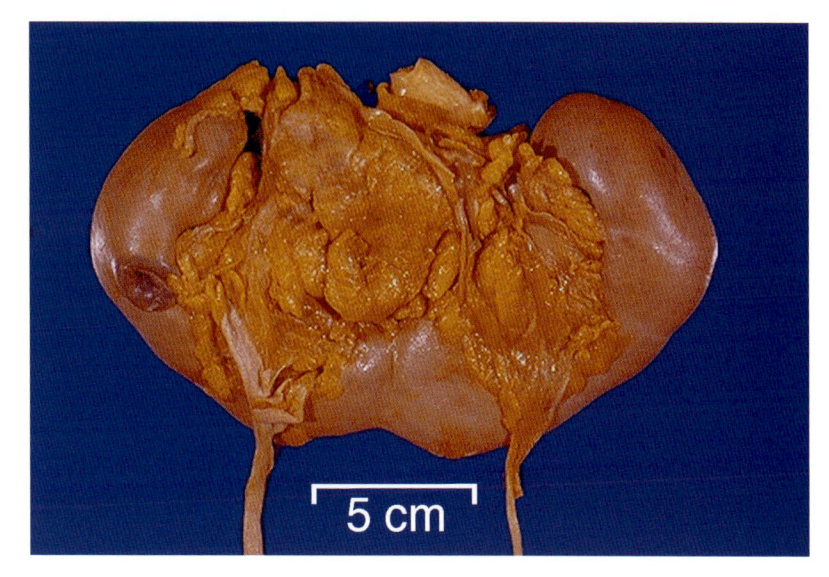

図10-13　馬蹄腎，肉眼像

　馬蹄腎は最もよくみられる腎奇形であり，ほかの奇形や先天性症候群，あるいは18トリソミーなどに代表される遺伝的異常に合併する。馬蹄腎は，腎単独の奇形としても約500人に1人の頻度で認められる。馬蹄腎では，解剖学的に尿管が腎組織と異常な交差をきたすため，尿管閉塞とそれに伴う水腎症をきたすことがある。しかし，多くの症例では腎濾過能に異常はなく，腎の体積も正常腎と同じであるため，通常は偶発的に発見される。馬蹄腎は通常，腎下極の癒合によって起こる奇形である。

236　第10章　腎

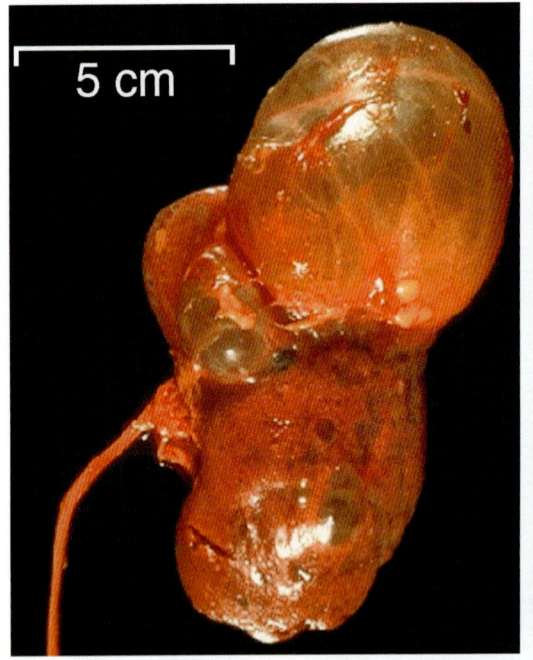

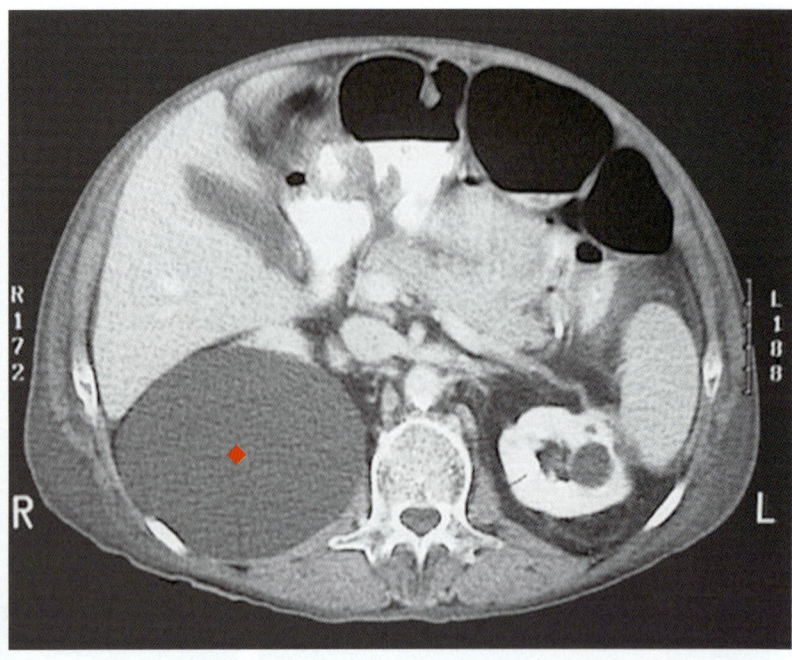

図 10-14, 図 10-15　単純腎嚢胞, 肉眼像, CT

　左図は, 右腎上極の大型単純嚢胞の肉眼像である. ほかにも, 皮質には小型嚢胞が散在性に認められる. 単純腎嚢胞は, 成人の腎には比較的よく認められ, 偶発的に発見される. 単純嚢胞（◆）は, CT 上, その内容液の濃度と薄い被膜から, 腫瘍性病変との鑑別は比較的容易である. CT において左腎の小型の単純嚢胞は内容液が低吸収で, 境界明瞭であり特徴的である. 単純嚢胞を有するほぼすべての症例で, 残存皮質により腎機能は維持される.

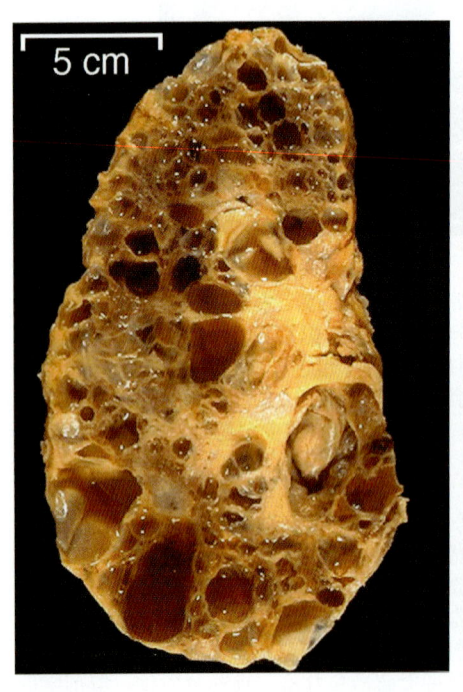

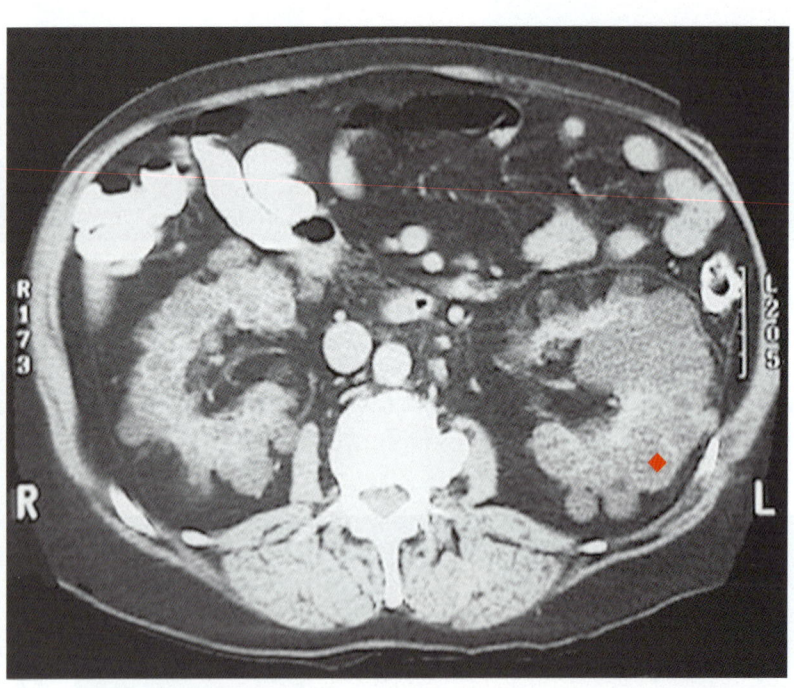

図 10-16, 図 10-17　多発性嚢胞腎, 常染色体優性遺伝性, 肉眼像, CT

　この腎の肉眼像は, 重量が 3kg に及ぶ右腎で, 本症例では左腎も同様の所見を呈していた. このように常染色体優性遺伝性多発性嚢胞腎（autosomal dominant polycystic kidney disease：ADPKD）は両側性に発生する疾患である. 嚢胞（◆）は, 出生時は明らかでなく, 加齢とともに緩徐に増加・増大し, 腎不全に至るのは中年期〜老年期である. 初発症状は血尿とそれに続発する蛋白尿である（稀に 2g/日を超えることがある）. 患者は, しばしば多尿と高血圧を合併する. 嚢胞は, 肝, 膵, 脾などのほかの臓器にも発生する. ADPKD の約 4〜10％で, 頭蓋内の漿果状動脈瘤の合併がみられる.

第 10 章　腎　　237

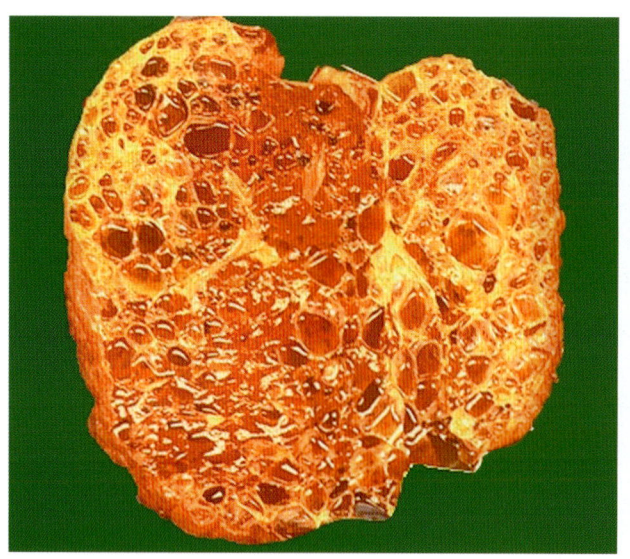

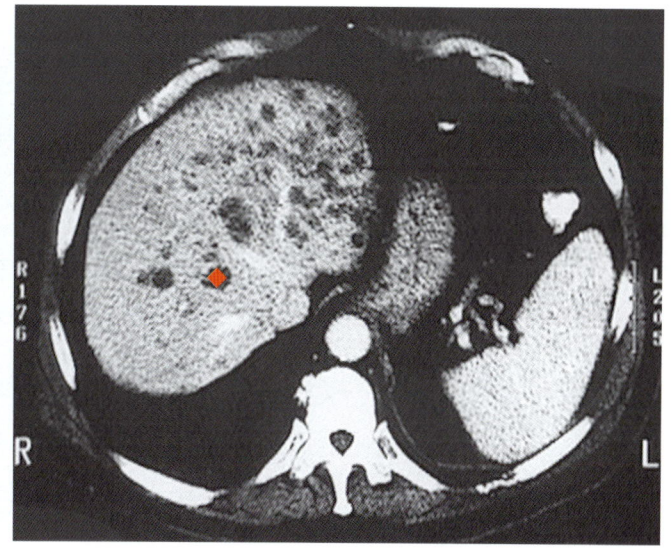

図 10-18, 図 10-19　多発性嚢胞腎, 常染色体優性遺伝性, 肉眼像（肝），CT

　ADPKD の約 40％で，写真に示すような肝内の嚢胞性病変が認められる。肝嚢胞（◆）も腎嚢胞と同様に，年余にわたり増大・増多を示す。大部分の症例で肝機能は正常であるが，肝の嚢胞性変化が進展する症例では，時に肝不全に至ることがある。嚢胞は，破裂や出血あるいは感染をきたすことがある。それほど多くはないが，膵に嚢胞形成が認められることがある。僧帽弁逸脱症やそのほかの先天性心疾患は，ADPKD 患者の 25％に認められる。ADPKD 患者の 80％に［訳注：ポリシスチン蛋白をコードする］*PKD1* 遺伝子の異常がみられ，約 10％に *PKD2* 遺伝子の異常が認められる。ポリシスチン蛋白は，尿細管上皮の分化・増殖の際に細胞間相互作用に関与する膜蛋白である。

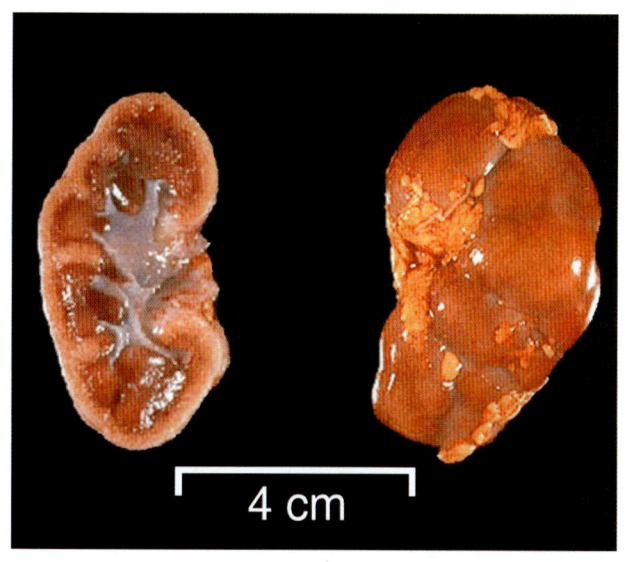

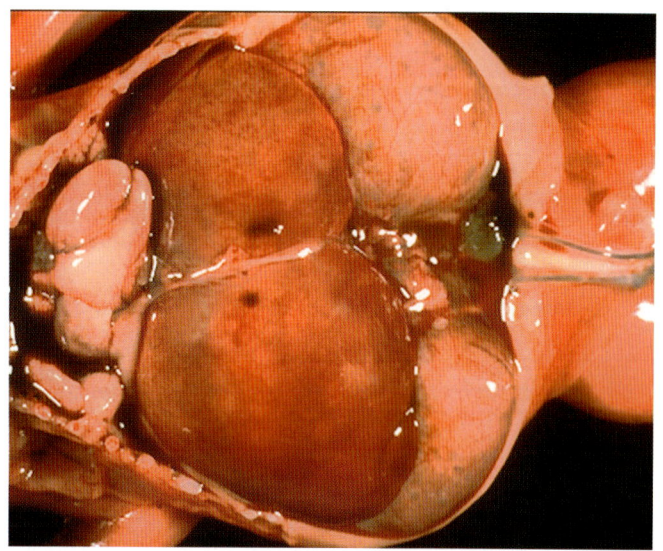

図 10-20, 図 10-21　正常胎児腎と多発性嚢胞腎，常染色体劣性遺伝性，肉眼像

　左図は妊娠満期の正常胎児腎である。胎児腎に典型的な分葉が認められ，皮質表面は平滑，少量の脂肪組織の付着が認められる。割面では，皮髄境界が明瞭である。右図には，肝下方に腹腔内をほぼ占拠するほど腫大した両腎が認められる。この所見は，常染色体劣性遺伝性多発性嚢胞腎（autosomal recessive polycystic kidney disease：ARPKD）の所見に一致する。この症例は，羊水過少症に関連した肺低形成症によって死亡した胎生 23 週の胎児である。ARPKD はファイブロシスチン蛋白をコードする *PKHD1* 遺伝子の変異の状態によって，周産期型，新生児型，乳児型および小児型の各亜型に分類され，それぞれ発症の時期や肝病変の発生の有無が異なる。周産期型と新生児型は最も一般的かつ重症で，出生時，すでに腎不全を発症している。乳児型と小児型は比較的長期生存が可能であるが，しばしば先天性肝線維症とこれに続発する門脈圧亢進症を合併する。*PKHD1* 遺伝子の変異は多くのパターンが認められ，ARPKD には様々な異なる発現型のものが含まれている。

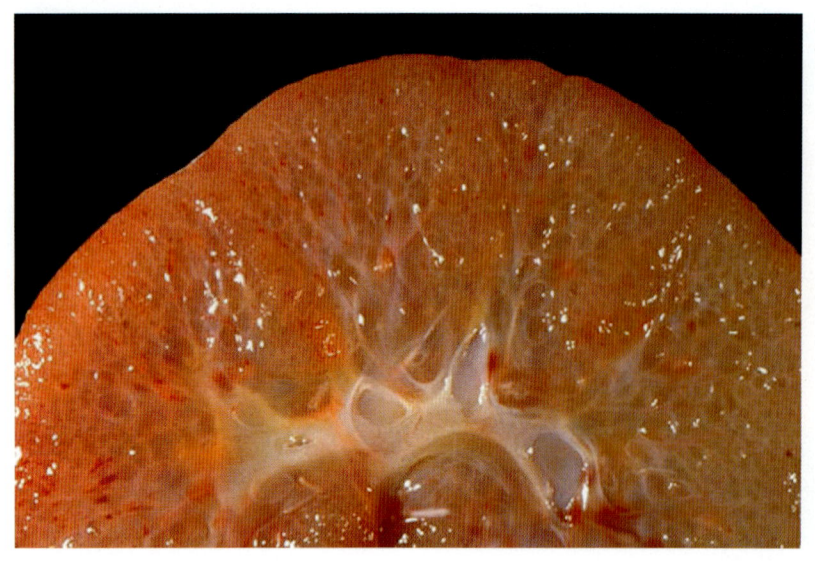

図10-22 多発性囊胞腎，常染色体劣性遺伝性，肉眼像

図は両腎の腫大を伴ったARPKDの腎の割面像である。直径1〜2mmの多数の小囊胞が，まるでスポンジのように腎実質全体に均一に分布している。また，皮髄境界は不明瞭である。この所見は通常，出生時すでにみられ，この型の囊胞腎は乳児型とも呼ばれる。子宮内では，この状態は羊水の主な供給源である胎児尿の生成の減少を惹起する。したがって，胎児超音波検査では，羊水過少症や重症の場合には無羊水症が認められる。

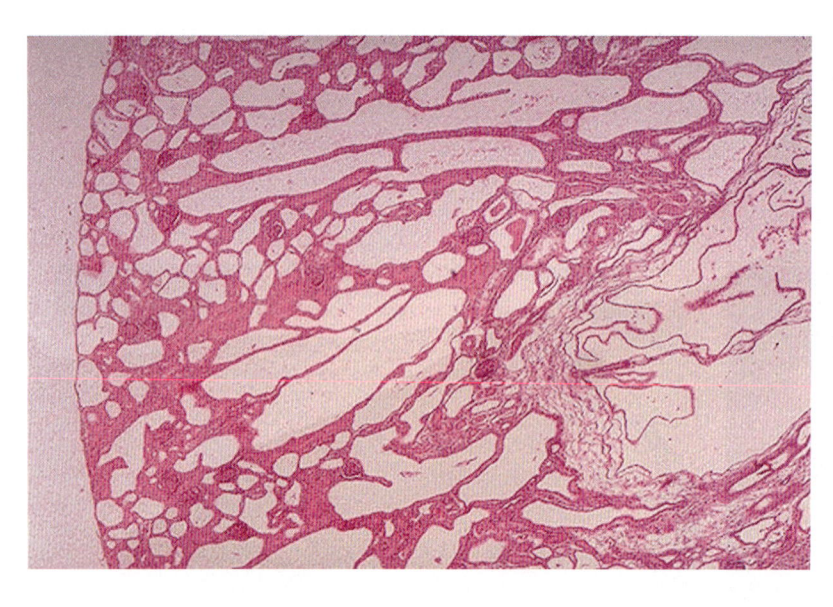

図10-23 多発性囊胞腎，常染色体劣性遺伝性，組織像

ARPKDの組織学的所見としては，集合管を主座とする囊胞性病変が特徴的である。しばしば，囊胞は伸びたり，放射状に配列したり，あるいは囊状に拡張したりする。囊胞以外の残存腎実質には糸球体が散在性に認められる。囊胞は立方上皮で被覆されている。羊水過少症の結果として，子宮内での胎児の圧迫による一連の奇形の形成が惹起される。肺低形成に加えて，下肢の奇形，手のグローブ様の過剰皮膚，顔面の扁平化（Potter顔貌）が認められる。

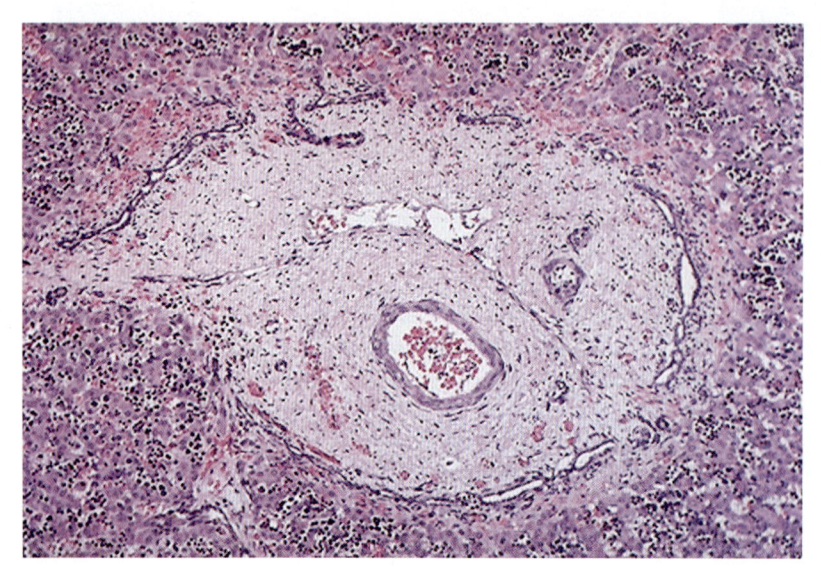

図10-24 多発性囊胞腎，常染色体劣性遺伝性，組織像（肝）

ARPKDの特徴として先天性肝線維症が挙げられる。門脈域は線維性に拡大し，放射状に胆管が増生する。門脈域周辺の正常肝実質には，髄外造血巣が認められ，中期ないし後期胎児肝として定型的な像である。生存例では，小児期に脾腫を伴う門脈圧亢進症をきたす。

第10章 腎　239

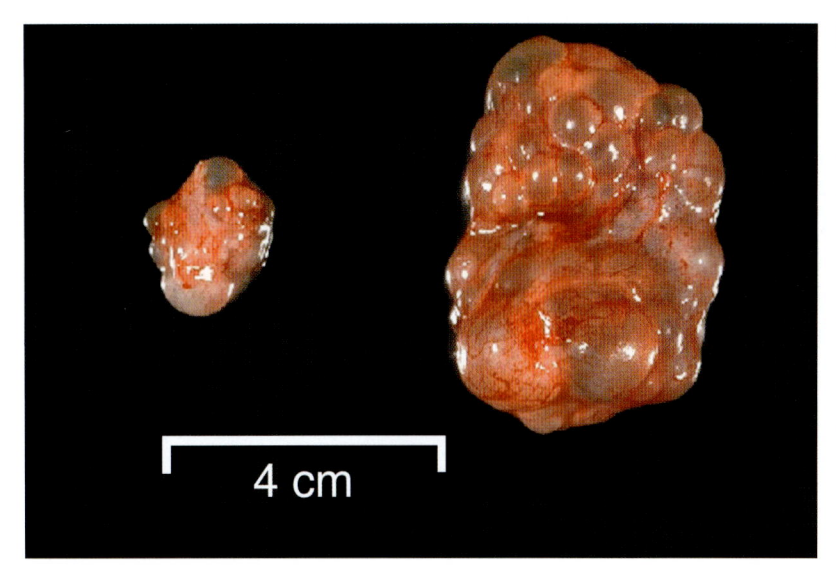

図 10-25　多囊胞性腎異形成，肉眼像
　多囊胞性腎異形成（多囊胞性異形成腎や囊胞性腎異形成と同義語）はARPKDとは明確に区別されなければならない。なぜなら，明確な遺伝形式を伴わず散発性に発生し，ARPKDに比較し，より一般的であるからだ。この病変は，Meckel-Gruber症候群などの部分症状として認められることがある。多くの症例で，腎盂尿管閉塞，尿管無形成や尿管閉鎖症などの尿路奇形を合併する。本症の囊胞はARPKDのそれに比較し，大型で大小不同がみられる。しばしば多囊胞性異形成腎は片側性である。両側性の場合，この図に示すように，しばしば両腎が非対称である。両側性の場合，ARPKDと同様に羊水過少症とその合併症をきたす可能性がある。

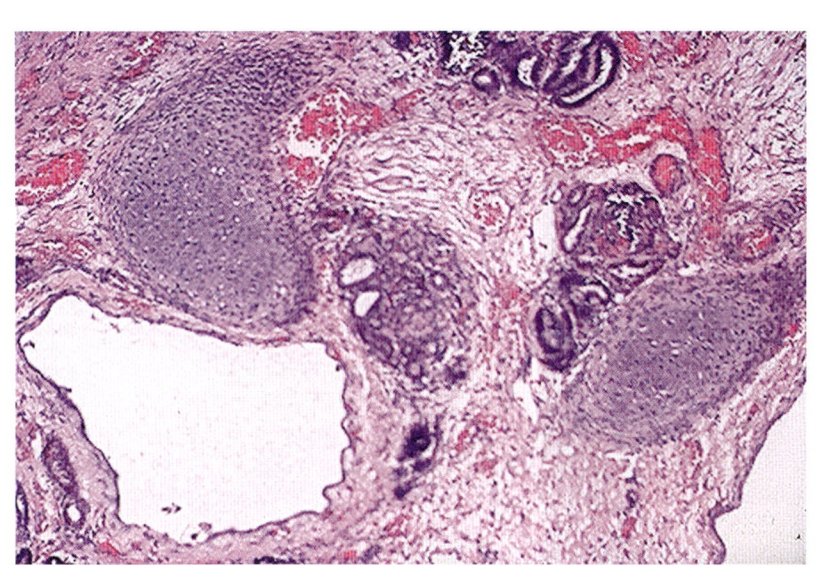

図 10-26　多囊胞性腎異形成，組織像
　小児期の異形成とは，上皮性腫瘍の前駆病変ではなく，臓器発生の異常を意味する用語である。この図にみられる以下の所見が異形成と称する根拠である。すなわち，囊胞性病変とともに，腎実質の不整な血管，軟骨島，未分化な間葉系組織を認め，線維性間質内には未成熟な集合管が散在する。また，葉構造の異常も認められる。片側性の場合や病変が腎の一部に限局している場合，生存に必要な腎予備能が代償肥大を伴う残存腎組織によって確保される。これは，ヒトは1個の腎の半分ほどで生存が可能であることによる。

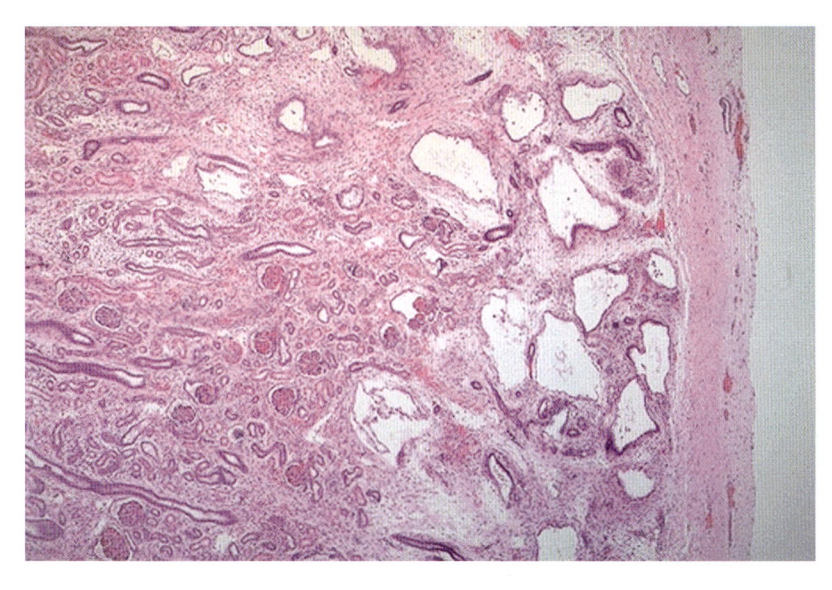

図 10-27　（腎の）囊胞性変化を伴う先天性尿路閉塞，組織像
　子宮内での尿路閉塞は水腎症とともに腎の囊胞性変化をきたす可能性がある。囊胞性病変はネフロン形成帯の近傍に発生する。これは形成過程の糸球体が尿細管内の圧の上昇に対して最も感受性が高いためである。したがって，図のように皮質内に微小囊胞が多発する。先天性尿路閉塞の原因としては，男性における後部尿道弁と，男女の両方にみられる可能性のある尿道閉鎖症がある。膀胱より下流の閉塞は，超音波検査上，膀胱の拡大として認識され，胎児の尿生成の減少（あるいは無尿）をきたし，その結果としてamniotic fluid indexの減少を伴う羊水過少症（あるいは無羊水症）を惹起する。

240　第10章　腎

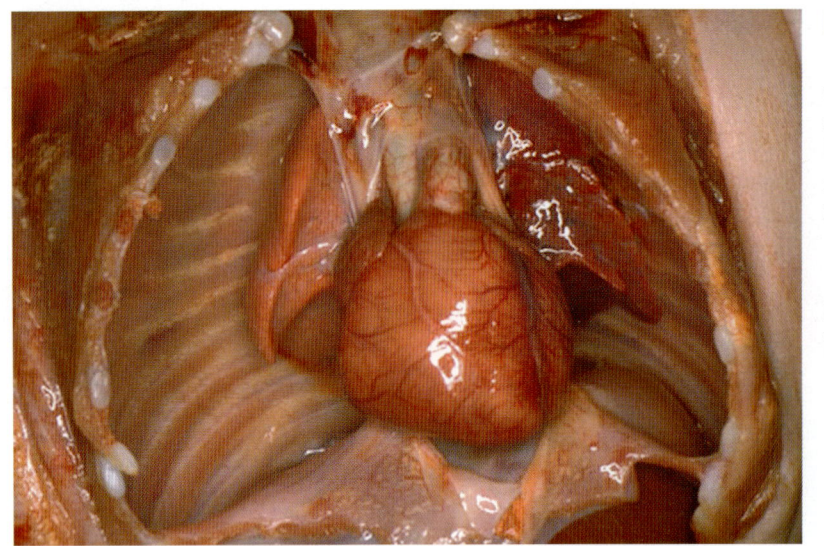

図10-28　肺低形成，肉眼像

　先天性腎疾患や尿路流出路の奇形は，羊水過少症に関連した子宮内での肺形成異常とその結果としての肺低形成を惹起し，超音波検査では，明らかな羊水過少症を示す。これは羊水の大部分が胎児尿から生成されることによる。図は剖検時の開胸所見であるが，正常大の心臓に対して両肺はごく小さい。このような低形成肺では出生後の生存は困難である。羊水過少症関連の所見として，扁平な鼻を伴うPotter顔貌や眼窩下溝の明瞭化がある。内転尖足や関節の拘縮などの四肢の奇形もよくみられる。

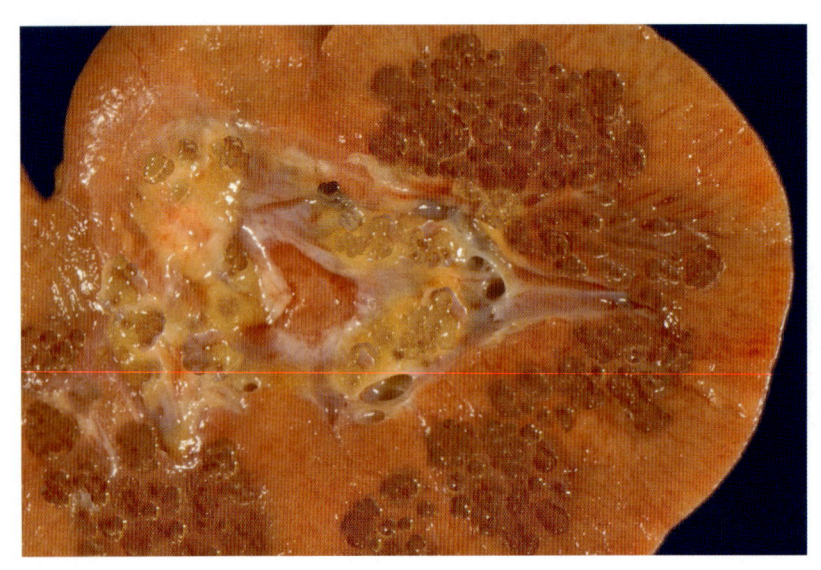

図10-29　海綿状髄質腎，肉眼像

　海綿状髄質腎では，1～7mmの多発性囊胞性病変が髄質に限局して認められるが，腎乳頭の集合管や尿細管の拡張は認められない。多くの症例は両側性で，ほかの目的で行われた画像診断で偶然発見されることが多い。皮質が侵されないため，一般的に腎機能は正常である。しかし，20％以下の頻度で腎結石を合併し，それは，中年期に尿路感染症（腎盂腎炎）や血尿の誘因となることがある。一部の症例は，Marfan症候群，Ehlers-Danlos症候群あるいはCaroli病に関連して発生する。

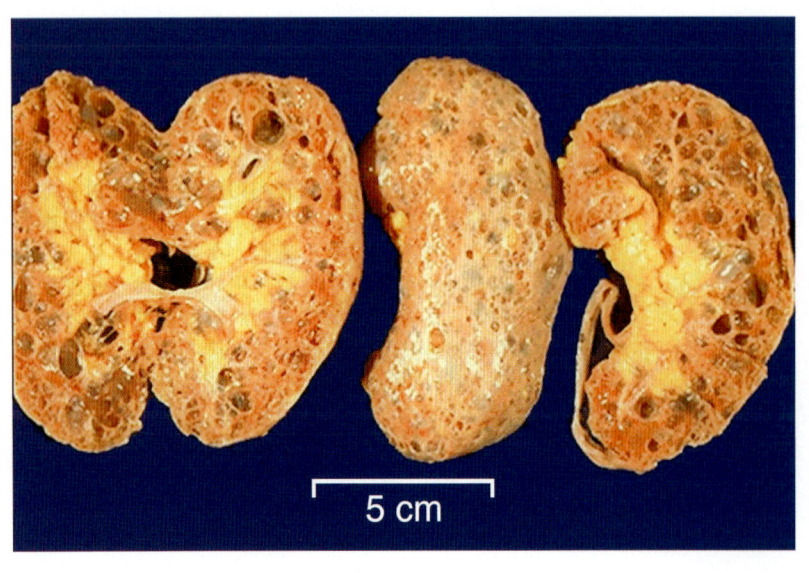

図10-30　後天性囊胞性腎疾患，肉眼像

　慢性腎不全で年余にわたる血液透析を受けている患者では，腎皮質に多発性囊胞性病変が形成される。おそらくこの病変は，終末腎における間質線維化の進展による閉塞の結果であると考えられる。この囊胞性病変の数は，単純腎囊胞より多いが，ADPKDよりは少ない。透析関連の囊胞性病変は慢性腎疾患に続発して形成されるため，ADPKDと同様に，そのサイズは一般的にそれほど大きくはない。囊胞内に出血を伴うことがある。また，［訳注：正常腎に比較し］腎細胞癌発生のリスクが増大する。

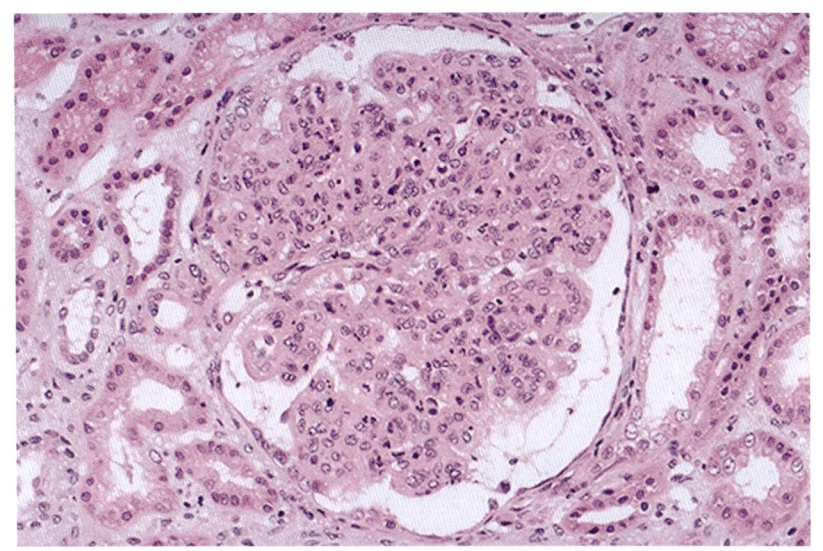

図10-31　感染後糸球体腎炎，組織像（弱拡大）

この糸球体では細胞成分が増し，炎症細胞浸潤を伴い，毛細血管係蹄が不明瞭になっている。このタイプの増殖性糸球体腎炎は感染後腎炎と呼ばれ，溶連菌感染後腎炎としてよく知られている。なぜなら，多くの症例で溶連菌による咽頭炎の既往がみられるからである（この溶連菌は急性リウマチ熱の原因となる細菌とは異なる）。ブドウ球菌による心内膜炎，肺球菌による肺炎，B型およびC型肝炎，HIVおよびマラリアが原因となることもある。感染微生物は，糸球体抗原と交叉反応を起こす，あるいは抗原抗体反応による免疫複合体が糸球体に沈着すると考えられている。

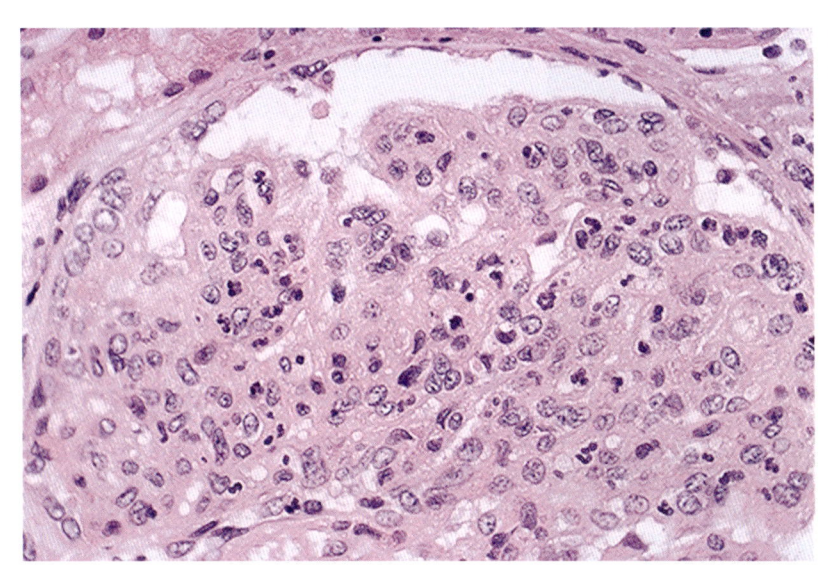

図10-32　感染後糸球体腎炎，組織像（強拡大）

感染後糸球体腎炎にみられる細胞成分の増加は，毛細血管係蹄内あるいは周囲の好中球浸潤，増生する上皮細胞，血管内皮細胞およびメサンギウム細胞による。本症は，特定のA群β溶連菌による咽頭炎（strep throat）あるいは膿皮症から回復後，1〜4週間で発生する可能性がある。患者には，抗ストレプトリジンO抗体，抗DNase抗体あるいは抗ヒアルロニダーゼ値の上昇が認められる。また，顕微鏡的血尿，軽度の蛋白尿および軽度〜中等度の高血圧症を発症することがある。

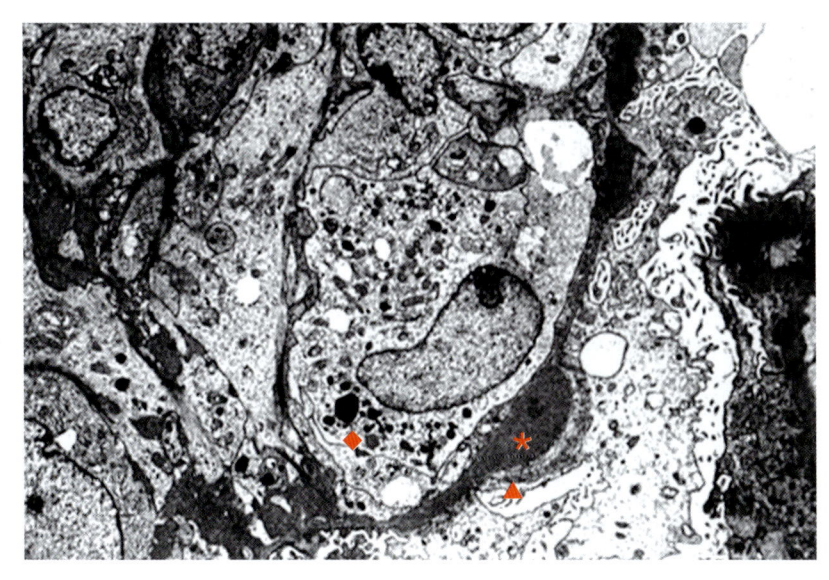

図10-33　感染後糸球体腎炎，電顕像

免疫蛍光抗体法では，免疫複合体沈着物は凸凹不整な顆粒状パターンとして認識され，主としてIgG，IgMおよびC3が含まれている。電子顕微鏡による検索では沈着物は，主として上皮下に分布している。この図では，humpと呼ばれる高電子密度沈着物（★）が，基底膜上かつ糸球体上皮細胞（たこ足細胞）の脚突起（▲）下に認められる。毛細血管内には，細胞質に顆粒を有する白血球（◆）が充満している。本症の小児の95%以上は治癒するが，ごく少数例で急速進行性糸球体腎炎（rapidly progressive glomerulonephritis：RPGN）に進展する。成人例では約40%が慢性腎疾患に移行する。

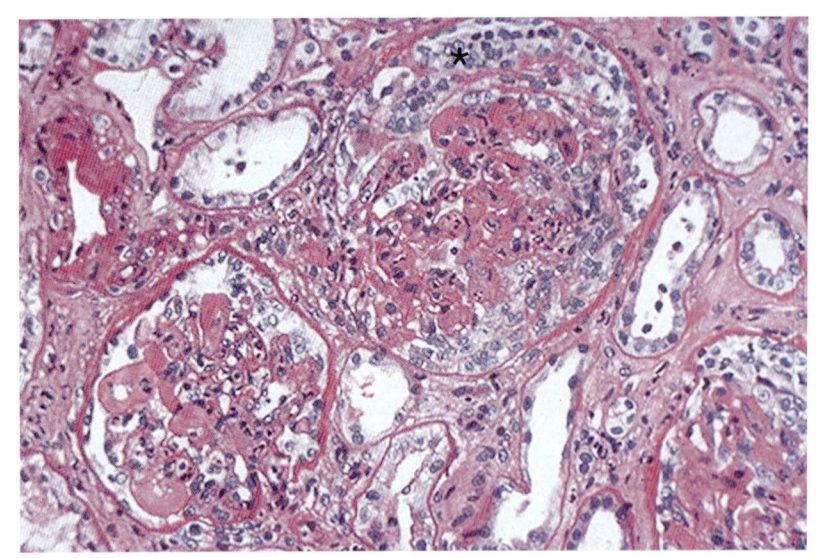

図10-34 急速進行性糸球体腎炎, 組織像

図には3個の糸球体がみられ, これらには上皮細胞の増殖による半月体形成 (★) を伴っている。半月体形成性糸球体腎炎は激烈な経過をとるため, 急速進行性糸球体腎炎 (rapidly progressive glomerulonephritis : RPGN) として知られている。RPGNは特発性のもの, Goodpasture症候群などの抗糸球体基底膜抗体 (anti-glomerular basement membrane antibody:抗GBM抗体) が関与するもの (type 1), SLEや感染後腎炎などの免疫複合体が関与するもの (type 2), 様々な型の血管炎によるもの (type 3) があり, 血管炎に伴うものには, しばしば免疫グロブリンの沈着を伴わない, いわゆるpauci-immune型がある。左下の糸球体には, 著明な毛細血管係蹄の肥厚が認められる (いわゆるループス腎炎のワイヤー・ループ病変である)。

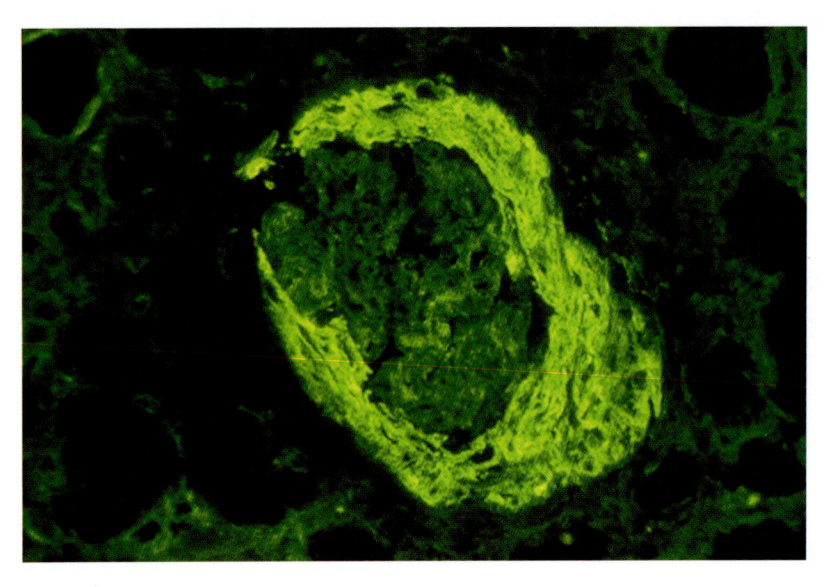

図10-35 急速進行性糸球体腎炎, 免疫蛍光法

この糸球体には抗フィブリノーゲン抗体による免疫蛍光法で鮮明な陽性像 (緑色) が認められる。RPGNでは糸球体障害が強いため, Bowman腔へのフィブリノーゲンの析出が起こり, これに続発して上皮の増殖と半月体形成が惹起される。RPGNの典型例は, 数日で発症し, その臨床所見は血尿, 浮腫を伴う中等度～高度の蛋白尿, および高血圧である。Goodpasture症候群の患者では血痰を伴い, 循環血液中に抗GBM抗体が証明される。また, 顕微鏡的多発血管炎などの全身性血管炎の患者では, 循環血液中に抗好中球細胞質抗体が証明されることがある。

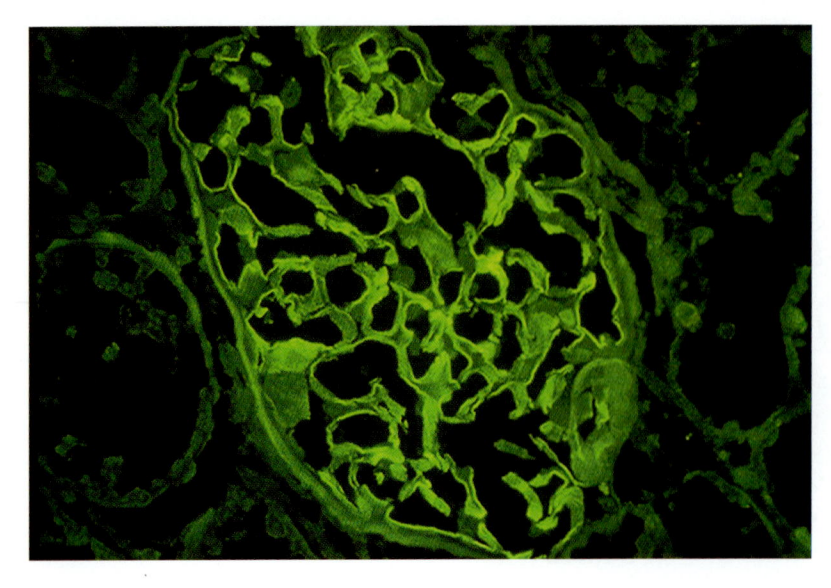

図10-36 急速進行性糸球体腎炎, 免疫蛍光法

Goodpasture症候群などの抗GBM抗体によるRPGNでは, 抗IgG抗体を用いた蛍光抗体法により, びまん性で線状の陽性像が毛細血管基底膜に沿って認められる。抗GBM抗体はⅣ型コラーゲンのα3鎖に対するもので, Ⅱ型アレルギー反応による。RPGNの患者では, 血清尿素窒素と血清クレアチニン値の上昇, および尿量の減少が認められ, 尿沈渣では赤血球円柱や白血球円柱が認められる。乏尿とともにみられる尿中の変形赤血球や赤血球円柱は, 腎炎症候群の特徴といえる。

第10章 ● 腎　243

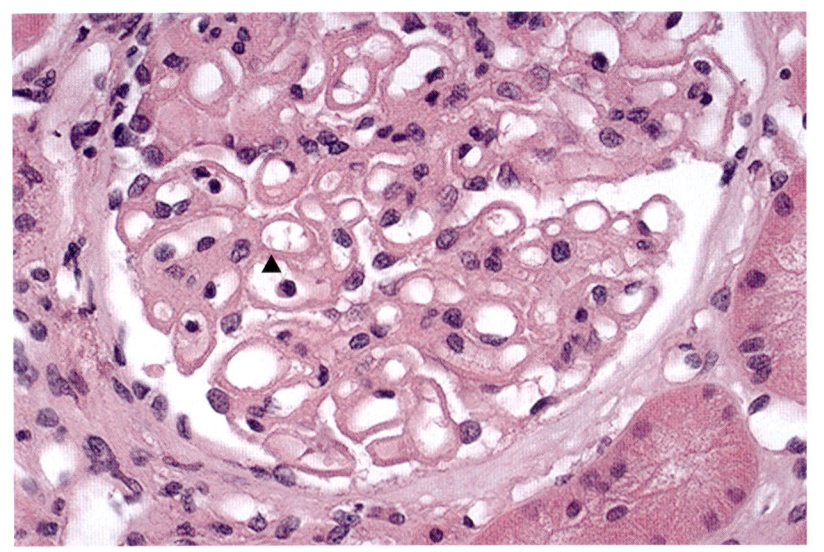

図10-37　膜性糸球体腎炎，組織像
　この糸球体には，毛細血管係蹄（▲）のびまん性の肥厚と明瞭化を認めるが，糸球体内の細胞増加は認められない。膜性糸球体腎炎は，成人のネフローゼ症候群の原因として最も頻度が高い。ネフローゼ症候群は，3.5g/日/1.62 m^{2}体表面積以上の蛋白尿（主としてアルブミン）と定義される。純粋なネフローゼ症候群では，尿中赤血球は認められない。膜性腎炎には二次性のものもあり，その基礎疾患として，B型やC型肝炎ウイルスの慢性感染症，癌，非ステロイド系抗炎症薬などの薬剤，SLEが知られている。しかし，膜性糸球体腎炎の多くは特発性である。この組織学的パターンはHeymannの実験腎炎に類似している。

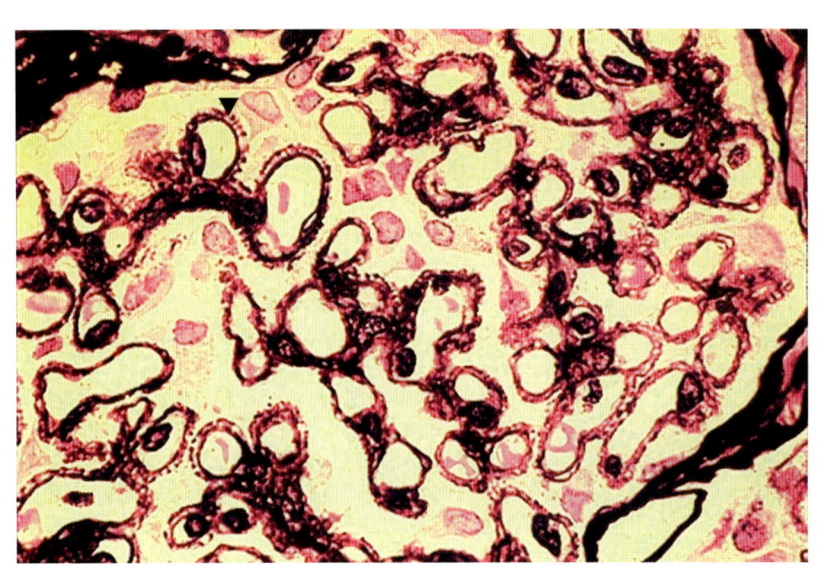

図10-38　膜性糸球体腎炎，組織像
　Jonesの渡銀染色［訳注：わが国ではperiodic acid silver-methenamin：PAM染色］では，基底膜への蛋白沈着により毛細血管係蹄は黒色に肥厚している。また毛細血管壁の小さな突起物として認識されるいわゆる"スパイク（▼）"が観察される。Jones染色陰性の免疫複合体沈着物は，黒色のスパイクとスパイクの間に存在する［訳注：場所によっては後染色のHEでピンク色に染色されている］。ネフローゼ症候群では抗凝固因子の減少により，腎静脈血栓症などの血栓形成が起こりやすくなる。ネフローゼ症候群では，血液中の脂質（コレステロールとトリグリセライド）が増加するため，尿中に脂質の排泄がみられることがある。

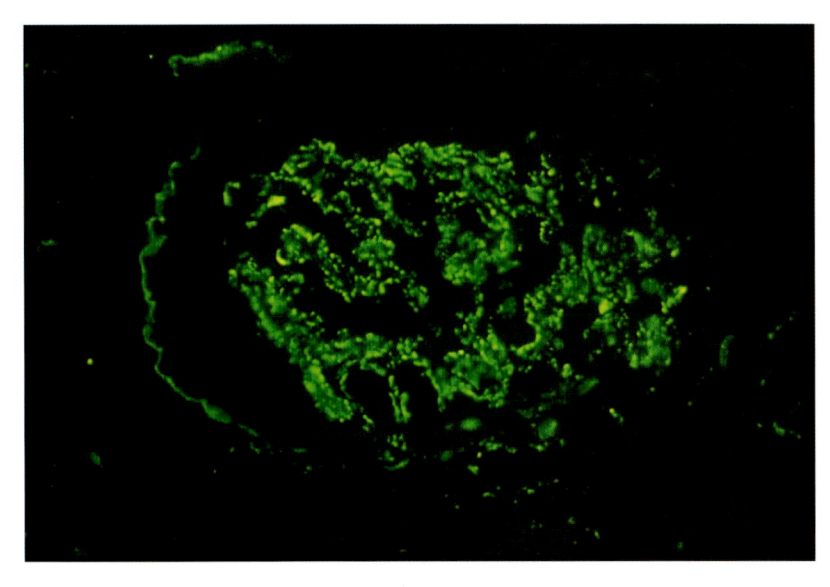

図10-39　膜性糸球体腎炎，免疫蛍光法
　免疫蛍光像では，糸球体基底膜への不規則な免疫複合体の沈着を反映して，"凸凹状（bumpy）"あるいは顆粒状の陽性像が観察される。この免疫染色には，免疫複合体に通常含まれている様々な種類の免疫グロブリン［訳注：IgGなど］や補体成分［訳注：C3，C4，C1q，C5b9など］に対する抗体が用いられる［訳注：IgGとC4およびC5b9が推奨される］。膜性糸球体腎炎では，ネフローゼ症候群の発症は緩徐である。高血圧を伴うことがあるが，血尿を伴うことは少ない。約10％の患者が10年以内に慢性腎不全に移行する。

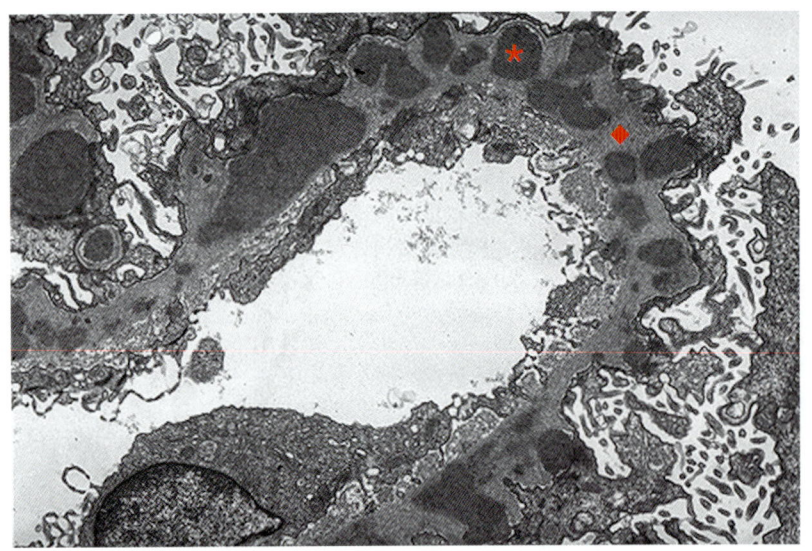

図 10-40 膜性糸球体腎炎, 電顕像

膜性糸球体腎炎の電顕像では, 糸球体基底膜内に暗調の高電子密度免疫複合体沈着物 (＊) が散在性に認められる。(PAM 染色などの渡銀) 染色で"スパイク"として認識された構造物は, 電子顕微鏡では, 暗調の免疫複合体沈着物の間の明調な部分 (◆) に相当する。これは増生した基底膜物質である。基底膜機能の低下に基づく蛋白尿では, その選択性 (アルブミンなどの低分子蛋白は排泄されるが高分子蛋白は排泄されない) がしばしば失われる。

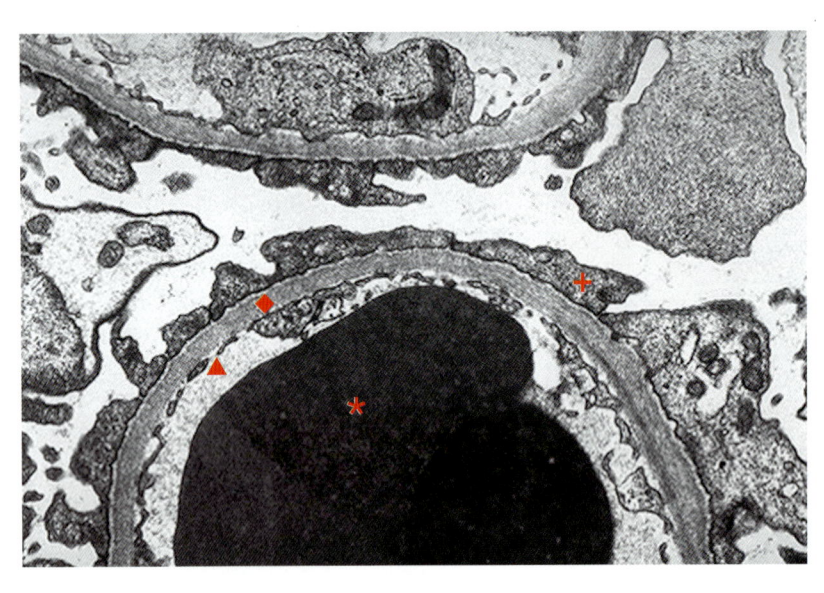

図 10-41 微小変化群 (minimal change disease), 電顕像

小児のネフローゼ症候群で最も一般的な, 微小変化型ネフローゼ症候群 (minimal change disease：MCD) は光学顕微鏡的に正常である。この電顕像では, 下方の糸球体毛細血管係蹄内に 2 個の赤血球 (＊) が認められる。正常の瘻孔を有する血管内皮細胞 (▲) が認められ, 基底膜 (◆) の厚さは正常, 免疫複合体沈着物も認められない。しかし, 被覆上皮細胞 (たこ足細胞) の脚突起が消失し (癒合したようにみえる), それらが連なったようにみえる (＋)。この状態では, 糸球体係蹄壁の正常のチャージ・バリヤーが消失し, 選択的なアルブミンの漏出によりネフローゼ症候群が惹起される。大部分の患者は副腎皮質ステロイドによる治療で寛解する。

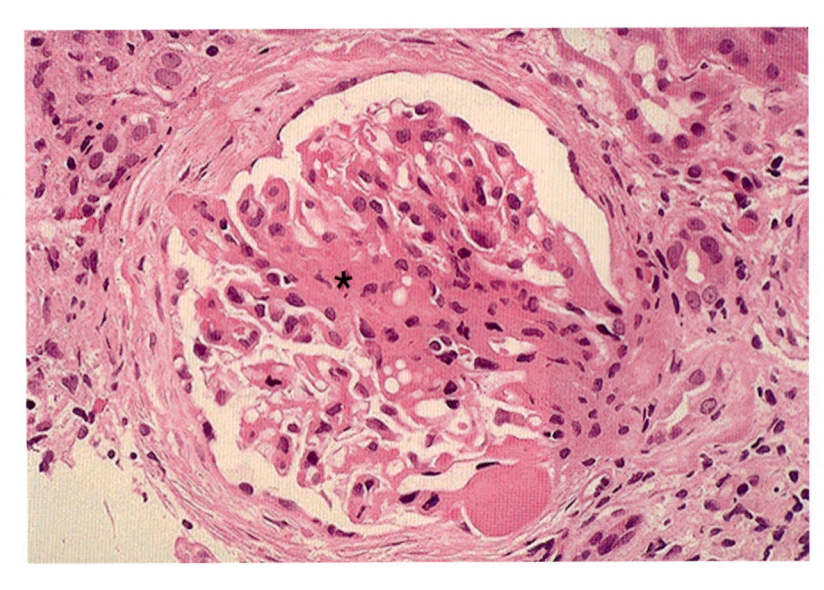

図 10-42 巣状分節状糸球体硬化症, 組織像

この糸球体には, 中央を横断する硬化部 (＊) が認められ, この変化は生検材料の 10 個の糸球体のうちの 3 個にしか認められなかった。MCD の患者に比較して, 巣状分節状硬化症 (focal segmental glomerulosclerosis：FSGS) の患者では, 副腎皮質ステロイドに対する感受性が悪く, 非選択性蛋白尿 (アルブミン以外の蛋白の排泄を伴う) と血尿を伴い, 慢性腎不全への移行がみられる。FSGS は同一の疾患スペクトラムである MCD の対極に位置し, FSGS 患者の半数以上が 10 年以内に慢性腎不全に移行する。

第 10 章　腎　245

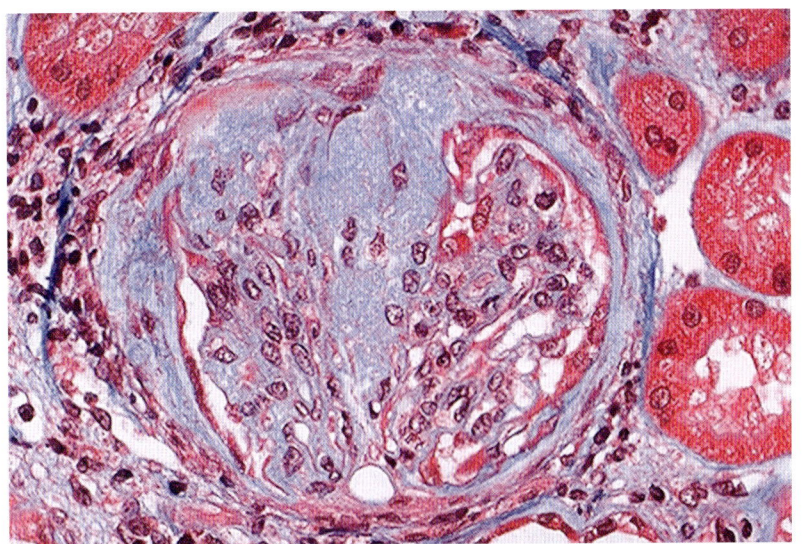

図 10-43　巣状分節状糸球体硬化症，組織像

このトリクロム染色で示した FSGS 患者の糸球体には，青色の膠原線維の沈着が認められる。FSGS は，成人および小児のネフローゼ症候群の原因疾患の約 1/6 を占める。この疾患は，一部の糸球体（focal：巣状）に部分的（segmental：分節状）に病変が認められる。患者は，ネフローゼ症候群あるいは腎炎症候群の所見を示す。一部の症例では異常ネフリン蛋白の発現を伴う NPHS1 遺伝子の変異が，別の症例では異常ポドシン蛋白の発現を伴う NPHS2 遺伝子の変異がみられる。この 2 つの蛋白は，たこ足細胞の脚突起の間にあるスリット膜を構成する。FSGS は移植後も高頻度に再発することが知られている。

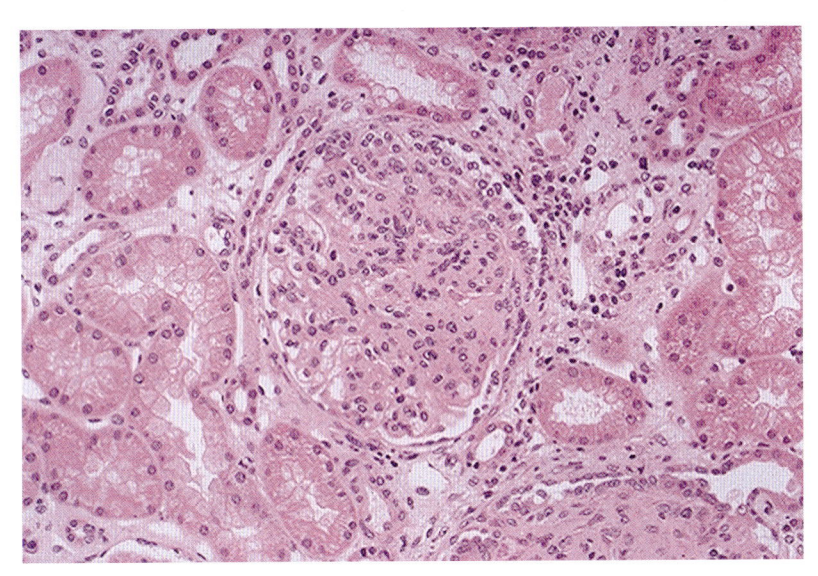

図 10-44　膜性増殖性糸球体腎炎，組織像

この糸球体には，全体的な細胞成分（主としてメサンギウム細胞）の増加が認められる。膜性増殖性糸球体腎炎（membranoproliferative glomerulonephritis：MPGN）は，膜性糸球体腎炎と同様に，B 型および C 型肝炎などの感染症，悪性腫瘍，SLE などの免疫複合体病に続発する二次性のものがある。しかし，MPGN の多くは特発性である。MPGN は病理学的に type Ⅰ および Ⅱ に分類される。光学顕微鏡所見では，この 2 つのタイプは類似しており，メサンギウム細胞とメサンギウム基質の増加，分葉化傾向，白血球浸潤が認められる。MPGN は移植後も高頻度に再発することが知られている。

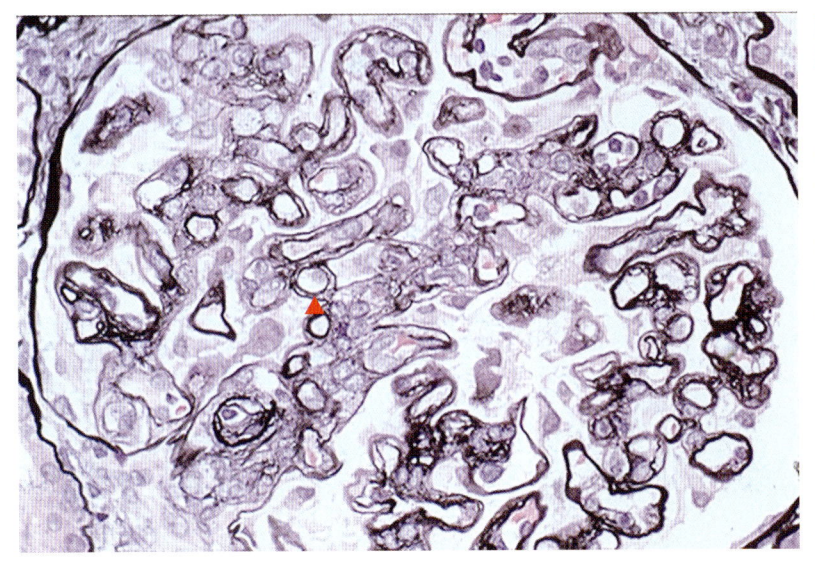

図 10-45　膜性増殖性糸球体腎炎（type Ⅰ），組織像

Jones の渡銀染色では，糸球体基底膜の"double contour（▲）"あるいは"tram-tracking"が認められる（Tram とは路面電車のことである）。これは，MPGN type Ⅰ の特徴で，糸球体基底膜の二重化によって形成される病変である。この疾患では，補体系（古典経路・副経路）の活性化とともに糸球体毛細血管内皮細胞下に免疫複合体沈着物が形成される。しかし，この免疫複合体の形成に関与する抗原はしばしば不明である。一部の症例では，B 型あるいは C 型肝炎ウイルス感染が関与する。Type Ⅰ は MPGN 全体の約 2/3 を占める。大多数の症例はネフローゼ症候群を呈するが，腎炎症候群や急速進行性腎炎症候群の所見を示すものもある。約半数が 10 年以内に慢性腎不全に移行する。

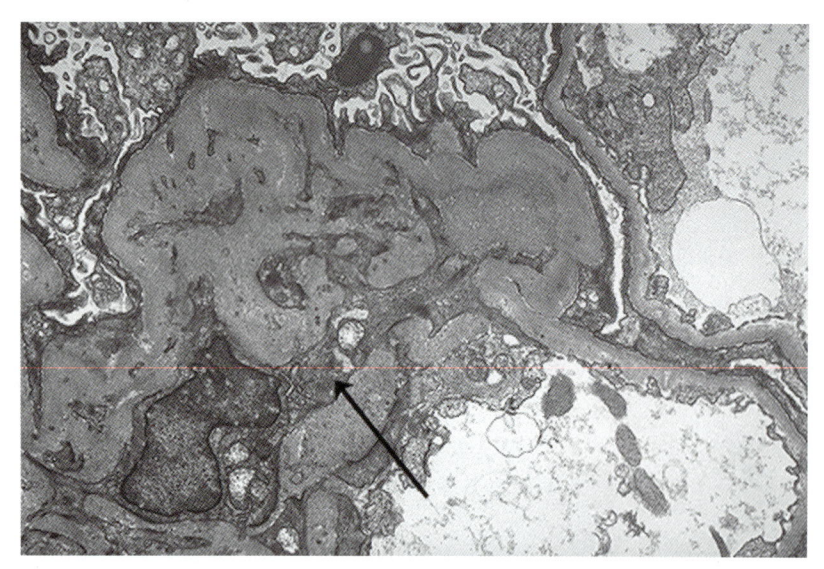

図10-46 膜性増殖性糸球体腎炎(type Ⅰ), 電顕像

左下の矢印で示す部分に，メサンギウム細胞の糸球体毛細血管基底膜への間入が認められる。その結果として基底膜の断裂と二重化をきたし，基底膜はメサンギウム細胞の細胞質の上に重なっている。この特徴的な所見は，メサンギウム細胞（マクロファージ様の機能を有している）が内皮細胞下の免疫複合体を貪食しようとし，その過程で基底膜が障害されることによる。二次性のMPGN type Ⅰ は，SLE，B型およびC型肝炎ウイルス感染症に続発したクリオグロブリン血症，感染性心内膜炎，非ホジキンリンパ腫・白血病，遺伝性補体欠損症およびα_1アンチトリプシン欠損症の合併症として認められる。

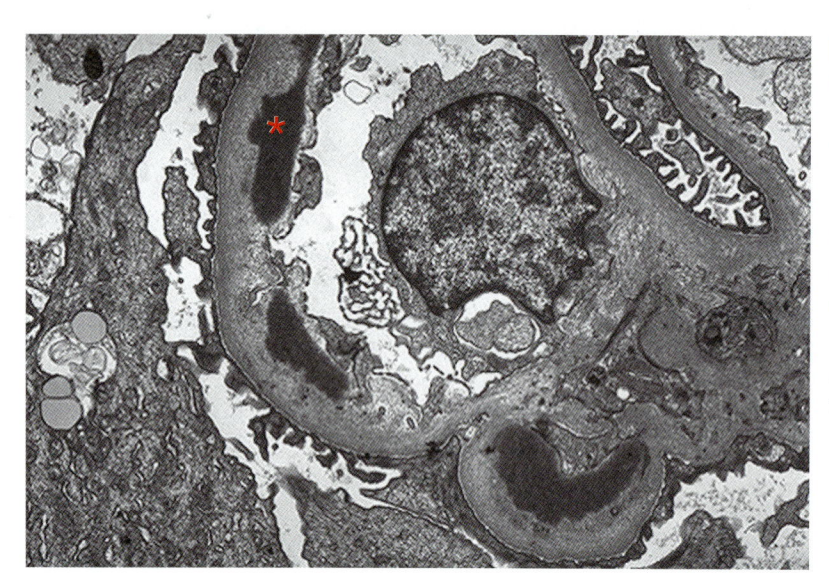

図10-47 膜性増殖性糸球体腎炎(type Ⅱ), 電顕像

基底膜内の高電子密度沈着物（ ★ ）はMPGN type Ⅱ（"dense deposits" disease）に特徴的である。この高電子密度沈着物はしばしば癒合しあって"リボン状"の構造物を形成する。この沈着物は補体系副経路の活性化の結果として形成されると考えられている。それは，患者血清中でC3が減少し，C1とC4が正常であることを根拠としている。MPGN type Ⅱの患者では，血清中に補体活性因子（C3 nephritogenic facter：C3NeF）が証明される。

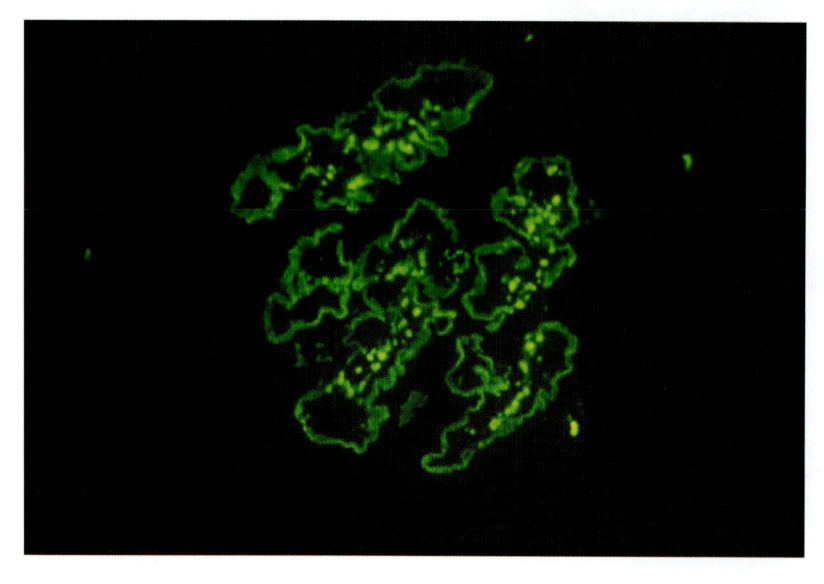

図10-48 膜性増殖性糸球体腎炎(type Ⅱ), 免疫蛍光法

この抗C3抗体を用いた蛍光抗体像では，メサンギウム領域と毛細血管壁に沿って不規則な顆粒状あるいは線状に陽性像が認められる。このような沈着物はMPGN type Ⅱに特徴的である。MPGN type Ⅱの患者はしばしば腎炎症候群を呈する。また，稀な病態として知られるpartial lipodystrophy with C3NeF activityはMPGN type Ⅱを合併することがある。

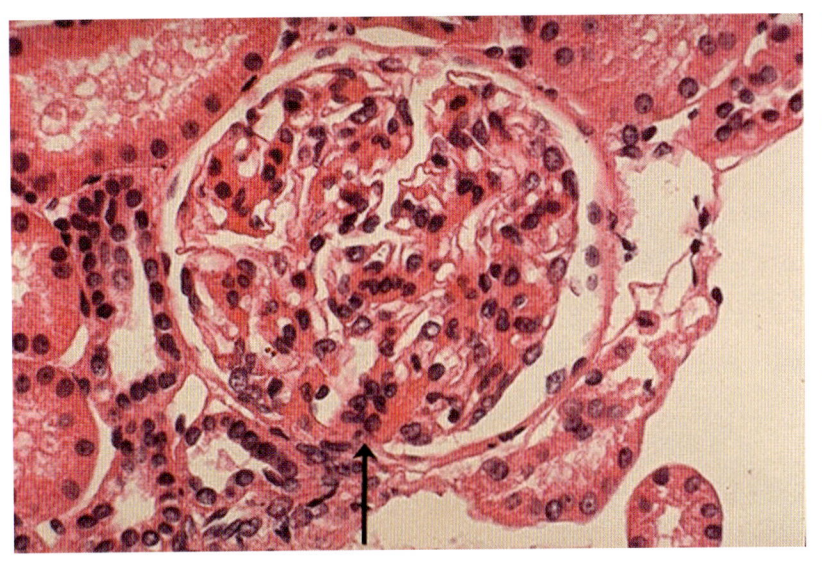

図10-49 IgA腎症，組織像

IgA腎症では，図の矢印に示すようなメサンギウム細胞の増加とIgAの沈着が認められる。IgA腎症（Berger病）は，若年男性に多く，呼吸器，消化器あるいは尿路感染症に続発した血尿を呈する。蛋白尿がしばしば認められ，時にネフローゼ症候群の基準を満たすこともある。IgA産生の亢進と代謝あるいは排泄の減少という免疫系の調節機構の破綻が病因に関与している。また，一部のHLAを有した家族内発生も認められる。セリアック病（スプルー）や慢性肝疾患患者の一部で，IgA排泄の低下によるIgA腎症の発生がみられる。IgA腎症は，現在，糸球体腎炎の中で最も一般的な疾患である。

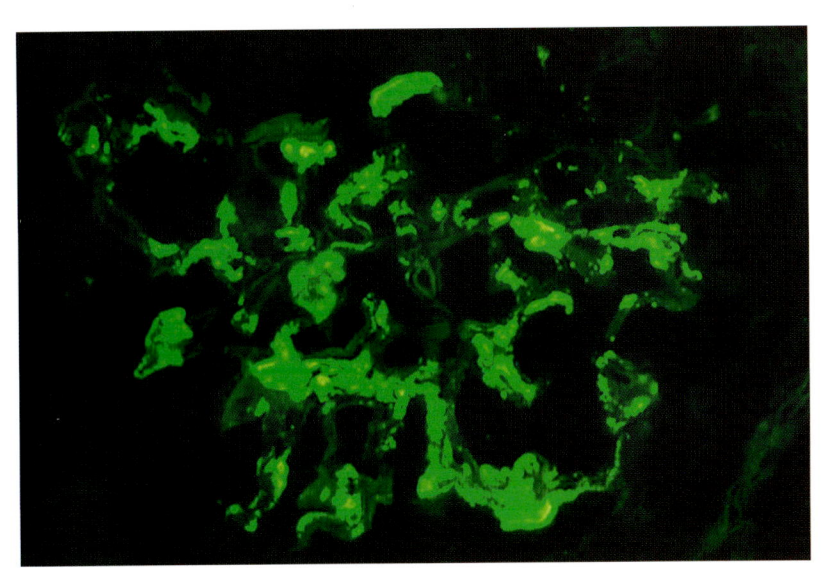

図10-50 IgA腎症，免疫蛍光法

抗IgA抗体を用いた蛍光抗体法で，メサンギウム領域に陽性像が認められる。また，しばしばC3の沈着を伴うことがある。この疾患は，多くの場合，軽症だが再発性であり，腎機能は年余にわたり正常である。1/4〜1/2の患者が20年以内に慢性腎不全に移行する。高齢のIgA腎症患者では予後不良の傾向があり，高血圧やより高度の蛋白尿を呈し，早期に慢性腎不全に移行する。稀にRPGNを呈することがある。小児例の一部はHenoch-Schönlein紫斑病として全身症状を呈することがある。

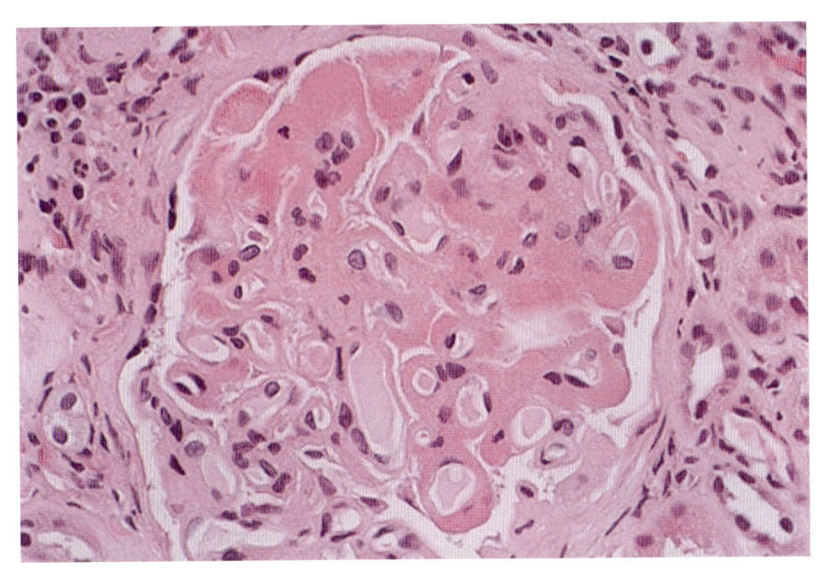

図10-51 巣状増殖性糸球体腎炎，組織像

増殖性糸球体腎炎の所見が一部の糸球体にのみ認められる場合がある。この病変は，特発性のこともあるし，血管炎，SLE，Goodpasture症候群，IgA腎症や感染などに続発して認められることもある。SLEの糸球体病変は一般的にこの型を示す。腎生検では，ループス腎炎は多様な形態学的変化を呈するが，一般的に，免疫複合体沈着物が多いほど，また細胞増殖が強いほど重症である。この症例では，肥厚した糸球体毛細血管係蹄に免疫複合体沈着物が認められ，いわゆるwire-loop病変と呼ばれている。糸球体の一部はまだ保たれている。

248　第 10 章　腎

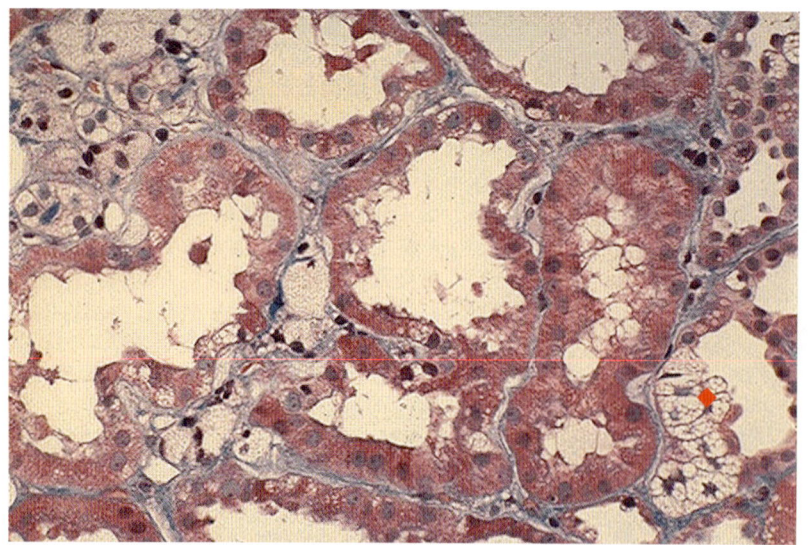

図 10-52　Alport 症候群，組織像

　この疾患は遺伝性腎炎の 1 つで，神経性感音性難聴，眼症状（硝子体の位置異常，白内障，角膜ジストロフィー）を伴う。男性に多く，重症例が多い。本疾患は X 染色体性遺伝形式をとる IV 型コラーゲンの α5 鎖遺伝子（*COLA45*）の変異による。血尿や蛋白尿の発症は小児期であるにもかかわらず，腎不全に至るのは成人になってからである。尿細管上皮細胞に泡沫状変化（◆）がみられることが知られており，これは尿細管上皮細胞内に中性脂肪やムコポリサッカライドが蓄積するためである。図に示すように，これらの脂質は脂肪染色により淡い赤色を呈する。X 染色体性遺伝形式を伴う例では，糸球体基底膜成分の欠損により，糸球体基底膜には，肥厚や菲薄化および断裂が認められる。

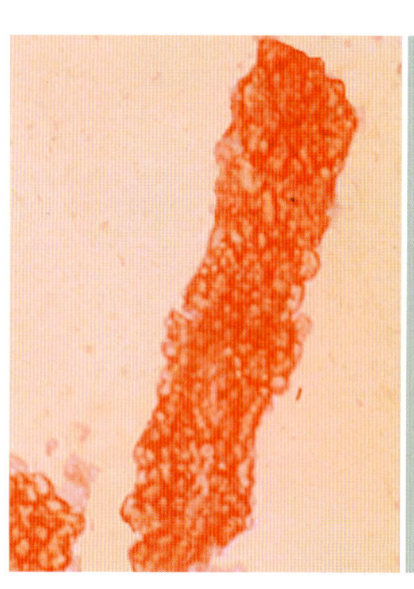

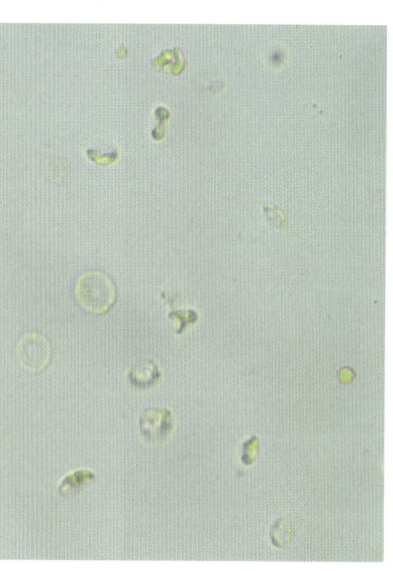

図 10-53　血尿，尿顕微鏡所見

　血尿を伴う"腎炎性"腎疾患では，尿中に円柱が認められる。対照的に，"ネフローゼ性"腎疾患では尿中に蛋白が漏出する。腎疾患の一部には，腎炎性とネフローゼ性の両方の所見を呈するものもある。左の図では，遠位尿細管曲部から集合管で形成された赤血球円柱が認められる。右の図は変形赤血球である。尿中への変形赤血球の出現は，糸球体腎炎などに基づく糸球体由来の血尿を意味する。変形赤血球は，糸球体疾患によって障害を受け構造が破壊された糸球体毛細血管を通過したことによる。

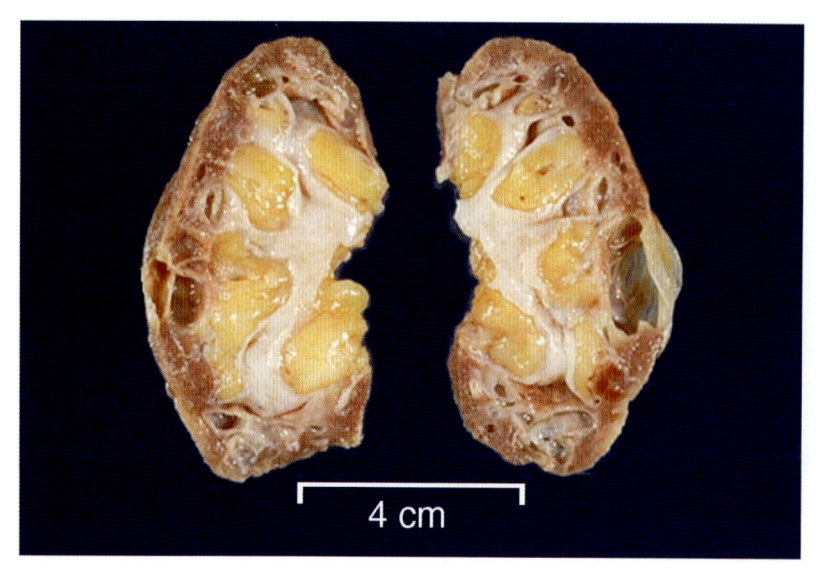

図 10-54　慢性糸球体腎炎の腎，肉眼像

　慢性腎不全患者で，いかなる特定の疾患にも該当しない場合，"慢性糸球体腎炎"と呼ぶ［訳注：WHO 分類では sclerosing glomerulonephritis（硬化性腎炎）と表現されている］。この図は慢性腎不全患者の剖検腎で，萎縮し皮質の菲薄化が認められる。慢性腎不全患者の 1/3 〜 1/2 では，経過中症状を伴うことなく緩徐に終末腎に至る。したがってこのような例では，終末期に至るまで臨床所見を呈さないので，通常，腎生検が行われることはない。徐々に上昇する血清クレアチニン値と尿素窒素値が病変の進行を知る手掛かりとなる。大多数の患者では高血圧を合併する（図にみられるような単純嚢胞が合併することもある）。

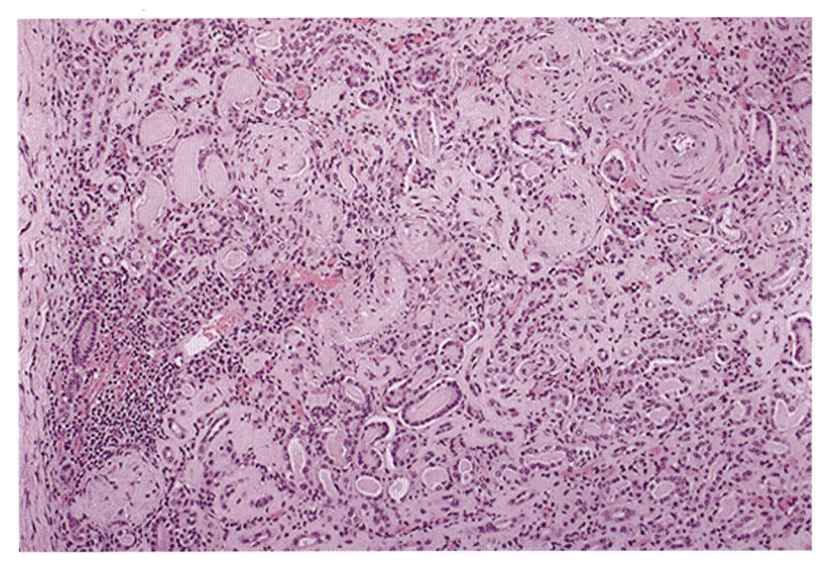

図 10-55 終末腎，組織像

"終末腎"の組織所見は，その原因疾患にかかわらず類似している。このことは，慢性腎不全患者の腎生検では極めて限定された情報しか得られないことを意味している。皮質は線維化し，糸球体は硬化し，間質には慢性炎症性変化が散在性に認められる。また，動脈壁も肥厚している。残存尿細管はしばしば拡張し，内腔にはピンク色の円柱が形成されている。この状態は，形態学的に甲状腺に似ていることから"thyroidization (thyroid-like appearance)"と呼ばれる。血液透析に至った患者では，尿細管内や間質にシュウ酸カルシウム結晶の沈着がみられる。腎におけるリン酸クリアランスの低下は二次性副甲状腺機能亢進症を惹起する。

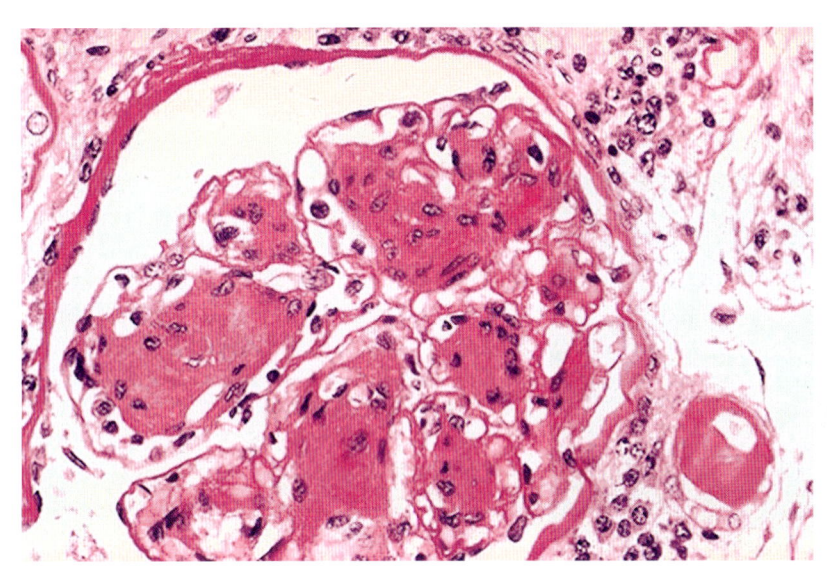

図 10-56 糖尿病性結節性糸球体硬化症，組織像

糖尿病（1型と2型の両方）における結節性糸球体硬化症（Kimmelstiel-Wilson病）では，糸球体毛細血管の間に介在するメサンギウム領域にピンク色の硝子様物質が認められ，PAS染色ではより強調される。この病変は高血糖を伴う代謝異常に起因し，酵素非依存性の蛋白のグリコシル化によるメサンギウム細胞の障害とそれに伴うメサンギウム基質の増加による。右下には著明な壁の肥厚を伴う細動脈が認められ，典型的な糖尿病性細動脈硝子化の像である。この疾患の初期には，ごく軽度のアルブミン尿が出現し，病変の進行とともに明らかな蛋白尿をきたすようになる。この明らかな蛋白尿の出現は腎不全の徴候である。高血圧をよく合併する。

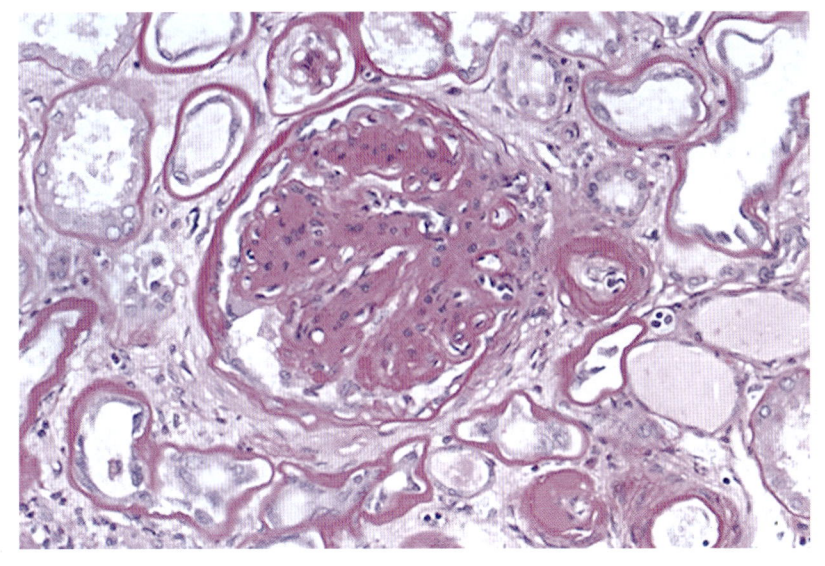

図 10-57 びまん性糸球体硬化症，組織像（PAS染色）

図（PAS染色）のびまん性糸球体硬化症は，1型および2型糖尿病が長期に経過した場合に認められる。軽度のメサンギウム細胞増殖を伴うメサンギウム基質の増加と糸球体基底膜の肥厚がみられる。これらの変化は，糸球体が硬化に至るまで徐々に進行する。糖尿病の糸球体病変は10年以上の時間をかけて緩徐に進行する。糖尿病患者は，1型であろうと2型であろうと，糸球体硬化症に加えて腎硬化症，腎盂腎炎，あるいは乳頭壊死などの多くの腎疾患を合併するリスクを有している。以上より，慢性腎不全は糖尿病の重大な合併症の1つである。

250　第 10 章　腎

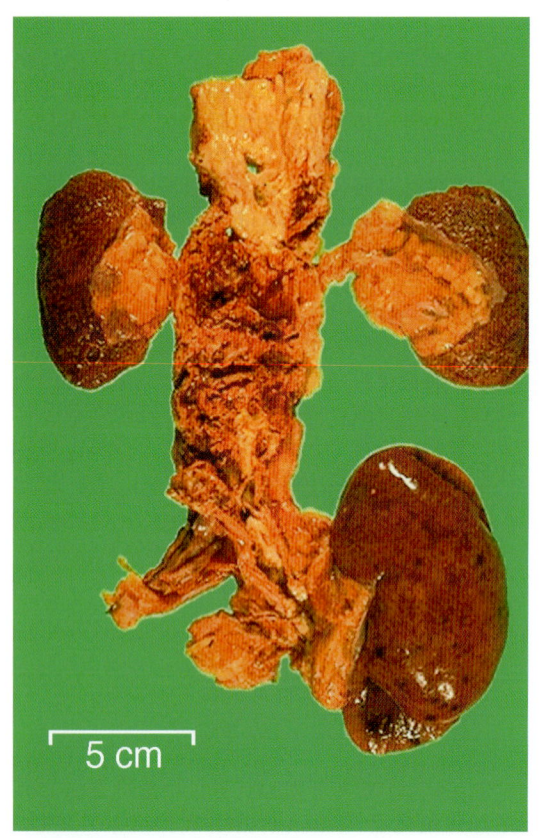

図 10-58　粥状動脈硬化症，肉眼像

糖尿病患者では粥状動脈硬化症は進行，重症化しやすく，大動脈とその分枝を傷害し，腎動脈狭窄や腎硬化症をきたす。図は終末期腎症により萎縮，顆粒状の表面を示す本来の腎と移植腎を示す。外科的手技が容易であるため，移植腎は骨盤に移植されている。またエリスロポイエチンを産生し続けているため，本来の腎は通常摘除しない。本症例では患者は慢性拒絶反応を起こしたため，移植腎は軽度腫大し，局所的な出血を呈している。

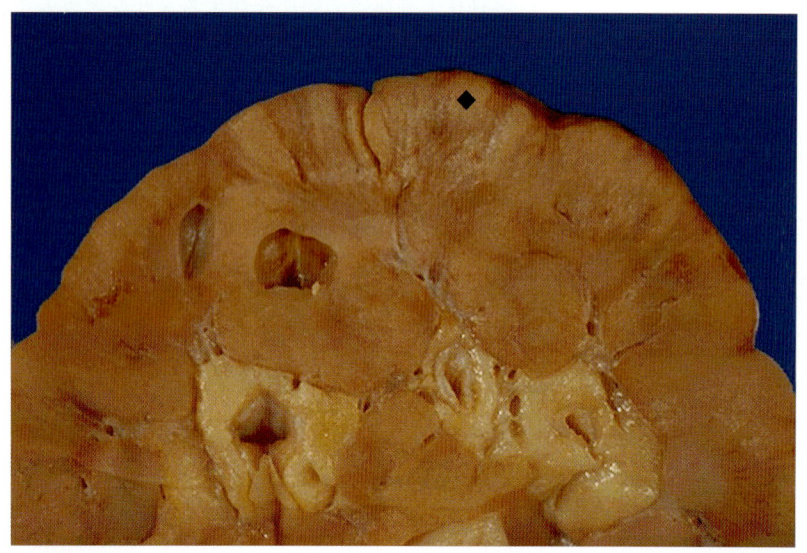

図 10-59　腎アミロイドーシス，肉眼像

本症は時に腎腫大をきたす慢性腎疾患である。アミロイドは皮質，特に中央上部に淡色調沈着物（◆）として認められ，皮髄境界は不明瞭である。アミロイドの腎沈着は多発性骨髄腫，免疫グロブリン軽鎖産生過剰状態（AL アミロイド），慢性炎症や感染症などの血清アミロイド関連蛋白産生過剰状態（AA アミロイド）で生じる。腎アミロイドーシスではネフローゼ症候群が高頻度にみられる。

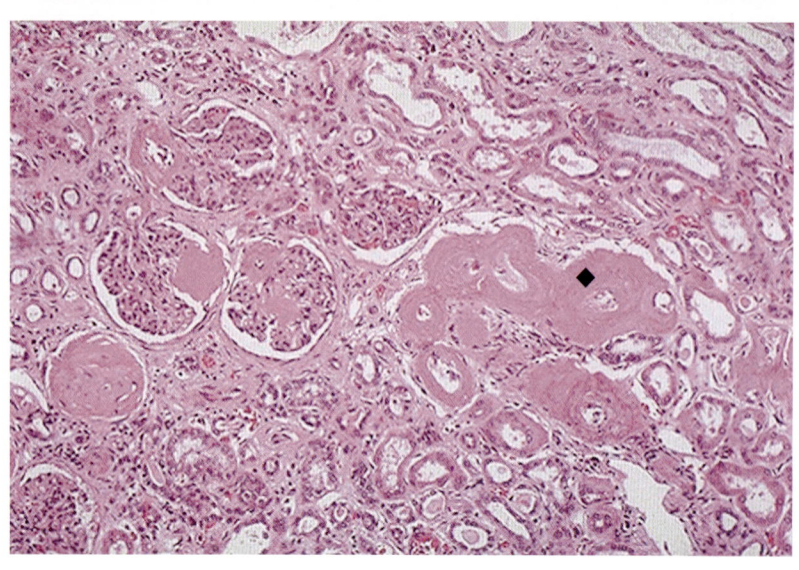

図 10-60　腎アミロイドーシス，組織像

腎皮質ではうすいピンク色を示すアミロイド（◆）が糸球体や腎動脈分枝壁に沈着している。後者は肥厚している。アミロイド（無定形ピンク色の沈着物）は動脈周囲，間質，糸球体にみられる。アミロイドの沈着によって腎機能は障害され，クレアチニンや尿素窒素の上昇により尿毒症をきたす。原因を問わず慢性腎不全による尿毒症は全身倦怠感，悪心，精神障害，線維素性心外膜炎をきたす。

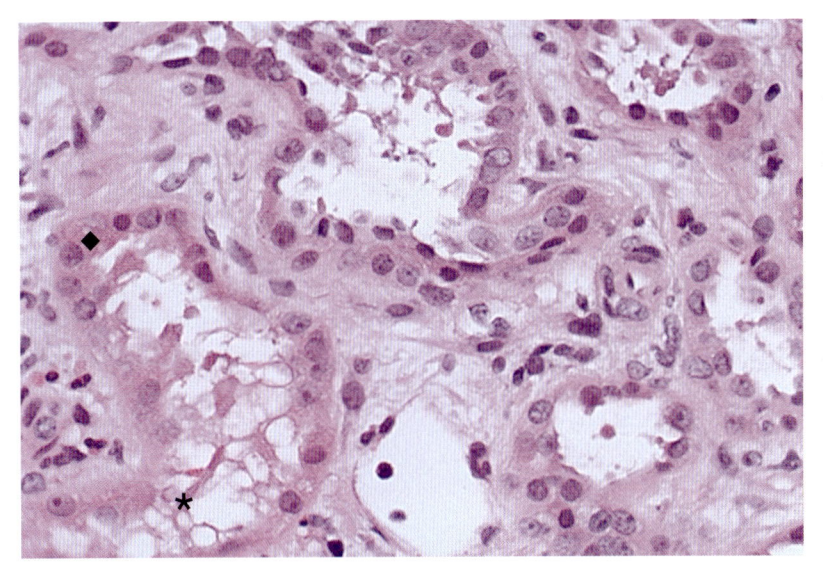

図10-61　急性腎尿細管壊死，組織像

尿細管上皮（★）は虚血による急性尿細管壊死のため変性している。本症例は心不全から生じた低血圧によるものである。虚血障害による壊死とアポトーシスは分節状であり，傷害部とともに正常な尿細管上皮（◆）が残存している。より軽度の傷害では刷毛縁の消失や細胞腫大を示すことも多い。心不全，敗血症そのものが高頻度であるため，それに伴う急性尿細管壊死は日常的によく遭遇する病態である。急性尿細管壊死は基本的には可逆性である。

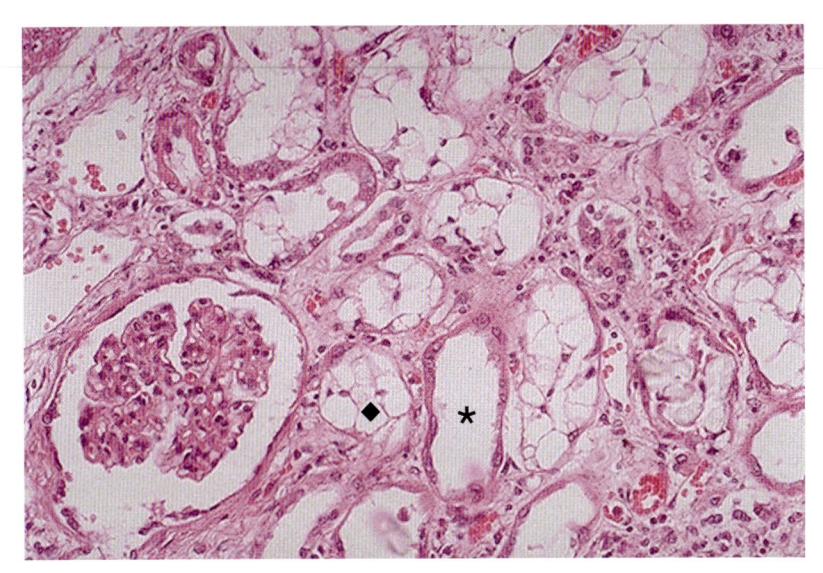

図10-62　急性腎尿細管壊死，組織像

腎毒性物質による急性尿細管壊死はよりびまん性の近位尿細管壊死をきたす。ここに示された尿細管の空胞化（◆）や拡張（★）はエチレングリコール中毒によるもので，典型的な中毒性急性尿細管壊死の所見である。臨床的には急性尿細管壊死は，傷害1～2日後の尿量減少で気づかれる。患者は透析治療され，多尿を呈することにより回復期と判断される。腎毒素による急性尿細管壊死の半数では乏尿期がみられない。

図10-63　膀胱尿管逆流，X線写真

経静脈的尿路造影において，左尿管が尿管口（◆）から左腎盂（■）にかけて拡張している。左腎では腎杯に沿った拡張もみられている。膀胱尿管弁の機能不全があると尿が尿管を逆行し，膀胱尿管逆流が生じる。小児でみられる膀胱尿管逆流は，膀胱内尿管の先天的な欠損あるいは短縮によって生じることがほとんどである。成人に発症する膀胱尿管逆流は，自律神経障害による膀胱収縮不全，または脊髄損傷による膀胱の神経障害によって生じる。いずれの場合も，尿路感染のリスクが高く，尿路感染によって炎症が生じると逆流を増悪させる結果となる。

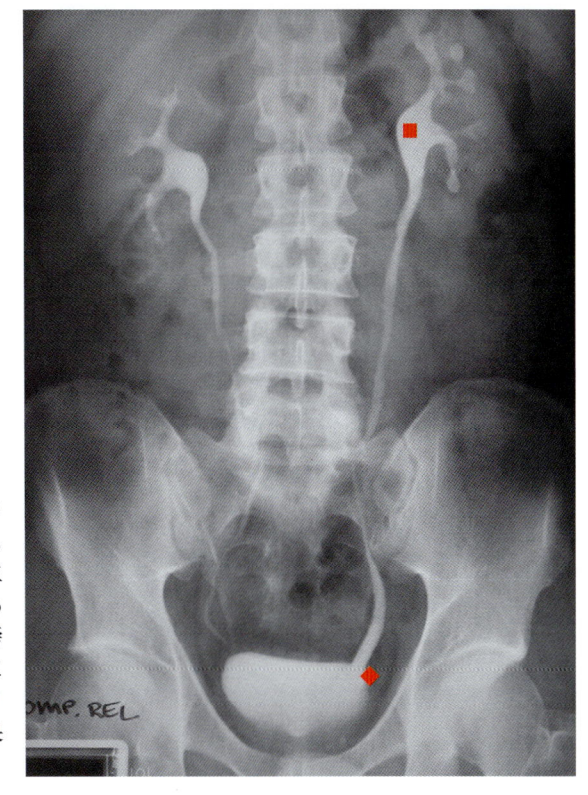

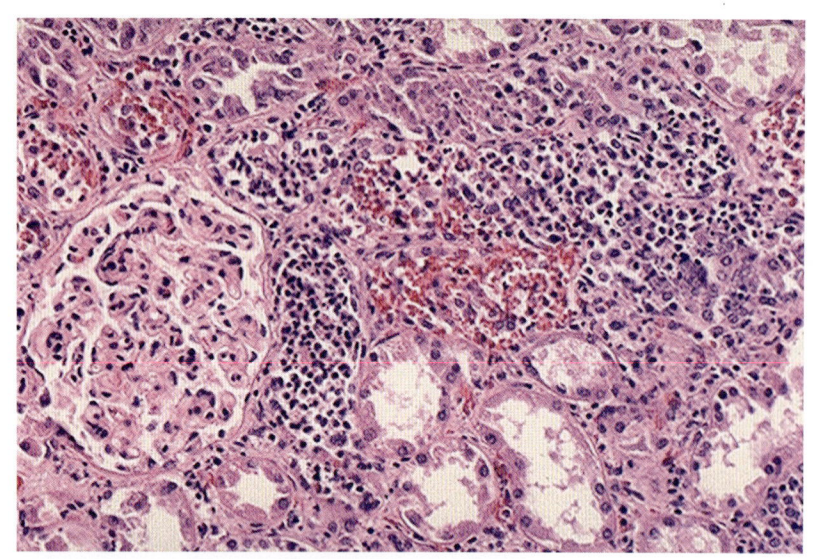

図10-64 急性腎盂腎炎，組織像

尿細管間質性腎炎には様々な病型がある。この図では主として好中球からなる無数の炎症細胞が尿細管内に充満し，間質に浸潤している。本症例は膀胱からの上行性尿路感染によるものである。起因菌はほとんどが，腸内細菌（大腸菌，クレブシェラ，プロテウス，プロビデンシア，エドワードシェラ，エンテロバクター）や連鎖球菌，ブドウ球菌を含む細菌である。先天性異常，閉塞性尿路疾患や機能性排尿障害から起こる尿貯留により，上行性尿路感染症を起こしやすくなる。

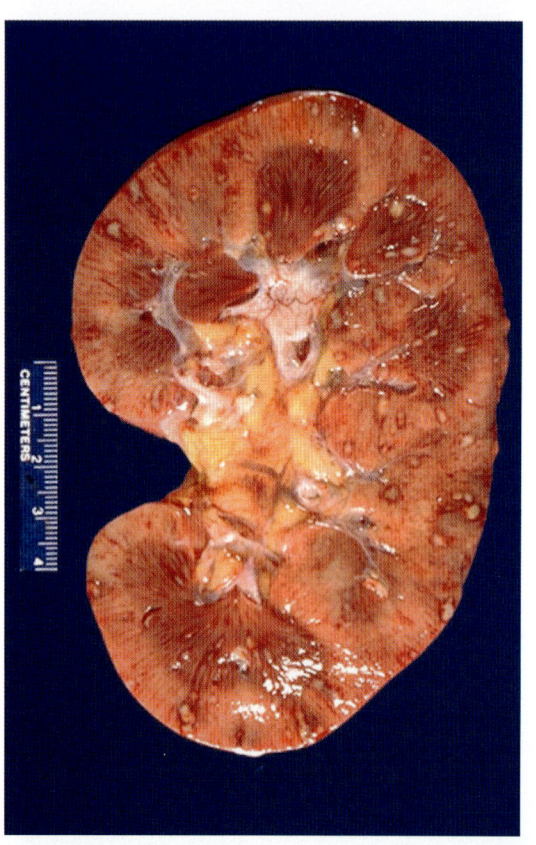

図10-65 急性腎盂腎炎，肉眼像

腎は腫大し，割面では皮質・髄質に多数の微小膿瘍を認める。これは敗血症患者における腎への血行性散布性感染の典型像である。上行性感染経路のほうが血行性感染より高頻度である。急性腎盂腎炎の臨床症状は発熱，全身倦怠感，腹痛である。理学的検査では肋骨椎骨角の圧痛も認められる。稀な合併症として乳頭壊死があるが，糖尿病や尿路閉塞の場合に起こりやすい。

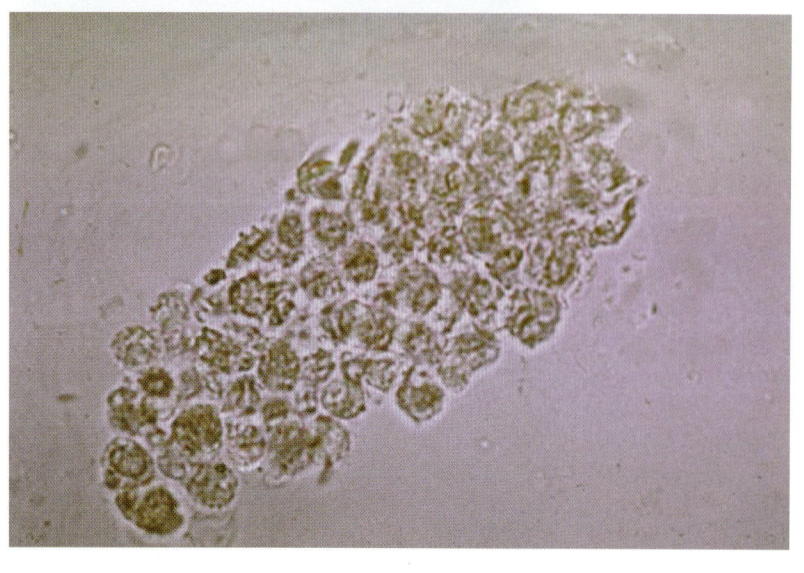

図10-66 急性腎盂腎炎，尿顕微鏡所見

急性腎盂腎炎の尿顕微鏡所見としては白血球円柱が特徴的である。dipstick尿検査では白血球エステラーゼ陽性（白血球が融解し，生細胞でなくても），および亜硝酸試験陽性である。円柱を形成する白血球塊は常に遠位尿細管由来である。一方，弧在性の白血球が尿中に出現した際には，尿路や膀胱などの急性疾患が考えられる。白血球の円柱形成にはTamm-Horsfall蛋白が寄与しているが，これは正常時は尿細管細胞から少量分泌されるにすぎない。尿培養からの抗菌薬感受性試験は適正な治療選択に有用である。

第 10 章　腎　253

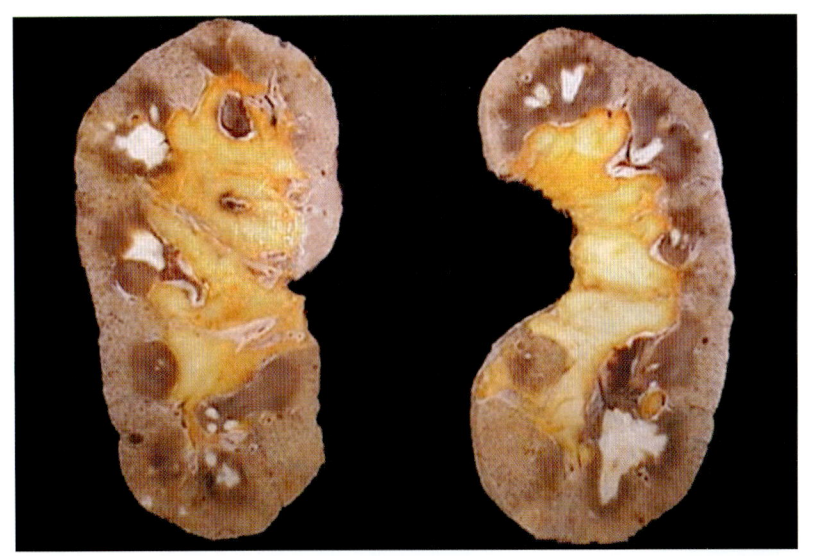

図 10-67　腎乳頭壊死，肉眼像
　両側腎の乳頭にみられる淡色部分は乳頭壊死で，凝固壊死の一種である。頻度は低いが，特に糖尿病や尿路閉塞を有する患者における急性腎盂腎炎の重篤な合併症である。乳頭壊死は鎮痛剤性腎炎や鎌状赤血球症でも発生することがある。壊死脱落した乳頭が尿中に見いだされることもある。急性腎不全の原因ともなり得る。

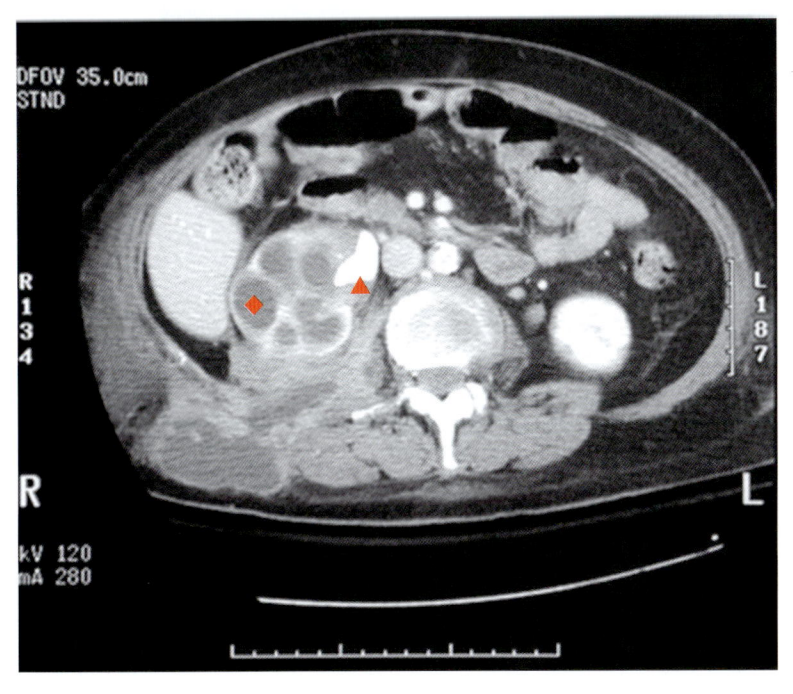

図 10-68　腎周囲膿瘍，CT
　腹部造影 CT において，腫大した右腎の腎杯が拡張し，その中にサンゴ上結石（▲）を認める。残存している腎杯の著明な水腎症（◆）もみられる。これらは慢性的な尿路閉塞によって生じたものである。ここに重篤な腎盂腎炎が合併し，腎周囲膿瘍を生じ，右側腹部へ波及している。その様子は，右後側腹部および右背部の骨格筋内に，辺縁不整な低吸収域として描出されている。

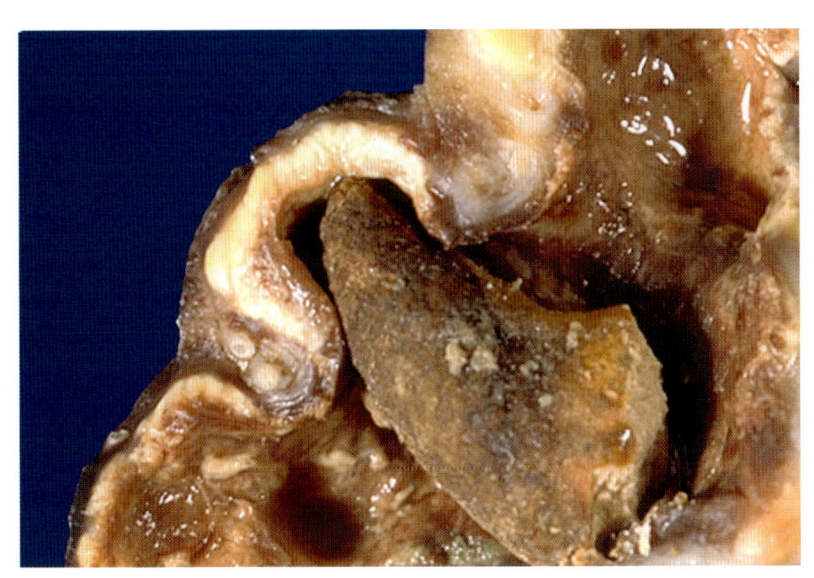

図 10-69　膿腎症，肉眼像
　大型の結石は腎杯を占拠し，腎杯を鋳型として鹿角状となる。このため，鹿角状結石と呼ばれる。図に示すように角状の結石が拡張した腎杯内に充満している。菲薄化した残存する皮質と髄質に注意されたい。水腎症と腎盂腎炎により，高度炎症と萎縮を呈するため，腎皮質は認識できない程に菲薄化し，淡黄色〜褐色を呈している。ほぼ完全な閉塞により広範に炎症を生じ，腎実質が完全に破壊されてしまうこともあり得る。本症例では残存腎実質（皮質，髄質）が高度に菲薄化している。膿腎症を生じた腎は機能が廃絶し，さらなる感染症をきたしやすいため腎摘除術の対象となる。

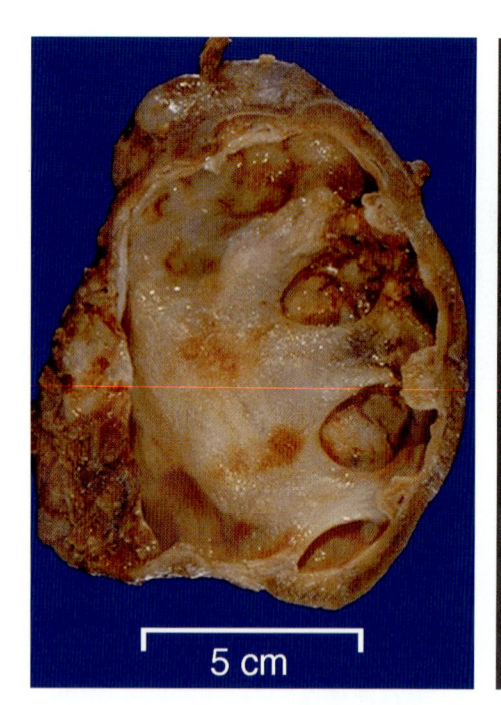

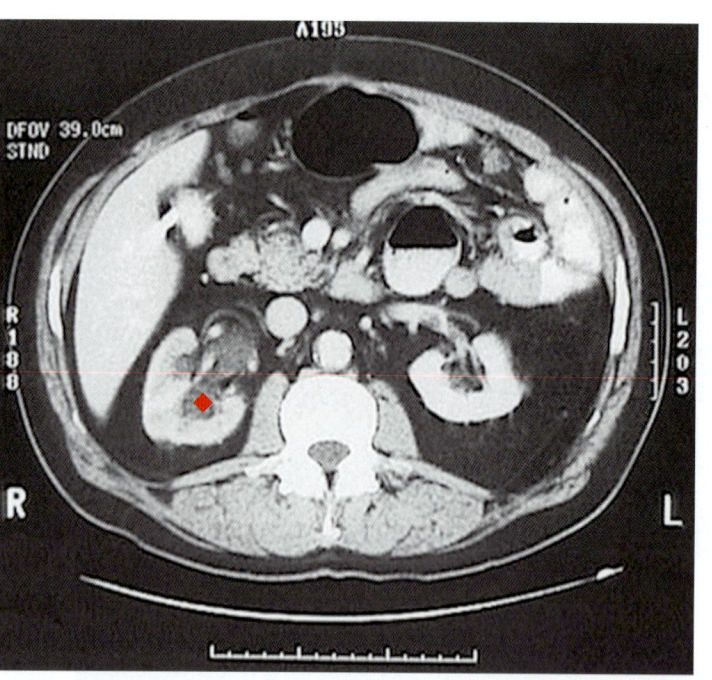

図 10-70，図 10-71　慢性腎盂腎炎，肉眼像，CT

　右腎は逆流とその結果生じた水腎症から進行した慢性腎盂腎炎を示す（◆）。残存する腎皮質はわずかである。片側性であれば病変は膀胱尿管口から腎盂の間に存在する。この症例では閉塞性尿管結石が何年もの間存在していた。小児期に好発する膀胱尿管逆流症でも同様の所見を呈する。閉塞が両側に及んでいる場合，病変は膀胱三角部か尿道（男性の場合は尿道周囲の前立腺）に存在する。巨大な腫瘍が両側尿管，膀胱の大部分，尿道口を巻き込んでいる場合もある。両側性慢性腎盂腎炎は終末期腎症の主たる原因の1つである。

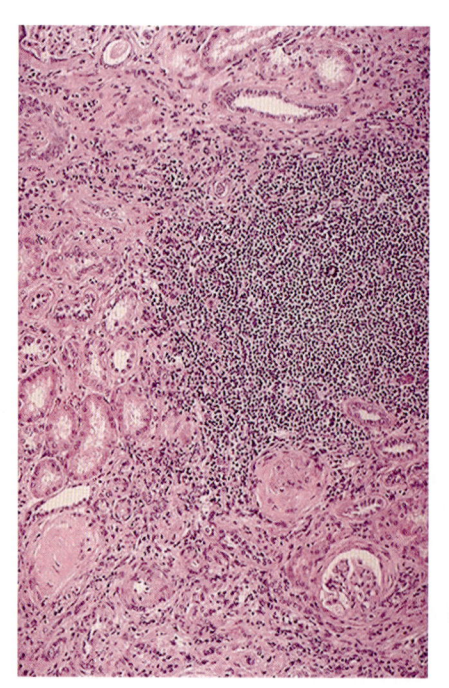

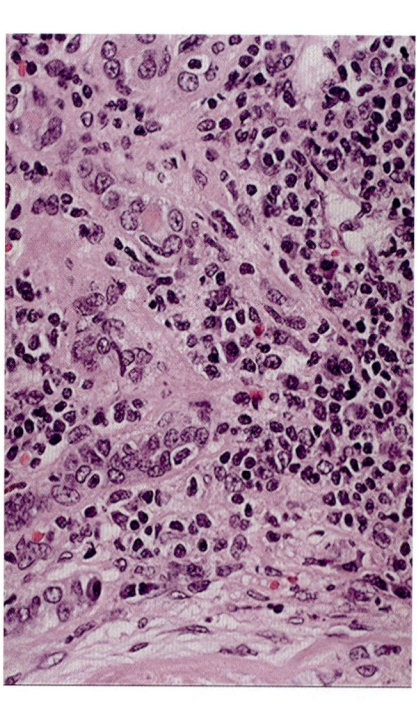

図 10-72，図 10-73　慢性腎盂腎炎，組織像

　左図には，再発性・反復性尿路感染症をきたした患者腎組織の弱拡大像を示す。多数の慢性炎症細胞の浸潤を認める。右図は強拡大像で，慢性腎盂腎炎の特徴であるリンパ球，形質細胞が認められる。糸球体腎炎，腎硬化症腎盂腎炎のような慢性腎疾患ではしばしば間質性リンパ球浸潤を伴う。しかし，形質細胞浸潤は慢性腎盂腎炎を特徴づける所見である。遷延すると蛋白円柱を伴う尿細管萎縮（甲状腺様変化）および間質の線維化が生じ，最終的に血流障害から進行性糸球体硬化を生じて，慢性腎不全に至る。

第10章　腎　255

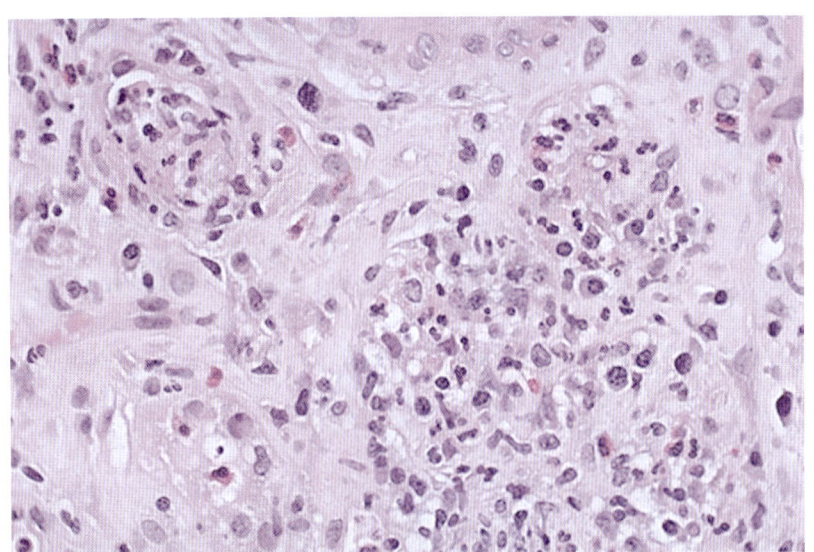

図10-74　間質性腎炎，組織像

間質性腎炎は薬剤性腎障害によって起こることがある。この図では炎症性間質に，好中球や単核細胞とともに好酸球がみられる。患者は乏尿，血尿，蛋白尿とともに発熱，末梢血の好酸球増多，皮膚紅斑を示す。半数の症例では，クレアチニン，尿素窒素の上昇を伴う急性腎不全を呈する。これはⅠ型過敏性反応によると考えられる。慢性例では肉芽腫形成を伴うⅣ型過敏性反応がみられることもある。抗菌薬（メチシリン），非ステロイド系抗炎症薬，シメチジンなどの薬剤が原因となる。1/3の症例では原因薬剤は同定し得ない。

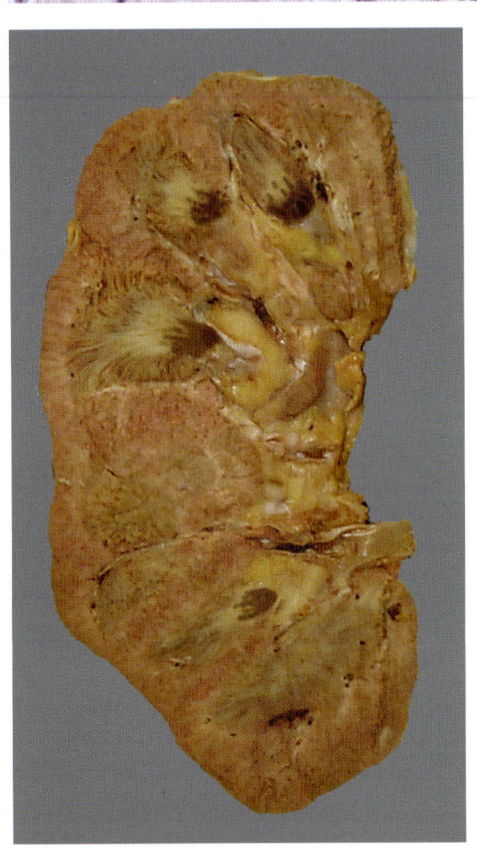

図10-75　鎮痛剤性腎症，肉眼像

多年にわたるフェナセチンやアスピリンなどの鎮痛剤服用では，図に示すような尿細管間質傷害を経て，乳頭壊死をきたすことがある。アスピリンは血管拡張因子であるプロスタグランジンの合成を阻害し虚血性傷害を増強する。フェナセチンは代謝され腎毒性を有するアセトアミノフェンになる。半数の症例では尿路感染症を合併する。腎盂移行上皮癌を発生する症例もある。非ステロイド系抗炎症薬，特にシクロオキシゲナーゼ阻害薬もプロスタグランジンの合成阻害により腎障害をきたし，急性または慢性腎不全の原因となり得る。

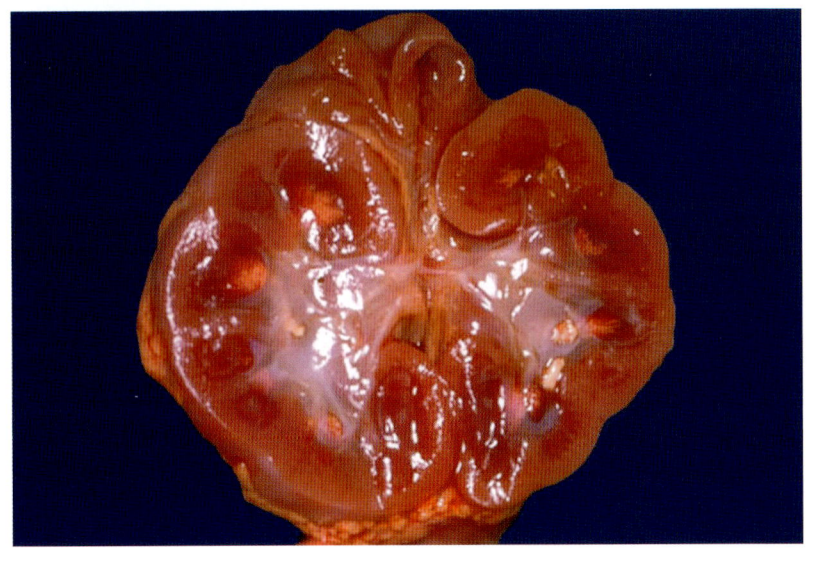

図10-76　尿酸腎症（痛風腎），肉眼像

慢性尿酸腎症では淡黄褐色の痛風結節性沈着が髄質に形成される。この所見は慢性痛風患者で最もよくみられる。化学療法後の白血病やリンパ腫の患者では"融解"症候群により急性腎不全を生じる。この場合，多数の細胞核が崩壊することにより多量の尿酸が放出され，尿細管を閉塞する。尿酸の凝集は尿pHが酸性の場合に促進される。高尿酸血症の他の合併症として尿酸結石が挙げられる。

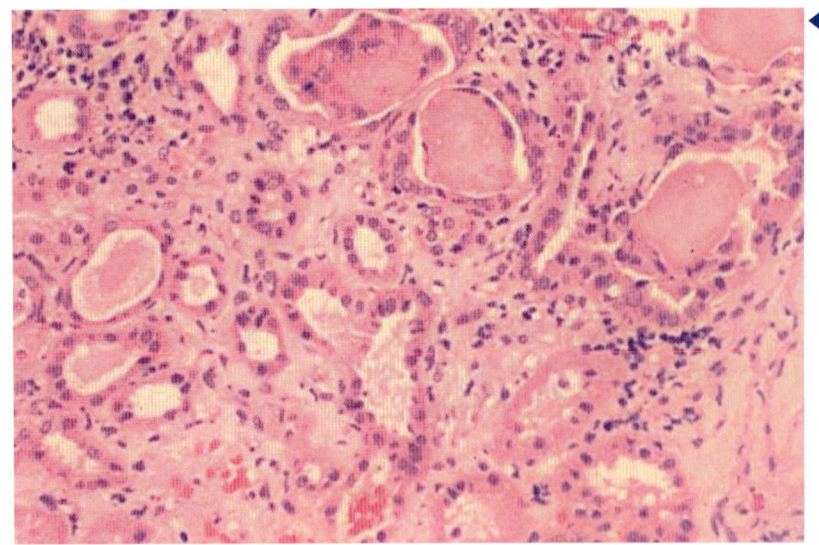

◀図 10-77　多発性骨髄腫，組織像

多発性骨髄腫において Bence-Jones 蛋白尿があれば，免疫グロブリン軽鎖は沈殿し，図で示すように腎不全でみられるような円柱を形成する。うすい好酸性の円柱は異物として認識され多核巨細胞に囲まれることがある。多発性骨髄腫の腎ではアミロイドーシス，軽鎖糸球体腎症を呈することがある。また腎石灰化症を伴う高カルシウム血症，尿酸腎症による高尿酸血症，腎盂腎炎など尿路感染を合併することがある。

図 10-78　良性腎硬化症，肉眼像▶

硬化と進行性狭窄をきたす腎血管疾患では，局所的点状実質萎縮が起こり，腎の表面は特徴的な顆粒状を示す。このような腎は正常よりやや小型である。クレアチニンや尿素窒素は正常範囲内に保たれるなど，腎機能は正常であるため，良性と呼ばれる。糸球体濾過率（GFR）の軽度低下や蛋白尿を生じることもある。高血圧や糖尿病を合併する患者では腎不全のリスクが増加する。

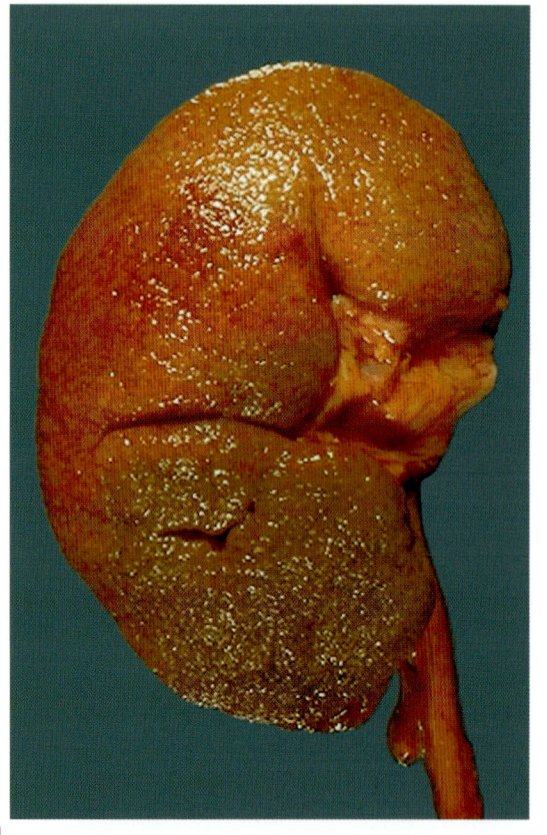

◀図 10-79　良性腎硬化症，組織像

腎の小動脈や細動脈は壁の肥厚と内腔狭小化を示す。小動脈の中膜肥厚も進行性の腔狭小化をきたす。腎硬化症によって間質の線維化が起こる。尿細管萎縮と円柱形成が高頻度にみられる。初期には糸球体周囲の線維化と Bowman 嚢内の膠原線維沈着を示すが，最終的には糸球体硬化に陥る。高血圧や糖尿病に伴う硝子化細動脈硬化も通常みられる所見である。

第 10 章　腎　257

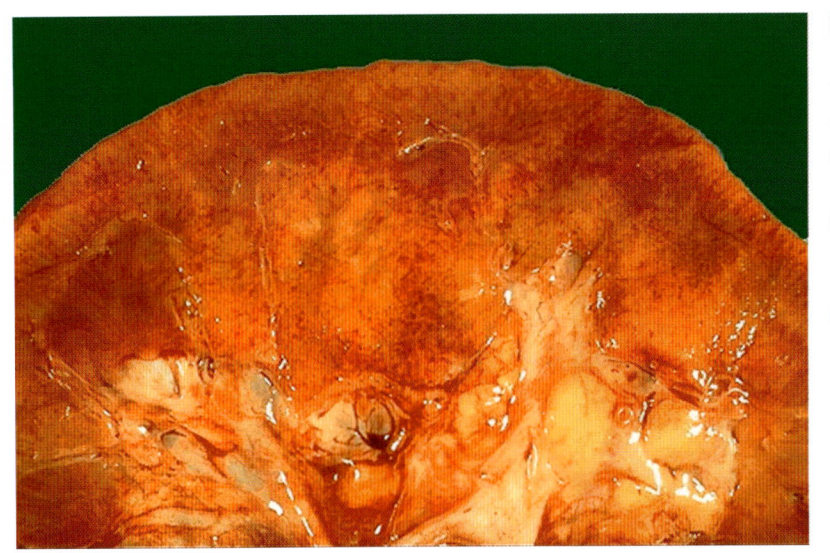

図 10-80　悪性腎硬化症，肉眼像
　腎は皮質，髄質にわたる局所的な小出血を示す。皮髄境界は不明瞭である。これらは高血圧の急速な進行によるもので，拡張期血圧が 130 mmHg（たとえば 300/150mmHg）を超えたときに生じる。長期にわたる本態性良性高血圧の結果生じるのが典型的だが，そうした疾患なしに発生することもある。全身性強皮症に合併することもあるが，頻度は低い。患者は頭痛，悪心，嘔吐，視覚障害をきたす。乳頭浮腫がみられることもある。蛋白尿と血尿は通常みられる所見である。

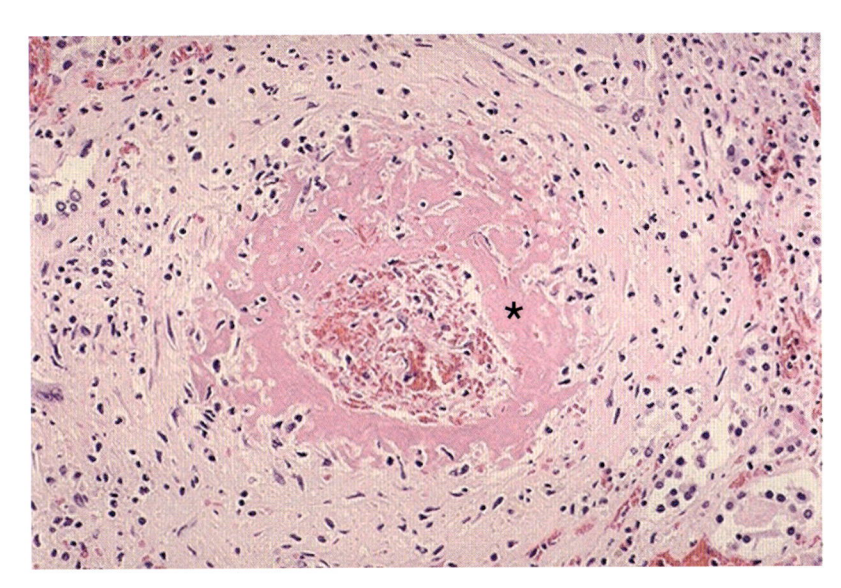

図 10-81　悪性腎硬化症，組織像
　悪性高血圧では血管内皮の傷害，血漿蛋白の透過性の亢進，さらに血小板の活性化によって，腎の小動脈にフィブリノイド壊死（★）がみられる。動脈の傷害の特徴はフィブリノイドと称される好酸性線維素様物質の形成である。レニン-アンギオテンシン系が刺激され，レニン活性の上昇により高血圧となる。アルドステロンの産生により，塩分の貯留が起こり，さらに高血圧が進行する。アンギオテンシンⅡの産生は血管収縮とさらなる虚血傷害をきたす。

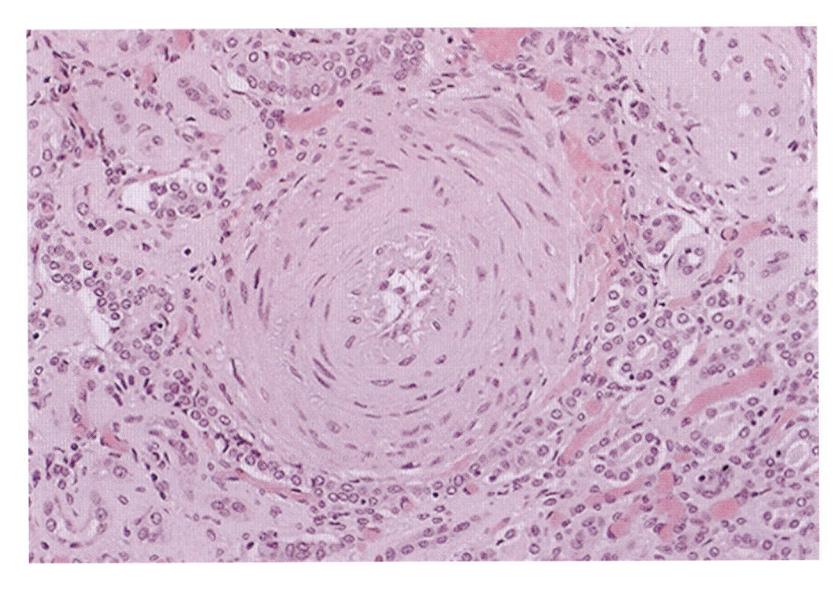

図 10-82　悪性腎硬化症，組織像
　悪性高血圧による動脈壁の肥厚は過形成性細動脈炎も生じる。細動脈の中膜は膠原線維の沈着を伴った求心性肥厚を示すため，タマネギの皮状となる。内腔はほとんど閉塞するため虚血傷害を促進する。悪性高血圧は医学的に緊急事態である。なぜなら患者は急性腎不全，心不全，網膜症，脳卒中，脳症をきたす危険があるからだ。放置すれば，患者の半数は 3 カ月以内に死に至る。

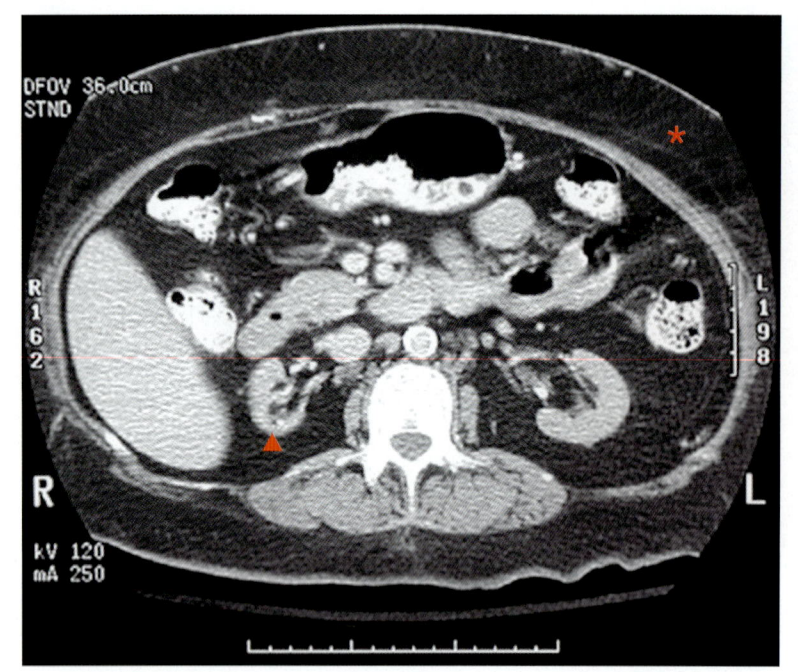

図 10-83　腎硬化症，CT

この患者はBMI 34と肥満を呈しており（皮下脂肪［*］の量に注目！），コントロール不良の糖尿病の既往がある。血液尿素窒素（BUN）とクレアチニン（Cr）の値が上昇し，腎機能の低下が認められた。このCTでは右側優位（▲）に両腎に萎縮がみられる。これらの変化のほとんどは腎硬化症に起因するものである。動脈性あるいは細動脈性腎硬化症の患者においても，腎実質の消失による腎萎縮が生じる。腎萎縮は慢性的な腎臓病の多くで認められるが，例外としては多発性嚢胞腎，アミロイドーシス，糸球体硬化症などがある。

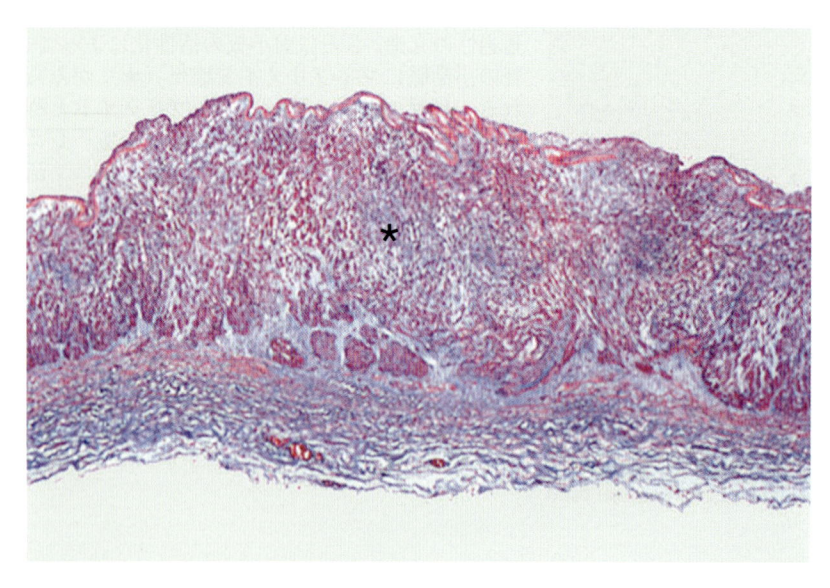

図 10-84　線維筋性異形成，組織像

線維筋性異形成による中型動脈の閉塞は頻度が低い。本症では不規則な線維性肥厚（★）と内腔狭小化をきたす。病変の主座は中膜である。ここでは頸動脈のトリクローム染色弱拡大像を示すが，本症は腎動脈に最も好発する。本症による高血圧は外科手術により軽快する。

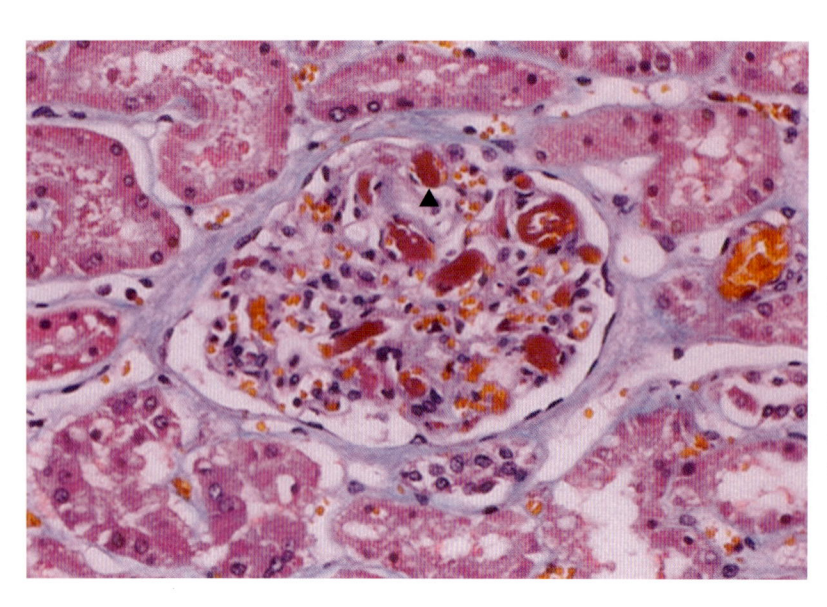

図 10-85　血栓性微小血管症，組織像

血栓性血小板減少性紫斑病（TTP）では，細動脈に血栓を形成し，主に腎，心，脳を傷害する。図には糸球体内の血小板-線維素性血栓（▲）のトリクローム染色像を示す。急性腎不全をきたす。TTPと溶血性尿毒症性症候群（HUS）の鑑別は困難である。HUSは小児の急性腎不全の原因として最多である。調理が不十分な牛挽肉などの摂食によりベロ毒素産生性の大腸菌が消化管に感染して発生する。菌種は血清学的に同定され，O157：H7が代表的である。出血性下痢の後，数日以内に，毒素による内皮細胞傷害から糸球体や間質毛細血管にフィブリン血栓が形成され急性腎不全となる。大部分の患者は保存的透析治療により数週間で軽快する。

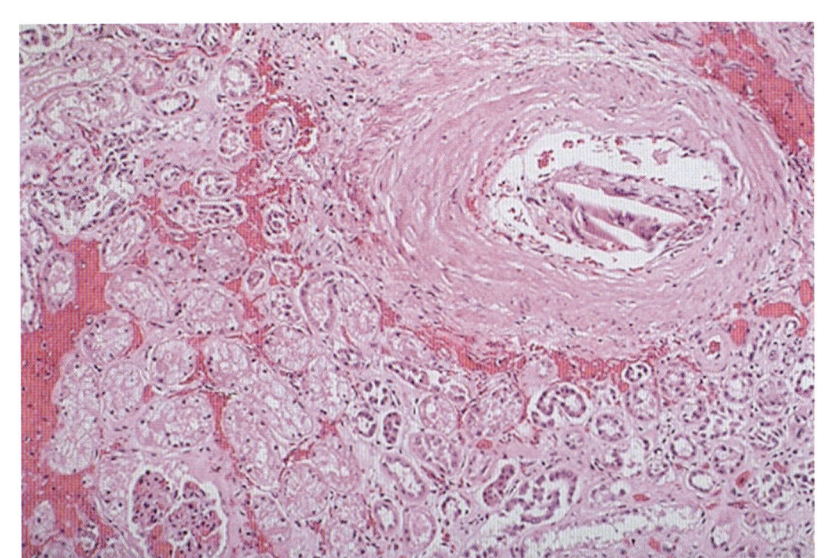

図10-86 粥腫塞栓性腎症，組織像

大動脈粥状硬化症の頻度に比してコレステロール塞栓は稀である。あるいは多くのこうした塞栓は小型であるため，臨床上，顕在化しないと思われる。図には腎動脈分枝内に，粥腫塞栓に特徴的なコレステロール裂隙がみられる。この患者では潰瘍を伴う脆弱な粥腫が大動脈にあり，血管造影が施行されたが，この手技は本症のリスクを増大させる。多数の塞栓が生じれば，腎機能は障害される。塞栓は局所的な虚血をきたす。多発性粥腫性塞栓は既存の腎疾患がある場合，腎不全の原因となりやすい。

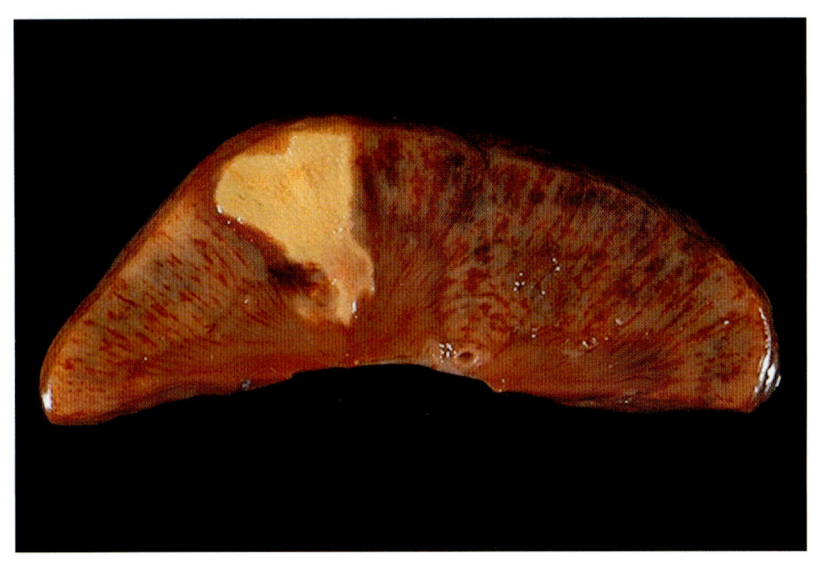

図10-87 腎梗塞，肉眼像

血液供給の喪失とその結果生じた虚血により梗塞が生じ，蒼白な凝固壊死が楔状の急性梗塞巣として認められる。被膜直下の領域は被膜動脈からの血流供給を受けているので障害を免れている。梗塞に陥っていない皮質は髄質と同様にうっ血を示す。腎梗塞の多くは，心内膜炎，左心房拡張と壁在血栓を伴うリウマチ性僧帽弁狭窄症，心室拡大や壁在血栓を伴う心疾患から生じた塞栓症による。臨床的には，無症状であるか，肋骨椎骨角圧痛または血尿を認める。

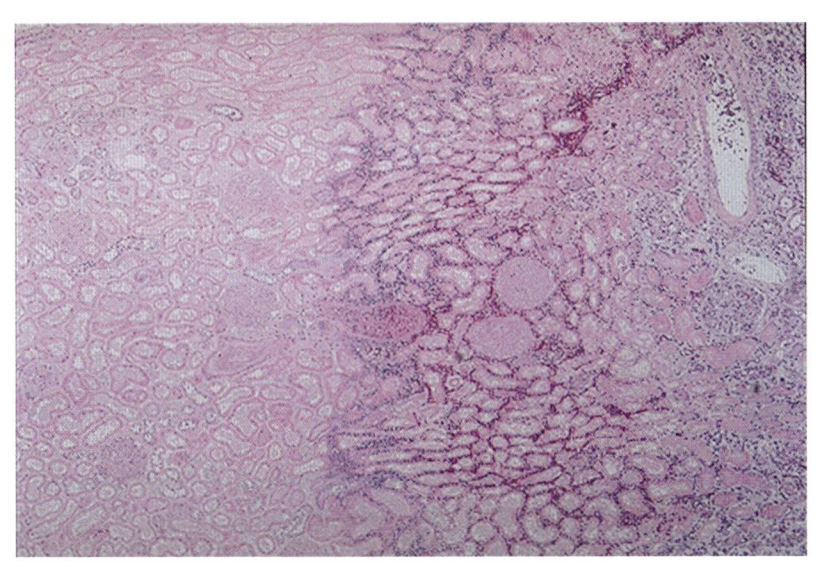

図10-88 腎梗塞，組織像

図の右は正常腎組織，左には壊死に陥りつつある充血した組織，さらに左には淡い好酸性にみえる梗塞組織が認められる。梗塞部では尿細管，糸球体ともに凝固壊死を示し，輪郭のみを残す。細動脈炎による局所的な虚血でも生じ得るが，腎梗塞は多くの場合，塞栓症によって起こる。腎実質には側副血行路がないため虚血性障害のリスクが高い。

260　第10章　腎

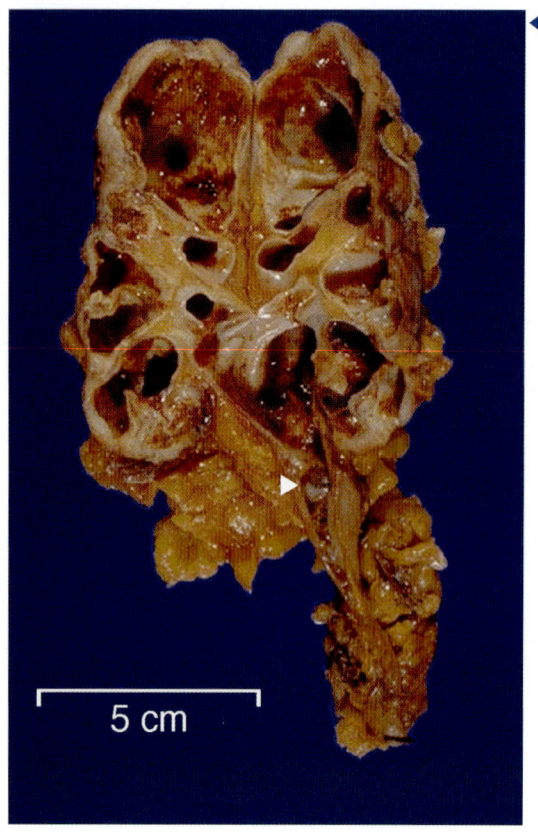

◀図 10-89　閉塞性尿路障害，肉眼像
　尿路の尿流出障害は尿道口から腎杯の間のいかなる部分にも発生し得る。図には水腎症をきたした腎を示すが，原因は腎盂尿管接合部の結石（▷）である。水腎症は高度で，皮質のほとんどすべてが失われている。閉塞の原因は多岐にわたる。すなわち，尿道閉鎖などの先天奇形，移行上皮癌などの腫瘍，結節性前立腺過形成，尿路結石，外方からの圧迫（妊娠子宮），糖尿病性神経症や脊髄損傷のような神経障害などである。

図 10-90　閉塞性尿路障害，X 線写真▶
　尿管に造影剤を注入したところ，著名な尿管拡張（◆）を認め，膀胱尿管移行部閉塞に起因する水尿管症に一致する所見を呈した。水腎症のほとんどのケースは臨床症状を認めないが，急性尿管閉塞をきたすと，患側に非限局性の側腹部痛を認める。発症直後は尿濃縮能が失われ，続いて糸球体濾過率（GFR）の低下と腎不全が生じる。

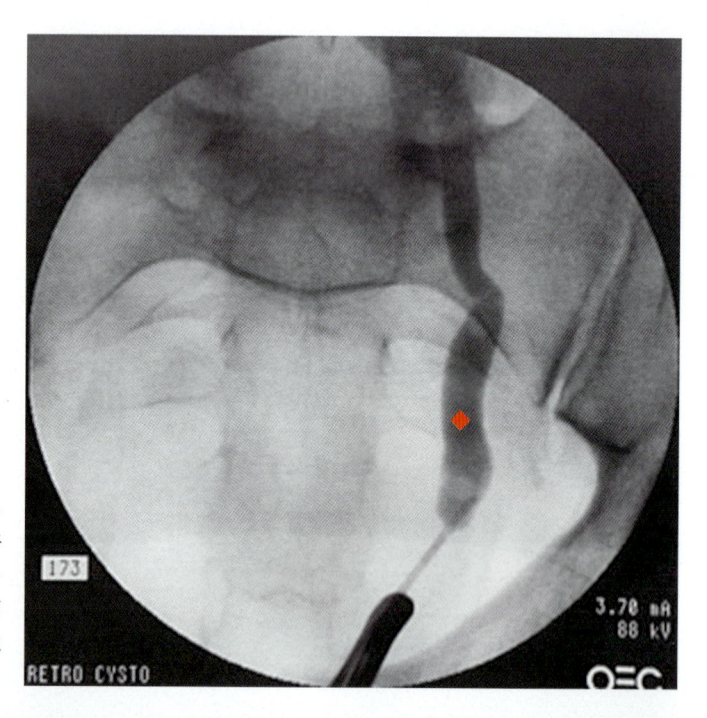

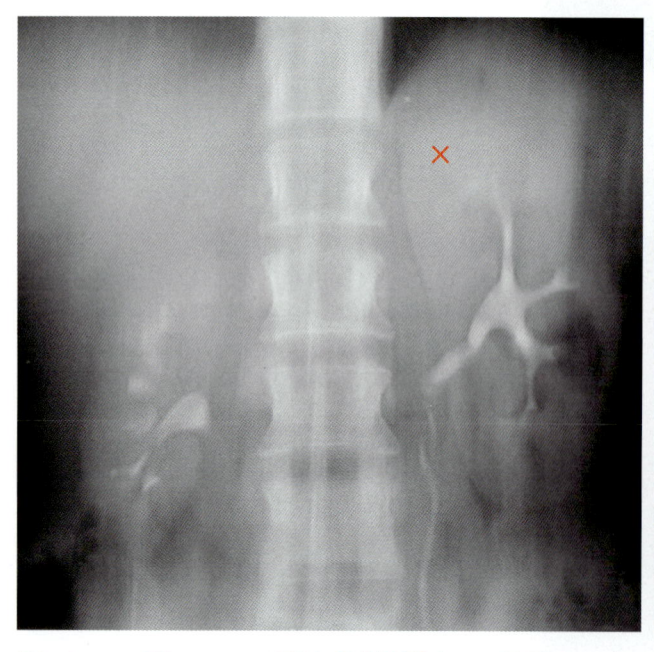

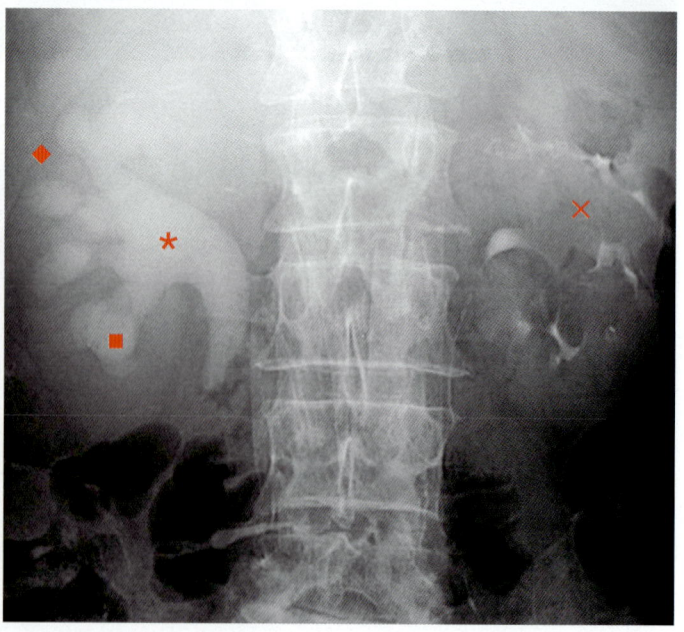

図 10-91，図 10-92　慢性逆流性腎症，X 線写真
　右下の図では，右腎の萎縮，腎皮質の菲薄化（◆）および腎杯の拡張（■）を呈しており，慢性逆流性腎症を示唆する。集合管の拡張（＊）と腎全体の萎縮が認められる。この経静脈的腎盂造影の画像において，健常な左腎（×）が代償的に過形成となっていることが確認できる。左下の図の症例では，右腎に軽度の水腎症がみられる。

第 10 章　腎　261

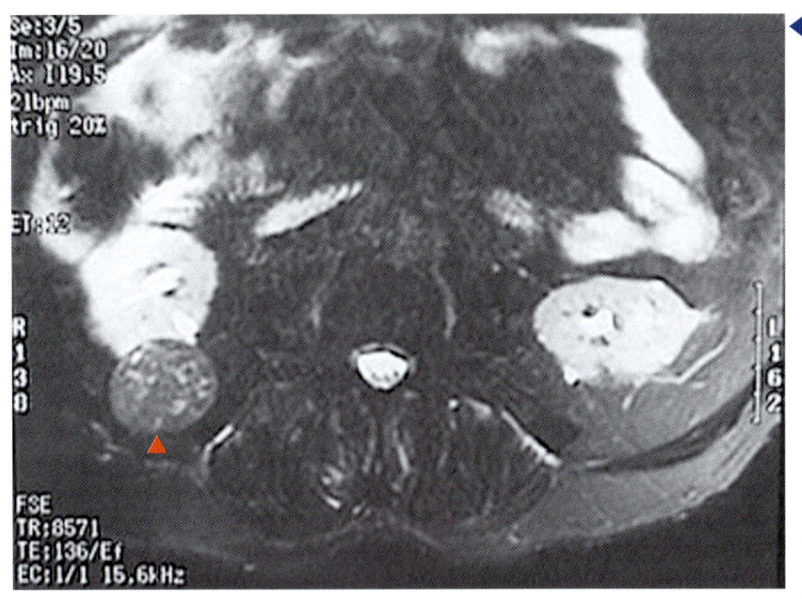

◀図 10-93　腎血管筋脂肪腫，MRI
　T₂強調脂肪抑制 MRI 横断像において，右腎の下極に，円形で孤立性の血管筋脂肪腫（▲）が認められる。腫瘍内部の低信号域は"脂肪腫"の成分を，高信号域は"血管腫"の成分を表わしている。血管組織の信号強度は隣接する正常腎実質と同程度である。血管筋脂肪腫は多発性または両側性に発生することもある。

図 10-94　腎血管筋脂肪腫，肉眼像▶
　稀な腎腫瘍で，充実性，褐色〜黄色調の割面を示す。多発性で，上極には小型結節がみられる。大部分の症例は偶発的に見いだされるが，1/4〜1/2の症例は結節性硬化症に合併する。結節性硬化症は常染色体優性遺伝疾患で，*TSC2* または *TSC1* 遺伝子の変異により脳や他臓器の過誤腫を生じる。ほかに，皮膚血管線維腫や心横紋筋腫がみられる。散発性の腎血管筋脂肪腫は低頻度である。

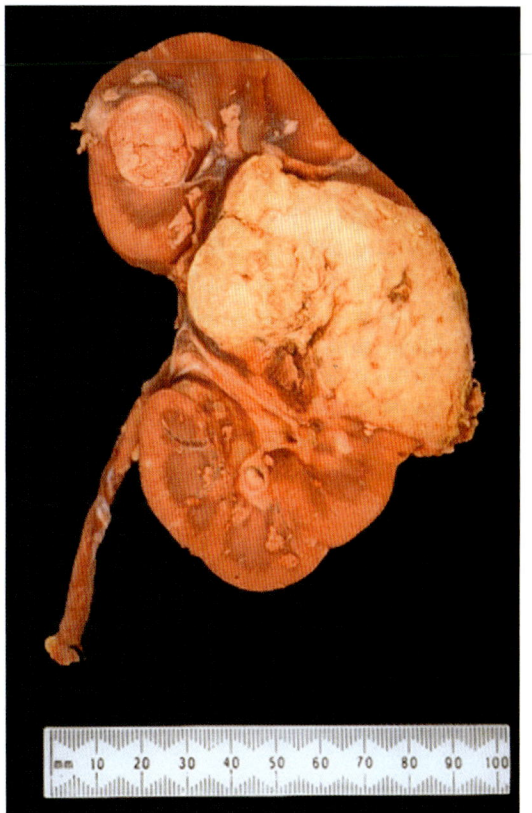

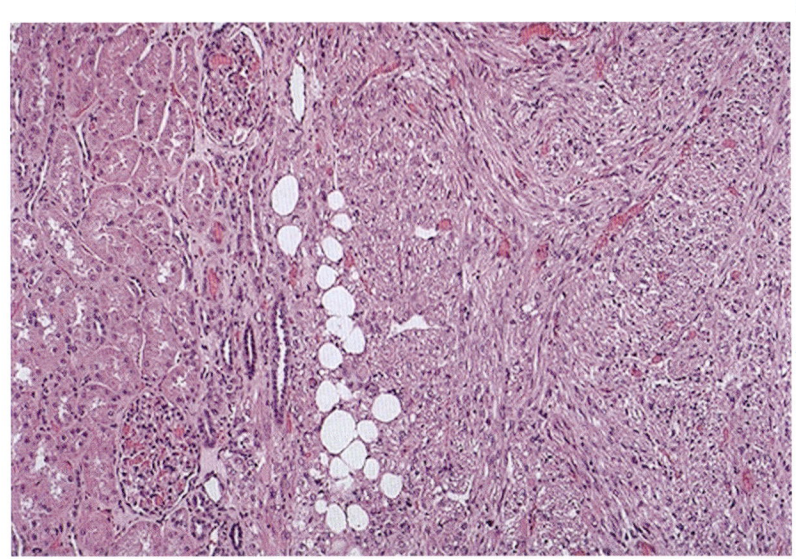

◀図 10-95　腎血管筋脂肪腫，組織像
　左に尿細管を含む正常腎皮質を認める。腫瘍部には脂肪細胞の集簇（"脂肪腫"成分），散在する血管腔（"血管"成分）を含む交錯する平滑筋束（"筋"成分）が混在する。これらの腫瘍成分は対応する非腫瘍性の組織を模倣し，良性であることを示す。

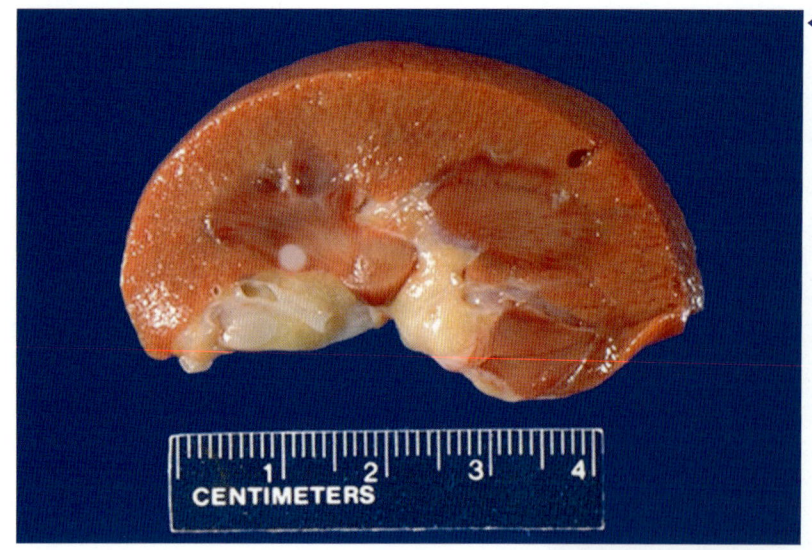

◀図10-96　腎線維腫，肉眼像
　髄質の小型円形白色結節は病理解剖時の偶発所見で，髄質線維腫，あるいは腎髄質間質細胞腫である。後者は臨床的意義からではなく，より大型であるときに用いられる。本病変は一般に散発性孤在性結節としてみられ，径は 0.5cm 以下である。組織学的には膠原線維性間質を伴う線維芽細胞様細胞からなる。臨床症状はない。

図10-97　腎細胞癌，CT▶
　腎細胞癌（＊）が左腎静脈（◆）に浸潤しており，それに伴って左腎静脈が拡張している。癌は下大静脈（▲）にも浸潤している。成人における原発性腎臓癌の約85％は腎細胞癌である。後腹膜腔内に腎細胞癌が成長するスペースがあるため，癌の初期には明らかな徴候や症状を認めないことが多いが，側腹部痛，触知可能な腫瘤，血尿がみられることが多い。最も重要な危険因子は喫煙である。ほかの危険因子としては，肥満，拮抗なしのエストロゲン療法，高血圧が挙げられる。しかし，明らかな危険因子をもたない場合に誘引なく発症することも多い。腎細胞癌の4％は家族性であり，von Hippel Lindau（VHL）病のような遺伝性疾患の一部として発生する。ほとんどすべての散発性腎明細胞癌において，VHL 癌抑制遺伝子の欠失が認められる。

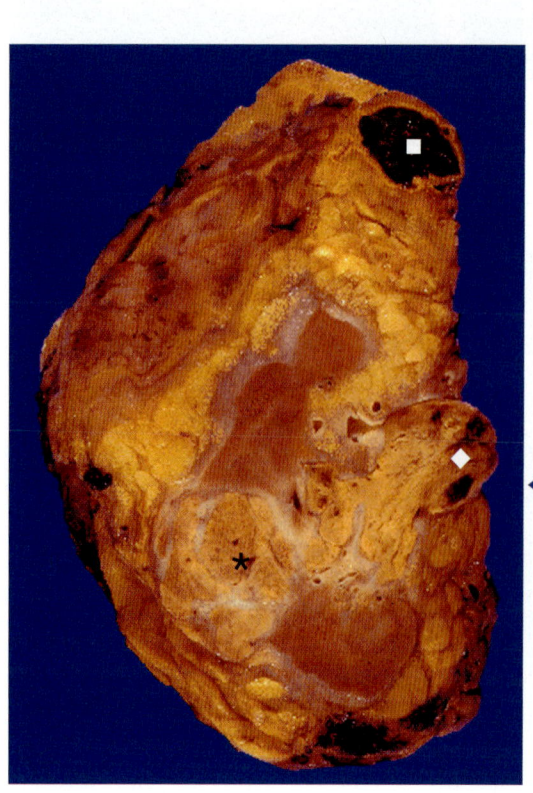

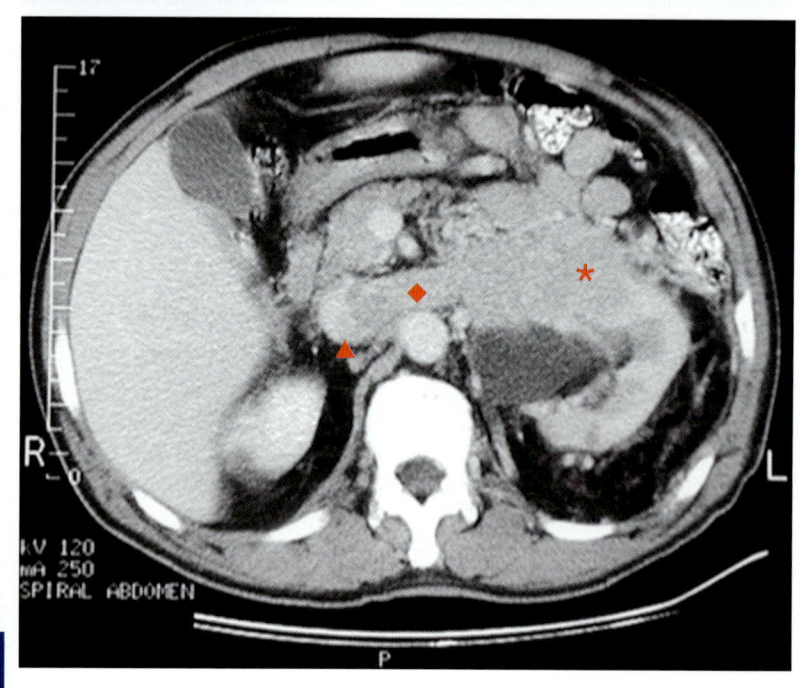

◀図10-98　腎細胞癌，肉眼像
　図は Gerota 筋膜に境される脂肪に囲まれた切除腎である。腎細胞癌は腎静脈（◇）に浸潤する傾向を示す。腎細胞癌は大静脈内を上行し，右心に達することもあるが，そのような症例でも外科的切除が可能なこともある。本症例では腫瘍（★）は大静脈に進展し，副腎静脈を閉塞し出血性副腎梗塞（□）をきたしている。腎細胞癌は腎被膜に浸潤することもある。腎細胞癌は意外な場所に転移をきたし，孤立性の場合，転移巣を切除することにより，再発なしに治癒することもある。1/4の症例は転移巣から発見される［訳注：わが国では，腹部超音波検査などにより偶発的に発見され切除されることも多い］。

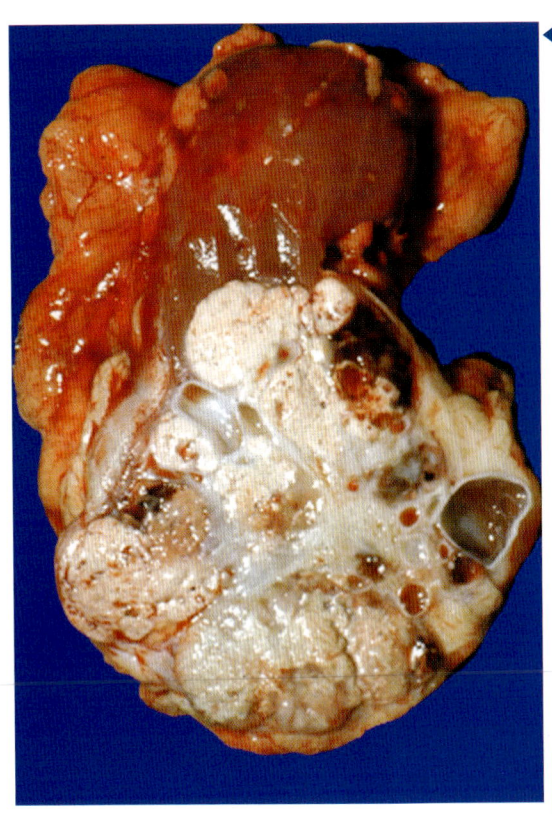

◀図 10-99　腎細胞癌, 肉眼像
　腎下極に腎細胞癌が認められる。大型だが境界明瞭であり，腫瘍が無症状で長期にわたり局所に留まる場合にみられる所見である。割面は白色，黄色，褐色，出血による赤色を呈し，囊胞状部分を伴うなど多彩である。典型的な症状は腹痛と血尿である。発熱のような全身性症状を示す症例もある。40歳以下には稀である。

図 10-100　腎細胞癌, 肉眼像▶
　この腎細胞癌の割面の大部分は囊胞性で，出血が目立つ。大型単純性囊胞が出血をきたし，これに類似した所見を示すことがある。腎細胞癌は血液透析時の後天性囊胞性腎症にも発生することがある。腎細胞癌は，エリスロポイエチン産生による多血症，副甲状腺ホルモン関連ペプチドによる高カルシウム血症，ステロイドホルモンによるCushing症候群，女性化徴候，男性化徴候などの様々な腫瘍随伴症候群をしばしば合併する。

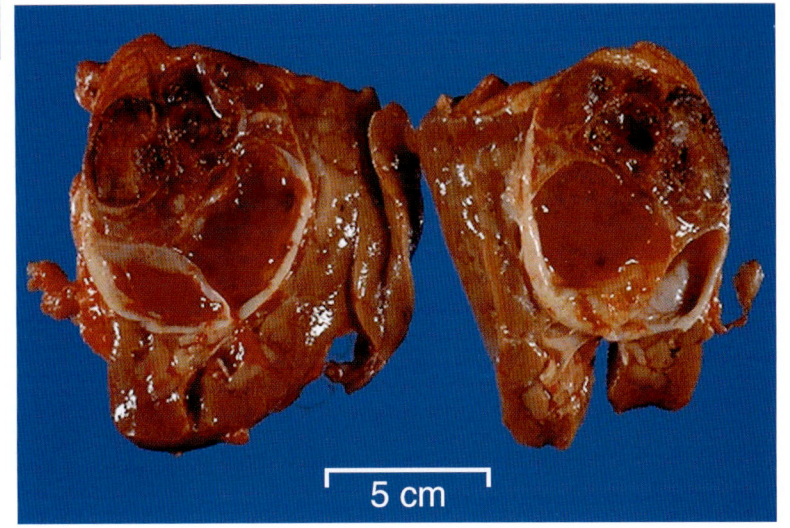

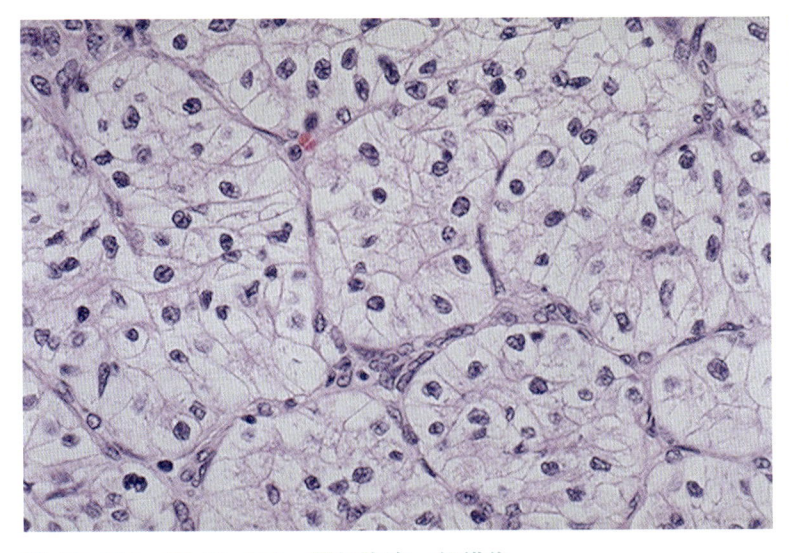

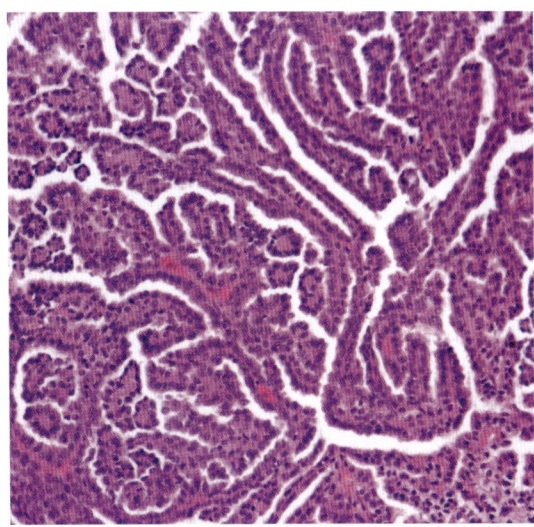

図 10-101, 図 10-102　腎細胞癌, 組織像
　左図では，腫瘍細胞は豊富で淡明な細胞質をもち，血管で区画された胞巣状構造をとる。腎細胞癌の3/4はこの淡明細胞型である。右に示す乳頭状型は *MET* 遺伝子の変異を示す。稀な組織型である嫌色素亜型は，豊富なピンク色の細胞質を有する細胞からなり，良性腫瘍であるオンコサイトーマに類似する。

264　第10章　腎

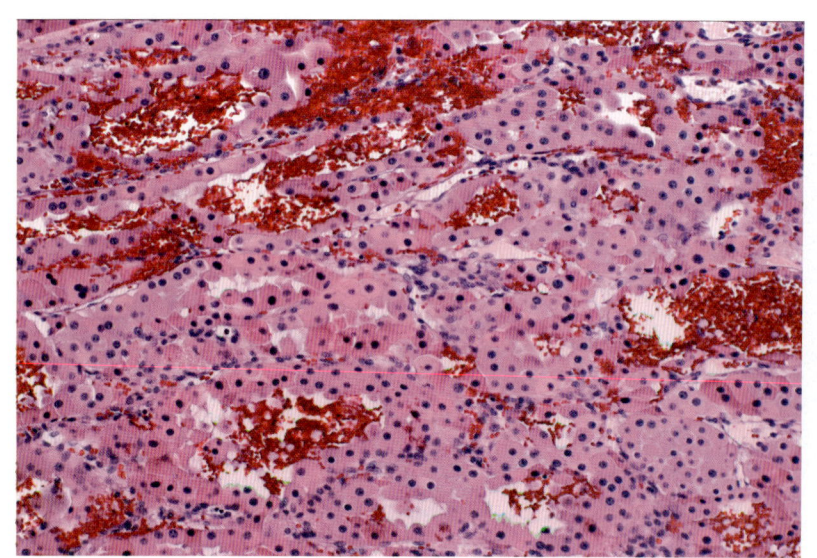

図10-103　オンコサイトーマ，組織像
　オンコサイトーマは腎細胞癌に似ているが，より均質で褐色〜茶褐色を示す。発生母細胞は集合管介在細胞と考えられている。図に示すように，腫瘍細胞は極めて一様で，大きさが揃っている。好酸性の細胞質が特徴的である。他臓器のオンコサイトへの分化を示す腫瘍細胞と同様，超微形態学的にはミトコンドリアが細胞質内に充満しているが，その意義は不明である。この腫瘍は腎実質腫瘍の5〜15%を占めるが，良性で予後は良好である。腫瘍随伴症候群を合併することはない。

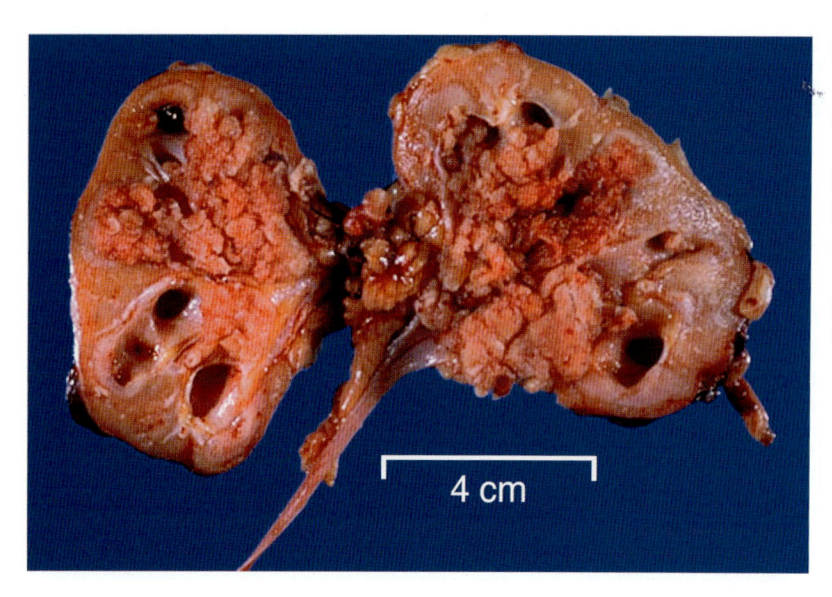

図10-104　尿路上皮癌，肉眼像
　矢状断された腎には，腎杯系の尿路上皮に発生した多中心性の腫瘍の腎実質浸潤がみられる。この尿路上皮由来の腫瘍は成人の腎悪性腫瘍の5〜10%を占める。尿管や膀胱など他の尿路上皮に癌を合併することもある。血尿が高頻度にみられ，腎細胞癌の場合より早期から血尿を呈するにもかかわらず，大部分の症例は進行期になってはじめて発見される。腎細胞癌と同様に喫煙が主要な危険因子である。

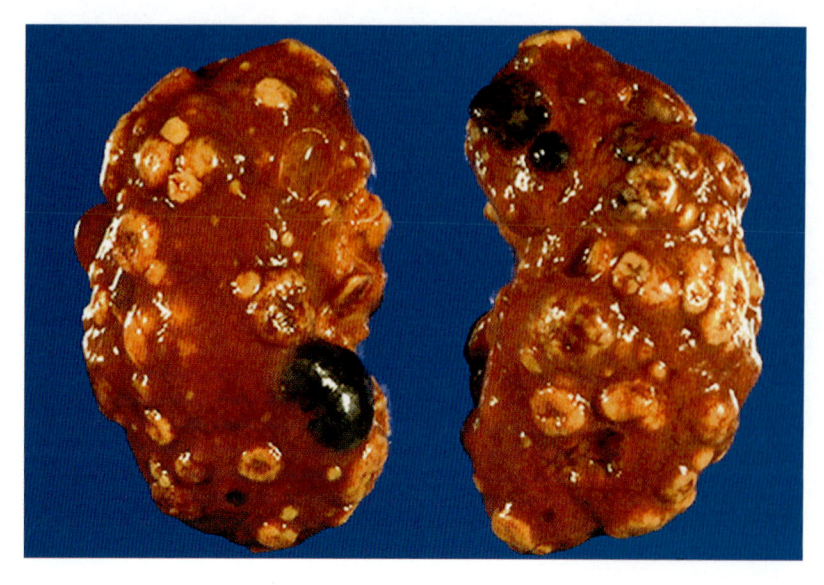

図10-105　腎転移性腫瘍，肉眼像
　両側腎にみられる多発性不整形腫瘍は転移性腫瘍である（多くの腫瘍は中心壊死のため，凹または癌臍を示す）。一部の転移性腫瘍は出血のため暗色調になっている。腎転移の頻度は低いが，広範な転移をきたしている癌腫（肺，消化管，乳腺原発など）で認められる。転移が局所的であれば，十分な腎実質が残っており，腎不全には至らない。大型の転移巣の場合は血尿や側腹部痛がみられることがある。

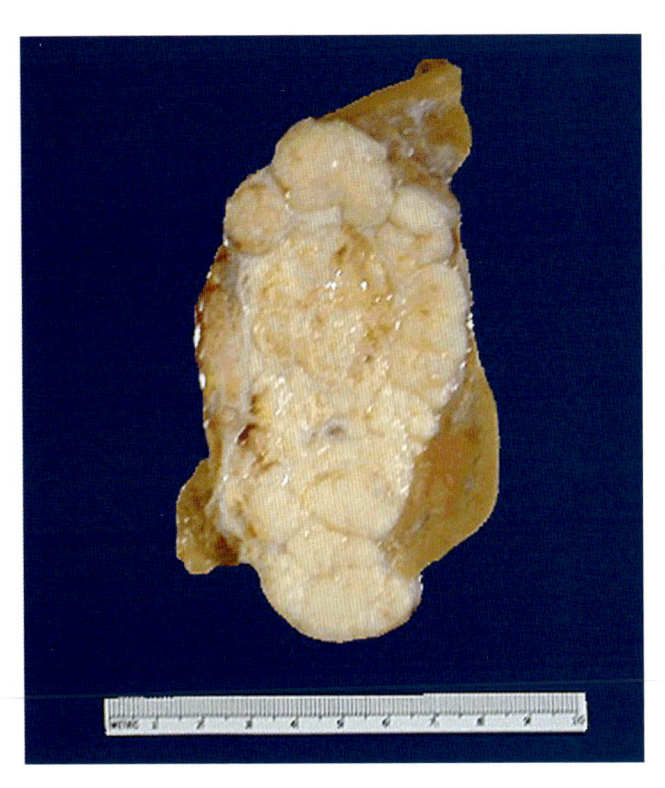

図10-106 腎Wilms腫瘍，肉眼像

小児腎腫瘍で，大型，境界明瞭，割面では分葉状を示す。診断時の年齢中央値は3歳である。25%でレニン活性上昇による高血圧を示す。両側性症例の16%，片側性症例の4%はWAGR症候群（Wilms腫瘍，無虹彩症，生殖器系奇形，精神発達遅滞），Beckwith-Wiedemann症候群（巨舌症，臓器腫大，半側肥大，新生児期低血糖，胎児性腫瘍），Denys-Drash症候群（性決定異常，腎症）などの先天奇形と合併する。本腫瘍は治癒率が高く，予後は良好で，80%以上が完治する。

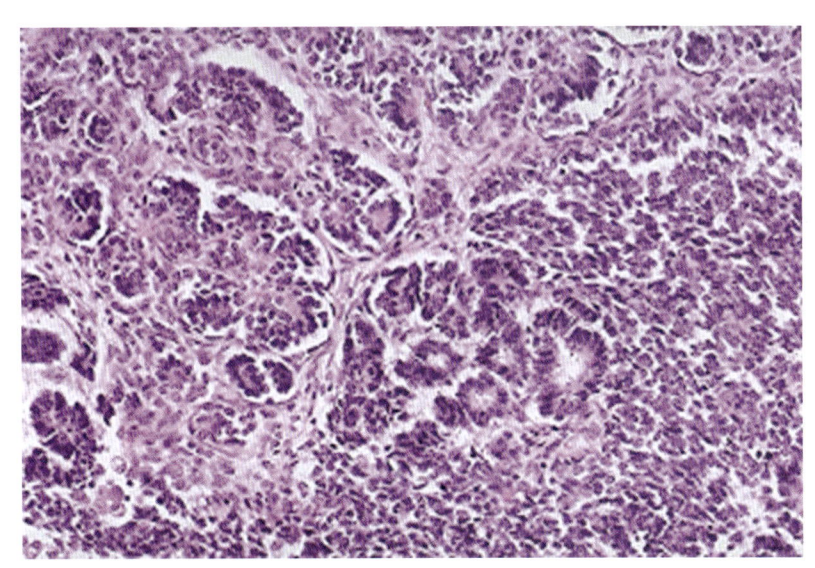

図10-107 腎Wilms腫瘍，組織像

Wilms腫瘍は組織学的には，未熟な糸球体様構造や細胞成分に富んだ間質を伴い発生期胎児腎の造腎帯を模倣する。Wilms腫瘍の発生には腫瘍抑制遺伝子が関連している。*WT1*は11番染色体短腕（11p13）に位置し，腎の正常な発生に必須な転写因子をコードする。*WT2*は11番染色体短腕（11p15）に位置し，Beckwith-Wiedemann症候群と関係している。

第 11 章

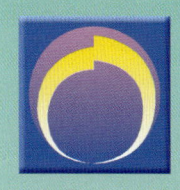

下部尿路

第 11 章　下部尿路

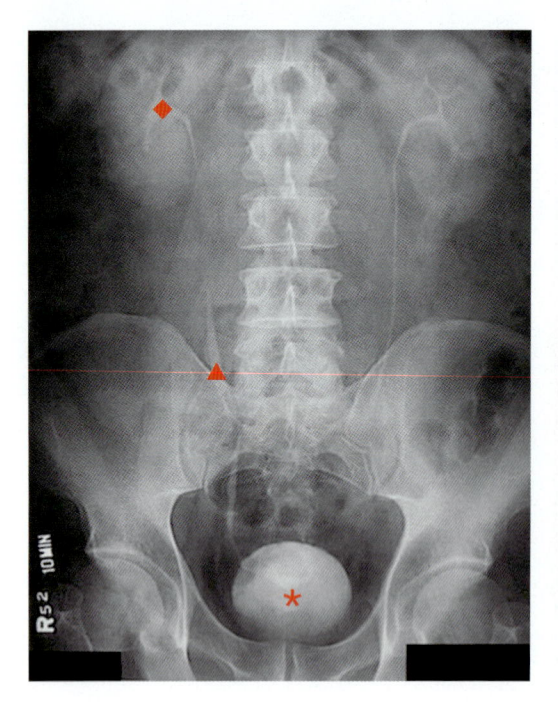

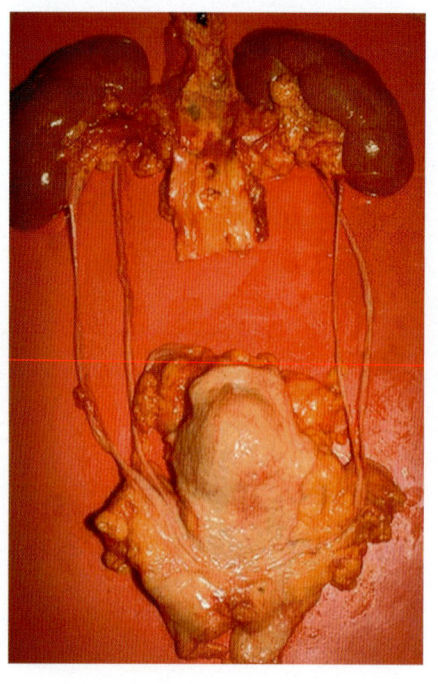

図 11-1　正常尿路，X 線写真
経静脈性腎盂造影で示された正常尿路で，造影剤により順に，腎盂（◆），尿管（▲），膀胱（＊）と造影されている。

図 11-2　重複尿管，肉眼像
各 2 本の尿管が，左右の腎臓からでて，前壁を切開された膀胱へと繋がっている。左右の正常な腎臓の間には，大動脈の一部がみられる。150 人に 1 人の割合で，片側あるいは両側の尿管の部分的または完全な重複が発生する。尿流の異常や 2 本の尿管が膀胱入口部で近接するために尿路閉塞が起こることもあるが，一般的には重複尿管は偶然に発見されることが多い。

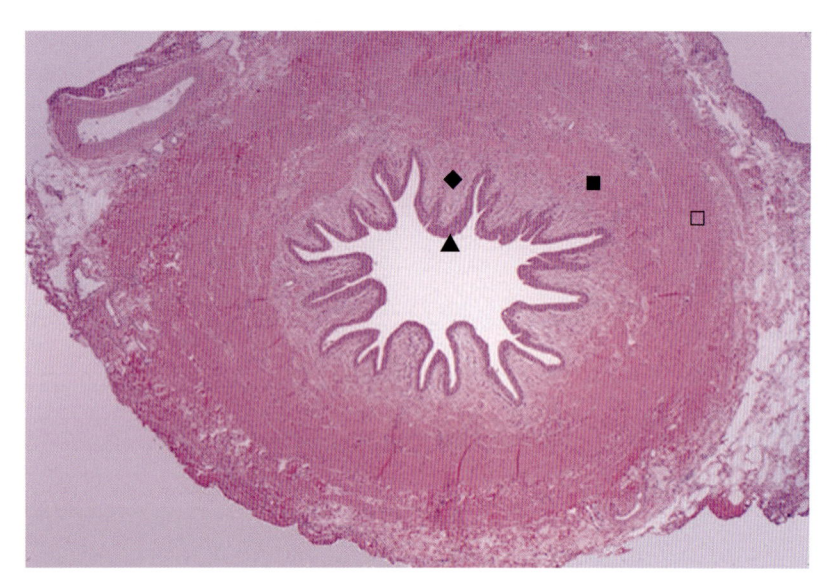

図 11-3　正常尿管，組織像
弱拡大でみた正常尿管の横断面である。筋層は，腸管とは逆で，内側の縦走筋層（■）と外側の輪走筋層（□）から構成されており，腎盂から膀胱への尿の流れをつくるための蠕動運動を行っている。また，尿路上皮（▲）とその下の粘膜固有層（◆）が存在する。通常，尿管内腔は尿が貯留しないようにほとんど閉じられている。長期の尿のうっ滞は尿路感染症を引き起こしやすくする。

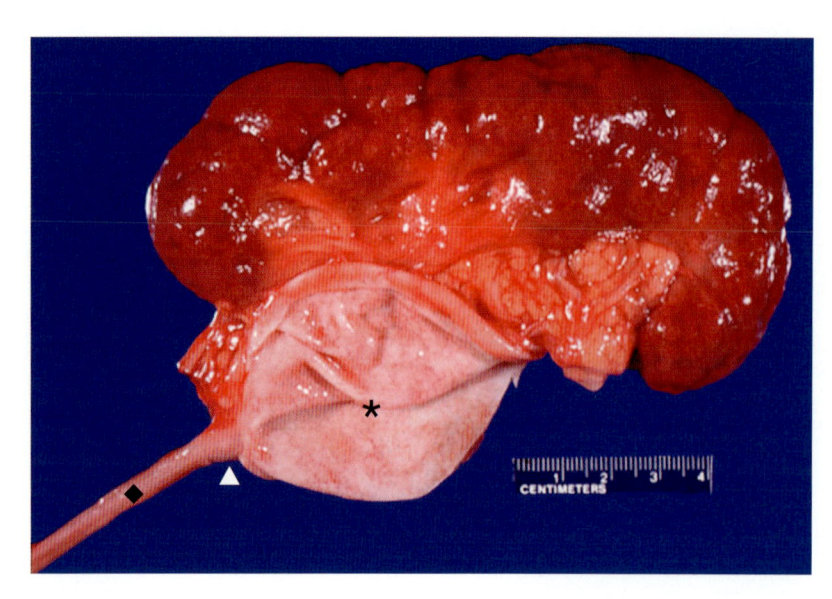

図 11-4　腎盂尿管移行部狭窄，肉眼像
慢性的な尿路閉塞とそれに伴う急性および慢性の腎盂腎炎の結果，腎皮質表面には不規則な瘢痕形成がみられる。腎盂（＊）は著しく拡張しているが，尿管（◆）は拡張しておらず，腎盂尿管移行部（△）に閉塞があることを示唆している。腎盂尿管移行部狭窄は通常，小児期の特に男児にみられる。また，この病態は，乳児期および幼時期の水腎症の原因として，最も高頻度である。

第 11 章　下部尿路　269

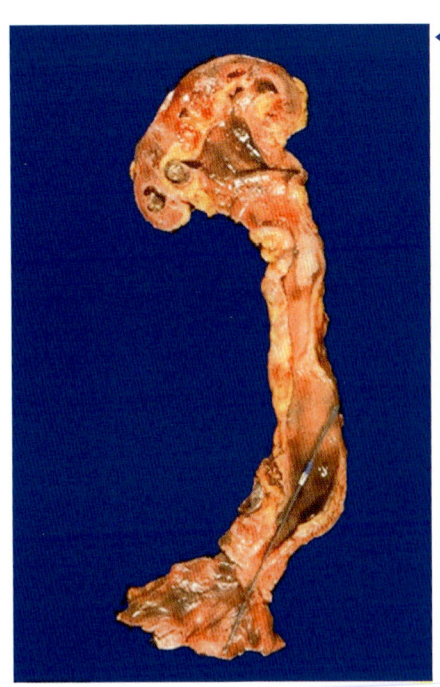

◀図 11-5　水尿管症，肉眼像
　ゾンデが通されている尿管開口部に長期間に及ぶ（先天性）尿管閉塞が存在したために，図に示されるような著明な水尿管症と水腎症を引き起こした。この患者は尿路感染症を繰り返し，腎盂腎炎を併発した。

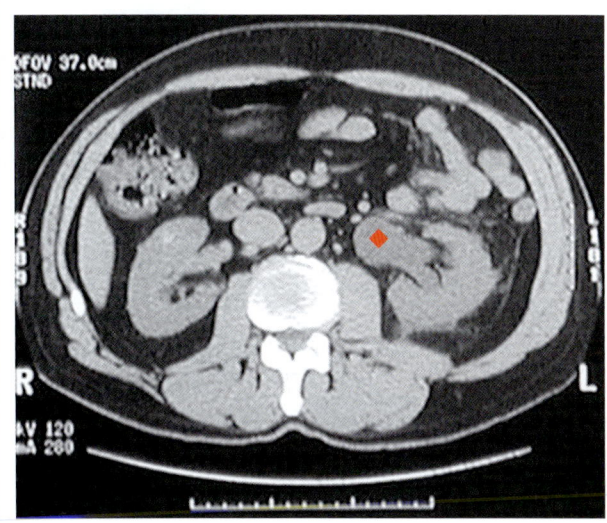

◀図 11-6　水尿管症，CT
　左腎盂に近接する左尿管（◆）が水尿管症を呈している。水尿管症は尿管結石によって尿管が閉塞して生じる。

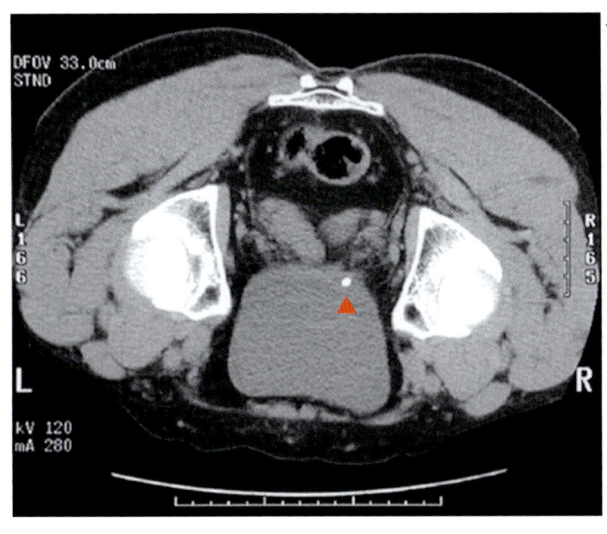

◀図 11-7　尿管結石，CT
　腹臥位で撮像された腹部 CT において，膀胱尿管移行部に白く光る尿管結石（▲）を認める（通常，腹部 CT 像は仰臥位で撮像される）。ほとんどの尿路結石はシュウ酸カルシウム，あるいはリン酸カルシウムとしてカルシウム成分を含んでいるため，CT 画像上，白く光ってみえる。単純 X 線写真で放射線透過性の結石は尿酸結石であることがほとんどであり，システイン結石は稀である。

図 11-8　囊胞性尿管炎，肉眼像▶
　尿管粘膜に広範にみられる表面が平滑で光沢のある小隆起は，囊胞性尿管炎と呼ばれ，炎症の結果引き起こされる腺様化生の囊胞部分に相当する。1〜5mm の大きさの囊胞性結節を形成する。この病態は膀胱ではより高頻度にみられ，囊胞性膀胱炎と呼ばれる。

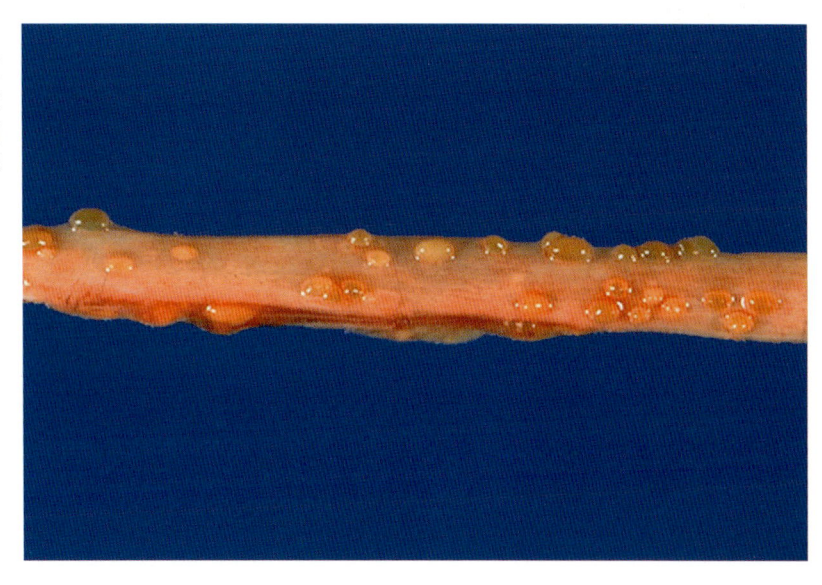

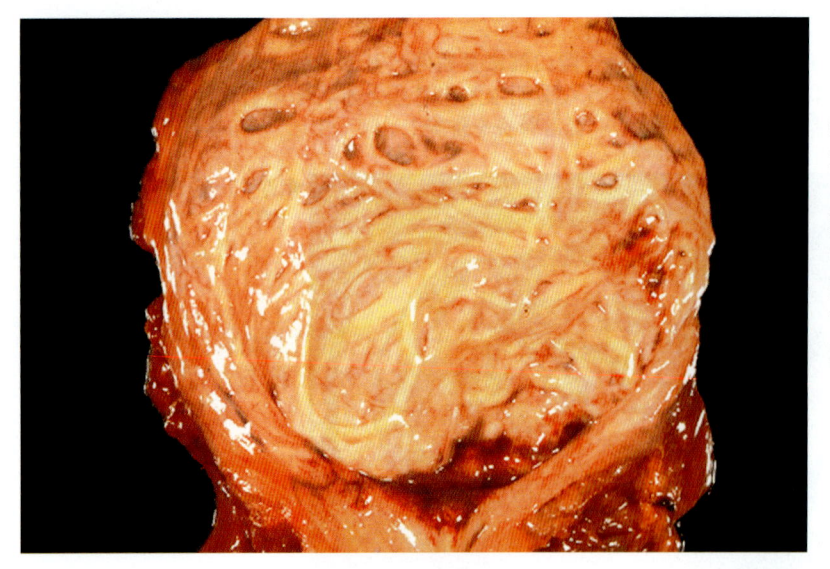

図 11-9 膀胱，肉眼像

病理解剖にて摘出された膀胱で，前壁が切開されている。膀胱の形と大きさは正常であるが，粘膜表面に肉柱形成が目立つ。これは前立腺結節性過形成による尿道閉塞によって引き起こされた膀胱筋層の肥大に基づく。肉柱間の粘膜の嚢状の脱出は，筋層壁を伴わない"偽憩室"の状態である。尿道閉塞は，膀胱を空にできず，残尿を伴うために，尿路感染症を引き起こしやすい。尿道閉塞も最終的には両側の水尿管症や水腎症を併発し得る。

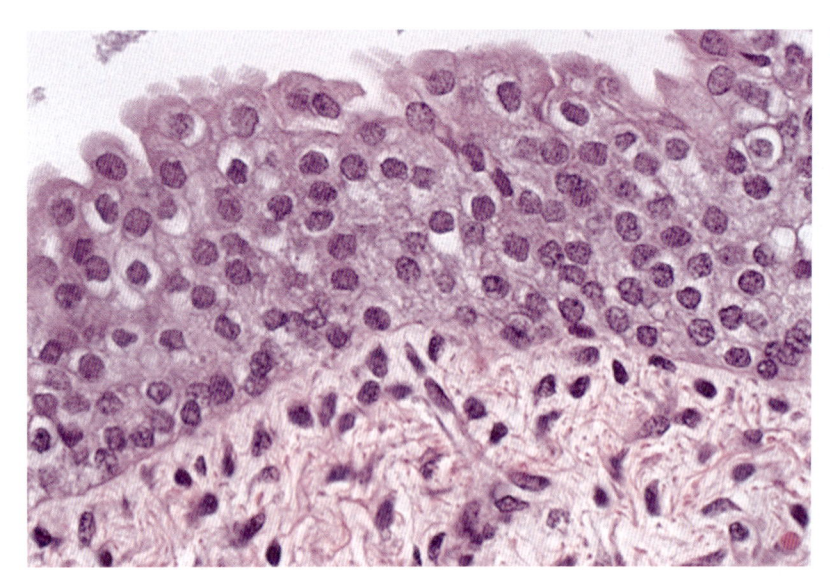

図 11-10 正常膀胱，組織像

強拡大でみた正常尿路上皮は，直下に基底膜を伴い，膀胱内腔を裏打ちしている。最表層の被蓋細胞層（"アンブレラ細胞"層）は，伸張性があり，膀胱が尿で充満したときに備えている。膀胱の尿路上皮は，抗菌作用をもつ粘液分泌物を生産し，正常では膀胱が完全に空になることと相まって，尿路感染を防ぐ助けとなる［訳注：尿路上皮はかつては移行上皮と呼ばれた］。

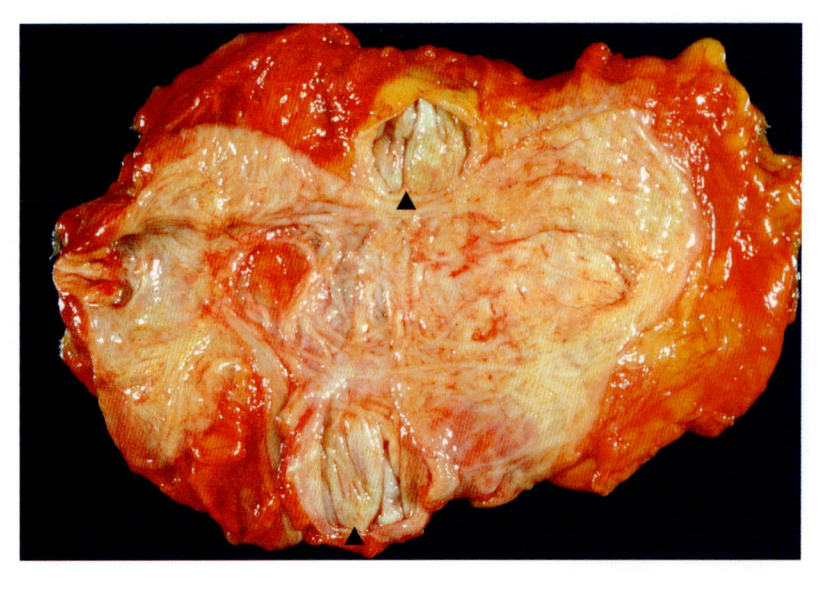

図 11-11 膀胱憩室症，肉眼像

病理解剖にて前壁より切開した膀胱で，2つの憩室（▲）を認める。尿道口は左側に，膀胱頂部は右側にみられる。憩室は嚢状の外方脱出である。膀胱憩室には，この症例のように，先天性で，完全な筋層壁を伴う"真"の憩室，あるいは，尿道閉塞に伴い後天的に発生する"偽"の憩室がある。憩室症は，尿路感染の危険性を増大させる尿うっ滞を起こし，膀胱を完全に空にできない状態をきたしやすい。

第 11 章　下部尿路　271

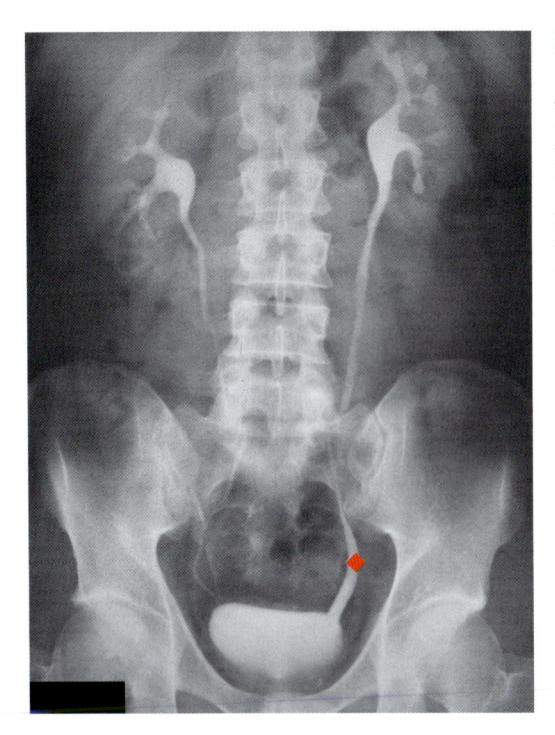

図 11-12　膀胱尿管逆流, X 線写真
　膀胱尿管弁の機能不全が生じると尿が尿管へと逆流し, 残尿の排泄が不完全となり, 腎盂腎炎をはじめとする尿路感染の原因となる。慢性的な膀胱尿管逆流の既往がある患者の経静脈性尿路造影において, 正常な右尿管に比して左尿管 (◆) に拡張がみられる。小児でみられる膀胱尿管逆流は, 膀胱内尿管の先天的な欠損あるいは短縮によって生じることがある。成人期に発症する膀胱尿管逆流は, 脊髄損傷による膀胱の神経障害に起因することがある。

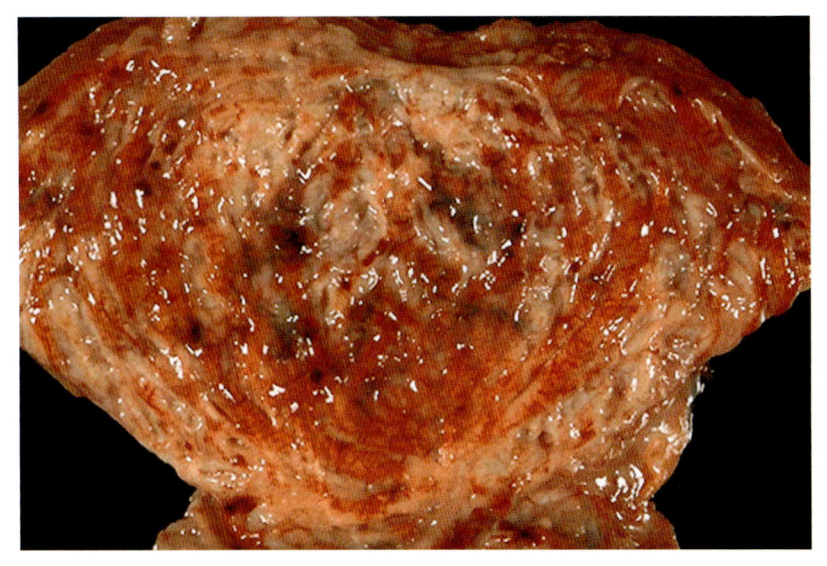

図 11-13　膀胱炎, 肉眼像
　病理解剖にて前壁より切開された膀胱で, 急性膀胱炎による粘膜の充血が認められる。急性膀胱炎は細菌感染によることが最も多い。頻度の高い病原微生物は大腸菌であるが, プロテウス種, クレブシエラ種, 腐性ブドウ球菌, B 群溶連菌であることもある。院内感染症, あるいは尿路閉塞, 尿路結石, あるいは留置カテーテルのような病的状態下に起こる合併症としての尿路感染症では, 病原菌の種類はより広範囲になり, 緑膿菌, 肺炎桿菌を含むクレブシエラ種, セラチア種, 大腸菌, そのほかの腸内細菌が含まれる。

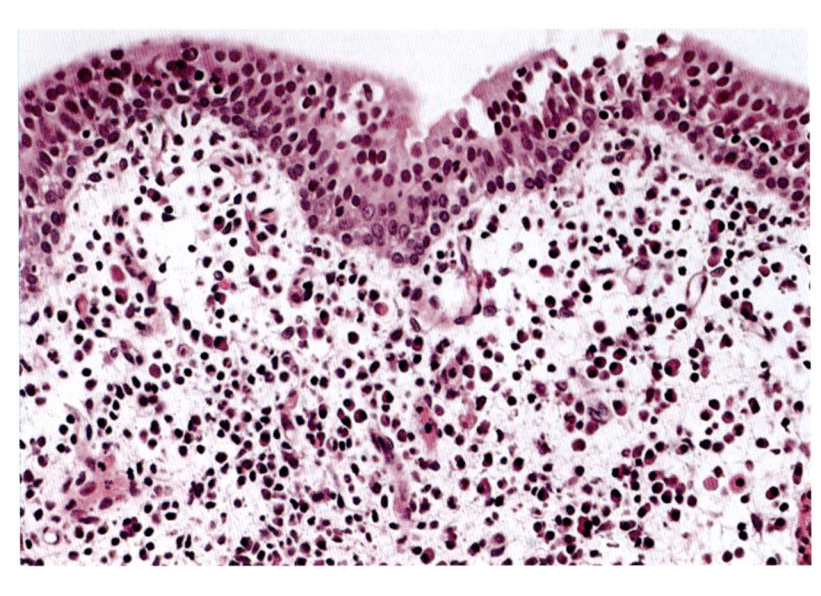

図 11-14　膀胱炎, 組織像
　粘膜下組織に炎症細胞が増加している。尿路感染症は再発しやすく, 急性膀胱炎は, やがて筋層の線維性肥厚を伴い急性および慢性の炎症性所見が混在する慢性膀胱炎になる。典型的な臨床所見として, 頻尿, 恥骨上の疼痛および排尿時の灼熱感や痛みによる排尿困難がある。重篤な症例では, 発熱や倦怠感を伴う。尿路感染症は, 女性は男性よりも尿道が短いために, 女性に好発する。尿路閉塞は感染症の危険性を増す。

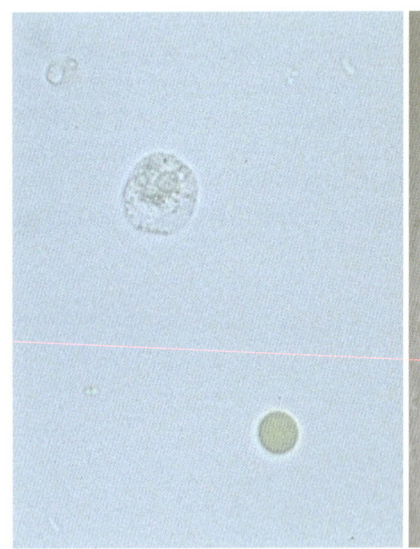

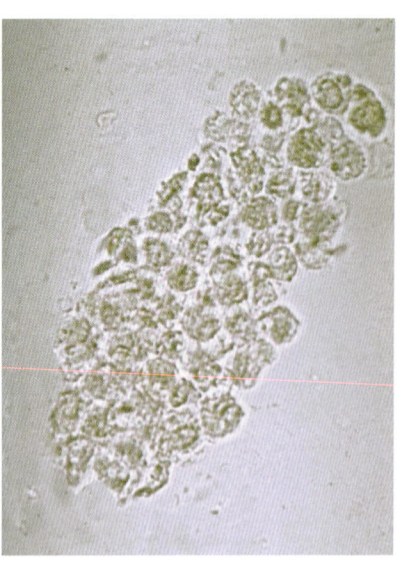

図 11-15 尿中の白血球，組織像

尿路の炎症は，白血球，通常は好中球を伴い，多くの場合尿路感染症の波及である。ほとんどの尿路感染症は，細菌が病因である。感染症以外では，結石，腫瘍，糸球体腎炎および外傷が炎症の原因となる。左図には，大きさや形を比較するための赤血球とともに白血球が示されている。右図に示される白血球円柱は，遠位尿細管か集合管で形成されるため，糸球体腎炎や間質性腎炎のような腎疾患に伴って出現する。尿ディップスティック検査による白血球エステラーゼの検出は，白血球が壊れ顕微鏡検査で見いだせなかったとしても，白血球が存在したことを示唆する。

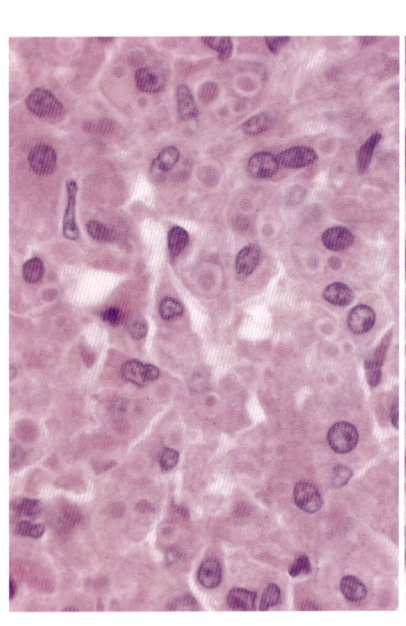

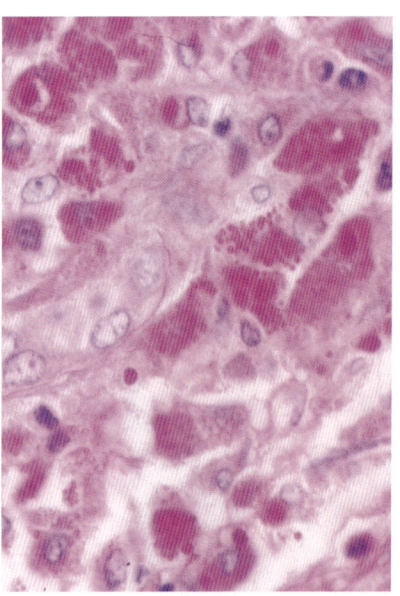

図 11-16 マラコプラキア，組織像

左図は HE 染色像，右図は PAS 染色像で，マクロファージの中にカルシウムを含む凝集物である円形の Michaelis-Gutmann 小体がみられる。マラコプラキアは膀胱鏡において肉眼的に認められる粘膜斑で，生検によって癌腫との鑑別診断が必要である。マラコプラキアは，通常は大腸菌やプロテウス種による慢性炎症に対する特異的反応である。マクロファージの食作用の機能異常が，細菌構成物質の細胞内蓄積を伴い，マクロファージの増加をもたらすと考えられている。

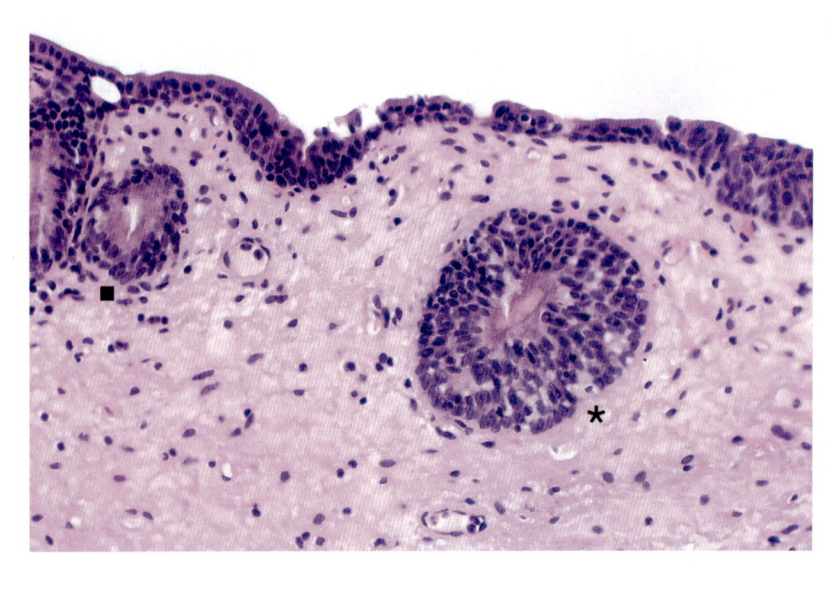

図 11-17 囊胞性・腺性膀胱炎，組織像

尿路上皮の円形胞巣（Brunn 胞巣）が粘膜固有層にみられる。これらの胞巣の中に漿液を溜める嚢胞が形成され囊胞性膀胱炎（★）と呼ばれる。また，これらの胞巣における立方あるいは円柱上皮化生は腺性膀胱炎（■）と呼ばれる。実際は両方がしばしば共存しているので，囊胞性・腺性膀胱炎と呼ばれる。この状態は成人ではよくみられる偶発的所見で，嚢胞は 0.1～1cm 程度の大きさになることがあるため，結節性病変となる。癌が疑われたときには膀胱内視鏡で生検診断のための組織が採取される。ただし，この病変そのものが悪性化する危険性が高いわけではない。

第 11 章　下部尿路　273

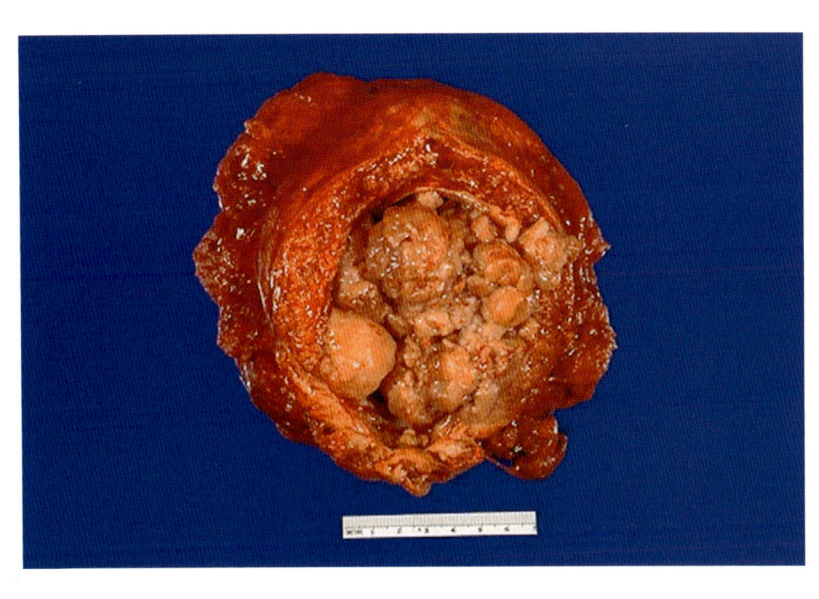

図 11-18　尿路上皮癌，肉眼像

喫煙歴のある男性から手術にて切除された膀胱である。本例では血尿がみられた。この切開された膀胱には多数の尿路上皮癌の腫瘤が認められる。尿路上皮癌は尿路上皮で覆われるどの部位にも発生するが，膀胱が最も好発部位である。尿路上皮癌はしばしば多発し，また再発する傾向がある。喫煙に加えて，arylamine 化合物（2-naphthylamine など），ビルハルツ住血吸虫による慢性感染，鎮痛剤乱用，シクロホスファミドの多用，放射線治療の既往が尿路上皮癌発生の危険因子となる［訳注：尿路上皮癌は，かつては，移行上皮癌と呼ばれた］。

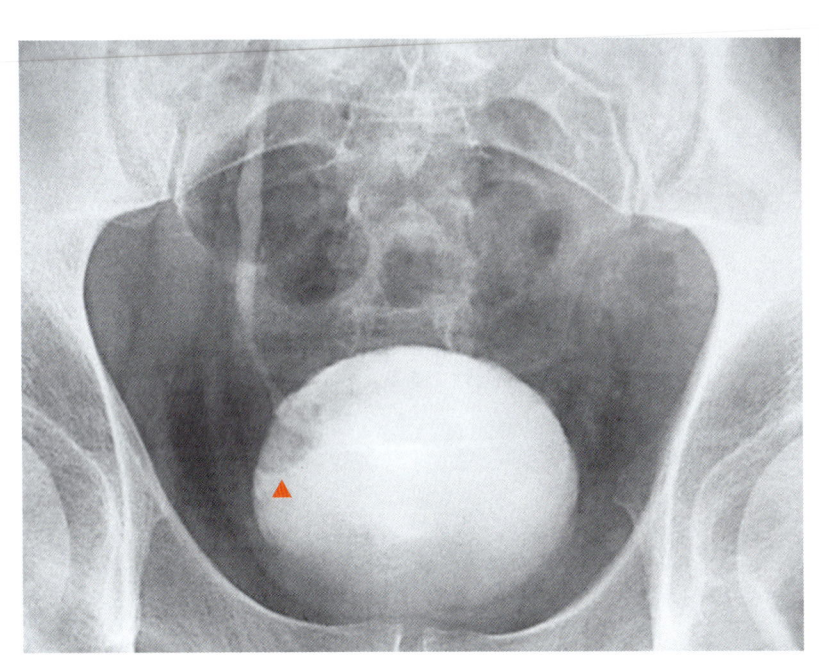

図 11-19　尿路上皮癌，X線写真

経静脈的尿路造影において，右尿管口に近接して膀胱内に造影欠損を認め，新生物（▲）の存在を示唆する。尿路上皮癌は，癌抑制遺伝子に変異が生じると発生する。典型的な例では，乳頭癌でみられるサイクリン依存性キナーゼの抑制因子をコードする *p16INK4a* 遺伝子を含む 9p の欠失（9p21）が認められる。そのほかの遺伝子変異の例としては，上皮内癌（CIS）でみられる *p53* 遺伝子や *RB* 遺伝子があり，浸潤癌が存在する場合に認められることが多い。尿路上皮癌の治療後は，尿路上皮癌が多病巣性に再発するリスクがあるため，定期的に尿の細胞診を行ってフォローしなければならない。

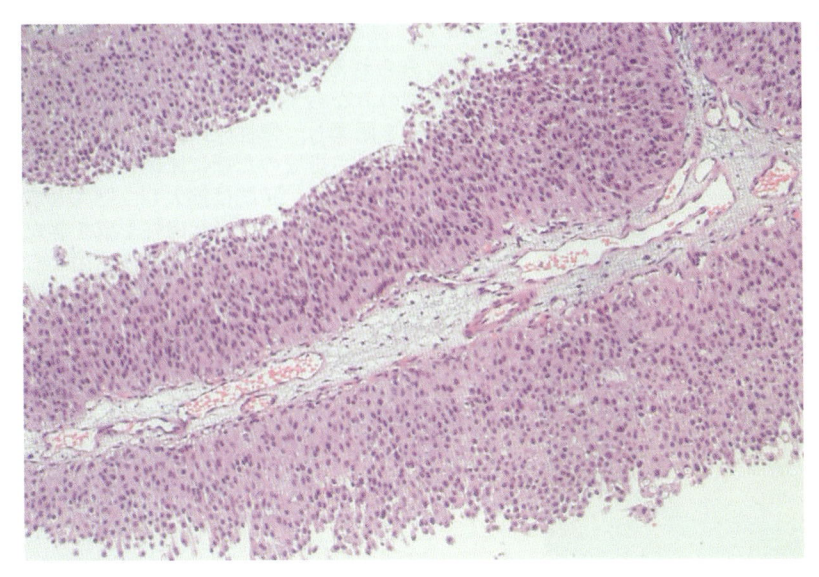

図 11-20　尿路上皮癌，組織像

線維血管性の芯をもつ乳頭状の手指様突出は，強い異型を示す腫瘍性尿路上皮細胞で構成され，厚みを増し，構築の乱れた上皮層で覆われている。乳頭状尿路上皮癌は外方性増殖を示し，非浸潤性であることが多い。一方，上皮内癌は，浸潤傾向が強い平坦型尿路上皮癌に進展する。異型度と病期が予後を決める。筋層への浸潤は，腫瘍が部分切除のみでは完治しないことを意味し，膀胱摘出術が施行される。

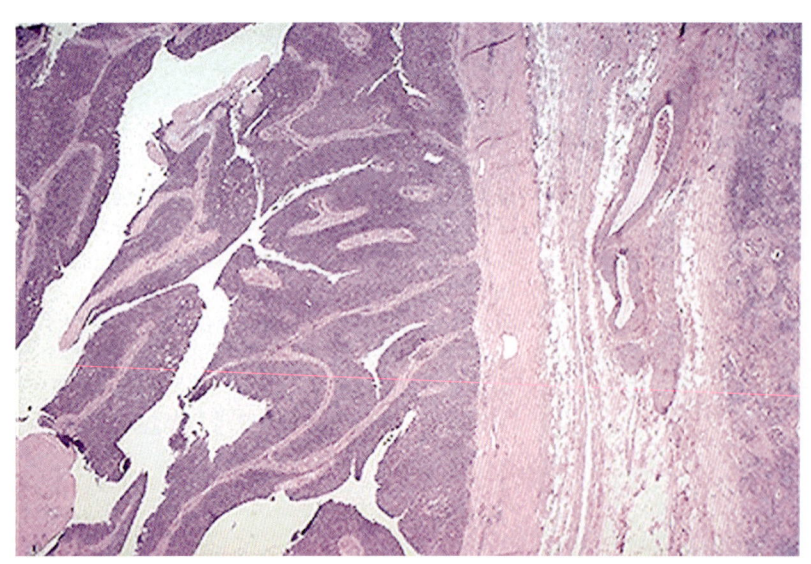

図 11-21　尿路上皮癌，組織像

弱拡大で示されている膀胱の尿路上皮癌は，粘膜表面から図左方への葉状の乳頭状隆起を示している。腫瘍は，明らかな尿路上皮への分化を示しているが，不規則で，クロマチン増量を示す細胞を伴っており，1～3までに分類される異型度の中で異型度2に相当する。図右方への間質浸潤はこの時点ではみられない[訳注：2004年に刊行された新WHO分類では尿路上皮癌は低異型度，高異型度の2つに分類されることになったが，わが国では上記の1～3までの異型度分類も現在まで広く使用されている]。

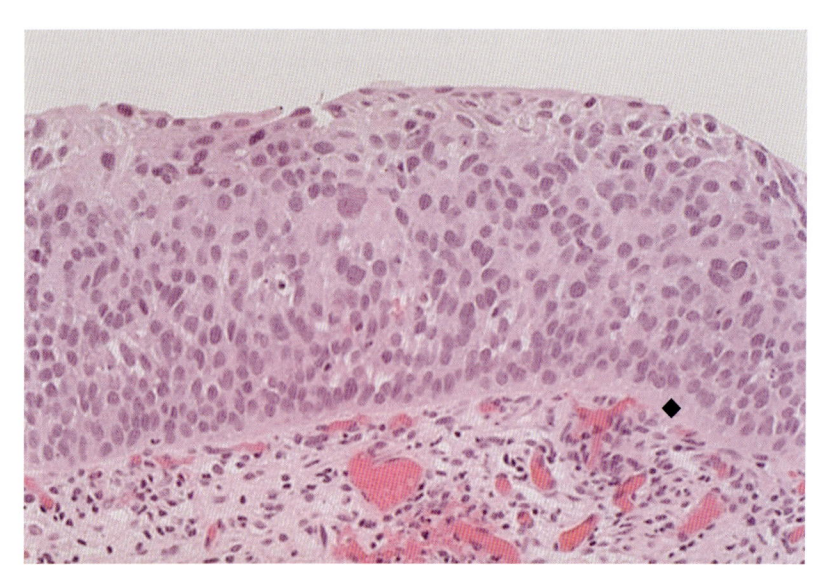

図 11-22　尿路上皮癌，組織像

尿路上皮内癌の症例である。異型細胞は，全層において構築の乱れた尿路上皮層を形成するものの，基底膜（◆）を越える浸潤を示していない。いかなる悪性細胞も尿路上皮の基底細胞を越えない場合，上皮内癌とされる。上皮内癌はしばしば無症候性である。膀胱内視鏡においては，発赤，あるいは顆粒状変化を伴う平坦領域としてのみ認められる。上皮内癌はしばしば多発性である。

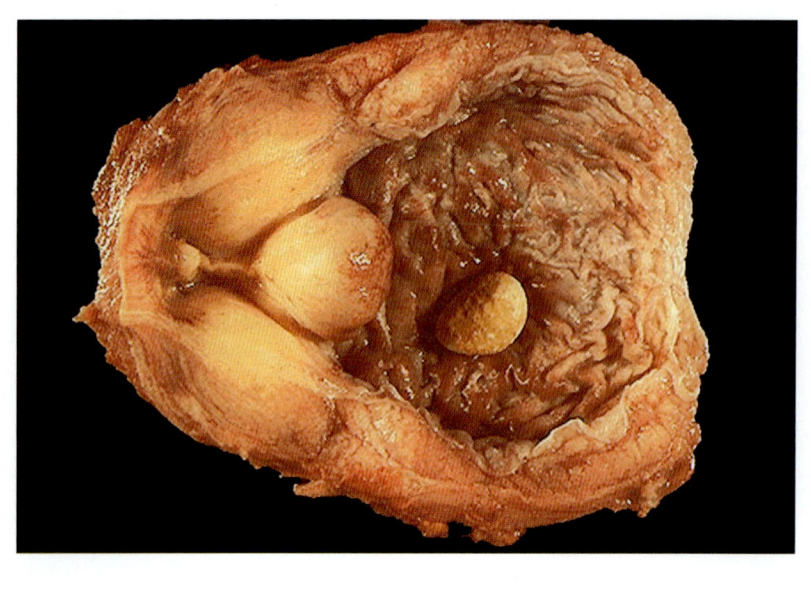

図 11-23　膀胱排出口閉塞，肉眼像

図左にみられる著明に腫大した前立腺には，大きな側葉のみならず非常に大きな中葉が認められ，尿道を閉塞し，慢性尿路閉塞をきたしている。その結果，排尿のたびに尿閉に対して力を必要とするために，膀胱は拡大し，肥大している。これが，膀胱表面が索状肉柱形成をきたす原因である。また，他の尿路閉塞の原因として，黄褐色の結石がみられる。尿路閉塞は尿路感染症の危険性を高める。水尿管症や水腎症をも引き起こす可能性がある。

第 11 章　下部尿路　275

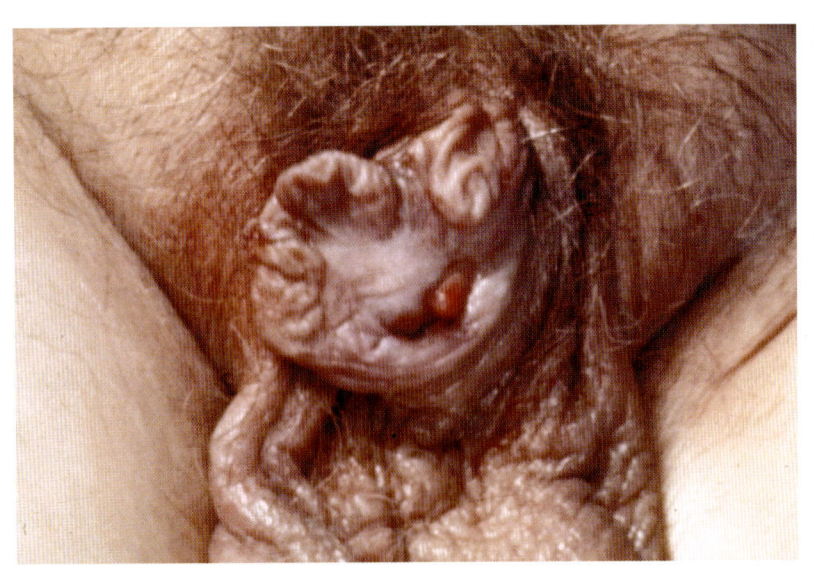

図 11-24　尿道カルンクル，肉眼像

　尿道開口部に小さな円形赤色結節が形成されている。この炎症性病変は 1〜2cm の大きさになることもある。これらは下部腹側表面に存在するために，容易に傷つけられ，痛みや出血を伴う。カルンクルは稀ではあるが，子供より成人に発生しやすい。提示された症例には，高度の尿道下裂が認められ，炎症の併発によりカルンクルを形成している。

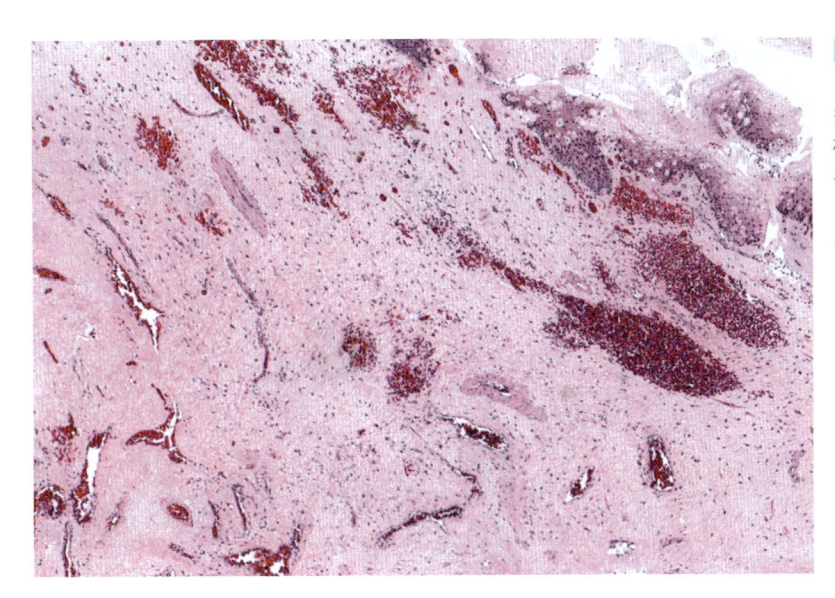

図 11-25　尿道カルンクル，組織像

　カルンクルは，コラーゲンの多い間質の中に多数の血管を伴い，肉芽組織に類似した組織で構成される。この症例では表面を覆う上皮は扁平上皮であるが，尿路（移行）上皮であることもある。炎症細胞が散見される。カルンクルは手術的切除によって治療される。

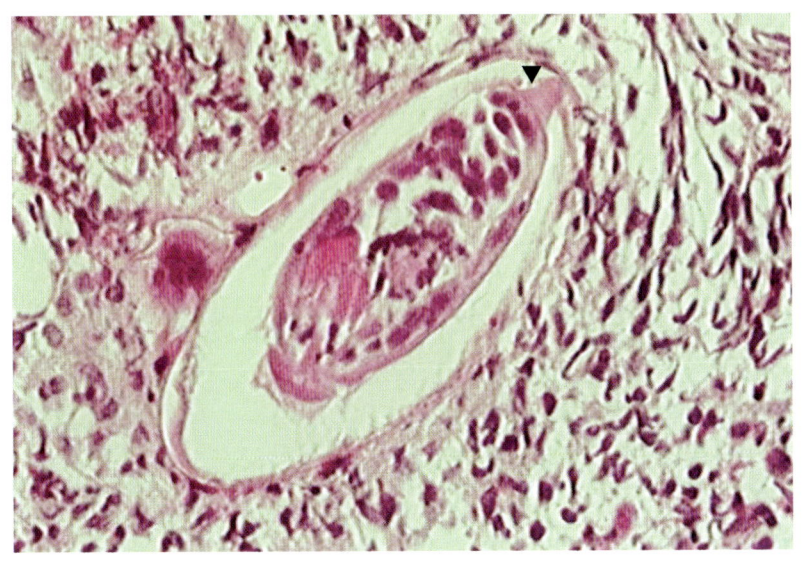

図 11-26　住血吸虫症，組織像

　強拡大像で，末端に棘（▼）をもつビルハルツ住血吸虫虫卵が膀胱壁内に認められる。住血吸虫は巻貝の一種を中間宿主とし，感染性のあるセルカリア（有尾幼虫）が水中で経皮的にヒトに感染する。ビルハルツ住血吸虫の成虫は腎盂静脈に感染し，膀胱へ虫卵を排出し，慢性・肉芽腫性の炎症をきたす。マンソン住血吸虫や日本住血吸虫の成虫は門脈に感染し，排卵された虫卵は肝臓へ移動し，線維性肉芽腫性炎症を引き起こし，門脈圧亢進症をきたす。

第12章

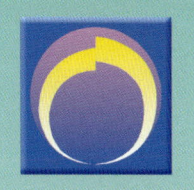

男性生殖器

278　第 12 章　男性生殖器

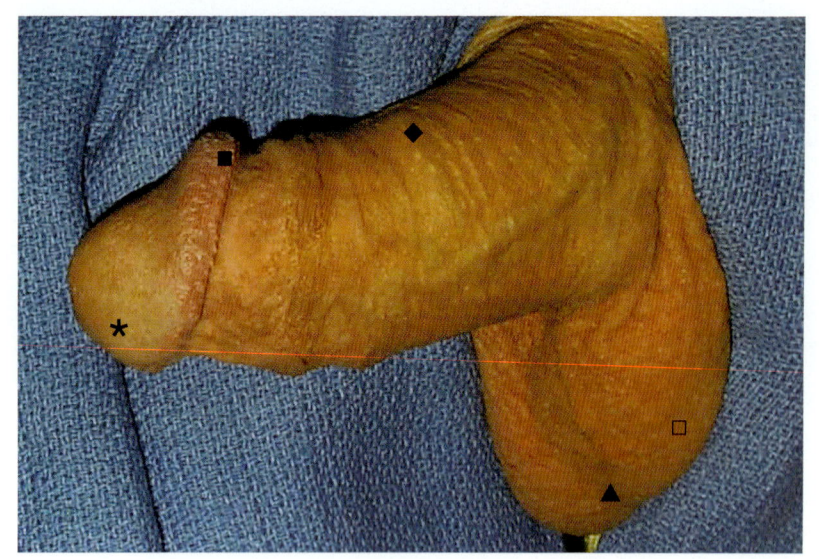

図 12-1　正常外性器，肉眼像
　これは男性外性器の正常外観で，割礼した陰茎では亀頭（∗）や亀頭冠（■）の粘膜面に包皮はみられない。陰茎体部（◆）は陰嚢（□）や陰嚢縫線（▲）と同様，重層扁平上皮で覆われている。

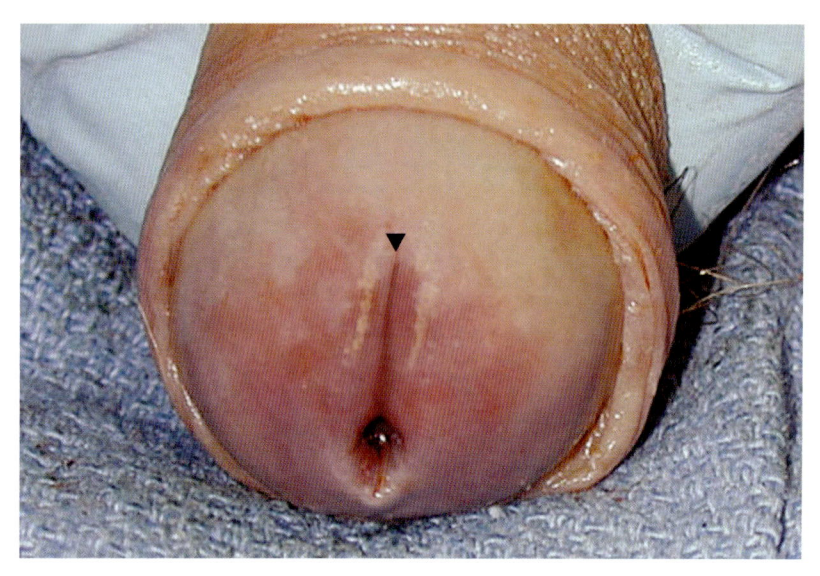

図 12-2　尿道上裂，肉眼像
　陰茎背面で外尿道口から上方にわずかに裂開する溝（▼）は尿道上裂と呼ばれる奇形である。稀な奇形で，重症度には様々な程度がある。この症例は軽度であるが，高度になると陰茎の背面に沿って伸び，尿失禁や勃起不全となる。尿道は部分的に狭窄し，尿路感染症に罹患しやすくなる。割礼を行っていない包皮はこのように反転される。この奇形はほかの尿路奇形に合併することがあり，また停留精巣でもみられる。

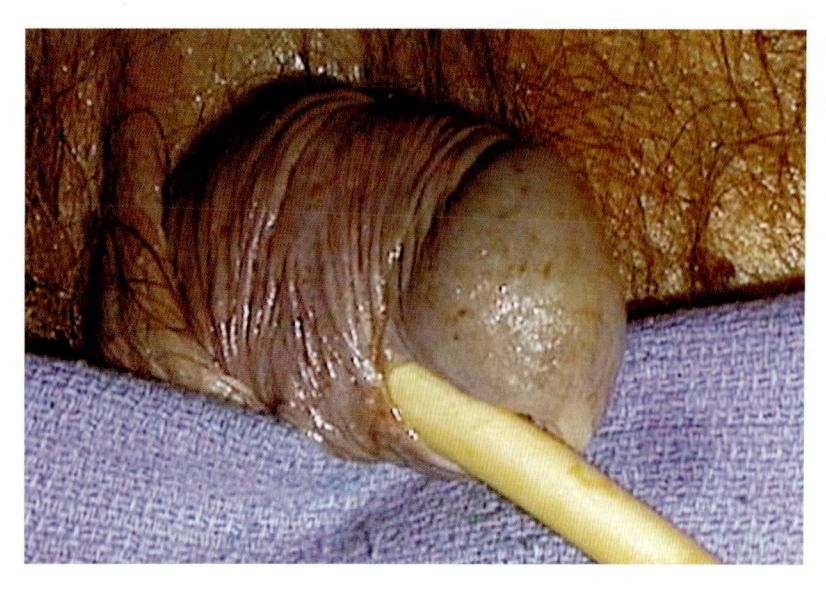

図 12-3　尿道下裂，肉眼像
　尿道カテーテルが陰茎先端直下の下面にある溝から尿道に挿入されている。このような開口異常は尿道下裂といわれ，出生男児の 300 人に 1 人の割合でみられ，尿失禁と勃起不全をきたす。開口部の狭窄があると，尿路感染症を起こしやすくなる。

第 12 章　男性生殖器　279

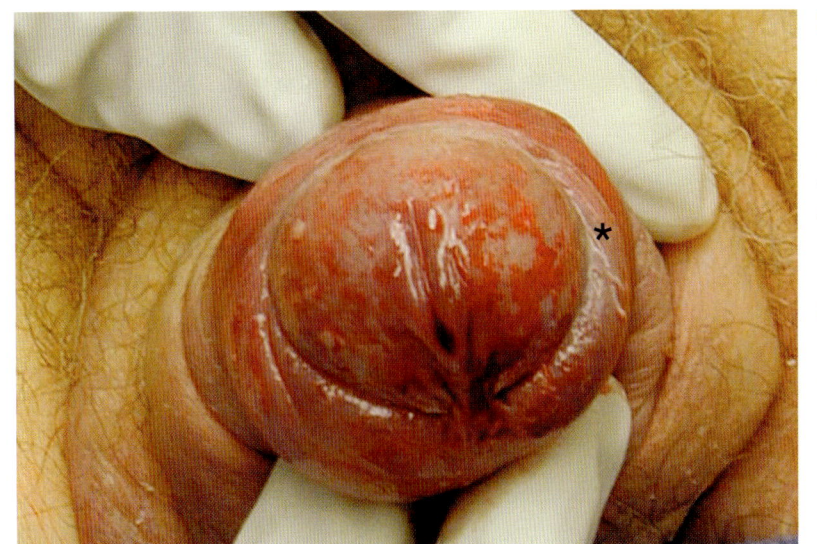

図 12-4　亀頭包皮炎，肉眼像

　陰茎尿道のまわりの亀頭は紅斑を呈し，部分的に褐色の滲出物を伴い，典型的な亀頭炎を示している。また反転した包皮（★）には包皮炎と呼ばれる急性の炎症所見がみられる。この両者の炎症をあわせて亀頭包皮炎という。この炎症をきたす感染病原体としてカンジダ菌，ガルドネレラ属や黄色ブドウ球菌のような化膿菌がある。剥離した扁平上皮や残屑よりなる恥垢が，包皮下に蓄積して易感染性となる。炎症が長引くと包皮が反転できない包茎になりやすくなる。

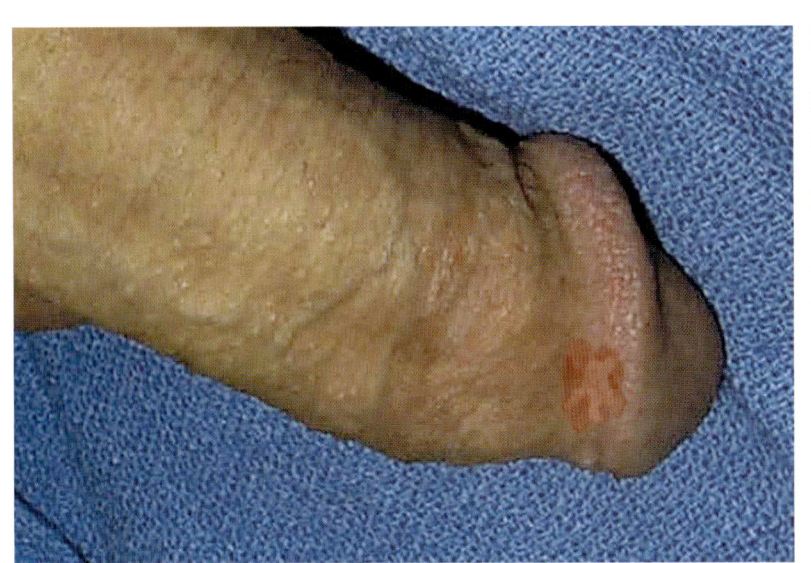

図 12-5　Bowen 病，肉眼像

　男性外性器（亀頭，包皮）の上皮内癌は Bowen 病と呼ばれ，斑状の病変を形成する。初期は無痛性で，大きくなると紅斑や潰瘍を形成したり痂皮化する。Queyrat（ケーラー）紅色肥厚症とも呼ばれる。Bowen 様丘疹症は若年にみられる多発性の赤褐色丘疹性病変である。組織学的にこれらの病変は表層全層にわたる異型扁平上皮よりなり，基底膜を破壊する浸潤はみられない。Bowen 病の約 10% が浸潤性の扁平上皮癌へと進展する。

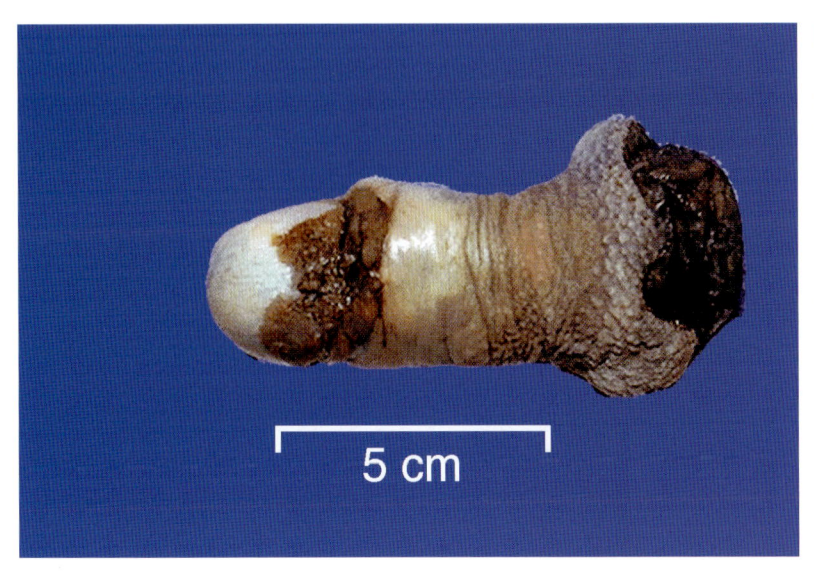

図 12-6　陰茎扁平上皮癌，肉眼像

　この陰茎切除標本は割礼を行っていない陰茎頭部より発生した大きな浸潤性の癌である。腫瘍は赤褐色，結節性で，表面は潰瘍状となっている。このような病変はヒトパピローマウイルス（HPV），特に 16，18 型の感染が強く関与している。ほかの因子として喫煙や包茎も挙げられる。多くは 40 歳以降に発生する。転移は局所の鼠径リンパ節や腸骨リンパ節が最も多い。患者のこの部位における疾患に対する拒絶と恐れが治療を遅らせる。

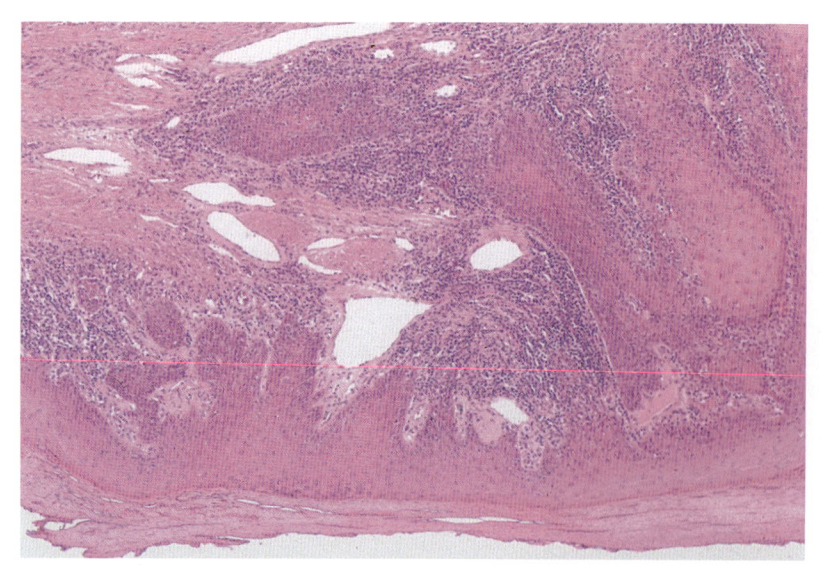

図12-7 陰茎扁平上皮癌，組織像

　高分化型浸潤癌が炎症細胞の浸潤を伴って舌状に陰茎海綿体に伸展している。陰茎癌の大部分がHPV感染とかかわっており，女性の子宮頸癌と同じ型（16，18型）が最も危険である。恥垢がたまっていくような包茎はもう1つの危険因子で，包皮切開術を受けた男性では陰茎癌の発生は稀である。初発転移は大部分が鼠径リンパ節と腸骨リンパ節にみられる。

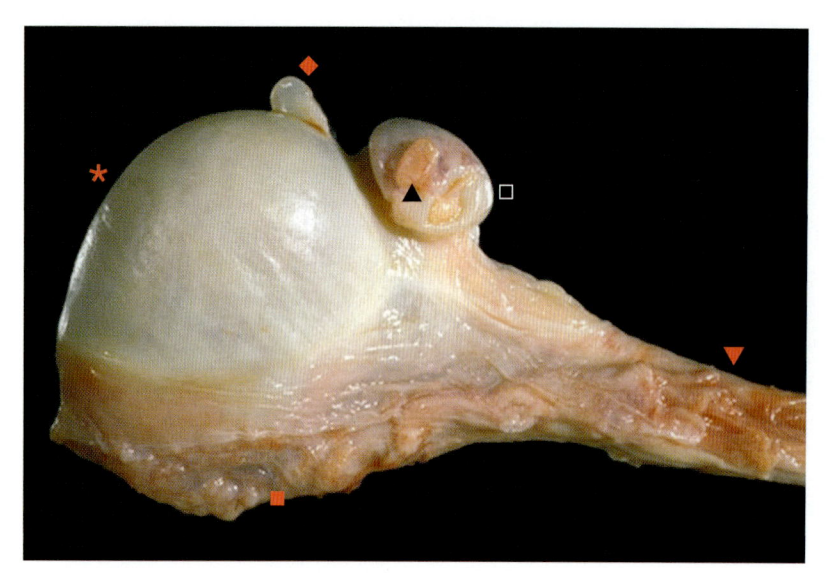

図12-8 正常精巣，肉眼像

　精巣（∗），精巣上体（□），精索（▼）を含む正常の精巣と周辺構造を示す。2つの痕跡物として精巣垂（◆）と精巣上体垂（▲）がある。蔓状静脈叢（■）は精巣の後部に位置する。正常の精巣はMüller管抑制物質の影響で後腹腔下部に下降し，胎児発育の後期にアンドロゲンの増加によって最終的に陰嚢に下降する。正常に下降しなければ停留精巣となる。停留精巣のLeydig細胞は正常に機能するが，体温の上昇によって精子形成は減少する。

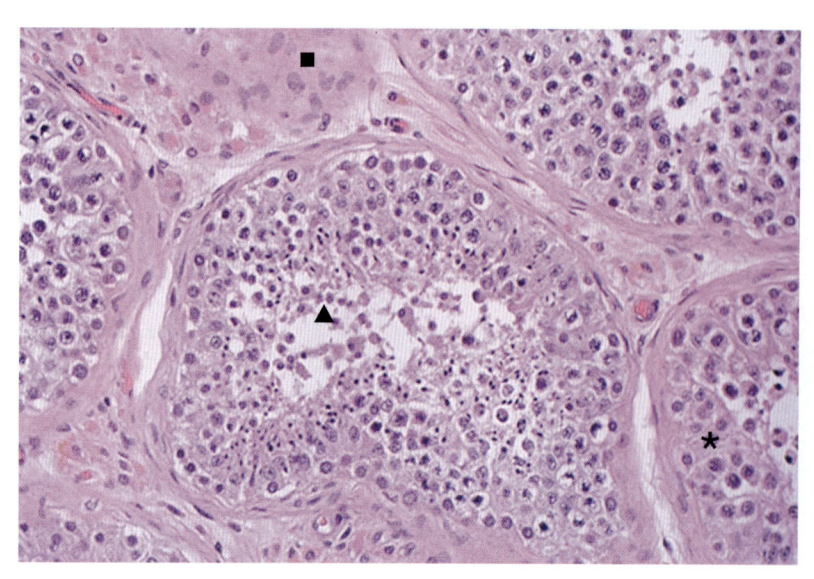

図12-9 正常精巣，組織像

　精細管は多数の胚細胞（∗）を含む。Sertoli細胞（支持細胞）は細長い細胞質で胚細胞間に埋もれ目立たない。小さな濃く細長い精子は，精子形成が活発なら精細管の中央にみられる。1回の射精における正常の精子数は1mLあたり8,000万〜1億5,000万である。好酸性のLeydig細胞の小さな結節性集塊（■）は精細管内の間質にみられ，黄体ホルモンの影響下でテストステロンを分泌する。間質にある淡い黄褐色の色素沈着によって精巣実質は肉眼的に淡い褐色調を帯びる。Sertoli細胞はインヒビンを分泌することで，副腎下垂体系においてFSH分泌を抑制するフィードバックを行い，精子形成を調節する。

第 12 章 ● 男性生殖器　281

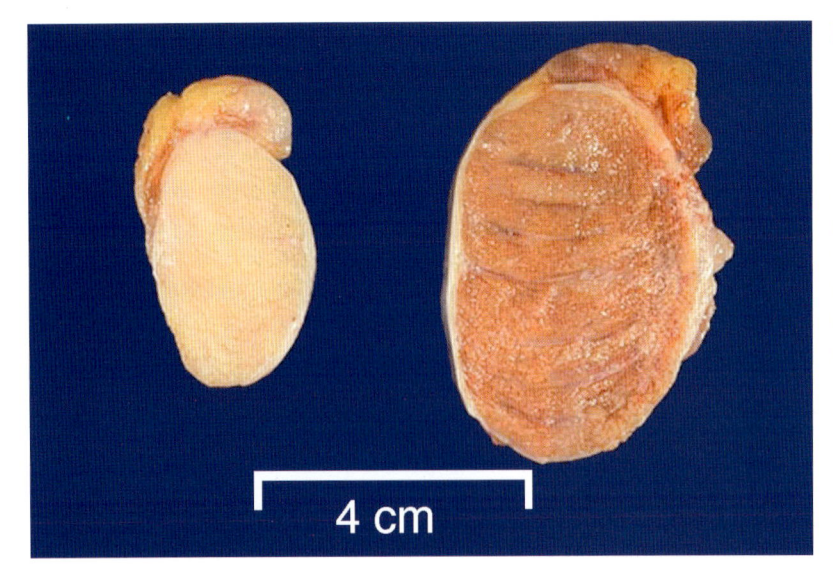

図 12-10　停留精巣，肉眼像

左側の精巣は萎縮して小さく蒼白であるが，対側の精巣は正常にみえる。左側精巣は胎児発育中に精嚢に下降せず腹腔内にとどまった停留精巣で，75％は片側性である。また，鼠径ヘルニアを起こすことがある。Leydig 細胞の機能は正常に保たれる。このような停留精巣は 2 歳で精巣の荒廃がはじまるため，5 歳までに精嚢に固定しなければ正常の精子形成は望めない。片側性ならば，もう一方の正常精巣の精子形成によって不妊症は防げる。しかし，停留精巣はどちらかの精巣の精巣腫瘍発生のリスクを増加させる。

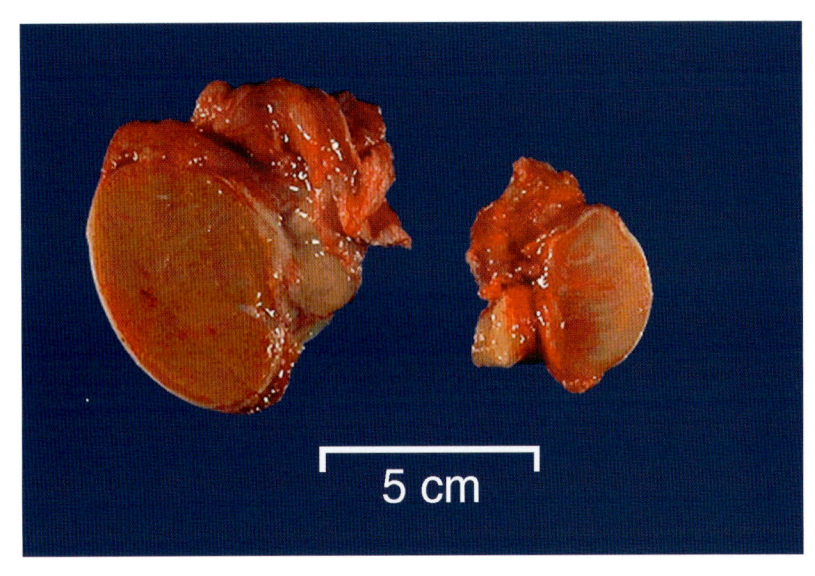

図 12-11　精巣萎縮，肉眼像

左側は正常の精巣で，対側は萎縮に陥っている。両側性の萎縮は慢性アルコール中毒症，下垂体機能低下症，動脈硬化症，化学療法や放射線療法，重症遷延性疾患など，様々な病態で起こる。停留精巣でも萎縮をきたす。精巣炎でも萎縮に至ることがある。流行性耳下腺炎は最も精巣炎をきたすことの多い感染症で，通常，斑状あるいは両側性に侵され精子数の減少をきたすが，必ずしも不妊症になるわけではない。両側の精巣萎縮は Klinefelter 症候群（47XXY）でもみられる。精巣の腫大は脆弱 X 症候群に起こることがある。

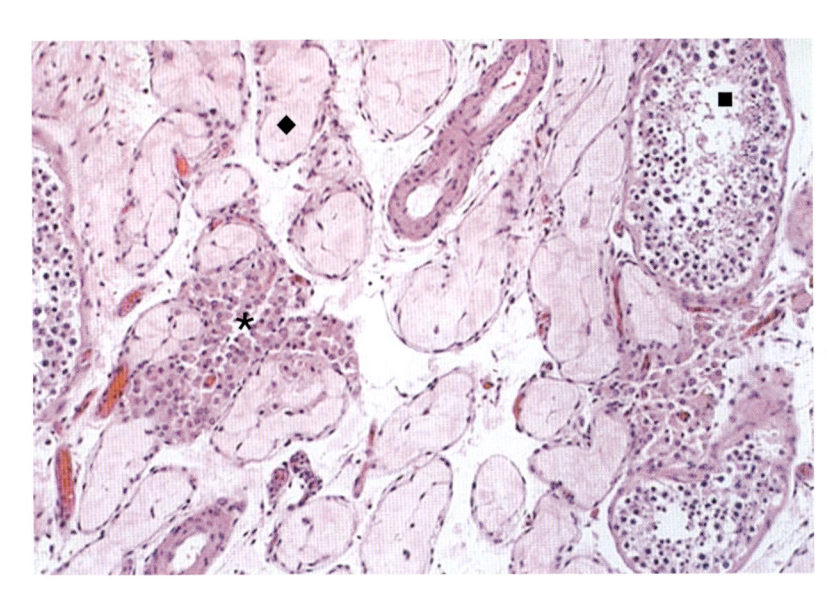

図 12-12　精巣萎縮，組織像

正常の Leydig 細胞（★）と活発な精子形成を行う残存した正常の精細管（■）に沿って精細管の局所的な萎縮（◆）がみられる。ムンプスウイルスの感染は 1/4 〜 1/3 の頻度で精巣炎をきたす。通常，精巣炎は片側性で斑状に起こるため，感染後の不妊症は稀である。精巣炎をきたすそのほかの感染症としてエコーウイルス，リンパ球性絨毛髄膜炎ウイルス，インフルエンザウイルス，コクサッキーウイルス，アルボウイルスなどがある。それに対して，精巣上体炎は成人男性にしばしば陰嚢痛と腫脹をきたし，若年者ではクラミジアや淋菌といった性感染症の結果として，高齢者では尿路感染からのグラム陰性菌によって起こることが多い。

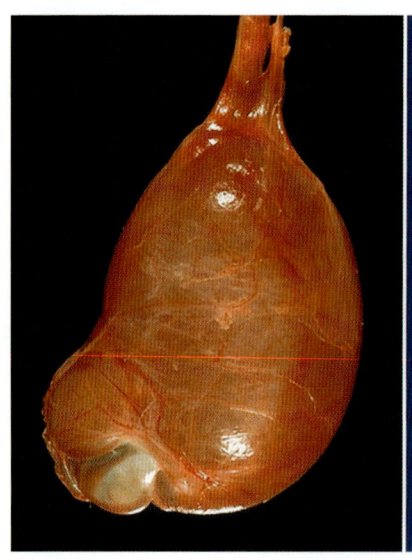

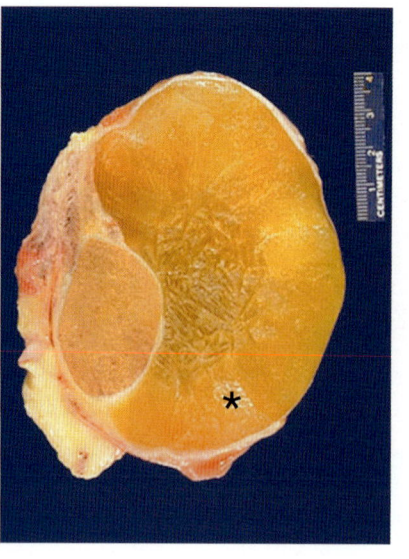

図12-13 陰囊水瘤，肉眼像

陰囊水瘤とは漿膜により裏打ちされた精巣鞘膜腔に多量の漿液が貯留した状態をいう。通常，高齢者にみられ，様々な炎症や腫瘍性疾患により起こることがある。ただし実際にはその原因ははっきりしないことが多い。左図には剖検症例の陰囊から摘出した陰囊水瘤の外観を示す。右図は剖検で得られた陰囊水瘤を凍結したものの割面像（★）で，貯留液と精巣の関係を示す。陰囊水瘤の液はゆっくりと蓄積した漏出液であるが，周囲を圧排し局所不快感を呈する。

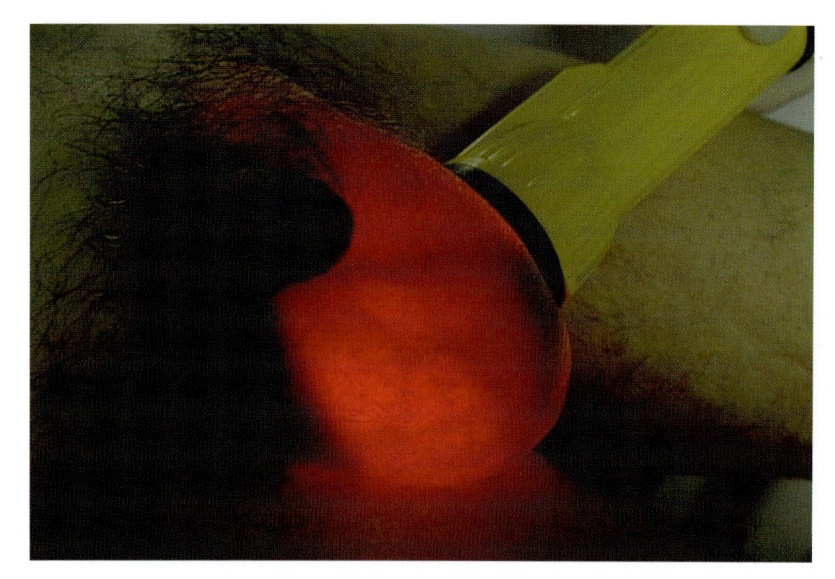

図12-14 陰囊水瘤，肉眼像

陰囊水瘤の診断法の1つとして，陰囊に光をあてて貯留液で満たされた腔を透視する方法がある。光は貯留液を透過するが，充実性の部位は透過できない。陰囊水瘤は精巣腫瘤と区別せねばならず，徹照法は陰囊水瘤が光の透過性を有し，精巣腫瘤が不透過であることから両者を鑑別する方法である。超音波スキャナーは陰囊腫瘤を診断する際，簡便で非侵襲的な方法である。

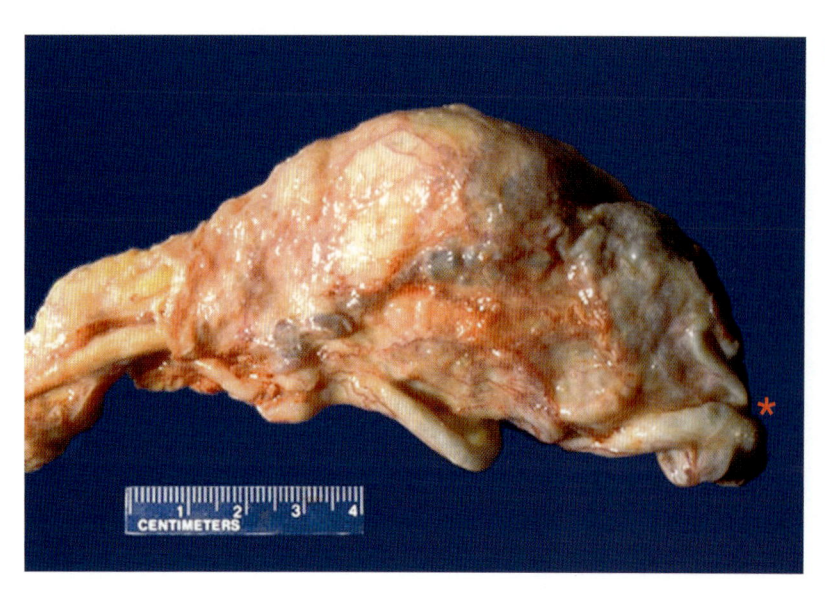

図12-15 精巣静脈瘤，肉眼像

男性不妊症の主な原因として精巣静脈瘤があり，精巣後部にある蔓状静脈叢（★）の著明な拡張よりなる。この部分に流入する血液量の増加が熱放散効果をもたらし，精細管の温度を上げることで，正常の精子形成を妨げる。

第 12 章 男性生殖器 283

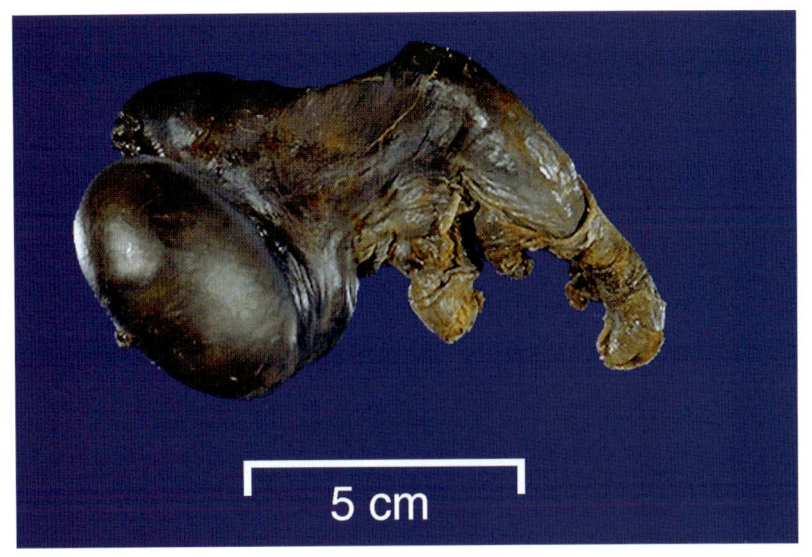

図 12-16 精巣捻転，肉眼像図

この精巣は捻転後に出血梗塞をきたしたものである。捻転は頻度は低いものの緊急な医学的処置を必要とする。精索の突然の捻れは静脈環流を遮断し出血性梗塞をきたす。思春期の捻転は不完全な精巣下降や陰嚢靱帯の欠損で精巣が大きく移動した時にしばしば起こる。新生児にみられる捻転は稀で，原因ははっきりしない。外科的緊急処置としての整復とさらなる捻転を防ぐための精索の固定は，梗塞と機能障害を予防する。時に，小さな精巣垂が捻転し急激な疼痛をきたす。

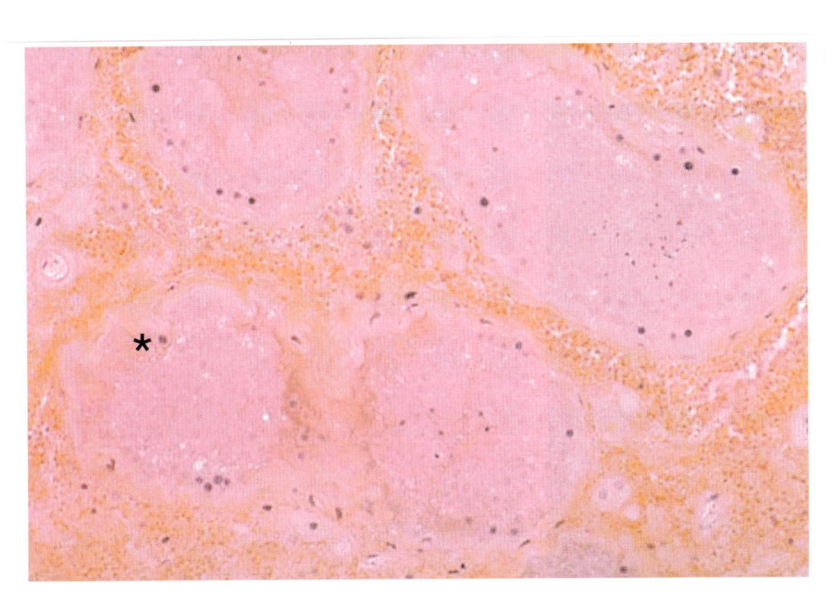

図 12-17 精巣捻転，組織像

精巣捻転に引き続き出血性梗塞をきたすと，精細管内に生細胞はみられなくなる。残存した精細管（★）はぼんやりした輪郭を呈しているが，核ははっきりせず，間質は出血で満たされている。一般的な徴候と症状は，赤く腫大した陰嚢と急激な痛みを伴った精巣で，外傷の既往はない。嘔気や嘔吐もよくみられる。ドップラー超音波法で血流の途絶をみることが診断の確定に役立つ。

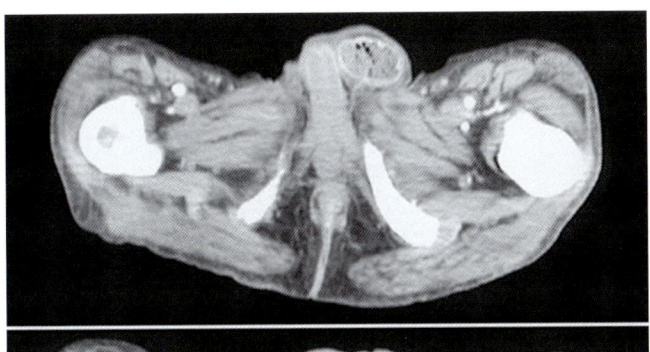

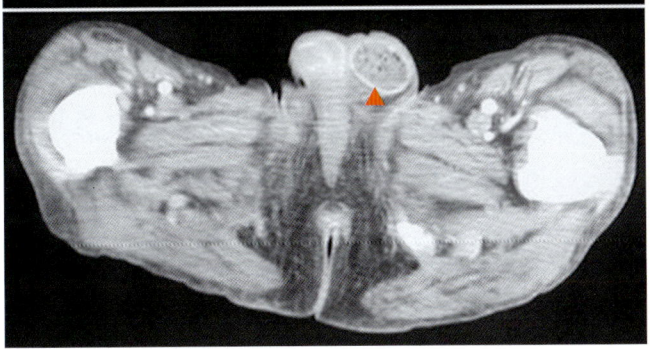

図 12-18 鼠径ヘルニア，CT

骨盤 CT において，間接鼠径ヘルニアによる腸管ループ（▲）の陰嚢内への進入を認める。身体所見では，内鼠径輪を抜けて鼠径管に入った腸管ループの存在による陰嚢の腫大を認め，同部位の聴診にて腸音を聴取することがある。腸管がヘルニア嚢内に嵌頓すると腸閉塞を起こしたり，同部位の腸管への血流が阻害されて腸管壊死を引き起こす。腸閉塞や腸管壊死が生じた場合は手術適応となり，再発防止のために腹壁修復術が行われる。

284　第12章　男性生殖器

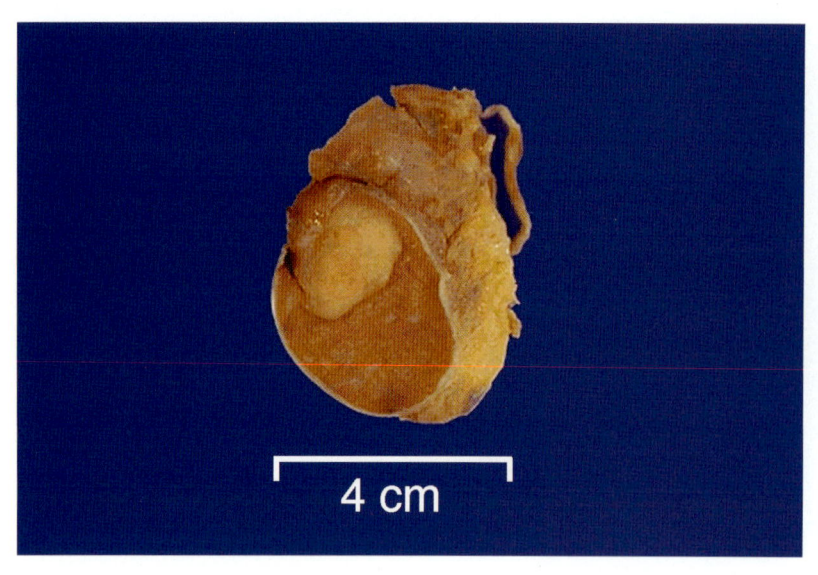

図12-19　精巣セミノーマ，肉眼像
　胚細胞腫瘍は精巣腫瘍の中で最も多い。発生のピークは15～34歳である。混合型胚細胞腫瘍はセミノーマ，胎児性癌，卵黄嚢腫瘍，奇形腫，絨毛癌のような単一の組織型成分を2つ以上もつ。単一組織型の胚細胞腫瘍で最も多いものはセミノーマで，ここに示すように精巣内に均一な充実性の黄褐色腫瘍としてみられる。このような小さな腫瘍では精巣の大きさを増すことはないが，超音波検査によって検出可能である。多くの精巣胚細胞腫瘍は精細管内胚細胞腫瘍から発生する。

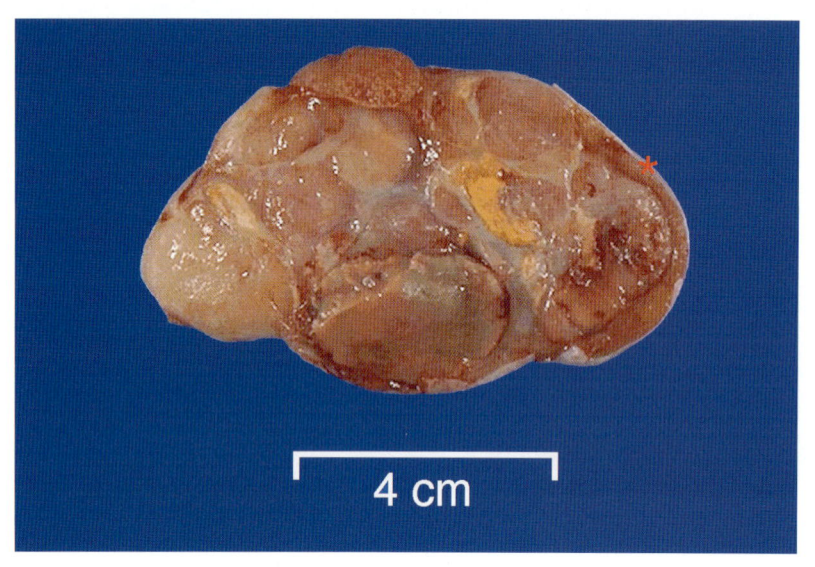

図12-20　精巣セミノーマ，肉眼像
　残存した正常の精巣のうすい外縁（*）が右端にみられる。この腫瘍は分葉した柔らかい黄褐色から褐色の組織よりなる。精巣腫瘍の少なくとも95％が胚細胞腫瘍である。そのうち半数はセミノーマで，ここに示すように均一な分葉化した黄褐色～褐色調の外観を呈する。治療前の腫瘍の大きさは多くの患者が抱く恐れや拒絶といった要因を物語っており，腫瘍の発見や治療を遅らせる。i（12p）の核型異常がほとんどすべての精巣胚細胞（および卵巣胚細胞）腫瘍に見いだされる。アンドロゲン不応症候群（精巣性女性化症候群）を示す女性はセミノーマの発生リスクが高くなる。

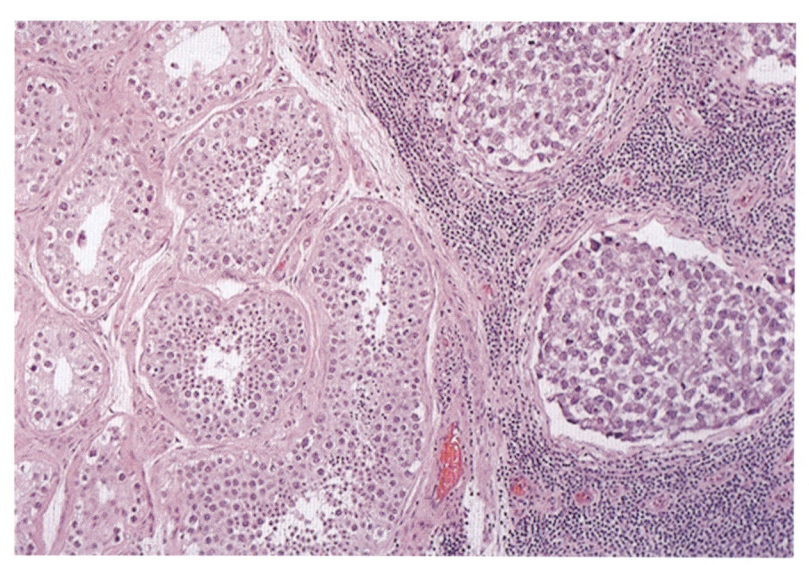

図12-21　精巣セミノーマ，組織像
　左側は正常の精巣，右側はセミノーマを示す。精細管にある正常の胚細胞と比較して，胞巣の大きさと染色性が異なる。大型のセミノーマ細胞はクロマチンの粗な核と淡明な細胞質をもつ。腫瘍細胞の胞巣周囲間質にはT細胞性リンパ球の浸潤が介在するのが特徴的である。この"古典的"セミノーマは全セミノーマの90％を占め，腫瘍細胞は免疫組織化学的にヒト胎盤性ラクトーゲン（hPL）に陽性で，ヒト絨毛性ゴナドトロピン（hCG）やα-フェト蛋白（AFP）に陰性である。時に合胞性細胞がhCGに陽性となる。これらのセミノーマの多くは放射線療法や化学療法に感受性があり，予後は良好である。

第 12 章 ● 男性生殖器　285

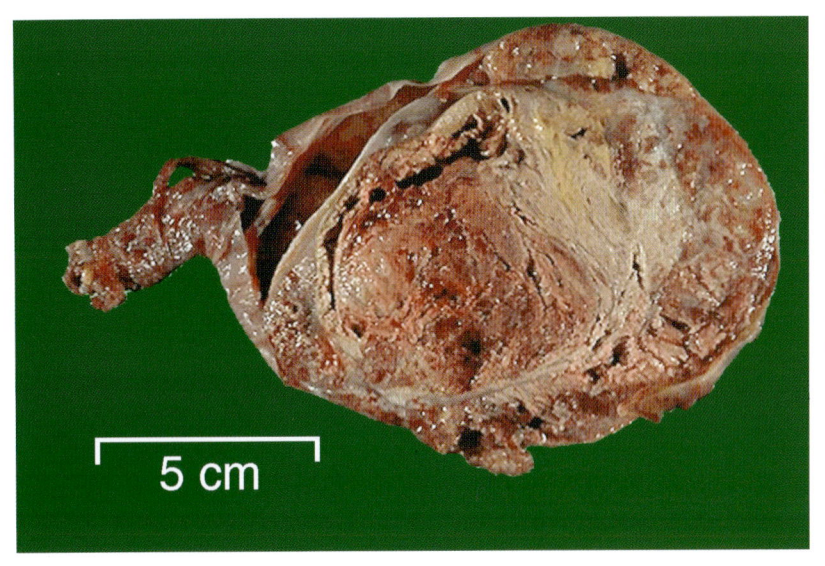

図 12-22　精巣胎児性癌，肉眼像
　この腫瘍はセミノーマよりやわらかく，著明な出血や壊死巣を含み赤色，黄褐色から褐色調の多彩な肉眼像を呈する。硬い白色調の部分が散見され，組織学的には奇形腫に相当する。このように，本腫瘍は胎児性癌に加えて奇形腫が混在しており，精巣の混合型胚細胞腫瘍である。胎児性癌は精巣腫瘍の中で 2 番目に多く，セミノーマより侵襲性が高い。多くのセミノーマでは，診断時の臨床病期はステージ I であるが，胎児性癌のような非セミノーマ性胚細胞腫瘍は発見時にステージ II または III のことが多い。

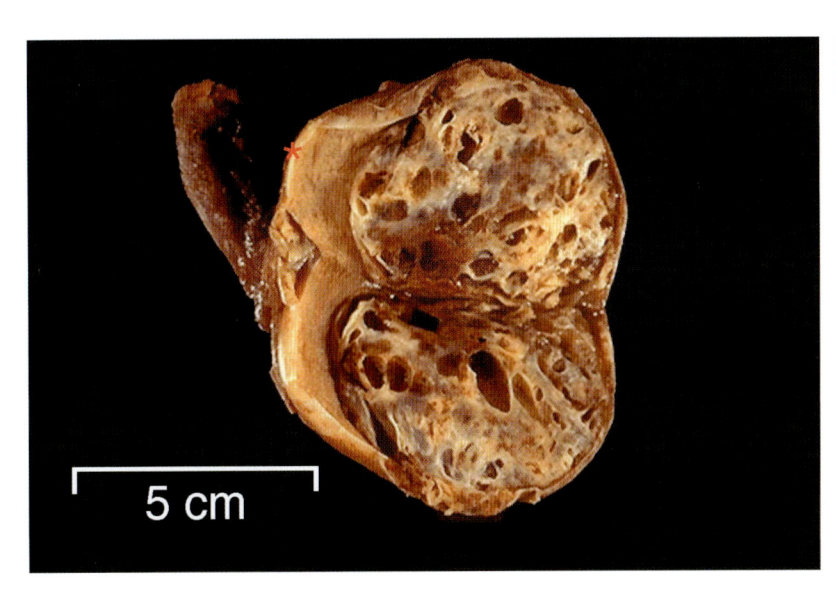

図 12-23　精巣胎児性癌と精巣奇形腫，肉眼像
　本症例では，胎児性癌に奇形腫の成分である青白色の軟骨島が混合している。正常である淡褐色調の精巣の外縁（ ★ ）が腫瘍の左側にみえる。臨床的には非セミノーマ性胚細胞腫瘍の成分を含むか否かを知ることが最も重要で，このことが予後を決定する。単一組織型セミノーマは診断時に早期のことが多く，長期間局所にとどまり，化学療法や放射線に対する感受性が高い。セミノーマと胎児性癌においては，*OCT3/4* 遺伝子が転写因子を産生する。

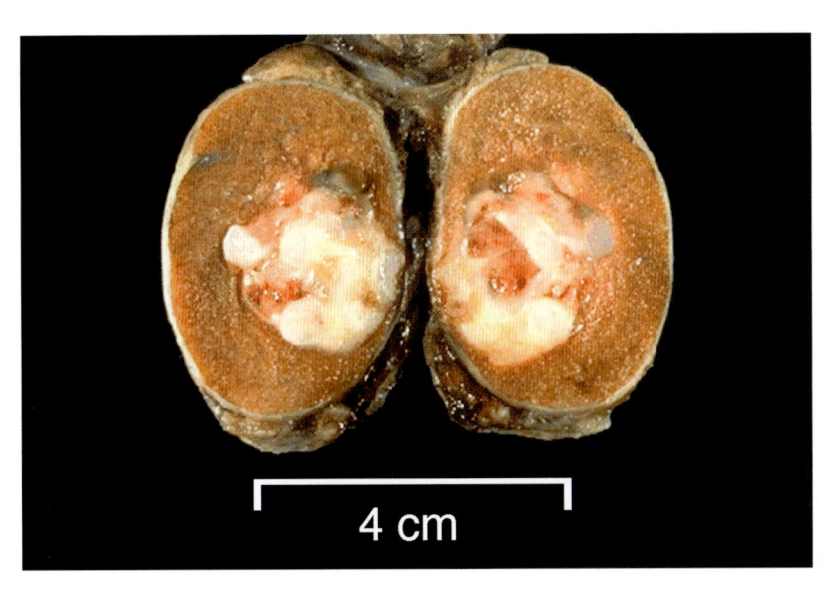

図 12-24　精巣奇形腫，肉眼像
　この小さな精巣腫瘍では青色調の軟骨と赤色や白色の腫瘍組織が混在している。この腫瘍は組織学的に主として奇形腫であるが，胎児性癌の部分もみられる。すべての精巣腫瘍の約 60% が複数の成分からなり，これが"混合型"胚細胞腫瘍である。小児期の精巣奇形腫の頻度は稀であり良性の経過をたどる（なお小児期の精巣腫瘍では卵黄嚢腫瘍が最も多い）。精巣の胚細胞腫瘍は最初に傍大動脈リンパ節への転移傾向を示すが，肺や他部位への血行転移も起こる。転移巣において原発巣と異なった組織学的腫瘍成分を示すことがある。

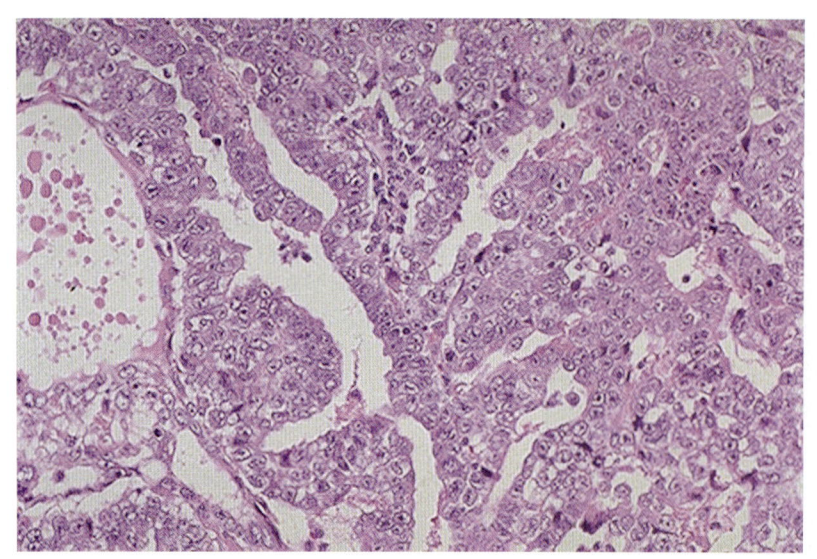

図12-25 精巣胎児性癌，組織像

胎児性癌の腫瘍細胞はセミノーマに比べより原始的で，大型の淡青色細胞が境界不明瞭なシート状増殖を示し，原始的な管腔構造を形成する。時に合胞性細胞は hCG に陽性となり，卵黄嚢への分化を示す細胞は AFP に陽性となる。hCG と AFP は精巣胚細胞腫瘍の患者血清で上昇する。

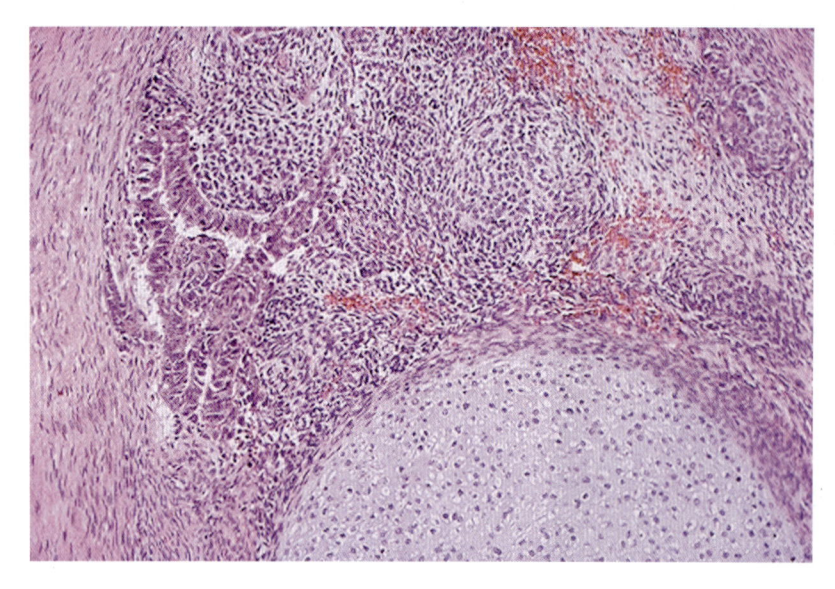

図12-26 精巣胎児性癌と精巣奇形腫，組織像

この組織像の下側は原始的ではあるが良性と思われる軟骨で，混合型胚細胞腫瘍の奇形腫の成分としてみられる。上側は原始的な間葉系の間質で，左側には胎児性癌に最も特徴的な原始細胞の胞巣がみられる。これは奇形腫が混在した胎児性癌である。

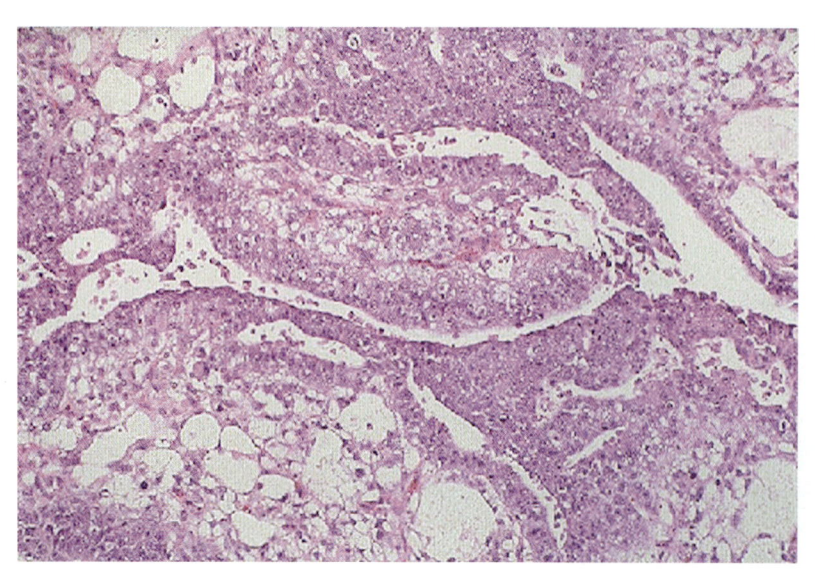

図12-27 精巣卵黄嚢腫瘍，組織像

ここに示す精巣の内胚葉洞腫瘍（卵黄嚢腫瘍）は糸球体様の胎児性構造（Schiller-Duval 小体）を形成する原始胚細胞よりなる。単一組織型の卵黄嚢腫瘍は3歳以下の小児に最も多いが，稀である。また小児の卵黄嚢腫瘍の多くでは予後は良好である。この腫瘍細胞は AFP を産生し，腫瘍マーカーとして血清中で検出できる。ただし，胎児性癌でも卵黄嚢への分化を示すことにより AFP が産生されるため，胎児性癌患者でも AFP が上昇する。

第 12 章　男性生殖器　287

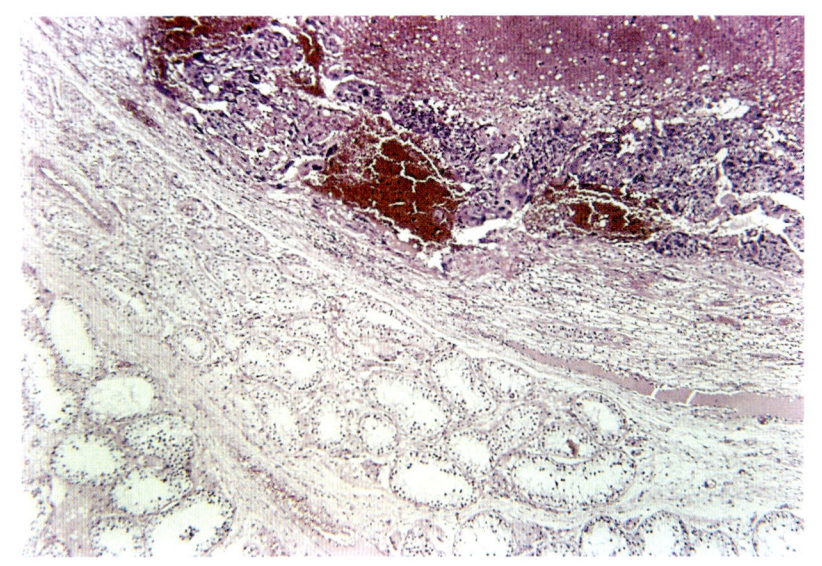

図 12-28　精巣絨毛癌，組織像
　精巣では単一組織型の絨毛癌は稀である。侵襲性が高く，早期に転移するため，精巣の原発巣は発見時に小さいことも稀ではない。転移巣が増殖し続けているにもかかわらず，急速に増殖する腫瘍に血流供給が追いつかなくなり，出血と壊死を伴った梗塞に陥り，最後に小さな瘢痕となる（原発巣の消失，燃え尽き腫瘍 burned-out tumor）。腫瘍の構成成分は合胞性栄養膜細胞（hCG 陽性）と栄養膜細胞の両者であり，大型の奇怪な細胞と広範な出血，壊死を示す。図の左下側は正常の精巣である。

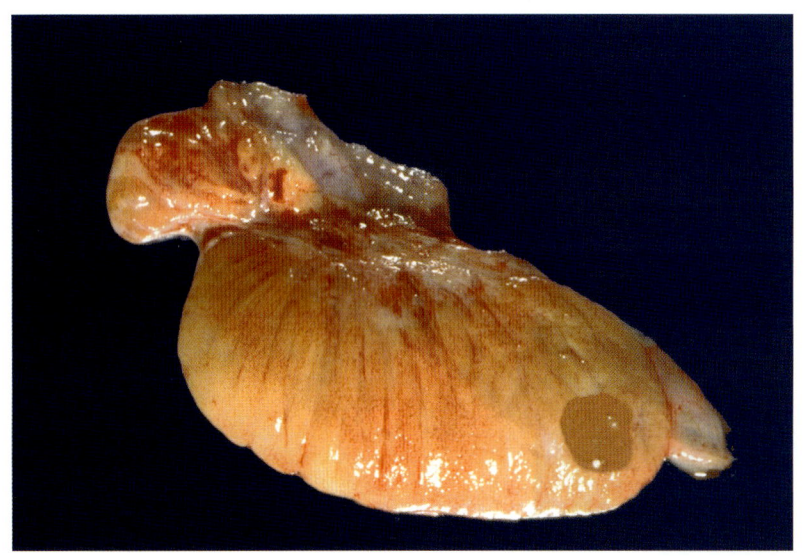

図 12-29　精巣 Leydig 細胞腫，肉眼像
　正常大の成人精巣の割面に，小さな孤立性の褐色腫瘤をみる。この間質性（Leydig）細胞腫瘍のほとんどは 20～60 歳の男性に発生する。腫瘍はアンドロゲン，エストロゲンやグルココルチコイドのようなステロイドホルモンを産生する。多くは径 1cm 以下であるが，触知可能な精巣腫大として数 cm の大きさに達することもある。十分なホルモン産生があれば成人で女性化乳房になることがあり，思春期前の小児なら性早熟の原因となる。

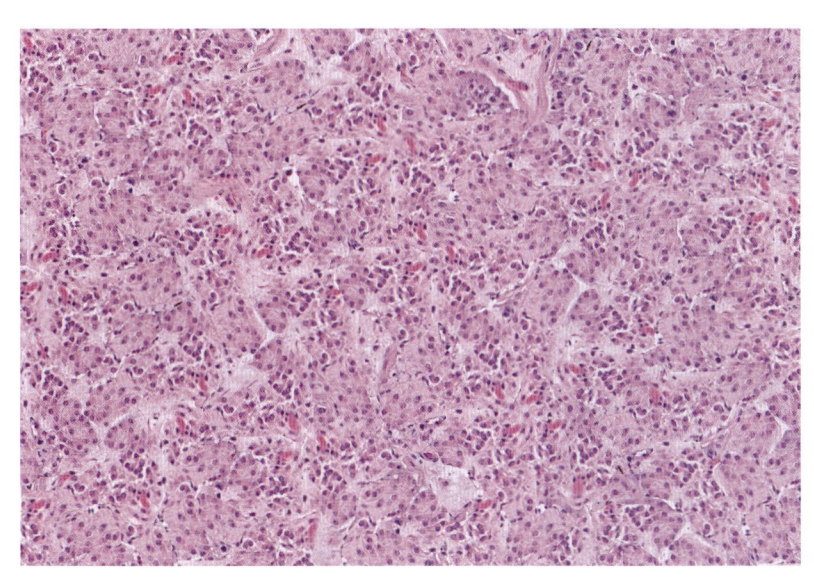

図 12-30　精巣 Leydig 細胞腫，組織像
　この腫瘍では，小さな円形細胞が巣状あるいは集塊をなし，多数の毛細血管が介在する。典型的な内分泌性腫瘍の組織形態である。電顕像では細胞管内に棒状の形態をもつ Reinke 結晶が特徴的である。この腫瘍の約 10％は侵襲性で，局所浸潤や転移を示す。しかしながら，大部分はここに示すように良性である。

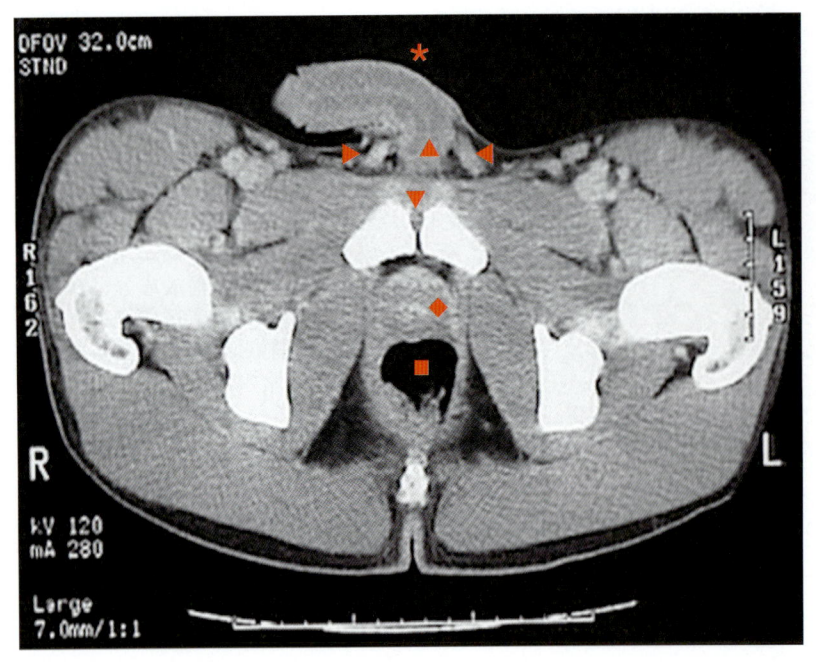

図12-31　正常前立腺，CT

骨盤CTにて，陰茎（★），尿道の海綿体部（▲），右精索（◀），左精索（▶），恥骨結合（▼），前立腺（◆），直腸（■）の正常像を示す。前立腺は膀胱の下に位置し，前立腺部尿道が前立腺の中を通っている。前立腺は発生学的に尿道に沿った上皮の膨出によって形成される。思春期までは，前立腺のサイズはほとんど大きくならないが，思春期を迎えるとテストステロンの影響で成長と分化が起こる。前立腺細胞の核に存在する5α還元酵素という酵素が，Leydig細胞によって産生されたテストステロンをジヒドロテストステロン（DHT）に転換する。このDHTが前立腺の成長を促進する。

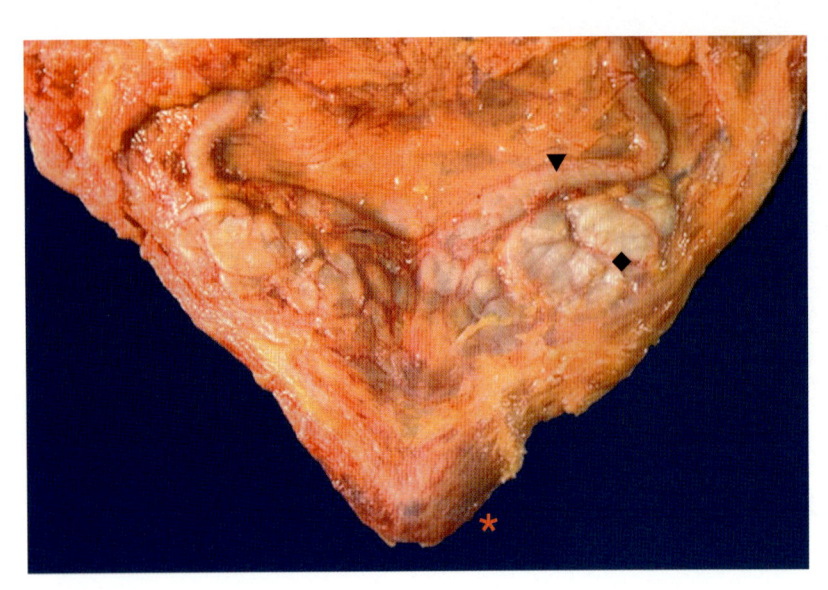

図12-32　正常前立腺，肉眼像

後面からの正常前立腺（★）を示す。直腸の前方で，前立腺の後上部には一対の精嚢（◆）があり，精液の約70％を産生する。両側精巣からの精管（▼）が同様に前立腺に向かって伸びている。精嚢には稀に病変が起こることがあり，前立腺などの周辺臓器から発生した癌が時に浸潤する。

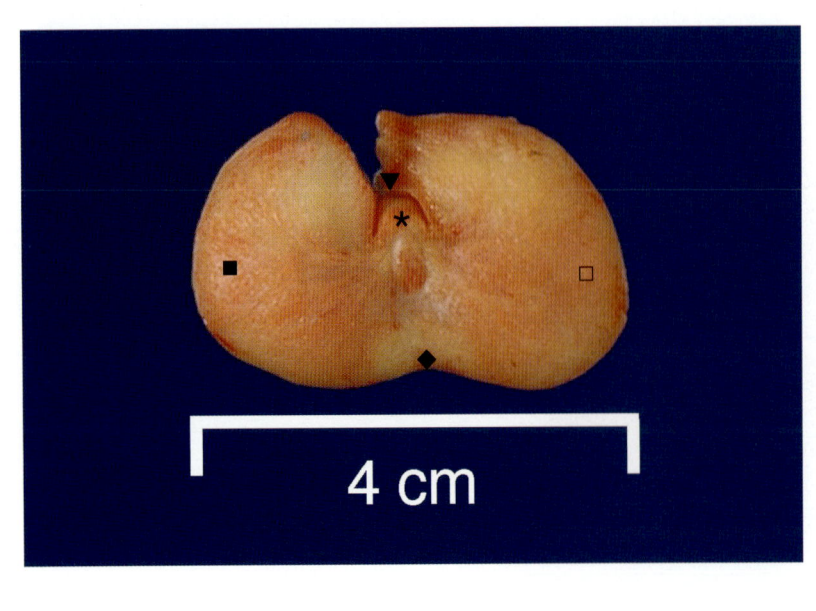

図12-33　正常前立腺，肉眼像

これは正常前立腺の水平断面である。剖検時に前立腺を前部切開したため割面の深部に中央の尿道（▼）があり，左外側葉（■），右外側葉（□）と後葉（◆）がみられる。★の凸状の部分を精丘（精阜）という。硬度は均一で結節形成はない。正常前立腺は径3〜4cmで重量は20〜30gである。外側葉，後葉をあわせて辺縁領域と呼び，前立腺の約75％を占める中心領域は射精管の間に位置する。移行領域は内尿道括約筋周囲から精丘の間の尿道周囲，中心領域の前方にある。

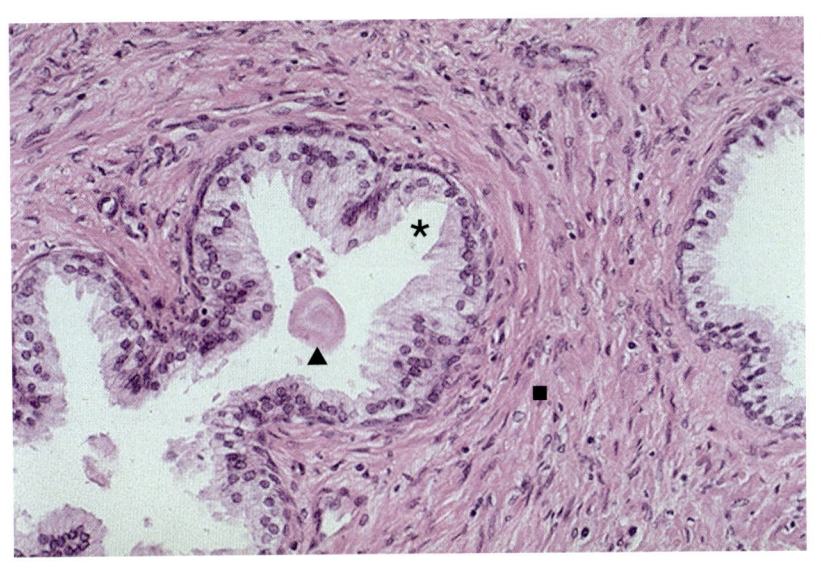

図12-34 正常前立腺，組織像

前立腺（★）と周囲の線維筋性間質（■）の正常組織像を強拡大で示す。小さな淡赤色の結石（▲）（典型的な類澱粉体で，高齢者の良性前立腺内にみられる）が中央左寄りの腺に認められる。よく分化した腺は内腔側の背の高い円柱上皮の裏打ちと基底膜側の背の低い立方上皮（基底細胞）の2層構造をとる。正常の細胞では核小体は明瞭ではない。辺縁領域，中心領域，移行領域いずれにおいてもこの組織像をとる。免疫組織化学的染色を施行すると，前立腺特異抗原（PSA）が腺上皮の細胞質内に特定でき，そのうちのごく微量が血清中に検出される。

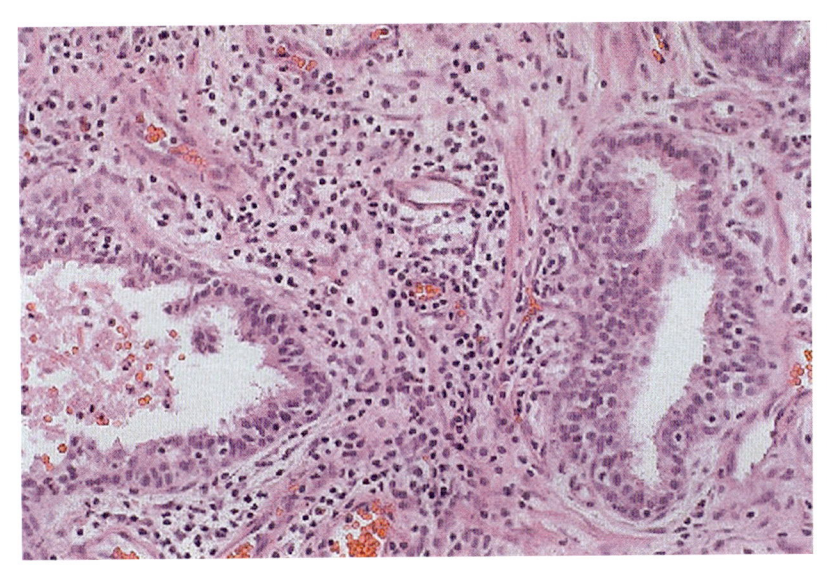

図12-35 前立腺炎，組織像

多数の小型，円形で暗青色のリンパ球が腺と腺の間の間質に浸潤している。この慢性炎症の起炎菌そのものが突き止められたり，前立腺にも炎症を起こし得るような膀胱炎や尿路感染症が先行することもあるが，50歳以上の男性にみられる多くの慢性前立腺炎は非細菌性で，尿路感染症の既往はなく，細菌培養でも陰性である。ただし採取された前立腺液では強拡大1視野あたり少なくとも10個の白血球をみる。前立腺炎の患者は無症状のこともあるが，しばしば排尿障害を伴う会陰部痛や背部痛を訴える。血清PSAはわずかに上昇し，一般的に正常上限値の2倍程度となる。一方，急性前立腺炎は尿路感染症による細菌によって惹起される。

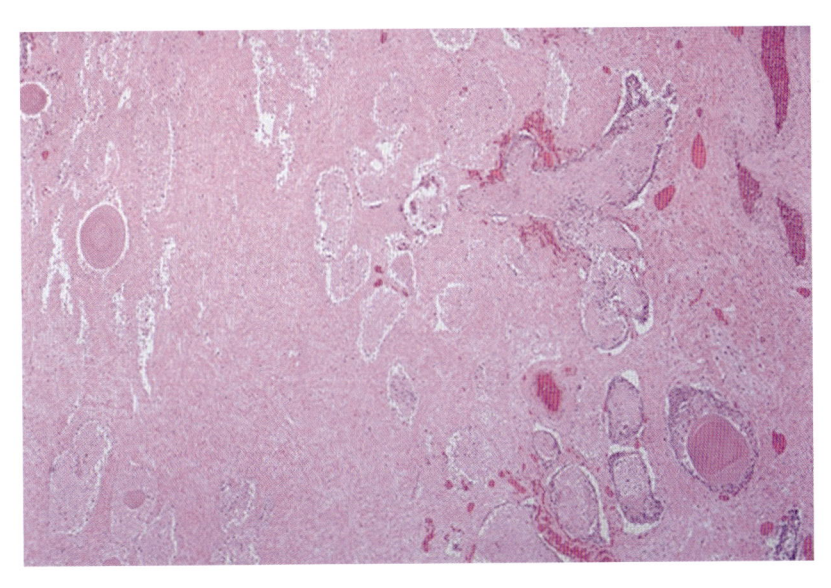

図12-36 前立腺梗塞，組織像

左側に前立腺梗塞の領域をみるが，頻度の高いものではない。このような梗塞は普通は小さいが不快感をきたすこともあり，前立腺炎や前立腺癌と同様に血清PSAの上昇をみる。梗塞周囲の腺には扁平上皮化生がみられ，類澱粉体も認められる。

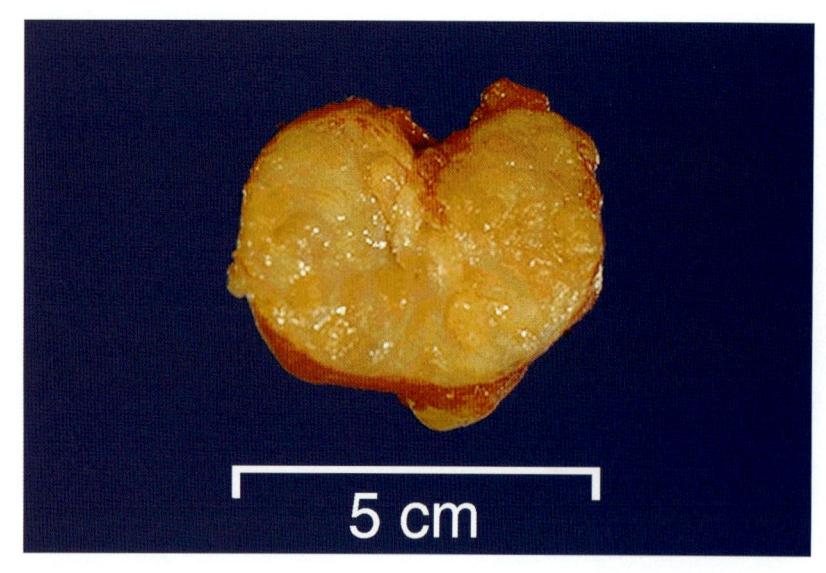

図 12-37　前立腺過形成，肉眼像

前立腺は過形成の結果，腫大し多結節性となっている。この状態を前立腺肥大症（BPH）または結節性前立腺過形成という。たいてい側葉にみられる。数年以上かけて徐々に起こり，一般的に50歳以降にみられ，70歳では90％以上の男性が程度の差はあれBPHを有している。ただし症状を呈するのは少数である。腫大した前立腺は膀胱からの尿排出を妨げ，閉塞性尿路疾患をきたす。BPHは直腸診でびまん性の前立腺腫大として触知される。症状は膀胱を完全に空にできないことと関連しており，排尿開始と停止が困難になることで，残尿から頻尿が起こる。

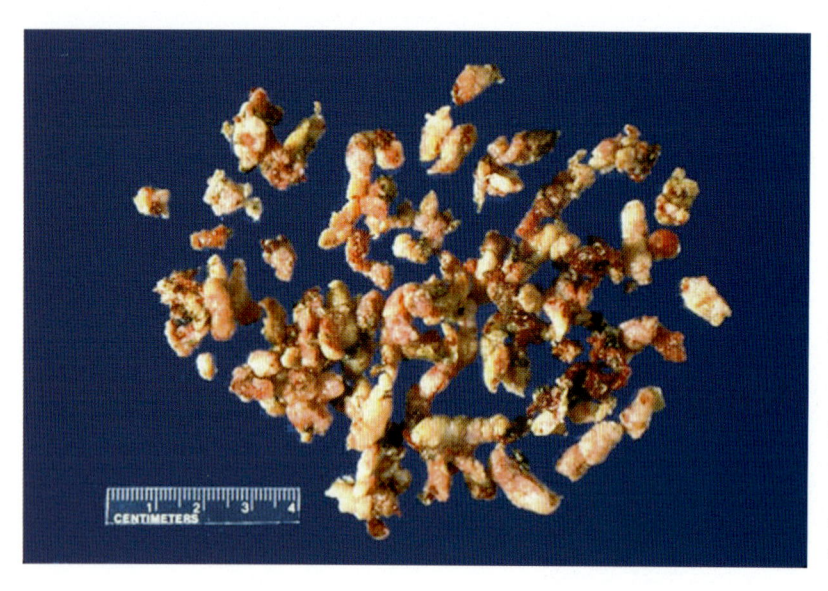

図 12-38　前立腺過形成，肉眼像

症候性前立腺肥大症に対してしばしば行われる手術として経尿道的切除術があり，ここにみられる小さなゴム様前立腺組織の細片が採取される。前立腺過形成は，加齢に伴うエストラジオールの上昇によるアンドロゲン受容体数の増加のため，前立腺と間質のジヒドロテストステロンに対する感受性が高まる結果として起こる。5α還元酵素2型は主として前立腺の間質細胞に認められるが，循環中のテストステロンをジヒドロテストステロンに変換する。BPHの薬物療法は，この酵素やα_{1a}-アドレナリン受容体を阻害することにより，膀胱頸部の平滑筋の弛緩を促し，尿量を改善させることを目的とし，症状除去を強力に早期に行うことを意図している。ただし，薬物療法によって，過形成にて増加した前立腺重量が減少することはない。

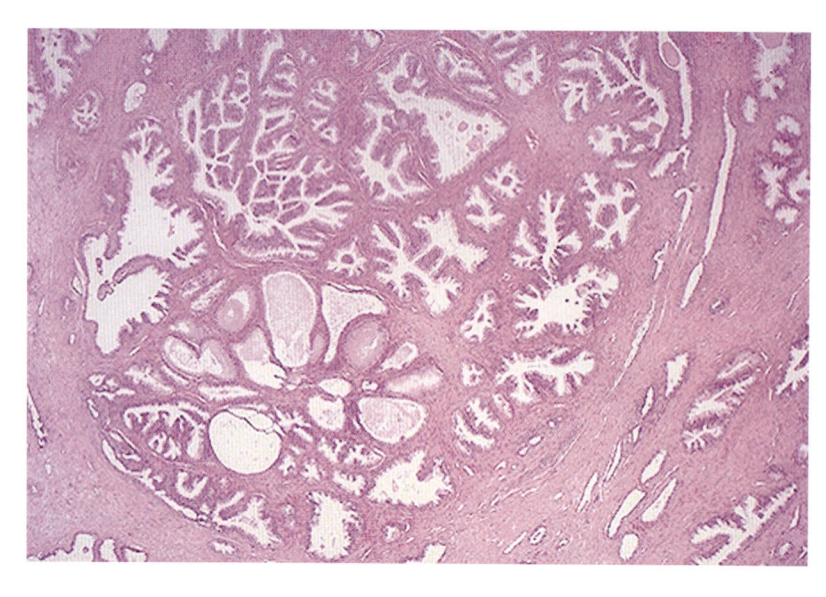

図 12-39　前立腺過形成，組織像

前立腺過形成は腺と間質の両者に起こるが，通常前者がより顕著である。多数の腺管による大きな過形成性結節を示す。腺と腺の間には間質が介在する。腺管は正常より大きく，より複雑に陥入しているが，異型のない均一な円柱上皮と立方状の基底細胞からなる2層構造をとる。これらの過形成結節は，最初は移行領域から発生することが多いが，大きな前立腺腫大の場合は，辺縁領域にも著しい結節性増生を示すことが多い。

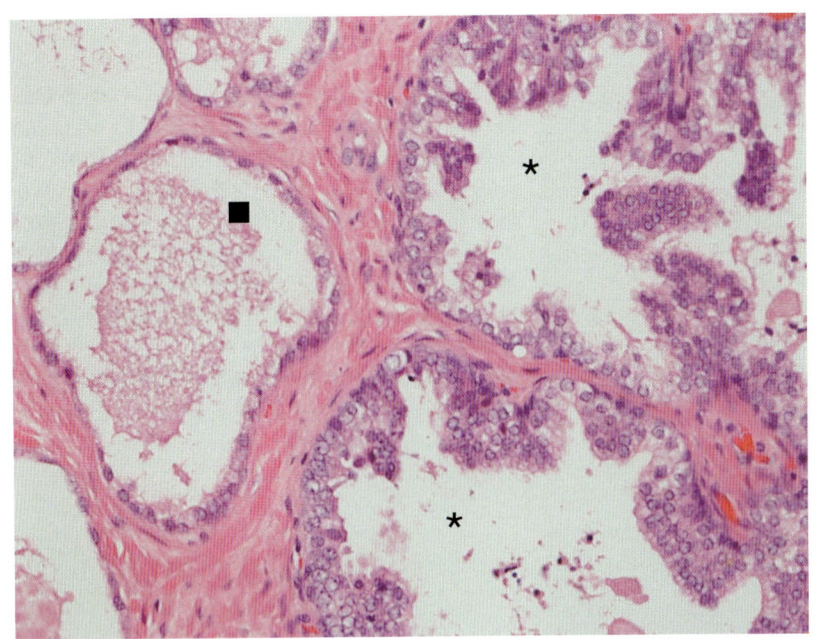

図12-40 前立腺上皮内腫瘍，組織像

前立腺上皮内腫瘍（PIN）は単一の腺房あるいは腺房の小集団にみられる前癌性の細胞増殖である。比較のため正常の前立腺（■）を左側に，PIN（★）を示す腺房を右側にみる。PINは軽度と高度（この像は高度PIN）に分類される。PINの所見は前立腺癌が存在することを示唆しており，腺癌の約半数に高度PINを伴っている。アンドロゲン受容体遺伝子のCAG反復配列を短縮するような変異はアンドロゲン感受性を高め，前立腺腫瘍を発生させる役割を担う。また，生殖細胞の突然変異も認められることがある。

図12-41 前立腺癌，肉眼像▶

この割面では単発の突出した結節（★）を認め，腺癌であることが確認されている。このような結節は直腸診で触知できるか超音波検査で検出できる。いくつかの小さな黒色調の腺内結石が周辺の正常前立腺にも認められる。この前立腺はそれほど腫大していないし，結節形成もみられない。BPHと前立腺癌の両者は加齢とともに頻度を増すが，BPHは癌の危険因子とはならない。前立腺癌は米国では皮膚癌以外では高齢男性に最も多い癌である。50歳以前の発生は稀である。剖検では80歳以上の男性の半数以上に前立腺癌が偶発的に見いだされる（ラテント癌）。

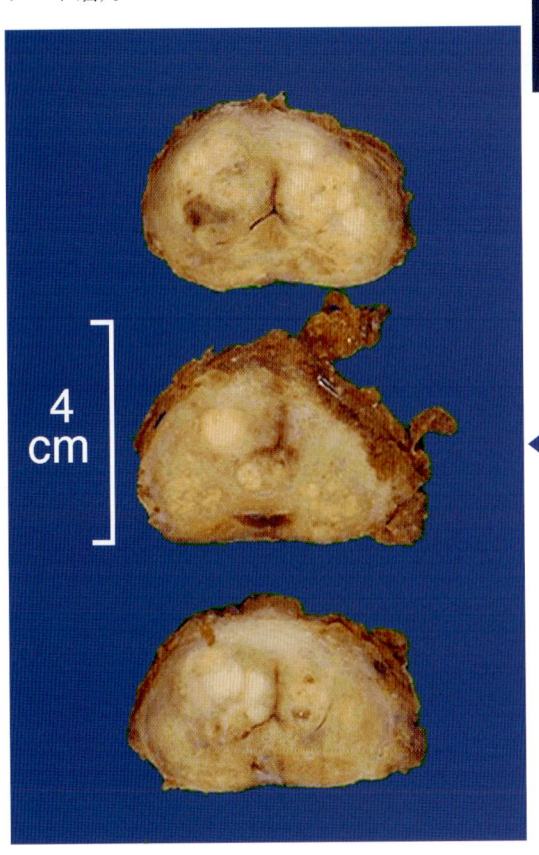

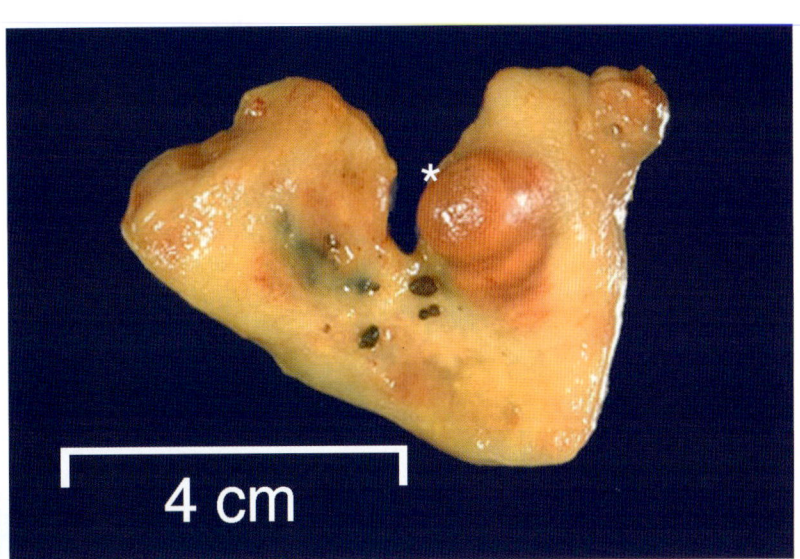

◀図12-42 前立腺癌，肉眼像

これらの組織片は前立腺全摘術より得られた前立腺で，腺癌の不規則な黄色調結節が主に後部域にみられる。腺癌を含む前立腺は必ずしも腫大しない。また，腺癌はBPHと共存することがある。前立腺癌の病期は腫瘍がどの程度ひろがっているのかに基づいている。多くの癌は小さくて臨床的な腫瘍性は希薄である（clinically insignificant cancer）［訳注：わが国ではclinically insignificant cancerの臨床における頻度はさほど高いといえず，現在でも病期が進行した症例の占める割合も米国より多いと考えられている］。しかしながら，ここにみられるような腫瘍はより広範に進展している。前立腺癌は男性の腫瘍死の原因として肺癌に次いで2番目となっている［訳注：わが国では第6位］。前立腺癌の90%以上はグルタチオン-S-トランスフェラーゼ（GSTP1）遺伝子プロモーター領域におけるメチル化を示す。

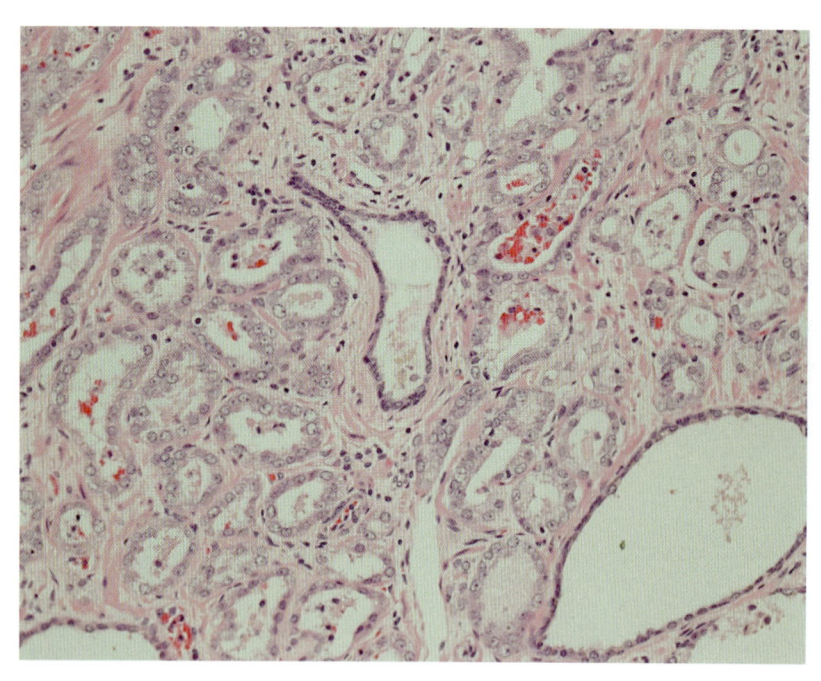

図 12-43　前立腺癌，組織像

癌の腺管は小さく，不規則で密に増生し，正常腺管をまたいでいる。前立腺癌には腫瘍の悪性度を推測するグレード分類があり，Gleason分類が最もよく用いられている。最も優勢な成分に対して 1～5 パターンを評価し（癌がより低分化になると数値が増加する），次に優勢なパターンを同様に 1～5 で評価し，その数値を加える。たとえば，この腺癌の Gleason スコアは 3+3=6 となる。スコアは予後の指標となり，どの程度の侵襲的な治療をすべきかを決定する。一般的にスコアが 6 以下なら腫瘍は低悪性度と考えられる。一方，進行癌では 8 以上のスコアであることが多い。

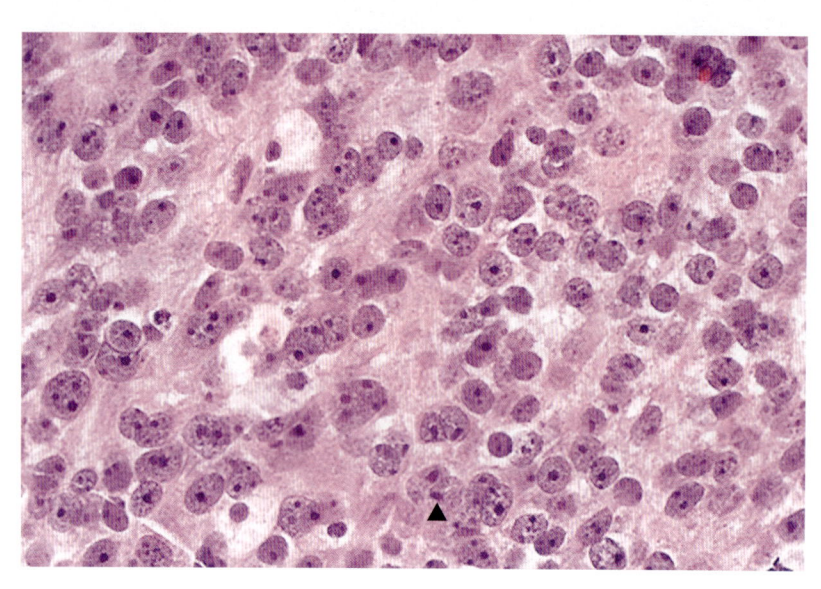

図 12-44　前立腺癌，組織像

明瞭な核小体（▲）が前立腺癌細胞の特徴的な組織像である。前立腺癌は血中 PSA 検査のスクリーニングでみつかることがある。PSA はほぼ特異的に前立腺の腺上皮のみで産生される糖蛋白である。PSA 値は年齢とともに徐々に上昇していく。PSA の軽度上昇（4～10ng/mL）で非常に大きな前立腺であれば，癌よりもむしろ前立腺肥大症か，あるいは前立腺炎であろう。ただし PSA の上昇は，たとえ正常範囲内であっても癌を疑わせる。一方，前立腺内に限局した小さな癌病巣は PSA の上昇を伴わないこともある。経直腸的針生検は診断の確定に有用である。

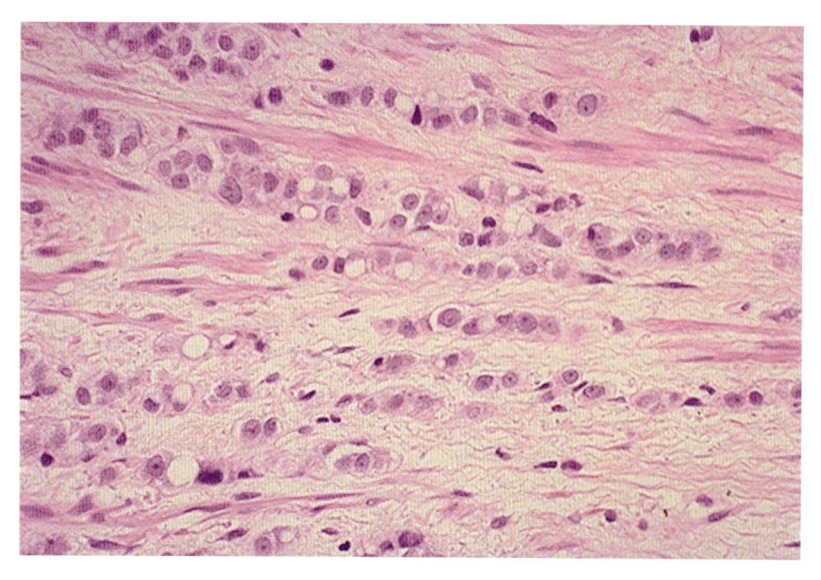

図 12-45　前立腺癌，組織像

この腺癌はかなり低分化（Gleason スコア 5+5=10）で，腺管構造が認められず，個々の細胞が列をなして浸潤している。進行した前立腺癌は一般的に尿路閉塞をきたし，所属（鼠径）リンパ節や骨に転移し，骨では多くの場合，骨形成性転移をきたす。骨転移の最も典型的な部位は背柱骨であり，慢性の背部痛を伴う。少数ながら肺や肝への転移もみられる。

第13章

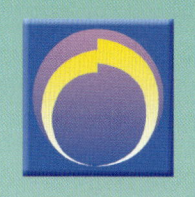

女性生殖器

294　第 13 章　女性生殖器

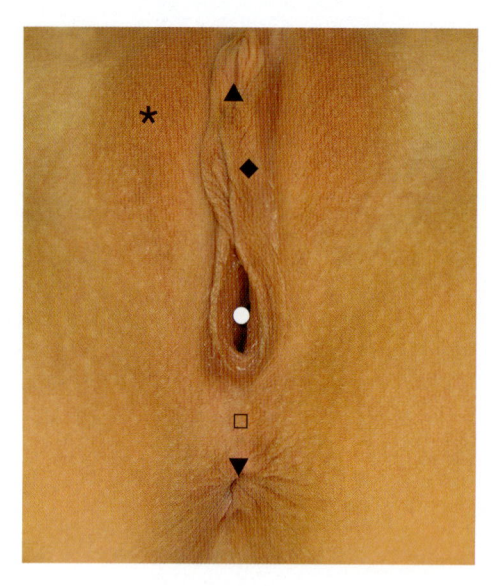

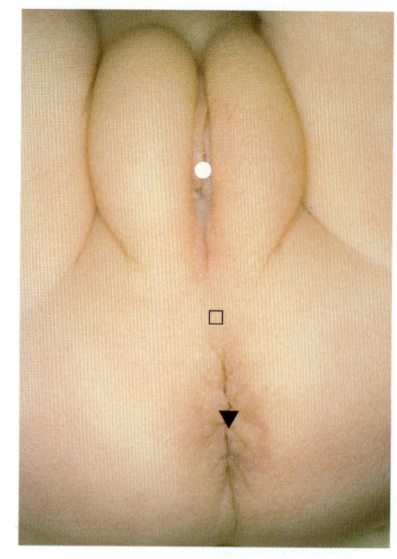

図 13-1　正常外性器，肉眼像
　左は正常成人の外性器で，大陰唇（★），小陰唇（◆），クリトリス（▲），膣入口部（○），会陰（□）およびそれに連続する肛門（▼）を示す。右は生下時女児の外性器で，膣入口部（■），会陰（□），肛門（▼）の位置関係を示す。外性器は角化を示す重層扁平上皮に被覆されている。

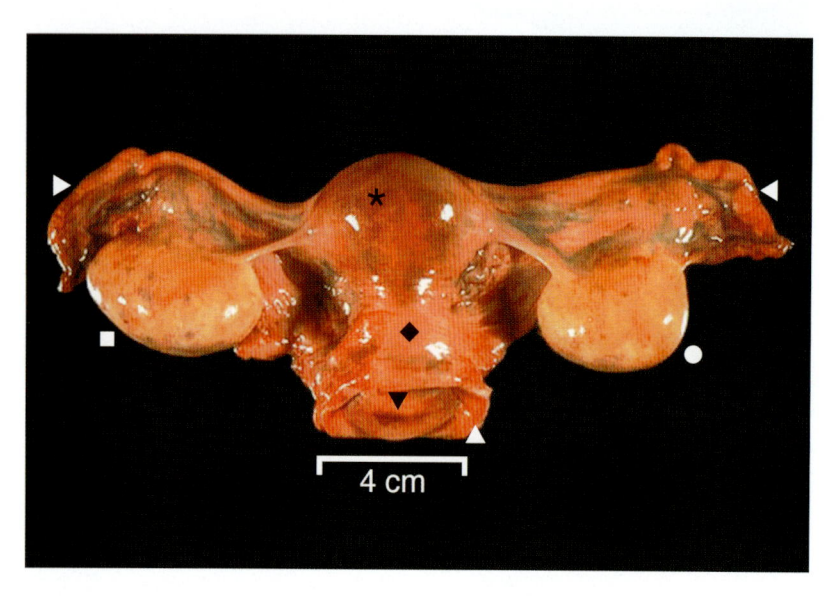

図 13-2　正常内性器，肉眼像
　若年女性の正常子宮と両側付属器で，子宮底部（★），子宮下部（◆），子宮頸部（▼），膣壁（△）と，右卵管（▷），左卵管（◁），右卵巣（□），左卵巣（○）である。胎芽期に，原始胚細胞は卵黄嚢から泌尿生殖隆起に遊走し，上皮および泌尿生殖隆起の中胚葉由来の間質と混在して卵細胞となる。左右のMüller管（傍中腎管）は癒合して1本の管となり子宮および膣が発生するが，一部は癒合せず卵管となる。癒合部の末梢は泌尿生殖洞と接して，外陰部前庭となる。

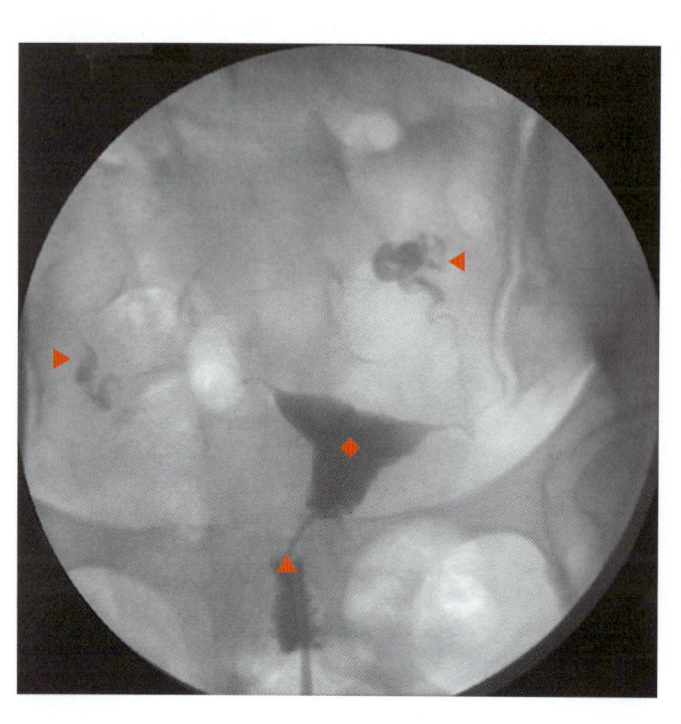

図 13-3　正常内性器，X線写真
　子宮卵管造影の図である。造影剤を子宮内腔（◆）に満たすため，カテーテルが子宮頸部（▲）から挿入されている。造影剤が右卵管と左卵管に及び，徐々に卵管端の卵管采から左（◀）右（▶）の付属器領域に流出し，正常に卵管が開存していることを示す。造影剤の一部は，膣にも逆流している。このX線検査は，不妊症の精密検査の1つとして施行される。

第 13 章　女性生殖器　295

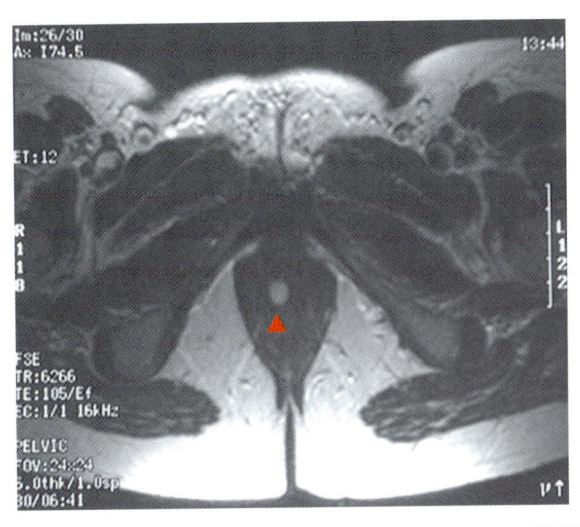

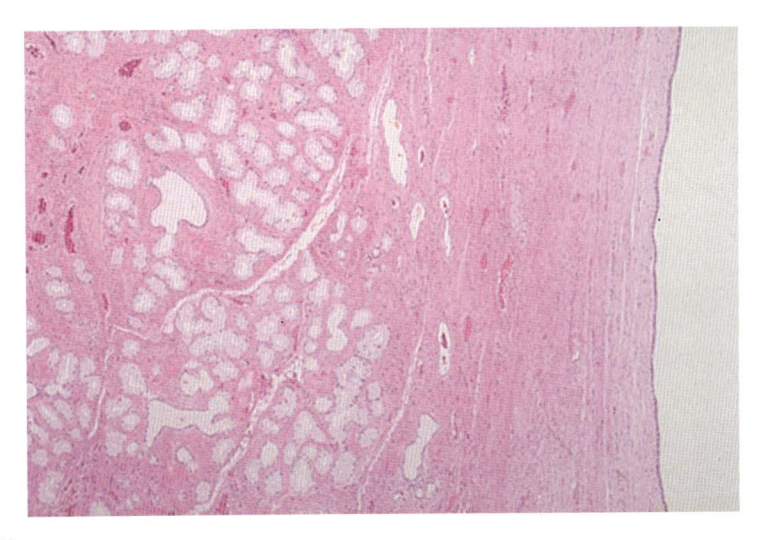

図 13-4，図 13-5　Bartholin 腺嚢胞，MRI，組織像

　MRI では Bartholin 腺由来の小嚢胞（▲）を認める。Bartholin 腺は左右に存在し，粘液性分泌物を産生し，膣入口部に開口する導管から分泌される。腺や導管が閉塞すると，炎症，感染を伴う嚢胞状拡張をきたし，疼痛や不快感の原因となる。Bartholin 腺嚢胞は 3～5cm の大きさに及ぶこともある。右の組織像では，右端に扁平化した移行上皮ないし扁平上皮に被覆された嚢胞を，左には正常の Bartholin 腺構造を認める。

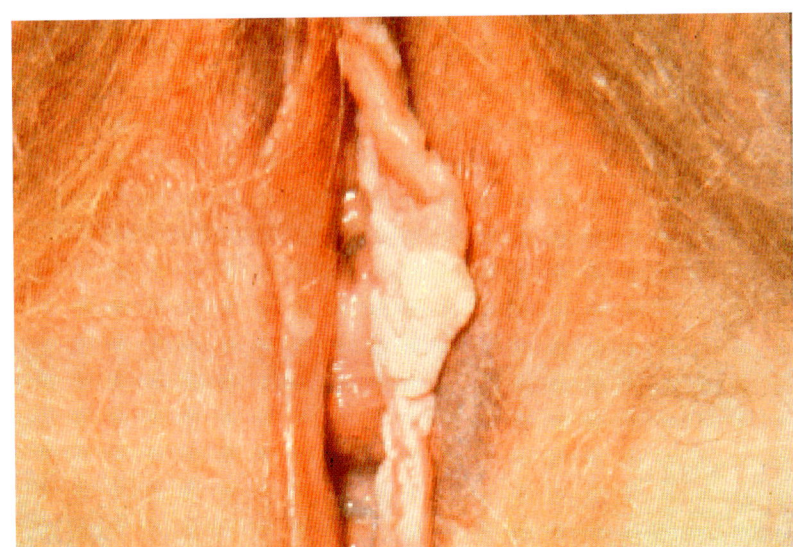

◀図 13-6　外陰部硬化性苔癬，肉眼像

　白板症の白色斑状病変は萎縮と線維化を伴い，膣入口部の狭窄や不快感の原因となる。この変化は徐々に進行し，特に閉経後の成人女性では大陰唇のひろい範囲に波及することがある。硬化性苔癬では二次的に感染のリスクが増加する。

図 13-7　外陰部硬化性苔癬，組織像▶

　外陰部重層扁平上皮には萎縮による菲薄化と脚釘の消失を認め，基底細胞は水腫状変性を示す。真皮には膠原線維の増生を認めるが，帯状のリンパ球浸潤を伴うこともある。これらの所見は自己免疫異常を示唆する像である。患者の 4％未満に，外陰扁平上皮癌が続発する。

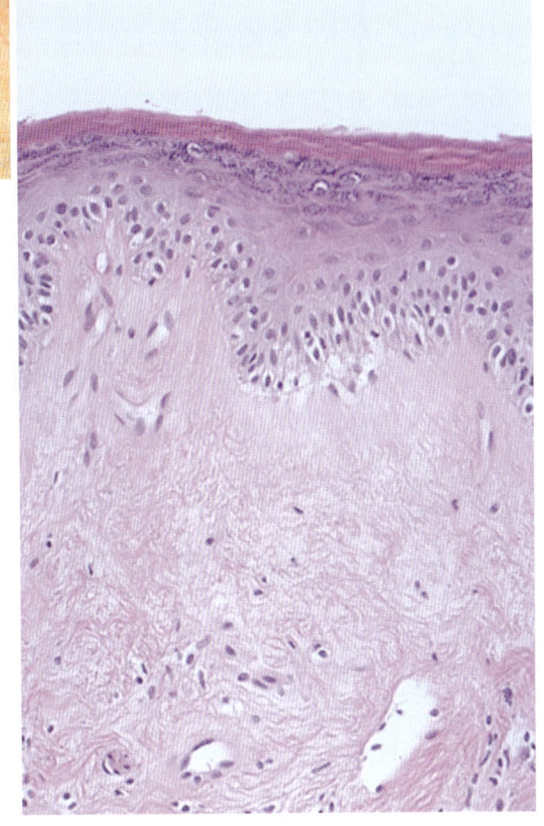

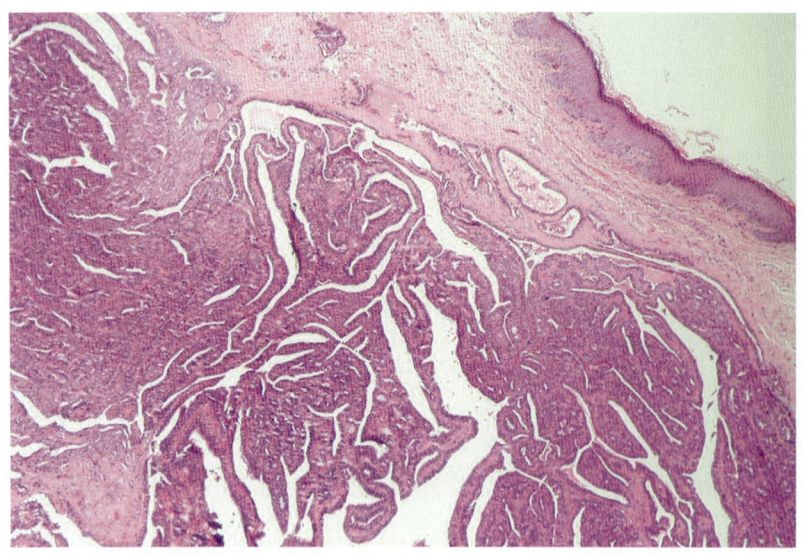

図 13-8　外陰部乳頭状汗腺腫，組織像

外陰部にはアポクリン汗腺の亜型が存在し，それを基盤として乳頭状汗腺腫が発生し得る。病変は，大陰唇ないし，陰唇間の襞に好発し，境界明瞭な結節を形成する。潰瘍形成傾向があるため，外陰癌が疑われることもある。組織学的に，乳腺の乳管内乳頭腫と同様の像を呈し，この図のように，規則的な乳頭状構造ないし管状構造を呈し，腫瘍細胞は単層ないし2層に配列する線毛を欠く円柱上皮細胞とその基底膜側の筋上皮細胞の2種類からなる。筋上皮細胞は，汗腺ないし汗腺由来の腫瘍の特徴である。

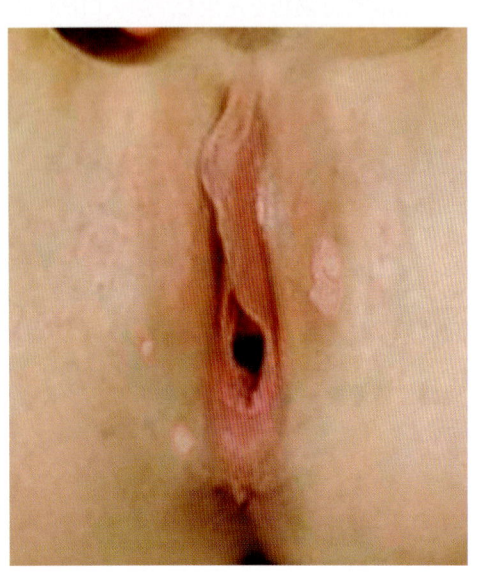

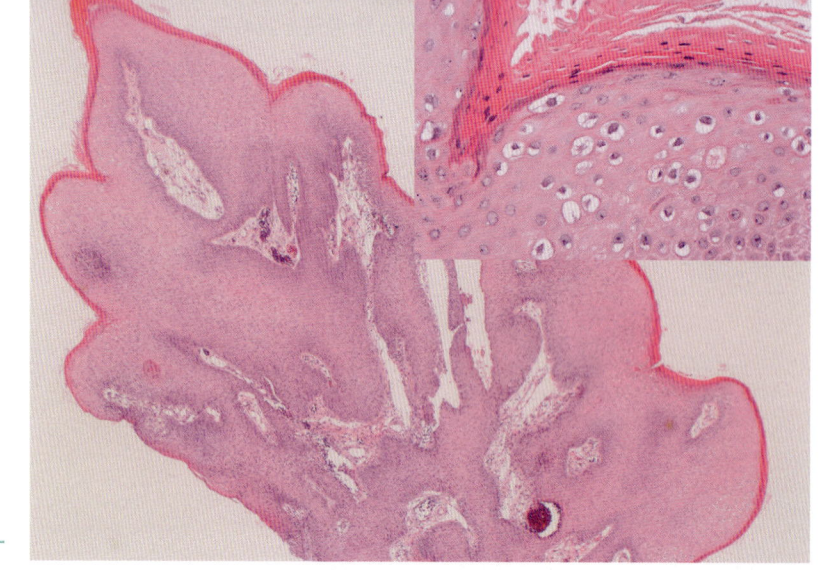

図 13-9, 図 13-10　外陰部尖圭コンジローマ，肉眼像，組織像

会陰，外陰，肛門周囲に疣贅状隆起性病変を認める。本病変は，性行為感染症であるヒトパピローマウイルス（HPV）感染によって引き起こされるが，通常 HPV6 型，HPV11 型によることが多い。病変は孤立性のことも多発することもある。扁平上皮層は乳頭状に肥厚し，個々の細胞は，核周囲明庭（halo）と核異型を呈し "koilocytotic atypia" と呼ばれる特徴的な変化を示す。尖圭コンジローマは良性であり，同じ大きさのまま存続，自然消退，ゆっくりと増大のいずれかの経過をとり，癌に進展することはない。

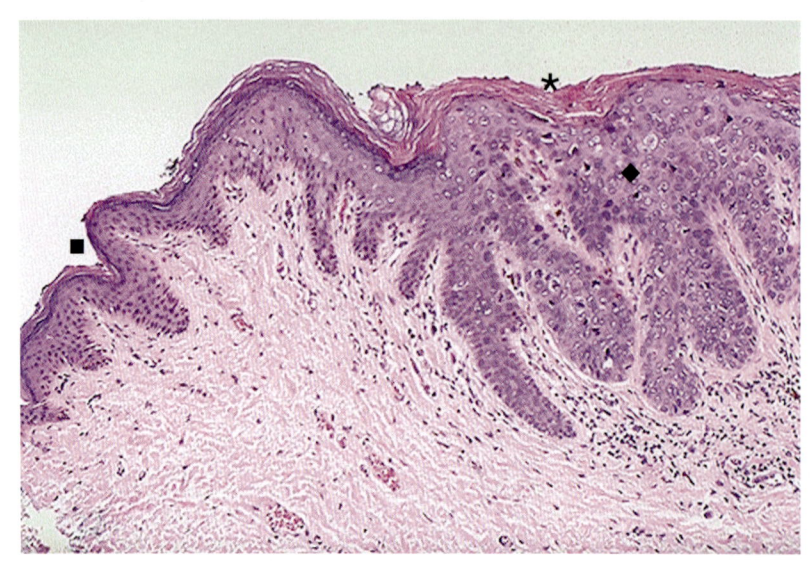

図 13-11　外陰部異形成，組織像

HPV 感染は，外陰部の上皮に異形成（◆）をきたすことがある。萎縮性であるが異形成を示さない左の領域（■）に比して，病変部では過角化（★）を認めるが，これは肉眼的に白板症として観察される。ほとんどの外陰部上皮内腫瘍は浸潤癌に進展することがないが，HPV16 型ないし 18 型感染例では，浸潤癌のリスクが増す。多中心性に発生することが多く，子宮頸部扁平上皮癌や膣扁平上皮癌と合併する例もある。高齢者の外陰癌の中には HPV 感染とは無関係に，硬化性苔癬を基盤に発生するものがある。

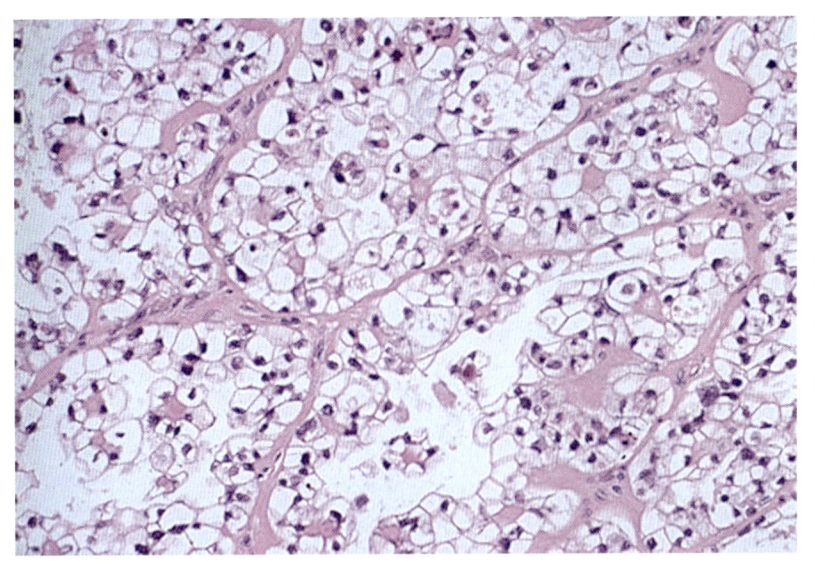

図13-12 膣明細胞腺癌，組織像

膣の腫瘍は稀である。膣粘膜には，赤色調顆粒状変化を呈する腺症（adenosis）を認めることがある。妊娠中にジエチルスチルベストロール（diethylstilbestrol：DES）が投与された母親から生まれた女性では，若年期に腺症を基盤とした明細胞腺癌が発生することがあるが，これらの女性においても膣の腫瘍は稀である。DESは，思春期ないし若年女性における膣の上部および子宮頸部の明細胞腺癌のリスクを高める。明細胞腺癌は発見時にはすでに浸潤し治癒困難であることが多い。

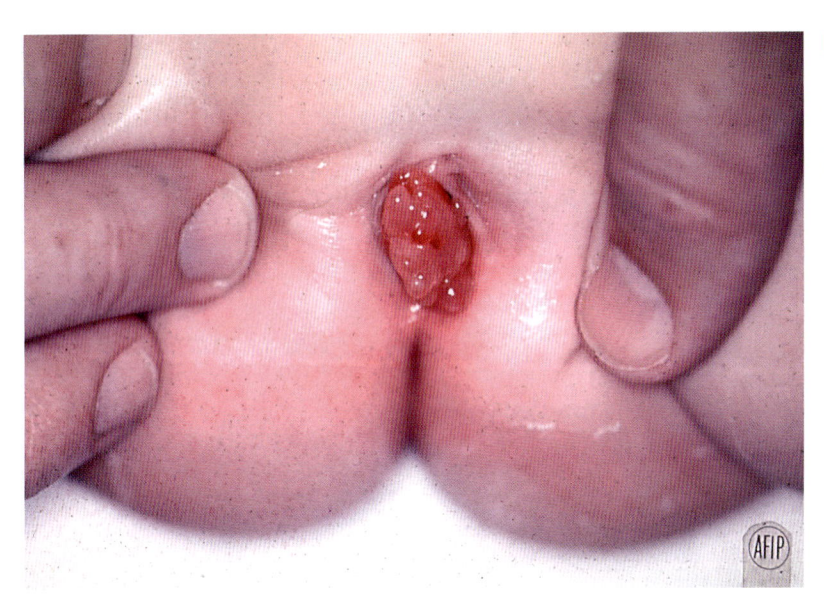

図13-13 膣ブドウ状肉腫，肉眼像

膣を充満し膣入口部に進展するブドウの房状を呈するポリープ状腫瘤を認める。ブドウ状肉腫と呼ばれるこの腫瘍は横紋筋肉腫の稀な一亜型で，通常5歳未満の女児に好発する。

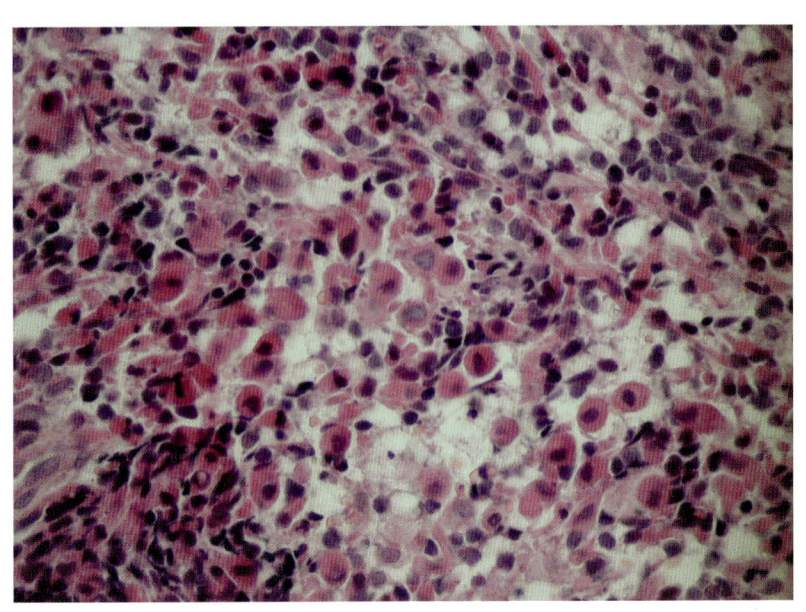

図13-14 膣ブドウ状肉腫，組織像

本腫瘍は横紋筋肉腫の一亜型である。線維性浮腫性間質とピンク色の細胞質を有する小型で未熟な腫瘍を認める。しばしば局所に浸潤し，大きな腫瘍では尿路の閉塞をきたすことがある。

298　第13章　女性生殖器

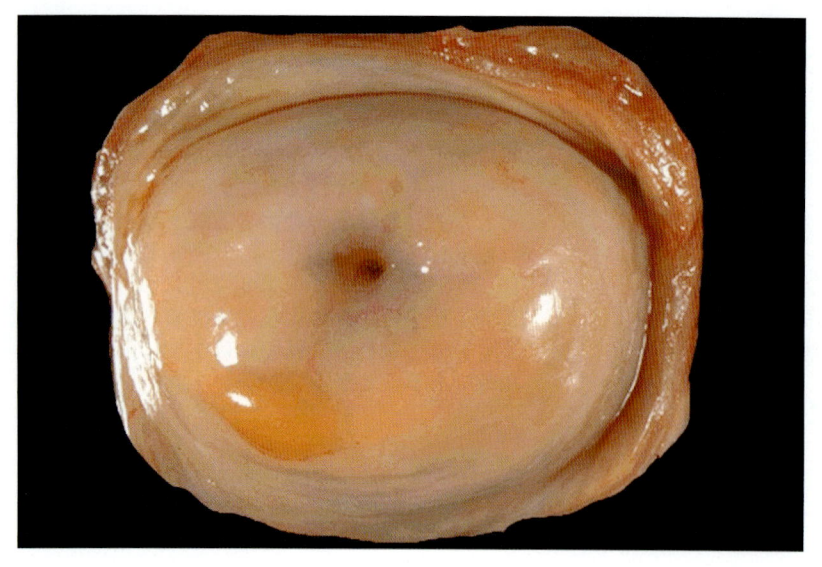

図13-15　正常子宮頸部，肉眼像

　正常子宮頸部の粘膜は平滑で光沢を有する。図は摘出子宮であるが，頸部の周囲には膣壁も認める。未経妊婦の子宮口は，ここにみられるような小型円形状を呈するのが特徴である。妊娠後の子宮口は魚口状となる。

図13-16　正常子宮頸部，組織像 ▶

　正常子宮頸部の非角化型重層扁平上皮である。扁平上皮は，基底部から表層に向かって成熟している。細胞診は子宮頸部表面（時には膣粘膜表層）を綿棒やブラシで擦過し得られた細胞を固定液に浸漬後染色する。細胞の成熟パターンは正常月経周期内で変化し，ホルモンの状態を反映している。細胞診では，炎症細胞やカンジダ菌（*Candida albicans*），トリコモナス原虫，細菌性膣炎の"clue cell"（膣ガルトネラ症）などの病原体も観察される。異型細胞も観察できることはいうまでもない。

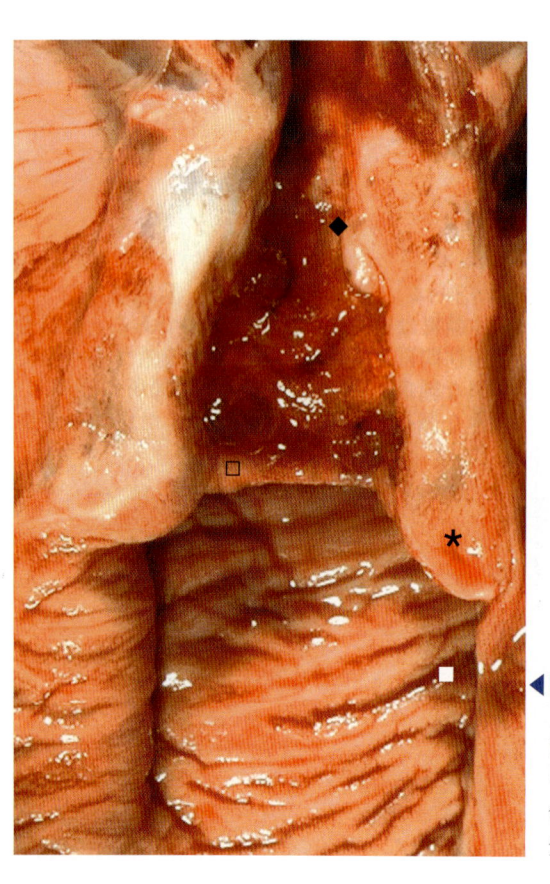

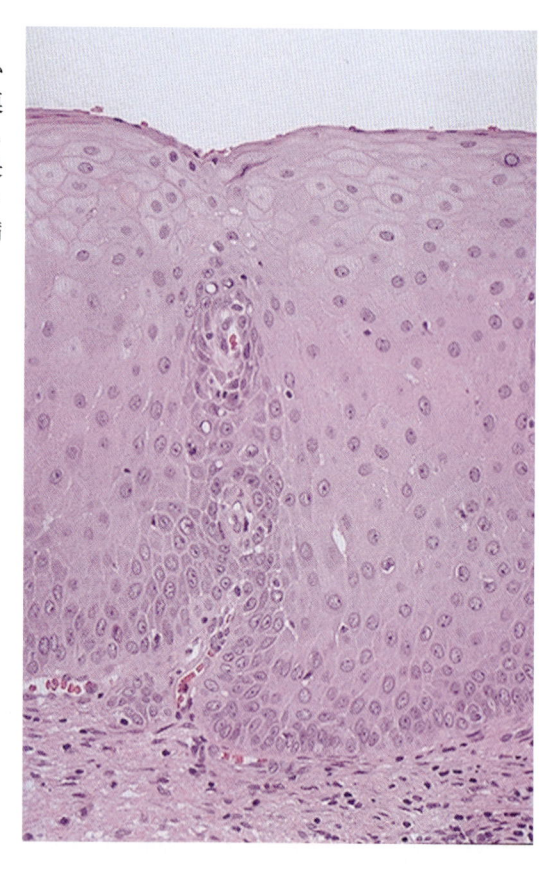

◀ 図13-17　正常子宮頸部および正常膣，肉眼像

　生殖年齢女性の正常膣粘膜（■）は皺を有する。図の子宮頸部（★）は前壁に入割された状態で，子宮頸管およびそれと連続する子宮体下部（◆）が上方に観察される。子宮頸管は子宮口（□）に開口し，粘膜は赤色調で慢性頸管炎の像を呈している。子宮頸部の間質は密な線維筋性成分からなり，割面は白色を呈する。

第 13 章 女性生殖器

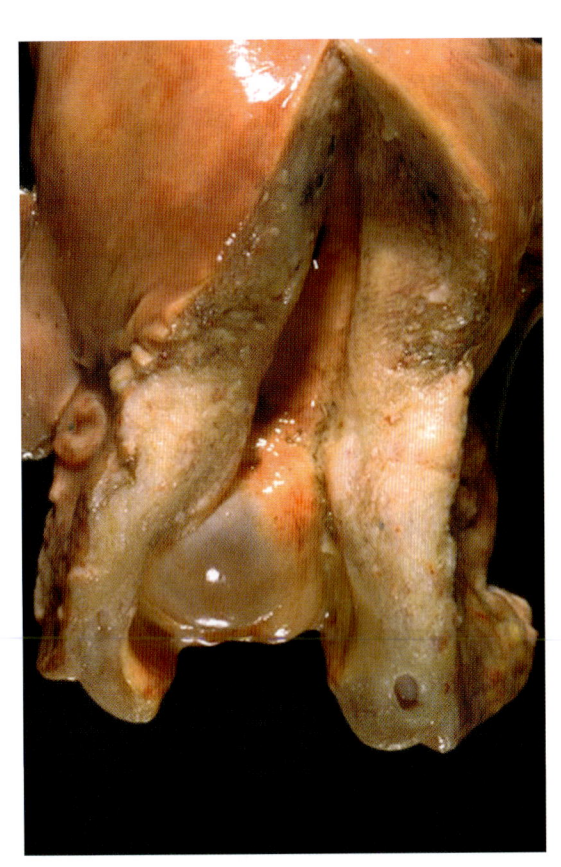

図 13-18 Naboth 囊胞，肉眼像
　頸管間質から粘膜内腔に隆起する大型で半透明な Naboth 囊胞を認める。子宮頸管炎により粘膜下の腺管は閉塞し，それより深部の腺管は囊胞状に拡張する。これらの囊胞には透明な粘液が充満している。Naboth 囊胞は稀な病変ではなく，良性で，通常大きさは数 mm 〜 1cm 程度である。

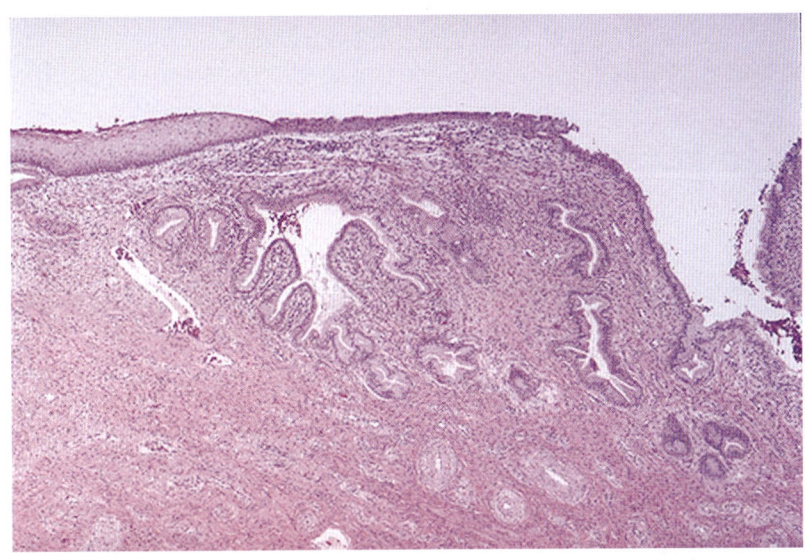

図 13-19 正常子宮頸部移行帯，組織像
　弱拡大像。正常子宮頸部において，重層扁平上皮は移行帯（扁平上皮-円柱上皮境界）を介して，胞体内に粘液を有する高円柱上皮に被覆された内頸部に連続する。内頸部の間質内には同様の高円柱上皮に被覆された頸管腺を認める。

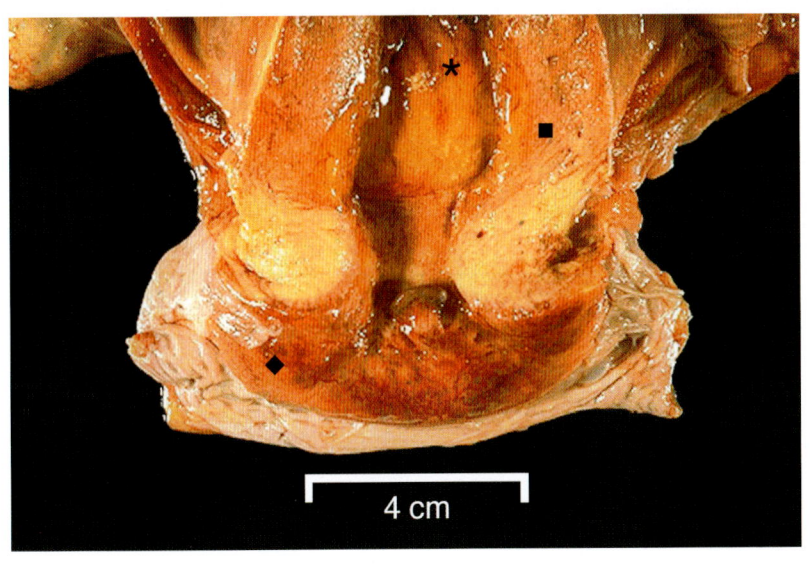

図 13-20 慢性頸管炎，肉眼像
　慢性頸管炎は，通常，子宮頸部扁平上皮-円柱上皮境界から起こり，外子宮口の外側の扁平上皮領域に及ぶ。写真の子宮は，前壁に入割された状態で，子宮頸管（★）および子宮体下部（■）が観察される。子宮膣部粘膜は炎症のため発赤している（◆）。生殖期の女性では，血中エストロゲンの上昇により，子宮頸部および膣の扁平上皮はグリコーゲンを取り込み成熟する。このグリコーゲンの膣常在菌への作用により，膣内は酸性に保たれ，病原性細菌の増殖が抑制される。

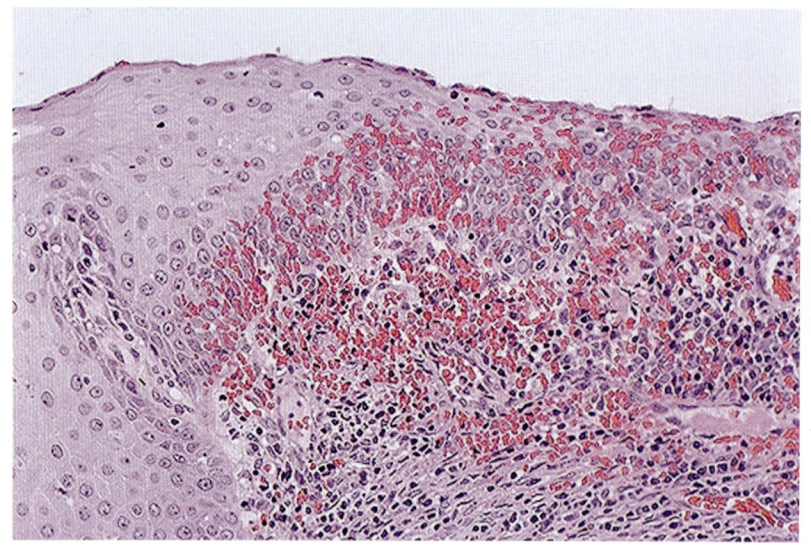

図13-21 慢性子宮頸管炎，組織像

子宮頸部扁平上皮−円柱上皮境界の上皮下に，小型リンパ球の浸潤と出血を認める。連鎖球菌，ブドウ球菌，腸球菌，大腸菌群などの細菌，真菌ではカンジダ，原虫ではトリコモナスが主たる原因であり，子宮頸管炎だけではなく膣炎の原因ともなる。臨床的には急性期を経て慢性化することが多い。炎症への反応と上皮の剥離（びらん）後の再生により，細胞診では上皮に軽度の異型（炎症性異型）をきたすことがある。

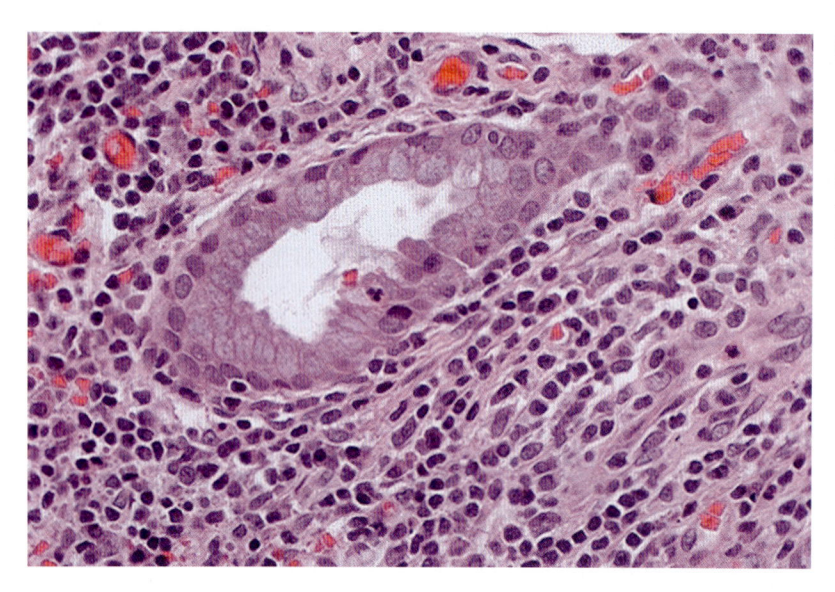

図13-22 慢性子宮頸管炎，組織像

頸部間質の頸管腺周囲にリンパ球を主体とする炎症細胞浸潤を認める。炎症に伴って，びらん，潰瘍形成，再生性変化を認めることがある。成人女性の子宮頸部には，程度の差はあれ大概炎症を認めるが，軽度の炎症は生理的で，臨床的に問題となることはない。

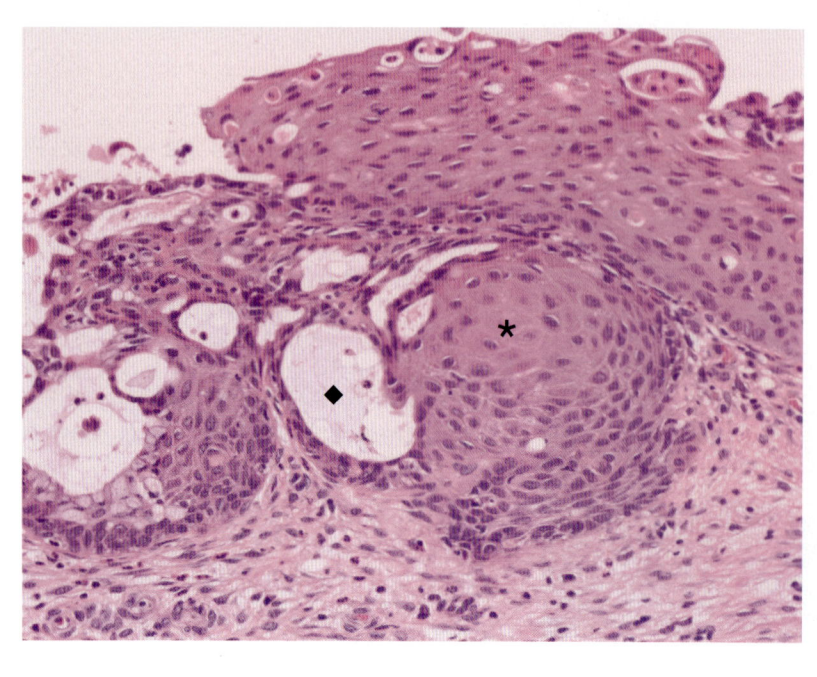

図13-23 子宮頸部扁平上皮化生，組織像

炎症によって，頸管腺の既存の円柱上皮（◆）は扁平上皮（★）への化生を呈している。化生は，成熟した細胞が別の性質を有する細胞に転化する可逆的変化であり，それ自体は良性変化であるが，これを基盤として異形成が起こる。

第 13 章　女性生殖器　301

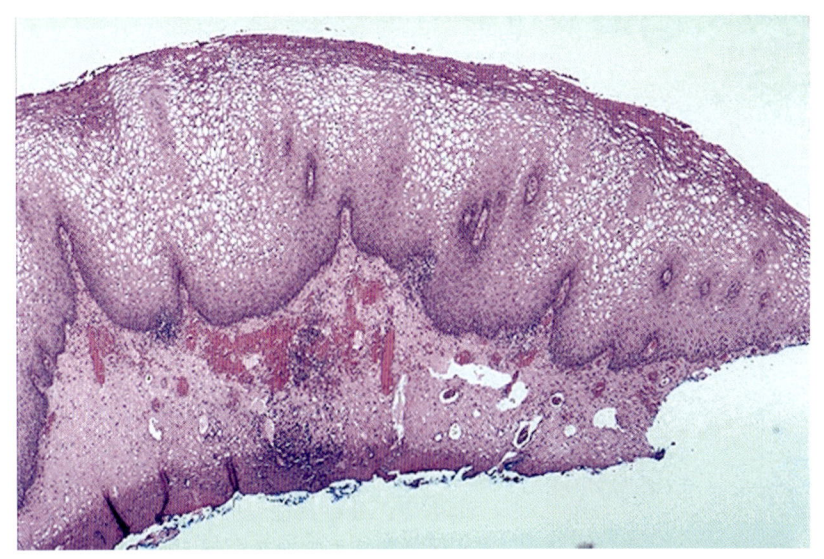

図 13-24　ヒトパピローマウイルス感染による変化，組織像

子宮頸部生検検体の組織像である。扁平上皮層は肥厚している。個々の扁平上皮細胞には核周囲明庭を認め，コイロサイトーシスと呼ばれる。この変化は HPV 感染によるもので，尖圭コンジローマでもみられる。健康な女性であれば，多くは，HPV に感染しても数年後に自然治癒する。HPV は高リスク群と低リスク群に分けられ，HPV16 型，HPV18 型に代表される高リスク群 HPV の E6 蛋白は p53 に結合して p53 蛋白の機能を不活性化し，E7 蛋白は Rb 蛋白に結合して DNA 合成を促進する。

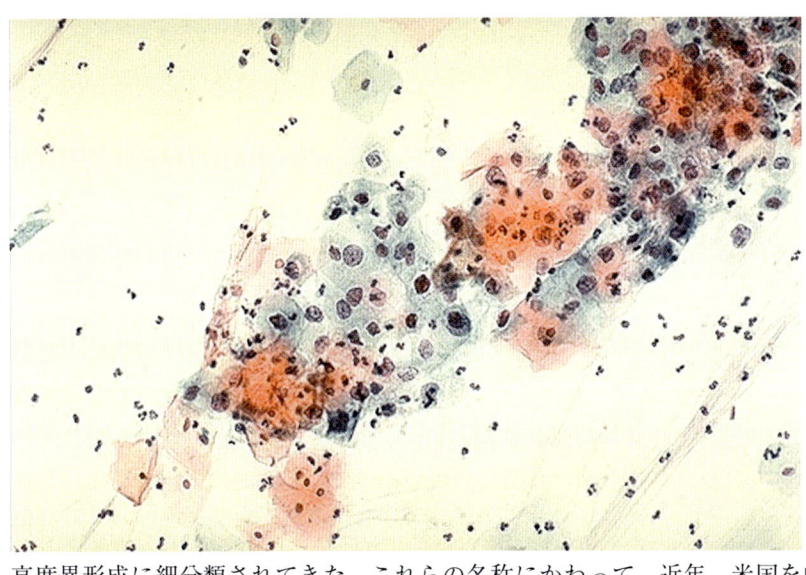

図 13-25　子宮頸部扁平上皮異形成，細胞像

子宮頸部擦過細胞診によるスクリーニングがひろく行われるようになって，子宮頸癌は前駆病変である異形成や早期癌の段階で発見されるようになり，その結果，子宮頸癌の頻度やこれによる死亡率は減少した。図中央上方および下方に，オレンジ色ないし薄青の細胞質と濃縮核を有する多陵形の正常扁平上皮細胞を認める。図中央から右上方には，クロマチンの増量した不整形の核を有する小型の細胞を認めるが，これらが異形成である。異形成は子宮頸部上皮内腫瘍（Cervical intraepithelial neoplasia：CIN）と呼ばれ，グレード I，II，III（CIN I，CIN II，CIN III）に分けられる［訳注：子宮頸部扁平上皮癌の前駆病変は従来異形成と上皮内癌に分けられ，前者はさらに軽度異形成，中等度異形成，高度異形成に細分類されてきた。これらの名称にかわって，近年，米国を中心に，異形成と上皮内癌を一連の病変としてとらえる CIN という概念が導入されるようになった。CIN I は軽度異形成，CIN II は中等度異形成に相当し，CIN III は従来の高度異形成および上皮内癌を包括した病変を指す。現在わが国では，施設や医師により，異形成-上皮内癌と CIN のいずれの名称も用いられており，子宮頸癌取り扱い規約改訂第 2 版でも並列して記載されている］。

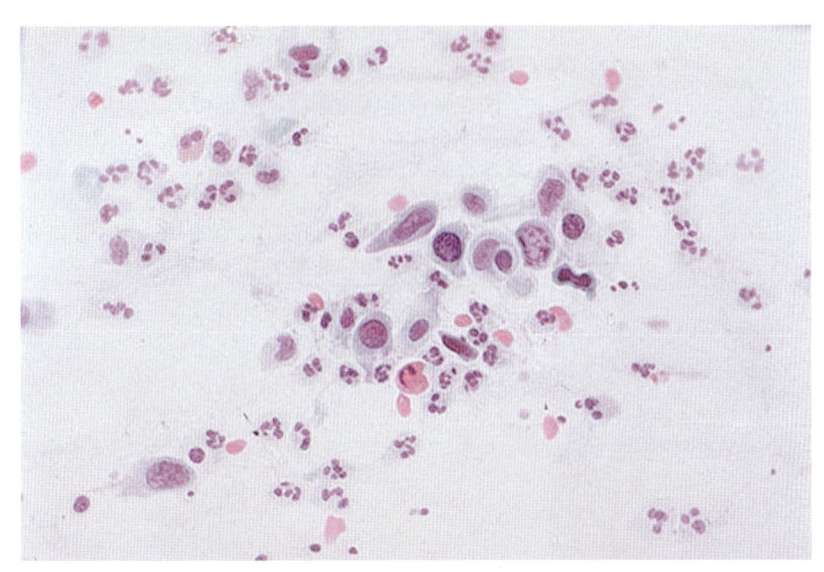

図 13-26　子宮頸部扁平上皮癌，細胞像

多形性，高度の核の腫大とクロマチンの増加（濃染）を示す細胞を認め，扁平上皮癌と診断される。背景には炎症と出血が目立つが，これは，潰瘍を伴う浸潤癌でよく認める像である。細胞診で CIN や癌を認めた場合は，生検や治療が必要である。子宮頸部腫瘍の危険因子は，初交年齢が若い，複数の性交相手の存在，多産，性交相手が複数女性との性交渉を経験している場合，高リスク HPV に分類される HPV16 型，HPV18 型の感染が挙げられる。

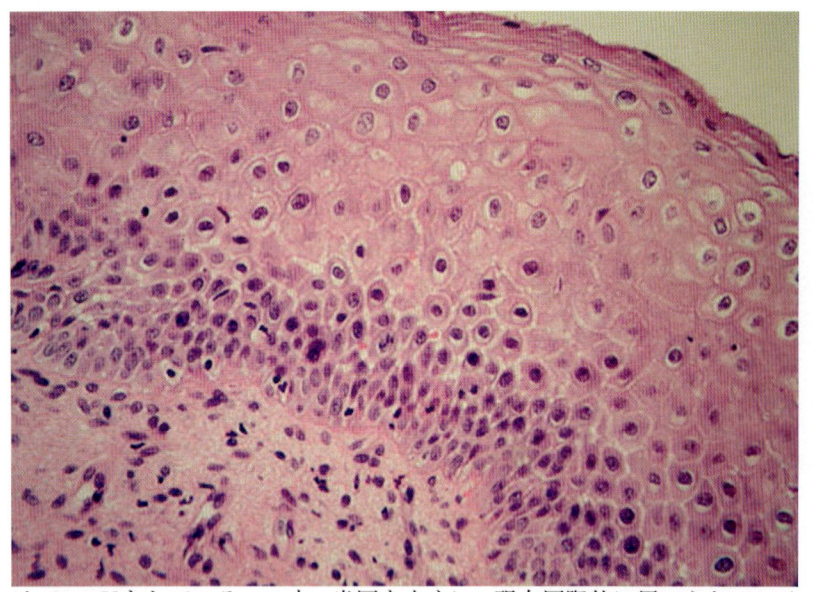

図13-27　子宮頸部上皮内腫瘍Ⅰ（CINⅠ），組織像

扁平上皮層の基底側1/3に限局して細胞異型と極性の乱れを認め，基底膜は保持されている。CINⅠである。HPV感染を示唆するkoilocytotic atypiaを示す細胞も認める。細胞診でCINの分類推定が困難な異型細胞を認める場合には，"意義不明の異型扁平上皮（ASCUS）"と判定され，経過観察を要する。細胞診においてCINが推定される細胞を認める場合には，上皮内扁平上皮病変（SIL）という名称が用いられ，CINⅠはlow-grade SIL（LSIL）に分類される［訳注：わが国では子宮頸部細胞診の判定には，Papanicolaou分類の変法である日母分類を用いてきた。この分類ではclassⅠからⅤに分類され，classⅠ，Ⅱは良性，推定病変が軽度ないし中等度異形成である場合はclassⅢa，高異形成はclassⅢb，上皮内癌はclassⅣ，浸潤癌はclassⅤとしている。一方，米国を中心に，現在国際的に用いられているのがBesthesda systemで，従来の異形成のうち，軽度異形成はlow-grade squamous intraepithelial lesion（LSIL），中等度・高度異形成および上皮内癌はhigh-grade squamous intraepithelial lesion（HSIL）に分類される。わが国でも最近，Besthesda systemを導入する方向にある］。

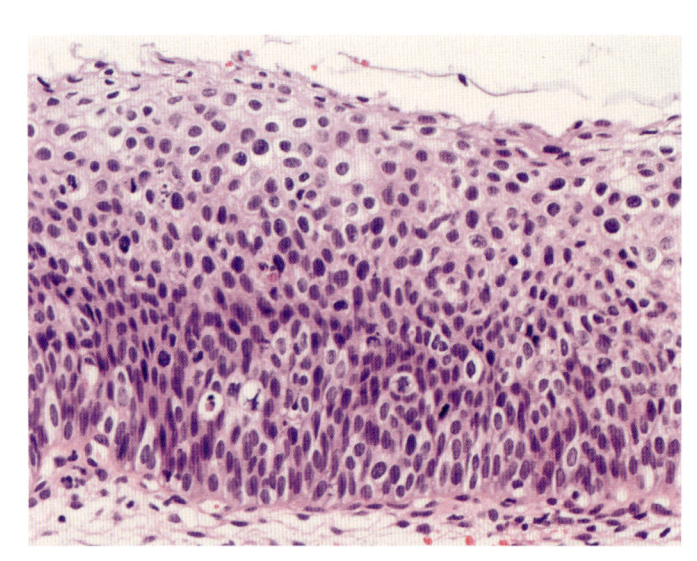

図13-28　子宮頸部上皮内腫瘍Ⅱ（CINⅡ），組織像

扁平上皮層の基底側2/3に細胞異型と極性の乱れを認め，基底膜は保持されている。CINⅡである。中等度異形成および高度異形成（CINⅡおよびCINⅢ）は，細胞診では，high-grade SIL（HSIL）に分類される。HSILでは，ハイリスクHPVの感染を認める傾向がある。HPVはヒト細胞DNAに取り囲まれ，*E6/E7*蛋白の持続的発現により，細胞周期の不安定化をきたし，*P16/NK4*に作用しサイクリン依存性キナーゼ抑制物質p16の発現が増加する。本病変は，長年かけて進行していくので，定期的に細胞診を用いた検診を行っていれば，進行癌に進展する以前に発見され，病変を切除し完治することも可能である。病変はコルポスコープ検査で観察可能なことが多い。

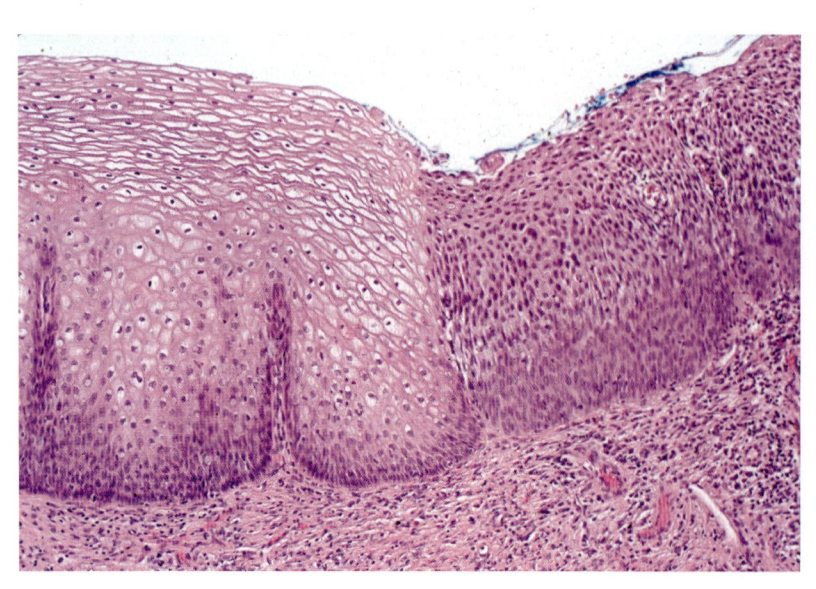

図13-29　子宮頸部上皮内腫瘍Ⅲ（CINⅢ），組織像

図左側は正常重層扁平上皮である。中央から右側は病変部で，重層扁平上皮層のほぼ全層に及ぶ核腫大，核濃染，配列の乱れを認め，基底膜は保持されている。CINⅢである。高度異形成と上皮内癌はともにCINⅢないしHSILに分類され，浸潤癌に進展するリスクが高い。

第 13 章 ● 女性生殖器　303

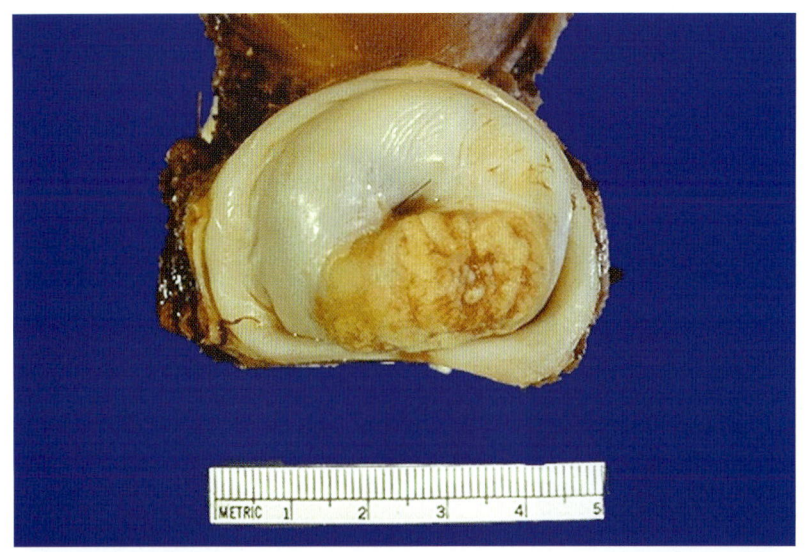

図 13-30　子宮頸部扁平上皮癌，肉眼像
子宮頸部に限局する子宮頸部扁平上皮癌Ⅰ期の子宮全摘出術検体である。5 年生存率は，子宮頸部上皮内扁平上皮腫瘍では 100％，微小浸潤癌（Ⅰa 期）で 95％以上，浸潤が子宮頸部に限局しているⅠb 期扁平上皮癌では 80 〜 90％である。本例では，子宮口 3 時から 7 時方向に，外方性に発育する（周囲の平滑な粘膜に比して隆起する）赤色，褐色ないし黄色調の腫瘤を認める。異形成（dysplasia）の自然史として癌に進展する。子宮頸癌は早ければ 10 歳代でも発生するが，好発年齢は 40 歳代である。

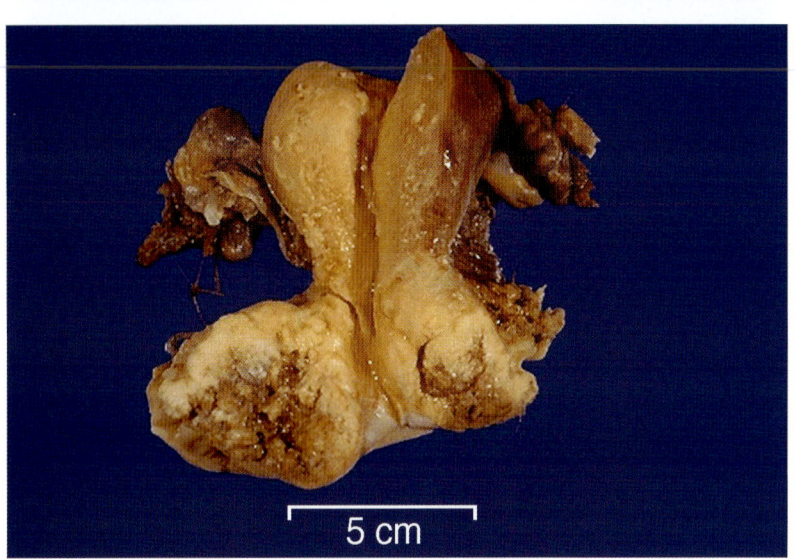

図 13-31　子宮頸部扁平上皮癌，肉眼像
子宮頸部扁平上皮癌の子宮全摘出術および両側付属器摘出術（TAH-BSO）検体である。腫瘍は，大型で膣壁に浸潤しているが骨盤壁には達していないため，進行期はⅡ期となる。子宮頸癌Ⅱ期の 5 年生存率は 75％である。腫瘍が骨盤壁に達すればⅢ期となるが，その場合の 5 年生存率は 50％未満である。

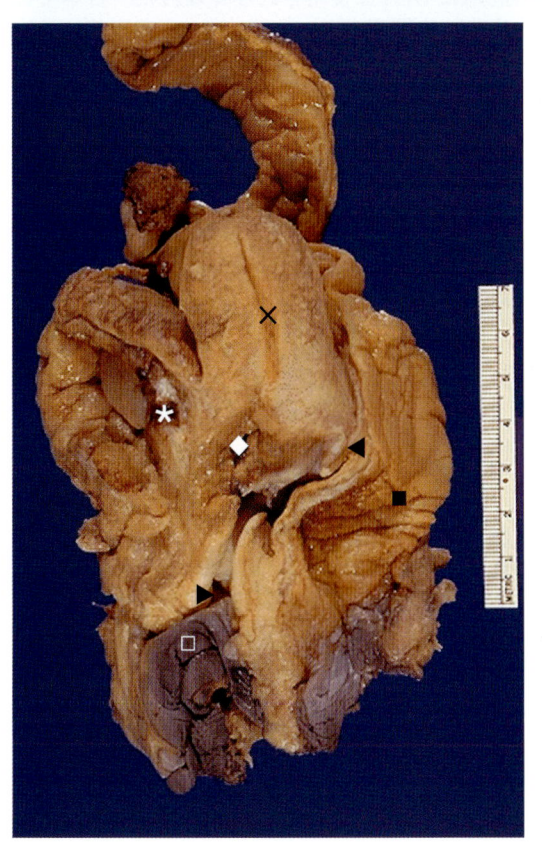

図 13-32　子宮頸部扁平上皮癌，肉眼像
膀胱，直腸ないし骨盤外に進展したⅣ期の子宮頸癌に対して行われた骨盤全摘出術検体である。下側には暗褐色の外陰部皮膚（□），これと連続して膣（▶），図中央の子宮頸部（◀）を認める。子宮頸部には褐色調の不整形腫瘤（◇）を認め，図左方の膀胱（*）に浸潤している。上方には裂隙状の子宮内膜とそれを囲む子宮筋層を認める（×）。右方には直腸（■）を認め右側のS状結腸に連続している。子宮頸癌Ⅳ期の 5 年生存率は 5％，すなわち 20 人に 1 人で，骨盤全摘出術後の回腸膀胱形成および結腸吻合（Koch 嚢）による再建術により，術後の生活と活動が可能となる。進行癌では，現実的な対応が要求される。

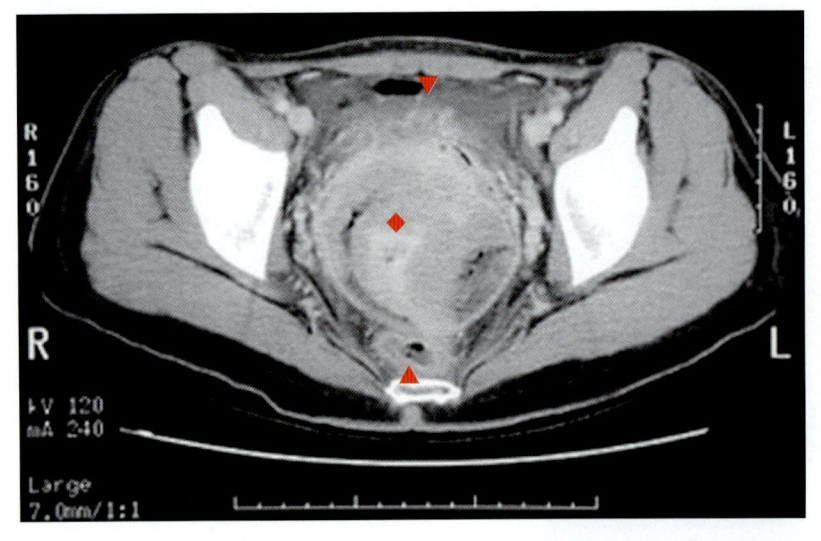

図 13-33 子宮頸部扁平上皮癌, CT

骨盤部 CT にて, 子宮頸部に壊死や空気を伴う不均一な濃度を呈する大きな腫瘤(◆)を認める。腫瘍は前方は膀胱(▼)に, 後方は直腸(▲)に及ぶ。頸部扁平上皮癌は直腸と膀胱に浸潤し, Ⅳ期である。

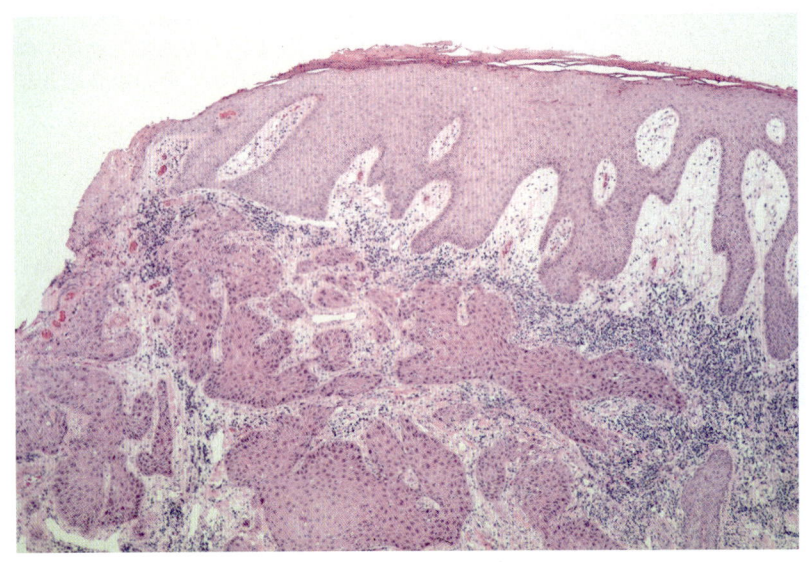

図 13-34 子宮頸部扁平上皮癌, 組織像

扁平上皮癌細胞は胞巣を形成し, 粘膜下に浸潤している。左側では潰瘍形成により, 表層上皮が欠落している。子宮頸癌の大部分を占めるのは扁平上皮癌であり, 腺癌の頻度は低い。明細胞腺癌は, 胎生期に DES に被曝した例以外では稀である［訳注：DES（diethylstilbestrol）は合成エストロゲンで, アメリカにおいて 1940～1970 年代まで, 流産の恐れのある妊娠初期の妊婦に投与されることが多かった。その後, これらの妊婦から生まれた女児に膣明細胞腺癌が若年期に発生することが明らかになり, 以後妊婦に DES は使用されなくなった。日本では過去にも使用されていない]。子宮頸部には小細胞癌ないし神経内分泌腫瘍も発生するが, 子宮頸癌の 5% 未満と稀である。

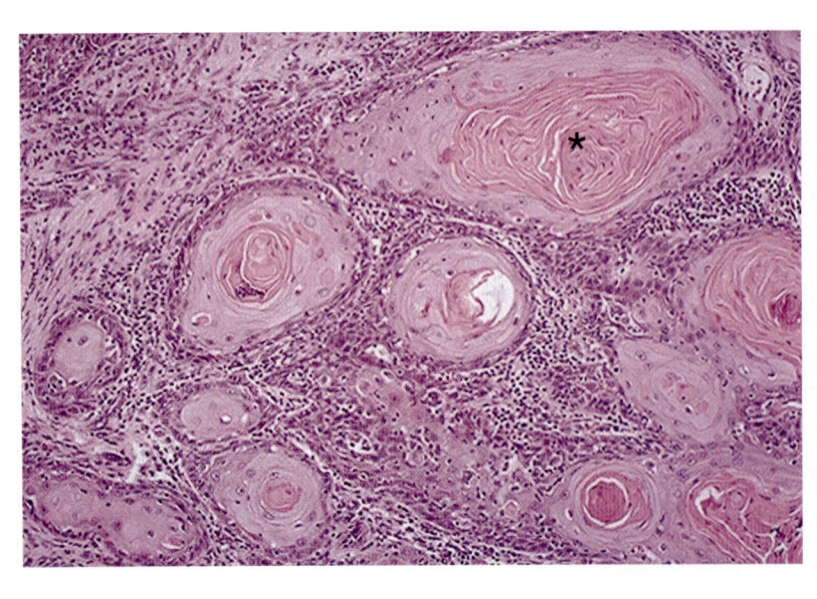

図 13-35 子宮頸部扁平上皮癌, 組織像

強拡大では, 慢性炎症細胞浸潤を伴う間質内に扁平上皮癌細胞が胞巣を形成して浸潤する像を認める。本例は, 腫瘍胞巣内に癌真珠（keratin pearl）(*)を形成することから, 高分化型扁平上皮癌と診断される［訳注：子宮頸部の扁平上皮癌は, 角化型, 非角化型, そのほかの特殊型に分類される。角化型とは, 本例のように癌真珠を認めるものを, 非角化型とは癌真珠を欠くものを指す]。子宮頸部扁平上皮癌の大部分を占めるのは, この型と異なる非角化型である。

第 13 章　女性生殖器　305

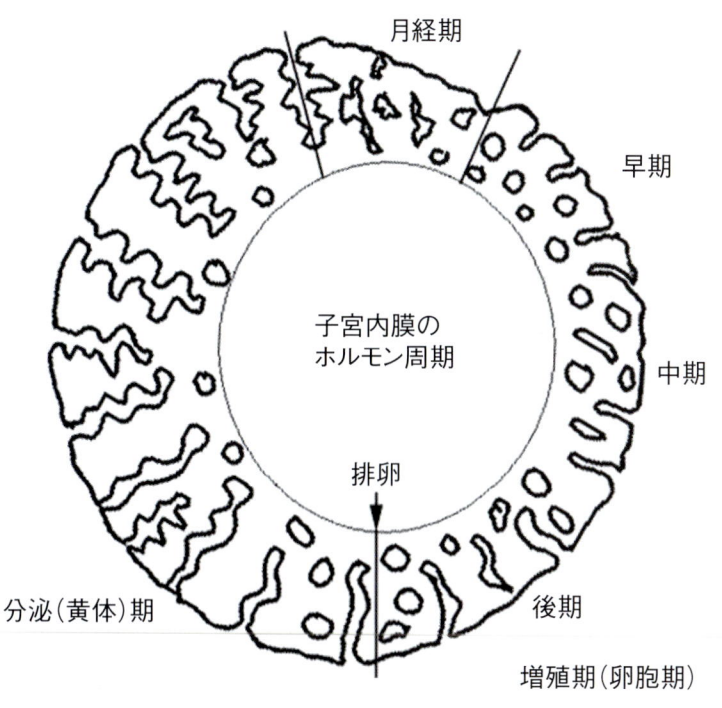

図 13-36　子宮内膜のホルモン周期，ダイアグラム

正常な子宮内膜のホルモン周期（性周期，月経周期）のダイアグラムを示す。一周期は平均 28 日である。増殖期（卵胞期）の長さは女性により様々であるが，その女性ごとにはほぼ一定の傾向がある。分泌期（黄体期）はどの女性も常に 14 日間である。月経期は平均 3〜7 日間続く。この月経周期は脳下垂体前葉から分泌される卵胞刺激ホルモン（FSH）と黄体化ホルモン（LH）により調節されているが，卵巣から分泌される性ステロイドホルモン（主にエストラジオールおよびインヒビンで，後者は選択的に FSH を抑制する）に関連したネガティブフィードバックにより制御される。FSH 分泌は排卵前 8〜10 日間のエストロゲンレベルの上昇に伴って抑制される。増殖（卵胞）期後半になると，プロゲステロンレベルの増加によるポジティブフィードバックによって，エストラジオール分泌を伴って LH 値が上昇し，やがてピークに達し，排卵の引き金となる。分泌期（黄体期）には FSH および LH 値が著しく減少し，エストロゲンとプロゲステロンのレベルが上昇する。受精が起こらなければ，エストロゲンとプロゲステロンのレベルが低下して月経を誘発し，子宮内膜の機能層が脱落する。

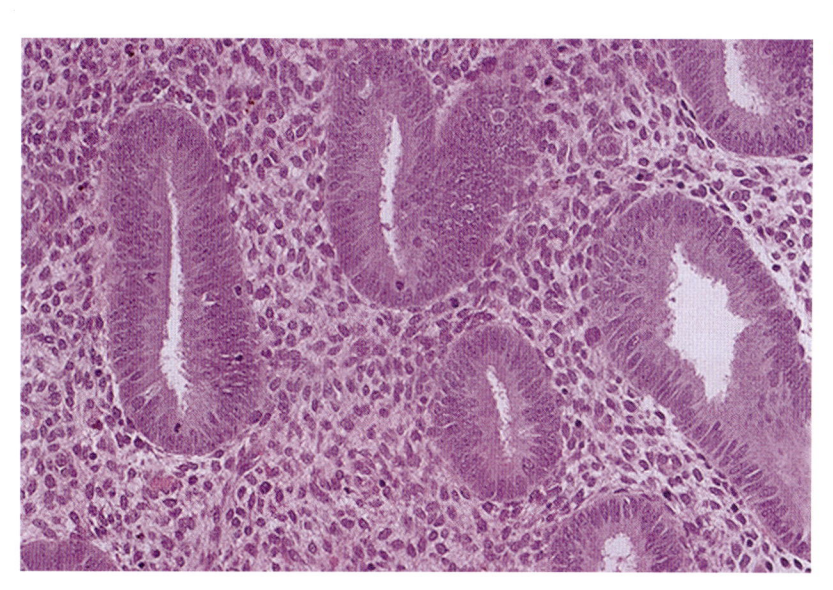

図 13-37　子宮内膜，増殖期，組織像

増殖期（卵胞期）は，月経周期（ホルモン周期）の中でも長さが一定しない時期ではあるが，平均は約 14 日とされる。この期間は，高円柱状の細胞に被覆された管状内膜腺が存在し，それらを密な間質成分が取り囲んでいる。その前の周期の終わりに月経が生じ機能層内膜が剥脱した後に，再びその構造をつくり上げていく時期にあたる。増殖期腺管内には核分裂像も認められる。

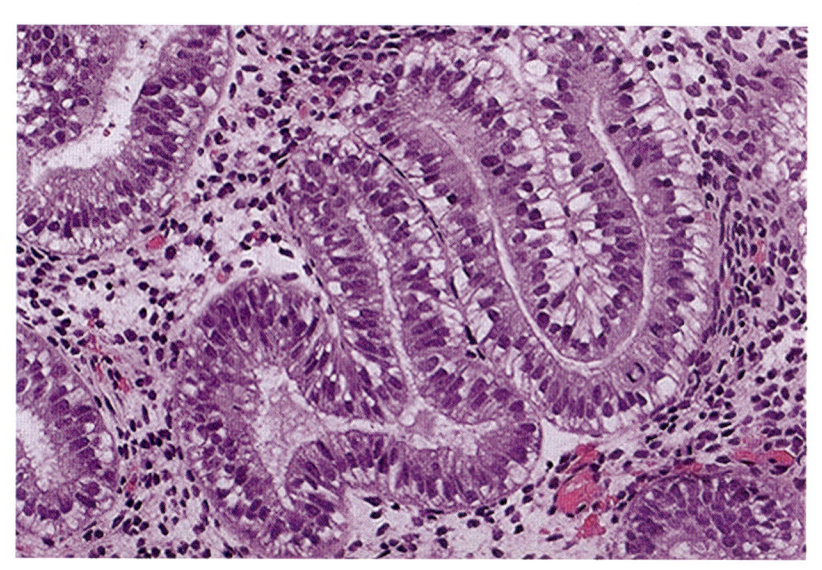

図 13-38　子宮内膜，分泌早期，組織像

大型の内膜腺管を構成する高円柱上皮には著明な核下空胞の形成が認められる。この像は，排卵後 2 日目の分泌期（黄体期）内膜に相当するものである。排卵が生じてから月経に至るまでの 14 日間は，組織学的な変化の様子が極めて一定しているため，子宮内膜の日付を判定する目的で生検が施行されることがある。

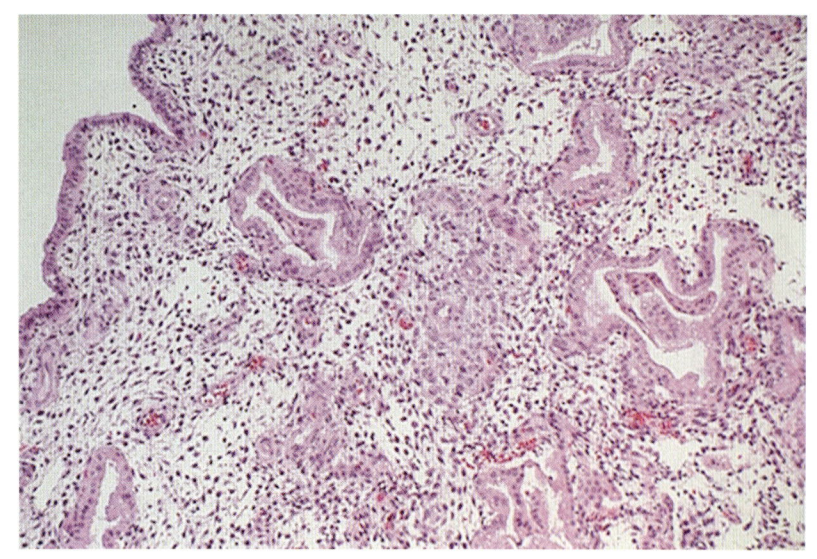

図13-39　子宮内膜，分泌中期，組織像

分泌中期における正常の子宮内膜は，著しい間質の浮腫を特徴としている。内膜腺は大きくなり，より蛇行する傾向を示す。間質細胞の中にはピンクの細胞質を有するものがある。排卵時にLHサージが起こった後，黄体期に入りエストロゲンおよびプロゲステロンのレベルが上昇した結果，前脱落膜様変化が生じたことを示している。

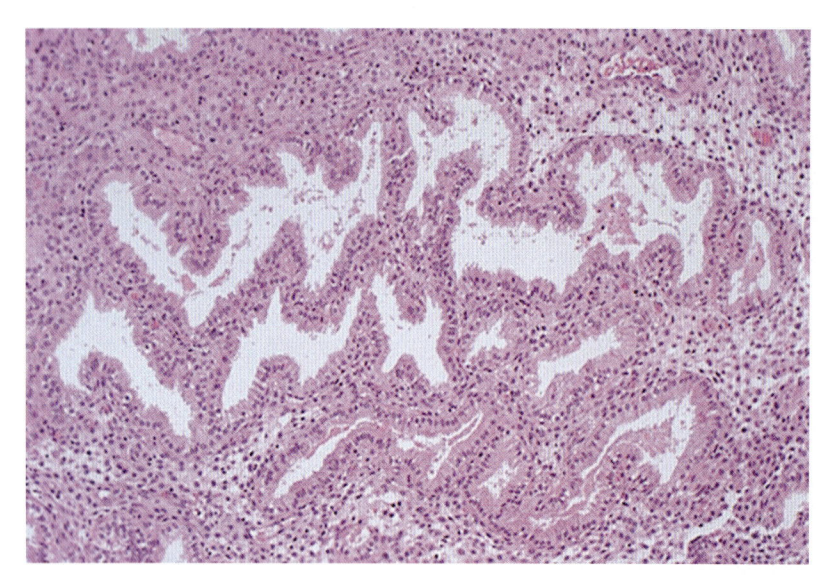

図13-40　子宮内膜，分泌期後期，組織像

正常月経周期の分泌期（黄体期）後期になると，内膜腺管の蛇行がより明瞭となり，管腔内には分泌物質が認められる。これらを支える間質成分には前脱落膜反応が目立つため，ピンクの色合いがより強くなる。このような内膜は，受精卵の着床を受け入れることが可能な状態にある。

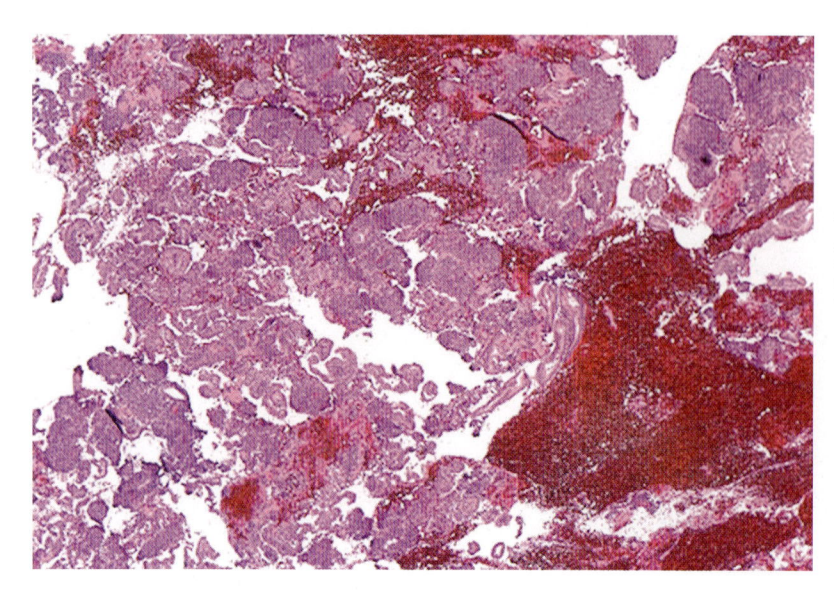

図13-41　子宮内膜，月経期，組織像

月経期の内膜では，エストロゲンおよびプロゲステロンのレベルが降下した結果，アポトーシスによって内膜腺管および間質に著しい破綻を生じる。出血と白血球浸潤を伴う。内膜の表層側2/3に相当する機能層は剥離している。筋層側1/3は基底層で，卵巣ホルモンに対しては同じような反応を示さず，次のサイクルにおいて新たな内膜組織が発育するもとになる。

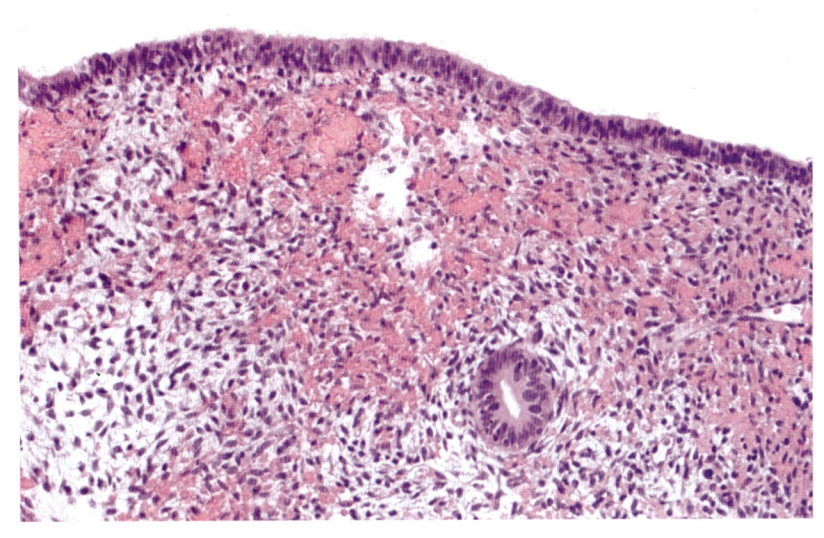

図13-42 子宮内膜，無排卵性周期，組織像

　機能性子宮出血の最大の原因は無排卵性周期によるもので，性成熟期のなかでも月経開始直後または閉経前の時期に好発する傾向がある。下垂体あるいは卵巣の内分泌異常とも関連があり，著明な肥満やほかの慢性疾患を伴っていることもある。排卵障害によって黄体機能不全となり，エストロゲンの刺激が遷延してプロゲステロン刺激性の時期が認められなくなる。その結果，増殖期の組織パターンが持続し，最終的には間質が破綻して出血を引き起こす。ここに示す生検組織は，元来は排卵後8日目のはずであるが，腺管の発達は軽微で間質に出血をきたしている。

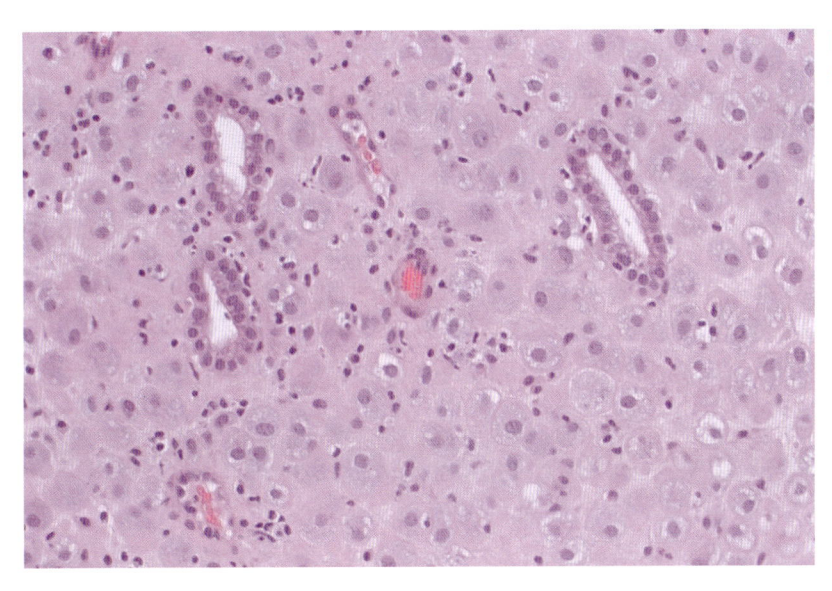

図13-43 子宮内膜，経口避妊薬服用時，組織像

　ここに示す内膜間質には著しい脱落膜様変化を生じており，豊富なピンク色の細胞質を有する大型の細胞から構成される。一方，少量散見される内膜腺管は，小型かつ非活動性である。このような変化は，胚盤葉が無事着床するのを防ぐが，本来の経口避妊薬の目的は排卵の抑制にある。内膜組織の変化は不可逆的ではなく，経口避妊薬の服用を中止すれば，内膜は正常の周期性変化に戻る。

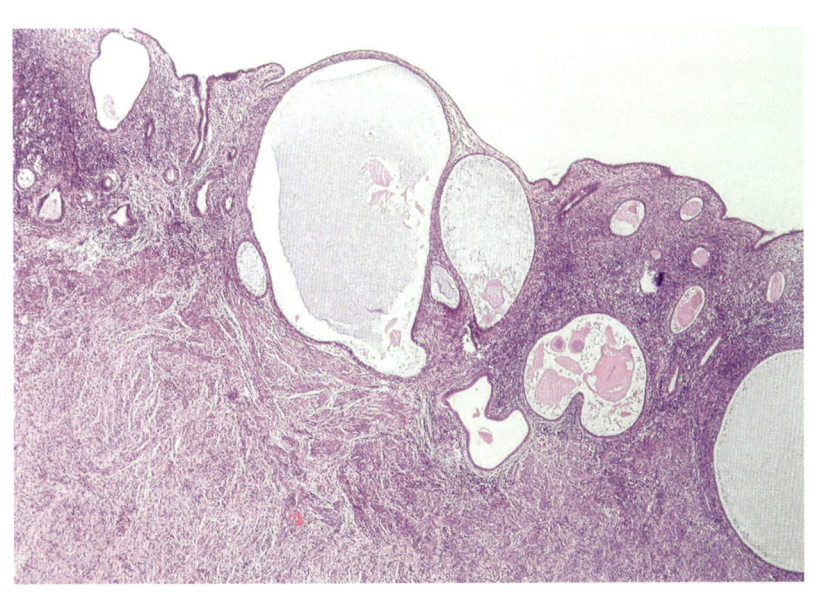

図13-44 子宮内膜，閉経後，組織像

　内膜は，密な間質の中に小型・管状の内膜腺が散在しているが，その中央部の腺管は嚢胞状に拡張しており，平坦な，萎縮性とみられる上皮に覆われている。定型的には40歳代後半〜50歳代前半に閉経を迎え，その後，卵巣の機能が低下して規則的なホルモン周期が失われる。また，内膜の発育や周期的変動のために必要となるエストロゲンやプロゲステロンの，卵巣からの放出が減少する。卵巣を介したフィードバック機構が働かなくなり，下垂体から分泌されるFSHやLHのレベルは上昇する。

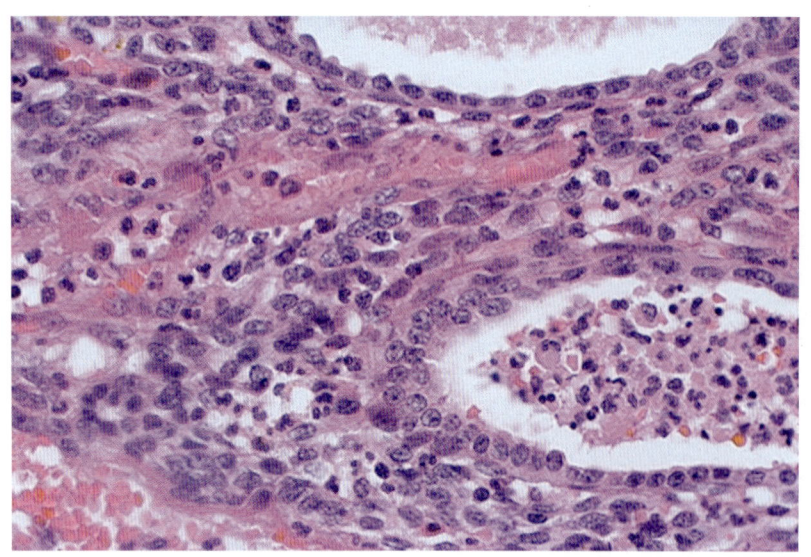

図 13-45 急性子宮内膜炎，組織像

子宮内膜腺管内や間質に好中球が浸潤しており，急性子宮内膜炎に一致する組織像である。分娩時に最も好発し（"産褥熱"あるいは"分娩後熱"），原因菌として B 群溶連菌や黄色ブドウ球菌が知られている。分娩後に妊娠産物の遺残があると，内膜炎のリスクが増加する。産科的管理が十分になされていれば，本症に罹患する可能性は極めて低いが，人類の歴史を振り返ってみると，重大な妊産婦死亡の原因となっていた。そのほか，クラミジア感染が急性または慢性の子宮内膜炎を引き起こすことがある。

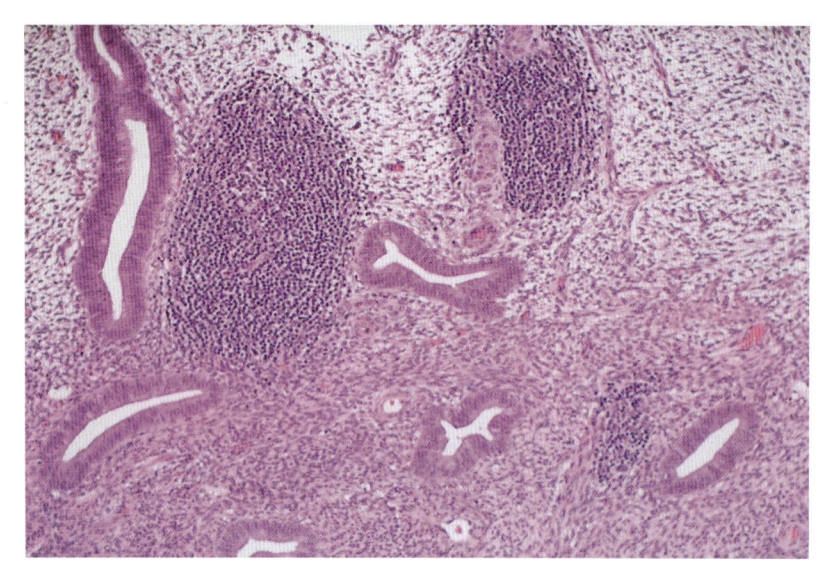

図 13-46 慢性子宮内膜炎，組織像

子宮内膜間質には，リンパ球の集簇を認める。強拡大では，形質細胞が認識される。子宮内避妊用具を使用している場合には，軽度の子宮内膜炎を生じる（これらの器具の一部は程度の軽い炎症を引き起こし，殺精子的な環境を示すために，二次的に着床を障害する）。より程度の強い炎症は産褥後にも起こり得るが，定型的には妊娠産物が存続する場合や，掻爬術後，あるいは慢性骨盤内炎を伴っている場合などに多い。約 1/6 の患者は，慢性子宮内膜炎があってもその原因を特定できない。罹患した女性は骨盤部の痛み，発熱，帯下がみられるとともに，不妊になる。

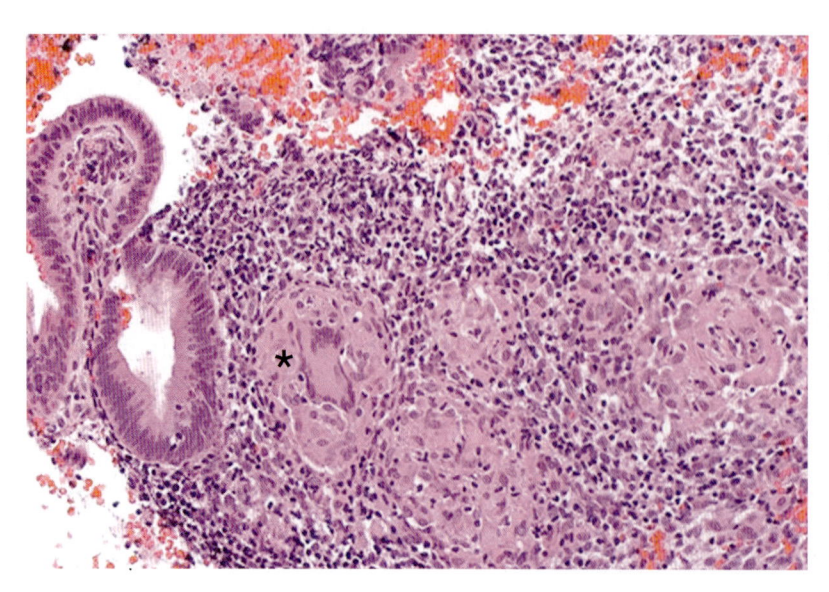

図 13-47 肉芽腫性子宮内膜炎，組織像

この生検標本では，子宮内膜間質内に境界不明瞭な肉芽腫（★）を認め，豊富なピンク色の細胞質を有する類上皮細胞から構成されている。Langhans 型巨細胞もみられる。肉芽腫性変化を伴う子宮内膜炎は，結核性卵管炎が子宮腔内へ波及した際に起こり得る。この現象は，播種性の結核患者にも生じ得る。

第 13 章　女性生殖器　309

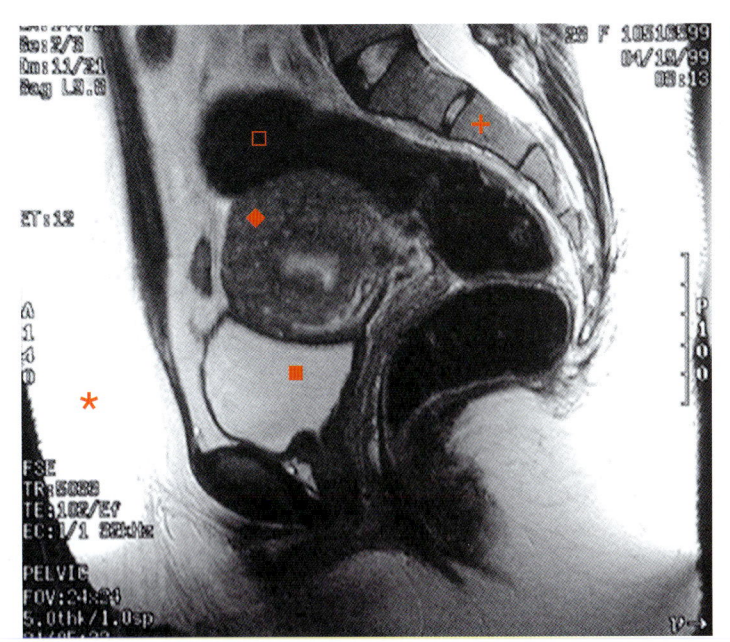

図 13-48　子宮腺筋症，MRI

骨盤部 T2 強調矢状断像にて，子宮の junctional zone を不明瞭化する異常な低信号を認め，子宮腺筋症（◆）に一致する。これにより子宮は腫大している。前方の膀胱（■）は高信号を示し，後方の S 状結腸（□）と直腸は低信号を示す。仙骨（＋）は正常に描出される。この肥満患者には皮下脂肪（＊）を豊富に認める。

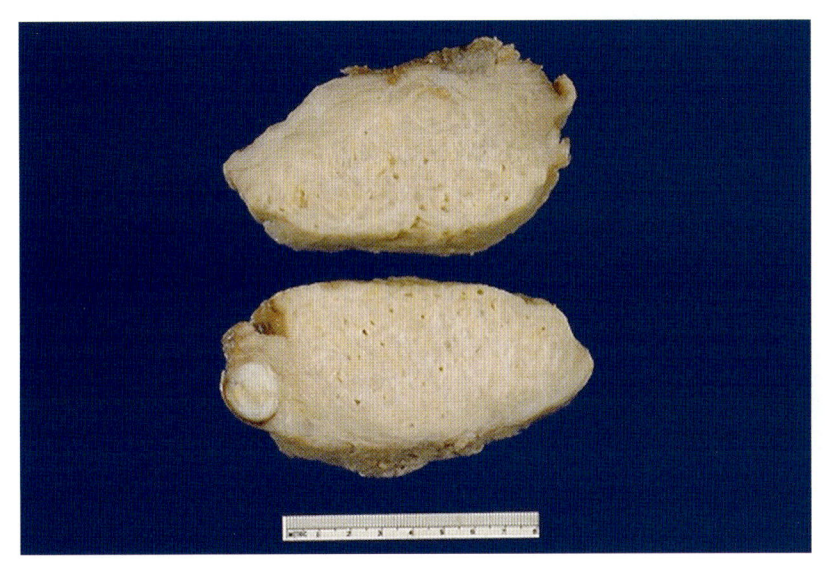

図 13-49　子宮腺筋症，肉眼像

子宮筋層が肥厚し，スポンジ状になった状態は定型的な子宮腺筋症にみられる所見である。この状態は，子宮内膜腺および固有間質（間質を伴わないこともある）が筋層内に出現することにより生じる。子宮摘出術が施行された外科病理標本の 20％程度が，程度の差はあれ，子宮腺筋症を伴っているが，通常は本症例のようには目立たない。子宮は腫大することが多いが，通常は対称性に生じ，月経過多症，性交疼痛症，あるいは骨盤部痛を示す（本症例には，偶発的に発見された小さな円形で白色の平滑筋腫も認められる）。

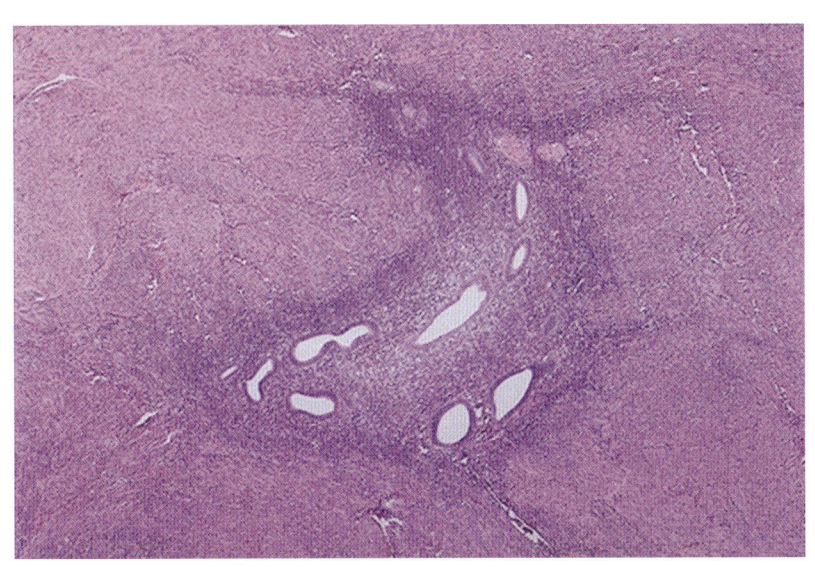

図 13-50　子宮腺筋症，組織像

子宮内膜基底層から 2mm 以上，筋層内に子宮内膜組織が下降増生している場合を子宮腺筋症と考える。この組織では，子宮筋層内に子宮内膜腺管と固有間質により構成される組織塊が出現しており，定型的な子宮腺筋症の所見である。これらの組織は子宮内膜基底層に由来することが多いため，通常はこの組織自体には出血を認めない。このような状態では，子宮の腫大と月経過多症，月経困難症，および骨盤部痛を認める。

310　第13章　女性生殖器

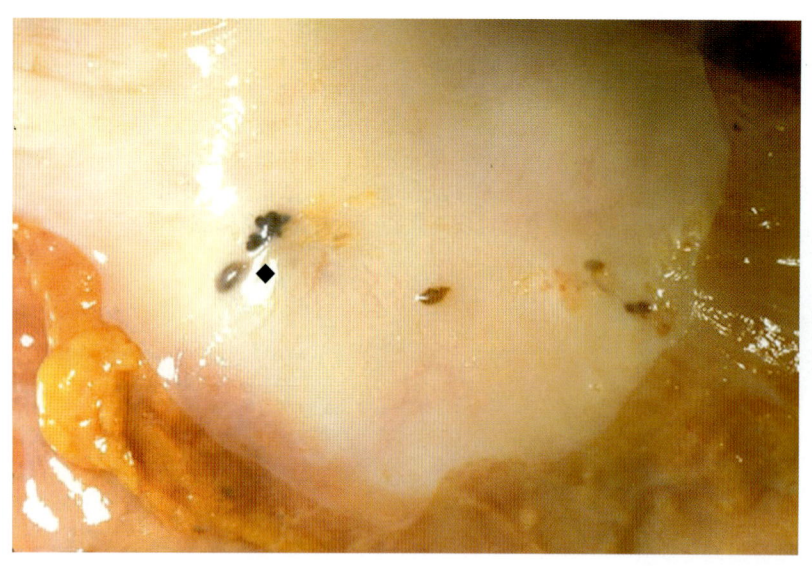

図 13-51　子宮内膜症，肉眼像
　子宮内膜腺と固有間質が子宮外に認められる状態を子宮内膜症と呼称する。女性の最大10%には子宮内膜症が存在するといわれる。この状態は，たとえ病変がわずかであっても，生活の妨げとなったり，強い痛みを伴い得る。臨床症状としては月経困難症，性交疼痛症，骨盤部痛，あるいは不妊症などがある。この症例の子宮内膜病巣は出血を伴い，血液は暗色を呈し（脱酸素化と，破壊されてヘモジデリンとなることによる），病巣が小さい場合は肉眼的に粉火傷のような形状を示す。ここに示す結節状の病変は，子宮後壁のDouglas窩（◆）部分に認められる。このような子宮内膜症病巣は腹腔鏡下で認められ，焼灼により消失する。

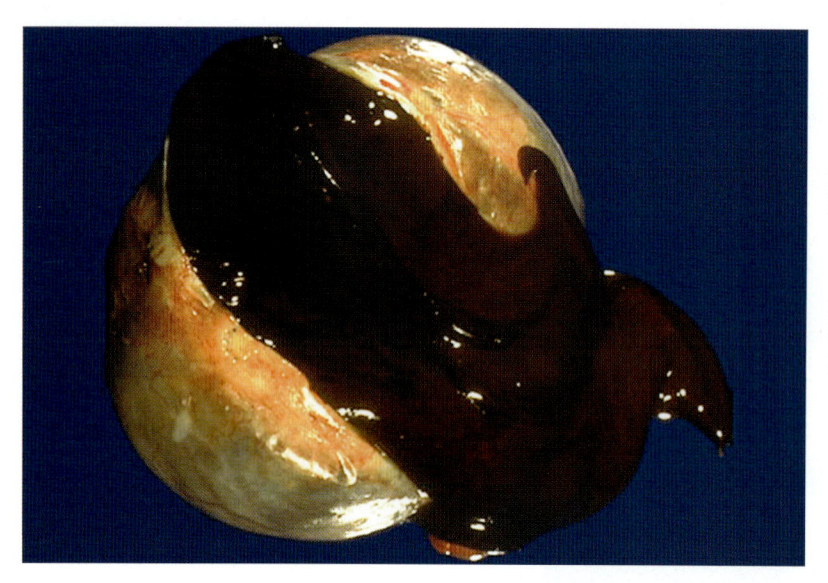

図 13-52　子宮内膜症，肉眼像
　子宮内膜症の好発部位には，卵巣，子宮靭帯，直腸膣窩，骨盤部腹膜，および開腹部瘢痕がある。子宮内膜症は，虫垂，膣など遠隔部位にも発生し得る。この図は，12cmに腫大した卵巣で，囊胞状の腔内に古い血液が充満し，子宮内膜症として定型的な内膜症性（チョコレート）囊胞を形成している。チョコレート囊胞の名称は，出血により囊胞内に充満した古い血液が破壊されて多量のヘモジデリンを産生した結果，色調が褐色から黒色になったことに由来している。

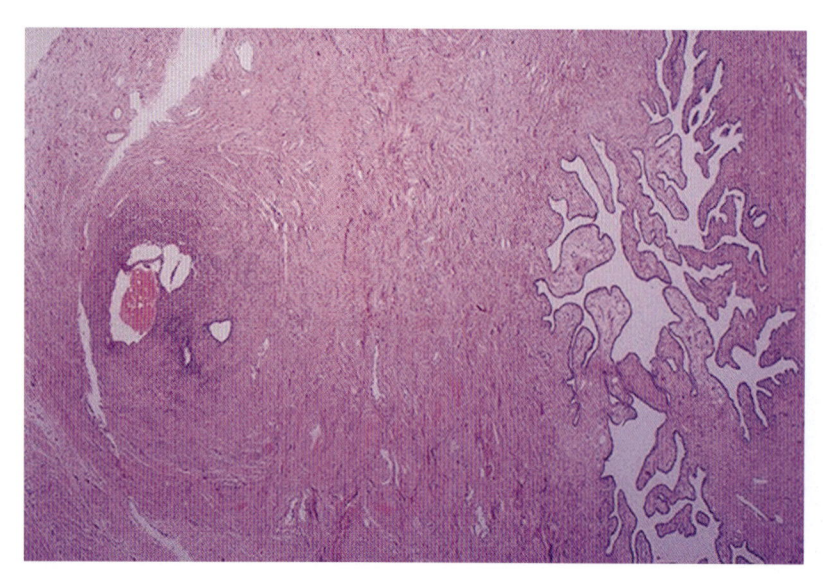

図 13-53　子宮内膜症，組織像
　この卵管には，子宮内膜腺管の小集簇と介在間質，出血を伴う子宮内膜症が，図左側の腹腔面近くに認められる。図の右方には卵管腔が認められる。子宮内膜症の成因に関しては，月経組織が逆流し卵管から出て腹膜に生着する，体腔上皮の化生によるもの，あるいは静脈やリンパ管などの脈管を通じて子宮内膜組織が播種する，などが考えられている。子宮内膜症病巣が存在すると，癌（定型的には類内膜腺癌）の発生リスクが増大する。

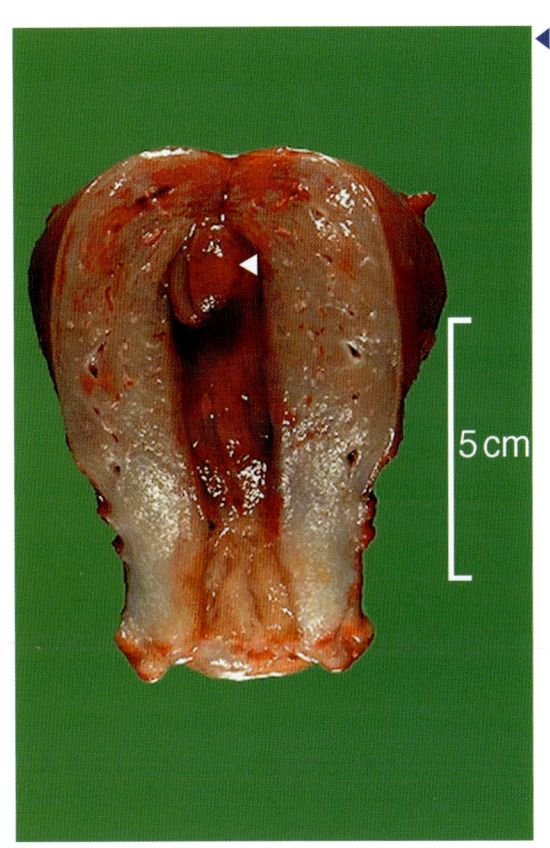

◀図 13-54　子宮内膜ポリープ，肉眼像

　この子宮は単純子宮全摘術により得られ，頸部から子宮内腔に向かって子宮前面を切開した状態である。底部の高い位置で，子宮内腔に向かって突出している病変が小さな子宮内膜ポリープである（◁）。このような良性のポリープが原因で子宮出血が起こる。大きさは通常0.5～3cmである。ポリープの中には機能性変化を示すものもあるが，多くが子宮内膜増殖症を合併している。稀に，そのようなポリープの中から癌が発生する。エストロゲン受容体陽性の乳癌に対しタモキシフェンが投与されている女性では，子宮内膜ポリープの発生頻度が増加する。

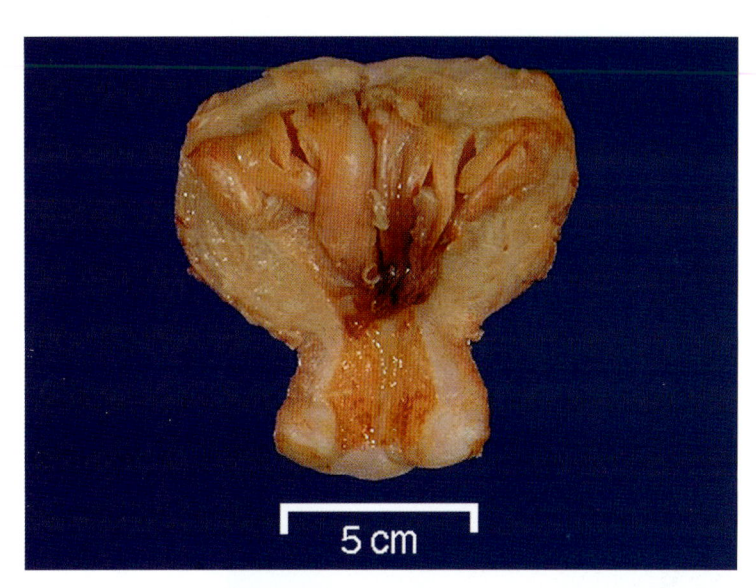

図 13-55　子宮内膜増殖症，肉眼像▲

　正常大の子宮が開かれており，内腔は葉が茂るような形状の過形成性内膜が充満している。この病変は子宮内膜上皮内腫瘍としても知られており，通常はエストロゲン過剰状態が遷延し，それに伴い相対的または絶対的にプロゲステロンが減少している。増殖症（過形成）は不正子宮出血（不規則な間隔で起こる子宮出血），過多月経（月経期に出血量が過剰になる），または過多不正子宮出血を引き起こす。閉経，エストロゲン製剤の長期投与，エストロゲン産生性卵巣腫瘍，多嚢胞性卵巣症候群が原因因子となり得る。

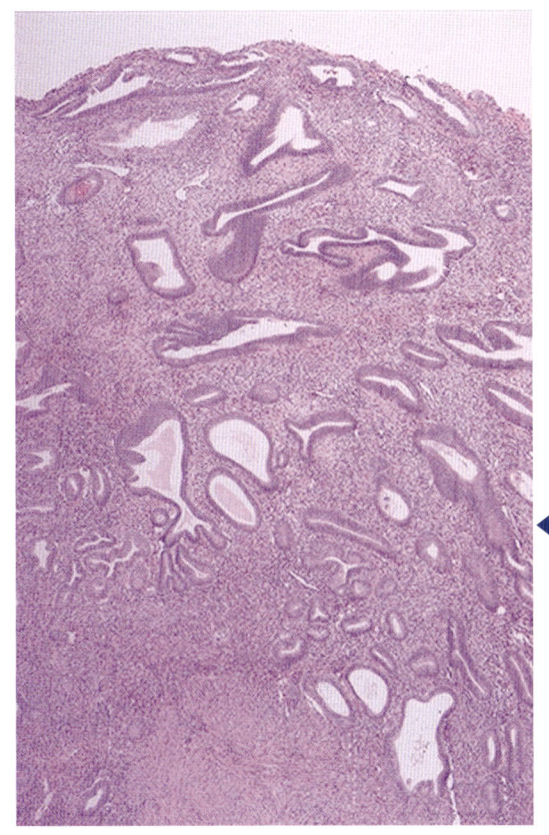

◀図 13-56　子宮内膜増殖症，組織像

　子宮内膜増殖症では，内膜の組織量が異常に増加しており，通常みられるべき周期性変化は消失している。腺管は拡大し不規則形で，円柱上皮にはしばしば異型を伴っている。一部の腺管は囊胞状を呈する。これは単純型で異型を伴わない増殖症のパターンである。単純型子宮内膜増殖症は，出血を起こす原因となり得るが，前癌病変とは考えられていない。しかし，複雑型子宮内膜増殖症は前癌性格を有している。エストロゲン過剰状態が増殖症の原因となり得る。がん抑制遺伝子 PTEN が不活性化あるいは欠失すると，内膜細胞がエストロゲン刺激に対してより過敏になり，増殖性の変化を引き起こす。

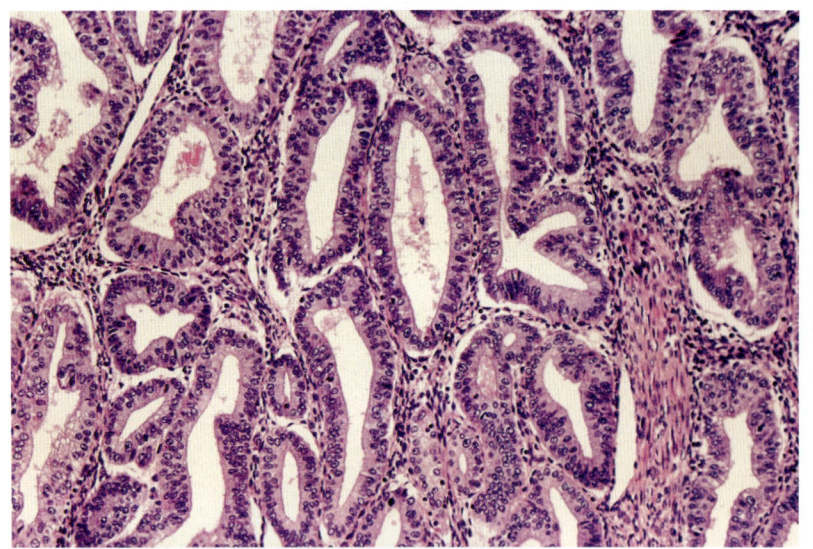

図13-57 複雑型子宮内膜増殖症，組織像

子宮内膜腺管は密集し，不規則な形態を示しており，円柱上皮にはクロマチン増量を伴う核が密に認められる。このような病変の存在は，子宮内膜癌の発症リスクを増加させる。複雑型子宮内膜増殖症と子宮内膜癌は，しばしば*PTEN*癌抑制遺伝子の不活化を伴っている。この病変は，子宮摘出術により治療することが可能である。

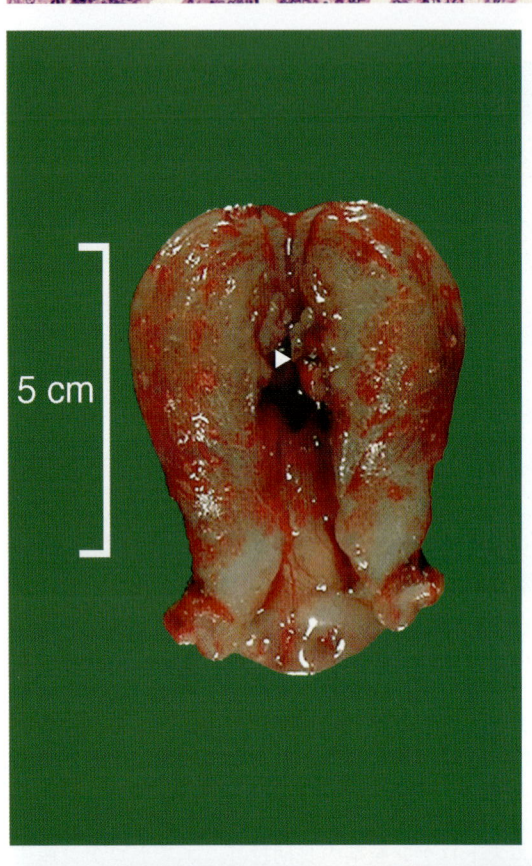

図13-58 子宮内膜癌，肉眼像

子宮には腫大を認めないが，本症例のように多くの早期の子宮内膜癌では最初に性器出血により発見される。子宮内腔上方の頂部付近に微小な不整腫瘤（▷）がみられ，生検で子宮内膜腺癌と診断された。この癌の多くは，閉経後女性に発生し，55〜65歳のピークがある。40歳未満では稀な腫瘍である。したがって，閉経後女性の性器出血は常に子宮内膜癌の可能性を考慮しなければならない。エストロゲンに曝露されるような，いかなる状況においても，子宮内膜癌発生のリスクは増加する。肥満によって癌発生のリスクは概して増大しているが，特に関係が深いのが子宮内膜癌である。

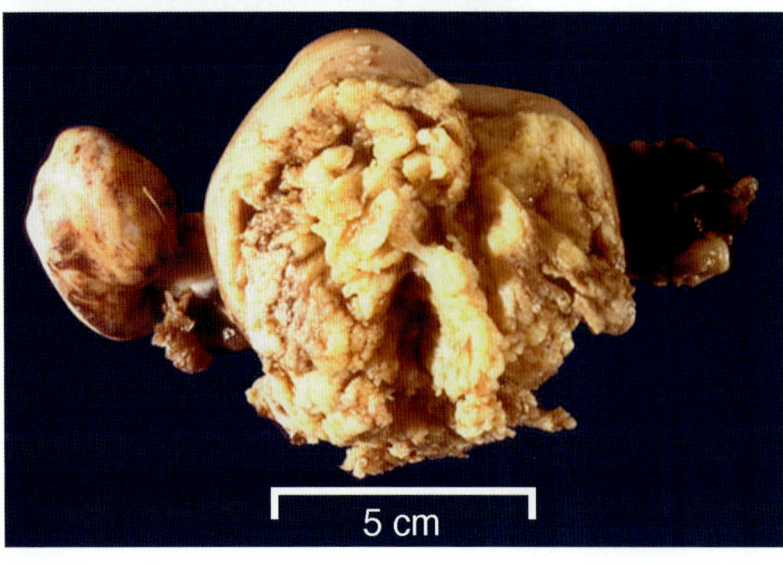

図13-59 子宮内膜癌，肉眼像

さらに進行した子宮内膜癌の症例で，子宮全体が腫大している。腹式子宮全摘術により摘出された子宮を，前壁で切開したものである。この腫大した子宮は，疑いなく触診で触知可能である。白色の腫瘍が不整な腫瘤を形成し，子宮腔内を充満してこれを伸展させるとともに，子宮壁に浸潤している。子宮頸部は図の下方に存在している。このような腫瘍は，しばしば不正性器出血を生じる。子宮内膜癌は，エストロゲン過剰状態によって，しばしば複雑型子宮内膜増殖症を基盤として発生する。より頻度の低いものとして，*p53*遺伝子の異常を有する内膜表層の上皮に由来する子宮内膜癌があり，漿液性腹膜癌に類似している。

第 13 章　女性生殖器　313

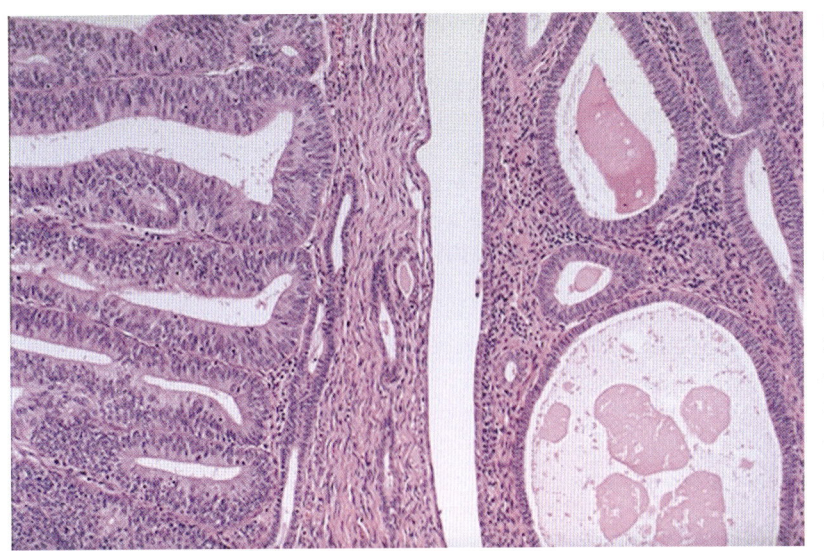

図 13-60　子宮内膜癌，組織像

左側には，中分化型腺癌が存在しており，腺管構造が十分確認可能である。腺管の形態異常，核の密集とクロマチン増量，多形性が目立つことに注意を払うべきであり，右側に存在する囊胞状の子宮内膜増殖症組織との対比により明らかである。子宮内膜癌の 85% 以上がこのような腺癌のパターンをとる。剥脱した細胞が子宮頸部細胞診標本中に出現したり，診断可能となる機会は決して多くないため，診断は子宮内膜生検によりなされることが多い［訳注：欧米では子宮内膜から直接細胞を採取して細胞診検査を行う機会は少ないが，わが国では内膜細胞診検査が日常的に実施されている］。このような癌の多くは，病変が子宮に限局しているうちに発見される（臨床病期 I 期）ため，5 年生存率は約 90% である。

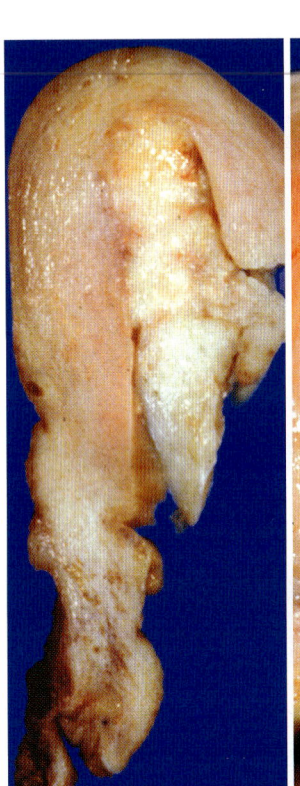

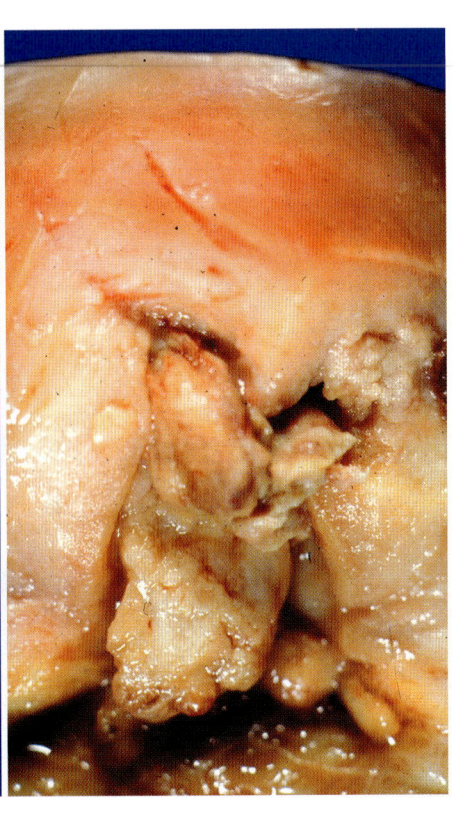

図 13-61　子宮癌肉腫（悪性 Müller 管混合腫瘍），肉眼像

不整な浸潤性増殖を示す腫瘍が，内膜と筋層にひろがっている。このような腫瘍は，大きな，ポリープ状の腫瘍を形成し，割面はみずみずしい。非常に大きくなった腫瘍が子宮口から突出することもある。定型的な臨床所見は通常の子宮内膜癌と同様で，閉経後の性器出血である。患者の中には，以前に骨盤部への放射線照射を受けた既往をもつ者もいる。

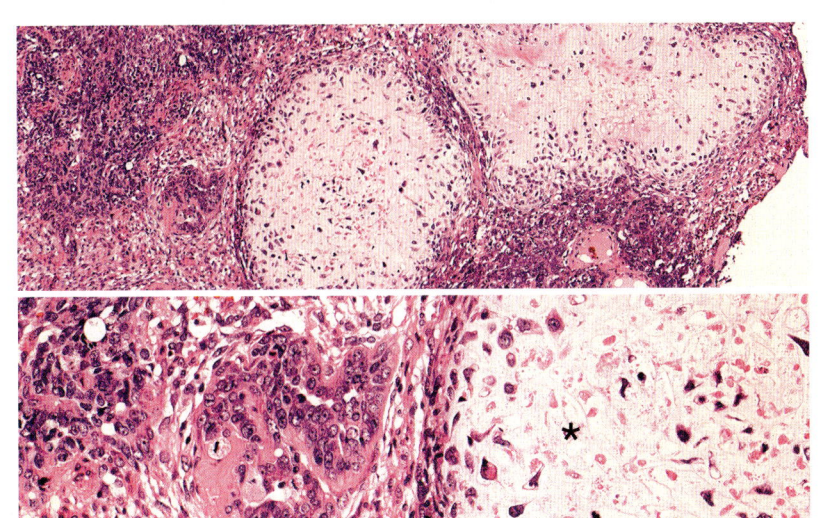

図 13-62　子宮癌肉腫（悪性 Müller 管混合腫瘍），組織像

癌腫とともに，"異所性の"肉腫成分が混在している（軟骨肉腫が存在している★）。悪性の中胚葉性成分の中には筋肉，骨，脂肪，軟骨分化などがある。このような腫瘍の大半は予後不良の経過をとる。転移先では，組織学的に腺癌の像を呈することが多い。

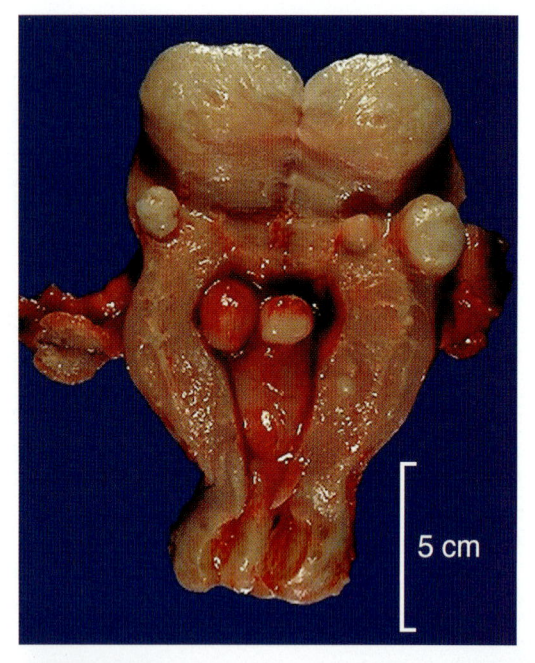

図13-63　子宮平滑筋腫，肉眼像

子宮の良性平滑筋性腫瘍は大変頻度が高く，しばしば多発性に生じる。おそらく，最大75％の女性に本腫瘍が存在する。これらは境界明瞭で，硬く，割面は白色を呈する。子宮筋層以外の女性生殖器に発生することは少ない。本症例では粘膜下，筋層内，および漿膜下に平滑筋腫を認める。このような良性の筋層内腫瘍は，粘膜下に存在すると不正出血や不妊症の原因となり得る。大型の平滑筋腫は出血を起こしたり，骨盤部の不快感を生じることがあり，自然流産の原因にもなり得る。しかし，大半の症例は無症状である。

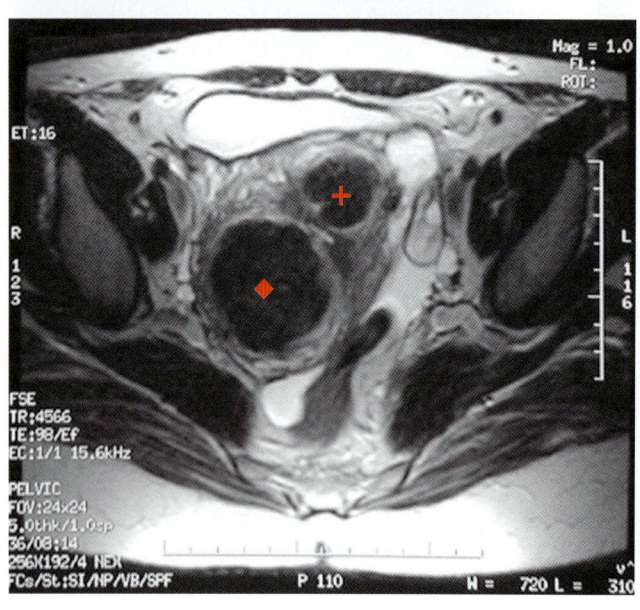

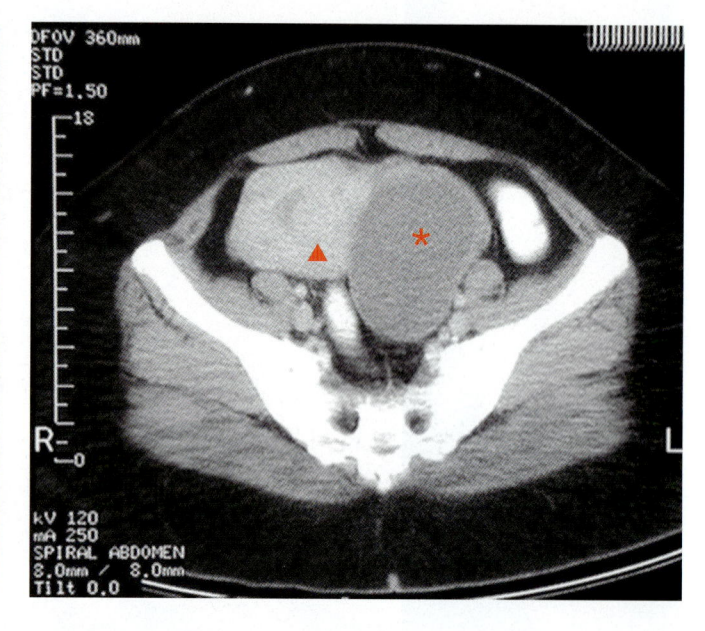

図13-64，図13-65　子宮筋腫，MRI，CT

左の骨盤部T2強調横断像にて，子宮には大（◆）小（＋）の筋腫が存在し，結節状に腫大している。右は別の患者のCTで，子宮体部後壁が腫大し粘膜下筋腫（▲）が疑われる。子宮を右側に変位させる液体が貯留した構造（＊）は左卵巣由来の内膜症性嚢腫である。

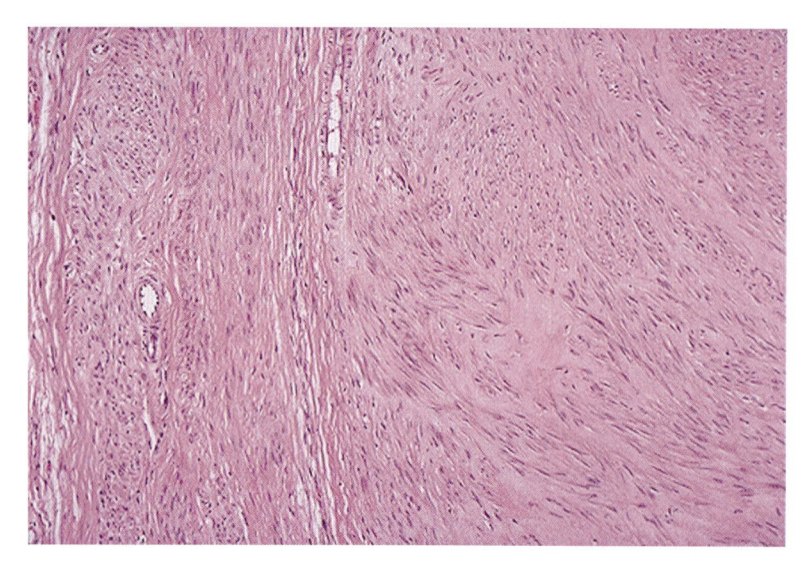

図13-66　子宮平滑筋腫，組織像

正常の平滑筋に似た均質な紡錘形細胞が，錯綜する束状構造をとり，増殖している。この視野には核分裂像はみられない（平滑筋腫で出現することは稀である）。正常の子宮筋層は左側に存在しているが，腫瘍は非常に分化がよいために，その形態を正常筋層と鑑別することは非常に困難である。平滑筋腫は性成熟期には増大する傾向があり，閉経後に縮小する。大きな平滑筋腫は中心部に出血を伴い，軟化を生じる（赤色変性）。腫瘍内には様々な細胞遺伝学的異常を認めるが，悪性化することは極めて稀である。

第 13 章 ● 女性生殖器　315

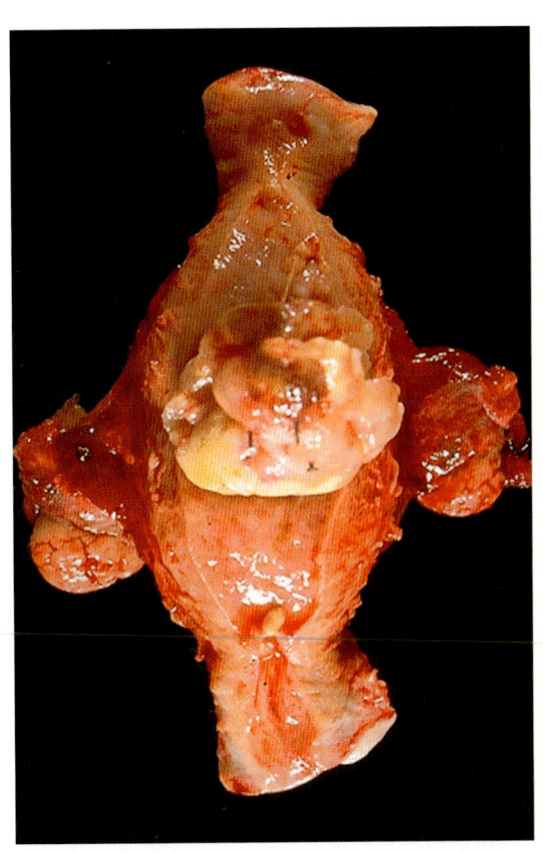

図 13-67　子宮平滑筋肉腫, 肉眼像
　腹式子宮全摘術による摘出標本の二弁切開法による入割後の像である。この入割法では, 子宮は両側壁から切開されているため, 子宮頸部が左右に半分ずつ存在している。左右の卵巣と卵管はそれぞれ図の左右に存在している。大型のポリープ状外向性腫瘍が, 子宮筋層から子宮内腔に向かって突出している（ほかの増殖様式として, 内向性に増殖し著しい筋層浸潤を伴うことがある）。この腫瘍の形状が不整である点から, 通常の平滑筋腫ではないことが明らかである。平滑筋肉腫は平滑筋腫に比べずっと頻度が低く, 平滑筋腫から起こってくる傾向はみられない。生物学的態度を予測することは容易ではないが, 大きい腫瘍や分化の低い腫瘍は再発や転移を起こす傾向が強い。

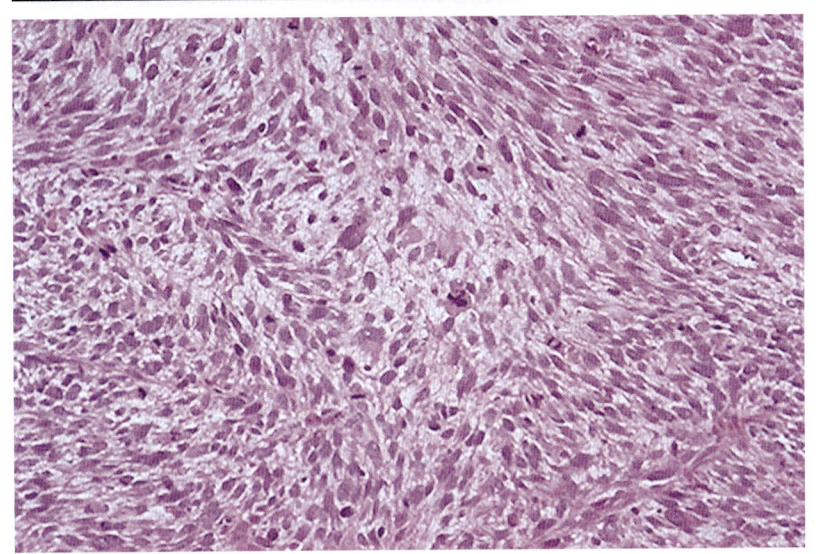

図 13-68　子宮平滑筋肉腫, 組織像
　平滑筋肉腫は, 平滑筋腫に比べてずっと細胞密度が高い。個々の細胞もここに示すように多形性に富み, クロマチン増量が目立つ。中央部には異常核分裂像も認められる。細胞異型の程度, 核分裂の数（強拡大 10 視野中 5 個）, 領域性を有する壊死の存在が確定診断のために役立つ。このような腫瘍は, 40～60 歳代に好発する。腫瘍は再発や転移を生じる傾向がある。

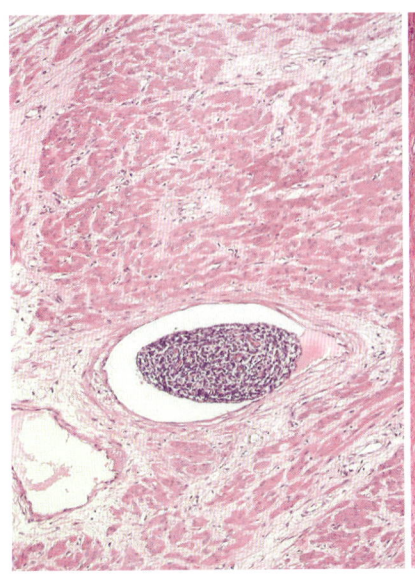

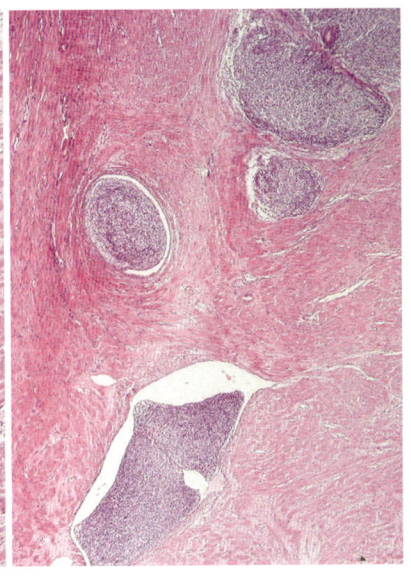

図 13-69　子宮内膜間質結節と子宮間質肉腫, 組織像
　左の図は, 拡張した筋層内のリンパ管内に内膜間質細胞の集塊が存在しており, このような状態は子宮内膜間質結節と呼ばれる。右側はより程度の強い間質性腫瘍細胞がリンパ管内に増殖しており, 周辺の筋層内にも浸潤を伴っている。この所見は子宮内膜間質肉腫の定型像であり, 低悪性度に相当するものである。

316　第 13 章　女性生殖器

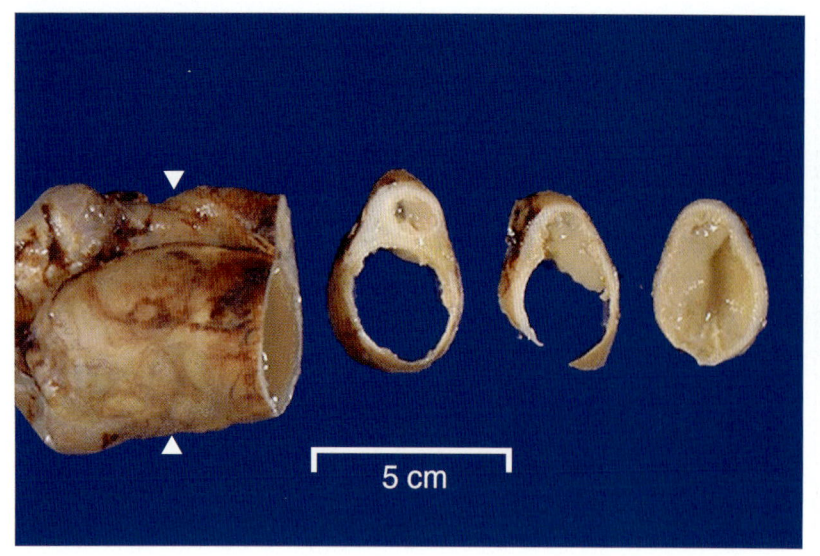

図 13-70　卵管卵巣膿瘍，肉眼像

この症例は淋菌感染によるものであるが，性器クラミジア感染症を含めほかの病原体によっても起こる。淋疾は女性生殖器に様々な合併症を引き起こすが，その中には急性炎症による膿瘍形成や，慢性炎症による卵管の瘢痕形成（子宮外妊娠を引き起こす危険が非常に増す），および骨盤内炎症性疾患（PID）が含まれる。この図では，卵管（▼）と卵巣（▲）の明瞭な境界はなく，腫大した卵巣の割面には膿様物質が充満している。

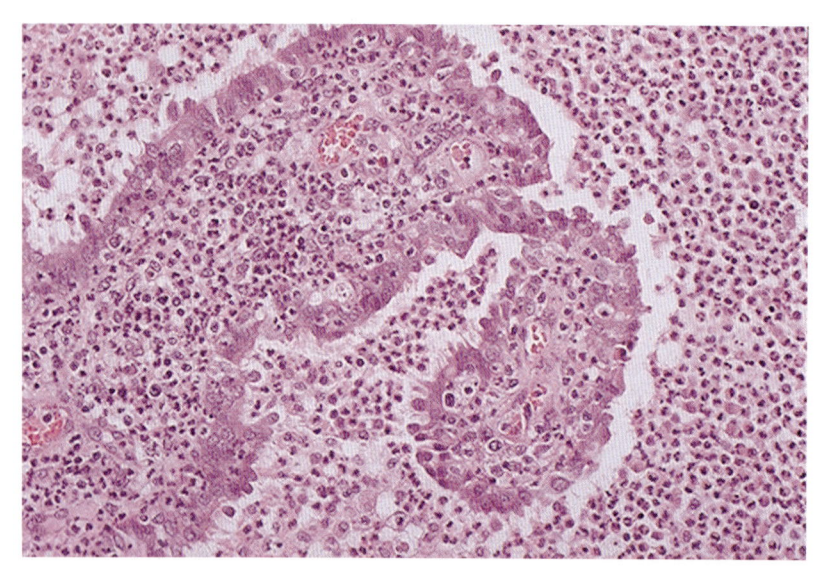

図 13-71　急性卵管炎，組織像

この図には残存した卵管上皮が認められるが，その周囲には多量の好中球が出現している。淋菌が同定された。本症例では培養で淋菌に次いで頻度の高い病原体には性器クラミジアがある。また，骨盤内炎症性疾患（PID）に進展するような急性卵管炎では，多数の化膿性細菌が介在することもある。その中には腸内細菌，連鎖球菌，ブドウ球菌，クロストリジウムなどが含まれる。臨床症状は骨盤部痛と発熱である。この過程で不妊症が生じることがある。検査所見としては，左方移動を伴う白血球増多症が認められる。

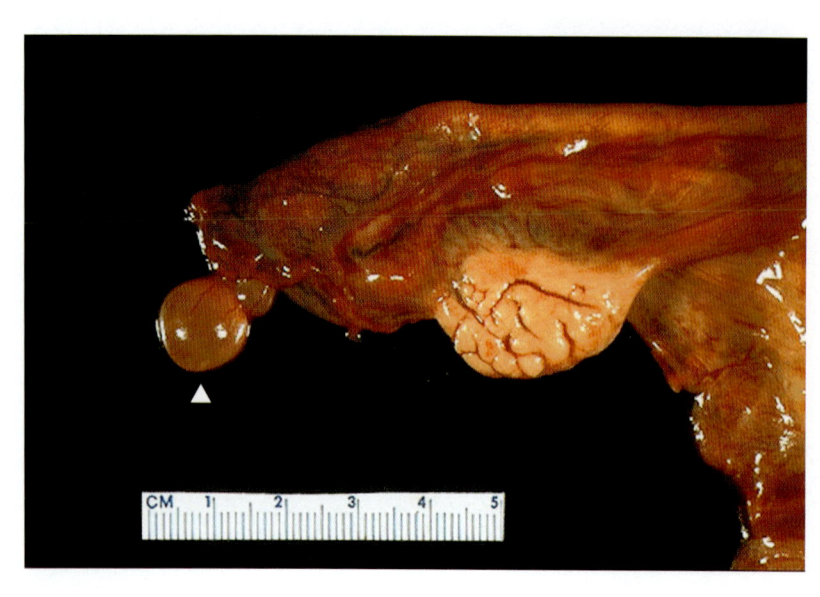

図 13-72　傍卵管嚢胞，肉眼像

傍卵管嚢胞（▲）は，女性生殖器手術検体にて偶発的にみられるものであり，胎生期のMüller管遺残による。このような単純嚢胞がしばしば卵巣に接して認められ，傍卵巣嚢胞と呼ばれている。いずれも透明な漿液性の液体で満たされ，内壁は扁平な円柱上皮により被覆されている。肉眼的にかろうじて観察可能なものから，2cm程度のものまで様々な大きさのものがある。この症例は卵管采の先端に存在しており，Morgagni小胞とも呼ばれるものである。

第 13 章　女性生殖器　317

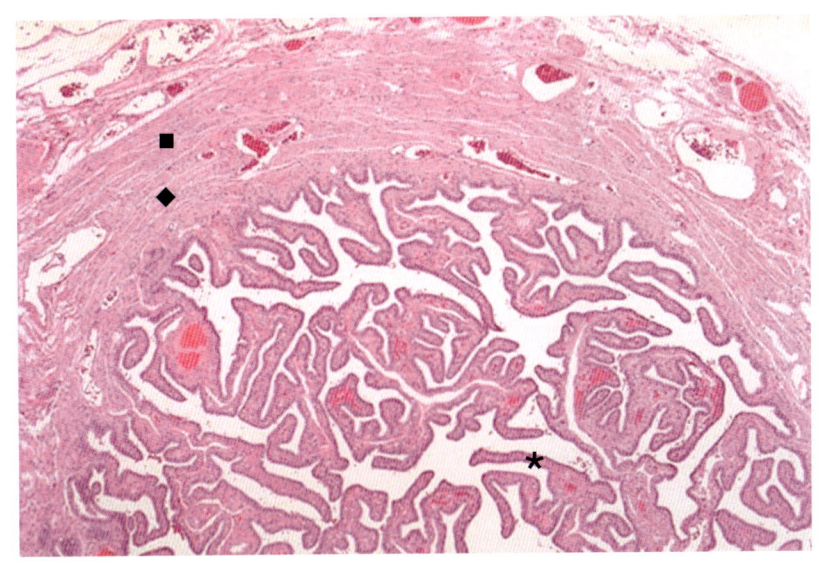

図 13-73　正常卵管，組織像

正常成人の卵管では外側に境界不明瞭な内輪筋（◆）と外縦筋（■）を認め，内側では高円柱細胞で覆われた結合織からなる突起（★）が複雑に分岐している。上皮細胞の一部は線毛を有する。線毛には卵管采側への精子の移動を助けるものがある一方で，受精卵を子宮内腔側に誘導するものがある。分泌能を有する細胞は peg cells と呼ばれる。peg cells の分泌物によって精子は受精能を獲得し，卵管内に潜伏している卵子と受精できるようになる。精子の移動には指向性がないため，実際に受精を完遂するものはほとんどない。

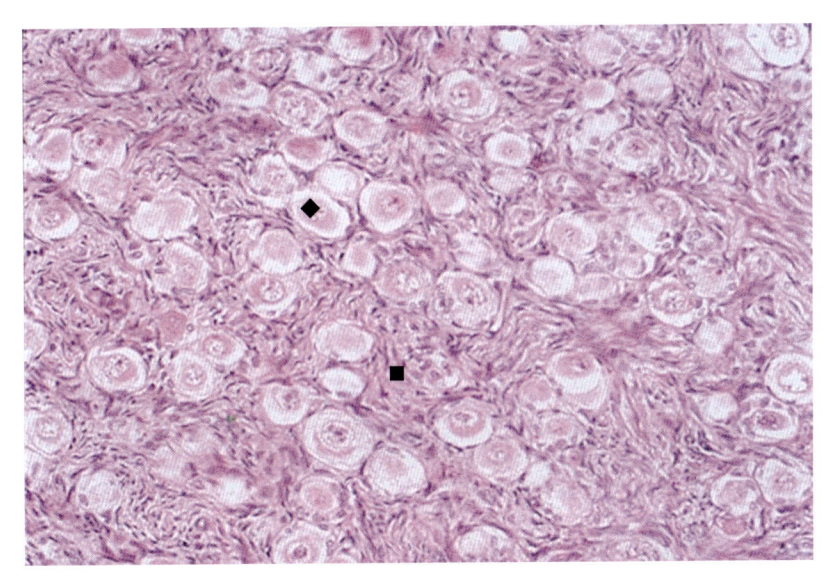

図 13-74　正常卵巣，胎児，組織像

妊娠末期の胎児卵巣では多数の原始卵胞（◆）が認められる（強拡大）。間質（■）の介在はほとんど認められない。妊娠末期から誕生期，そして出生後の小児期にかけて卵胞は減少し続ける。性成熟によって初潮を迎える頃には両側卵巣にそれぞれ数百個程度の卵子が残存するに過ぎない。その後 30 年以上の間にわたり月経周期ごとに排卵が起こる。

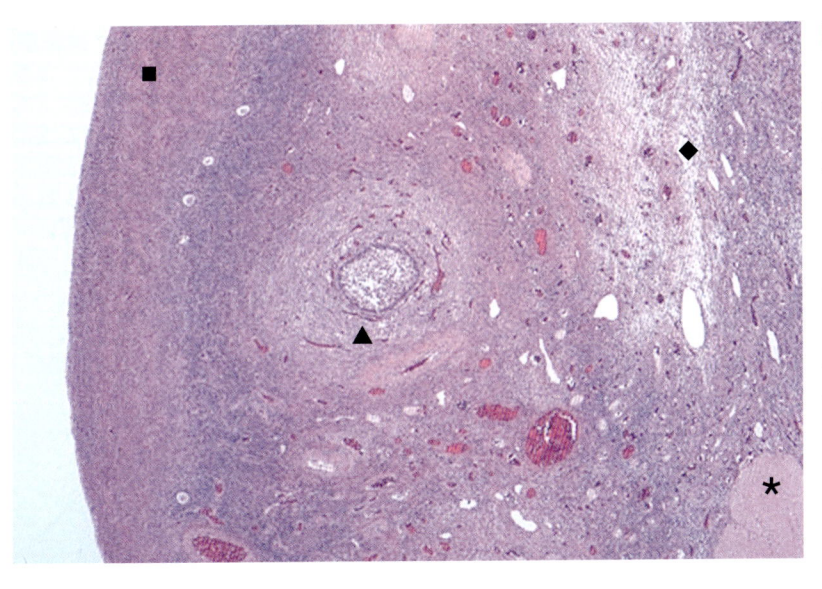

図 13-75　正常卵巣，成人，組織像

成人の卵巣は皮質（■）と髄質（◆）から構成される。卵巣表面を覆っている中皮細胞は胚上皮 germinal epithelium とも呼ばれている。皮質外側の間質を構成する小型の紡錘形細胞はホルモンの影響を受けながら卵子の発育を助ける。正常な成人の皮質では卵子は散見される程度で，間質のほうが多い。原始卵胞（▲）は卵母細胞と周囲を取り囲む扁平な間質細胞層からなる。弱拡大では豊富な間質で構成される卵巣皮質と少数の原始卵胞が認められる。中央では顆粒膜細胞が明瞭となった一次卵包が認められ，右下では好酸性の雲のような白体が存在している（★）。

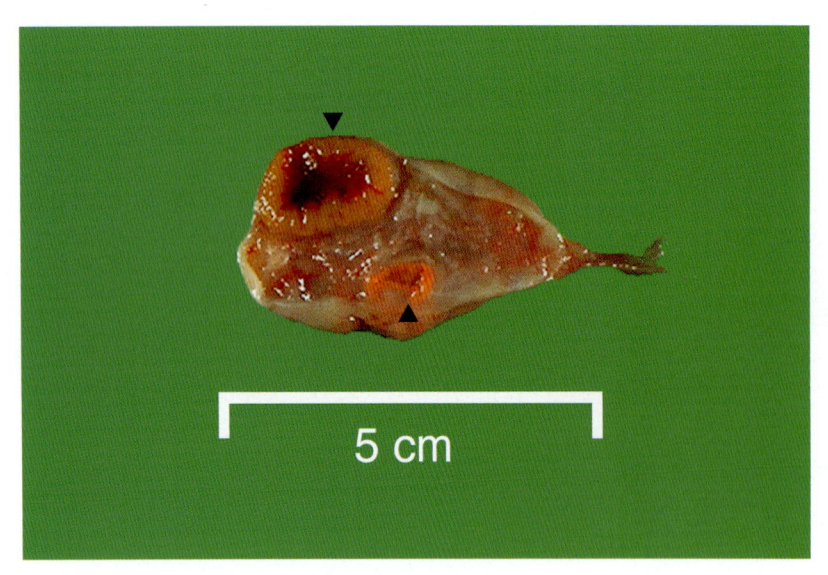

図 13-76　黄体，肉眼像

2個の黄体が明瞭な成人卵巣である。上方に突出する大きい黄体（▼）は月経時の出血黄体で，下方の小型の黄体（▲）は前回の月経後に消退したものである。受精卵が子宮内膜に着床した場合は胎盤から放出されるヒト絨毛性ゴナドトロピン（hCG）により黄体は存続する。生下時には約400,000個であった卵胞のうち約400個のみが成熟し，生殖年齢に達してから排卵が行われる。

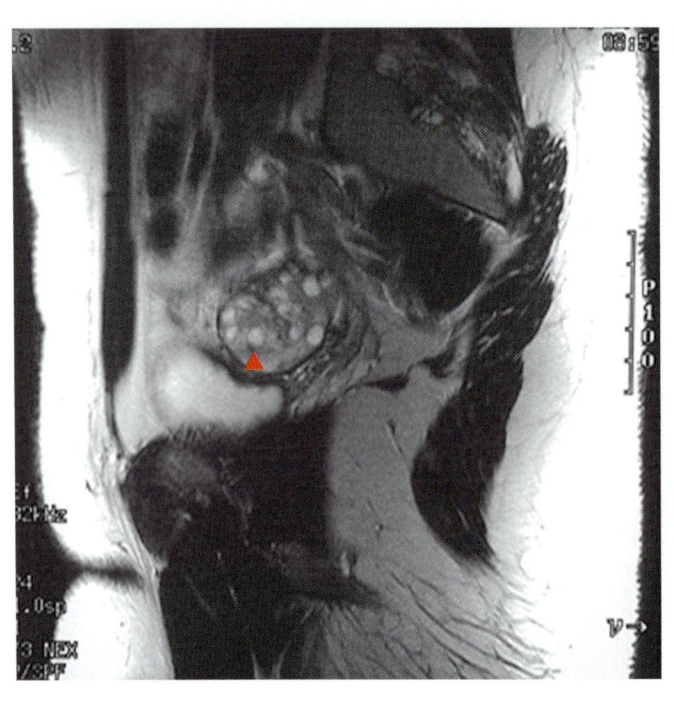

図 13-77　多嚢胞性卵巣，MRI

骨盤部 MRI T2 強調矢状断像にて，辺縁に小さな嚢胞（▲）が多発し腫大した卵巣を認め，多嚢胞性卵巣病（PCOD［S］）に一致する。嚢胞は平均で 0.5〜1.0cm。無排卵性月経で，稀発あるいは無月経，ニキビ，多毛といった臨床症状を伴う。PCOD はインスリン抵抗性に関連し，半数の患者に肥満を認め，しばしば2型糖尿病を合併する。LH パルスの増加により，LH の分泌が増加し FSH の分泌が低下する（LH/FSH 比が変化する）。卵胞ではアンドロゲンが産生され血清のテストステロンが増加する。低下した FSH はテストステロンがエストロゲンに変換するのに不十分で卵胞の成熟を維持できない。FSH は完全には抑制されないため新しい卵胞が発育する。しかしながら，卵胞は完全には成熟せず排卵が起きない。結果として嚢胞が多発する。高脂血症や心疾患，子宮体癌，不妊のリスクが増加する。

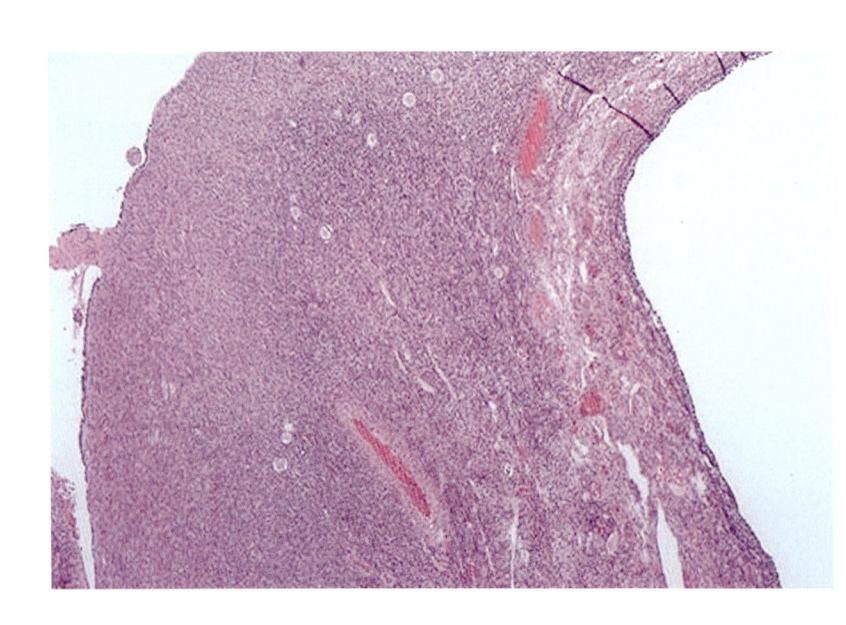

図 13-78　多嚢胞性卵巣（PCOD），組織像

PCOD では卵巣皮質外側の肥厚（左側）と多数の卵胞嚢胞を伴う卵巣の腫大が特徴的である。間質性莢膜細胞過形成や皮質間質過形成はこの亜型として知られており，嚢胞の形成を伴わない。皮質の厚さは 7cm にも達し，多数の黄体化した間質細胞が認められる。妊娠時にゴナドトロピン値が上昇するとこれに反応して妊娠莢膜黄体過形成が生じる。

第 13 章 女性生殖器　319

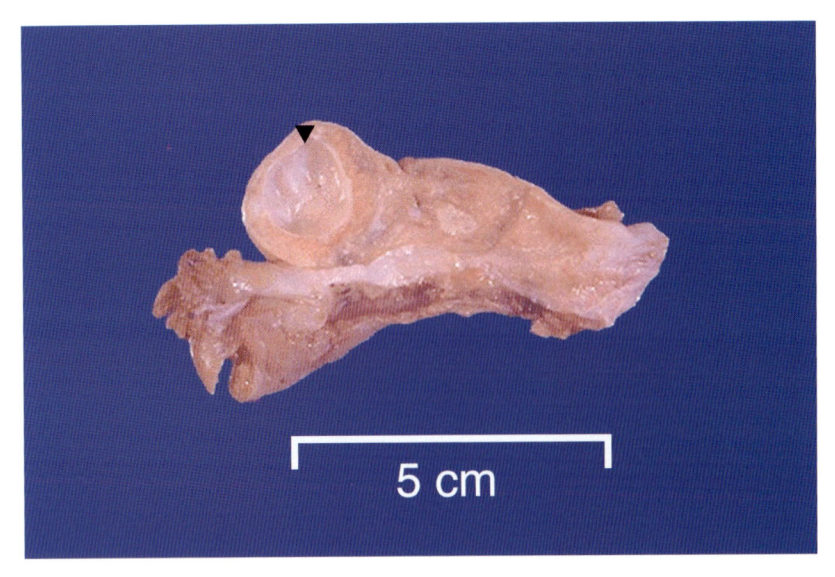

図 13-79　卵胞嚢胞, 肉眼像
正常に発育した嚢胞様卵胞よりも大きい良性嚢胞を卵胞嚢胞（▼）という。多発することがあり, 内容液は透明である。時に径数 cm 程度まで腫大することがあり, 破綻した場合には腹痛の原因となる。

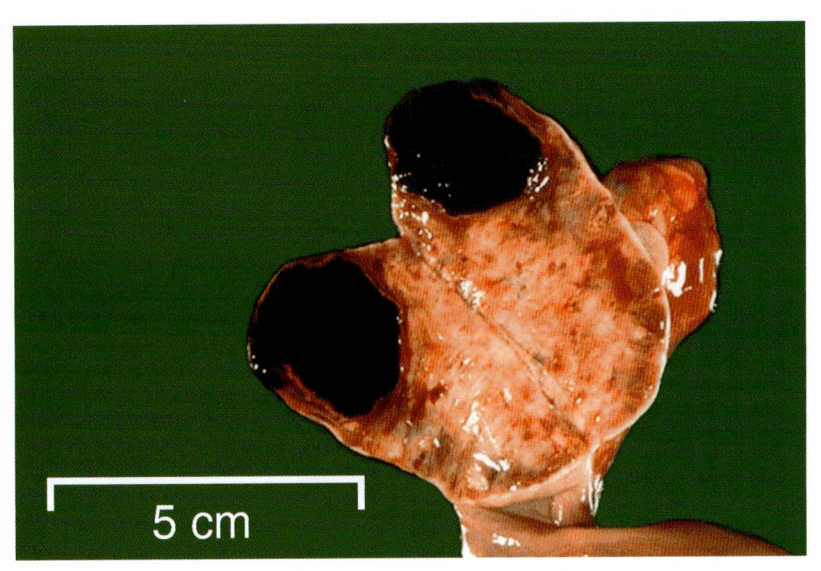

図 13-80　出血黄体, 肉眼像
成人の正常卵巣を 2 分割して得られた割面において出血黄体が認められる。暗調かつ黒赤色調の出血巣が黄色調の黄体によって縁取られている。このような所見は排卵が起こった後に認められることがある。時に出血によって下腹部痛や骨盤痛が引き起こされる。黄体嚢胞が大きくなって持続する場合には内膜症によるチョコレート嚢胞に類似する。

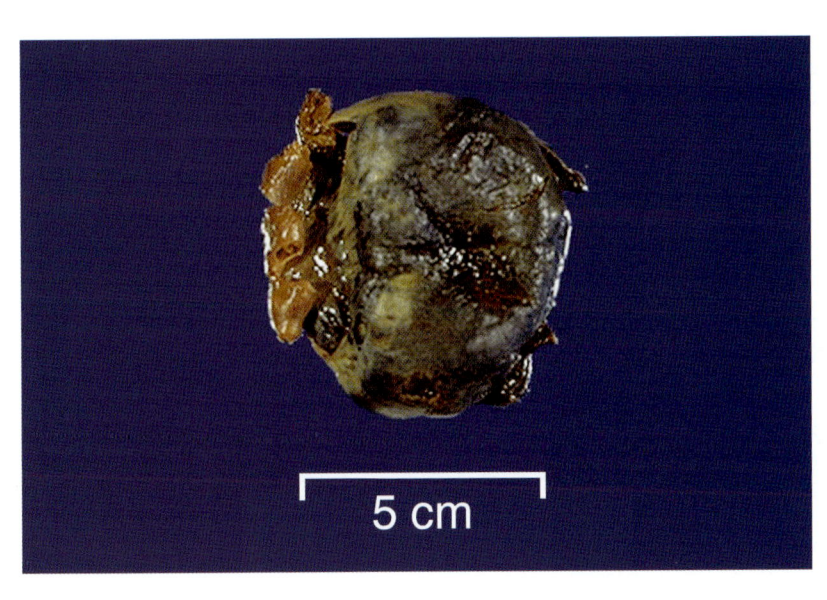

図 13-81　卵巣捻転, 肉眼像
靱帯部の捻転後に生じた出血によって卵巣が腫大し, 黒色調を呈している。卵巣捻転の頻度は高くないが, 成人では良性卵巣嚢胞や腫瘍に伴って, 小児あるいは新生児では自然に生じることがある。初発症状は急性虫垂炎に類似するが, 付属器腫瘤として触知されることもある。血流が遮断されるために出血性壊死が生じ, 卵巣機能が失われる。

320　第 13 章　女性生殖器

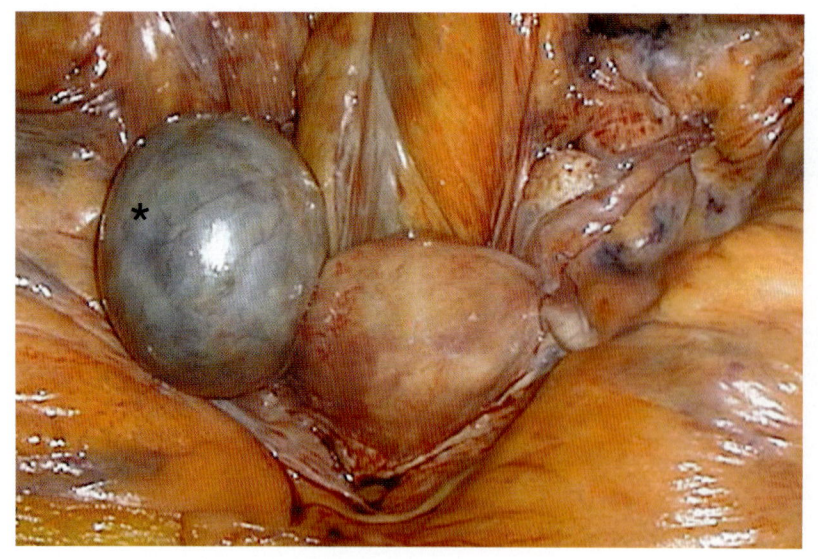

図 13-82　卵巣漿液性嚢胞腺腫, 肉眼像

骨盤内の正中部に位置する子宮に隣接して, 表面平滑な腫瘤（*）が存在している。この腫瘤は右卵巣の漿液性嚢胞腺腫で, Müller 管に由来する卵巣表層上皮から発生する。時に周囲の構造によって妨げられるまで徐々に増大し, 巨大な嚢胞となる。局所の違和感（不快感）の原因となることもある。典型例は単房性嚢胞で, 内腔は漿液で充満される。良性漿液性腫瘍の大部分は 20 ～ 50 歳で発生する。図に示した症例では左卵巣は萎縮しており, 正常の閉経後の状態である。子宮も正常大である。

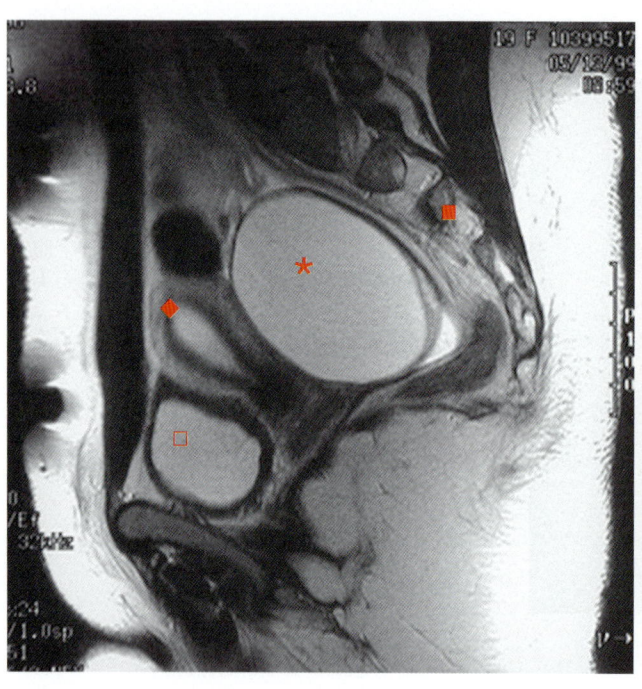

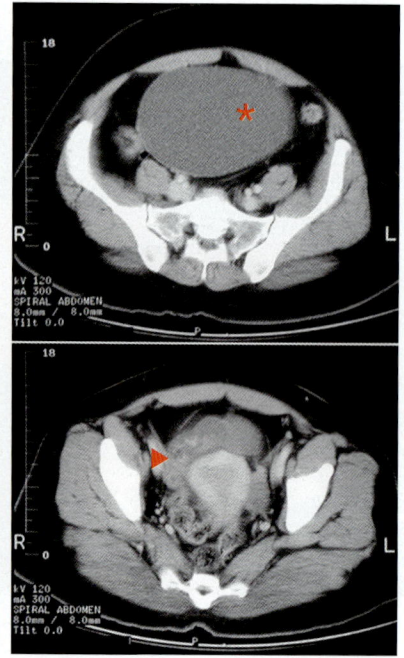

図 13-83, 図 13-84　漿液性嚢胞腺腫, CT, MRI

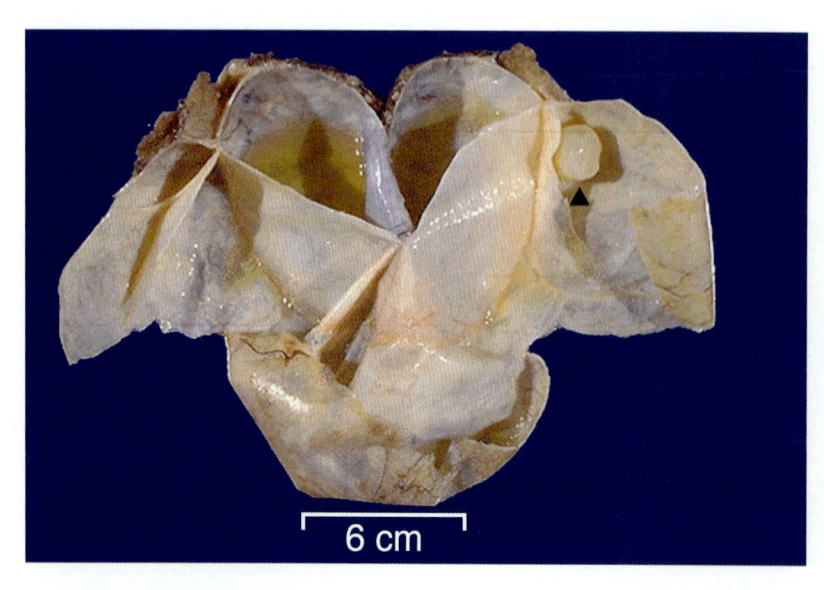

左の T2 強調矢状断像にて, 液体に満たされた大きな嚢胞（*）を認める。子宮（◆）, 膀胱（□）, 仙骨（■）も描出される。大きな単房性腫瘤（*）は, 右上の CT にて骨盤の大部分を占拠する。下の図では, 腫瘤下端は右卵巣と連続し（▶）膀胱の隣に認められる。同部の壁は軽度肥厚し不整である。

図 13-85　多房性卵巣腫瘍, 肉眼像

切開した卵巣内には液体が充満した多数の嚢胞が存在している。内腔面は平滑で, ごく一部で結節状の隆起が認められる（▲）。この腫瘍は組織学的検索によって良性粘液性嚢胞腺腫であることが判明した。粘液性腫瘍の 85％は良性で, 漿液性腫瘍と同様に Müller 管上皮から発生するが, 漿液性腫瘍に比べて頻度がやや低い。多房性で腫瘍径は大きい傾向がある。漿液性腫瘍と粘液性腫瘍で卵巣腫瘍全体の半数以上を占める（30％は漿液性腫瘍, 25％は粘液性腫瘍）。

第 13 章　女性生殖器　321

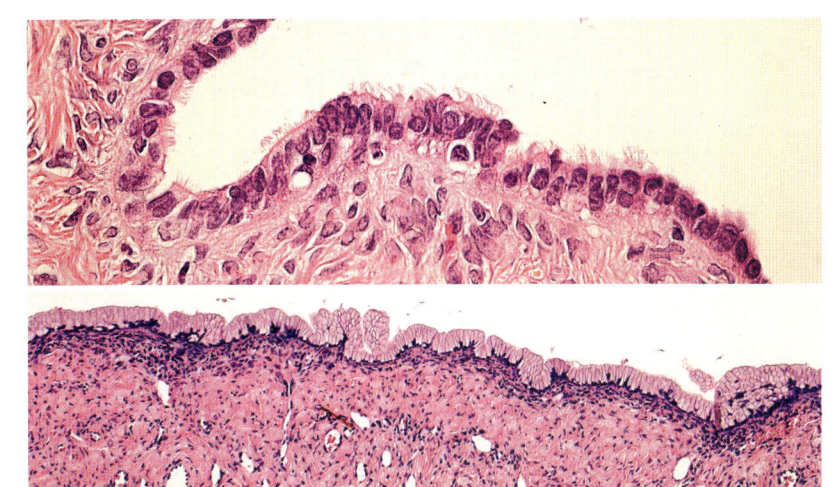

図 13-86　漿液性および粘液性嚢胞腺腫，組織像

上の図では丈の高い立方形の線毛細胞から構成される一層のうすい上皮が線維性結合織からなる嚢胞壁を覆っている。上皮の配列は平坦で，複雑な構造は認められず，間質内への浸潤も認められない。このような漿液性腫瘍は良性で，単房性嚢胞を形成する傾向がある。下の図では腫瘍の嚢胞内腔面を覆っている上皮は細胞質内粘液を有しており，子宮の内頸部でみられる粘液上皮に類似するため，粘液性嚢胞腺腫と呼ばれる。肉眼的には多房性嚢胞の外観を呈する。

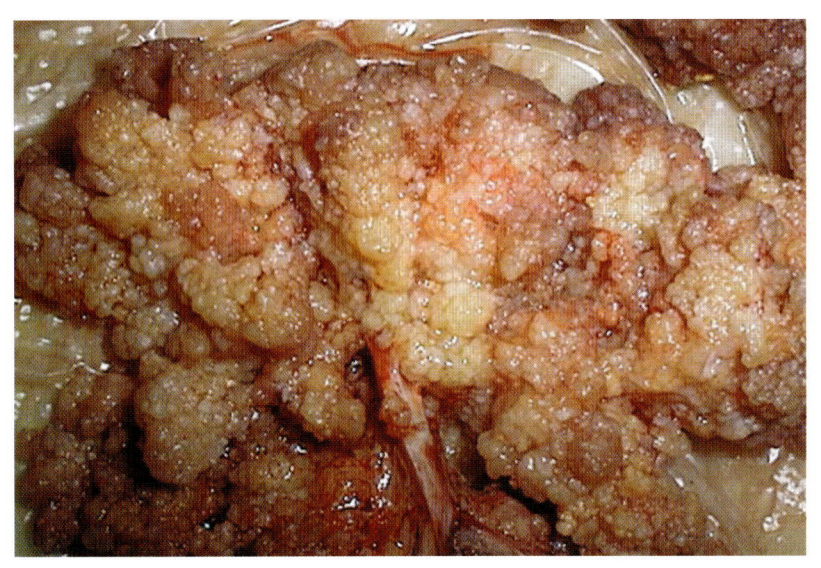

図 13-87　卵巣境界悪性腫瘍，肉眼像

この卵巣腫瘍は表面が平滑であったが，切開したところ図に示すような乳頭状の隆起が観察された。境界悪性腫瘍では，高頻度に多数の乳頭状隆起がみられるほか，充実性成分が占める領域が増え，形が不整かつ結節状となる。組織学的には，上皮の重層化がみられ，細胞の核はある程度の異型を示すが，間質浸潤は認めない。このような境界悪性腫瘍は明らかな悪性腫瘍とは異なり，卵巣のみが切除されることがある。境界悪性腫瘍の中には腹膜表面に腫瘍細胞の播種（インプラント）を伴うものがある。インプラントは浸潤を示さないが，徐々に増大することがある。

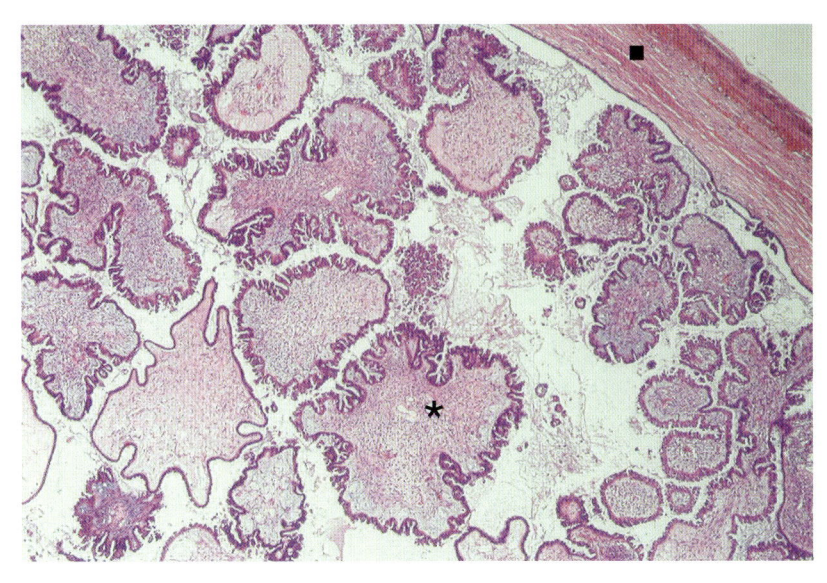

図 13-88　卵巣境界悪性腫瘍，組織像

上皮の乳頭状増殖部（★）では輪郭が複雑となっているが，細胞の重積は1，2層程度にとどまっており，異型は軽度である。膠原線維から構成される厚い被膜（■）が存在しているが，腫瘍の浸潤は認められない。境界悪性腫瘍は完全に切除される必要があるが，転移や再発の可能性は非常に低い。孤発性の卵巣癌の約10％の例で認められる *BRCA* 遺伝子の変異は境界悪性腫瘍ではほとんど認められることはない。

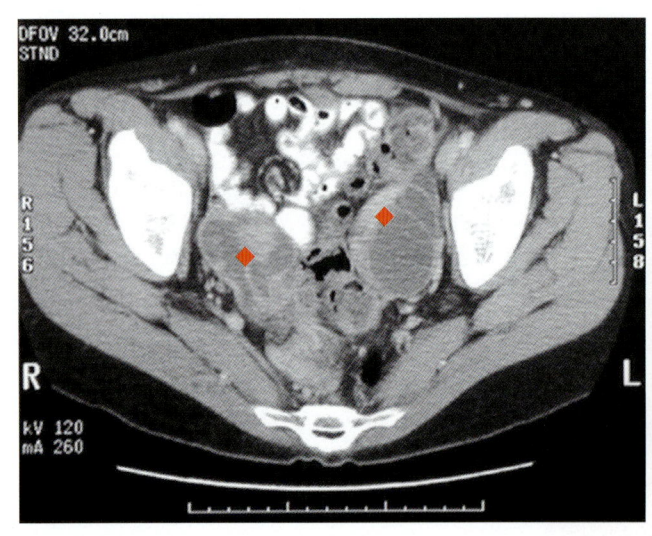

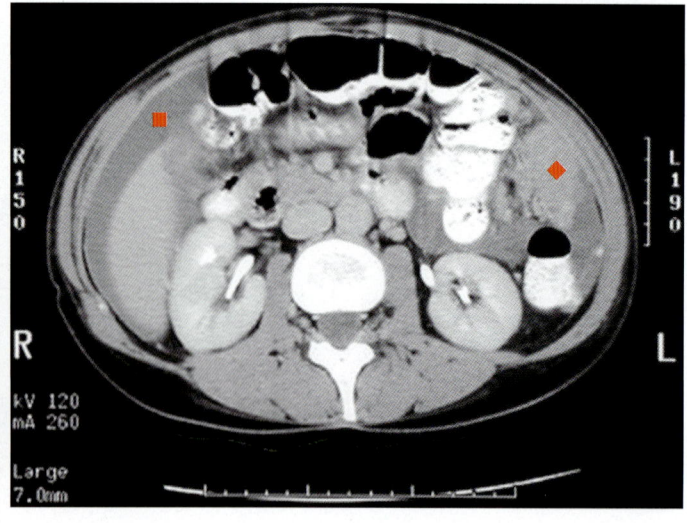

図 13-89, 図 13-90　卵巣嚢胞腺癌と腹膜転移，CT

左図にて，両側付属器領域に嚢胞部分と充実部分を伴う腫瘤（◆）を認める。両側漿液嚢胞性腺癌であった。右の図では，左側腹壁と接する腫瘤（◆）を認め，卵巣漿液性嚢胞腺癌の播種である。しばしば病気の最初の徴候は腹水による腹部の膨大である。腹水が肝周囲（■）や腹腔内のそのほかの部分に認められる。

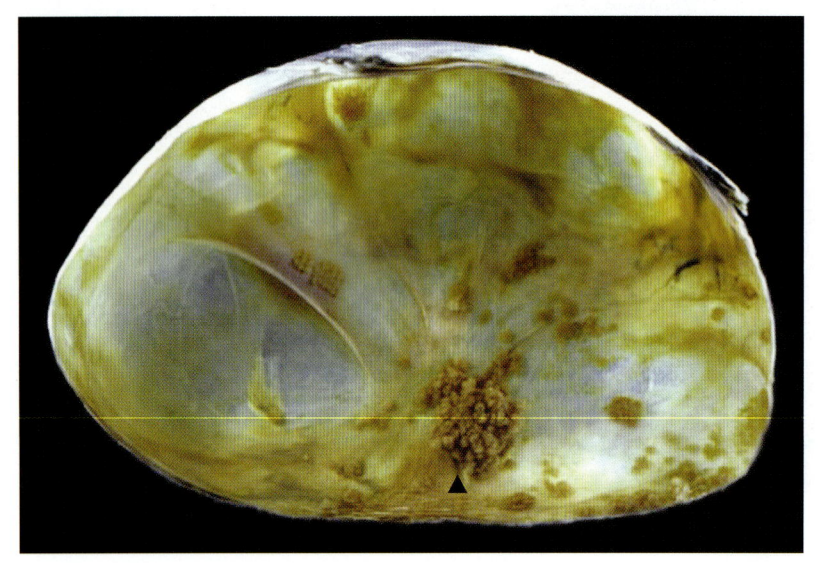

図 13-91　卵巣嚢胞腺癌，肉眼像

嚢胞の内腔面に乳頭状に突出する隆起（▲）が認められる。嚢胞腺癌は壁内に浸潤し，診断時にはすでに腹膜表面に播種していることが多い。そのため，進行癌の頻度が高く，予後は不良である。腹水貯留を伴う腹部膨満などの症状があらわれる頃には，卵巣は著明に腫大している。卵巣の漿液性および類内膜腫瘍の血清マーカーとしてCA-125が知られている。

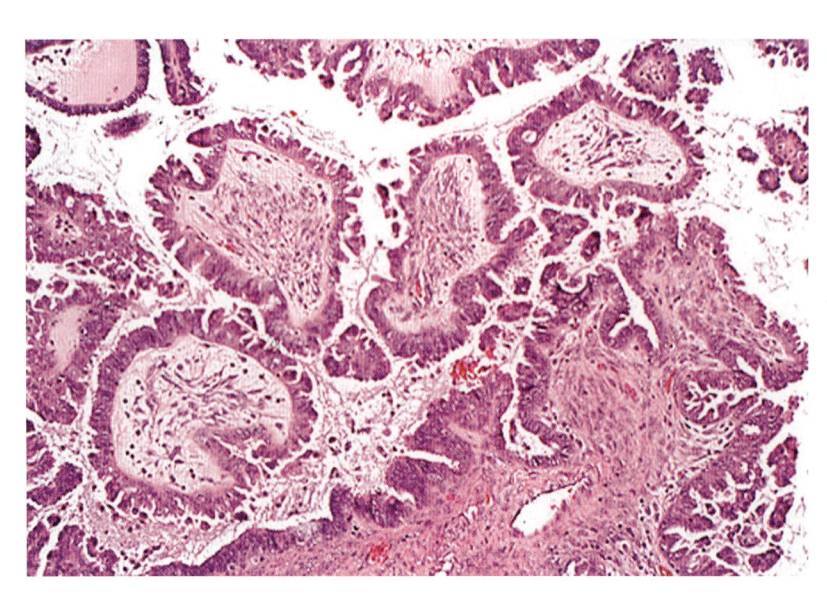

図 13-92　卵巣嚢胞腺癌，組織像

嚢胞腺癌では境界悪性腫瘍よりも乳頭状増殖がより顕著で，複雑な上皮の突出や陥入を呈する。細胞の重積は高度で，核クロマチン増量，多形性が目立つ。間質内に浸潤していることが多く，卵巣表面に露出することもある。

第 13 章　女性生殖器　323

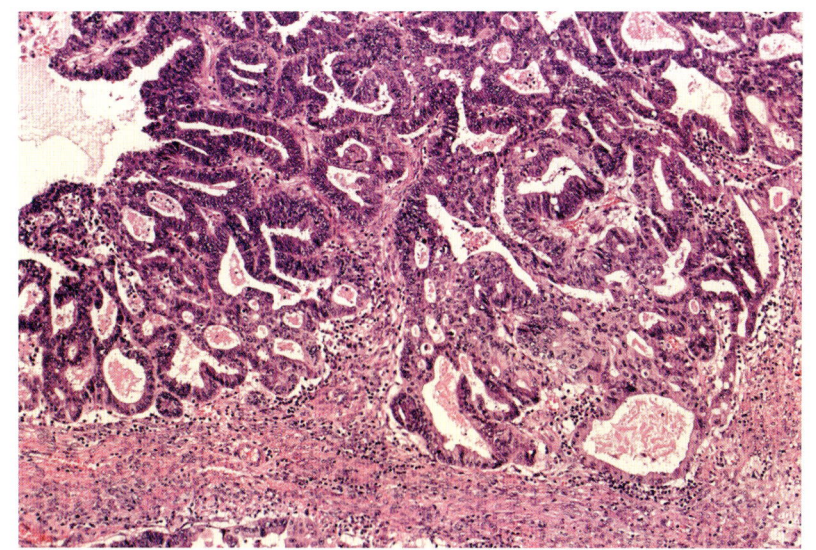

図 13-93　類内膜腫瘍，組織像
　卵巣に発生するにもかかわらず，内膜に発生する類内膜腺癌に類似した形態を示す。類内膜腫瘍は卵巣癌の約 20％程度を占める。そのうち 15 〜 30％の例では同時に内膜にも腫瘍が発生する。15％の例は内膜症に関連している。肉眼的には，充実性成分と嚢胞成分を伴う傾向にある。

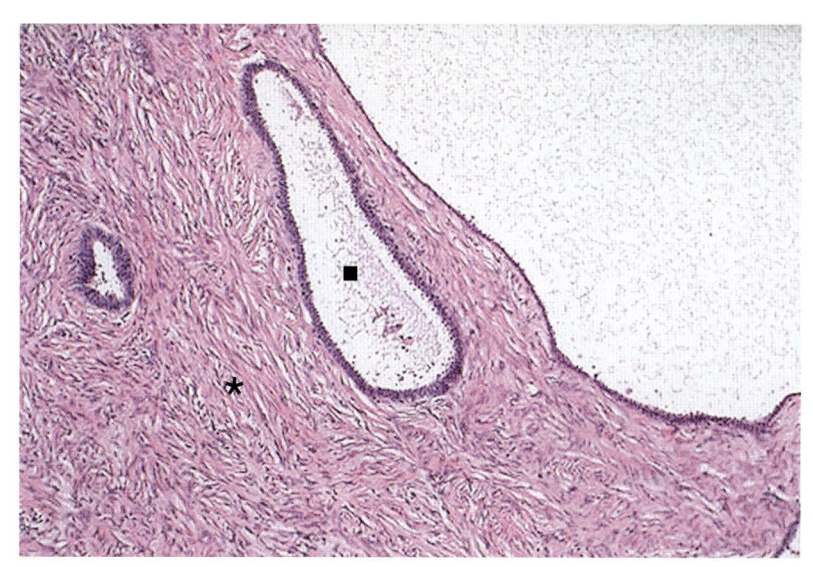

図 13-94　嚢胞腺線維腫，組織像
　漿液性嚢胞腺腫は稀に嚢胞腺線維腫あるいは腺線維腫の形態を示すことがある。この場合，腫瘍は豊富な間質成分（★）を伴う。写真では豊富な線維性間質が小嚢胞の間に介在している。上皮は漿液上皮（■），粘液上皮，移行上皮（Brenner 腫瘍）など様々である。

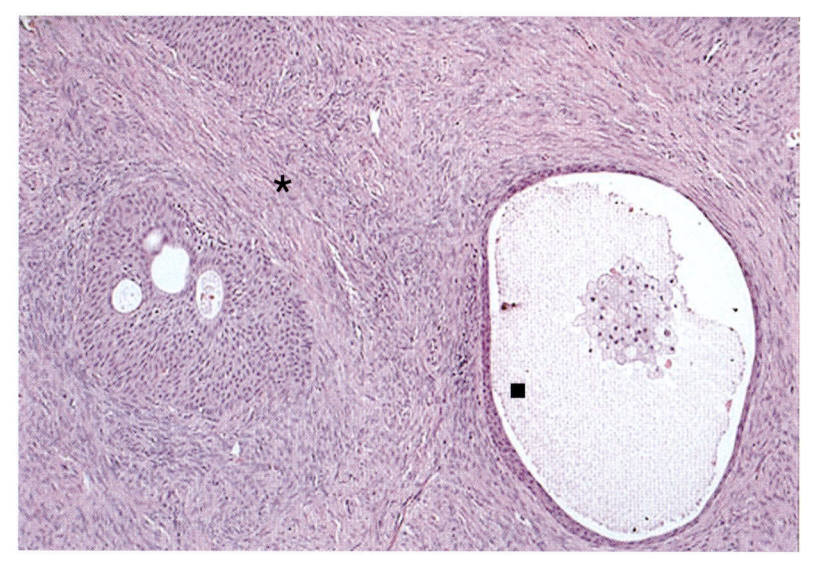

図 13-95　Brenner 腫瘍，組織像
　腺線維腫の形態を示す比較的稀な良性卵巣腫瘍で，膀胱の移行上皮に類似した細胞胞巣を有する。これらの上皮胞巣（■）は正常卵巣の間質に類似した線維性間質（★）内に埋め込まれている。肉眼的には，充実性のことも嚢胞性のこともある。大部分は片側性で，大きさは 1cm 以下から 20cm に達するものまで様々である。嚢胞腺癌の中に Brenner 腫瘍の成分が存在していることがある。

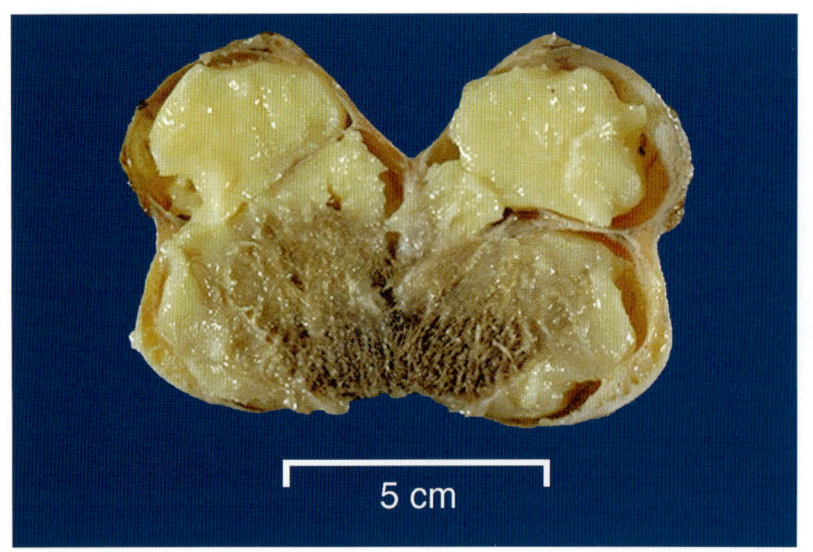

図 13-96　卵巣成熟嚢胞性奇形腫，肉眼像

成熟卵巣奇形腫は図に示すように嚢胞性病変として認められる。3胚葉（外胚葉，中胚葉，内胚葉）に由来する様々な分化・成熟した組織成分がみられる。大部分は嚢胞性でかつ外胚葉成分を含み，皮膚組織を有しているため，皮様嚢腫と呼ばれる。大量の毛髪と皮脂が産生されることから，検体の切り出しを行った後には，洗浄に苦慮することがある。充実性成分が主体の場合には分化度の低い組織を含んでいる未熟奇形腫であることが多く，卵巣外に播種することがある。稀に明らかな癌腫成分を伴う。

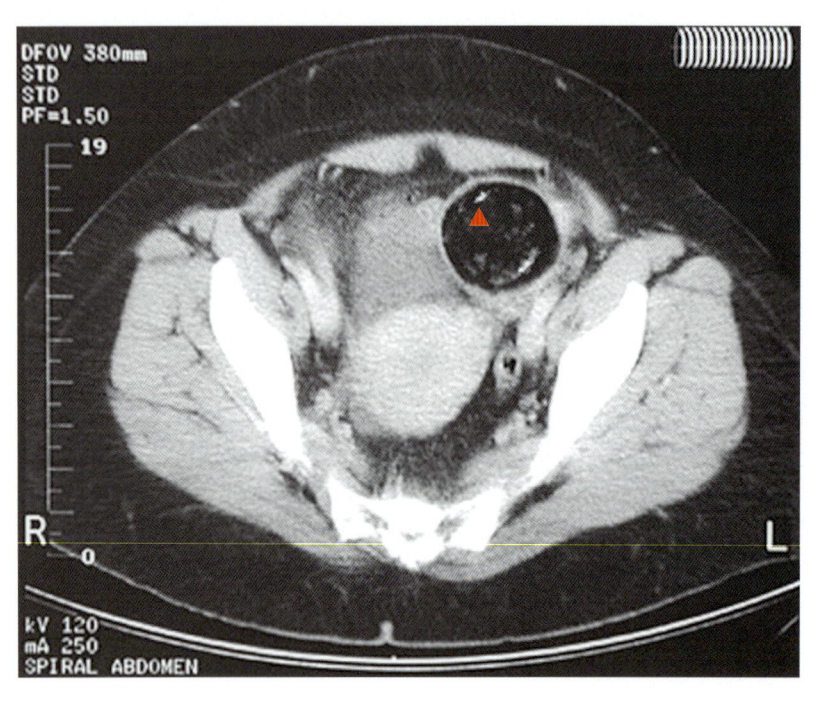

図 13-97　卵巣成熟嚢胞性奇形腫，CT

左側付属器領域に子宮と接して膀胱の隣に，境界明瞭であるが大きな類円形腫瘤を認める。この腫瘤は軟部組織濃度，低濃度，石灰化を示す高濃度といった多彩な内容を有す（▲）。内部の大部分は腹部の脂肪と同様の吸収値を示し，皮様嚢胞腫には皮脂腺により分泌された油性の液体が多く存在することを反映する。多くの奇形種は成熟した（良性）組織のみを含む。未熟奇形種は青年期に起こり，悪性の要素をもち，急速に増大し転移することがある。成熟奇形種の1％は悪性転化し，典型的には扁平上皮癌が発生する。

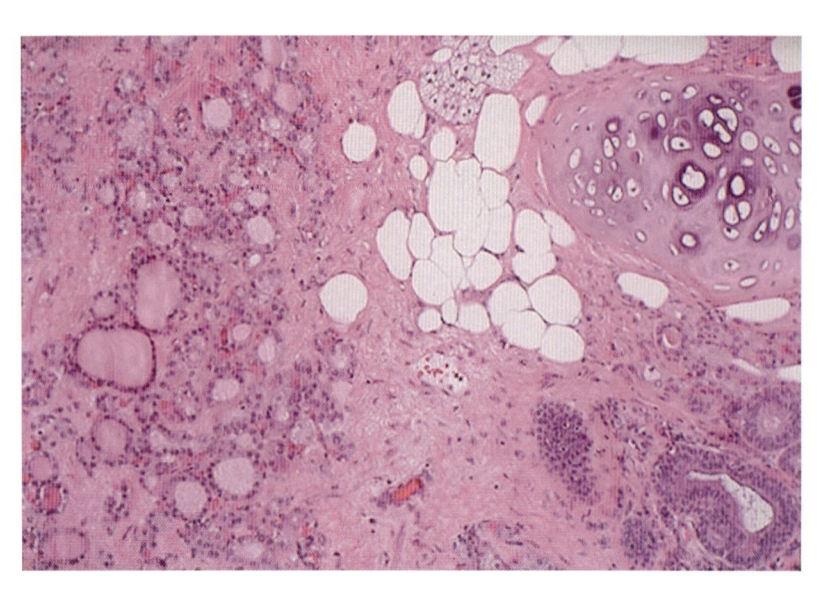

図 13-98　卵巣成熟嚢胞性奇形腫，組織像

組織学的には，奇形腫は3胚葉（中胚葉，内胚葉，外胚葉）由来の組織への分化を示す組織を含むが，良性奇形腫の大部分では外胚葉由来の組織が主体を占める。図に示す良性奇形腫では右側で軟骨，脂肪織，腺管がみられるのに対して，左側では多数の甲状腺濾胞が認められる。腫瘍の大部分または全体を甲状腺濾胞成分で占めるようなものは卵巣甲状腺腫と呼ばれ，奇形腫の特殊型である。稀に卵巣甲状腺腫が甲状腺機能亢進症の原因となることがある。

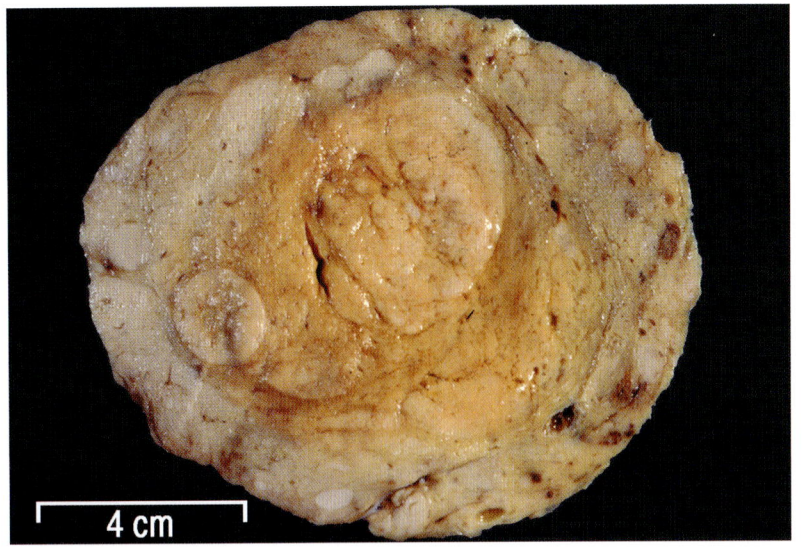

図 13-99　卵巣未分化胚細胞腫，肉眼像

図に示す未分化胚細胞腫は奇形腫と同様に胚細胞腫瘍の1つで，男性の精巣に発生する精上皮腫（セミノーマ）に相当する。割面では分葉状の外観をみることができる。腫瘍は通常，充実性で，10～20％の例では両側性である。10～20歳代の若年女性に好発する。未分化胚細胞腫は卵巣癌全体の2％程度を占めるに過ぎない。

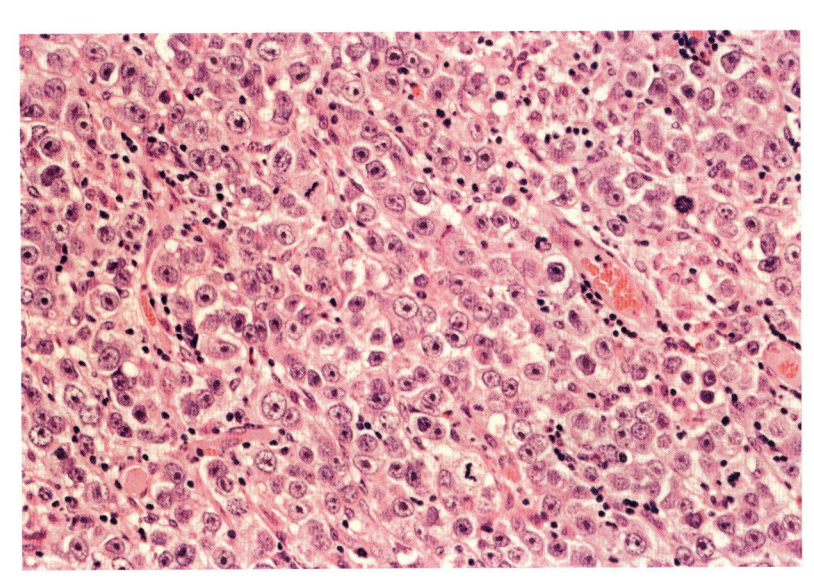

図 13-100　卵巣未分化胚細胞腫，組織像

組織学的には，腫瘍は大型の核と淡好酸性ないし淡明な細胞質を有する多稜形の大型細胞のシート状および索状増殖により構成されている。少数のリンパ球浸潤を伴っており，線維性間質はほとんど認められない。時にヒト絨毛性ゴナドトロピン（hCG）を産生する合胞性栄養膜細胞がみられることがある。分類上は悪性腫瘍であるが，卵巣外に進展して予後が不良であるのは1/3程度の症例に過ぎない。通常は放射線感受性を示す。

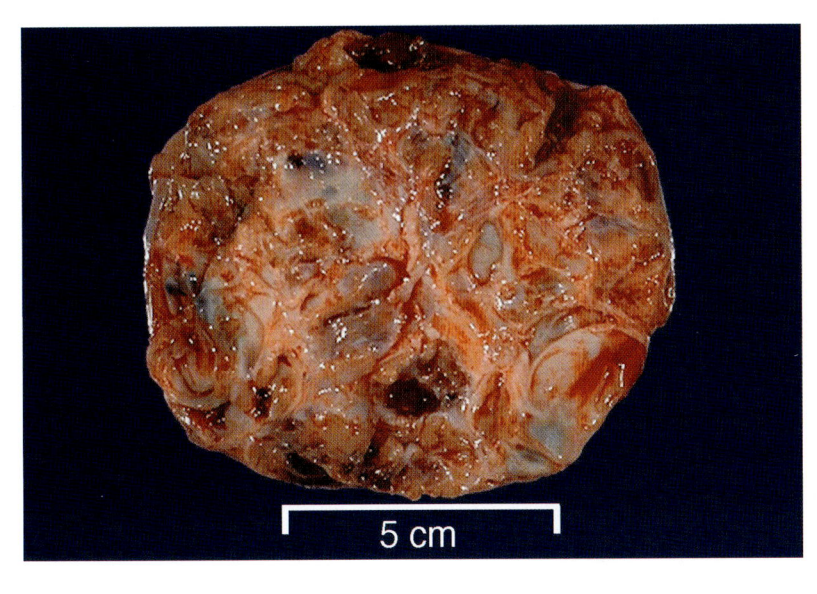

図 13-101　卵巣顆粒膜・莢膜細胞腫瘍，肉眼像

腫瘍の割面は充実性成分と嚢胞成分から構成され，多彩な色調を呈している。このタイプの腫瘍は卵巣の間質から発生し，顆粒膜細胞への分化，莢膜細胞腫の成分を種々の割合で含む。それらの成分は豊富な脂質を含有しているために肉眼的に色調が黄色で，しばしばホルモン活性を有し，大量のエストロゲンを産生する。そのため，内膜増殖症や内膜癌による出血が初発症状となることがある。時にアンドロゲンが過剰に産生され，男性化徴候を示すことがある。これらの腫瘍の生物学的態度を組織像から予測することは困難だが，予後不良な顆粒膜細胞成分を伴う例が存在する。

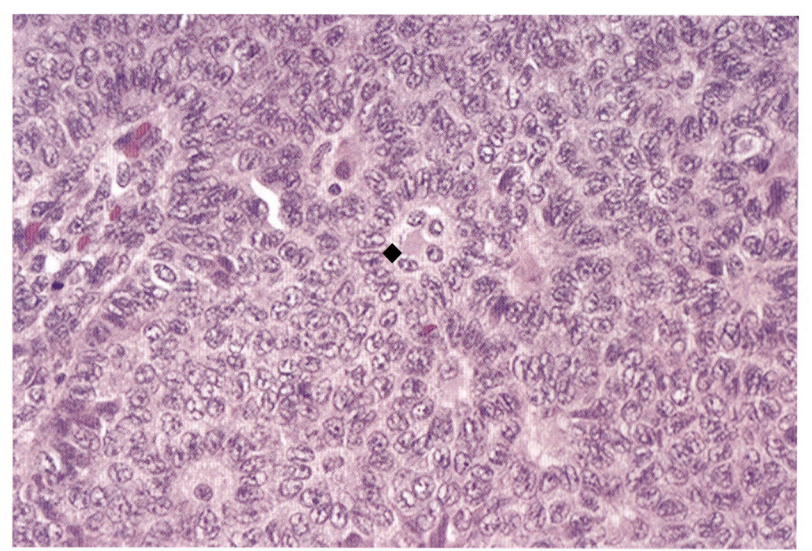

図 13-102　卵巣顆粒膜細胞腫，組織像

組織学的には，顆粒膜細胞腫は原始卵胞を模倣した構築を示す．強拡大では図に示すように，腫瘍細胞は Call-Exner 小体（◆）と呼ばれる中央に好酸性物質を含む原始卵胞に類似した構造を呈する．これらの腫瘍の大部分は組織学的に良性にみえるが，悪性の経過をとるものがある．しばしば血清中のインヒビン値が上昇し，免疫組織化学的にも抗インヒビン抗体を用いて染色すると腫瘍細胞が陽性となる．

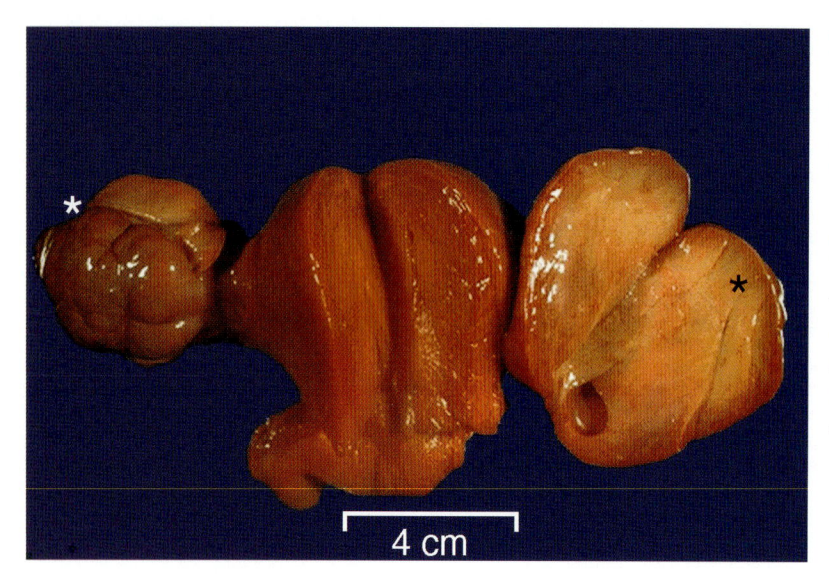

図 13-103　卵巣莢膜細胞-線維腫，肉眼像

両側性の充実性で境界明瞭な良性卵巣腫瘍（＊）を示す．組織学的には，これらの腫瘍は線維莢膜細胞腫であることが判明した．莢膜細胞腫の成分は脂質を含有しているために，向かって左側の腫瘍の割面に示されるように黄色調を呈する．これらの腫瘍もエストロゲンを産生するため，子宮体部で内膜増殖症や内膜癌が発生することがある．これらの腫瘍は卵巣間質から発生する．約 10％の例では両側性である．腹水が約 40％の例にみられ，これに右側胸水が合併した場合には Meigs 症候群と呼ばれる．基底細胞母斑症候群（Gorlin 症候群）に合併することもある．

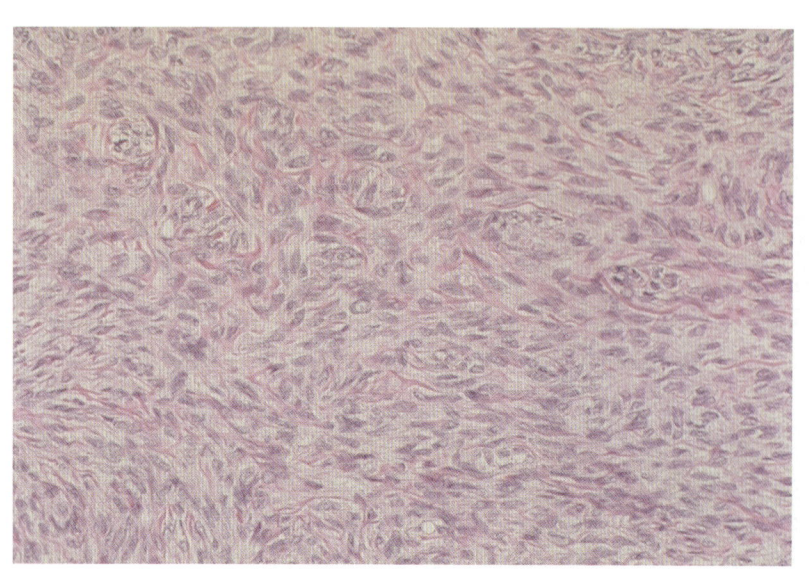

図 13-104　卵巣莢膜細胞-線維腫，組織像

線維腫成分を構成する細長い線維芽細胞様細胞は均一な外観を示す．一方，莢膜細胞腫の成分は腫大した立方状ないし多角形の細胞の集簇あるいはシート状増殖から構成される．これらの細胞は脂質を有しているため，細胞質が淡明になる．線維腫はホルモン活性を有さない．膠原線維が豊富な場合であればあるほど線維腫様となる．いずれの場合でも良性の経過をとる．臨床的には骨盤痛，付属器腫瘤の触知，腹水などがみられる．

第 13 章　女性生殖器　327

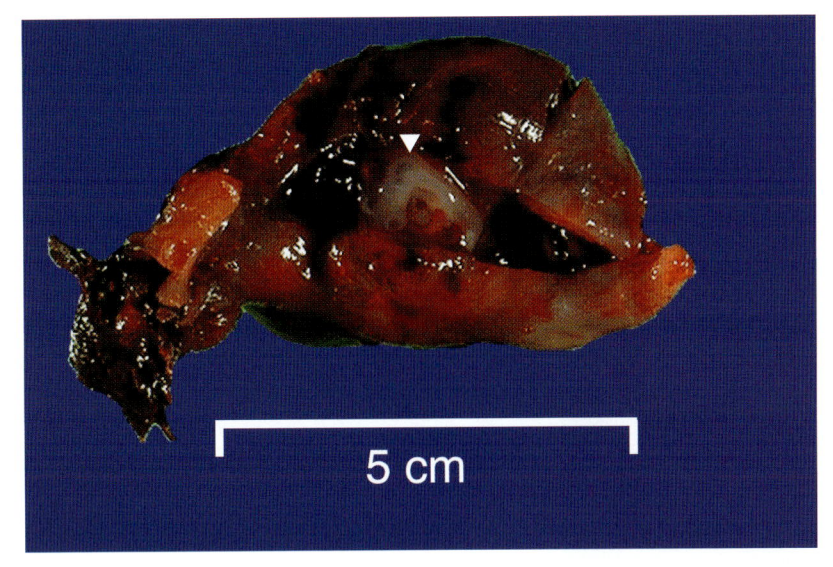

図 13-105　子宮外妊娠，肉眼像

小さな胎芽（▼）が切除された卵管破綻部の凝血塊の中に存在している。ここにみられるような卵管妊娠では卵管が突然破裂し，腹腔内出血が起こるために救急疾患として扱われる。したがって，生殖年齢の女性の重篤な急性腹痛に遭遇した場合には子宮外妊娠を鑑別診断に挙げる必要がある。約半数は骨盤内炎症に伴う慢性卵管炎や，虫垂炎，子宮内膜症，開腹手術による癒着などが原因となる。しかし，残りの約半数は原因不明である。

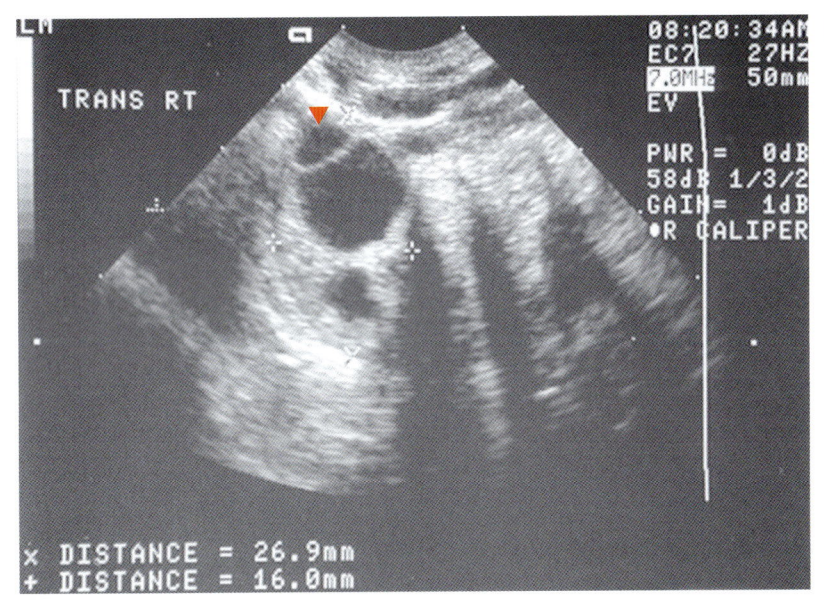

図 13-106　子宮外妊娠，超音波検査

経腟超音波で胎嚢を子宮内腔に認めず，子宮内膜肥厚のみ認める。右付属器領域にリング状の構造が（▼）存在し，これは子宮外妊娠に特徴的である。β-hCG は上昇し，妊娠が成立したことを示す。子宮外妊娠破裂の場合には，Douglas 窩穿刺で出血を認める。卵管頬部妊娠は妊娠 6〜8 週頃，膨大部妊娠は 8〜12 週頃，間質妊娠では 12〜16 週頃に破裂する。

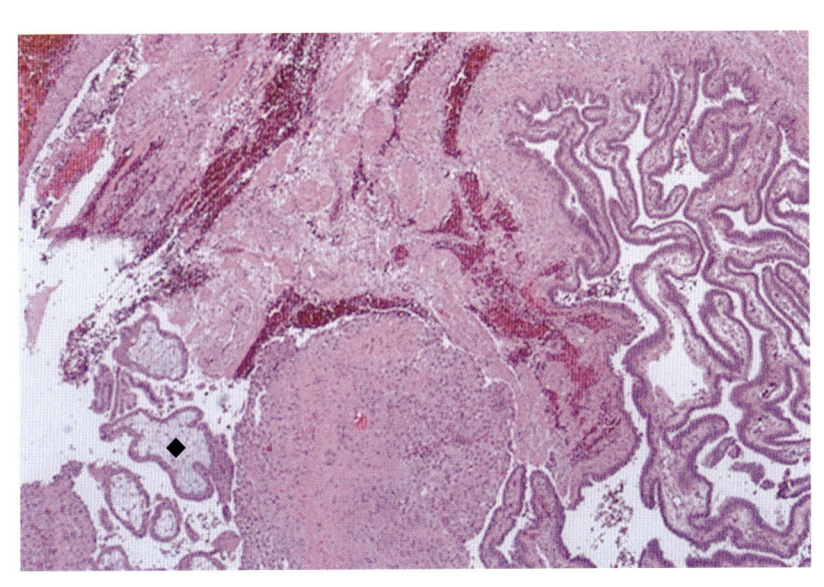

図 13-107　子宮外妊娠，組織像

子宮外妊娠の診断には hCG の上昇による妊娠反応陽性所見，超音波検査，Douglas 窩穿刺による血液の存在が有用である。図右側では正常の卵管上皮が認められ，左下側では卵管壁の破綻と絨毛（◆）が認められる。これらの絨毛組織は妊娠早期に特徴的な形態を示している。内膜生検が行われた場合には脱落膜変化を示す内膜組織が認められるのみで，着床部，胎児組織，あるいは絨毛組織の存在が確認されることはない。

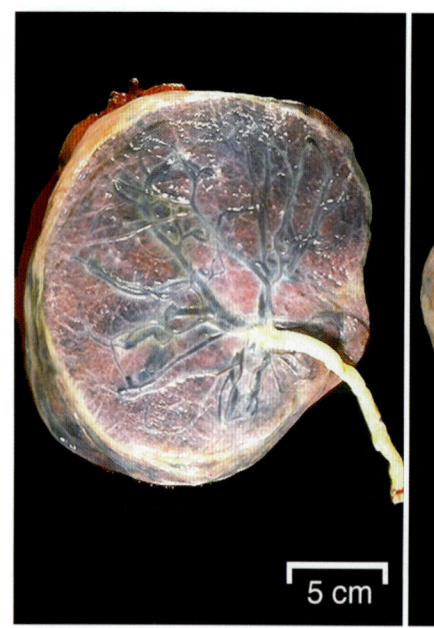

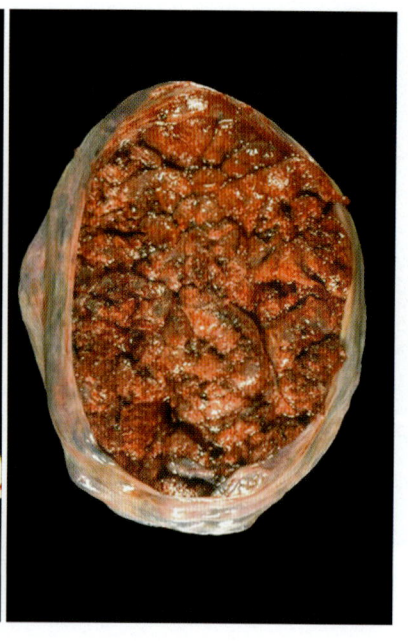

図13-108 正常胎盤，肉眼像

正常の妊娠満期胎盤では臍帯は左側の図に示すように胎児側表面に付着しており，付着部から辺縁部に向かって血管が放射状に走行している。付着部は通常は中心部からわずかに偏位している。胎盤の辺縁部を含めて付着部がどの位置にあっても，胎盤上にある限り合併症が生じることはないが，胎盤が卵膜に付着している場合（velamentous insertion）は血管の損傷や出血などの危険がある。右側の図に示す妊娠満期の正常胎盤の母体側では，周囲の境界が不明瞭な赤褐色調の胎盤葉（cotyledon）が認められる。

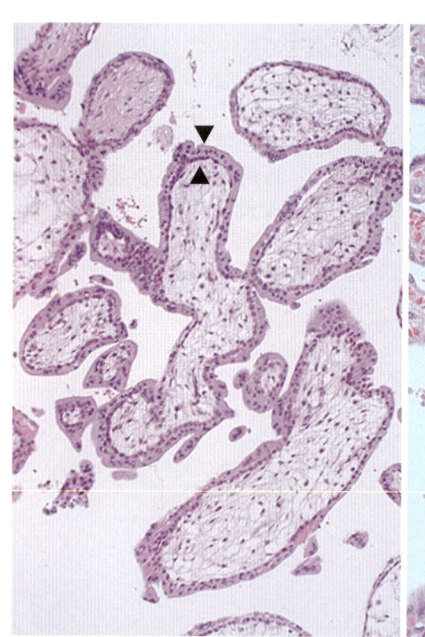

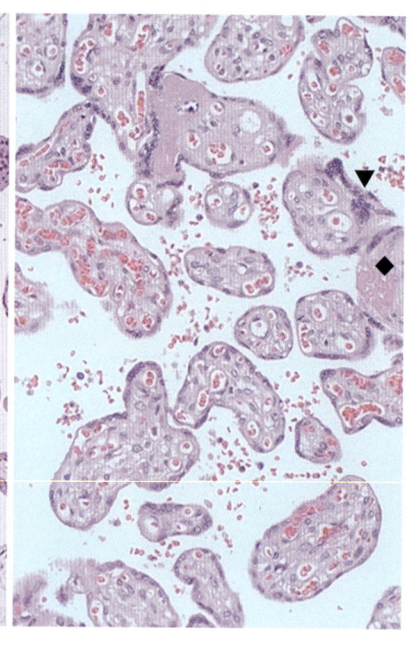

図13-109 正常胎盤，組織像

妊娠初期では左図で示したように胎盤絨毛は大きく，細胞性栄養膜細胞（▲）と合胞性栄養膜細胞（▼）から構成される2つの層で覆われている。血管は目立たない。胎盤が発育して妊娠中期になると絨毛は小さくなり，血管が発達してくる。合胞性栄養膜細胞が重積して小型の細胞集塊である合胞体結節（▼）を形成する。好酸性のフィブリン塊（◆）がやがて絨毛間に出現する。右図に示した妊娠後期の成熟した胎盤では，胎児の発育に必要な血液ガスと栄養分の交換を行う母体-胎児間循環を保持するために血管網が発達した小型の絨毛が認められる。合胞体結節と絨毛間のフィブリンが目立つ。

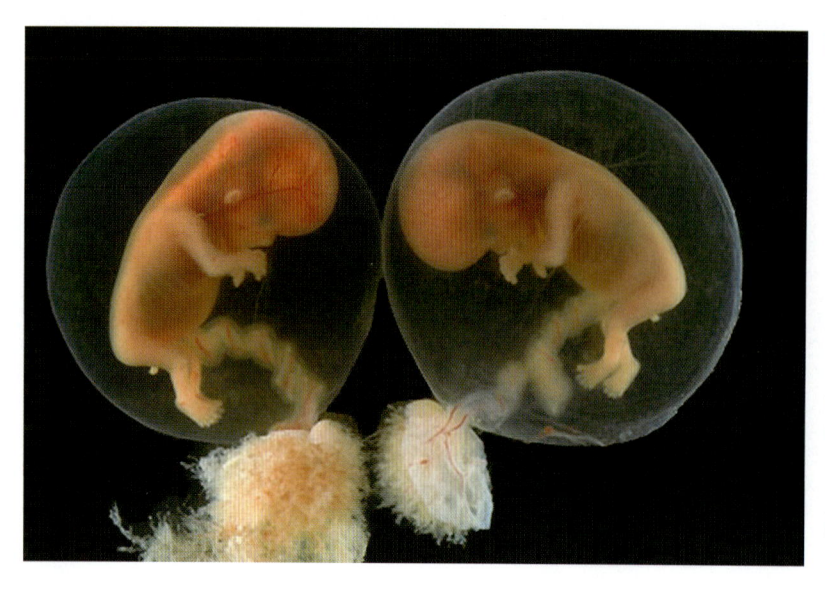

図13-110 双胎，肉眼像

双胎は一卵性（1個の受精卵に由来するために遺伝的に同一）の場合と二卵性（2個の独立した受精卵に由来する）の場合がある。前者では1個ないし2個の羊膜腔を有しているのに対して，後者では羊膜腔は常に2個となる。2個の羊膜腔の間に介在する膜を組織標本にして観察することによって一卵性か二卵性かを判別できることがある。絨毛膜の介在がない，すなわち単絨毛膜性の場合には一卵性である可能性が考えられる。絨毛膜が介在する二絨毛膜性の場合には二卵性であることが多いが，一卵性の場合もあり得る。図に示した二卵性の双子の男児は胎齢9週で，それぞれ独自の羊膜腔を有している。これらが癒合した場合には二絨毛膜性の隔膜が形成される。

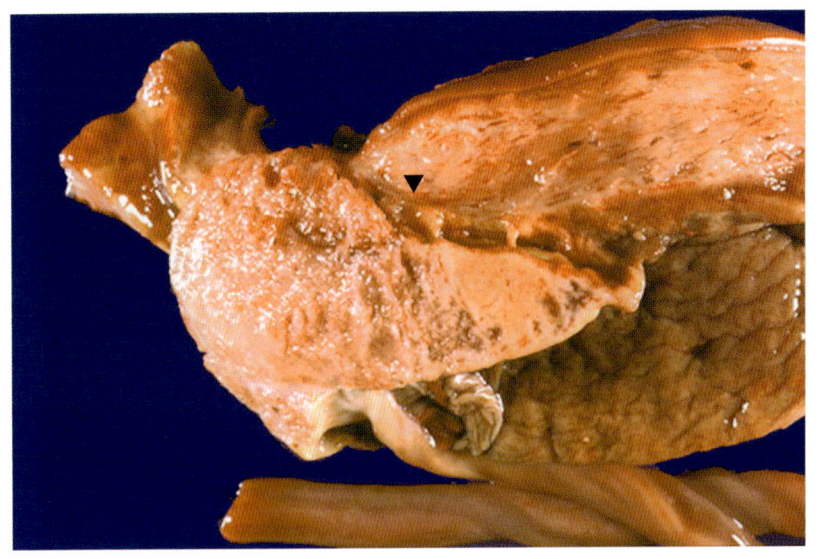

図 13-111 癒着胎盤，肉眼像

胎盤の一部が頸管部の筋層に浸潤している（▼）。この部位では胎盤絨毛が脱落膜の介在を欠き，直接子宮筋層に進入している。そのために分娩時は胎盤が正常に剥離せず，緊急子宮全摘を要するほどの大出血をきたすことがある。図に示す例は前置胎盤の状態で，癒着胎盤の60％の例で認められる。癒着胎盤（広義）は以下の3つに分類される。筋層表面に癒着する場合には癒着胎盤（狭義），筋層の深部に侵入する場合には嵌入胎盤，筋層全層を貫通する場合は穿通胎盤と呼ぶ。

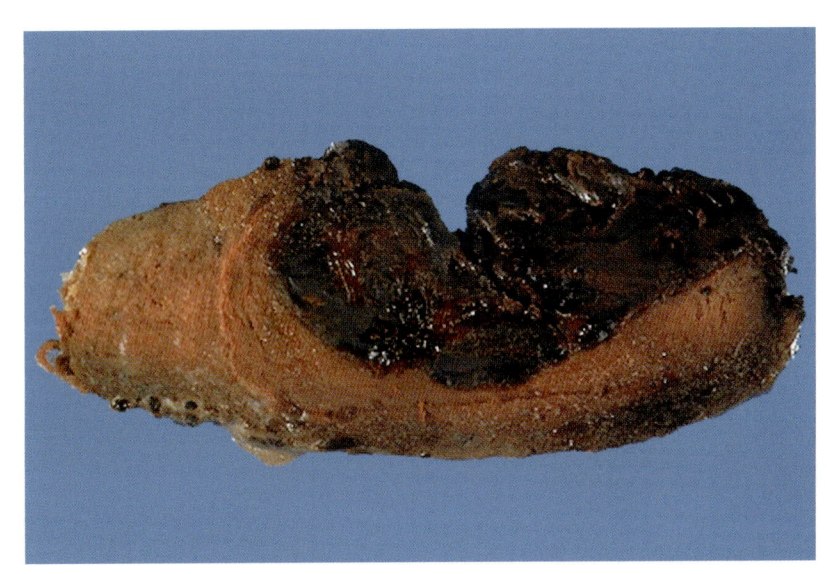

図 13-112 胎盤早期剥離，肉眼像

胎盤早期剥離は妊娠後期に胎盤が未熟な状態のまま分離して胎盤の母体側に凝血塊が形成されるために生じる（胎盤後血腫）。図に示した胎盤の断面では凝血塊が認められる。剥離が高度であるほど，胎児への血液供給が損なわれる可能性が高くなる。このような分娩前の出血が生じると母親は突然の重篤な下腹部痛に見舞われる。超音波検査は剥離を検出するのに有効な方法で，剥離が確認された場合には緊急分娩が必要となる。

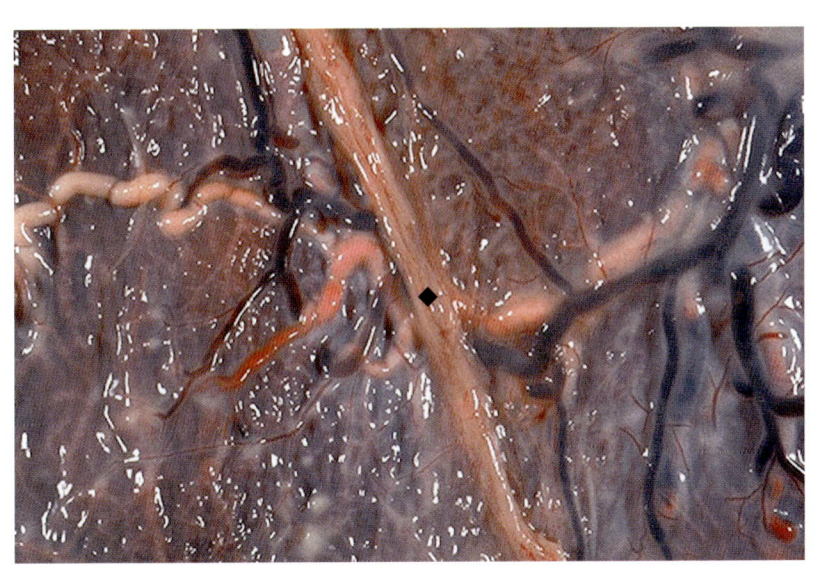

図 13-113 双胎間輸血症候群，肉眼像

双胎間輸血症候群は一絨毛性胎盤における血管吻合により二児の血液循環が連結されるために児の一方（ドナー）で血流が低下し，他方（レシピエント）で血流が増加する病態である。ドナーは血液量減少，レシピエントはうっ血性心不全が原因となって死亡することがある。図に示した胎盤では血管に白色の液体を注入することによって，胎盤の胎児側表面で隔壁（◆）を越えて走行する血管吻合が明らかとなった。一般に児の一方の大きさが他方より25％以上大きい場合にはこの症候群が疑われる。児の両方が生存した場合には差はやがて消失する。

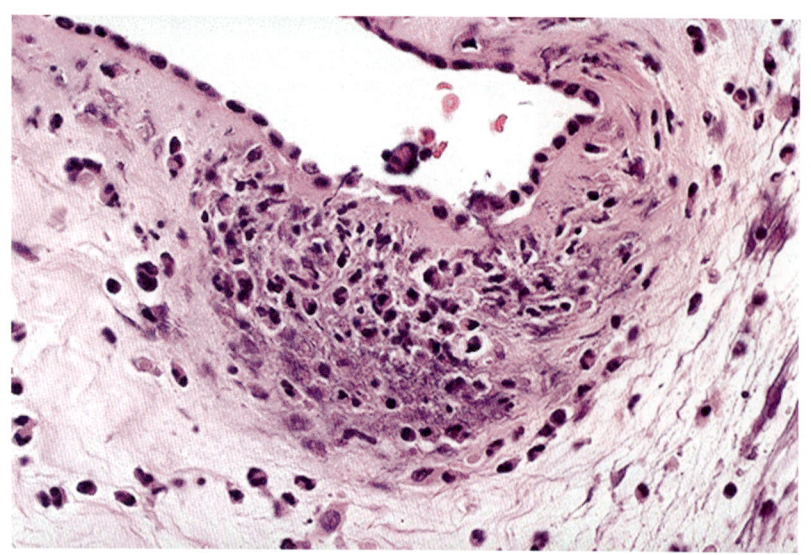

図 13-114 絨毛羊膜炎，組織像

羊膜直下で好中球浸潤が浸潤している。破水が早期に起こった場合，あるいは遅延した場合には膣内の細菌が羊膜腔内に進入するために上行感染の危険が高くなる。血行性に胎盤を経由して感染がひろがることもある。感染によって急性炎症が惹起されると早産や未熟児の原因となる。子宮内感染によって胎児が死亡することもある。

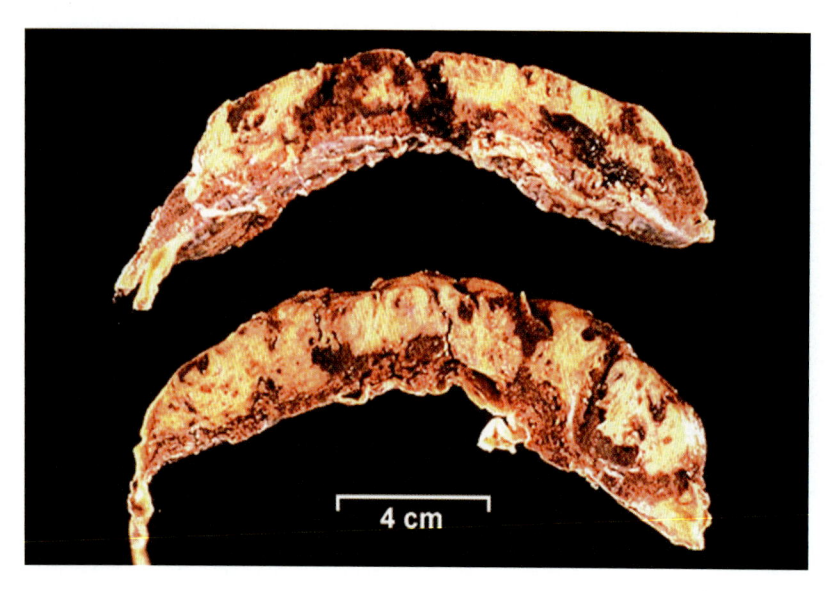

図 13-115 胎盤梗塞，肉眼像

胎盤の割面で梗塞巣が実質の半分以上を占める黄色調の領域として認められる。この例では梗塞が広範であるために胎児は死亡した。小梗塞は頻繁に生じ，通常は胎児に影響がないが，胎盤実質の 1/2 ないし 2/3 以上が梗塞に陥った場合，あるいは何らかの原因で失われた場合には胎児への血液供給量が著しく低下する。

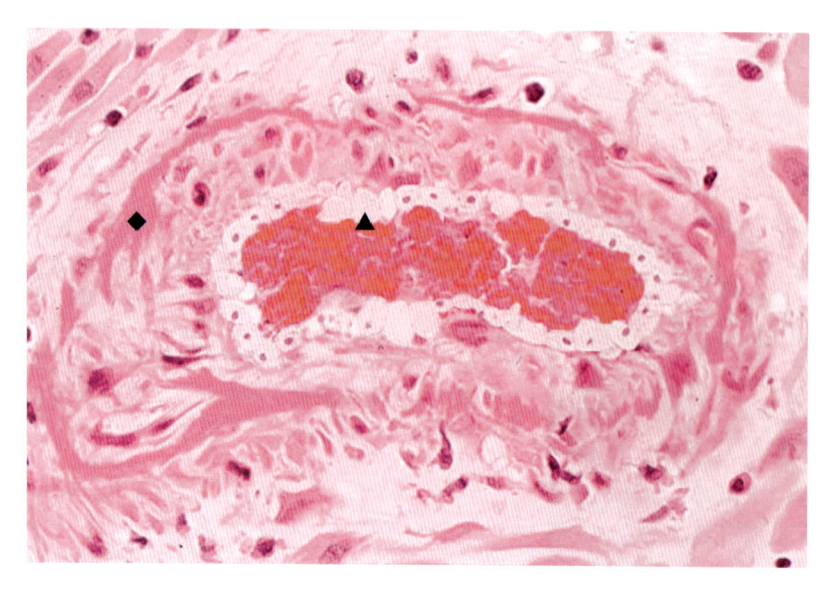

図 13-116 胎盤における母体血管の粥状化，組織像

脱落膜内に存在する細動脈において，フィブリノイド壊死（壁内の不規則な好酸性［◆］の領域）とこれに沿って存在する内膜内のマクロファージ（▲）の集簇，および浮腫から構成される粥状化が認められる。このような脱落膜の動脈病変は妊娠高血圧症候群（PIH）や高リン脂質抗体症候群の患者で認められる。その結果生じる胎盤内の循環血液量の低下は，妊婦の約 6％でみられ，高血圧と蛋白尿，浮腫によって特徴づけられる妊娠中毒症の原因となる。この状態が子癇前症で，さらに痙攣が合併した場合には子癇と呼ばれる。

第 13 章　女性生殖器　331

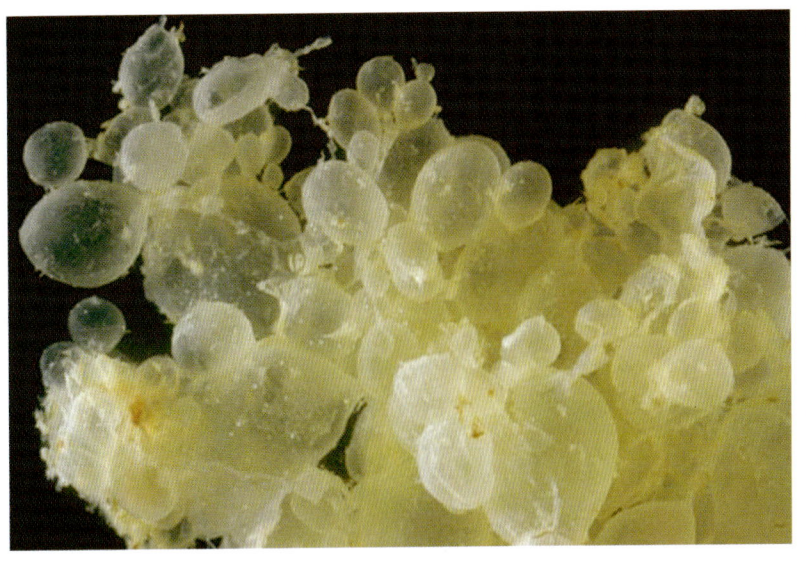

図 13-117　胞状奇胎，肉眼像

奇胎妊娠は受精が起こったにもかかわらず母親由来の染色体が失われた場合（あるいは空の卵子と2つの精子の受精など）に生じる。このとき染色体型は46XXとなっており，父親由来の染色体のみを有しているために胎児は発育せず，胎盤のみが形成される。図は完全型胞状奇胎に典型的なブドウの房状に腫大した絨毛を示したものである。奇胎妊娠では子宮は腫大するが胎児は認められない。血中および尿中ヒト絨毛性ゴナドトロピン（hCG）値が著明に上昇する。胞状奇胎患者では子宮が週不相応に腫大し，妊娠悪阻（つわり）が頻繁にみられる。出血やぶどうの房状の絨毛の排出をみることもある。

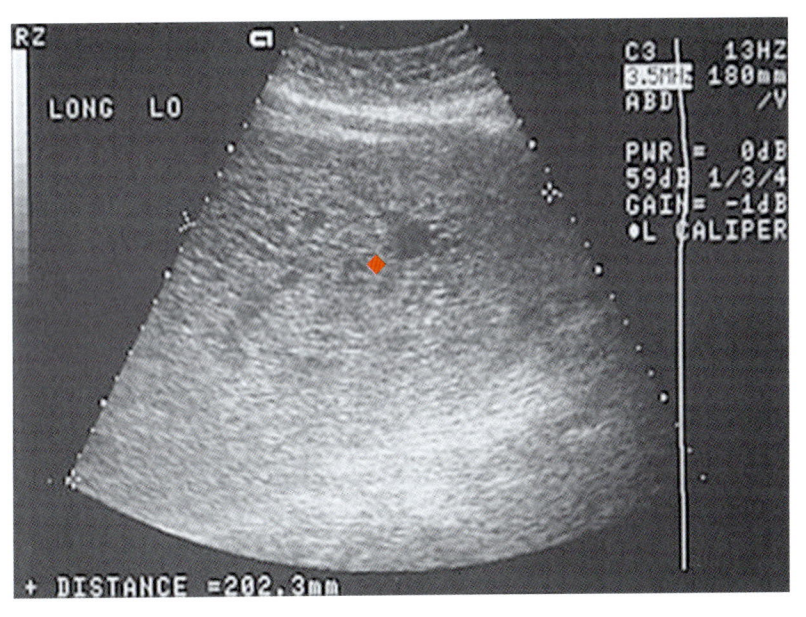

図 13-118　胞状奇胎，超音波検査

骨盤の超音波検査で，大きな囊胞性腫瘤を子宮内腔に認め，吹雪状陰影（◆）を示す。胎児は描出されず，完全胞状奇胎に一致する。子宮は胎齢と比較し腫大している。搔爬の前に超音波で診断を確かめられる。搔爬の後は，侵入奇胎あるいは絨毛癌の合併の精査にhCGを連続して測定し，経過観察する。10％の完全胞状奇胎が侵入奇胎となるが，絨毛癌を発生するのは完全胞状奇胎の2.5％のみである。

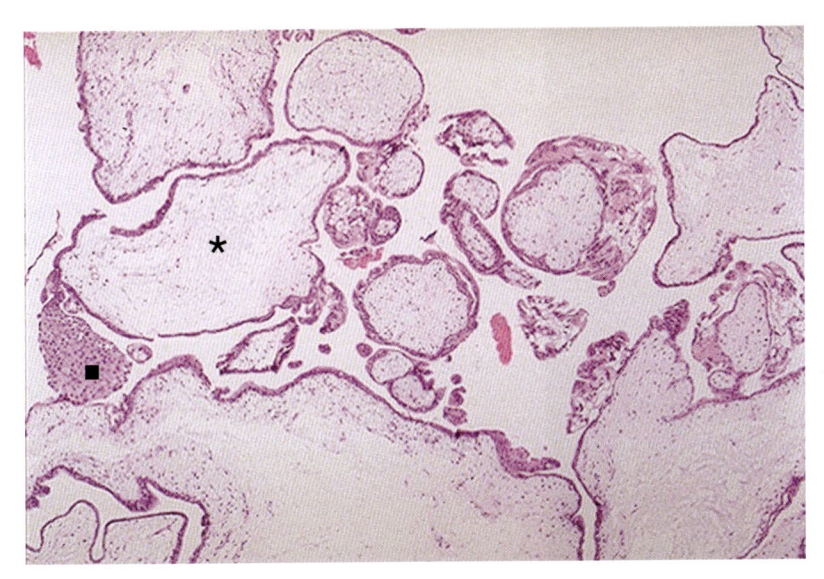

図 13-119　胞状奇胎，完全型，組織像

完全型胞状奇胎では血管を欠く大型の絨毛（＊）と細胞性栄養膜細胞の増生（■）が認められる。鑑別診断としては，胎児が排出されて水腫状変性を伴う絨毛組織のみが残存した自然流産が挙げられる。正常の胎盤絨毛は免疫組織化学的に $p57^{Kip2}$ が陽性となる。この蛋白は細胞周期を抑制するもので，母親由来の遺伝子によってコードされているため，父親由来のX染色体のみを有する完全型胞状奇胎の絨毛は $p57^{Kip2}$ 陰性となる。

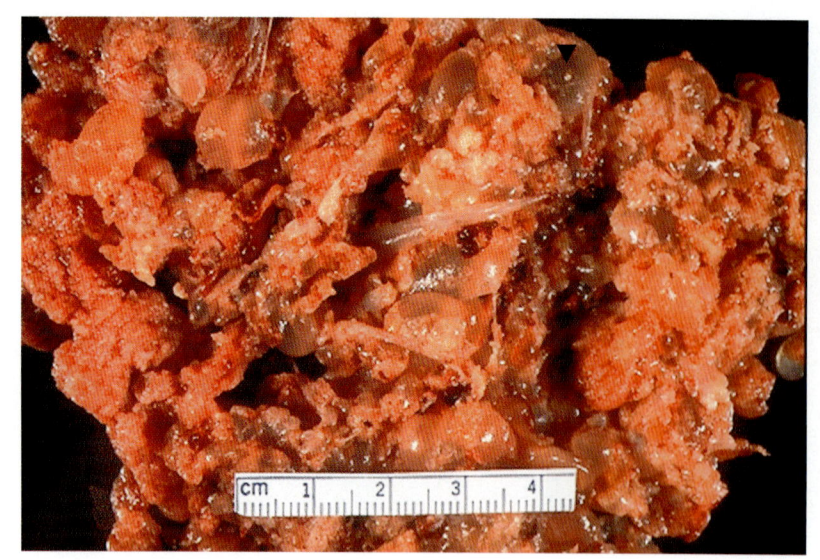

図 13-120　胞状奇胎，部分型，肉眼像

部分奇胎は 2 個の精子が 1 個の卵子と受精した際に生じ，父親由来の 2 組の染色体を含む（あるいは最後の減数分裂で生じた第一極体が消失しない場合には母親由来の 2 組の染色体を有する）。そのため，染色体は 3 倍体となり（69 本の染色体），絨毛の一部のみがブドウの房状となる（▼）。典型例では発育が遅延した奇形を伴う胎児が認められるが，15 週以上生存することは稀である。図ではブドウの房状の腫瘤が散見され，その間では海綿状で淡赤色調の正常胎盤実質が介在している。ブドウの房状の隆起は完全奇胎でみられるものに比べて小さい。母親由来の 2 組の染色体を有する 3 倍体の場合には，胎盤では部分奇胎としての肉眼的特徴が明瞭ではないが，胎児は奇形を伴っており，かつ胎児死亡がみられることがある。

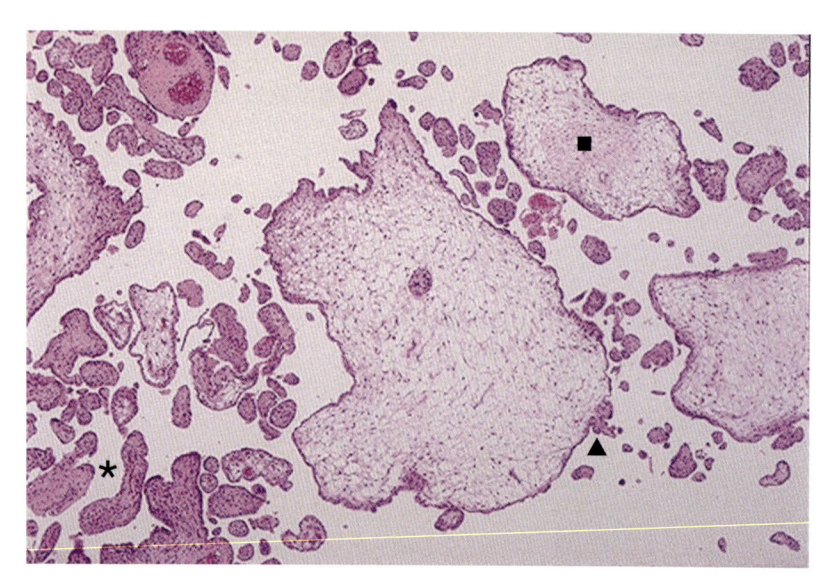

図 13-121　胞状奇胎，部分型，組織像

部分奇胎では絨毛の一部は図左下に示したように正常であるが（★），腫大してブドウの房状のものも混在している（■）。栄養膜細胞も増生はごく軽度である（▲）。浸潤奇胎や絨毛癌が合併する頻度は完全型胞状奇胎に比べて低い。3 倍体の胎児で認められる特徴的な奇形は第 3 指と第 4 指の合指症である。

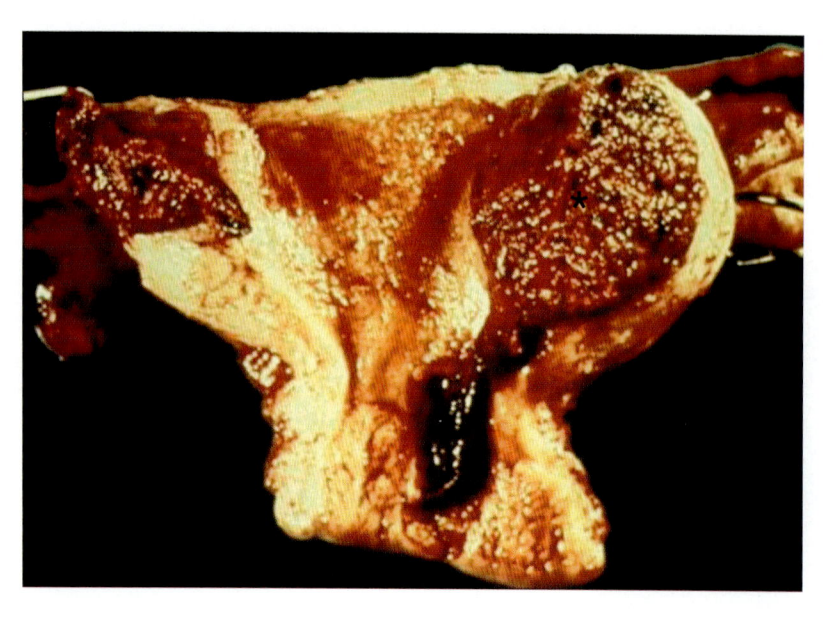

図 13-122　子宮絨毛癌，肉眼像

前方で切開された子宮の底部に出血性の腫瘤（★）が存在する。絨毛癌は奇胎妊娠の合併症の中で最も悪性度が高い病変である。血清 hCG 値の上昇が顕著であることがある。時に子宮の腫大が軽度で，膣出血が診断の契機となる。絨毛癌は膣に直接進展する傾向がある。遠隔転移は肺で認められることが多い。脳，肝臓，腎臓に転移することもある。

第13章 女性生殖器　333

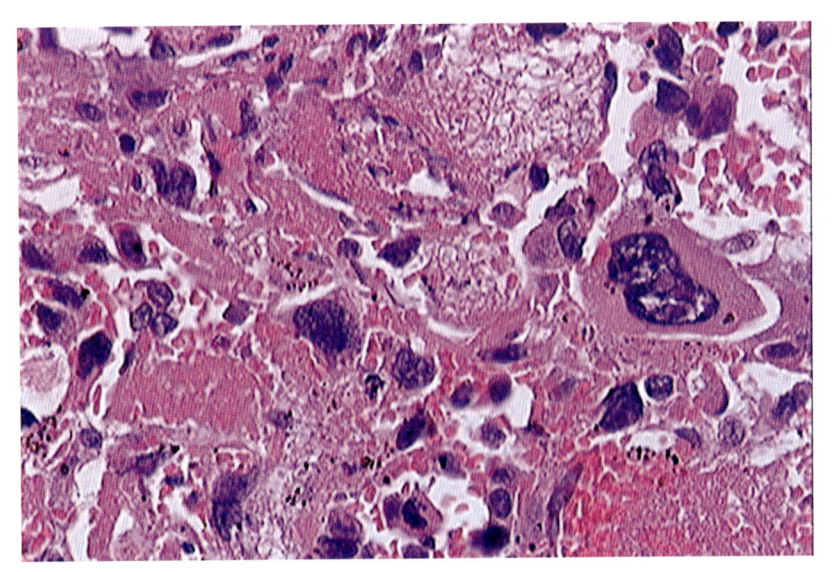

図 13-123　子宮絨毛癌，組織像
　絨毛癌では絨毛構造は存在せず，接着性に乏しく，出血を伴う異型栄養膜細胞の増殖のみが認められる。これらの腫瘍は悪性度が非常に高く，hCG値高値を伴う。約半数では胞状奇胎の既往がある。転移の頻度は高く，特に肺でみられることが多い。化学療法により治癒率はほぼ100％となっている。

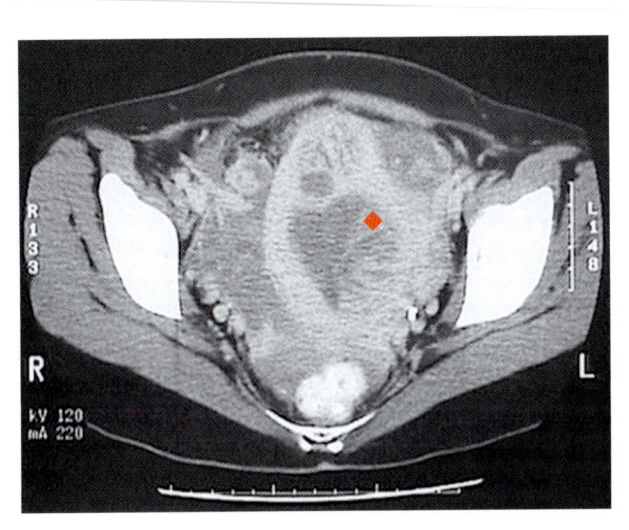

図 13-124　子宮絨毛癌，CT
　骨盤CTにて，子宮から骨盤内に及ぶ充実部分と嚢胞部分が混在した不整形の腫瘤（◆）を認める。直腸内に高濃度を示す造影剤が存在する。

第 14 章

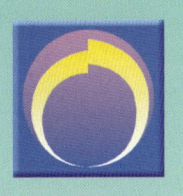

乳　　腺

336　第14章　乳　腺

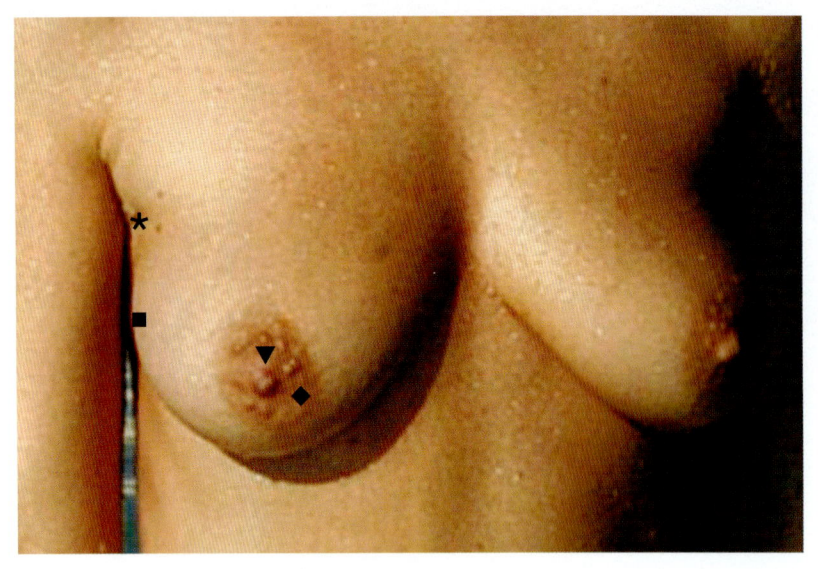

図14-1　正常乳房，肉眼像

女性乳房の正常外観。乳頭（▼）は周囲より暗調な乳輪（◆）に取り囲まれている。腋窩突起（Spenceの尾）（■）まで乳腺組織も存在する。乳房の大きさは，脂肪組織量によって規定される。成長過程でいくらか左右非対称になることもある。ホルモン刺激に対する感受性の増大に伴って，片側，両側のいずれにも巨大乳房が起こり得る。思春期に生じた巨大乳房は，若年性肥大と呼ばれることもある。稀ではあるが，腋窩（＊）から会陰に至るどこにでも副乳が発生し，皮下腫瘤を形成することがある。

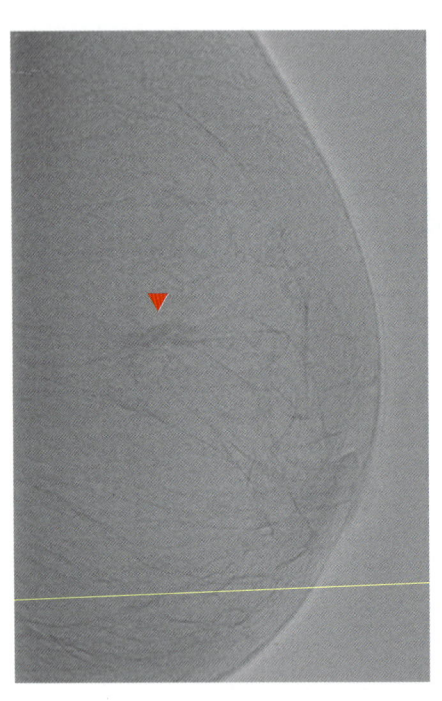

図14-2　乳房，乳房X線写真

乳房写真は少量のX線（軟X線）を用いて乳腺実質を描出する。この乳房写真は正常パターンを示す乳汁分泌線と乳管を描出している。しかしながら，病変を疑い得る陰影（▼）がみられ，乳癌あるいは線維嚢胞性変化を伴う硬化巣などが考慮される。乳房写真はそのような病変を検出し，さらなる追加精査の決定をするうえで有用なスクリーニング検査法である。乳房写真は非触知病変を検出し得る。女性には30歳代から腺葉と周囲間質を巻き込んだ変化が生じる。それは線維性間質と腺葉を置換するように脂肪組織が増生するため乳腺組織はよりX線透過性が亢進するようになる。

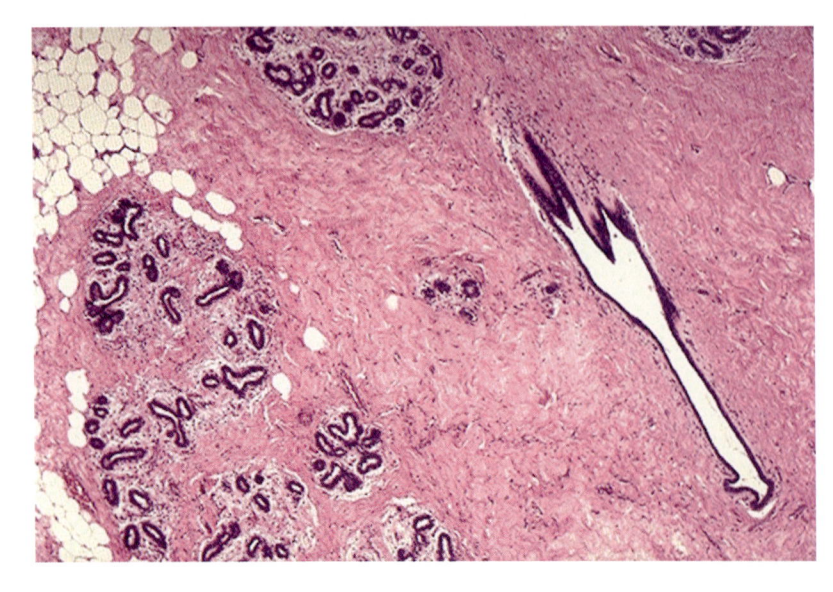

図14-3　正常乳房，組織像

女性乳腺組織の正常組織像。右側に太い乳管，左側に小葉単位がある。それらの間に膠原線維性間質がひろがっている。これらの間に種々の量の脂肪組織が混在する。正常月経周期がある間は，エストロゲンとプロゲステロン量増加による排卵後に，小葉腺房の増生と上皮の空胞化および小葉間の間質浮腫の増加が起こり，乳房の増大が生じる。月経に伴うホルモン量の減少によって，上皮細胞のアポトーシスと間質浮腫の減少が生じる。

第14章　乳　腺　337

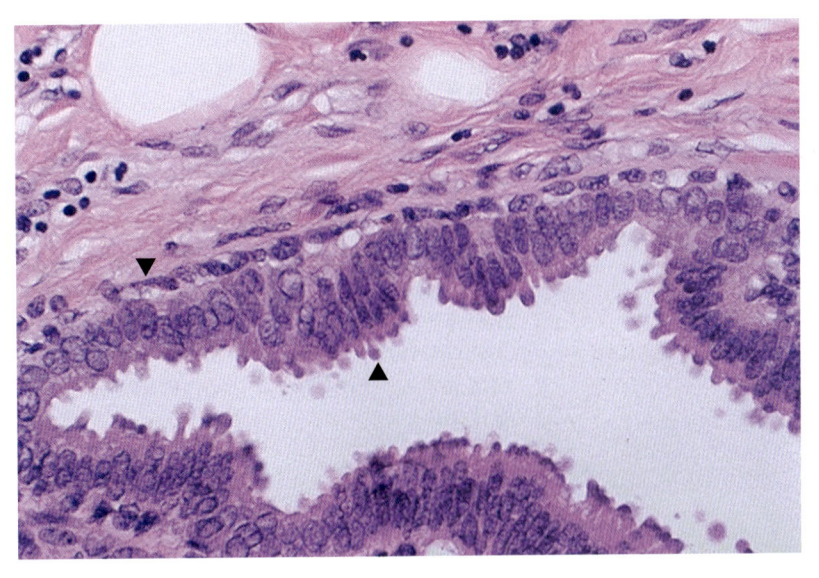

図14-4　正常乳腺，組織像

　正常乳腺組織強拡大像。管腔面を覆う上皮細胞には内腔への細胞質突起や細胞質の突出（▲）を伴うアポクリン分泌がみられる。軽度の空胞化を伴う細胞を混じた筋上皮細胞層（▼）が腺房の外周を取り囲んでいるのがみられる。

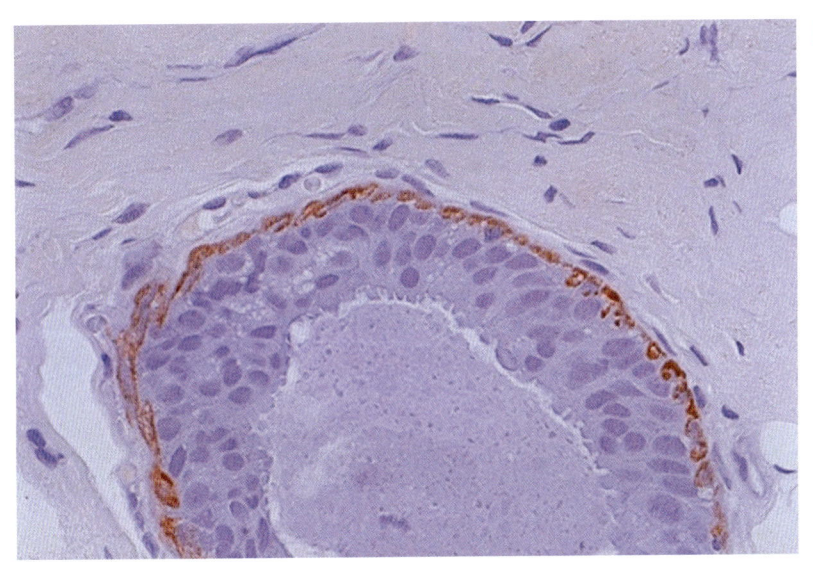

図14-5　正常乳腺，組織像

　アクチンに対する抗体を用いた免疫組織化学染色で，乳腺腺房周囲の筋上皮細胞層を示している。筋上皮細胞は収縮性で，オキシトシンに対して高い感受性がある。妊娠，出産後の乳児による乳頭吸引が下垂体後葉に貯蔵されていたオキシトシンの放出を促す。オキシトシンは筋上皮細胞を収縮させ，母乳を分泌させる。乳腺の分泌活性は下垂体前葉からのプロラクチンによって促される。分娩前後の初期の分泌物は脂質が少なく，母体の免疫グロブリンを含む蛋白成分が豊富で，初乳として知られている。

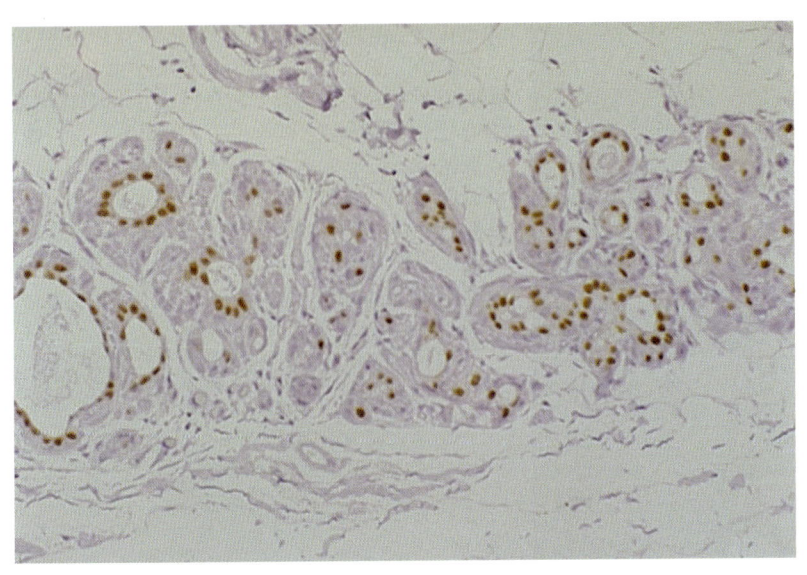

図14-6　正常乳腺，組織像

　女性の末梢乳管小葉単位を含む正常乳腺組織の組織像。免疫組織化学染色で，部分的にエストロゲン受容体（ER）陽性を示す上皮細胞に縁取られた小葉の集簇に注意。このステロイドホルモン受容体は核に存在する。正常乳腺組織はエストロゲン，プロゲステロン両者に感受性がある。エストロゲン受容体とプロゲステロン受容体の検索は，乳癌の生物学的特性を評価するために，乳癌組織の生検検体や手術検体に対して行われる。ホルモン感受性の乳癌は，タモキシフェンのような薬物を用いた治療に反応し得る。

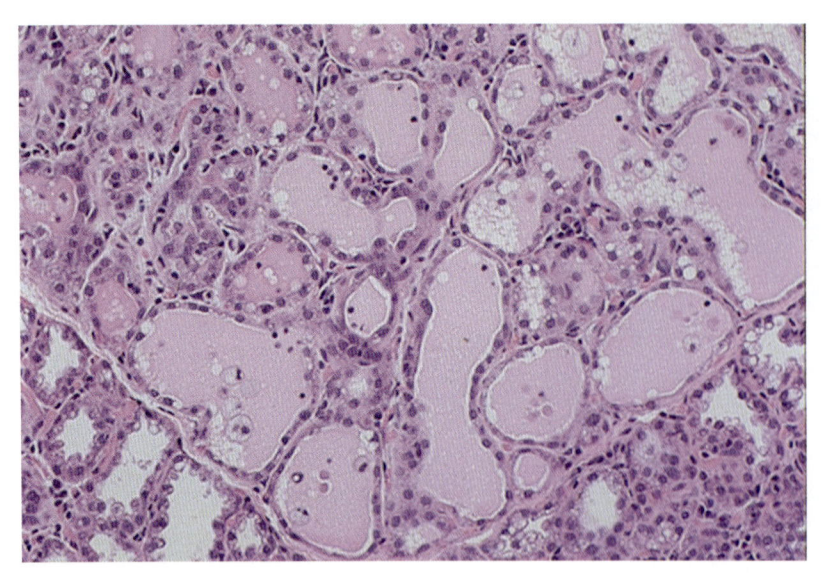

図 14-7　正常乳汁分泌乳腺，組織像

妊娠中の女性の乳腺は，過形成と肥大を経て，出産後に乳汁分泌が可能となる。エストロゲンの影響下で終末乳管と乳管上皮は増殖し，プロゲステロンは小葉単位内の増加した腺房の発達を促進する。この図は，ピンク色の分泌物で満たされた小葉である。乳腺は組織学的には汗腺の一種であるが，細胞質の一部を出芽させることで分泌し（アポクリン分泌），脂質に富む乳汁を産生する。出産後，エストロゲンとプロゲステロン量は低下し，プロラクチンの催乳作用が増加する。腺房上皮は分泌物の増加により空胞化する。

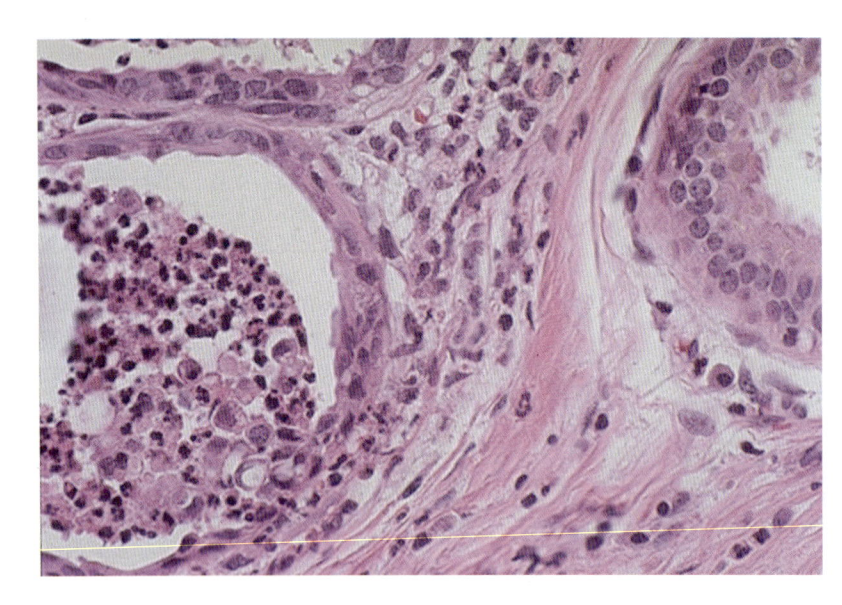

図 14-8　急性乳腺炎，組織像

授乳中，乳房の皮膚は刺激により，炎症が生じることがある。皮膚に裂傷が生じ，皮下乳腺組織に微生物の感染が起こりやすくなる。急性乳腺炎は典型的には片側乳腺に生じ，組織学的に好中球浸潤を伴う炎症を引き起こす。黄色ブドウ球菌の頻度が高いが，連鎖球菌でも生じる。抗生物質によって治療されなければ感染は拡大し，膿瘍が形成されることもある。

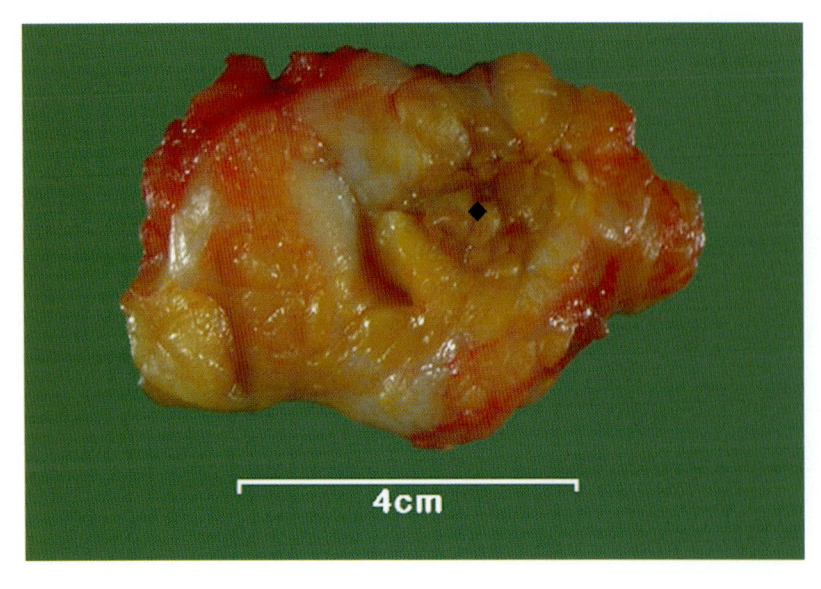

図 14-9　乳腺膿瘍，肉眼像

授乳中，あるいは乳頭の亀裂や裂傷を伴う皮膚病変があるときには，感染性微生物が乳房に感染し，急性炎症を引き起こし，膿瘍形成（◆）に進展することもある。最も頻度の高い病原体は黄色ブドウ球菌である。膿瘍周囲の線維性瘢痕形成を伴う組織化は，触診や乳房X線写真，切除検体肉眼像で癌に類似した硬い腫瘤を形成することがある。

第 14 章 乳　腺　339

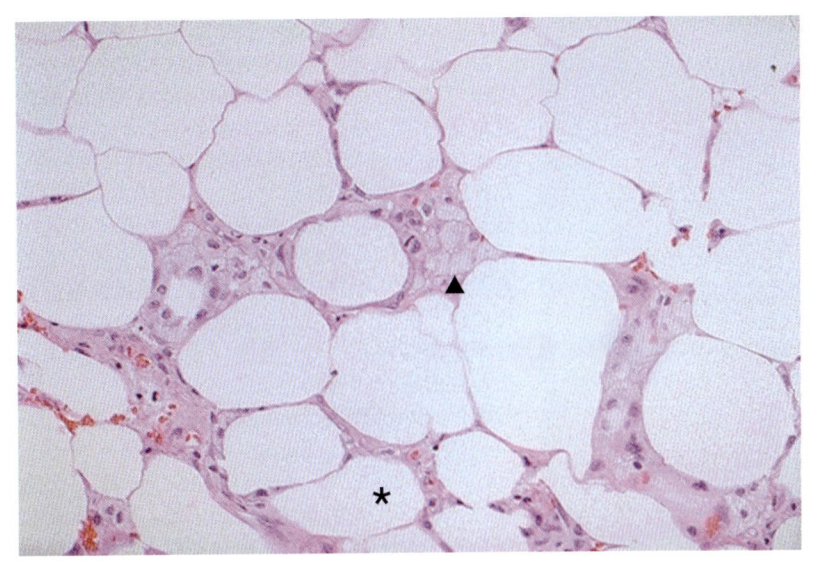

図 14-10　乳腺脂肪壊死，組織像

　乳腺脂肪壊死の最も頻度の高い病因は外傷である。結果として生じる病変は，限局性の瘢痕化を伴う硬結であり，乳癌に類似する。しかしながら組織学的に脂肪壊死は核を失った不整形の脂肪細胞，細胞間のピンク色の無構造壊死物質，炎症細胞からなり，炎症細胞には壊死崩壊物に反応したマクロファージや異物巨細胞が含まれている。脂肪壊死の強拡大像では，壊死に陥った脂肪細胞（＊）間に，脂質を貪食したマクロファージ（▲）がみられる。

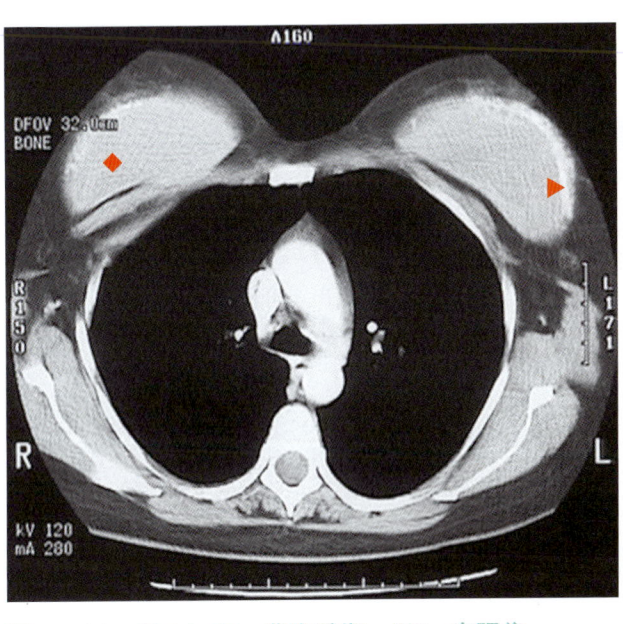

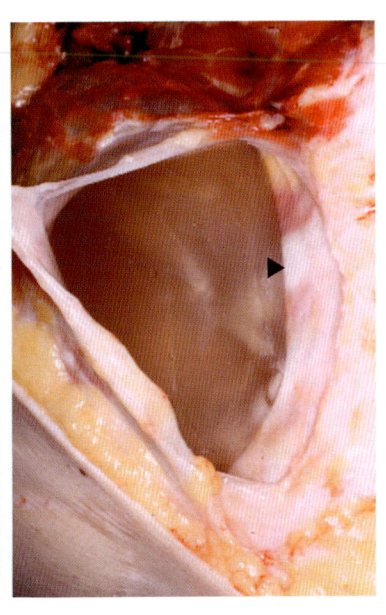

図 14-11，図 14-12　豊胸手術，CT，肉眼像

　左図の胸部 CT によって，シリコンによる両側の豊胸手術（◆）が明らかになっている。インプラント（埋没物）の結果として，部分的に石灰化（▶）した線維性被膜が形成されている。シリコンインプラント周囲のうすい結合組織性被膜（▶）の肉眼像が右図で示されている。被覆する皮膚と左上方の脂肪組織，インプラント下方から右方の胸壁に注意。これが瘢痕化のない，弾性軟で非変形性の典型的な被膜である。

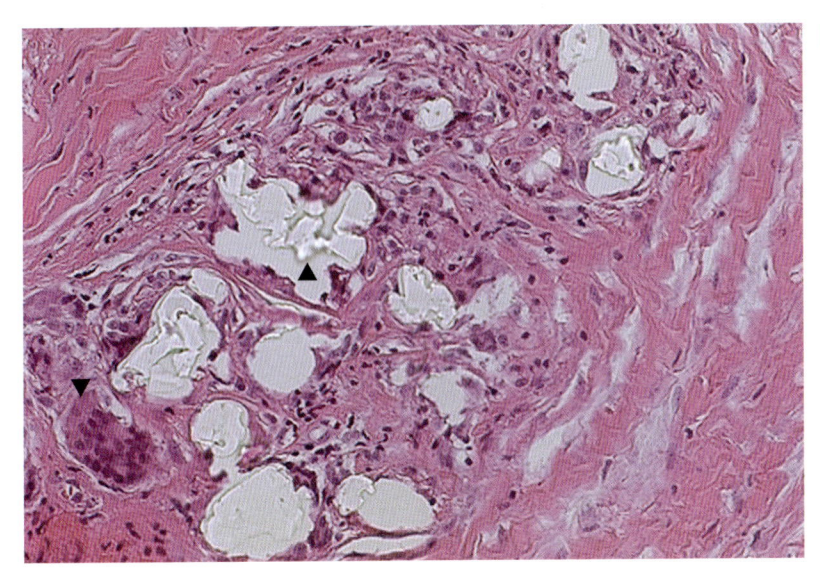

図 14-13　豊胸手術後の被膜，組織像

　シリコンインプラントの線維性被膜の組織検査によって，しばしばここで示されるような屈折性のシリコン物質（▲）が明らかになる。この物質がインプラントから周囲結合組織に徐々に漏洩することによる。この過程で異物肉芽腫反応が引き起こされる。この反応は限局性で，自己免疫性疾患のような全身性疾患に関連したものではない。豊胸手術周囲の瘢痕形成を伴った線維化は，乳房の変形や痛みを起こすこともある。インプラントの破裂は稀である。

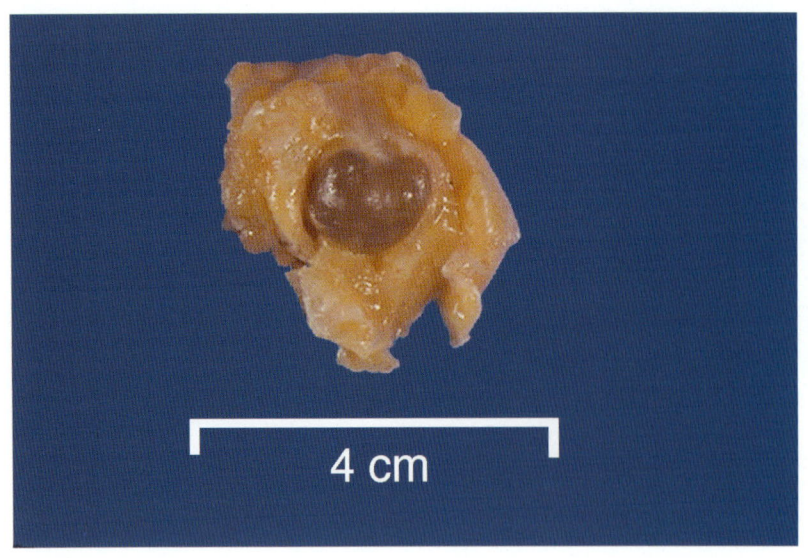

図14-14 乳腺線維嚢胞性変化，肉眼像

1.5 cmの乳腺の嚢胞が示されている。境界不明瞭ではあるが限局性の乳房内腫瘤として触知されるので，癌など他の病変から区別されなければならない。特に出産適齢期の女性において，乳腺内の線維嚢胞性変化は，よりびまん性の腫瘤を形成する。1個，あるいはそれ以上の乳房X線写真上の陰影が存在し，石灰化を伴うこともあればそうでない場合もある。線維嚢胞性変化に伴う嚢胞内容液の穿刺吸引細胞診により良性細胞が観察される。嚢胞は吸引後に消失することもある。

[訳注：fibrocystic change（線維嚢胞性変化）の同義語として，fibrous mastopathy, mammary dysplasia, fibrocystic disease などがある。一般に乳腺症 mastopathy とよばれる変化のうち，上皮過形成，腺症などの上皮増殖性変化を除いた，狭義の乳腺症のことを意味する。]

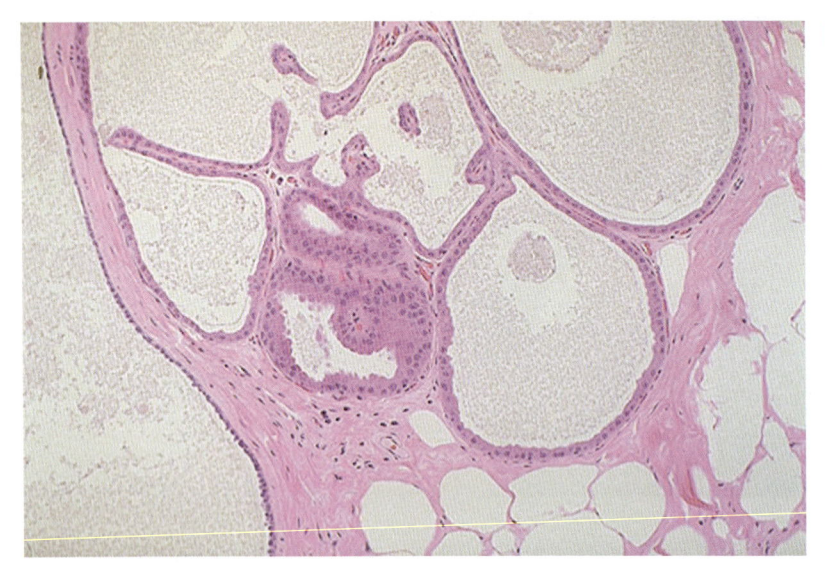

図14-15 乳腺線維嚢胞性変化，組織像

乳腺の線維嚢胞性変化の所見には，不規則に嚢胞様に拡張した乳管と介在する間質の線維化が含まれる。嚢胞は均一な良性の立方～円柱上皮に被覆される。これは"非増殖性"の乳腺病変である。妊娠出産可能な年代，特に30歳から閉経までの女性にみられる乳房腫瘤のほとんどが，線維嚢胞性変化である。

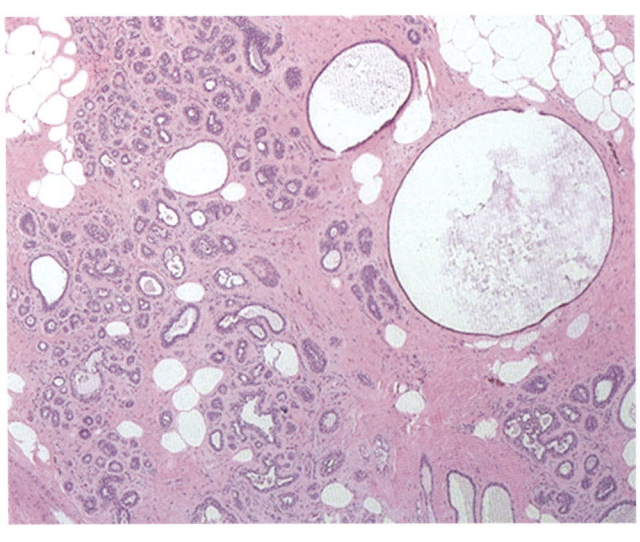

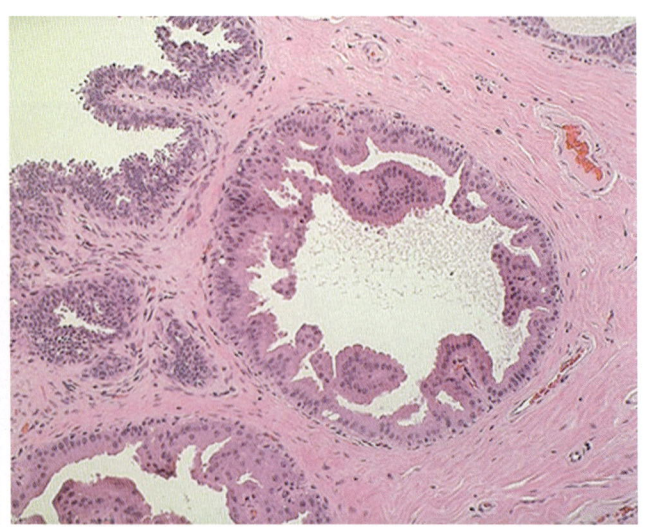

図14-16，図14-17 乳腺線維嚢胞性変化，組織像

ここではその他の線維嚢胞性変化が示されている。左図の乳管と小葉の不規則な大きさに注意。右図には，嚢胞を被覆する高円柱上皮細胞の著明なアポクリン化生（ピンクに染色される豊富な細胞質）がみられる。これらは良性所見である。

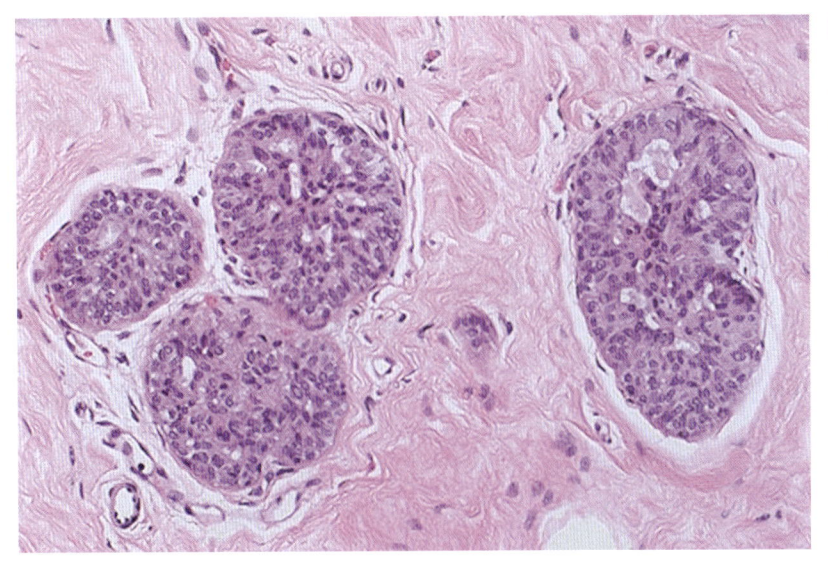

図 14-18　乳腺上皮過形成, 組織像

増殖性乳腺疾患には，ここで示される開花期（高度）乳管上皮過形成が含まれる。上皮過形成は線維嚢胞性変化の領域内に起こることがある。上皮細胞は多層化して乳管や小葉内に充満し，膨張させる。しかしながら，上皮細胞に異型は認められない。このような変化（上皮細胞が4層を超える）が存在するとき，乳癌に進行するリスクが軽度（1.5〜2倍）増加する。

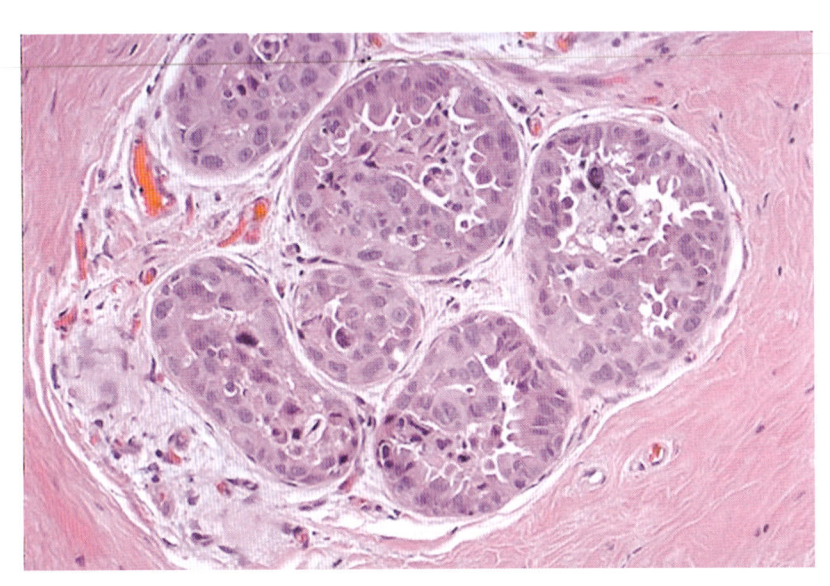

図 14-19　異型乳管上皮過形成, 組織像

異型を伴う増殖性乳腺疾患で，様々な大きさと形態を示す上皮細胞の不規則な増殖を伴う房状の乳管構造が示されている。一部の上皮細胞の核は腫大し，クロマチンが軽度増量している。このような異型的な変化は，続発する悪性腫瘍のリスク増加の指標である。異型過形成自体は悪性ではないが，乳管内に限局しており，非浸潤性乳管癌（DCIS）や非浸潤性小葉癌（LCIS）に極めて類似している。しかしながら，異型乳管上皮過形成は乳管内腔全体を充満しておらず，非浸潤癌でみられる均一性に欠けている。

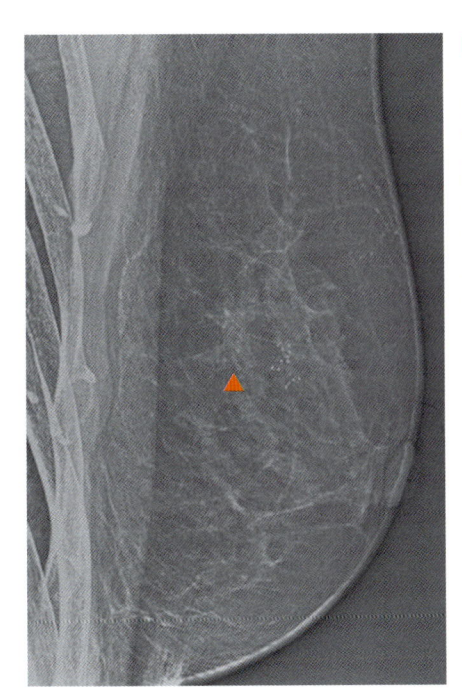

図 14-20　異型乳管上皮過形成, 乳房写真

この乳房写真では微細石灰化を伴う高濃度域（▲）が疑われ，その鑑別として乳癌，乳腺の増殖性病変，あるいは線維嚢胞性変化などが考慮される。生検の結果，異型上皮過形成に沿った線維嚢胞性変化であった。微細石灰化は良性あるいは悪性のいずれにおいても認められる。これらの良性・悪性乳腺病変のいずれかであると決定できる病理学的な診断基準あるいは画像診断は存在しないが，画像は病変の存在と触知病変の存在範囲の確定，乳腺病変のスクリーニングの一環として非触知病変の検出，および病変の性状に対する疑いの指標を与え，さらなる検査の必要性の決定に有用である。

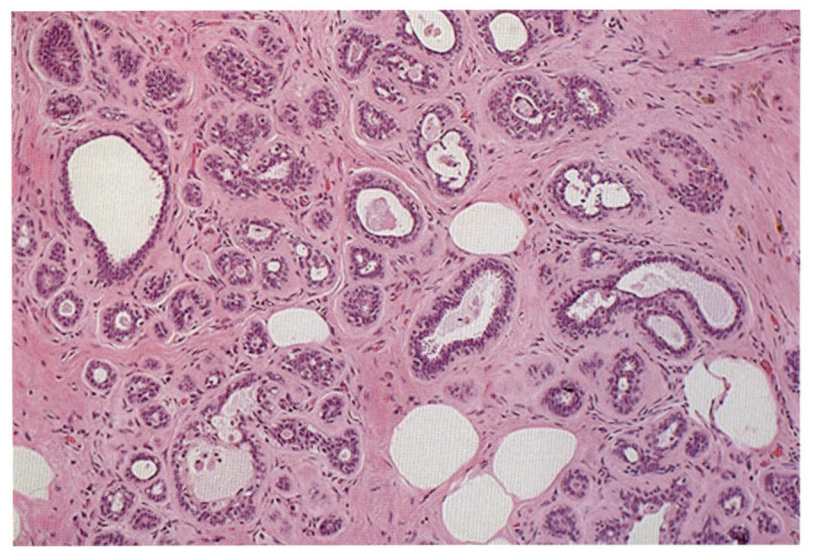

図 14-21　乳腺硬化性腺症，組織像

著明な硬化性腺症は，増殖性乳腺疾患の1つである。線維囊胞性変化に関連してしばしばみられる所見であるが，線維性間質内の小腺管の増殖で示される。この図ではみられないが，石灰化が多数存在することもある。終末乳管に対する腺房の数は正常小葉に比して2倍を超える。この病変は触知可能な硬い不整な腫瘤を形成することもある。良性にもかかわらず，肉眼像と乳房写真像は癌に類似しており，凍結標本では癌との鑑別が難しいことがある。

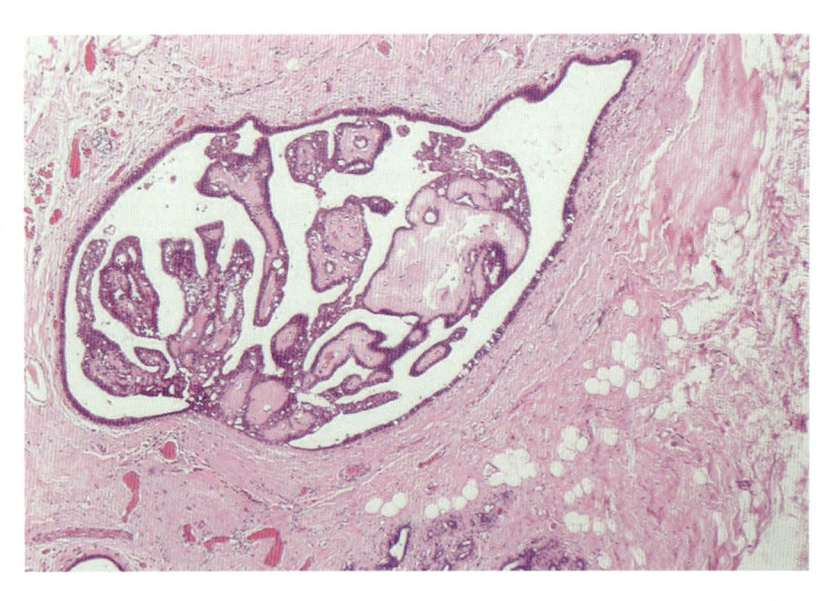

図 14-22　乳管内乳頭腫，組織像

乳管内の小型良性乳管内乳頭腫。典型的には乳輪下の主乳管内にみられ，腫瘤として触知可能なこともある。上皮細胞に異型はなく，乳頭腫内の枝分かれする線維性血管性茎内に繊細なピンクの膠原線維性間質が存在することに注意。増殖，非増殖性乳腺病変のいずれにも関連してみられる。乳管内乳頭腫は漿液性あるいは血性乳汁分泌を伴うことがあり，乳房の引き攣れの原因となる。乳頭腫が存在すると，癌のリスクが軽度（1.5～2倍）上昇する。

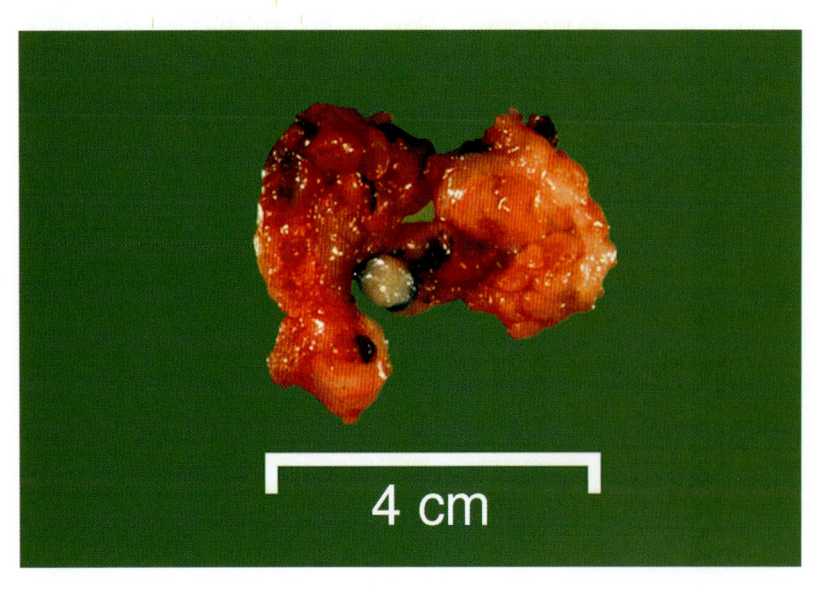

図 14-23　乳腺線維腺腫，肉眼像

外科的切除された小さな乳房腫瘤。この腫瘤は境界明瞭である。触診では，硬く弾力性があり，可動性のある腫瘤であった。線維腺腫周囲の青い色素は，レントゲン撮影時に病変をマーキングしたものである。これにより外科医は切除時にこの小腫瘤を発見できた。線維腺腫は最も頻度の高い良性乳腺腫瘍である。生殖年齢では徐々に増大し，閉経後に縮小することがある。月経周期間では，エストロゲン濃度の上昇に反応して一時的に増大し，痛みの原因となることもある。

第 14 章　乳　腺　343

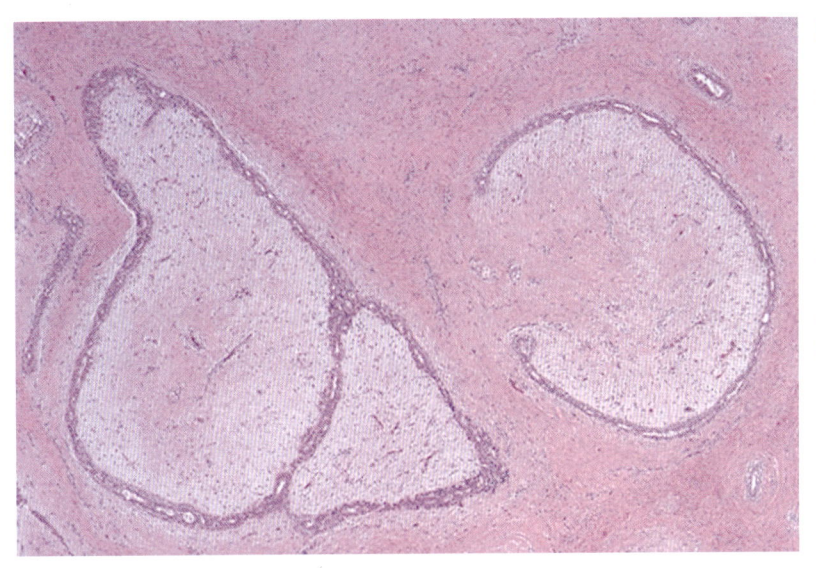

図 14-24　乳腺線維腺腫，組織像

　この充実性腫瘤は増殖した線維芽細胞性間質から構成される。良性立方状上皮に被覆された乳管が増殖間質に圧迫され，伸展している。この病変は若年女性の乳房腫瘤として最もよくみられるものである。線維腺腫は，触知可能な，境界の明瞭な硬いゴムのような腫瘤で，可動性がある。閉経後はより高密度になり，石灰化することもある。真の腫瘍である線維腺腫もあれば，多クローン性増殖のもの［訳注：これは非腫瘍性を意味する］もある。

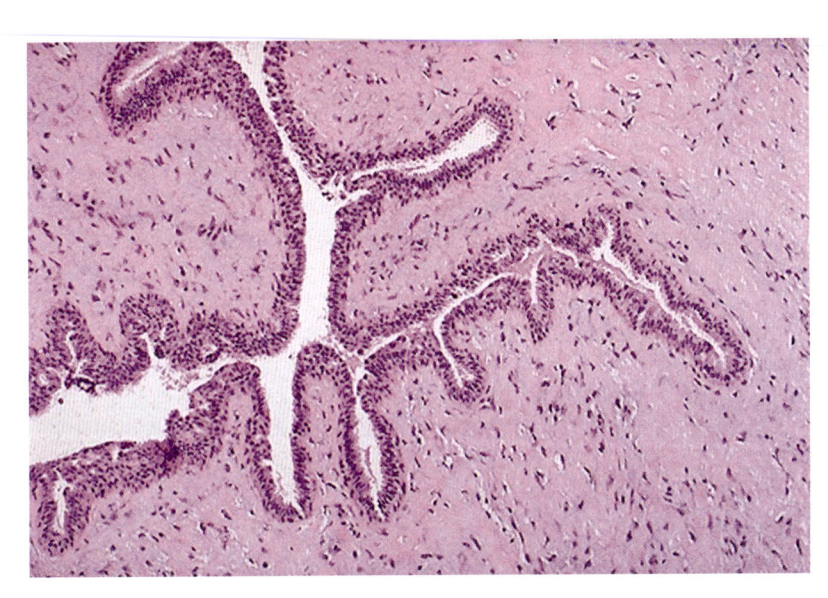

図 14-25　乳腺葉状腫瘍，組織像

　乳腺の葉状腫瘍は小葉間間質から生じる。線維腺腫と異なり発生頻度は稀で，しばしば線維腺腫よりもずっと大きい。葉状腫瘍は滅多に転移しない低悪性度の新生物であるが，切除後に局所再発することがある。組織像としては，線維腺腫よりも細胞成分に富んでいる。乳管間への間質の突出によって葉状構造を呈することが本疾患の名称の由来である。

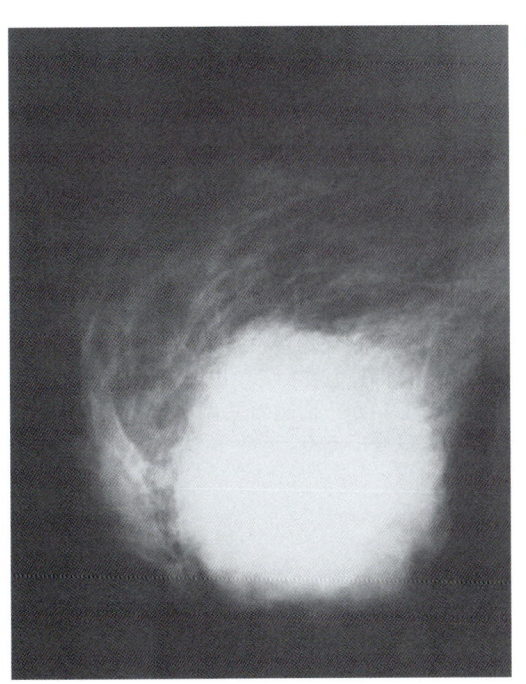

図 14-26　乳腺葉状腫瘍，乳房 X 線写真

　葉状腫瘍に一致する高濃度で充実性の 10 cm 大の類円形腫瘤を認める。病変は明瞭な境界を有し，線維腺腫に酷似しているが，大きさはより大きい。葉状腫瘍の生物学的な振る舞いは予測困難であり，局所再発を生じたり，稀ではあるが転移を生じるような悪性の病変も存在する。葉状腫瘍は線維腺腫の好発する年代よりも高齢層に生じる傾向があり，60 歳代に多い。

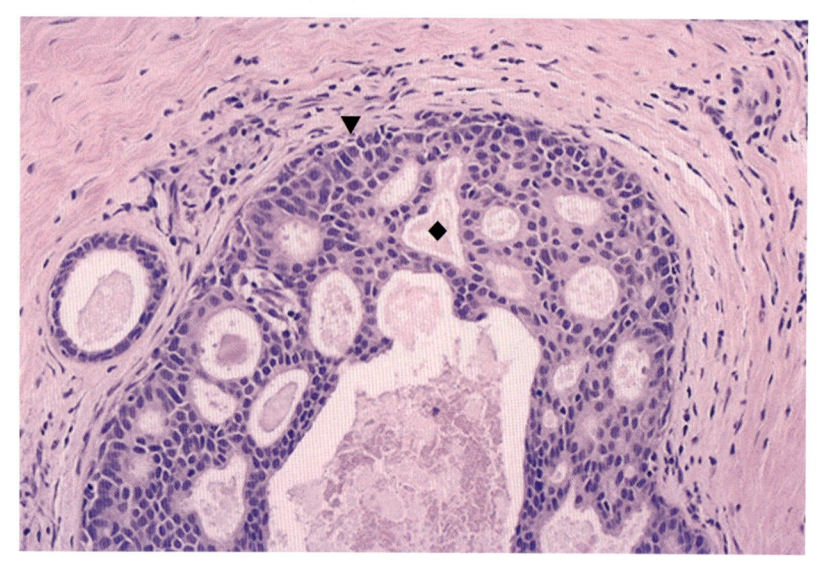

図 14-27 非浸潤性乳管癌，組織像

典型的な篩状型の非浸潤性乳管癌（DCIS）。乳管内の腫瘍性上皮細胞は均一で，クロマチン増量や多形性は最小限であるが，あたかもクッキーカッターで打ち抜かれたようにみえる明瞭な縁取り（◆）をもつ不整形空間を取り囲んでいる。この腫瘍は基底膜（▼）に取り囲まれた乳管内に限局している。非浸潤性乳管癌は，触診で境界不明瞭な腫瘤を形成したり，乳房X線写真で不整形陰影を示すことがあるが，生検で偶発的に発見されることもある。切除によって95％以上が治癒する。

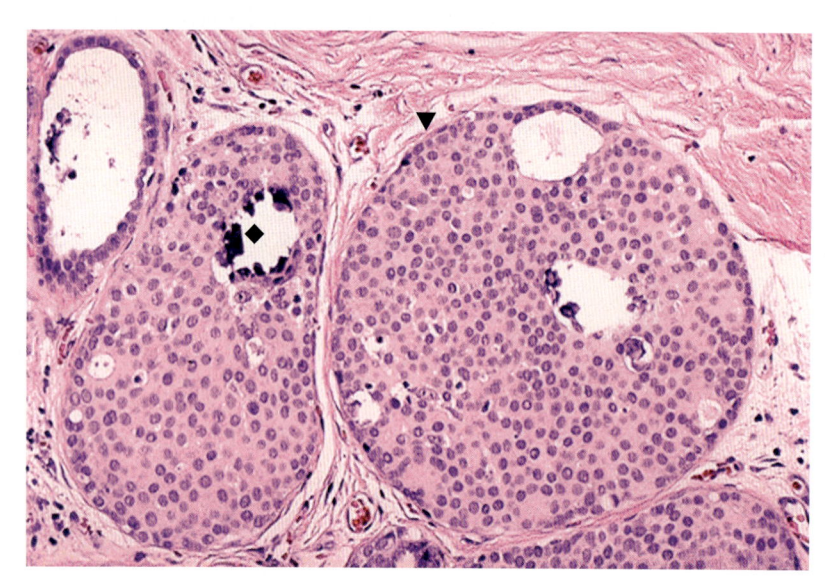

図 14-28 非浸潤性乳管癌，組織像

ここで示されている非浸潤性乳管癌は充実型で，腫瘍細胞は乳管腔内に充満して乳管を拡張させているが，乳管内にとどまっており，基底膜（▼）を破って隣接する間質に浸潤していない。中央の大きな2つの拡張乳管内の微少石灰化（◆）に注意。これは，腫瘍内の局所的な壊死に反応した異栄養性石灰化である。このような石灰化は乳房X線写真にも映ることがある。しかしながら石灰化は，線維嚢胞性変化や増殖性乳腺疾患を含む良性乳腺病変にも出現する。非浸潤乳管癌（DCIS）は乳癌検診で発見される乳癌の15〜30％を占めている。

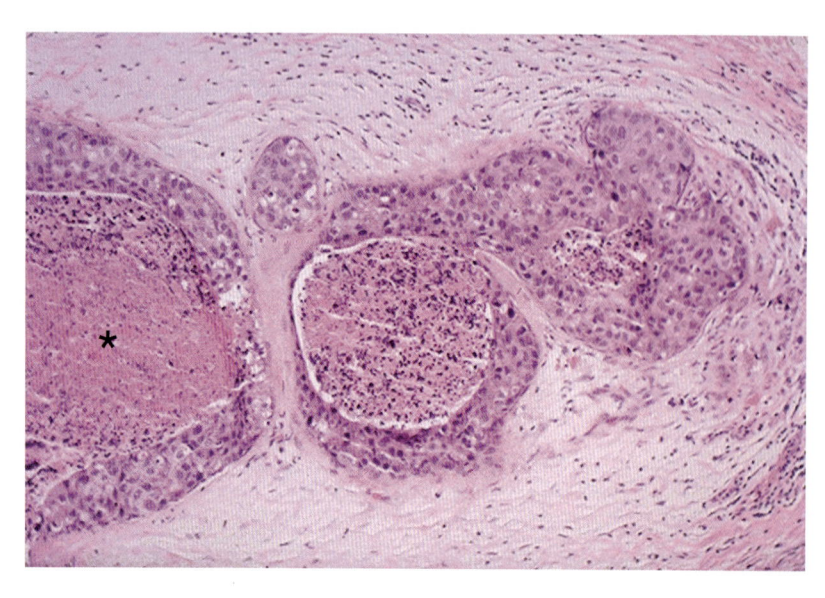

図 14-29 乳腺面皰癌，組織像

非浸潤性乳管癌の面皰型は，急速に増殖する高悪性度の腫瘍細胞によって特徴づけられる。乳管中央にみられる著明な壊死（＊）に注意。わずかな慢性炎症を伴う乳管周囲の著明な線維化も存在している。この中央部の壊死は，圧力によってチーズ様物質が乳管から噴出する肉眼像の特徴に関連している（comedone-like）。この型は珍しいが，面皰癌患者の全体的な予後は一般的に良好である。

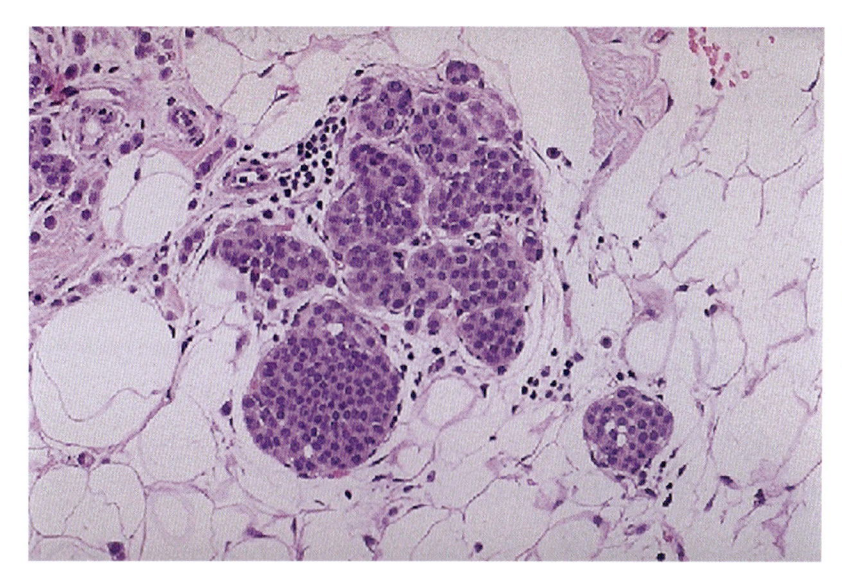

図 14-30 非浸潤性小葉癌，組織像

非浸潤性小葉癌は触知可能な腫瘤を形成したり，X線検査で陰影を示すことは稀であるが，しばしば両側乳房に発生し，多発する。非浸潤性小葉癌は石灰化を起こさない。非浸潤性小葉癌は，終末乳管小葉単位内の均一な上皮細胞の腫瘍性増殖から構成される。これらの上皮細胞は小型円形である。この病変は低悪性度だが，同側あるいは反対側乳房で浸潤癌に進展するリスクが25～35％ある（同側の方が頻度は高い）。非浸潤性小葉癌は全乳癌の1～6％を占めている。

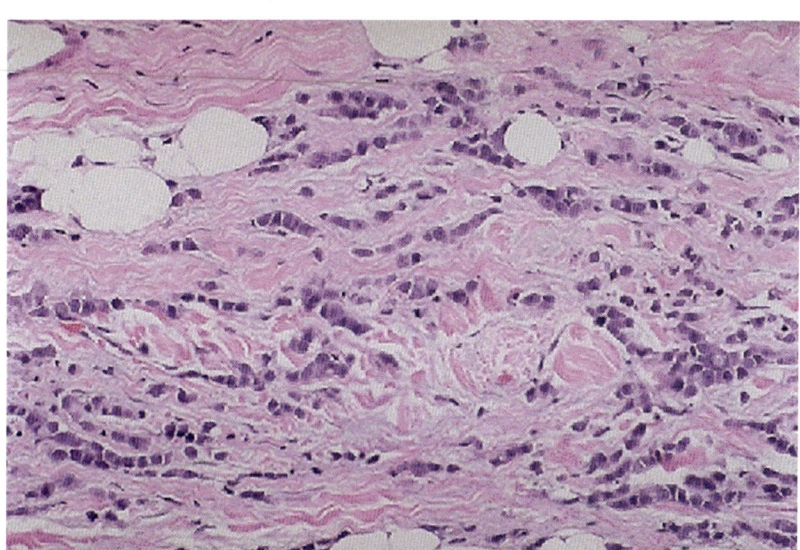

図 14-31 浸潤性小葉癌，組織像

この腫瘍は，乳腺の終末小乳管から発生する。この図では，線維性間質内に，浸潤性小葉癌細胞の特徴的な"一列縦隊（Indian file）"様の索状構造がみられる。腫瘍細胞の多形性は目立たない。乳癌の5～10％が浸潤性小葉癌である。約20％の症例で対側乳房にも癌が発生し，多くの症例で同側に多中心性に癌が生じる。

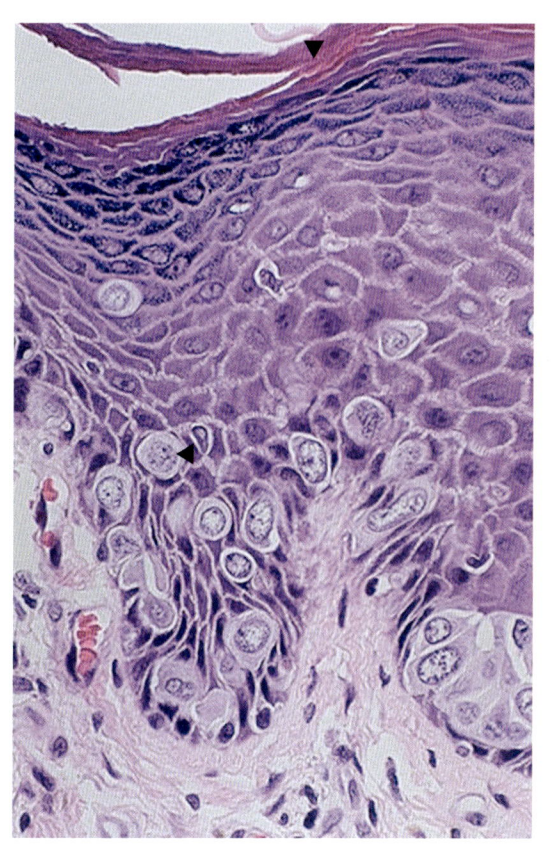

図 14-32 乳房Paget病，組織像

表面を覆う皮膚の過角化（▼）に注意。これは肉眼的に皮膚が荒れて発赤し，落屑状となる原因で，しばしば皮膚潰瘍も伴う。表皮内に浸潤する大型細胞（◀）は，下方に存在する非浸潤性乳管癌や浸潤性乳管癌の上皮内進展を表している。乳房Paget病の大型Paget細胞は，淡明で豊かな細胞質を有しており，個細胞性，あるいは集簇して表皮内に出現する。Paget細胞の核は異型性を示し，ここではみられないが，しばしば大型核小体を認める。

346　第14章　乳　腺

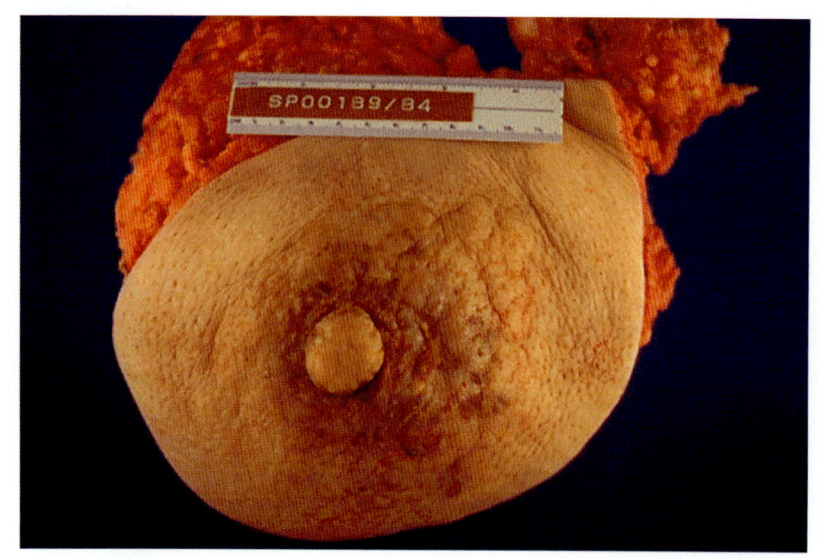

図14-33　炎症性乳癌，肉眼像
　この乳房切除材料は，炎症性乳癌の肉眼所見を示している。炎症性乳癌は，乳癌の特殊組織型ではなく皮下の乳癌（通常は浸潤性乳管癌）による，皮膚のリンパ管侵襲を意味している。皮膚のリンパ管侵襲は，肉眼像として皮膚の肥厚，紅斑，オレンジの皮のようなザラザラとした表面（フランス語圏では橙皮状皮膚 peau d'orange）の原因となる。明白な皮下腫瘍病変が存在しない場合もある。

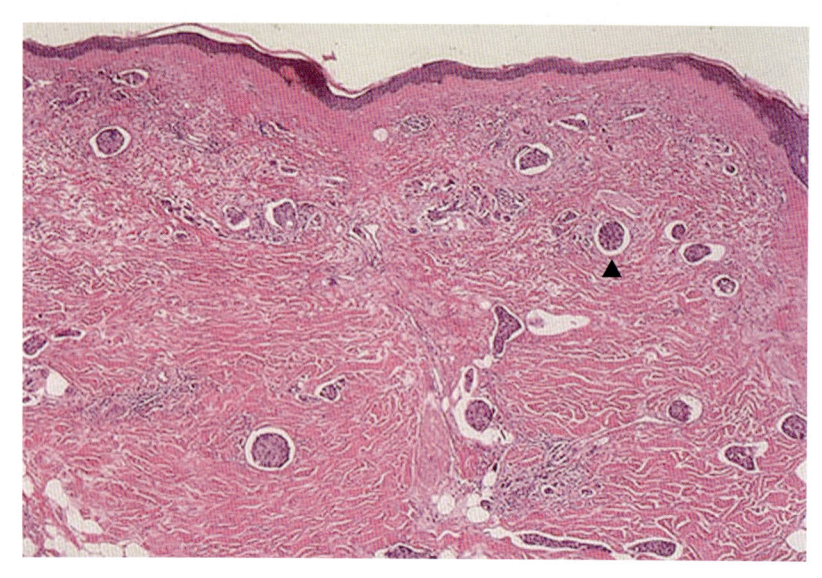

図14-34　炎症性乳癌，組織像
　乳腺を覆う皮膚には皮下の乳癌に由来する転移性癌細胞の小集塊で満たされた著明なリンパ管（▲）がみられる。癌は通常，まずリンパ管に転移する。乳癌は腋窩リンパ節に最も多く転移し，乳癌の手術時にこれらのリンパ節を切除することがある。稀ではあるが，原発巣が不明で，理学所見や画像検索によっても検出できず，最初に転移巣が発見されることもある。

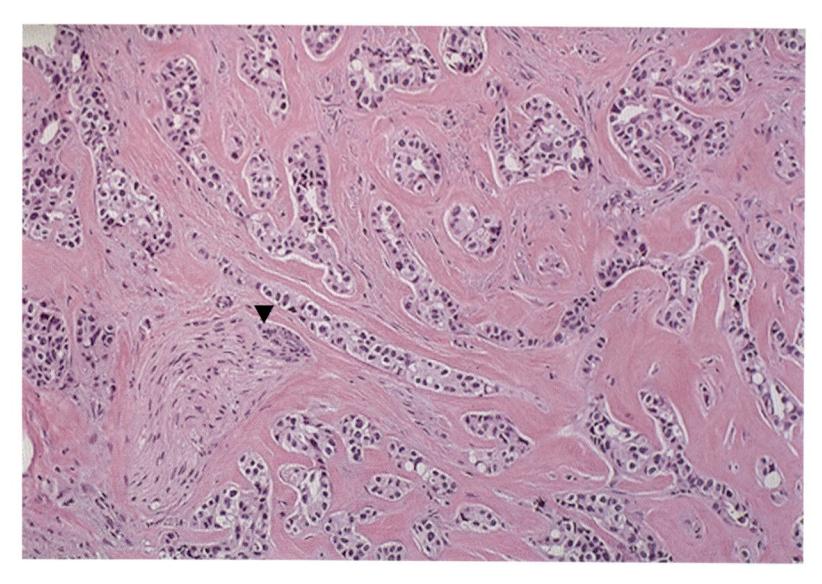

図14-35　浸潤性乳管癌，組織像
　この浸潤性乳管癌では，著明な膠原線維束を伴って，腫瘍細胞が浸潤性の小胞巣や索状構築を形成していることに注意。癌は乳管内に限局しておらず，周囲間質に浸潤している。この症例のように，密度の高い線維性間質の著明な増加が，浸潤性乳管癌の特徴的な"硬い"印象をつくりだしている。左下方の腫瘍細胞（▼）によって取り囲まれた神経に注意。神経周囲浸潤は浸潤癌にしばしばみられる性質であり，鈍いが持続的な癌性疼痛の原因となる。

第 14 章　乳　腺　347

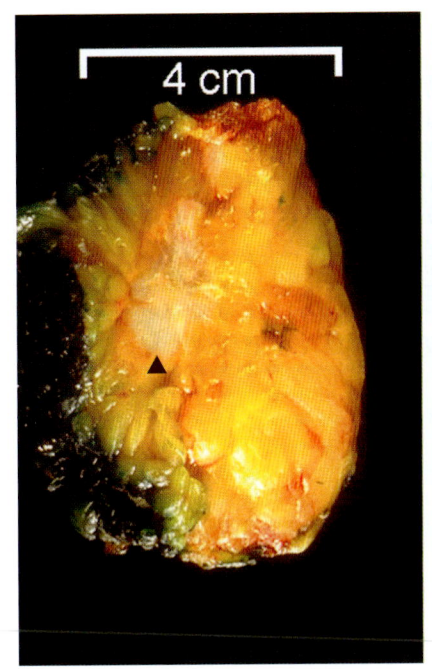

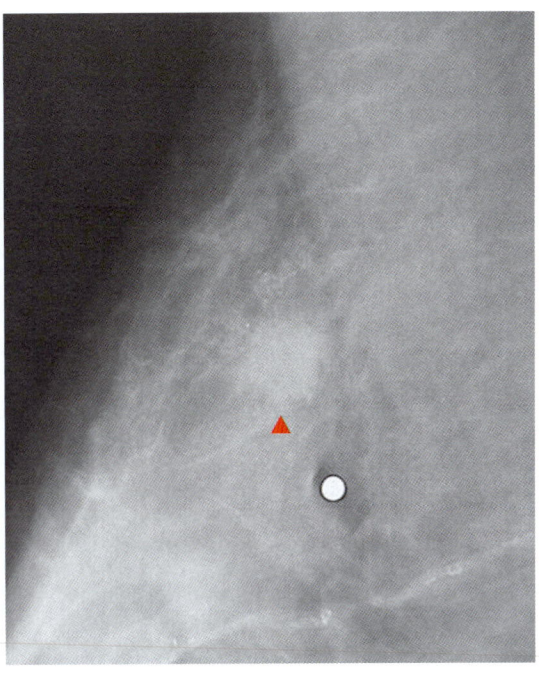

図 14-36，図 14-37　浸潤性乳管癌，肉眼像，乳房 X 線写真
　左図肉眼像でこの乳癌（▲）の不整な境界と多様な割面に注意。この病変は触診では硬く感じられ，可動性がなかった。この病変の割面は，線維化と微少石灰化のためザラザラと感じられた。この標本の断端は切除後に緑色に染色されているが，これは組織学的観察時に，癌が断端に進展しているかどうかの決定の補助とするためである。右図の乳房 X 線写真は，病変内（▲）辺縁に存在する微細石灰化を示しているが，その病変は患者が触診で痛みを感じた場所を示す白い点の上方に位置し，左図の腫瘍に一致する。

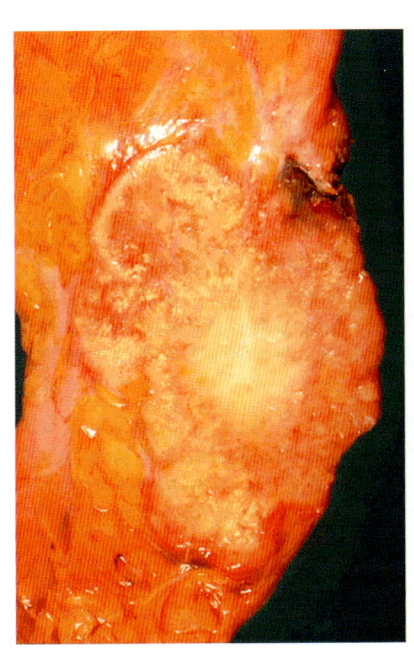

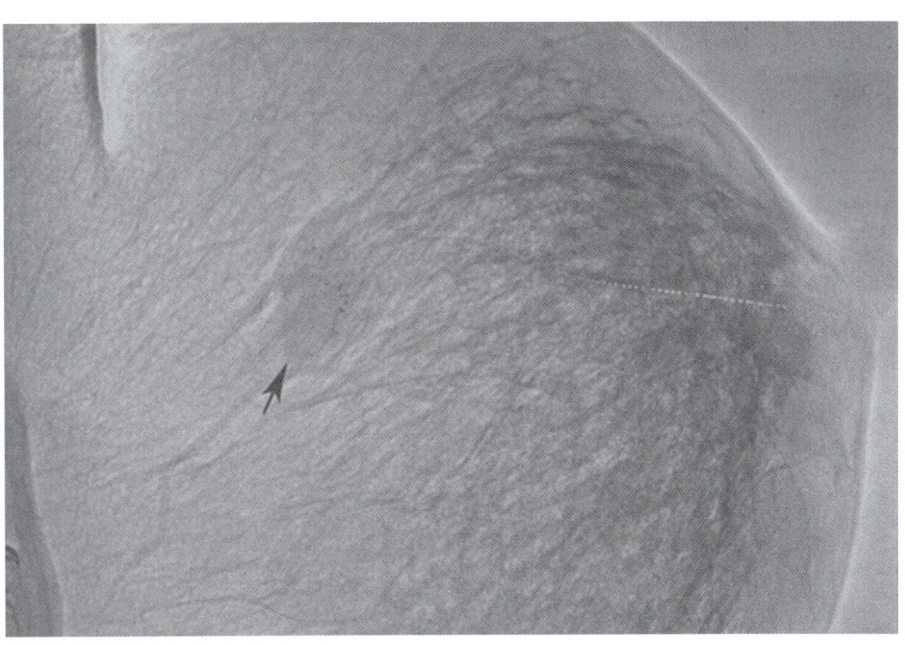

図 14-38，図 14-39　浸潤性乳管癌，肉眼像，乳房 X 線写真
　左図の肉眼的に不整形の腫瘤は，浸潤性乳管癌である。中央部分は線維化のために非常に硬く（硬癌），白色調を呈している。周囲乳腺組織と脂肪組織に浸潤している腫瘍の一部に，黄色調の壊死領域がある。このような腫瘍は非常に硬く，理学所見では可動性がない。右図の乳房 X 線写真では大きな不整形の腫瘤（矢印）がみられる。

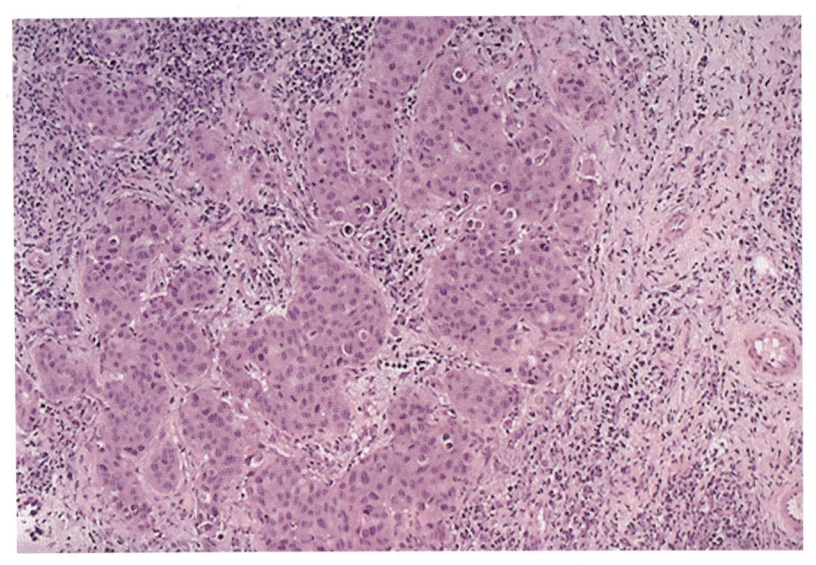

図 14-40　乳腺髄様癌，組織像

　髄様癌の頻度は乳癌の5％未満である。この腫瘍は時に5cmまでの大きな腫瘍を形成する。髄様癌は核小体の目立つ，多形性に富む核を有する腫瘍細胞から構成される。この図ではみられないが，壊死や出血を伴うこともある。この図のように，低倍率ではシート状や胞巣状の腫瘍細胞が，線維化をほとんど伴わないリンパ球性間質に取り囲まれているのが観察される。髄様癌の一部は*BRCA1*遺伝子変異と関連している。*HER2/neu*過剰発現は認めない。髄様癌の予後は，浸潤性乳管癌や浸潤性小葉癌よりも良好である。

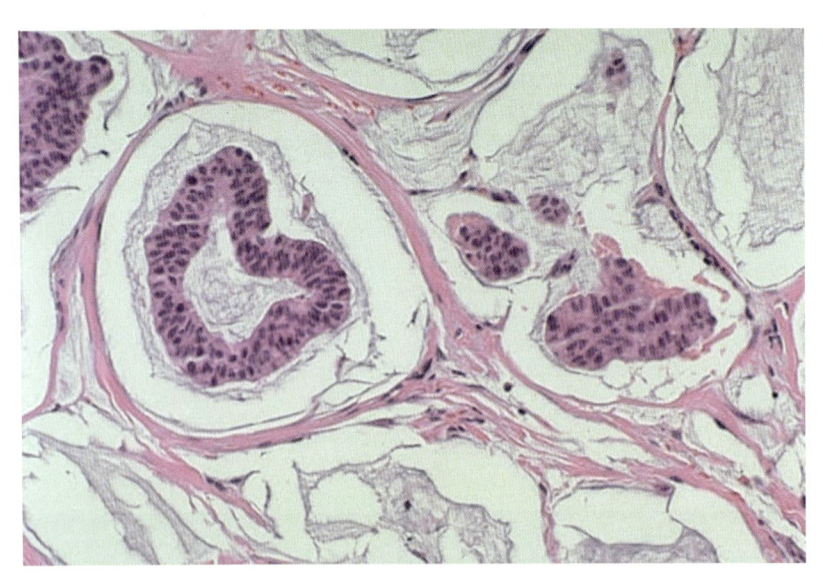

図 14-41　乳腺膠様癌，組織像

　この乳癌の亜型は，膠様癌もしくは粘液癌として知られている。豊富な青みがかった粘液に注意。癌細胞は粘液中に浮遊しているようにみえる。この粘液基質のために，腫瘍はやわらかく，肉眼的に青～灰色にみえる。この腫瘍の一部は，*BRCA1*遺伝子変異と関連して発生する。この亜型は年配の女性に，小さな境界明瞭な腫瘤として発生する傾向がある。進行は遅く，粘液癌がその乳癌の主要な組織型であるならば，非粘液癌の浸潤癌よりも予後は良好である。

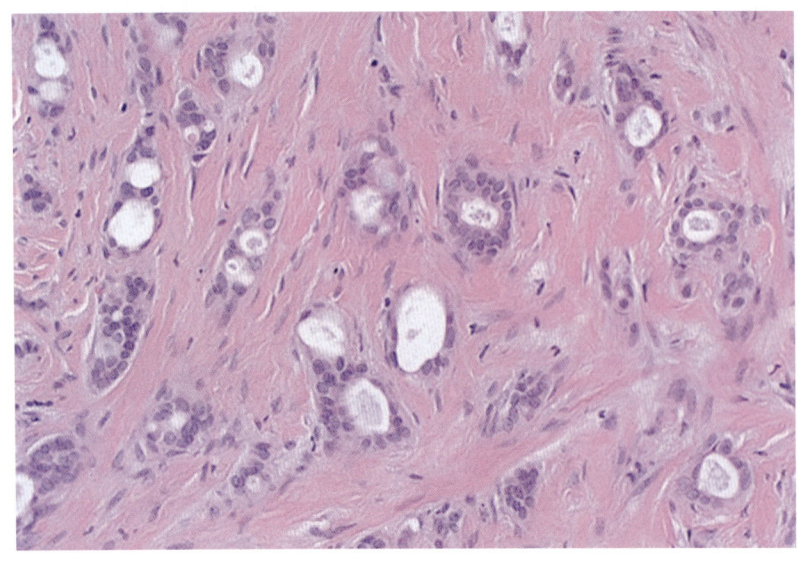

図 14-42　乳腺管状癌，組織像

　この亜型は全症例の約2％に過ぎない。この亜型は小さく，乳房X線写真のみで検出される傾向がある。高分化な癌細胞が，線維性間質内に離散する単層立方状の小型円形から涙滴様の小管腔を形成する。多中心性で両側発生する性質があるが，腫瘍細胞が高分化な性格を有しており，発症時の年齢が若い（40歳代）ため，予後は非浸潤性乳管癌よりも良好である。

第 14 章 ● 乳　腺　349

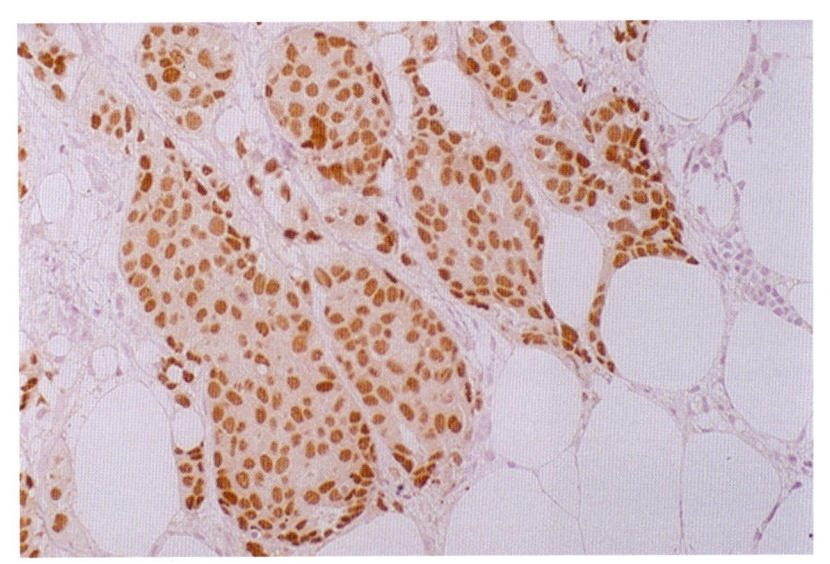

図 14-43　エストロゲン受容体-陽性乳癌，組織像

　この図の乳癌細胞は，免疫組織化学染色でER高度陽性を示している。エストロゲン受容体（ER）陽性はしばしば良好な予後と相関する。これは，ER陽性腫瘍細胞がより分化した細胞であり，タモキシフェン使用を含めたホルモン療法に高い感受性をもつためである。この図で示された免疫組織化学染色は腫瘍細胞の核のER陽性の程度を判定することを可能にし，ほかの非腫瘍性細胞を判定対象から除外できる［訳注：免疫組織化学染色による判定以前は，癌と健常組織が混合した検体での生化学的判定法で，偽陽性や偽陰性の可能性があった］。

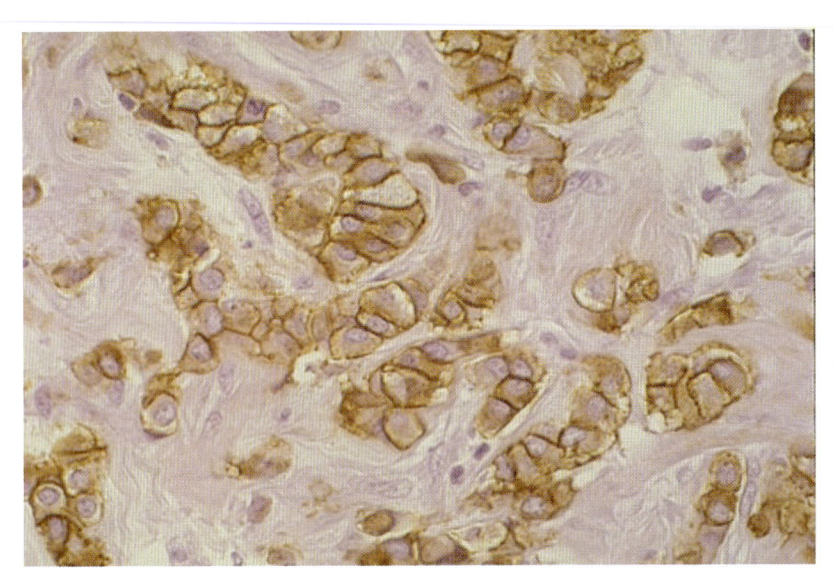

図 14-44　HER2-陽性乳癌，顕微鏡像

　乳癌における C-erb B-2（HER2/neu）遺伝子産物の免疫組織化学染色陽性像。HER2遺伝子産物に対する抗体によって腫瘍細胞の細胞膜が染色されていることに注意（正常細胞にはこの遺伝子産物は発現していない）。この遺伝子は，細胞膜に存在して細胞増殖を刺激する上皮成長因子受容体をコードしている。HER2陽性と高度核異型，染色体異数性とは相関がある。治療薬であるトラスツズマブは，HER2陽性乳癌細胞に対するモノクローナル抗体である。

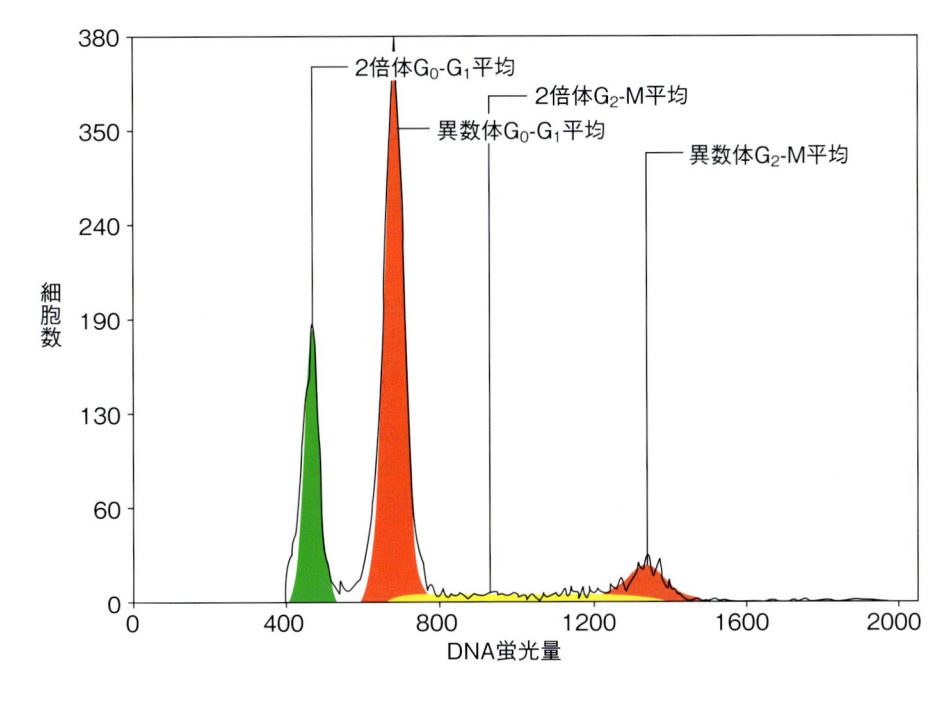

図 14-45　乳癌，フローサイトメトリー

　穿刺吸引法や切除生検，手術によって得られた乳癌細胞のフローサイトメトリーにより，DNA量の特性解明が可能である。この乳癌でのフローサイトメトリーのパターンで示されるような，増殖率（高い合成期率）と染色体異数性の増加は予後不良が示唆される［訳注：G_0-G_1 は休止期，G_2-M は DNA 合成期の細胞］。

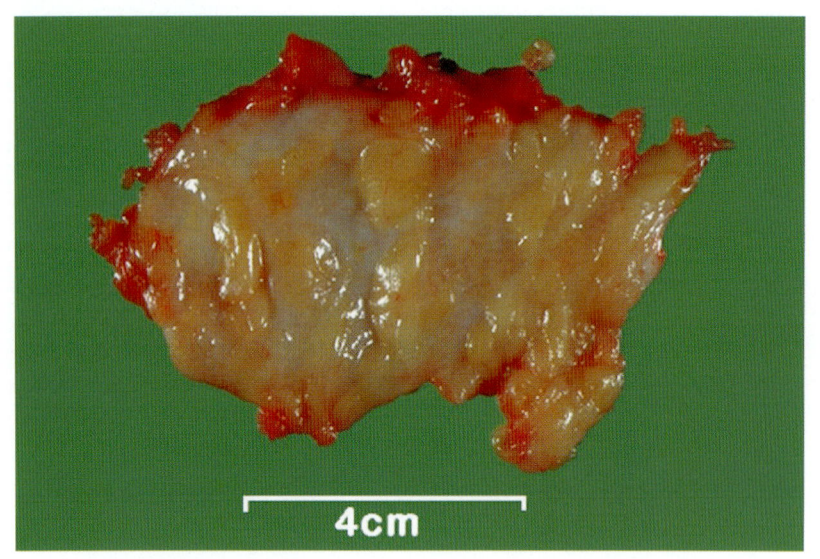

図 14-46　女性化乳房，肉眼像

男性における乳腺組織の増生は女性化乳房として知られている。この状態は稀で，思春期の男性で特発性に発生し，自然に消退することもあれば，持続し，外科的切除が必要となることもある。高齢男性では，高エストロゲン状態，肝硬変（肝臓でのエストロゲン物質の除去能減少による），薬物，Klinefelter（47, XXY）症候群，精巣の Leydig 細胞腫瘍のような新生物が原因となる。

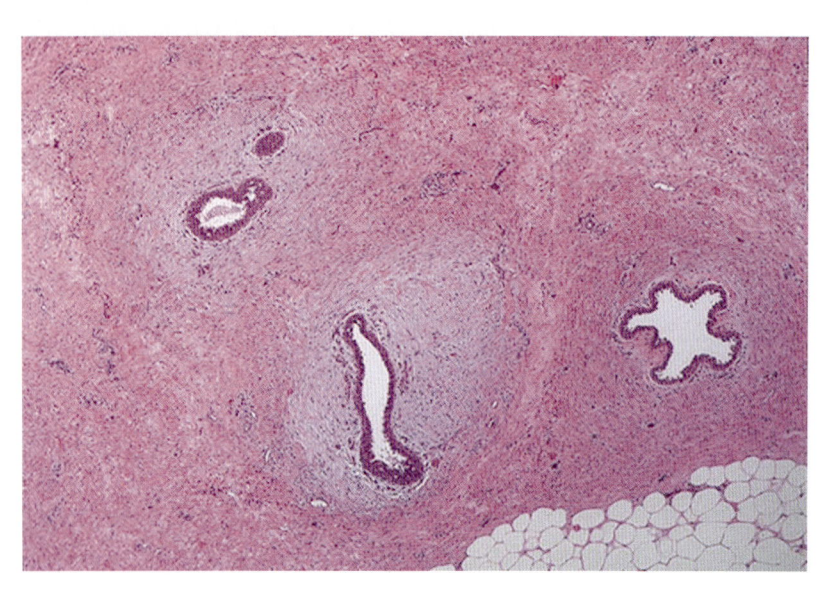

図 14-47　女性化乳房，組織像

正常の男性乳腺組織は少量で，線維性間質内の小葉を欠く数個の乳管から構成される。女性化乳房では間質と乳管組織が増加し，この図のように乳管上皮過形成や乳管周囲の著明な浮腫がみられることがある。しかしながら小葉形成は起こらない。女性化乳房は片側，両側性いずれにも生じる。

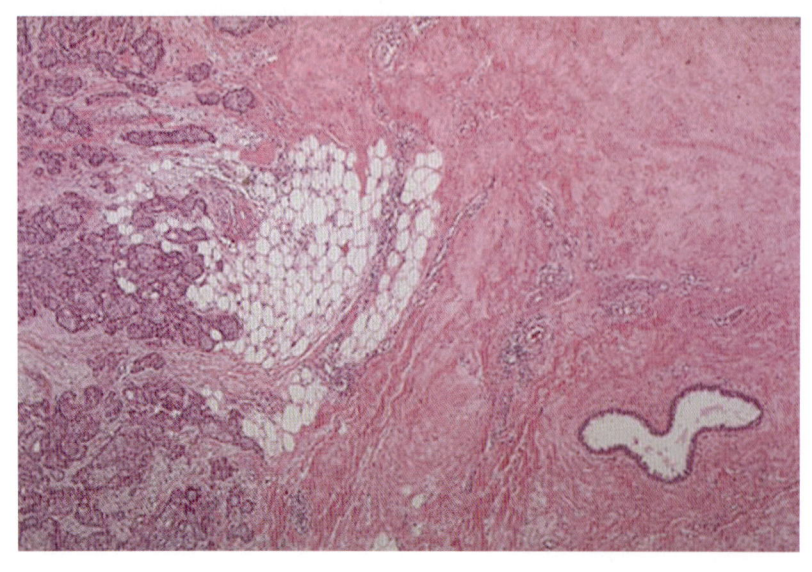

図 14-48　男性乳癌，組織像

男性乳癌は女性の乳癌よりもはるかに少なく，1/100 の割合である。ほとんどは高齢者で乳汁分泌を伴う乳輪下の腫瘤として発生し，隣接組織に進展して診断時には進行癌となっている。BRCA1 や BRCA2 遺伝子変異に関連する癌もある。乳房 X 線写真などの診断技術をスクリーニングや診断に使うことができる。この図では，弱拡大で右側に男性乳腺の定型像である線維性間質内の小葉を欠く乳管がみられる。左側に浸潤癌がある。ほとんどの男性乳癌は浸潤癌である。80％以上の症例が ER 陽性を示す。

第 15 章

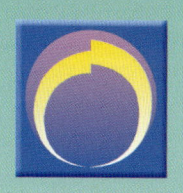

内分泌系

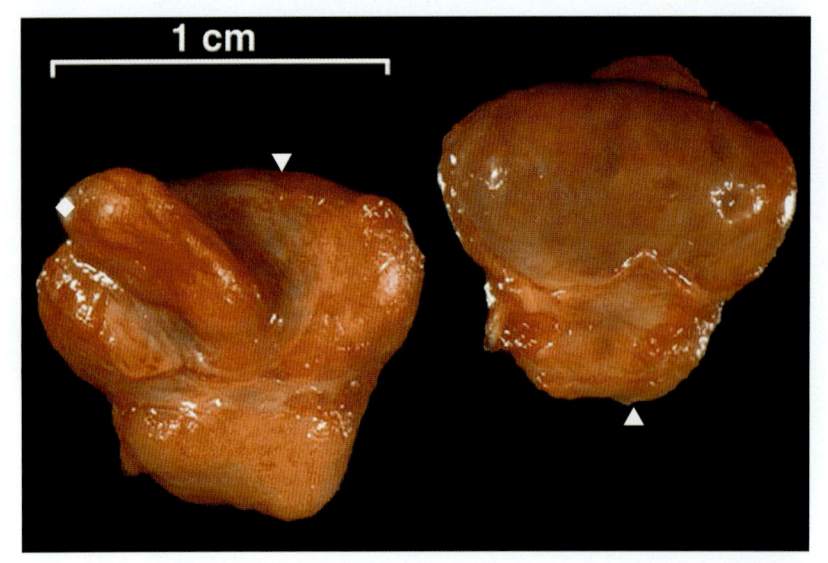

図 15-1　正常下垂体，肉眼像

トルコ鞍に位置する正常の成人下垂体は約1 gである。胎生学的に下垂体前葉（あるいは腺性下垂体）（▽）は，Rathke囊と呼ばれる口腔内の構造が上方に移動することにより発生する。一方，下垂体後葉（神経性下垂体）（△）は中枢神経である間脳に由来し，下垂体細胞に相当するグリア細胞と視床下部にある視索上核および傍脳室核下垂体茎から伸びて下垂体茎（◇）を下降してくる神経線維から構成されている。腺性下垂体は下垂体門脈系と小さな穿通性の小血管から二重に血流支配を受けている。この図の右下にみられるのが下垂体後葉（神経性下垂体）である。

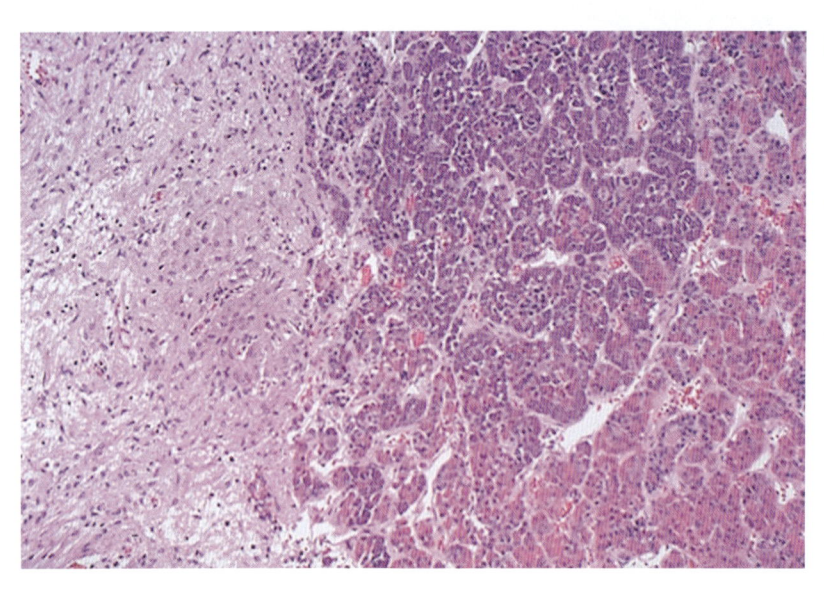

図 15-2　正常下垂体，組織像

神経性下垂体はこの図の左に認められているが視床下部の神経体の軸索に沿って配列している一種のグリア細胞から構成されており，形態学的には神経系の組織に類似している。非常に血管に富んだ下垂体前葉組織が右側に認められる。下垂体後葉ホルモンとしてはオキシトシン，バソプレシン（抗利尿ホルモン）が代表的であり，これらのホルモンは視床下部で産生され，神経細胞から軸索輸送で下垂体後葉組織まで運ばれ，そこから血流の中に分泌され全身を巡ることが知られている。血流に分泌されたホルモンは標的組織に作用することが知られている。

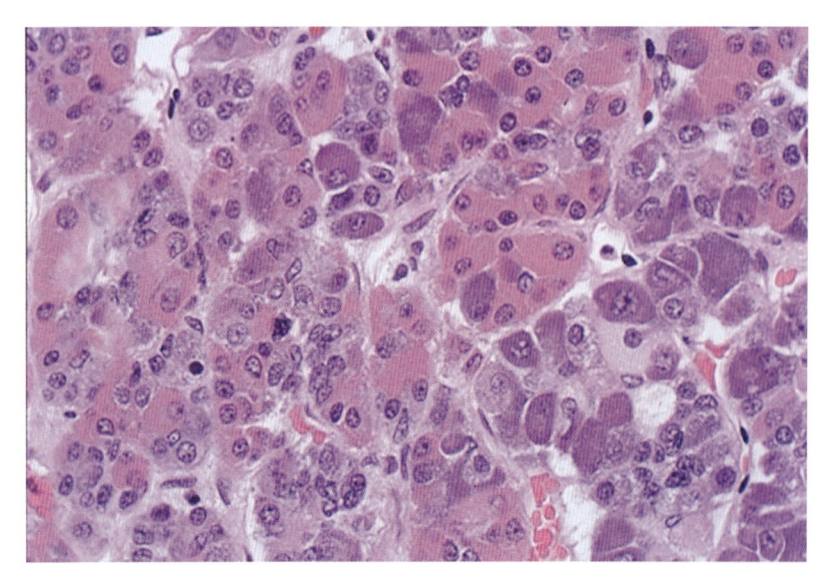

図 15-3　正常下垂体，組織像

正常下垂体組織の強拡大の病理組織所見を示す。プロラクチンと成長ホルモンを合成することが多い好酸性の下垂体前葉細胞が認められる。加えて濃く紫色に染色されている細胞は黄体刺激ホルモン，卵胞刺激ホルモン，甲状腺刺激ホルモン，副腎皮質刺激ホルモンを合成することが多い。この図の中でうすく染色されている細胞は嫌色素性細胞とも呼ばれている。内分泌組織全般に当てはまることであるが，ホルモンを合成してそれを効率的に血液中に分泌しなければならないため，血流が豊富なことが知られている。この下垂体前葉のホルモン合成，分泌は上位中枢である視床下部から合成，分泌される種々の視床下部ホルモンのコントロール下にある。視床下部ホルモンはプロラクチンの合成，分泌を阻害するドーパミン以外はすべて下垂体前葉ホルモンの合成，分泌を促進させている。

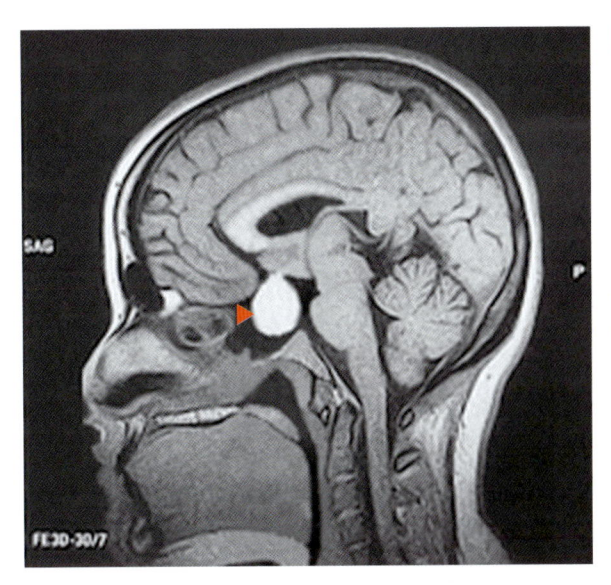

図15-4 下垂体マクロ腺腫，MRI

T1強調矢状断像において，1cm以上の大きさの高信号を示す下垂体のマクロ腺腫（▶）が認められる。下垂体腺腫は下垂体前葉に生じる。下垂体腺腫はmass effectを呈するがホルモン分泌のないnull細胞腺腫であるか，あるいは過剰の一種のホルモン（稀に複数のホルモン）分泌を呈する好酸性あるいは好塩基性腺腫である。結論として最も多い下垂体腺腫の種類（臨床的結果）はプロラクチノーマ（無月経，乳汁分泌過多，男性における性欲低下），次いでnull細胞腺腫，corticotroph adenoma（Cushing病），gonadotroph adenoma（paradoxic低ゴナドトロピン血症），そしてsomatotroph adenoma（成人での末端肥大症，子供での巨人症）である。下垂体腺腫の約3％はMEN1型と関連している。

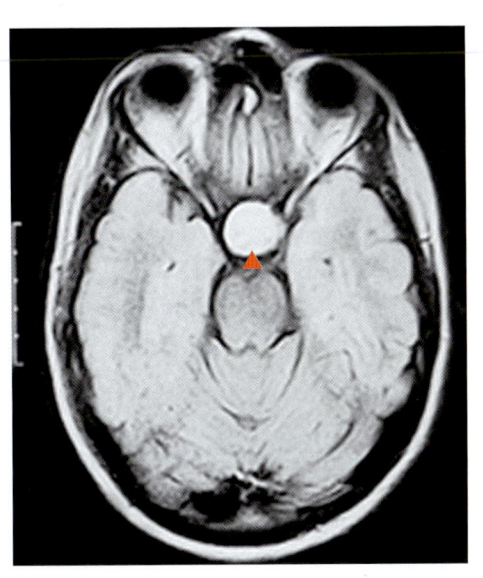

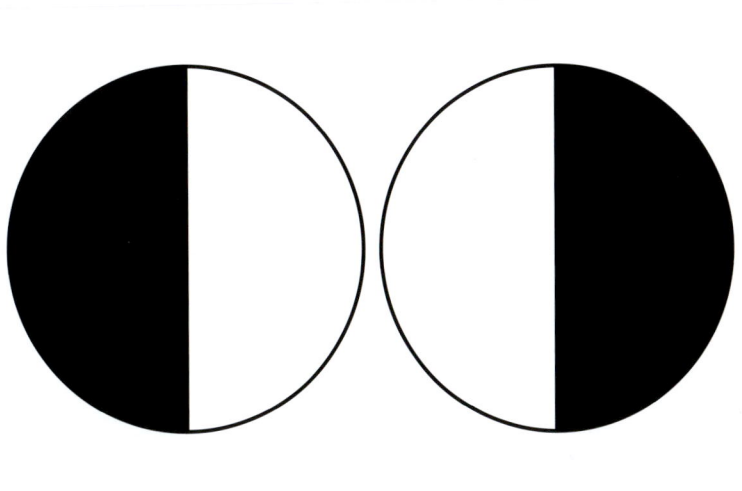

図15-5 下垂体マクロ腺腫，MRI

T1強調横断像では高信号を示す下垂体マクロ腺腫（▲）が認められる。マクロ腺腫はその大きさゆえ，トルコ鞍を拡大して頭痛を引き起こし，視神経交叉を圧排して視野欠損を引き起こす。右図の如く両耳側半盲を生じることが多い。

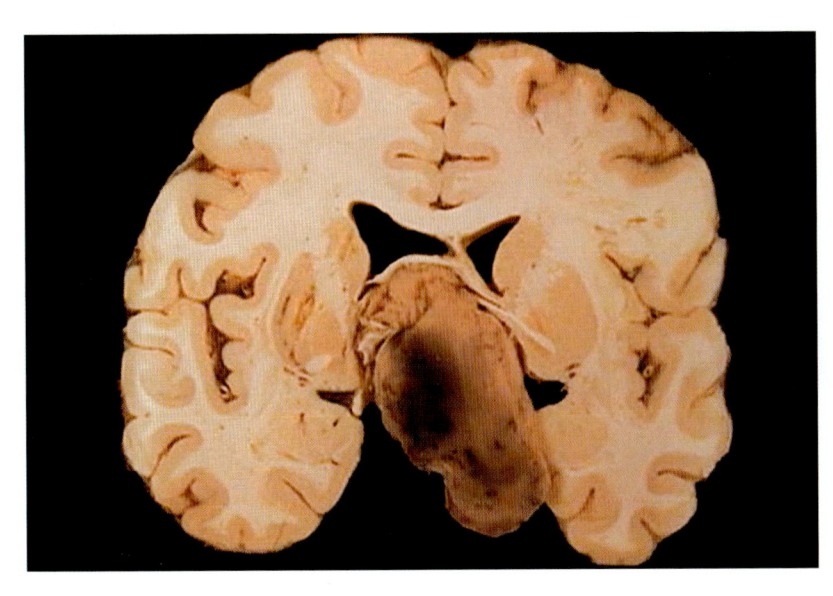

図15-6 下垂体マクロ腺腫，肉眼像

図にみられるように下垂体に発生した巨大なマクロ腺腫は脳室を圧迫しているのがわかる。このようなマクロ腺腫は頭蓋内の圧力，すなわち脳圧を亢進させ頭痛，嘔吐，悪心などの症状を引き起こすことも知られている。時にこのような大きな腺腫の内部に出血を生じ，急激に脳圧が亢進してしまう場合がある。下垂体腺腫の一部の症例では*GNAS1*の遺伝子変異を生じ，G刺激蛋白のα-subunitを活性化することで細胞内のcAMP濃度を増加させて細胞増殖を刺激する。また，この図に示すような経過が急激な症例では*RAS*遺伝子や*c-MYC*遺伝子の変異も伴うことが報告されている。

354　第 15 章　内分泌系

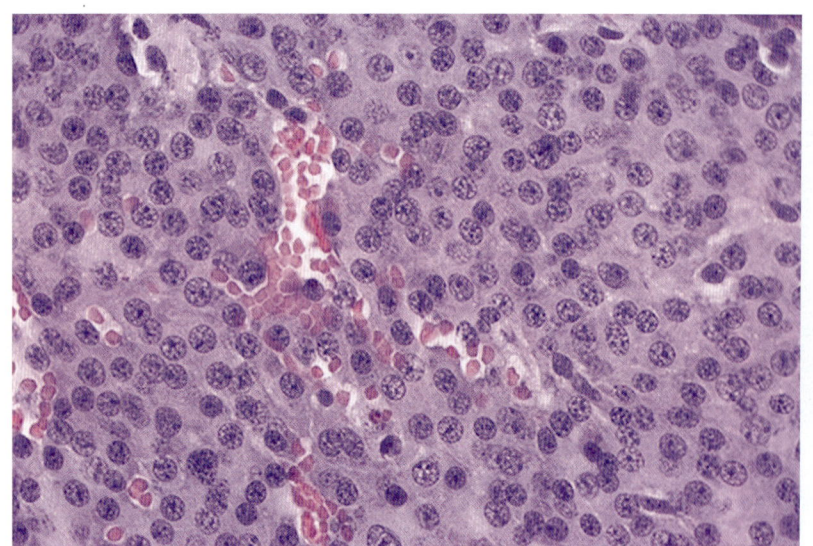

図 15-7　下垂体腺腫，組織像

下垂体腺腫は円形の比較的均一な腫瘍細胞から構成されており，豊富に毛細管が分布している。通常のヘマトキシリン-エオジン染色で観察すると，病理所見は多岐にわたっている。最も頻度の高い下垂体腺腫はプロラクチン産生腺腫であり，全体の25%を占めている。次に多いのがいずれのホルモンも合成，分泌していない，いわゆる null 細胞腺腫（非機能性腺腫）である。しかし種々のホルモンを合成，分泌する機能性の下垂体腺腫でも大きくなるとトルコ鞍内圧が亢進し，正常の下垂体前葉を圧迫して下垂体機能低下を生じることもあるので注意が必要である。さらに，いわゆる下垂体茎分泌効果によりどの腺腫でも大きくなると下垂体茎を通して下垂体前葉に達するプロラクチン合成，ドーパミンの分泌を阻害しプロラクチン産生を亢進させる。成長ホルモン産生腺腫は小児では多くみられるが，成人では稀である。

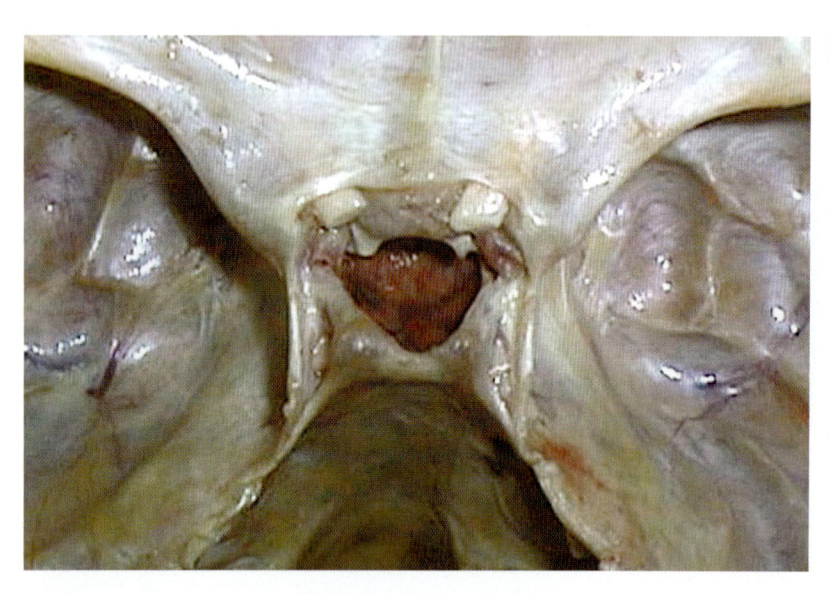

図 15-8　Empty sella 症候群，肉眼像

この肉眼像は，剖検時の脳摘出後で，頭蓋底がみられる。視野の中心にトルコ鞍が露出して，その底には正常の下垂体組織がわずかに認められているのがわかる。このような病態は Empty sella 症候群と呼ばれており，鞍横隔膜を通して脳組織の嵌屯が生じ，下垂体が慢性的に圧力を受けたために萎縮した病態であり，臨床的には下垂体機能低下症となる。ほかの下垂体機能低下の原因としては非機能性腺腫により正常下垂体組織が圧迫されてしまう病態，いわゆる Sheehan 症候群ともいわれる出血性の壊死，種々の要因で生じる外科手術，放射線治療に伴う下垂体の機能低下が挙げられる。小児の場合，下垂体機能低下の最初の症状は成長速度の低下が挙げられ，成人の場合には臨床的に二次性徴の消失，不妊，性欲の減退などが挙げられる。

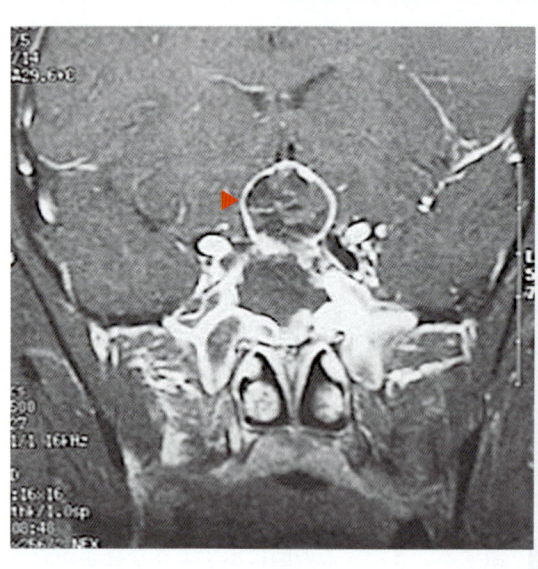

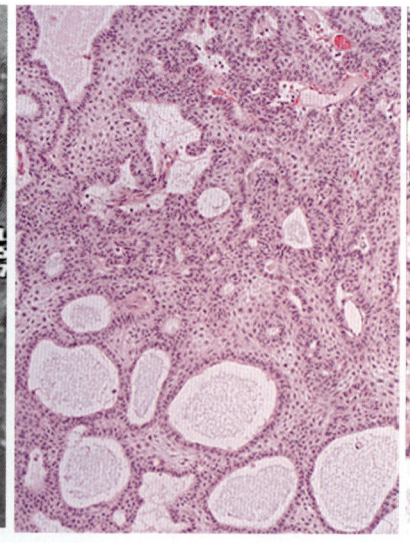

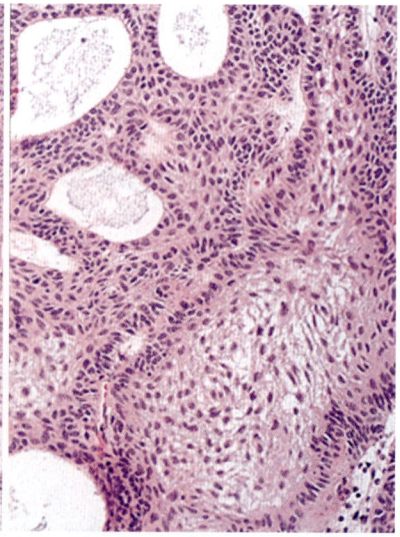

図 15-9，図 15-10　頭蓋咽頭腫，MRI，組織像

造影脂肪抑制冠状断像において Rathke 嚢の遺残構造から周囲構造に浸潤性に増殖し，上方に向かって進展する鞍上部腫瘤（▶）を認める。この腫瘤を顕微鏡で観察すると嚢胞状の構造，円柱上皮によって囲まれている扁平上皮様の構造が認められている。これは頭蓋咽頭腫の病理組織像である。頭蓋咽頭腫は基本的には良性腫瘍であるが，発生部位および周囲への浸潤動態から難治性の腫瘍である。

第 15 章　内分泌系　355

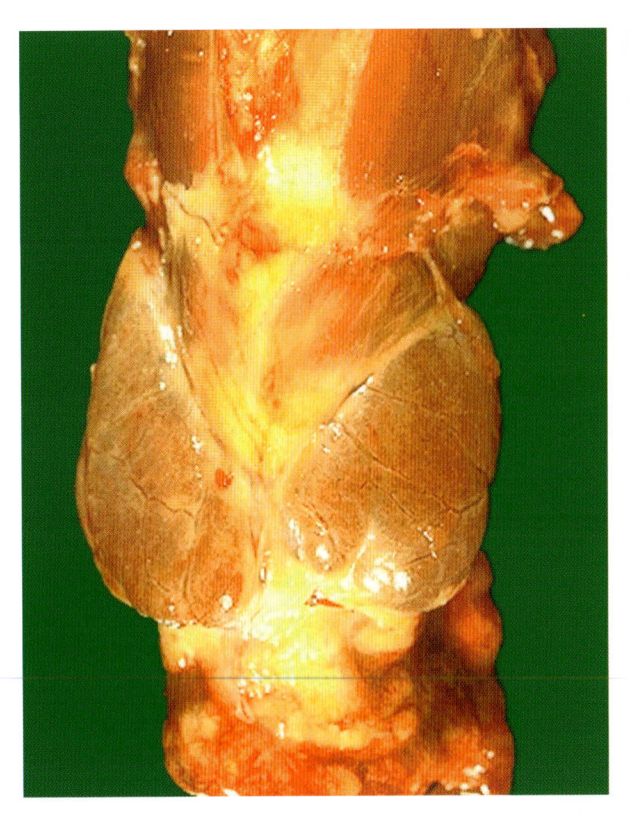

図 15-11　正常甲状腺，肉眼像

甲状腺は気管の前方に位置している。赤茶色の外観を呈し，通常の触診では触ることはあまりない。正常成人の場合，甲状腺は 10〜30g である。甲状腺は右葉，左葉，そして胎生期の甲状腺源基でもある甲状舌管沿いに上方に錐葉が認められることもある峡部から構成されている。発生学的には舌盲孔が貫入して甲状舌管沿いに移動して前頸部にある甲状腺軟骨に達して形成さる。甲状腺でカルシトニンを合成，分泌している C 細胞は第 5 鰓弓に由来する。甲状腺は triiodothyronine（T_3）と tetraiodothyronine（T_4）を合成，分泌している。甲状腺ホルモンの合成，分泌のためには食事から適切な量のヨードを摂取することが極めて重要である。成人の粘液性浮腫を伴う腺腫様甲状腺腫の患者は，食事からのヨード摂取が不足していることから生じている。小児ではヨード不足はクレチン症として認められている。甲状腺からは T_4 が甲状腺ホルモンとして分泌されているが，末梢の細胞では T_4 がいわゆる脱ヨード化を受けてより生物学的にホルモン作用が活発な T_3 に転換される。T_3 でも T_4 でも，甲状腺ホルモンは基本的に同化，異化双方の代謝を亢進させる。

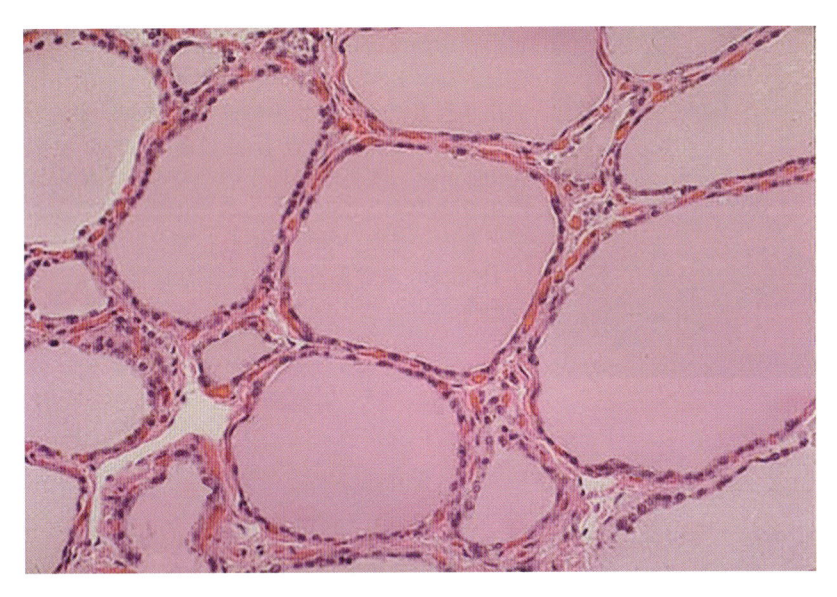

図 15-12　正常甲状腺，組織像

正常の甲状腺組織は，ほぼ球形の濾胞と呼ばれる基本構造を単位に構成されている。この濾胞は正方形様の上皮細胞とその中にあるコロイドから形成されていて，コロイドの内部にはサイログロブリンと呼ばれる甲状腺ホルモンを結合している蛋白質がある。下垂体前葉は血液中の甲状腺ホルモンの濃度を関知し，低下していると甲状腺刺激ホルモンを分泌させ，サイログロブリンからの T_3, T_4 の放出を促進し，甲状腺ホルモンの分泌を亢進させる。甲状腺ホルモンは標的組織では核内受容体に結合し，炭水化物や脂質の代謝を促進する蛋白合成を刺激する。

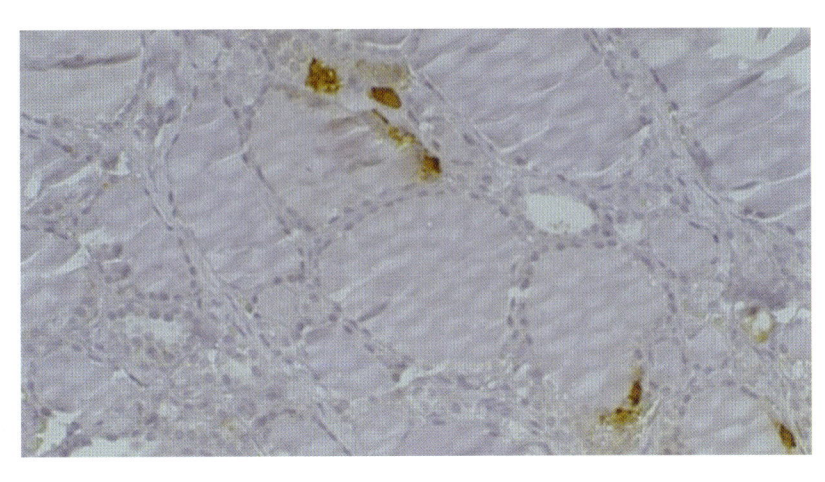

図 15-13　正常甲状腺，C 細胞，組織像

正常甲状腺におけるカルシトニンの免疫組織化学染色。茶色に染色されている細胞がカルシトニン陽性の C 細胞である。C 細胞は傍濾胞細胞とも呼ばれており，濾胞間の甲状腺の間質に分布している。C 細胞は破骨細胞の働きを抑制し，骨の吸収を阻害して血液中のカルシウム濃度を低下させるカルシトニンと呼ばれる神経内分泌ホルモンを合成，分泌している。カルシウム代謝全体からは，このカルシトニンの役割は副甲状腺ホルモン程には大きくはない。

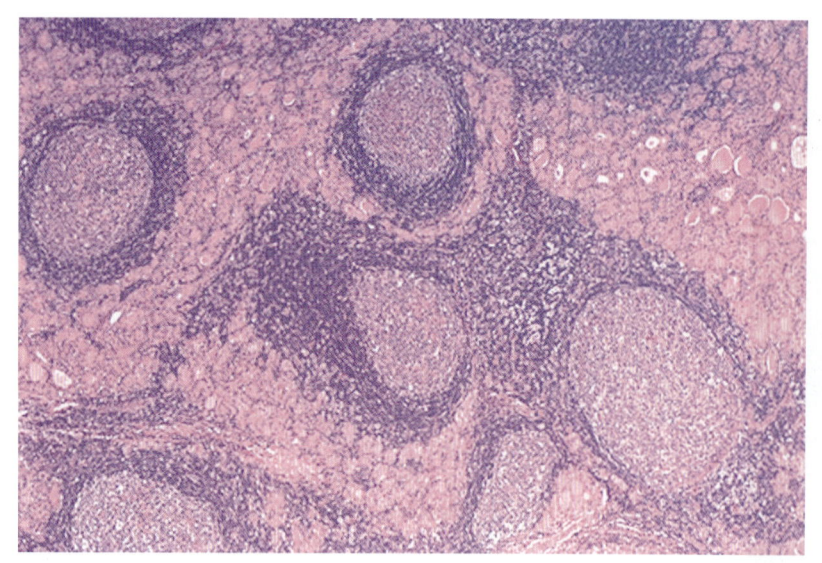

図 15-14　橋本病，組織像

橋本病は自己免疫疾患の1つであり，HLA-DR3 および HLA-DR5 型と密接な関連を示している。病理組織学的には図に示すように，CD8 あるいは CD4 陽性 T 細胞の顕著な浸潤が特徴的で，時にリンパ濾胞を形成することもある。杯中心に存在する B 細胞が TSH 受容体に対しての抗体を産生，分泌していて，この抗 TSH 受容体が甲状腺の濾胞細胞に達すると，甲状腺刺激ホルモンの作用が阻害される。甲状腺濾胞は通常，萎縮し，細胞質が好酸性を呈する Hürthle 細胞様変化がよく認められる。臨床的には無痛性の甲状腺腫脹が初発である。この時に血液検査を行うと抗 TSH 受容体抗体に加えてミクロゾーム（甲状腺内のパーオキシダーゼ）に対しての抗体も認められる。

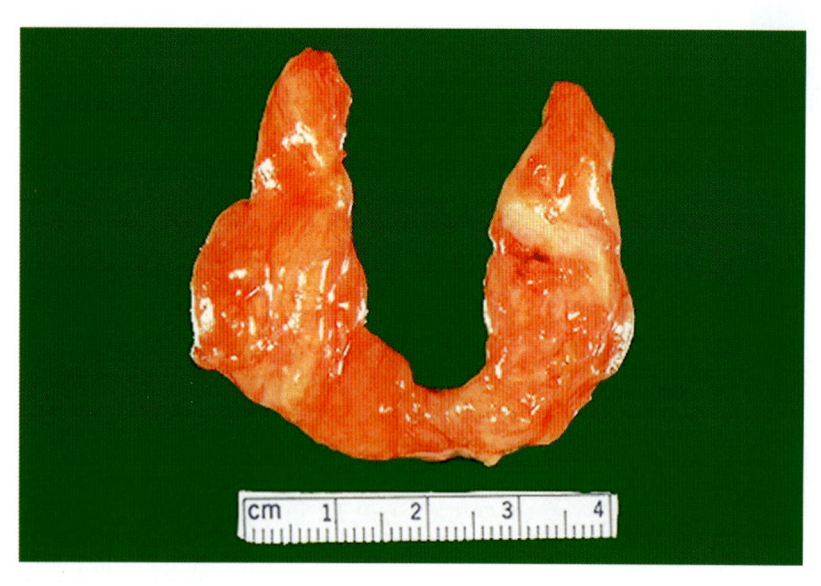

図 15-15　橋本病，肉眼像

長い臨床経過の間に自己免疫の機序で破壊が繰り返され，甲状腺は萎縮する。甲状腺低下症である粘液浮腫で血液中の甲状腺刺激ホルモンが亢進しているような状態の患者では，甲状腺を触知することは通常ない。橋本病の初期では，自己免疫機序で甲状腺の濾胞が破壊され濾胞内部に貯留されていた甲状腺ホルモンが血液中に放出されるため，甲状腺機能亢進症を呈することもある。橋本病患者では副腎皮質での Addison 病，悪性貧血ほかの全身の自己免疫性疾患を合併することもあるので十分な注意が必要となる。また，悪性腫瘍として B 細胞由来の非 Hodgkin 型の悪性リンパ腫を合併することもある。

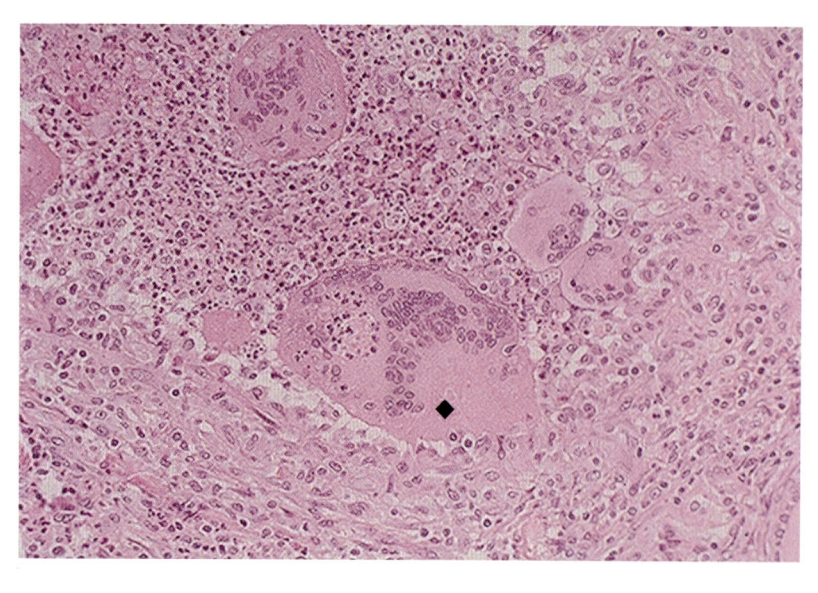

図 15-16　亜急性甲状腺炎，組織像

亜急性甲状腺炎は肉芽腫性甲状腺炎あるいは de Quervain 病とも呼ばれる。この疾患は比較的稀であり，疼痛を伴って甲状腺のびまん性の腫脹が急に認められることが臨床的な特徴である。亜急性甲状腺炎はほかの甲状腺疾患と同様に女性に多く発生し，30〜50 歳代に1つのピークが認められる。この病理組織所見に認められるようにマクロファージ，リンパ球などの顕著な炎症性細胞浸潤に加えて巨細胞の出現（◆）が特徴である。甲状腺の濾胞構造はこの顕著な炎症性細胞浸潤により破壊されている。亜急性甲状腺炎は何らかのウイルス感染に伴って発症してくることが考えられている。臨床経過は熱を伴い，1〜3 カ月ほど一時的に甲状腺機能亢進症や甲状腺機能低下症を呈することもある。多くの患者は数カ月で完全に回復し，病後の甲状腺機能も正常である。

第15章 内分泌系　357

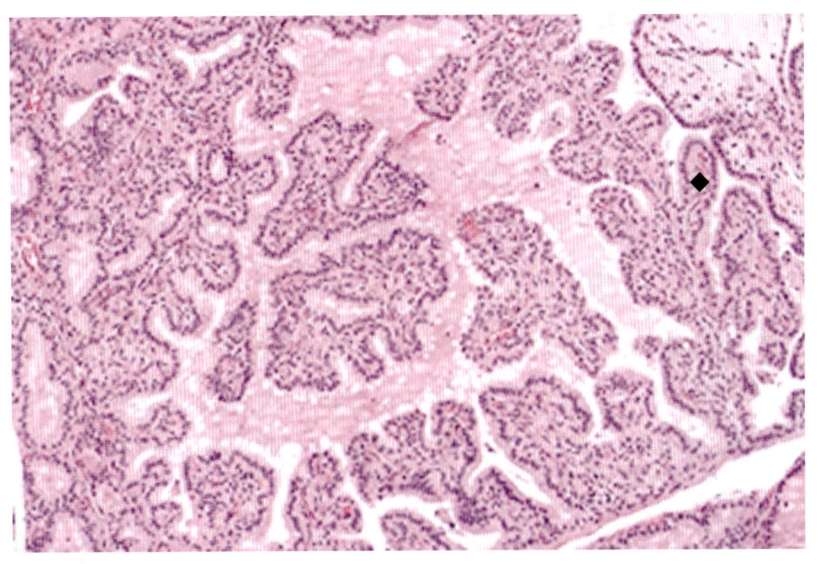

図 15-17　Basedow（Graves）病，組織像

Basedow 病を呈する甲状腺機能亢進症は，弱拡大甲状腺濾胞の中に乳頭様に突出した多くの構造（◆）が認められることが特徴である。この疾患は抗 TSH 受容体ができる自己免疫性疾患であり，この自己抗体により TSH 受容体が刺激され，甲状腺濾胞細胞の増殖が刺激されるばかりではなく，adenylate cyclase を刺激して甲状腺ホルモンの合成，分泌も刺激されることになる。この疾患は HLA-DR3 型と密接な関連を示している。甲状腺全体が正常の 2〜3 倍程度にびまん性に腫脹する。患者は発熱，下痢，心拍亢進，体重減少，振戦，情動不安定，外気温への適応不能など種々の症状を呈する。眼球突出と眼球周囲の粘液浮腫はこの疾患の代表的な症状である。

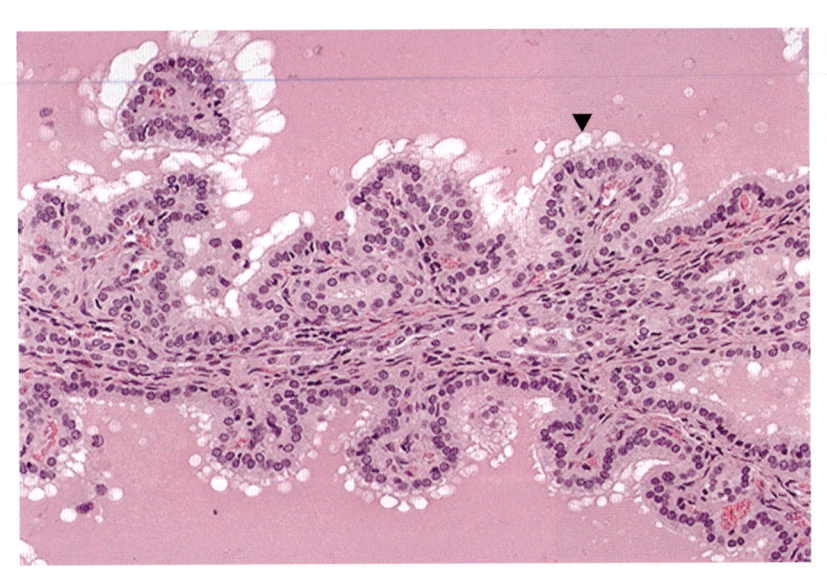

図 15-18　Basedow（Graves）病，組織像

強拡大では，甲状腺濾胞細胞の丈が高くなり過形成を呈していることがよくわかる。濾胞細胞がコロイドに面したところが白く抜けて空胞様（▼）に認められる。これはコロイドを早く代謝し多くの甲状腺ホルモンを血液中に分泌しているという甲状腺機能亢進症を示している。甲状腺機能亢進症に伴う negative feedback により下垂体前葉細胞での TSH の合成，分泌は低下するが，甲状腺からの T4 を含む甲状腺ホルモンの合成，分泌は亢進したままである。血液中には甲状腺の種々の構成成分に対する抗体が認められる。臨床的に最も重篤な病態はいわゆる thyroid storm とも呼ばれる悪性高熱症候群である。この疾患は propylthiouracil のような抗甲状腺剤により β-adrenergic 効果を低下させることや，甲状腺の亜全摘などで治療されている。

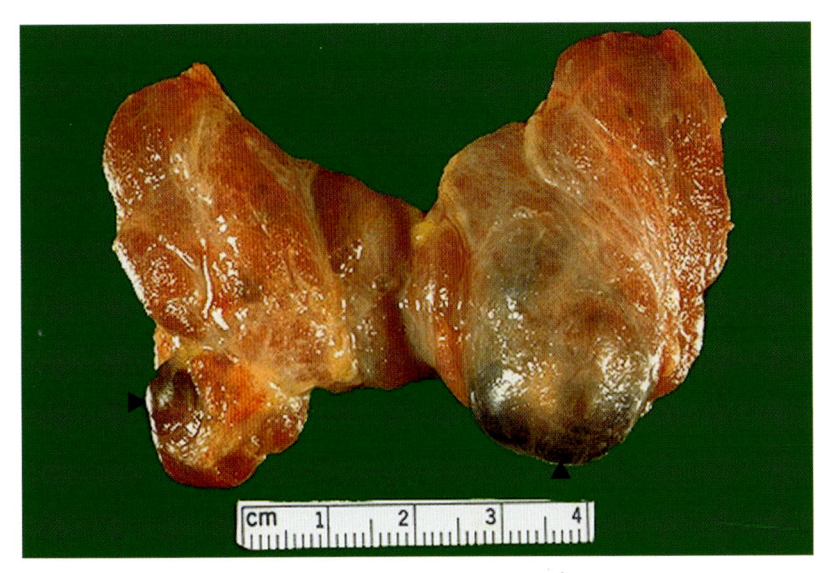

図 15-19　甲状腺に発生したコロイド嚢胞，肉眼像

前頸部の触診で触知される甲状腺の結節性病変として頻度が最も高い疾患は，甲状腺由来のコロイド嚢胞である。その名が示す通り内部にコロイドが認められており，平坦な圧迫された甲状腺濾胞細胞で裏打ちされていることが多い。この疾患は正常の濾胞の一部が単に大きくなっただけであり，甲状腺機能には全く異常がない。この図では比較的大きな嚢胞（▲）が甲状腺の左葉の下部にみられ，より小さい病変（▶）が右葉の側部にみられる。このような結節は，触診や種々の画像診断で腫瘍性病変と診断されることもあり注意が必要となる。いわゆる腺腫様甲状腺腫と鑑別が必要な場合もあるが，通常この疾患では甲状腺全体が大きくなることは稀である。放射線同位元素を用いた核医学的検査ではほかの腫瘍性，非腫瘍性の甲状腺の結節疾患と同様に cold nodule として認められることが多い。

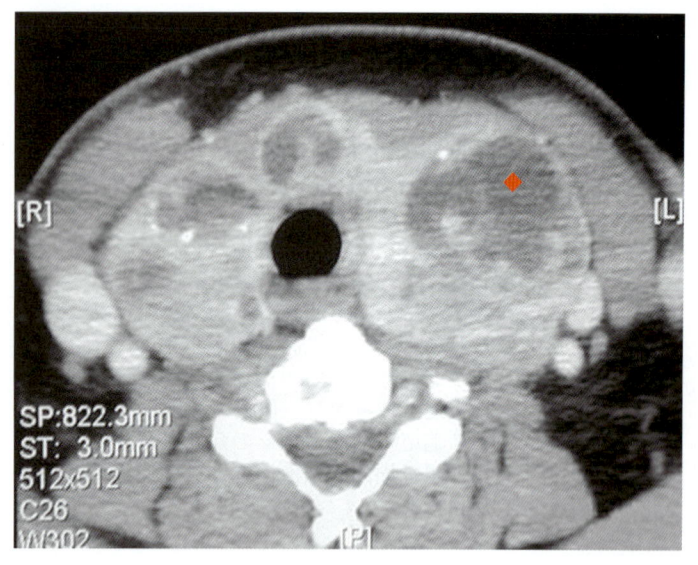

図 15-20　甲状腺，多結節性甲状腺腫，CT

気管を取り囲む大きな甲状腺がみられ，内部には低吸収を示すいくつかの結節（◆）が認められる。この多結節性甲状腺腫の患者は甲状腺機能が正常であり，臨床的に甲状腺腫を伴っている。無痛性の甲状腺腫大は不快感と外見上の頸部変形をきたす。多結節性甲状腺腫は単純性甲状腺腫から何年も経過の後に形成される。単純性甲状腺腫はヨードの摂取量が低下している人々に特有である。散発性の甲状腺腫は食物内のゴイトロゲン（甲状腺肥大や甲状腺腫を引き起こす物質）に起因しており，そのような食物には芽キャベツ，カリフラワー，キャッサバ，カブ（私は好きであるが，あなたは違うかもしれない）などであり，これらは甲状腺ホルモン合成を阻害し，甲状腺腫を誘発する。甲状腺腫の患者の大部分では甲状腺機能は正常である。先天性代謝障害で甲状腺ホルモン産生が阻害されることがある。そのような病態は稀であるが，子どもの甲状腺腫を伴うクレチン病となる。

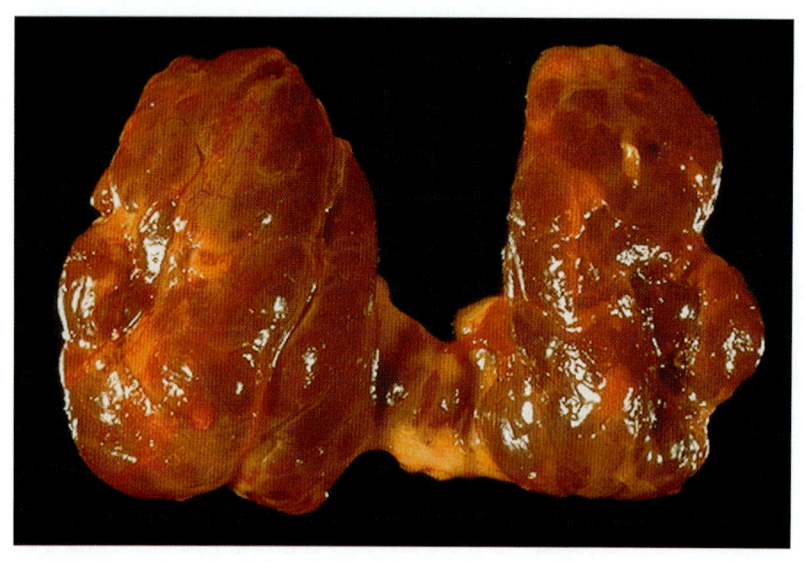

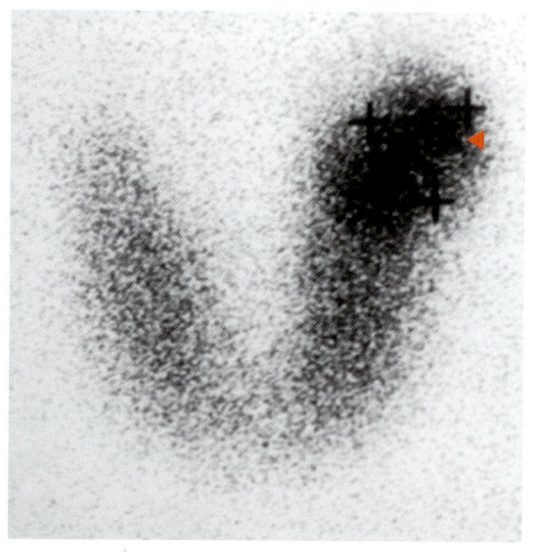

図 15-21A，B　甲状腺，腺腫様甲状腺腫，肉眼像，シンチグラム

腺腫様甲状腺腫非対称性病変で，通常は何の症状も訴えない。甲状腺機能は正常であり，美容的に前頸部の腫瘤性病変が気になるということが唯一の問題である症例が大部分である。しかしごく一部ではPlummer症候群に代表されるような機能亢進を伴う甲状腺結節もある。このシンチグラムに示すように，放射線同位元素で標識したヨードを活発に取り込んでいるhot spot（◀）を示すことがある。

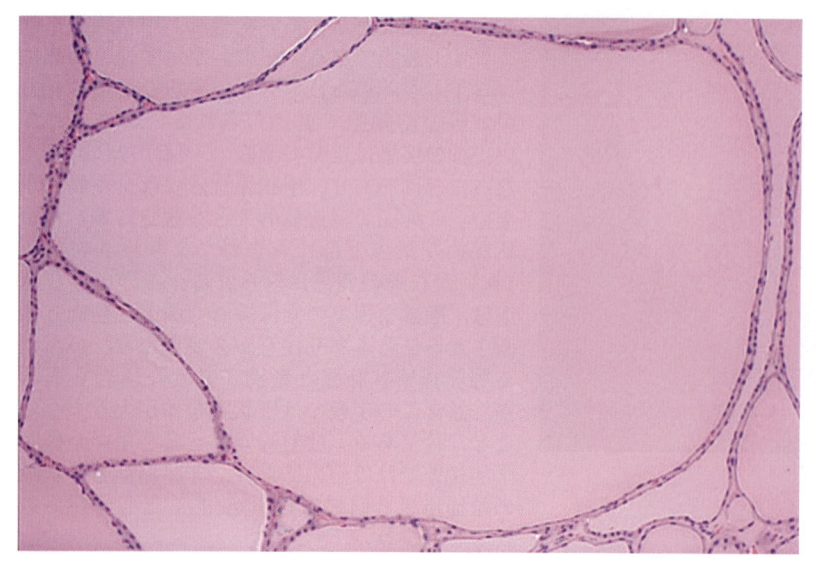

図 15-22　甲状腺，甲状腺腫，組織像

甲状腺腫の代表的な病理組織所見である。多くのコロイドを含む拡張した濾胞とともに低円柱状の上皮細胞がみられる。この病変はびまん性の単純性甲状腺腫からはじまることが多く，囊胞性変化が顕著な部位で線維化，出血，時に石灰化などを伴い不規則な結節形成が生じる。この不規則な結節性の増殖パターンは，より重篤な病変である甲状腺癌と類似することがあるので注意が必要である。甲状腺刺激ホルモンの細胞内情報伝達系の異常が甲状腺内の結節の自律性増殖に関与している場合もある。

第 15 章　内分泌系　359

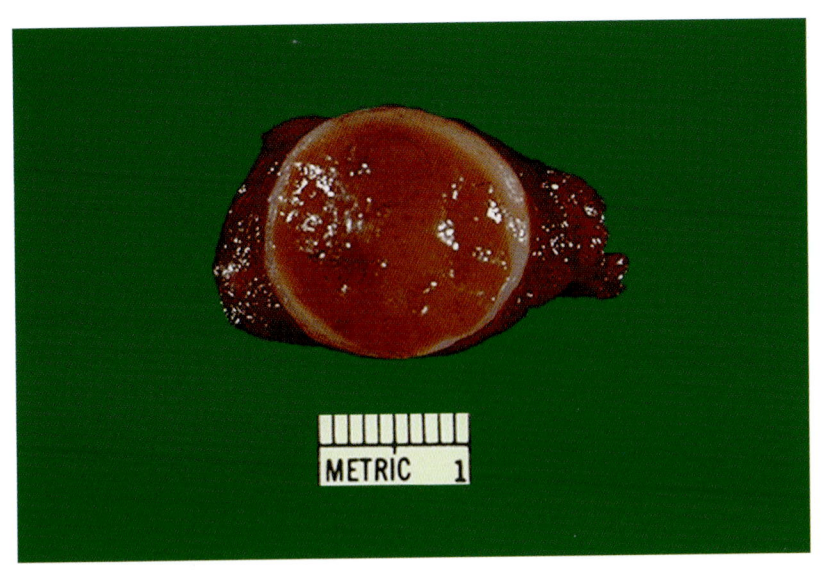

図 15-23　甲状腺濾胞性腺腫，肉眼像

　甲状腺に発生した濾胞性腺腫の割面であり，被膜を有し比較的均一な茶色を呈する。周囲には正常の甲状腺組織も認められる。無痛性の結節性病変として認められることが多い。この病変は良性と病理学的に診断されても 10％くらいの症例では悪性の経過をたどることがあるので濾胞性腫瘍と診断されることが多い。濾胞性腫瘍は触診では固く触れることが多く，中年女性に多く認められる。その多くは放射性同位元素で標識したヨードを取り込まない cold nodule である。

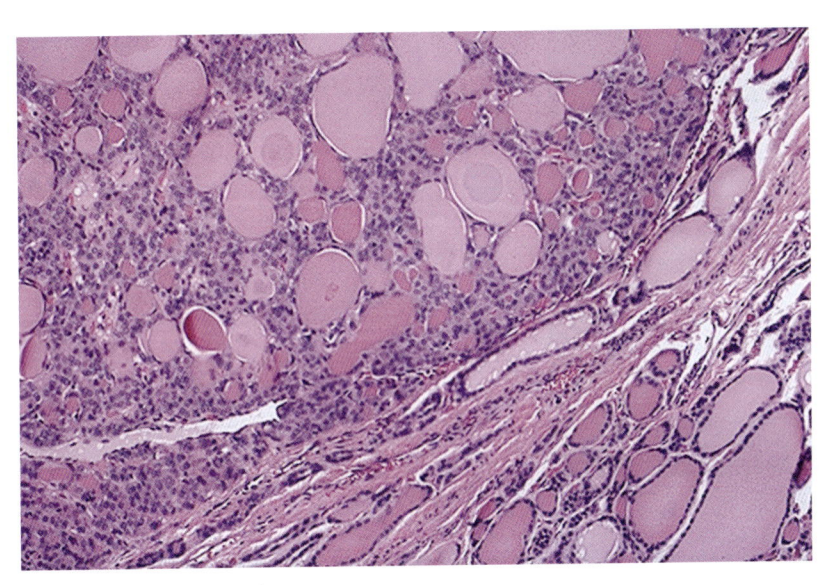

図 15-24　甲状腺濾胞性腫瘍，組織像

　甲状腺濾胞性腺腫は，小さく密に増殖しているよく分化した甲状腺濾胞から構成されていて，図の右下に認められる正常の甲状腺組織は圧迫されている。浸潤性の増殖は認められておらず，この腫瘍は良性の経過をたどると考えられる。大部分の濾胞性腫瘍は甲状腺ホルモン異常を呈することはないが，中毒性腺腫と呼ばれる甲状腺機能亢進症を伴う症例も中にはみられる。これらの腺腫の中には GNAS1 をコードしている G 蛋白に関連した受容体の遺伝子変異を伴っている症例もあり，この変異が adenyl cyclase と cAMP を活発化させて甲状腺ホルモンの過剰を引き起こす。

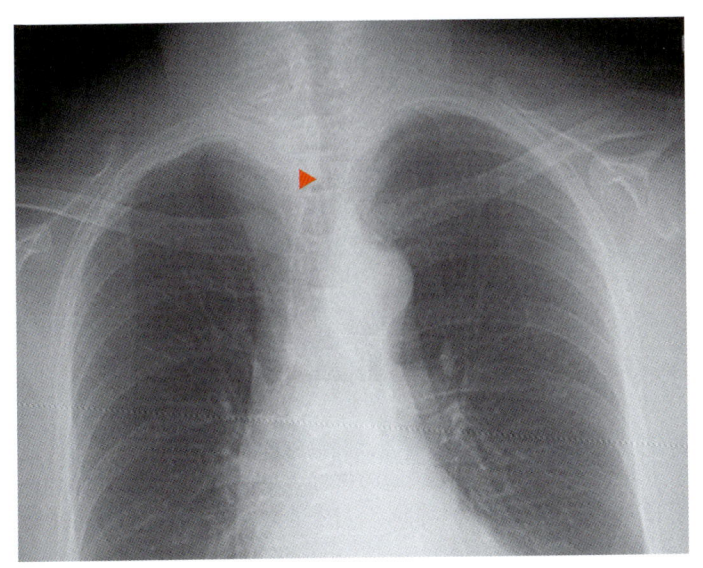

図 15-25　甲状腺腫瘤，胸部 X 線写真

　甲状腺腫瘤により気管の右方偏位（▶）を認める。甲状腺の新生物は身体所見にて触知可能であるが，肥満者ではほとんど触知できない。CT を含めた画像診断過程では大きさや存在範囲，甲状腺由来の腫瘤であることの確認が可能であり，一方シンチグラムでは，甲状腺実質への核種取り込みの量と分布が確定される。穿刺吸引細胞診は甲状腺病変の組織学的性状を確定するのに有用である。診断・治療目的で，甲状腺の部分（亜全摘）切除あるいは全切除（甲状腺全摘）が施行される。

360　第 15 章　内分泌系

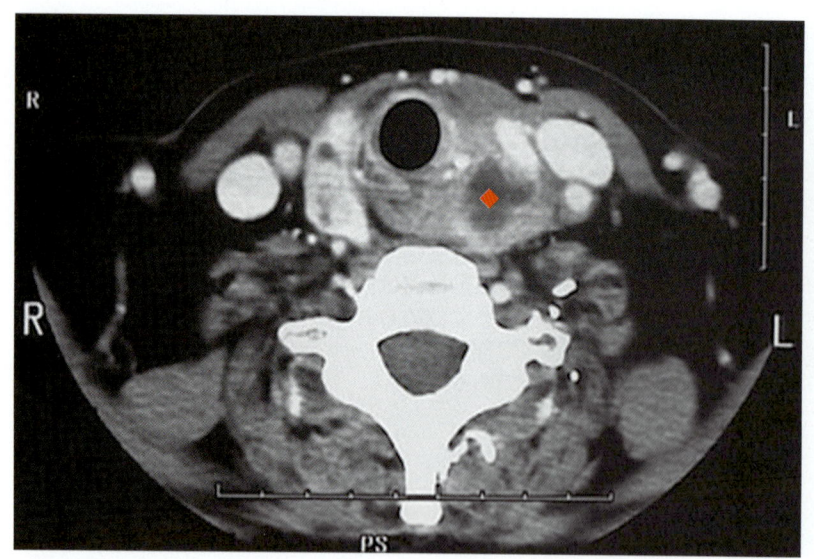

図 15-26　甲状腺乳頭癌，CT

頸部 CT にて甲状腺左葉に不整形状の囊胞性腫瘤（◆）が低吸収の腫瘤として認められる。この新生物はしばしば無痛性で触知可能な甲状腺結節として出現する。いくつかの症例では癌は触知できないが，腫大した頸部リンパ節として転移巣を触知することがある（Delphian node と呼ばれ，古来のギリシア人神託で予見者 Delphi に由来する）。この新生物が発生する分子生物学的機序には，チロシンキナーゼ受容体 RET（ret/PTC 融合遺伝子の形成を伴う）の染色体再配列や NTRK1，BRAF 発癌遺伝子の突然変異，RAS の突然変異などがある。

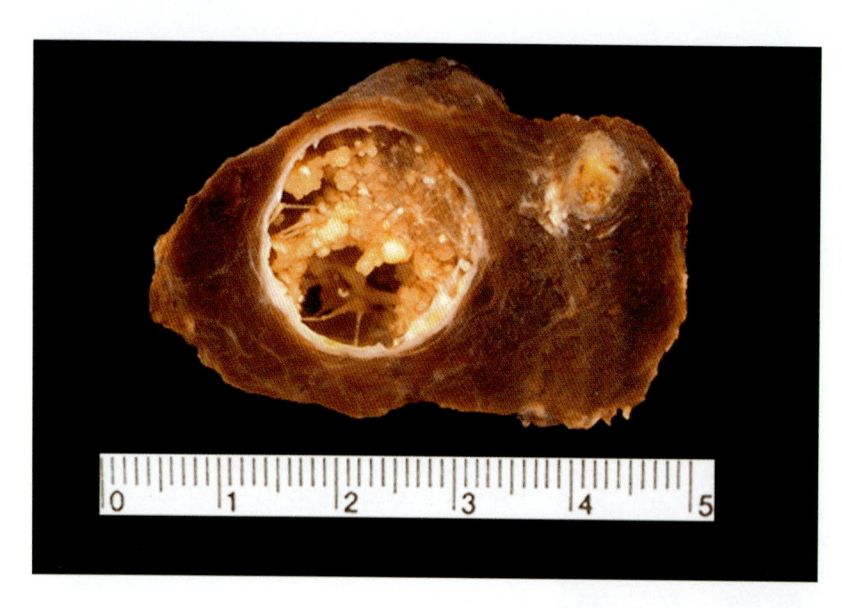

図 15-27　甲状腺乳頭癌，肉眼像

甲状腺の乳頭癌はこの図にみられるように多発性のことが多い。この癌がリンパ管に浸潤しやすいことを示し，上記のように頸部リンパ腺転移による腫脹が最初の症状である患者も少なくない。この肉眼像の大きなほうの病変では，囊胞を基本としてその中に乳頭状の増殖が認められている。この癌は全甲状腺癌の 80% 以上を占めており，シンチグラムではほとんどの症例で cold nodule となる。

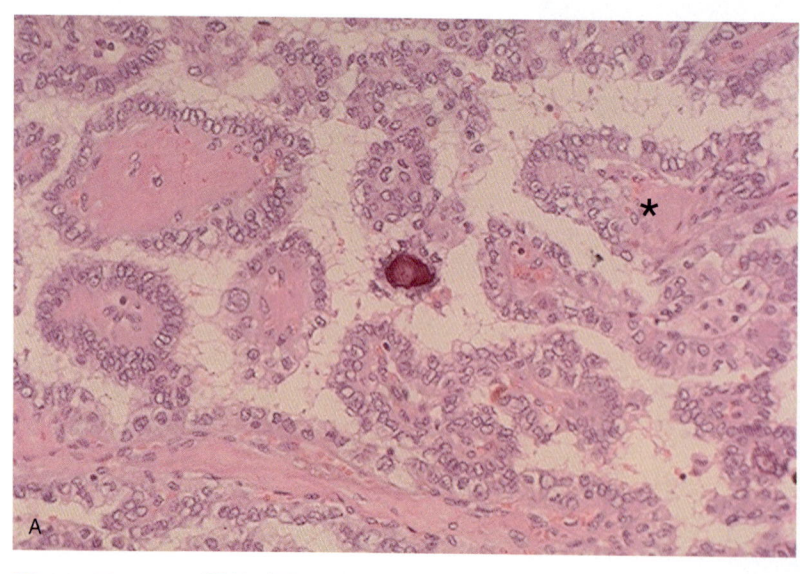

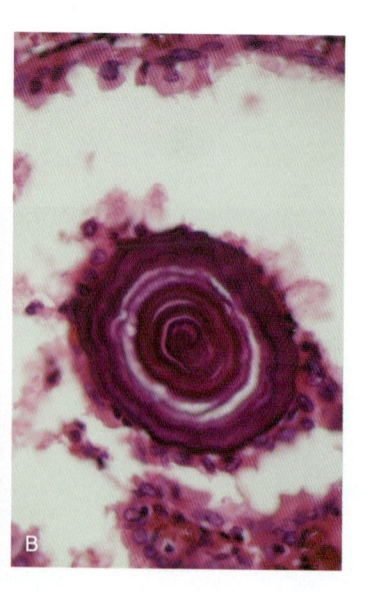

図 15-28A，B　甲状腺乳頭癌，組織像

左図にある甲状腺乳頭癌は，乳頭という言葉が示す通り，線維と血管を有する茎の周囲に腫瘍細胞がまとわりつくように増殖していて（★），これを水平断するとちょうど乳頭のようにみえる。また，腫瘍細胞の核はホルマリン固定後には内部が抜けてみえる。右図は砂粒体とも呼ばれている層状石灰化構造であり，この腫瘍に認められることが多い。乳頭癌の予後は転移を有していても良好である場合が多い。

第 15 章 内分泌系 361

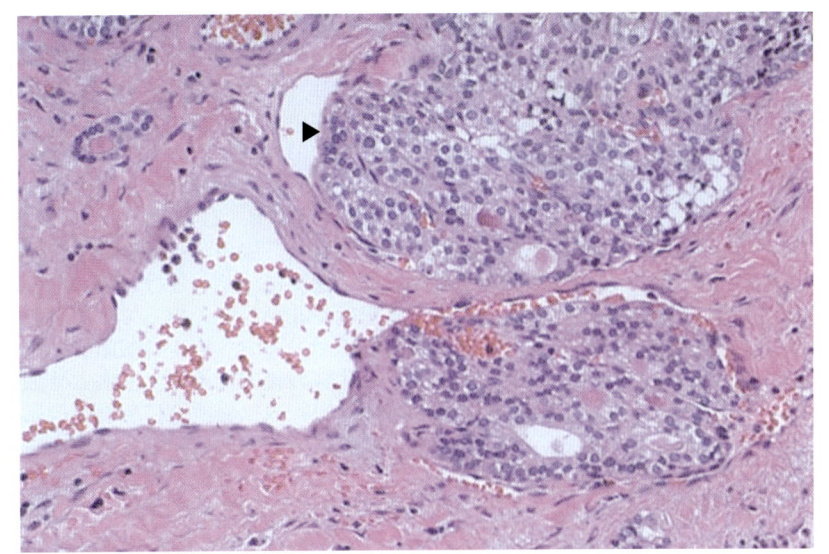

図 15-29 甲状腺濾胞癌，組織像

この腫瘍は血管浸潤（▶）から悪性の甲状腺濾胞癌と診断される。腫瘍本体をみると濾胞構造は注意してみてわかるという程度であるが，乳頭癌の病理組織所見を全くもっていない。甲状腺由来の腫瘍は未分化癌を除くと多型性に富んだり，富クロマチン性である症例は少ない。RAS 遺伝子の変異もよく認められる。RET 癌遺伝子の種々の変異も多くの甲状腺濾胞癌では認められている。この癌は甲状腺の癌の中では2 番目に頻度が高く，全体の 15％を占めている。乳頭癌同様に生物学的悪性度は高くなく，乳頭癌がリンパ行性に転移するのに対して血行性に転移する症例が多く，肝臓や肺に転移する。

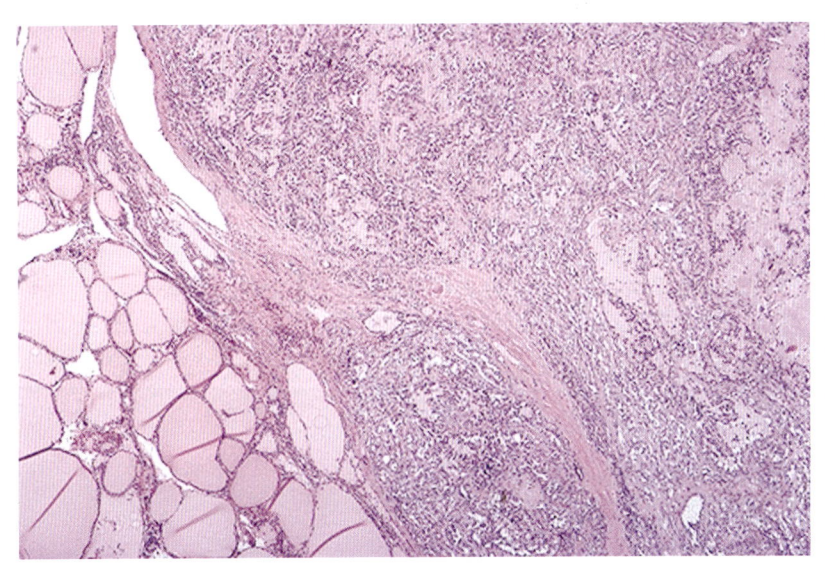

図 15-30 甲状腺髄様癌，組織像

癌細胞は図の上と右にみられ，左下には正常甲状腺組織が認められる。視野の一番右側に無構造物質がみられるが，これは Congo 赤染色で陽性になるアミロイド蛋白である。この腫瘍は甲状腺の C 細胞から発生するもので，低カルシウム症にはならないが，カルシトニンの分泌を伴う神経内分泌腫瘍としての特徴を有している。甲状腺の髄様癌は家族性にも散発性にも発症する。家族性に発症する場合は予後良好で，いわゆる MEN 症候群を伴っていることが多い。RET 遺伝子の変異は家族性の症例のほとんど，および散発性の症例の約半数で認められている。

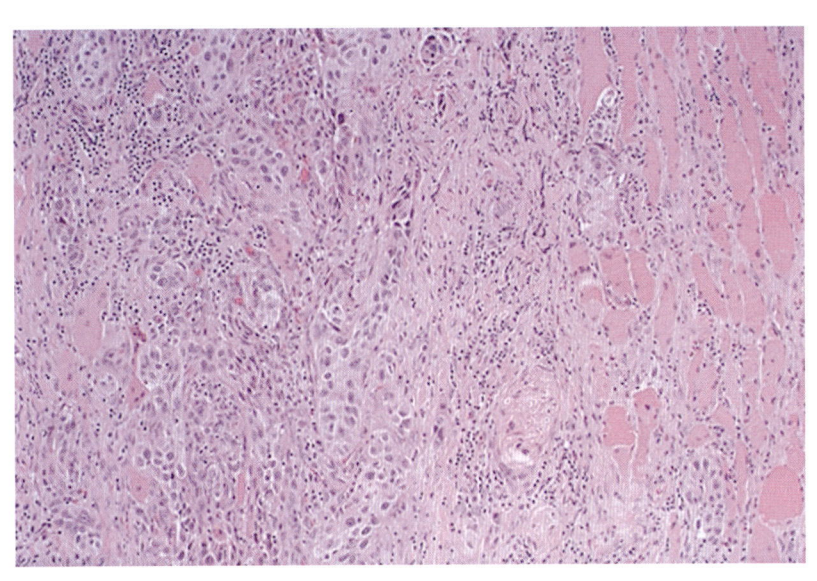

図 15-31 甲状腺未分化癌，組織像

未分化癌は甲状腺に発生する癌の中で最も頻度が低いが，極めて悪性度は高く，増殖が速く，周囲の食道や気管に浸潤し，種々の症状を生じる。この組織像では右に認められる骨格筋に不規則に腫瘍細胞が浸潤している。未分化癌の約半数は既存の腫瘍性甲状腺腫から発生する。20〜30％の症例で乳頭癌あるいは濾胞癌が認められており，これらの既存の悪性腫瘍から発生するという学説もある。この腫瘍は原則的に高齢者に発症し，周囲の組織に浸潤することから臨床症状は呼吸困難，嚥下困難，嗄声，咳嗽などがある。p53 遺伝子の変異がよく認められる。

362　第15章　内分泌系

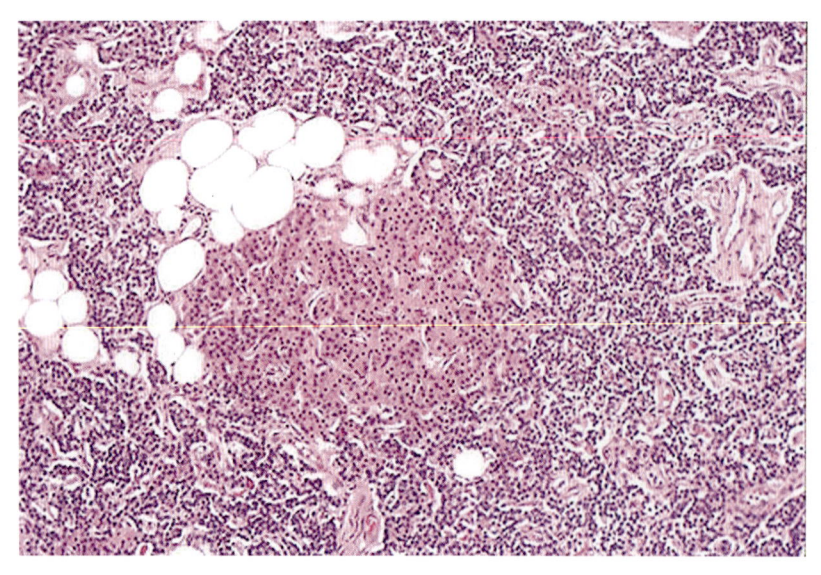

図 15-32　正常副甲状腺，組織像

正常の副甲状腺組織には種々の程度の脂肪細胞が認められており，この図の左側にみられるように脂肪細胞が副甲状腺ホルモンを合成，分泌している主細胞と混在して存在しているのがわかる。機能はよくわかっていないがピンク色をした好酸性細胞の集塊も認められている。ほかの内分泌腺と同様に，副甲状腺も合成したホルモンを効果的に血流に分泌しなければならないために血管密度が非常に高くなっている。胎生学的に副甲状腺は，第3，第4の咽頭嚢に由来しており，甲状腺の後方で上下，左右と4個存在する。時に副甲状腺は異所性に胸骨下の胸腺内部に認められることがある。副甲状腺ホルモンは血液中のイオン化されたカルシウム，マグネシウム濃度に逆比例して分泌される。

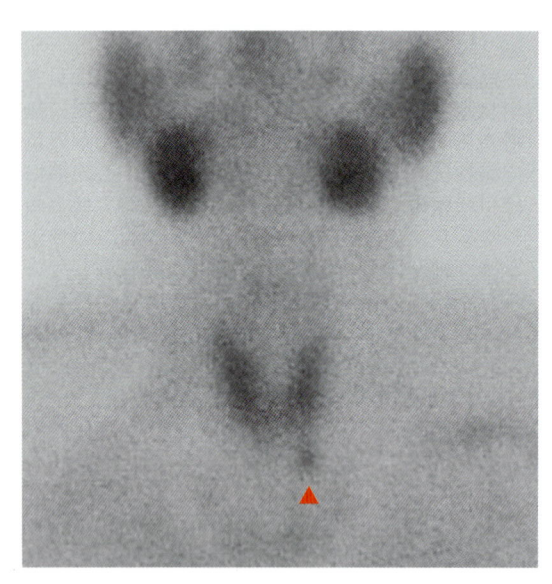

図 15-33　副甲状腺腺腫，シンチグラム

副甲状腺シンチグラムはTc99mの経静脈性投与によって得られる。甲状腺両葉や唾液腺への核種集積に加え，甲状腺左葉下方に小さな集積亢進域がみられ，これは副甲状腺左下腺の腺腫（▲）に一致する。副甲状腺機能亢進症の臨床所見には骨痛，腎結石，便秘，消化性潰瘍性疾患，膵炎，胆石，うつ病，虚弱，脳卒中などがある。組織への転移性石灰沈着としては肺，腎，胃粘膜などがあるが，稀である。腺腫を外科的に検出することは困難なことがある。また，二次性の腺腫が生じた場合や副甲状腺過形成が副甲状腺の非対称性腫大として出現した場合でも同様である。副甲状腺摘出手術は副甲状腺機能低下症を生じる最も多い原因であり，術後は血清カルシウム値が検査されることになる。副甲状腺機能低下症の臨床所見には神経筋の易興奮性，不安症やうつ状態などの心身変化，うっ血乳頭，白内障，そしてQT延長（等間隔）を伴う不整脈が挙げられる。

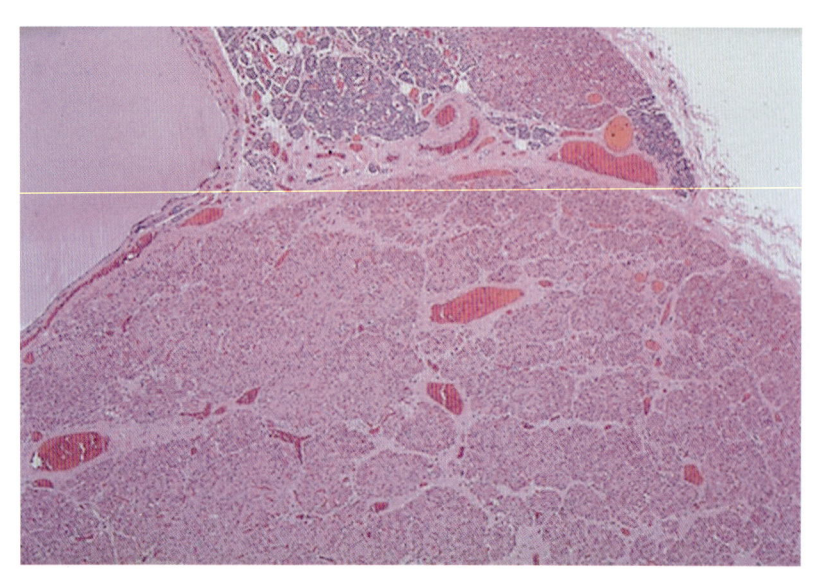

図 15-34　副甲状腺腺腫，組織像

副甲状腺腺腫に近接し，右上方にピンク色の細胞質を有する好酸性細胞の結節を伴う正常の副甲状腺組織がみられるとともに，左上方には蛋白成分を内部に含んでいる副甲状腺嚢胞が認められる。副甲状腺腺腫は原発性副甲状腺機能亢進症の80〜90％を占める。これらの患者ではイオン化したカルシウムの血中濃度が増加することに加えて血液中のリン濃度が低下し，副甲状腺ホルモンそのものも増加している。副甲状腺腺腫の一部では腫瘍内で *cyclin D1* 遺伝子の過剰発現が認められる。副甲状腺腺腫の20〜30％はMEN1型に伴うので注意が必要である。

第15章 内分泌系

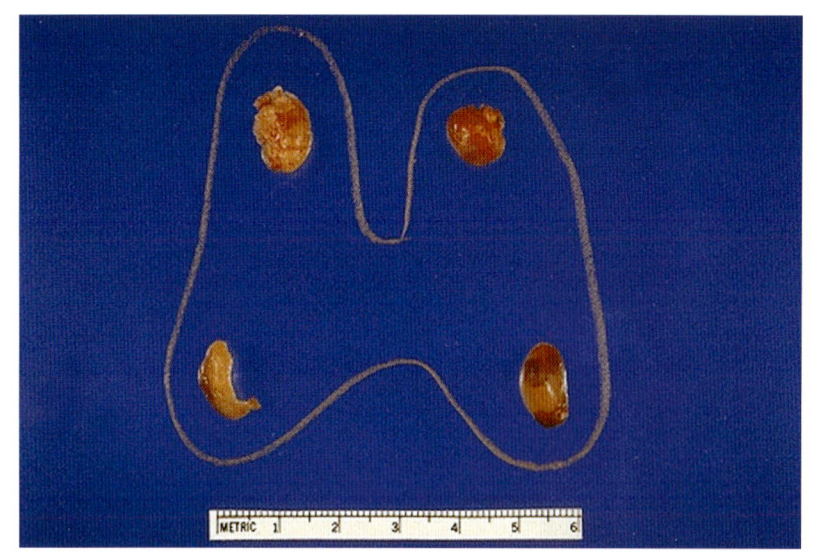

図15-35 副甲状腺過形成，肉眼像

この患者では3個の副甲状腺と残りの1つの半分が外科手術的に摘出された。左下の副甲状腺は半切されている。3個の副甲状腺はいずれも腫脹しているが，均一に大きくなっているわけではない。病理組織学的にはこれら過形成を呈している組織は主に主細胞が増殖している。副甲状腺過形成は副甲状腺機能亢進症の原因としては2番目に多く，症例全体の10～20%を占める。MEN1型や2A型との合併は腺腫よりは少ない。

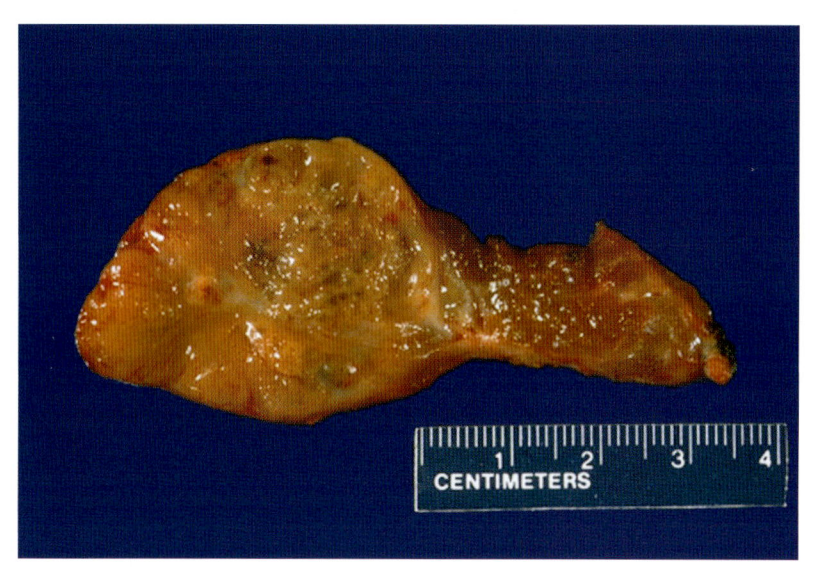

図15-36 副甲状腺癌，肉眼像

この図に示されているように，不規則な形の腫瘤性病変が甲状腺組織に浸潤している。副甲状腺癌は副甲状腺機能亢進症の1%前後を占めるに過ぎず，非常に稀な疾患である。副甲状腺周囲の種々の組織に浸潤し，外科切除を困難にしている。血液中のカルシウム値は極めて高い。血液中のカルシウム濃度が非常に高い症例には副甲状腺以外の臓器から発生した癌が副甲状腺ホルモン様のペプチドホルモンを分泌しているものもあるので注意が必要である。

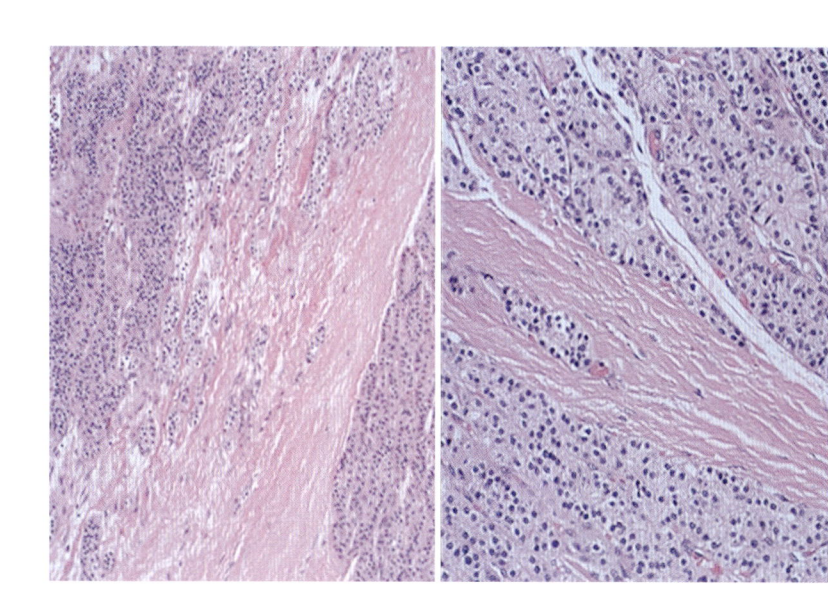

図15-37 副甲状腺癌，組織像

左図は中等度の拡大，右図は強拡大であるが双方とも副甲状腺癌の病理組織所見である。癌細胞の集塊の間に線維性被膜が形成されている。癌細胞の異型性はそれほど顕著ではなく，浸潤と転移の存在によりはじめて癌という病理診断がつけられる症例も少なくない。副甲状腺癌ばかりではなく，腺腫，過形成でも血液中の副甲状腺ホルモン値の増加により骨芽細胞の活動が非常に活発になり，骨の再構築が生じて嚢腫性線維性骨炎あるいは骨の褐色腫瘍とも呼ばれる病態が認められることもある。

364　第15章　内分泌系

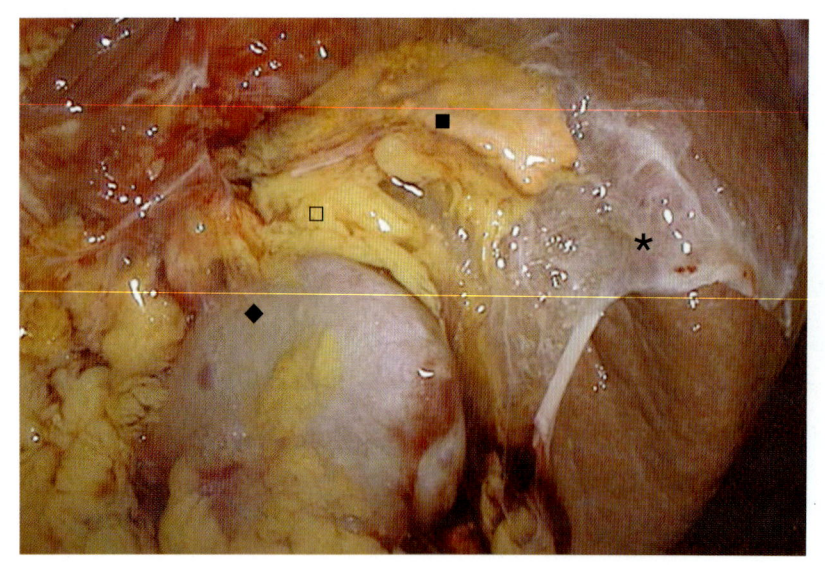

図15-38　正常副腎，肉眼像
この図に示すように右副腎（■）は肝臓（★）と後腹膜の腎臓（◆）の間に位置し，豊富な脂肪組織（□）に囲まれている。正常副腎は4〜6gあり，胎生学的には尿管芽の近傍で中皮細胞が増殖することにより発生し，胎児副腎皮質，さらには網状帯となる。この副腎のいわば原基に外胚葉由来の神経堤の細胞が入り込んできて副腎髄質が形成される。さらに胎児副腎皮質周囲で中皮細胞が増殖し，成人の球状帯と束状帯になる。

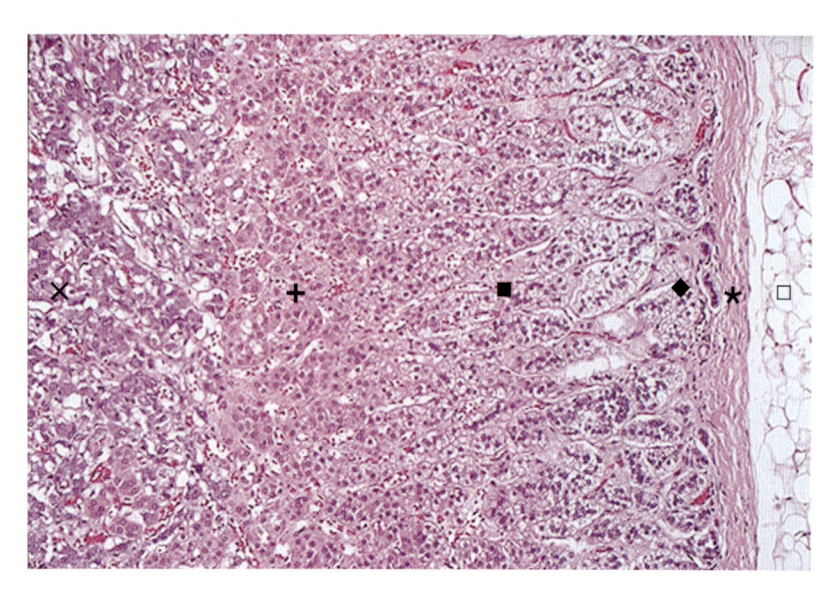

図15-39　正常副腎，組織像
正常副腎皮質の3層は明確には分離されていない。一番右側には脂肪組織（□）が，次に線維性の被膜（★）が認められる。さらに被膜直下にはアルドステロンを中心とする鉱質コルチコイドを合成，分泌する球状帯（◆）がみられる。さらに内側に向かうとコルチゾールを中心とする糖質コルチコイドを合成，分泌する束状帯（■）がみられ，一番内側には好酸性の細胞質から構成される網状帯（＋）が認められており，副腎皮質性ステロイドの合成，分泌に関与している。一番左側にあるのが副腎髄質（×）でありノルアドレナリンを中心とし，ドーパミン，アドレナリンなどのカテコールアミンを合成，分泌している。

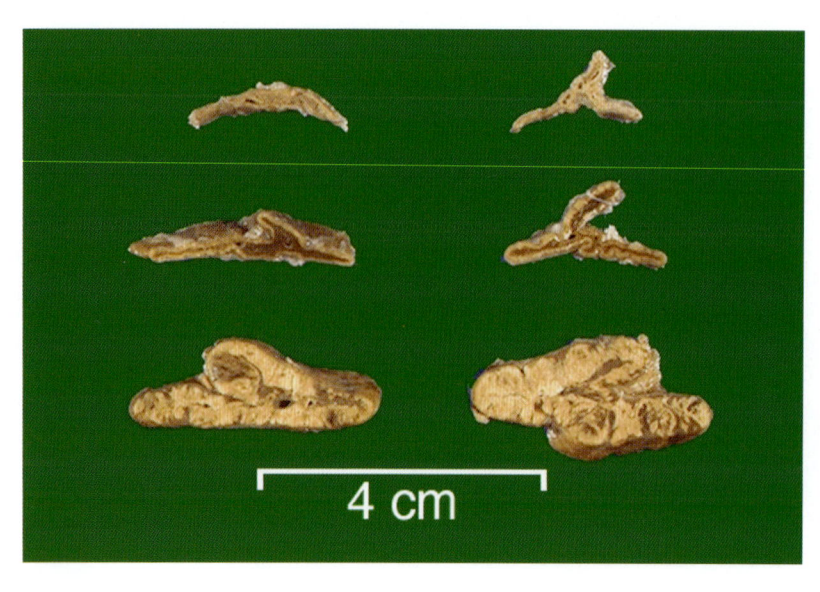

図15-40　副腎萎縮，副腎皮質過形成，正常副腎の比較，肉眼像
この図の一番上は顕著な萎縮を呈している副腎であり，Addison病や治療として糖質コルチコイドを用いた症例で認められる。中央が正常成人の副腎であり，黄金色をした副腎皮質とやや赤みがかった副腎髄質が中心部に認められる。一番下にあるのが両側の副腎皮質過形成であり，その原因としては，ACTH様のペプチドが悪性腫瘍から合成，分泌されることにより生じる場合と，下垂体腺腫がACTHを過剰合成，分泌するいわゆるCushing病が挙げられる。副腎皮質合成酵素の欠損により副腎皮質でコルチゾールが十分合成できなくなり，feedback機構によって下垂体前葉からのACTHの合成，分泌が活発になり過形成となる場合もある。

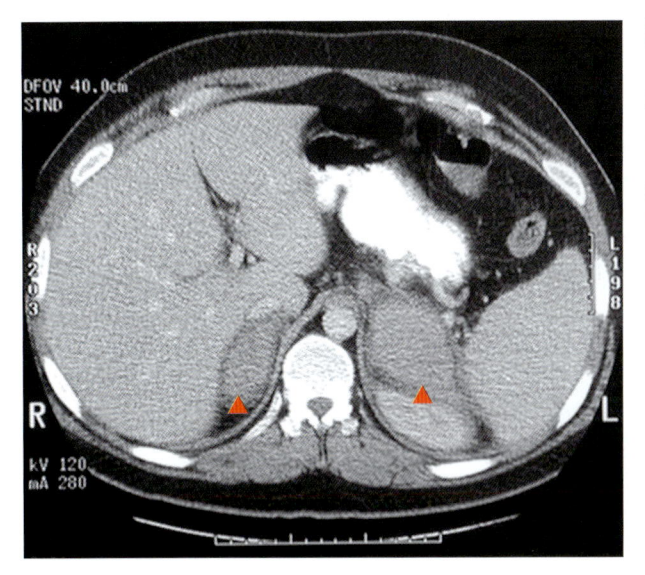

図15-41 Waterhouse-Friderichsen症候群，CT
　両側副腎（▲）は正常部位に位置しているが，両側ともに髄膜炎菌/*Neisseria meningitidis*（Meningococcal）感染による出血によって腫大している．稀ではあるが緑膿菌，肺炎球菌あるいはインフルエンザ杆菌などによってもこの病態が生じる．この状態ではエンドトキシン誘発性の血管炎や播種性血管内凝固（DIC）とともに急速な副腎機能不全が生じる．

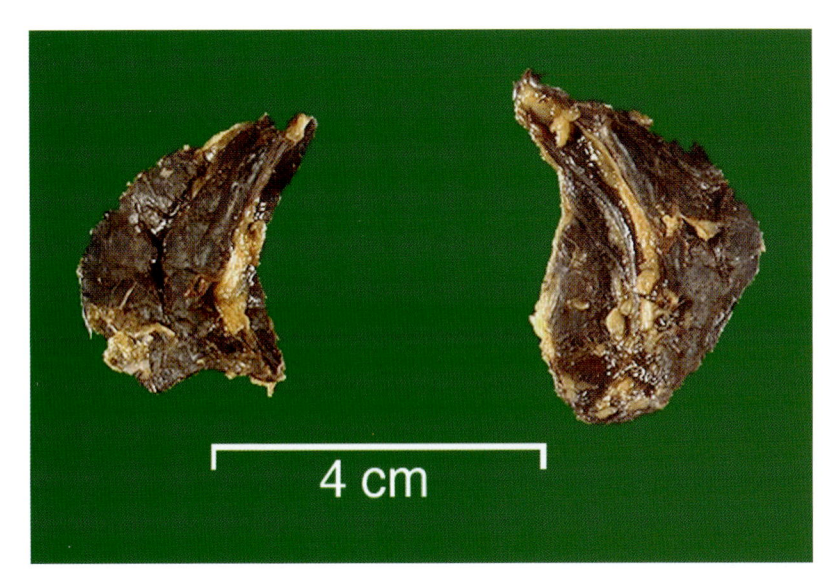

図15-42 Waterhouse-Friderichsen症候群，肉眼像
　この副腎は髄膜炎菌感染に伴うエンドトキシン由来のDICによって顕著な出血を生じている．これはWaterhouse-Friderichsen症候群と呼ばれており，小児でこの菌の感染による合併症である．通常，軽度の咽頭炎としてはじまるが，数時間の経過とともに低血圧とショックを伴う極めて重篤な敗血症に移行する．副腎皮質の90％以上が破壊されると副腎皮質不全となる．

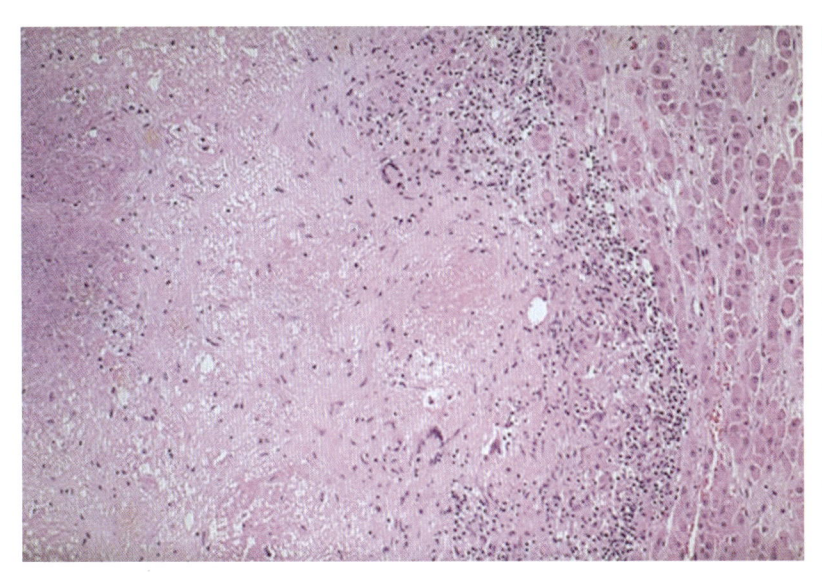

図15-43 副腎結核，組織像
　現在では副腎のAddison病の大部分は自己抗体に由来し，原因不明の病因のことが多いが，全身性の結核菌感染によって生じる症例も依然として少なくない．この図ではほかの組織と同様に乾酪壊死を伴う肉芽腫性の病変がみられ，周囲にはリンパ球，上皮様細胞，Langhans型巨細胞が認められる．図の右側には残った正常副腎皮質細胞がみられる．この感染は副腎皮質不全を発症させるまで数カ月〜数年を要する．血中コルチゾール濃度の低下により下垂体前葉からのACTHの分泌が増加し，さらにACTHの前駆体である皮膚のメラニン色素を刺激するホルモンが血液中に分泌されるため，皮膚の色素沈着が増加する．

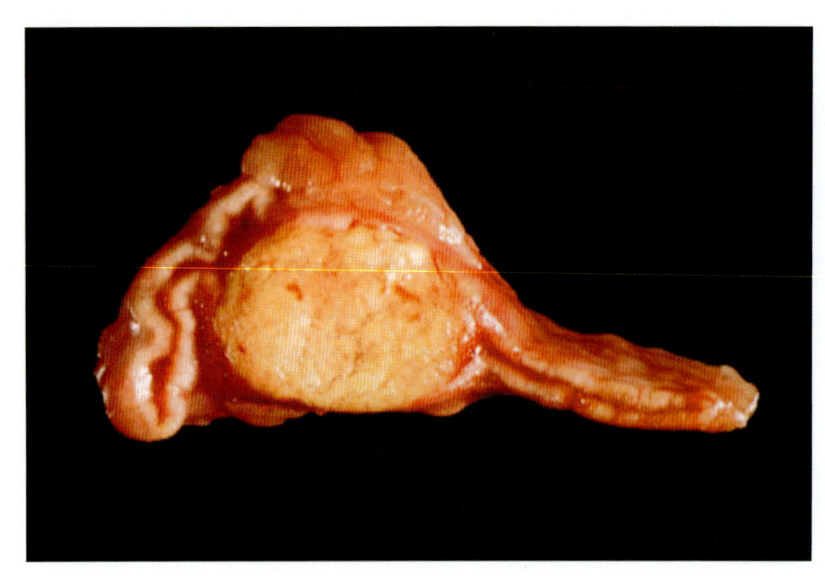

図 15-44 副腎皮質腺腫，肉眼像

この境界明瞭な副腎皮質腺腫は 1.3cm あり，均一な黄褐色を呈している。この腺腫は高血圧と低カリウム血症を呈する患者を精査し，血中のアルドステロン濃度が亢進し，レニン活性が低いことから認められた症例で，アルドステロン合成副腎皮質腺腫（Conn 症候群）として矛盾はない。この腺腫は原発性アルドステロン症の 2/3 を占める。このような腺腫は通常 2cm 以下の比較的小さな腫瘍であり，割面では黄金色を呈している。もし副腎皮質腺腫がコルチゾールを合成すると Cushing 症候群となる。

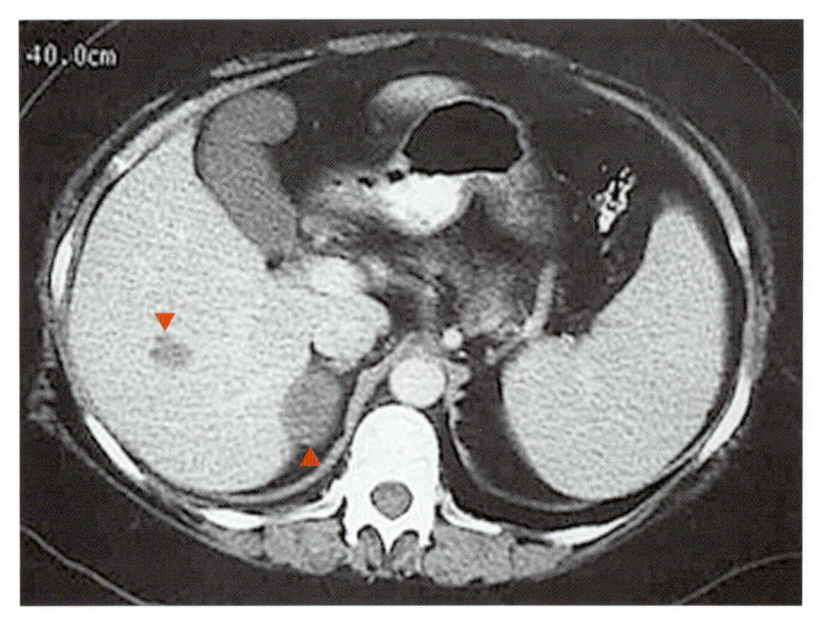

図 15-45 副腎皮質腺腫，CT

この腹部造形CTでは小さな副腎皮質腺腫（▲）が右側に隣接する肝実質より吸収値の低い病変として描出されている。偶発的に存在する肝囊胞（▼）も描出されている。副腎皮質腺腫はほかの検査目的で腹部 CT が施行された際に偶発的に検出される所見でもあり，副甲状腺機能亢進に関する臨床徴候や症状がない 2 cm 以下の腺腫は放置される（釣りでの catch and release のように）。

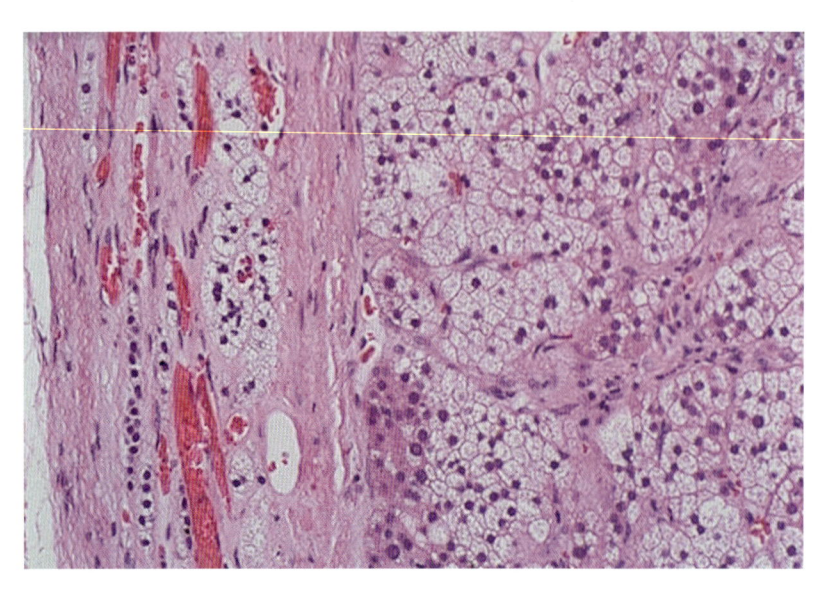

図 15-46 副腎皮質腺腫，組織像

図の右側には副腎皮質腺腫が認められており，非常によく分化していて，正常副腎皮質の束状帯に形態学的には類似している。腺腫の外側の圧迫された正常副腎皮質と，細胞学的には極めて類似していることがわかる。副腎皮質腺腫の細胞異型は極めて軽度である。このような腺腫が内分泌学的な症状を呈さない場合，上記のように何らかの要因で腹部 CT などの画像検査でも行われない限り，発見されることはない。

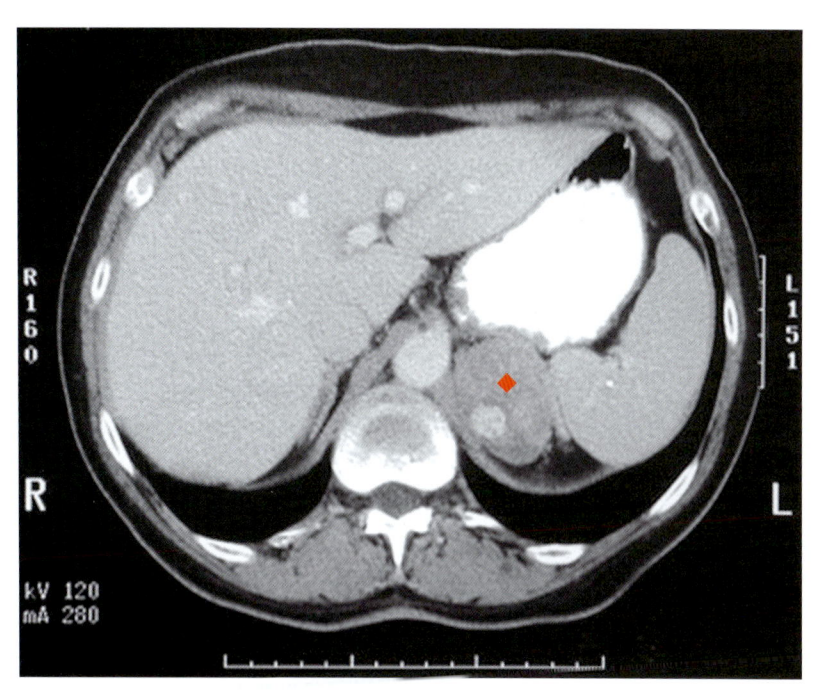

図15-47　副腎皮質癌，CT

副腎皮質に生じた大きな腫瘍は副腎皮質癌（◆）である。このような癌腫は副腎皮質腺腫よりも大きく，画像所見や肉眼病理所見は多彩となる傾向があるが，これは出血や壊死領域を含むことに起因する。副腎皮質癌のほとんどは100g以上の重さである。幅ひろい年齢層に生じる。静脈内への造影剤投与後，腫瘍後方により吸収値の高い領域が認められ，これは出血した領域に相当する。臨床的あるいは検査上の内分泌機能に異常がない場合には，この腫瘍の主な鑑別診断は副腎転移であり，原発巣としては肺が多い。

両側副腎への転移は副腎皮質機能不全に至ることがあるが，多くの副腎癌ではホルモン産生機能が正常に保たれる。

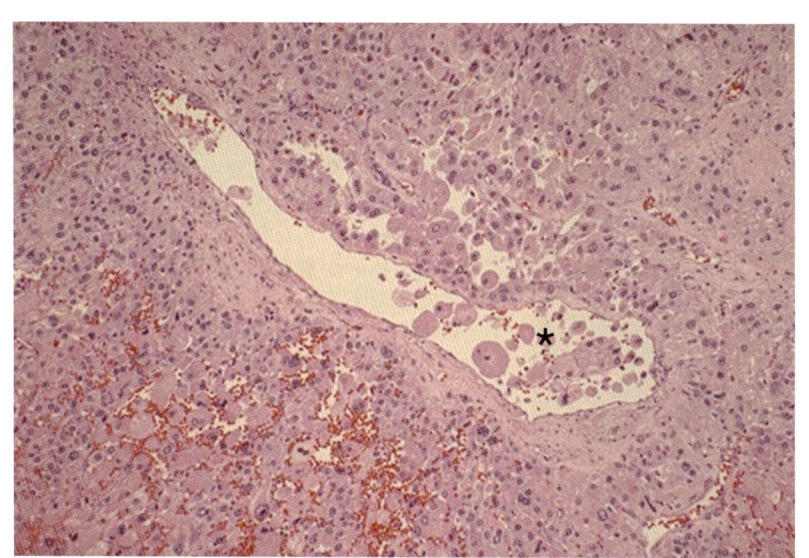

図15-48　副腎皮質癌，組織像

副腎皮質癌は正常の副腎皮質細胞と類似している。ほかの腫瘍とは異なり，細胞学的な特徴だけでは良悪性の鑑別ができない。ここに示してあるような静脈浸潤（★）や転移が，信頼性の高い悪性の指標である。副腎皮質癌は通常ホルモン活性を示し，糖質コルチコイドを分泌すればCushing症候群を，性ステロイドを分泌すれば女性に男性化を，男性に女性化をもたらす。鉱質コルチコイドを産生することは稀である。

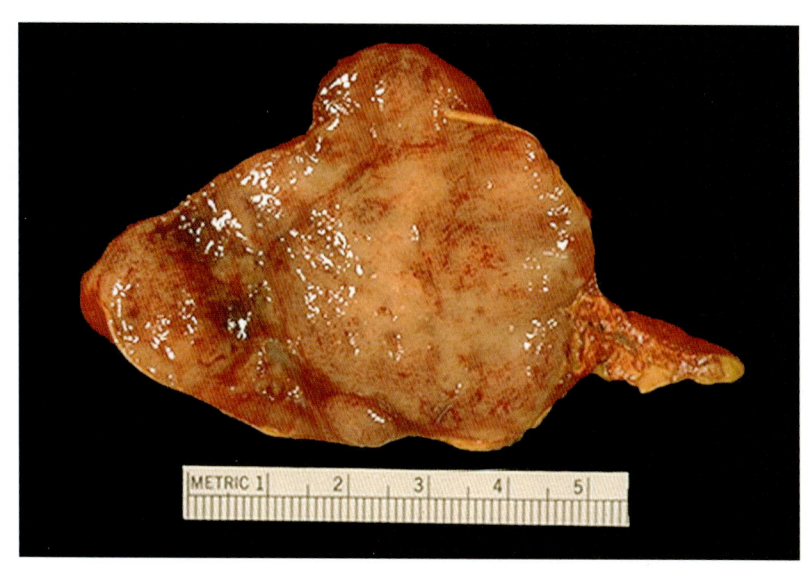

図15-49　副腎褐色細胞腫，肉眼像

灰褐色の割面を呈する腫瘍は副腎の髄質から発生している。画像の右下方にみられる黄金色の残存副腎皮質と比較するとよく理解できる。この患者では間欠的にカテコールアミンが分泌されこれらのホルモンが種々の細胞のαおよびβアドレナリン受容体に作用して高血圧発作を生じてしまった。この褐色細胞腫の大部分は孤在的に発生するが，MEN 2A, 2B, 神経線維腫症型，Sturge-Weber病，von Hippel-Lindau病などに合併して生じることもある。褐色細胞腫で覚えておかなければならないのは10%の法則である。すなわち悪性，両側性，小児例，家族性，副腎外発生が各10%を占める。

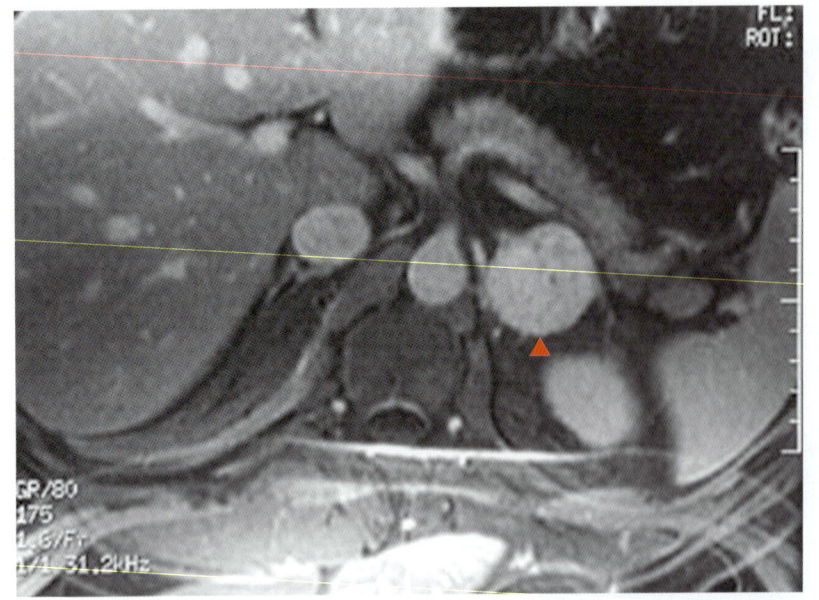

図 15-50 副腎褐色細胞腫，MRI

ガドリニウム投与後の脂肪抑制 T1 強調画像の腹部 MRI 横断像では褐色細胞腫（▲）にびまん性の造影増強効果（この新生物が富血管性であるため）がみられる。病変は左副腎を置換している。この患者は血清ノルアドレナリンが上昇するにしたがって，高血圧，頻脈，動悸，頭痛，振戦，発汗を生じた。高血圧が最も頻度が高く，他に特徴的な発作を示すことはほとんどない。また，この患者では遊離した尿中カテコールアミン，バニリルマンデル酸，メタネフリンが増加した。不整脈は突然死につながることがある。外科医による腫瘍切除術中に，麻酔科医によって血圧上昇が報告されることもある。

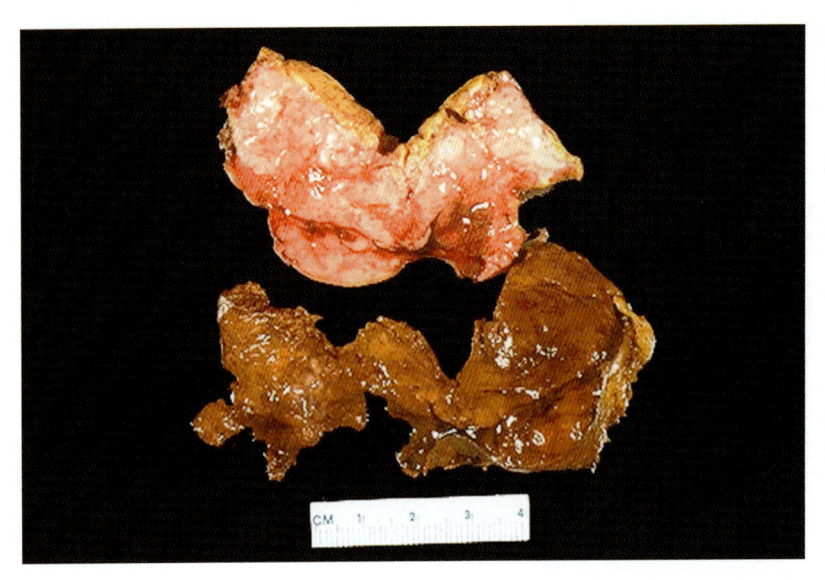

図 15-51 副腎褐色細胞腫，クロマフィン反応，肉眼像

病理の一種のマジックショーとして，使用ごとに作製した重クロム酸カリウム液の中に褐色細胞腫の組織を入れると腫瘍の色が茶褐色から茶色にたちまち変色することはよく知られていた。このような色の変化がなぜ生じるのかというと，腫瘍細胞の細胞内に豊富に存在する生物学的活性の高いアミン類（この場合カテコールアミンが主体）が重クロム酸カリウム液で酸化されるためである。褐色細胞腫はカテコールアミンに加えて，時にソマトスタチンや副腎皮質刺激ホルモンを合成，分泌する症例もあり，後者の場合には Cushing 症候群を臨床的に呈することがある。

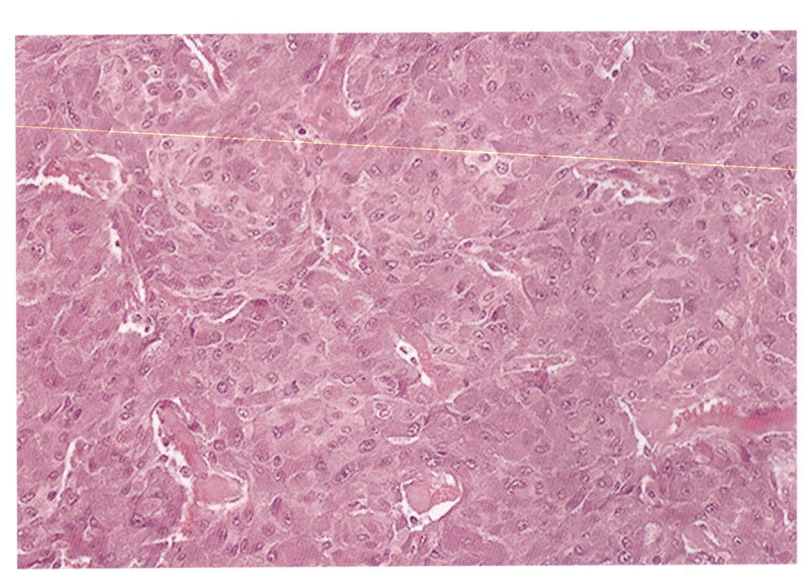

図 15-52 副腎褐色細胞腫，組織像

この図は褐色細胞腫の病理組織所見であるが，淡く好酸性の細胞質を有する円形から紡錘形のクロマフィン細胞（主細胞）が増殖しているのがわかる。腫瘍細胞は，より小さな支持細胞とともに周囲に比較的豊富な毛細管の増殖を伴いながら，ドイツ語でいう「Zellballen（巣）」を形成して増殖している。病理組織学的所見のみからではこの褐色細胞腫の良悪性の鑑別は困難であり，脈管浸潤および遠隔転移の有無でしか良悪性を決められない。褐色細胞腫は内分泌学的には尿中のカテコールアミン，バニリルマンデル酸，メタネフリンなどが増加することが特徴とされている。褐色細胞腫の患者が示す種々の症状は腫瘍外科的に摘出する前に adrenergic blocking agent によって制御することも可能である。

第 15 章　内分泌系　369

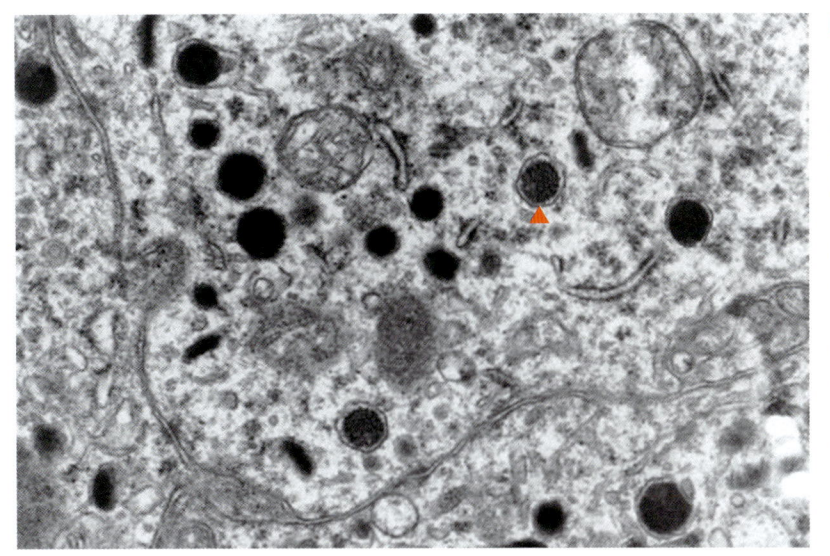

図 15-53　副腎褐色細胞腫，電顕像
　褐色細胞腫を電子顕微鏡で観察すると，ほかの神経内分泌分化を示す腫瘍同様に細胞質内に膜で囲まれている，電子密度が高い物質，いわゆる神経内分泌顆粒（▲）を認める。神経内分泌顆粒は褐色細胞腫の場合にはカテコールアミンを含有している。免疫組織化学染色では主細胞ではクロモグラニン，シナプトフィジンといった神経内分泌のマーカーが発現しており，支持細胞ではカルシウム結合蛋白である S100 蛋白が陽性を示す。血液中のカテコールアミンが持続的に上昇すると，いわゆるカテコールアミン心筋症を発症する場合もあり，うっ血性心不全，不整脈などが生じる。

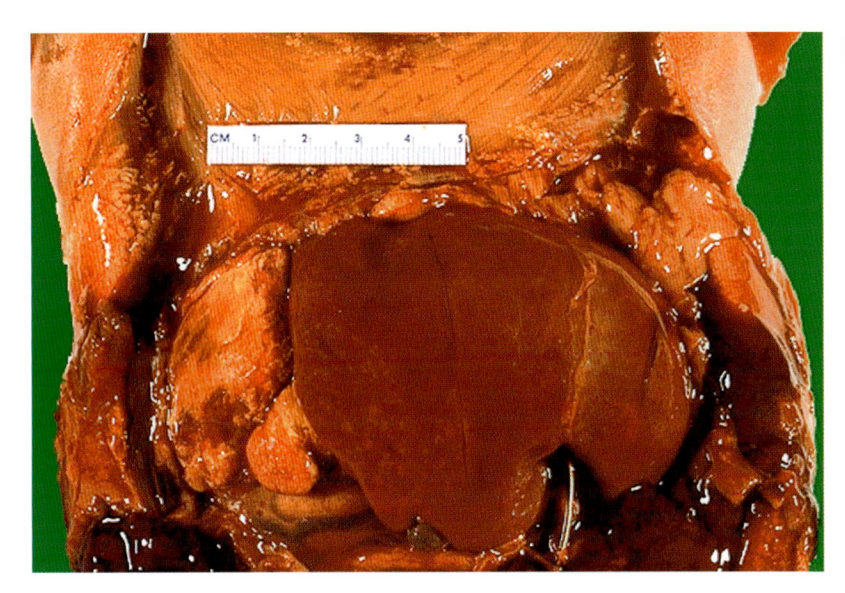

図 15-54　副腎神経芽細胞腫，肉眼像
　この患児は新生児期に腹部が腫脹し，先天性の右副腎神経芽細胞腫が発見された。不整形な茶褐色で一部に出血を伴う腫瘤は神経芽細胞腫である。この腫瘍は非常に大きいために肝臓を左に圧迫しているのがわかる。神経芽細胞腫の大部分は生後 3 年以内に発症し，この症例のように進行症例が多いが，乳児では予後良好であることが多い。神経芽細胞腫では *N-myc* 癌遺伝子の増幅が認められることが多い。成人の褐色細胞腫同様に，この腫瘍も副腎外に発症することがある。

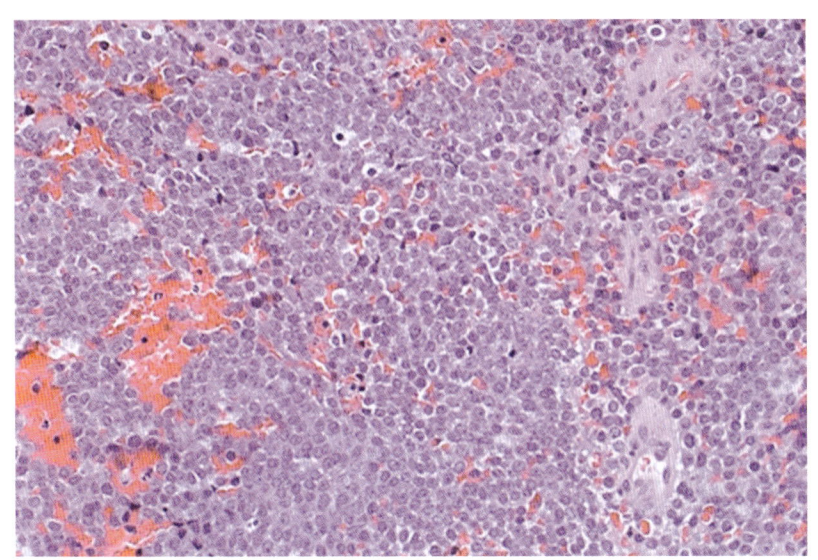

図 15-55　副腎神経芽細胞腫，組織像
　神経芽細胞腫は小児に認められることが多いいわゆる"小型円形青細胞"腫の 1 つである。この図にみられるように，円形の青い腫瘍細胞の増殖は胎生期の神経芽細胞に類似している。後腹膜でかなりの大きさになるまで何の症状も呈さない症例もある。早期に発見される症例ではカテコールアミン合成の前駆体であるホモバニリン酸やバニリルマンデル酸，ドーパミン，ノルアドレナリンを分泌するような場合があるが，分泌能は褐色細胞腫に比較して低い。一部の症例では高血圧が認められている。

370　第 15 章　内分泌系

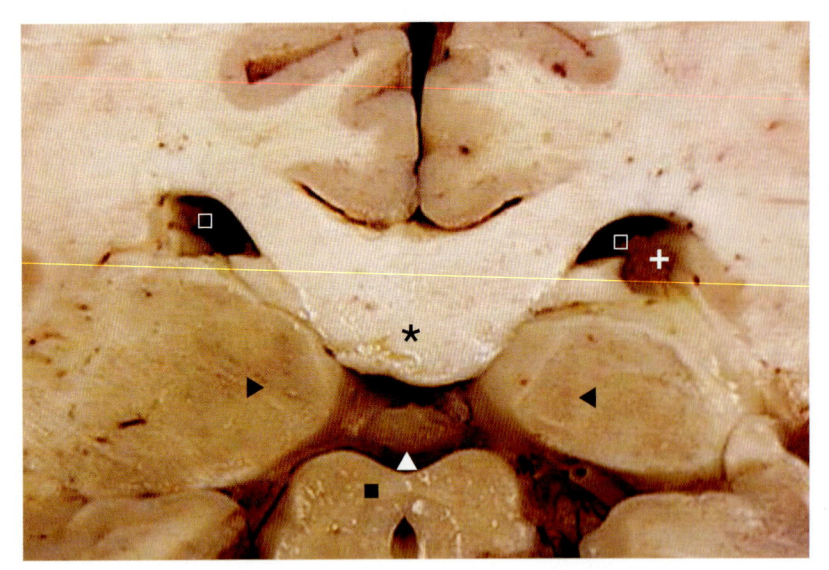

図 15-56　正常松果体，肉眼像

正常松果体（△）は左（◀），右（▶）の視床枕の間で脳梁膨大（★）の下部，上丘（■）の上部で第 3 脳室内に認められる器官である。側脳室の後角（□）には脈絡叢（＋）がみられる。松果体はホルモンであるメラトニンを分泌し，このホルモンは日内変動の維持において極めて重要な役割を果たしている。

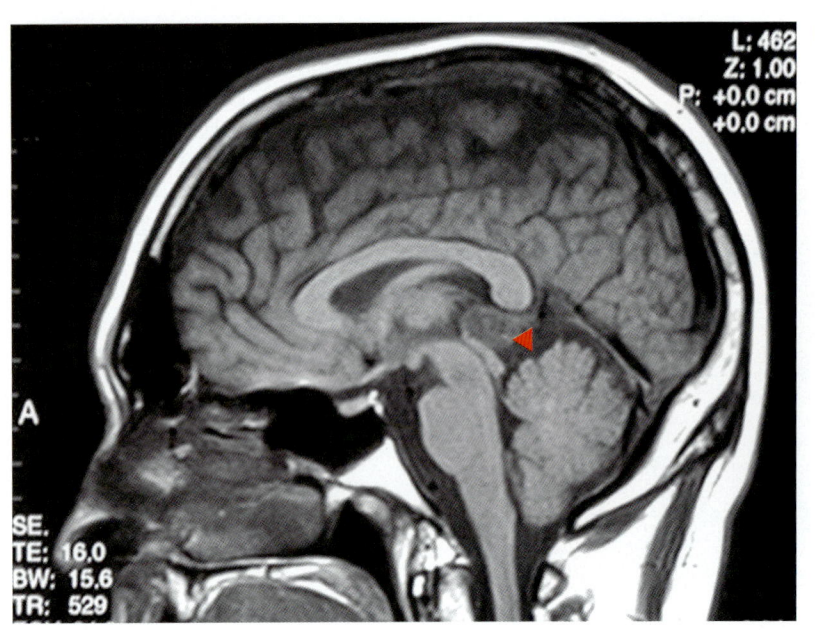

図 15-57　松果体細胞腫，MRI

T1 強調矢状断像では松果体部に腫瘤（◀）が認められる。これは松果体細胞腫であり，緩徐増大し，周囲構造を圧排するが浸潤はきたさない境界明瞭な病変として，しばしば成人にも生じる。増大する腫瘤は Sylvius の中脳水道を閉塞することで水頭症を生じる。病変が存在する位置のため切除するのは困難である。対照的に松果体芽細胞腫は小児に生じ，脳脊髄液内へ播種性にひろがる。

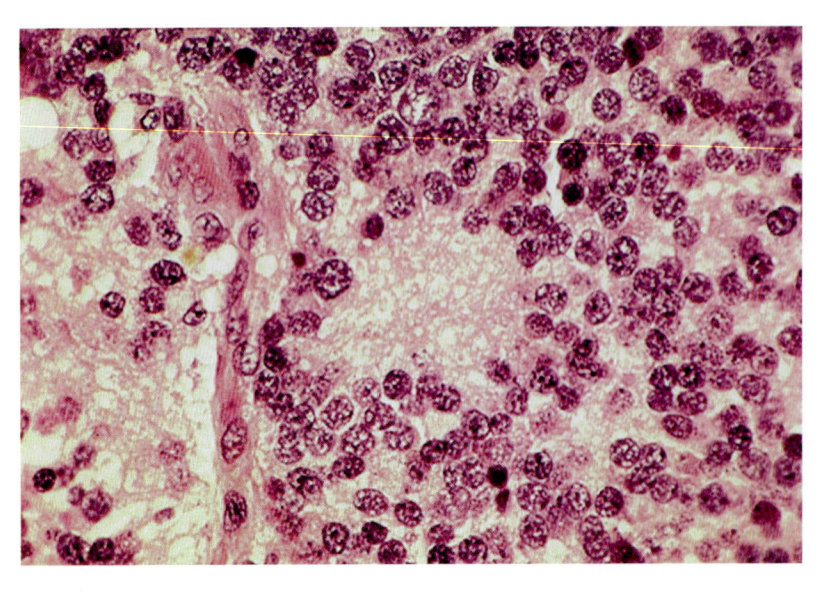

図 15-58　松果体細胞腫，組織像

松果体細胞腫の病理組織像では，円形から楕円形の核を有する比較的分化の良好な腫瘍細胞が増殖し，細胞質の突起を細胞が認められない中心部に向かって出しているいわゆる Homer Wright のロゼットという構造を示している。病理組織学的にはこの腫瘍は正常の松果体細胞に類似している。

第16章

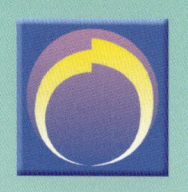

皮　膚

372　第 16 章　皮　膚

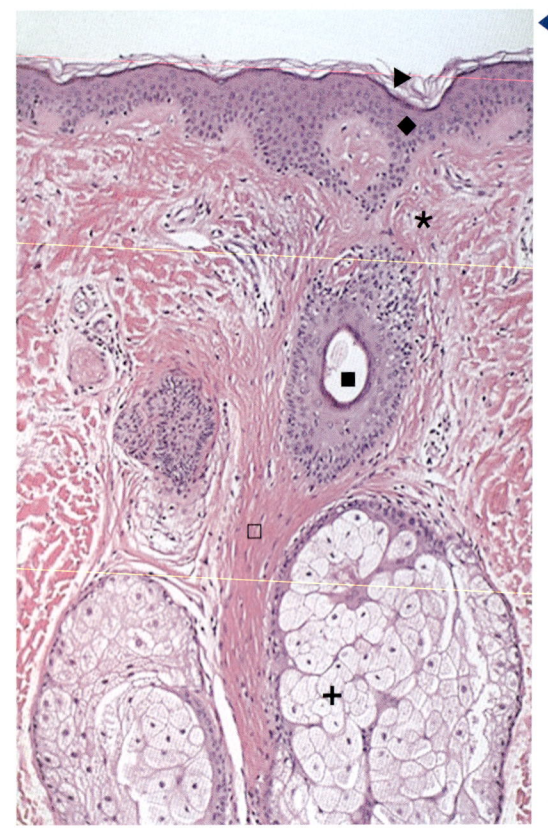

◀図 16-1　正常皮膚，組織像

　皮膚の正常組織像を示す。上側が表皮で，うすい角質（▶）が表皮を覆っている。角質層は手掌や足底，しかし持続的に摩擦や刺激を受ける体表部では，より厚い。表皮（◆）の直下は真皮（*）で，膠原線維や弾性線維を有する結合組織が認められる。中央部に毛包（■）が認められ，その周囲に脂腺（+）が存在している。毛包に関連した平滑筋の小束（□）は立毛筋で，寒い環境下で毛が立ち，皮膚に陥凹が生じ，鳥肌が生じる。

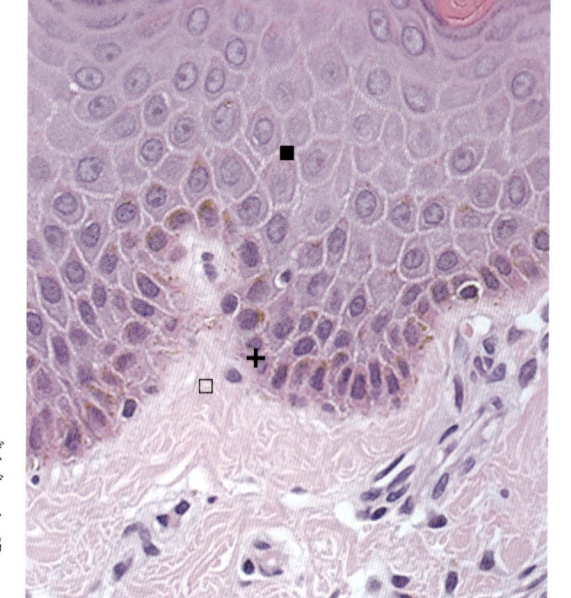

図 16-2　正常皮膚，組織像▶

　皮膚の表層を強拡大にすると，継続的に剥離する角質層（◀）と呼ばれる角化無核細胞層で覆われている。その直下には，判別できないほどのうすい暗赤色の淡明層（▶）が存在する。表皮細胞の外層は，明瞭な紫色の細胞質内顆粒を有し，顆粒層（◆）と呼ばれる。この下の厚い層が有棘層（■）で，著明な細胞間橋を有する多角細胞からなる。基底層（+）は基底膜の直上に位置している。基底層には褐色のメラニン色素が明瞭に認められる。真皮乳頭層上部（□）には小さな毛細血管（×）が認められ，温度調節の役割を果たしている。

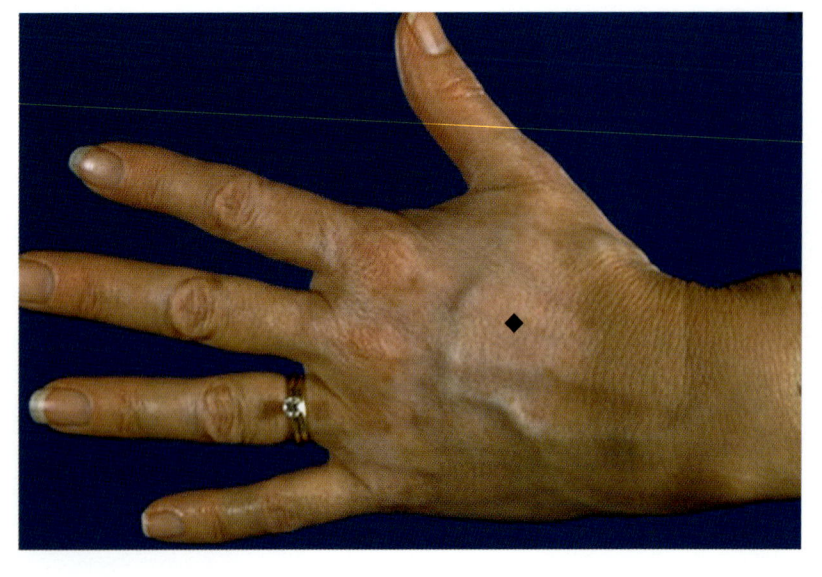

図 16-3　尋常性白斑，肉眼像

　手背に不規則な形の脱色素斑（◆）がみられる。これは限局型の白斑で，全身性の眼皮膚白皮症と対比される。限局型の白斑は時に全身疾患に伴って生じるが，大多数は原因不明である。顕微鏡的には白斑部分に色素細胞はみられない。皮膚の色調はメラニン色素を産生するチロジナーゼ酵素の活性に相関し，つくられたメラニン色素は色素細胞の細胞質が長く伸びた樹状突起を通じて，隣接する角化細胞に渡される。

第 16 章 ● 皮　膚　373

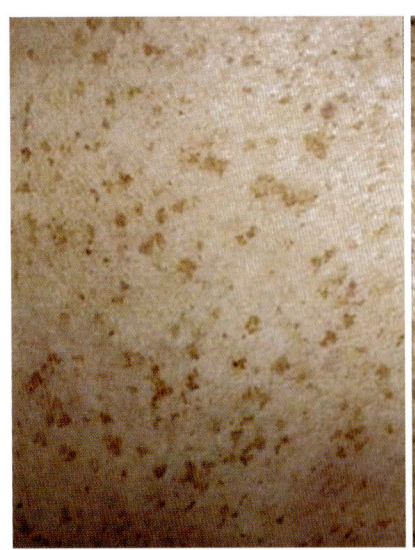

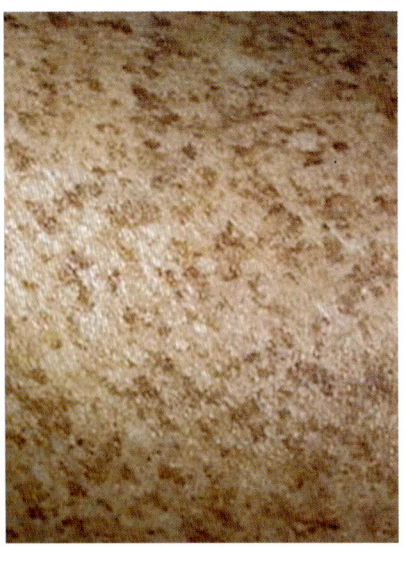

図 16-4　しみ，肉眼像

雀卵斑はしみを表す病名で，雀卵斑は白人，特に赤毛の人にみられる。小児期に発症し，その程度は日光曝露と関連する。顕微鏡的には皮膚内の色素細胞の数は正常であるが，部分的に色素細胞のメラニン産生能が高まっている。悪性化する危険性はない。

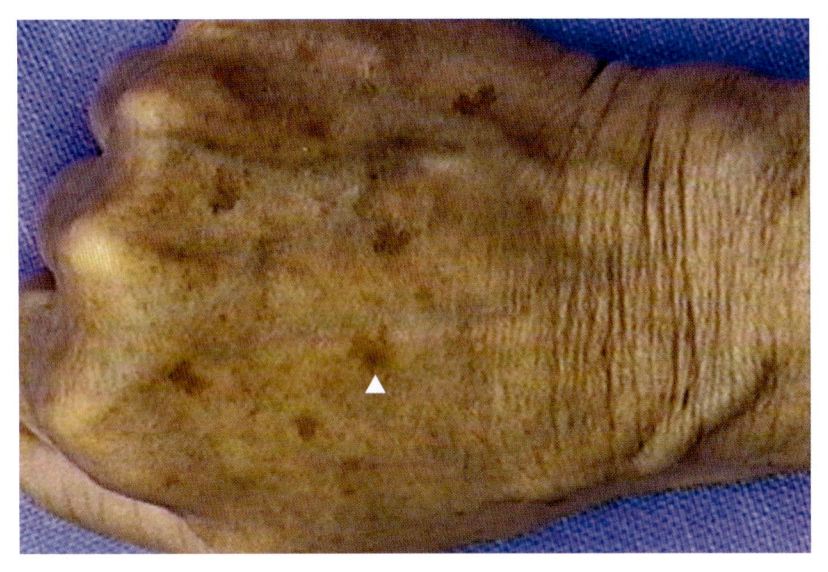

図 16-5　老人性色素斑（日光黒子），肉眼像

手背にみられるのは老人にみられるしみで，老人性色素斑（△）と呼ばれ，高齢者の日光露出部によくみられる。白人で 70 歳以上の人のおそらく 90％はこれをもっている。平らで辺縁不規則，帽針頭大から 1cm くらいの大きさで，多発性のことが多い。美容的な点を除けば大きな問題とはならない。長期の日光曝露により生じるが，日光曝露に対応しての消長はない。

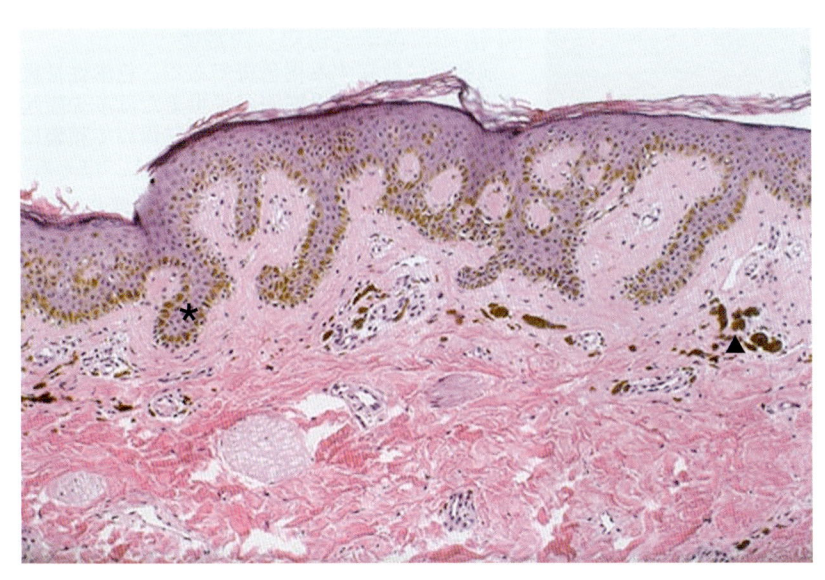

図 16-6　老人性色素斑，組織像

これは，老人斑あるいは肝斑としてよく知られている老人性色素斑の組織像である。表皮突起（*）は延長し，棍棒状あるいは曲がりくねっている。メラノサイトは表皮の基底層で増加し，褐色のメラニン顆粒を貪食したメラノファージ（▲）が，濃いピンク色の網状層の直上に存在する淡いピンク色の真皮乳頭下層に認められる。この病変は限局性で，良性である。

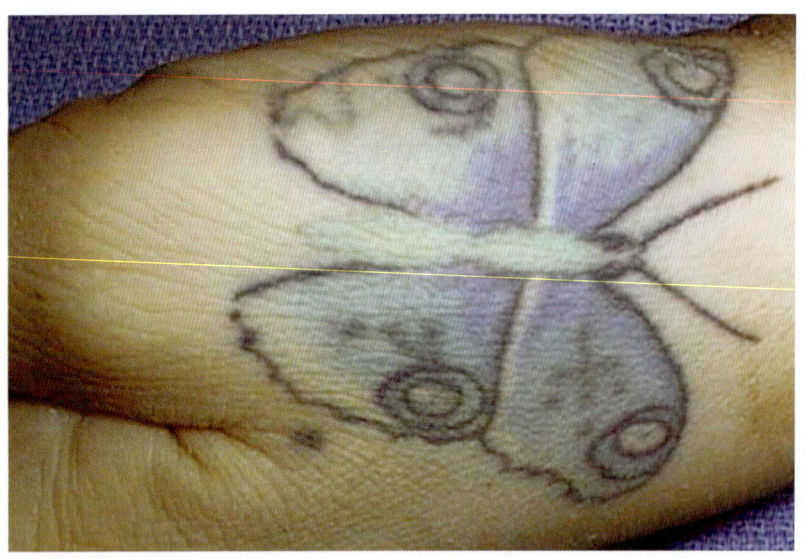

図16-7　刺青，肉眼像

刺青は数千年前から行われている行為である。多くの文化圏で刺青は大きな意味をもっている。慣習は誰も傷つかない限りその社会の中で有用である。刺青の色素は針で真皮内に入れられるため，刺入行為による感染の危険性がある。刺青そのものは長年のうちに鮮明さや色調が失われがちである。刺青の除去は困難なことが多く，表皮下の色素を蒸散するためにレーザーが使われるが，手間と時間がかかる。後になって刺青を除去するのは，刺青をしたときに飲酒していた人に多い。

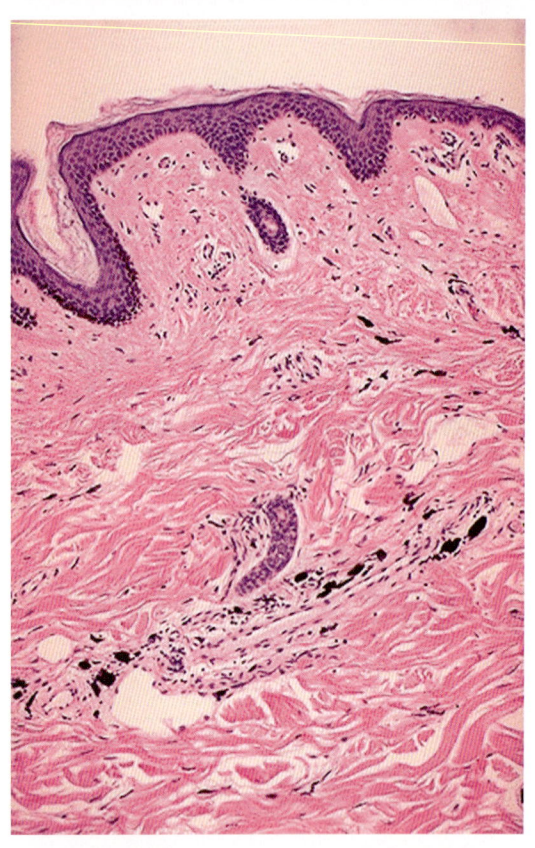

図16-8　刺青，組織像

刺青の色素（ここでは黒色顆粒として認められる）は針によって真皮に注入される。真皮内にかなりの量の色素が認められることから刺青の除去や修正は困難といえる。色素は時間とともに真皮のマクロファージに取り込まれ，濃縮したり，ほかの場所にひろがったり，あるいは特に複雑な模様では不鮮明になる。刺青の色調の違いは，色素が異なることによる。緑色を発する色素は光感作物質として働き，光過敏反応を起こすことがある。刺青の際に，針によって感染物質が混入することもある。

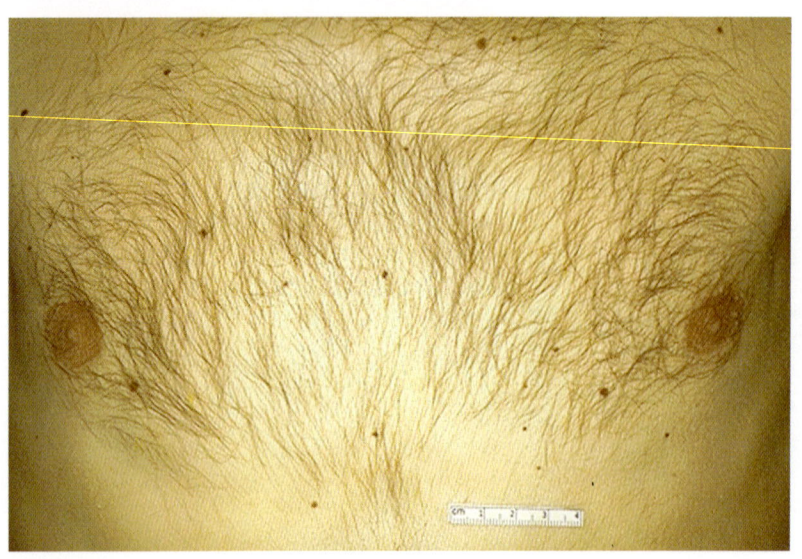

図16-9　色素性母斑，肉眼像

前胸部に散在する褐色斑である。色素性母斑は小型の褐色，境界鮮明で平坦または多少隆起した病変で，皮膚色のうすい人に極めて頻繁にみられる。このような病変は一般的に"ほくろ"と呼ばれる。これらの母斑は通常直径6mm以下で，極めてゆっくり増大するが，色調や形態は均一のまま保たれるので，長いあいだ変化してないようにみえる。このような母斑は良性で，悪性化することはないが，悪性病変と鑑別しなければならない。

第 16 章 ● 皮　膚　375

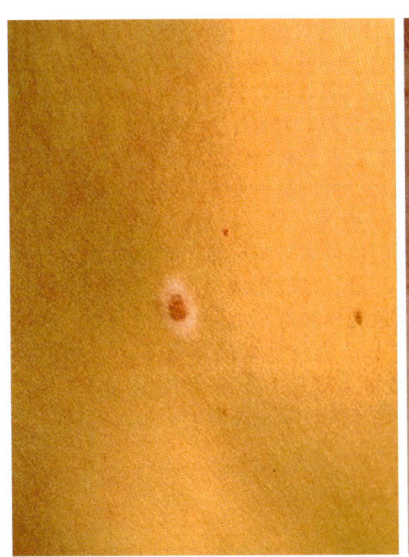

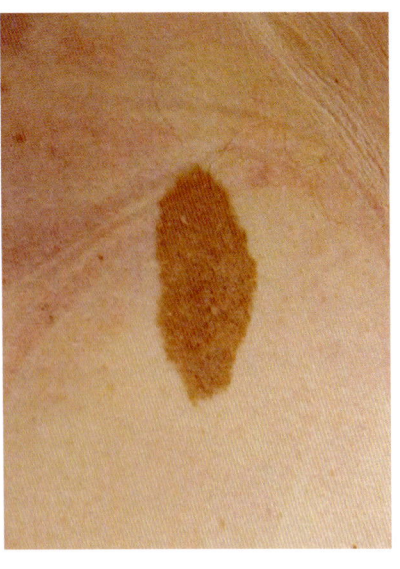

図 16-10　色素性母斑，肉眼像

　左図は白暈母斑で，中央の色素をもつ部分を色のうすい部分が取り囲んでいるため，そう呼ばれる。母斑の外観はさまざまで平坦あるいは隆起し，色調も濃いものや淡いものがある。しかし，多くは小型で境界鮮明な病変で，ほとんど変化がないようにみえるか，長年のうちに極めてゆっくり増大する。右図は上背部の大型で平坦な色素性母斑で，カフェオレ斑とも呼ばれる。大型の母斑はしばしば先天性で真皮深層にまでひろがっている。極めて大きな先天性色素性母斑では悪性黒色腫が生じる危険性がある。

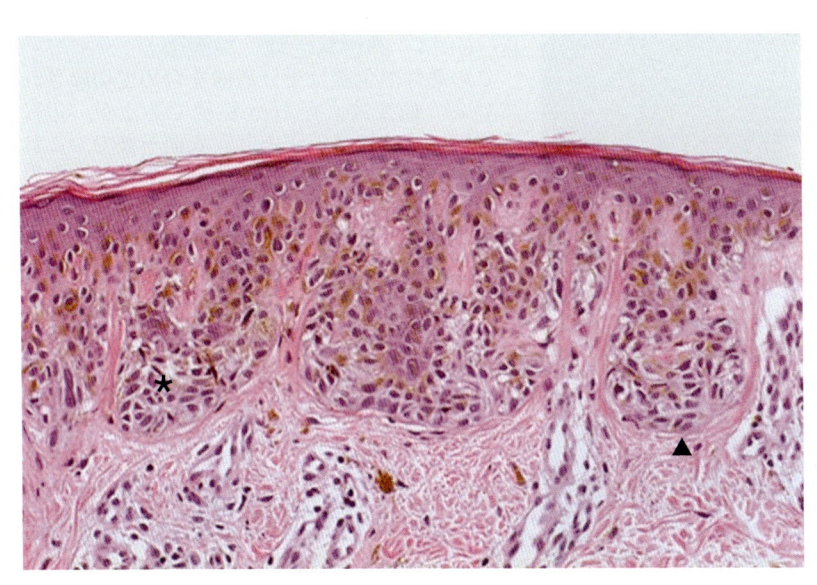

図 16-11　境界母斑，組織像

　これは境界母斑あるいは母斑細胞性母斑の初期像である。母斑細胞の胞巣（★）が表皮下部に認められるものは境界母斑と呼ばれる。細胞の胞巣が真皮上層に滴落（▲）したものは，複合母斑と呼ばれる。悪性黒色腫とは異なり，母斑細胞に著明な異型性はみられず，胞巣周囲には炎症細胞浸潤も認められない。さらに成熟効果，すなわち表皮下部の母斑細胞は大型でメラニン色素がみられるのに対し，真皮深層にいくにしたがい母斑細胞は小さくなり，メラニン色素もほとんどみられなくなる。小型細胞へ分化を示す成熟という組織所見は，悪性黒色腫との鑑別に有用である。

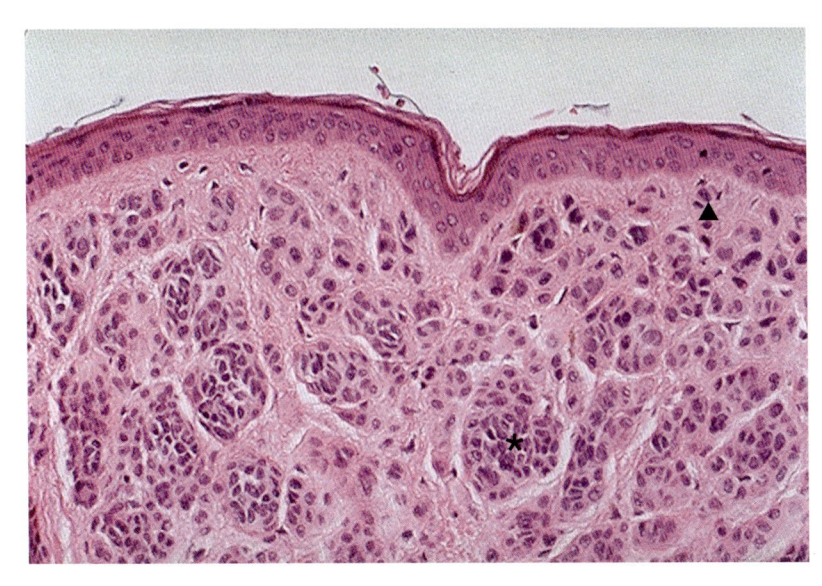

図 16-12　真皮内母斑，組織像

　母斑細胞（メラノサイトが丸くなり，集簇あるいは胞巣［★］を形成し増殖する）は表皮に接近（▲）してみられるものの，真皮内にのみ存在し真皮内母斑と呼ばれる。これは境界母斑の晩期病変と考えられ，母斑細胞は表皮との連続性を示さない。母斑細胞は小型，均一であり良性と考えられる。母斑細胞は胞巣状，索状の小集塊を形成するが，被膜の形成はみられず，付属器に入り込むこともある。（メラノサイト由来である）母斑細胞は，淡明な細胞質と小型，円形の青色の核を有するが，明瞭な核小体や核分裂像はみられない。

376　第16章　皮　膚

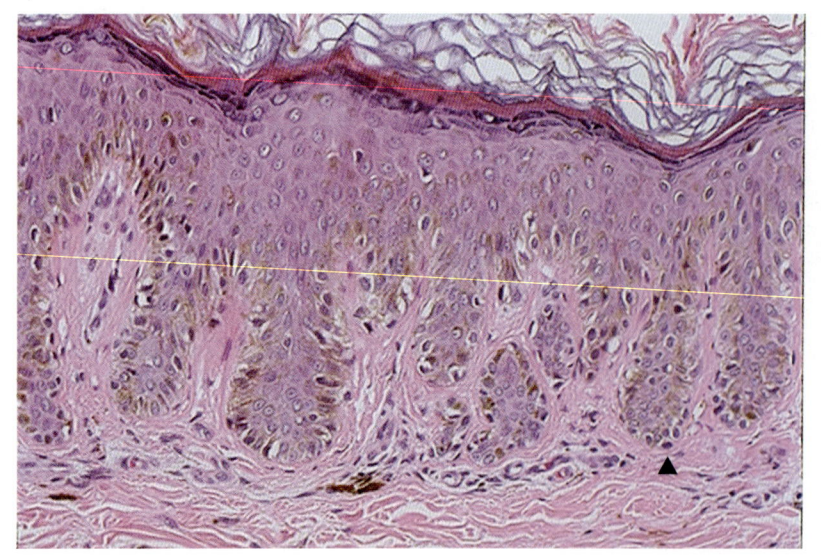

図16-13　異形成母斑，組織像
　この異型性を示すメラノサイトの過形成は，組織学的には，明らかに良性である色素細胞性母斑と悪性黒色腫の中間に位置する像を示す。表皮-真皮境界部（▲）においてメラノサイトの数が増加し，核の腫大や不整などの異型性がみられる。一般的には，病変は0.5cm以上で，色素は不規則に分布している。家族性や遺伝性のものは，しばしば異形成母斑症候群（あるいは家族性黒色腫症候群）として認められ，悪性黒色腫が生じる危険性が高くなる。*CDKN2A*遺伝子変異によって，異常なp16INK4Aサイクリン依存性キナーゼ阻害因子が生成される。

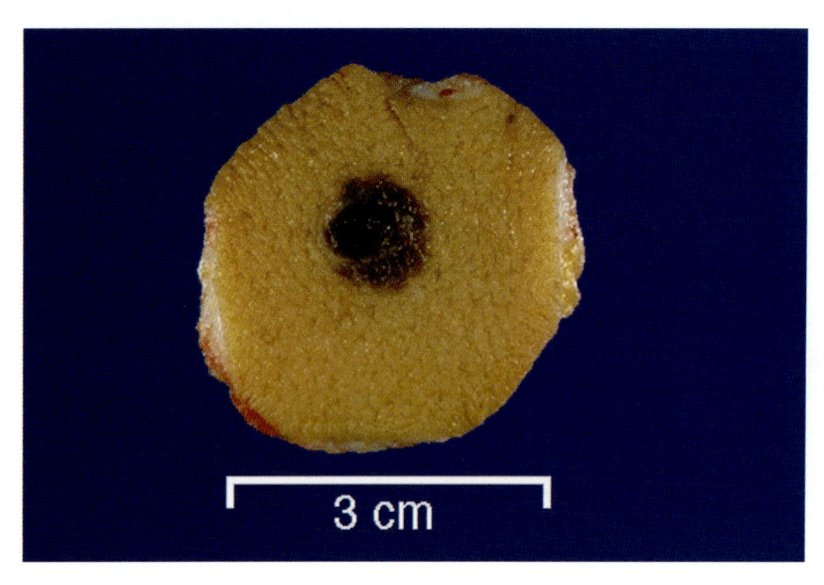

図16-14　悪性黒色腫，肉眼像
　この悪性黒色腫は十分周囲を含めて切除されている。病変は直径1cm程度であるが，辺縁不規則で色調に濃淡があり，表面不整で，これらはすべて悪性を思わせる所見である。悪性黒色腫は水平方向への増殖ではじまるが，そのうちに垂直方向に増殖し，真皮内に浸潤するとともに，遠隔転移を起こす。悪性黒色腫患者の予後は切除標本で測定する顕微鏡的な浸潤の深さと最もよく相関する。大きな病変ほど深く浸潤していることが多い。皮膚色がうすい人が日光に曝露されていると悪性黒色腫を生じる危険性が高まる。

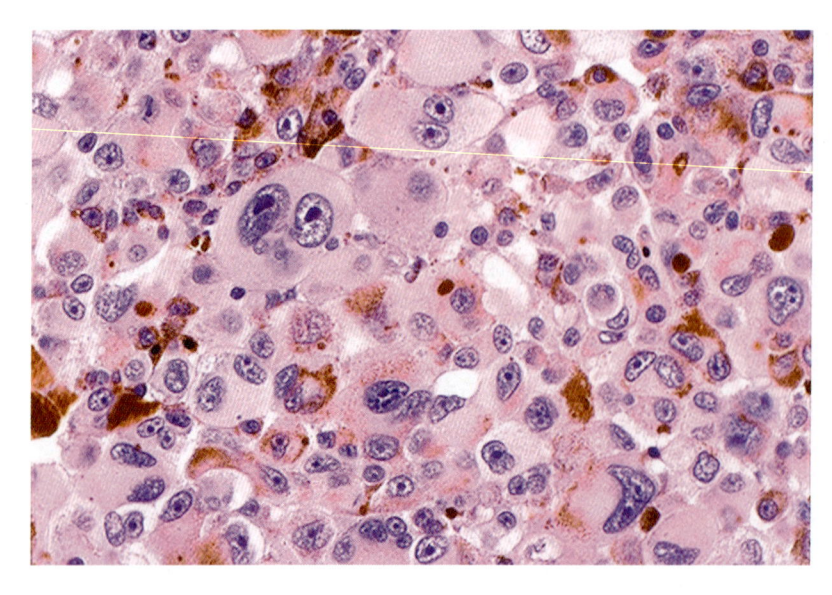

図16-15　悪性黒色腫，組織像
　この腫瘍は大型，多角形の細胞（症例によっては紡錘形細胞）からなり，核は多形性に富み，明瞭な核小体を有する。本例では，腫瘍細胞が褐色のメラニン色素を産生している。悪性黒色腫の細胞は，同じ病変内であってもメラニン色素の量が種々の程度に異なる（このため色素沈着は均一でなく，不規則であるのが特徴的で，良性の母斑との鑑別に有用である）。色素がほとんど産生されないため，肉眼的に無色素型となる症例も存在する。

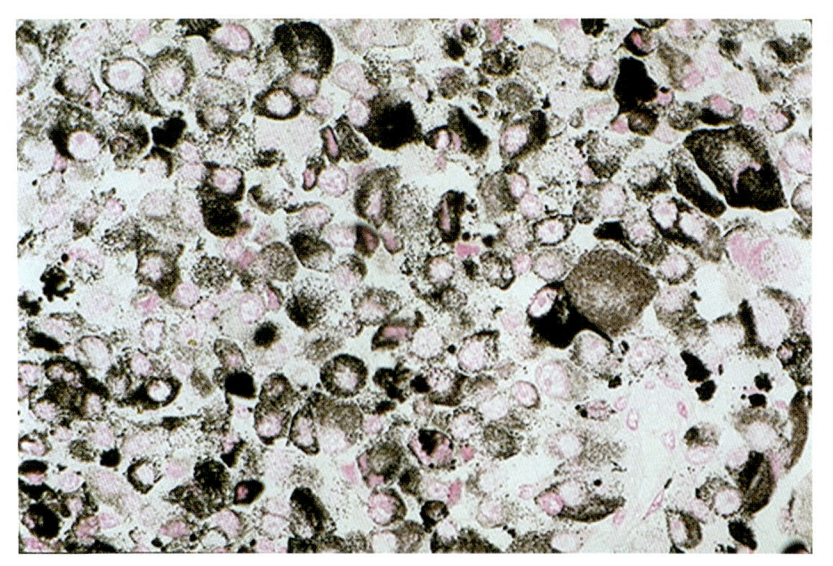

図 16-16　悪性黒色腫，組織像
　Fontana-Masson 染色（メラニン染色）を行うと，悪性黒色腫の腫瘍細胞の細胞質内に黒色の微細なメラニン色素が確認できる。家族性および特発性の悪性黒色腫のどちらでも，サイクリン依存性キナーゼ阻害因子である *CDKN2A*（*p16INK4A*）遺伝子の変異がみられる。*BRAF* 遺伝子や *CDK4* 遺伝子の変異も認められる。

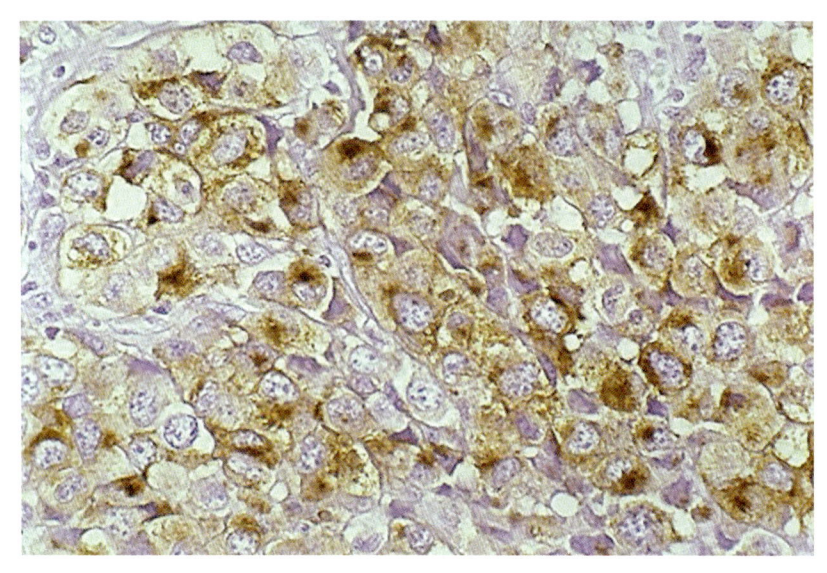

図 16-17　悪性黒色腫，組織像
　転移性病変で腫瘍細胞が低分化，あるいは未分化な場合には，悪性黒色腫か否かの判定に免疫染色が有用である。ここでは多角形の腫瘍細胞が HMB-45 に陽性で原発巣が悪性黒色腫であることが示唆される。また，melan-A が陽性の場合も悪性黒色腫の可能性が高いといえる。

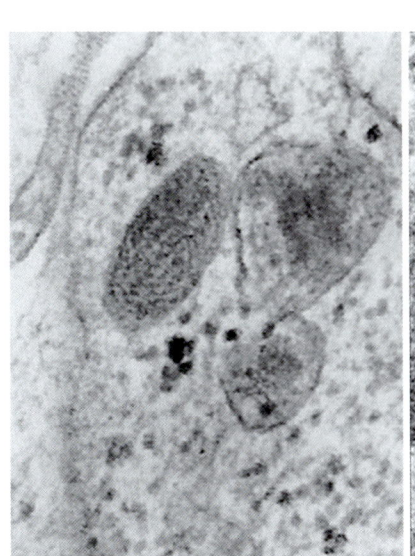

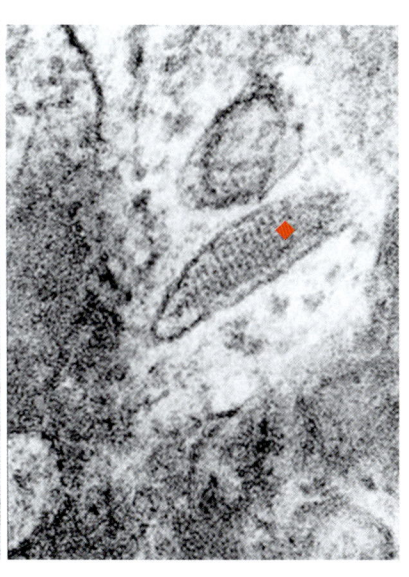

図 16-18　悪性黒色腫，電顕像
　時に悪性黒色腫の分化度が低いために，典型的なメラニン色素が肉眼的あるいは光顕レベルで認められないことがある。電子顕微鏡でプレメラノソームが認められれば，悪性黒色腫と診断可能である。ここではプレメラノソーム（◆）が示されている。淡い縞模様を呈した小型のかんじき様の楕円形構造物として認められる。

378　第 16 章　皮　膚

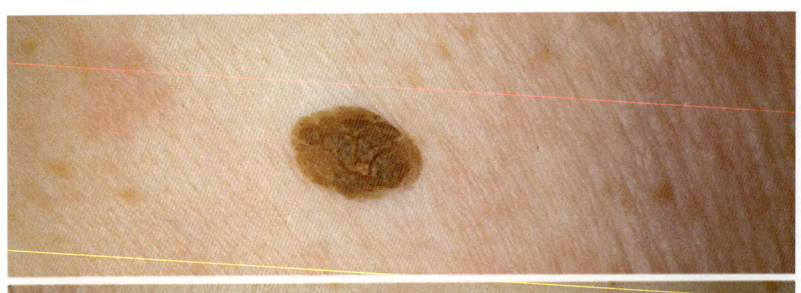

図 16-19　脂漏性角化症，肉眼像
　ここにみられるのは高齢者に一般的にみられる脂漏性角化症である。脂漏性角化症は通常，顔面，頸部，躯幹上部皮膚に分布する。表面不整でコイン様の2〜3mmから数cm大の様々な大きさになる。それらは長年かかってゆっくり増大する。通常褐色であるが，濃さは症例により異なる。詳しく観察すると表面の小さな毛孔から角栓が突出している。

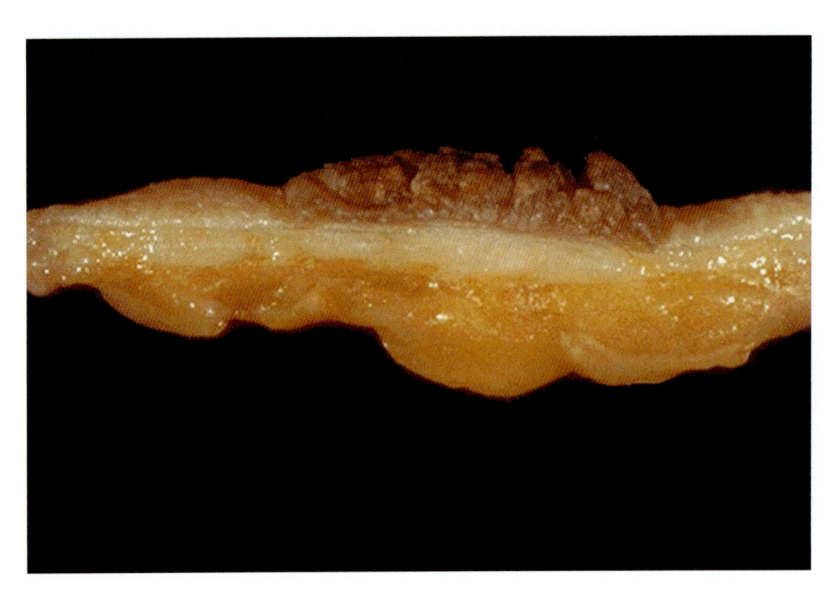

図 16-20　脂漏性角化症，肉眼像
　脂漏性角化症はこの切除標本の割面からわかるように，皮膚にあたかも貼り付けた，あるいは載せたようにみえ，周囲皮膚面から褐色の表面不整な結節が突出している。下行性に増殖する場合があり，反転性毛包角化症と呼ばれる。脂漏性角化症は長年かかってゆっくり増大する。醜形以外問題となることはなく，悪性化することはない。

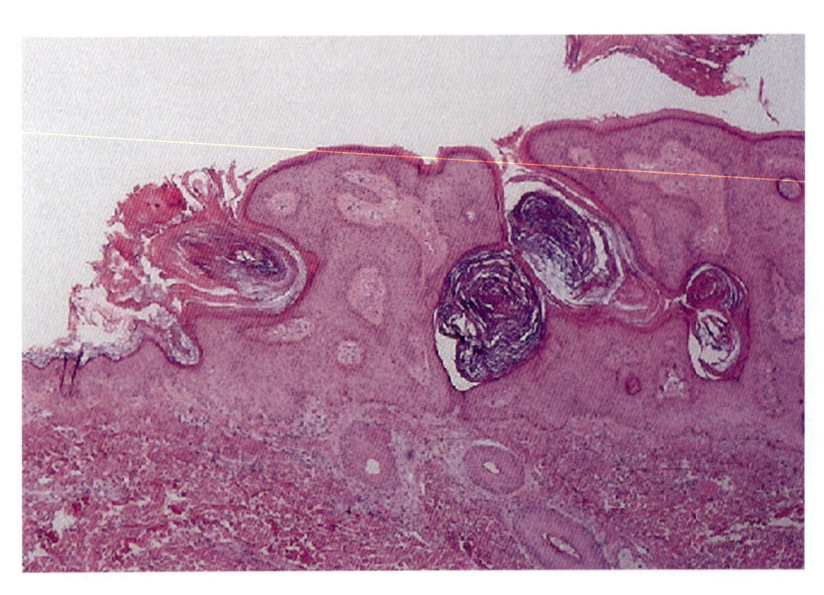

図 16-21　脂漏性角化症，組織像
　脂漏性角化症は，良性で分化のよい扁平上皮からなり，左側にみられる周囲の表皮レベルより上方に病変が存在し，あたかも皮膚表面に積み上げたような隆起として認められる。正常にみえる表皮細胞がひろい帯状を呈し，同部に大きなケラチンを容れた角化嚢腫が認められる。引っ掻いたり，擦ったりして，刺激が加わると，病変は炎症を起こして腫大する。

第16章　皮　膚　379

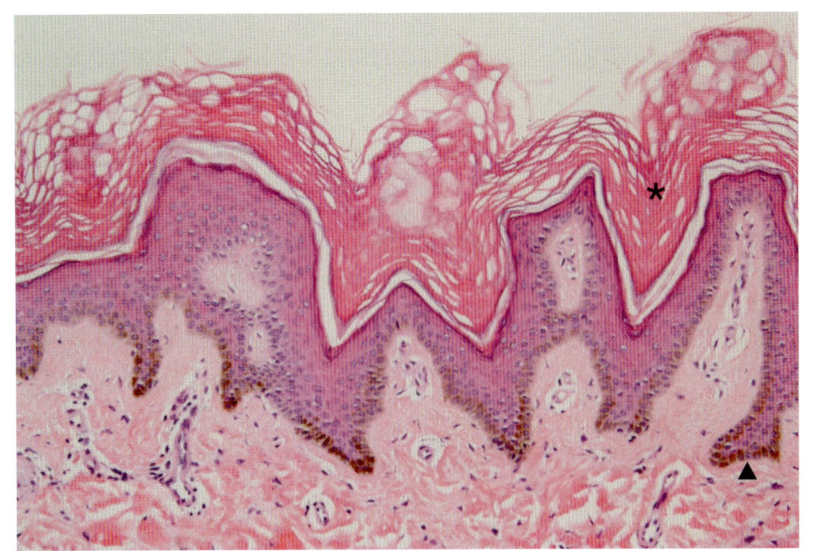

図16-22　黒色表皮腫，組織像

　この色素過剰病変は肘，腋窩，頸部，鼠径部のような屈曲部に最もよく認められる。表皮の基底細胞層のメラニン顆粒が増加するために色素が過剰となる。ここでは角質増殖（★）を伴う乳頭腫症と基底層における散在性の色素沈着（▲）が認められる。多くは小児期にみられ，常染色体優性遺伝であるか，肥満症あるいは内分泌障害を伴う。成人例の黒色表皮腫では，基礎疾患として悪性腫瘍が存在し，その前駆症として生じることがある。

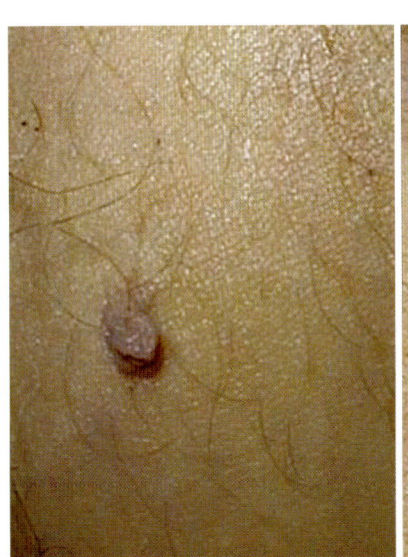

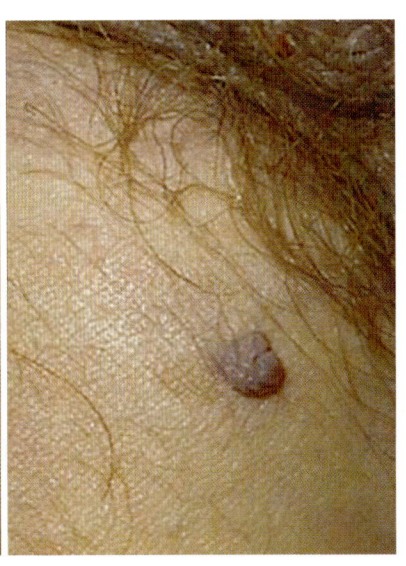

図16-23　線維上皮性ポリープ（軟性線維腫），肉眼像

　この2つはスキンタッグとしても知られ，高さ0.6cmの線維上皮性ポリープの例である。軟性線維腫あるいはアクロコルドンとも名付けられている。頸部，躯幹，あるいは四肢の皮膚から細い茎でつながって懸垂性に増殖する丘疹あるいは袋状の突起である。表皮で覆われ，中心部は真皮網状層からの粗性結合織からなっている。ベルト部分や腋窩に生じ，擦れて刺激が起こると気になることがある。血管腫や色素性母斑と同様に妊娠中は数が増えることがある。

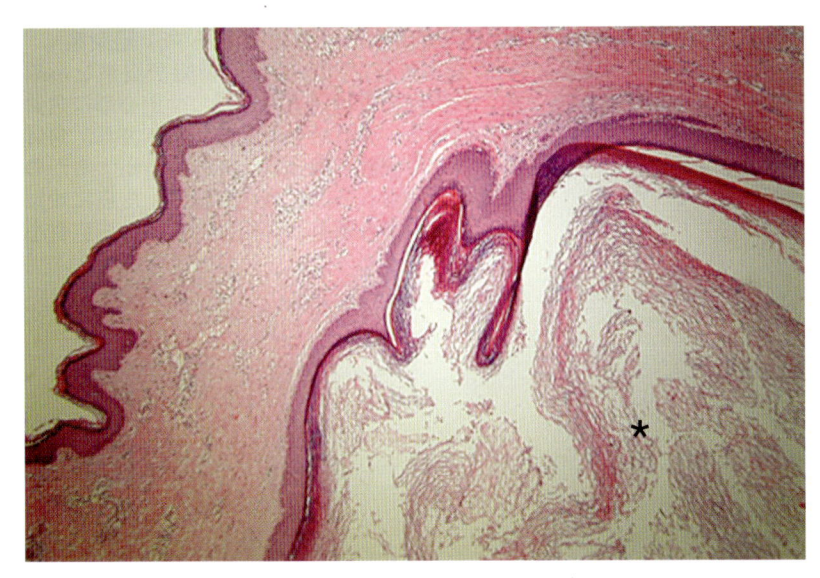

図16-24　表皮嚢腫，組織像

　表皮嚢腫（皮脂嚢胞あるいは皮脂嚢腫としても知られている）は，触診で波動がみられ，可動性を認める。嚢腫内は軟らかい角化物質で充満している。被覆表皮や毛包上皮が直下の真皮内に増殖して，皮脂嚢腫を形成する。拡張した嚢腫（★）内にはケラチンの落屑が認められる。頻度の高い病変で，大きな嚢腫は外傷により破裂し，嚢腫の周囲に急性あるいは慢性の炎症反応を生じ，肉芽腫性病変が形成されることもある。

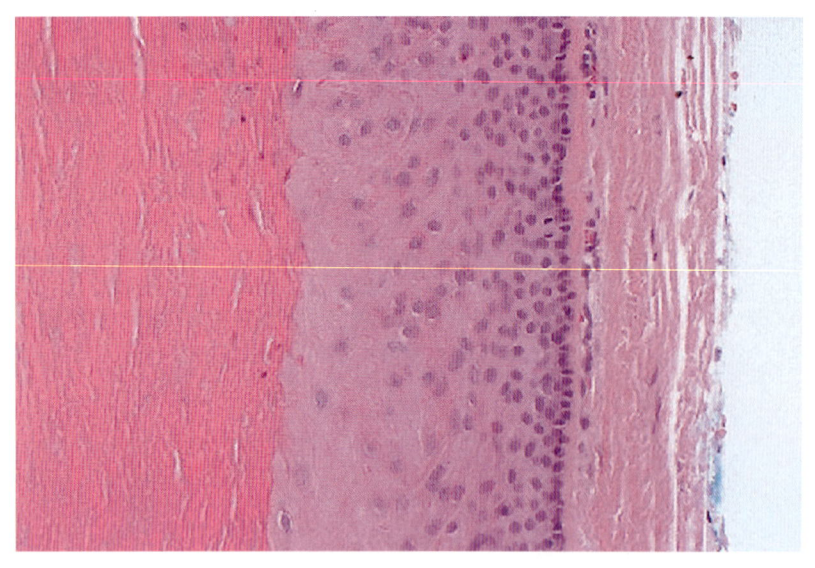

図16-25 外毛根鞘嚢腫，組織像
　本例は，右側にみえる嚢腫周辺部の真皮結合組織を含む形で切除された。この嚢腫は，顔面，頭皮，頸部，あるいは体幹で最もよく認められる。大きさは約1〜5cmである。嚢腫壁は表皮からなり，左側にみられる層状のピンクの物質であるケラチンが落屑し，やわらかい嚢腫内容物が形成され，臨床的に皮脂嚢胞と呼ばれる特徴を有するようになる。嚢腫は破れて，著明な異物反応を伴う炎症所見を呈する。この例では顆粒細胞層を欠き，頭皮でよく知られている外毛根鞘嚢腫としての特徴的な像を示している。

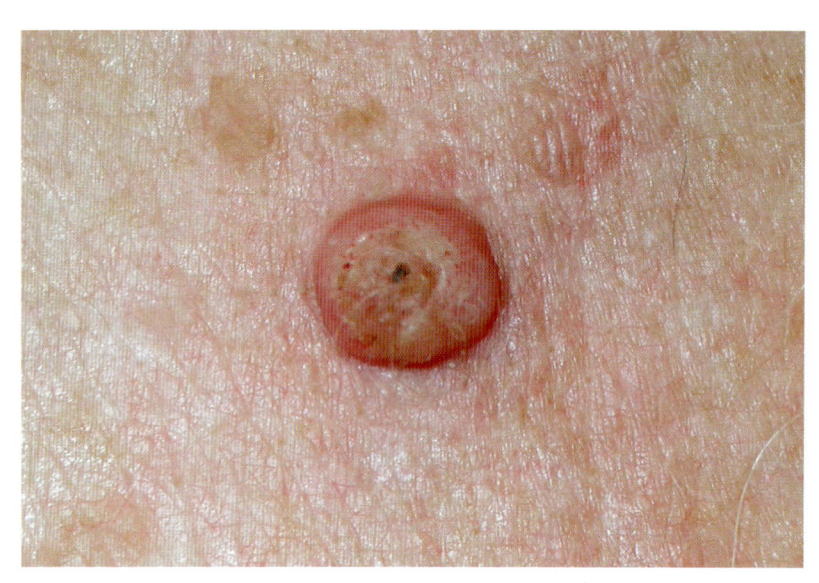

図16-26 ケラトアカントーマ，肉眼像
　本病変は数週から数カ月で急速に増大し，1〜数cm大に達し，より侵襲性が高い挙動を示唆する。$p53$遺伝子の突然変異の存在は本腫瘍が有棘細胞癌の亜型であることを示すが，ケラトアカントーマは自己限定的で数カ月で自然消退することもある。50歳以上の男性の日光露出部皮膚によくみられる。肉眼所見では対称性のドーム状結節で，中央部にケラチンが充満した陥凹がある。

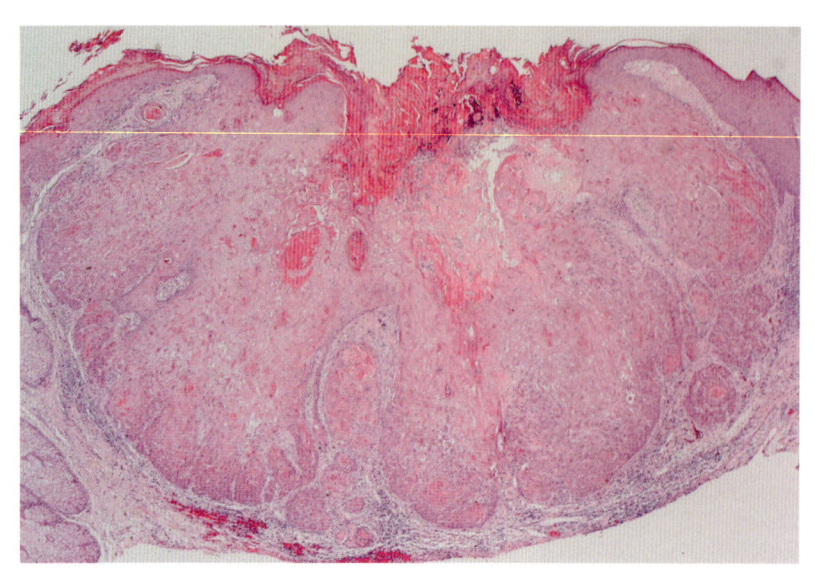

図16-27 ケラトアカントーマ，組織像
　高分化型扁平上皮癌様の細胞が胞巣を形成し，真皮内で舌状に下方進展し，中心部に角質栓を認める。ケラチンが豊富に産生され，角質様物質が中央部に集合し，外方に噴出するかのように認められる。高分化型扁平上皮癌に類似し，その大型の細胞は著明な好酸性の細胞質を有し，すりガラス様で，異型性は目立たない。

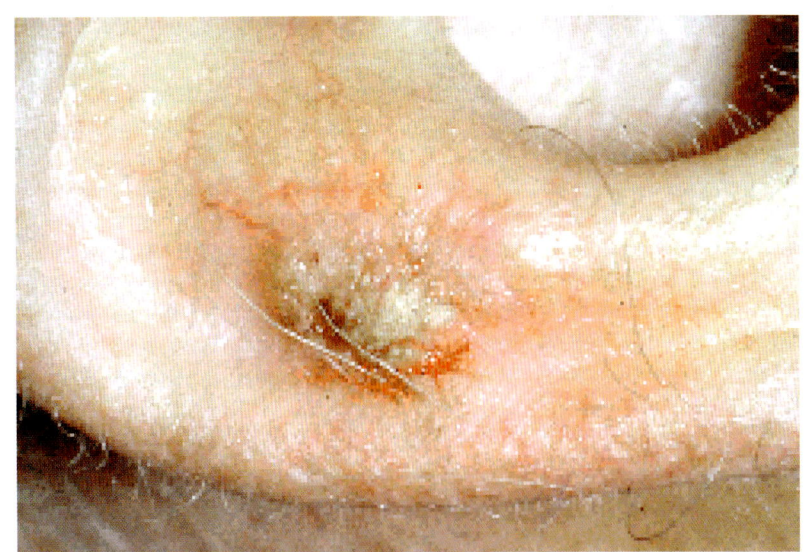

図 16-28 日光角化症，肉眼像

不規則な褐色～紅色の表面不整な局面様病変が，日光露出部（耳介）にみられ，時間とともに増大する。大きさは通常 1cm 以下である。潜在的に前癌病変で，表皮内有棘細胞癌となり，浸潤性の有棘細胞癌に進展し得る。日光露出部に複数個生じることも稀ではない。このような病変が口唇に生じると日光性口唇炎と呼ばれる。日光角化症病変内にしばしば有棘細胞癌が生じるため，切除が推奨される。

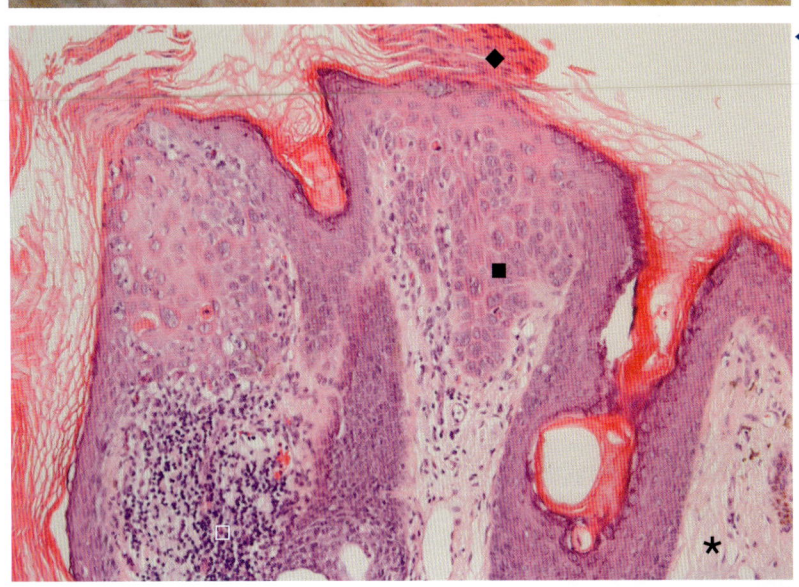

◀図 16-29 光線性変化，組織像

紫外線曝露（日光曝露）が長期間に及ぶと，皮膚の損傷が認められる。表皮下層に限局する異型性を示すケラチノサイト（■）の領域で錯角化（◆）が認められる。損傷を受けたコラーゲンや弾性線維は，真皮内に均質な淡青色の領域（★）として認められ，日光弾力線維症と呼ばれる。損傷がより広範になると，ここでみられるように真皮内に炎症（□）が認められるようになる。白人種ではこのような皮膚の傷害を伴う危険性が高い。皮膚傷害は，蓄積性で，かつ不可逆性である。皮膚の弾性線維が消失し，皺が生じ，皮膚は老化する。

図 16-30 表皮内癌，組織像▶

日光角化症では，図の上側のように表面の角質増殖が著明となり，ケラチンの濃染層（★）を認める。時に角質増殖が著明となり，角質性の突起物である皮角の形成を認めることがある。日光角化症は，有棘細胞癌に進行する傾向がある。ここでは表皮内有棘細胞癌とみなし得る表皮全層に及ぶ異型性（◆）が認められる。

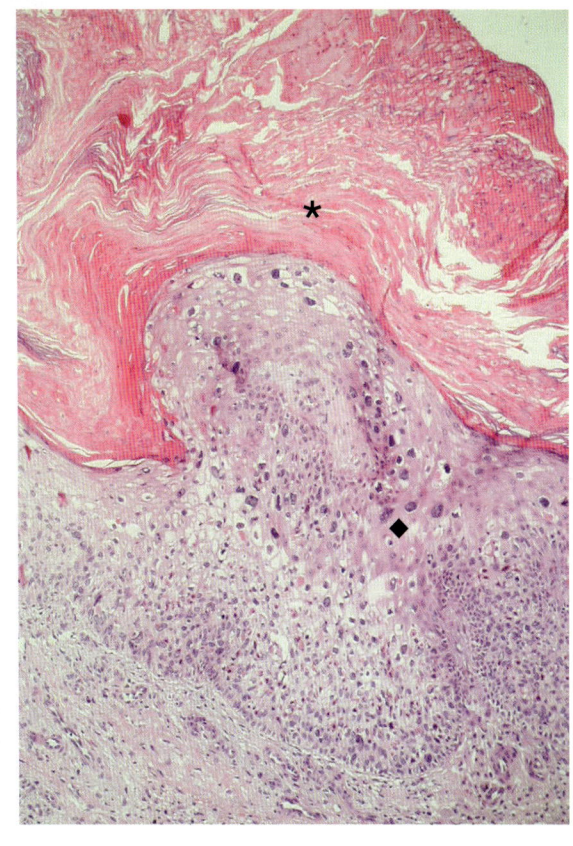

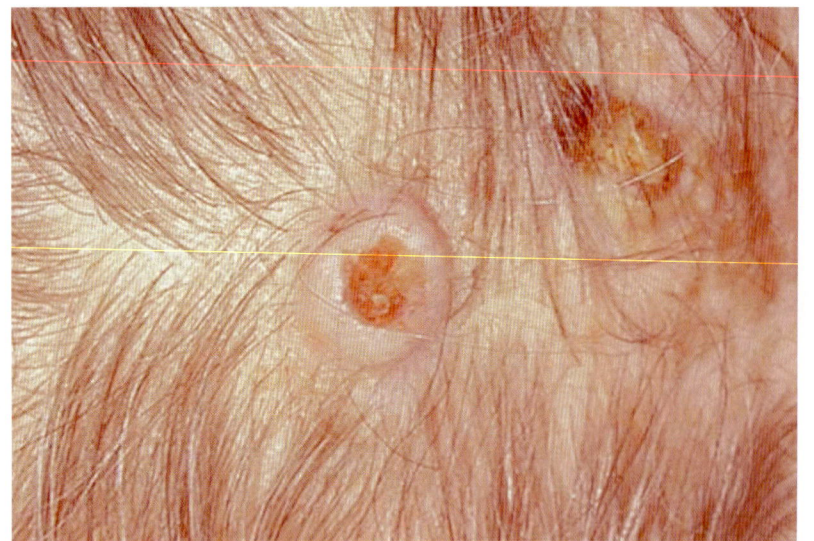

図 16-31　皮膚有棘細胞癌，肉眼像

この頭皮の小型の結節は有棘細胞癌であるが，基底細胞癌も似たような外観を呈する。このような小さな腫瘍はしばしば大きくなる前に患者に気づかれ，小さければ小さいほど，また限局性であればあるほど，深部浸潤や転移が起こりにくい。このため，非メラノーマ系の皮膚癌の治癒率は極めて高い。皮膚の有棘細胞癌は過去の日光曝露量と関連し，UVBが最も傷害性が高い。周囲の皮膚には日光角化症（日光傷害による表皮の前癌性変化）がみられる。ヒト乳頭腫ウイルス感染がこれらの癌に関与する例もある。

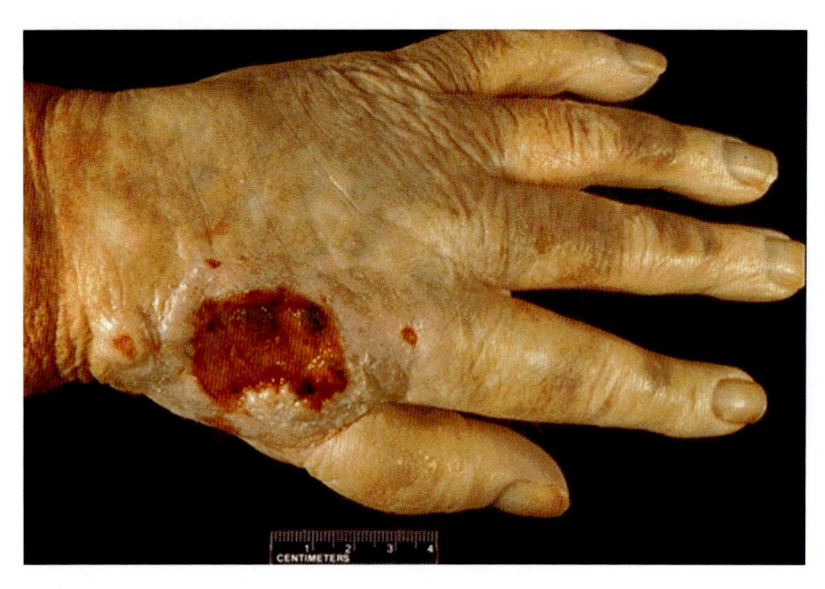

図 16-32　皮膚有棘細胞癌，肉眼像

手背の潰瘍化した有棘細胞癌である。日光曝露以外の有棘細胞癌の危険因子としてタール，慢性潰瘍，熱傷瘢痕，ヒ素中毒，放射線照射などがある。この例では日光曝露と発癌因子への曝露の両者の既往があった。常染色体劣性遺伝性疾患である色素性乾皮症患者では，ヌクレオチド除去修復の欠損があり，そのため紫外線曝露により細胞のDNAに生じた傷であるピリミジン2量体が修復されず，有棘細胞癌の発生リスクが2,000倍に上昇し，小児期であっても癌が発生する。

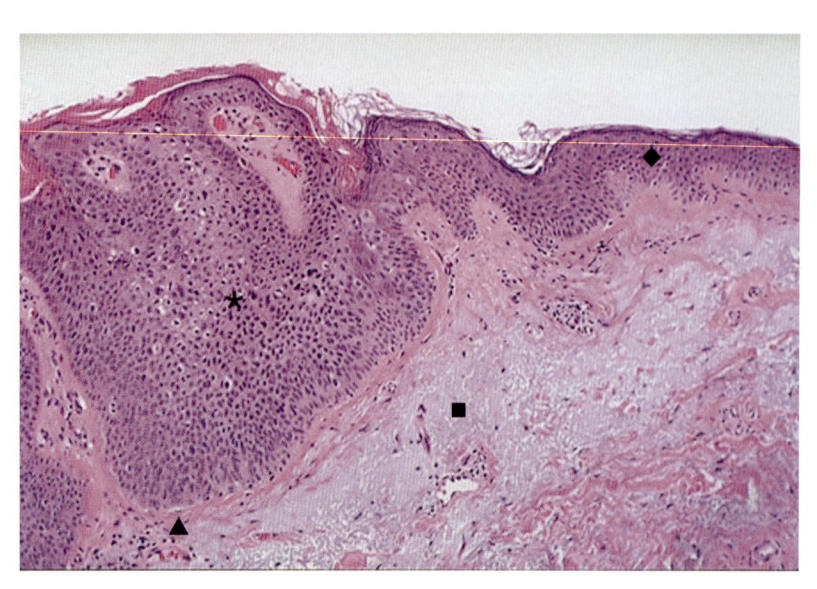

図 16-33　表皮内有棘細胞癌，組織像

この腫瘍は基底膜（▲）を越えての進展はみられないので，表皮内有棘細胞癌と呼ばれる。Bowen病と呼ばれることもある。左側では表皮が肥厚し，細胞異型と過染性を認める癌細胞（＊）がみられ，それに隣接して右側に正常の皮膚（◆）が認められる。著明な日光弾力線維症（■）も広範囲に認められる。これは慢性的に日光に曝露することよる傷害で，表皮直下の真皮コラーゲンが淡青色で均質な外観を呈している。このような病変では，正常のp53癌抑制遺伝子の機能消失がよく認められる。また，rasの突然変異もみられる。これらの腫瘍細胞はしばしば異数体を示す。

第16章 皮　膚　383

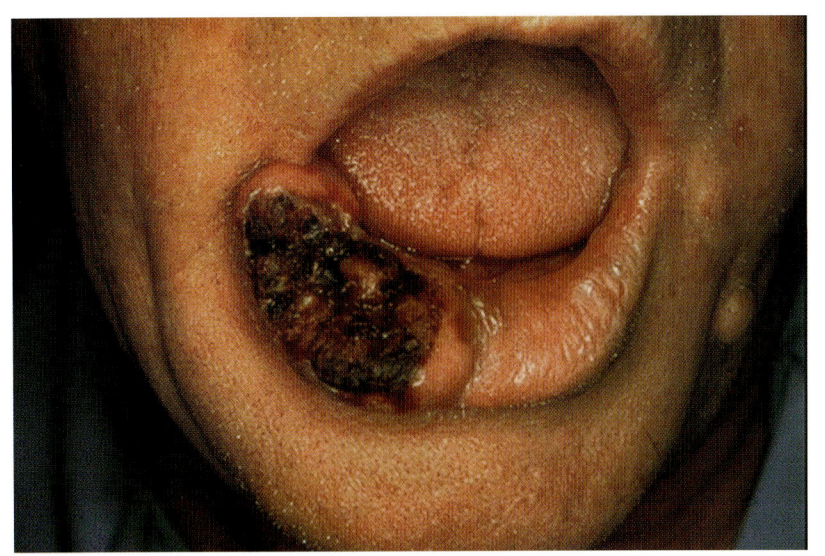

図16-34　皮膚基底細胞癌，肉眼像

　この下口唇に生じた基底細胞癌は辺縁に真珠様光沢を有する丘疹が並び，中央部は潰瘍化している。この病変は極めて稀にしか転移しないものの，ゆっくりではあるが進行性に浸潤し，あたかも周囲の正常皮膚を歯で噛んでいくようにみえるため，蚕蝕性潰瘍と呼ばれる。このような病変を放置しておくと，むずかしい形成外科的治療が必要となり，患者にとっても機能低下が残るため，早期発見，早期治療が最重要である。ほとんどの基底細胞癌は成人の頭頸部に生じる。基底細胞癌の発生には長期間の紫外線曝露，特に傷害作用の大きいUVBがリスクを高める。

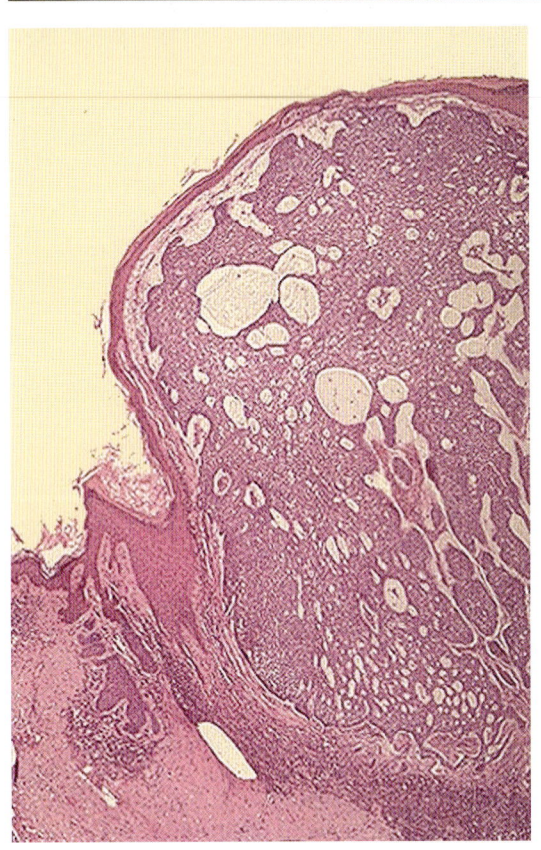

図16-35　皮膚基底細胞癌，組織像

　基底細胞癌と有棘細胞癌は，皮膚の悪性腫瘍では最も頻度が高い。ここではうすい表皮直下に結節性の増殖パターンを示す病変がみられ，濃青色を呈する細胞が密に増殖している。この腫瘍はかなり大きくなり，周囲組織に浸潤することもあるが，実際には転移することはない。この例では結節性腫瘍として認められる。眼周囲に生じた基底細胞癌では，切除に際して眼瞼の機能を温存する必要があり，外科医の技量が問われることになる。したがって，早期に発見し，病変が小さいうちに治療することが最善の方法といえる。

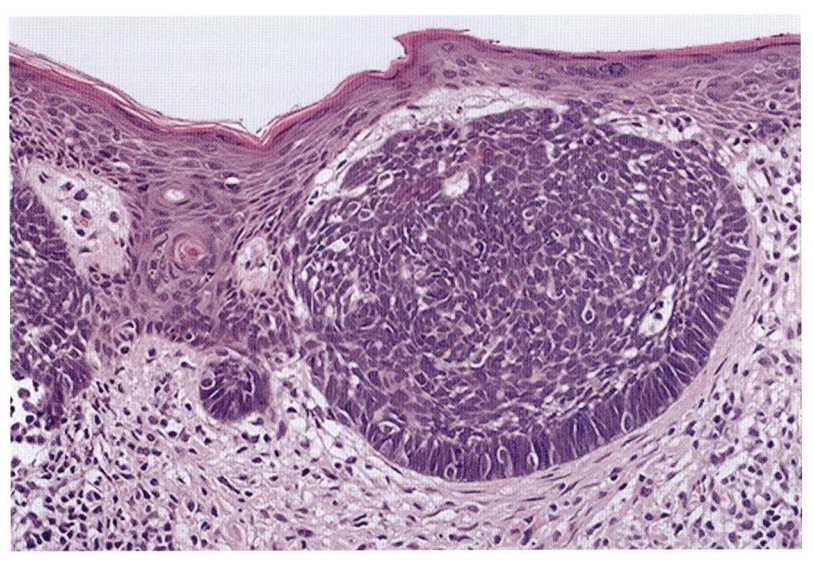

図16-36　皮膚基底細胞癌，組織像

　基底細胞癌の細胞は濃青色を示し，楕円形で細胞質に乏しく，正常表皮の基底細胞層に沿った細胞に類似している。これらの細胞は胞巣状あるいは索状に配列し，真皮内に浸潤する。腫瘍胞巣は，しばしば辺縁部で柵状配列を示す。腫瘍細胞の胞巣には線維性の間質が介在し，種々の程度に炎症細胞浸潤を認める。ここでは基底細胞様の胞巣が真皮上部に落ち込む形で認められる。慢性的な日光露出部では，しばしば多発することがある。また，色素性乾皮症や免疫抑制状態の患者においても，しばしば発生する。

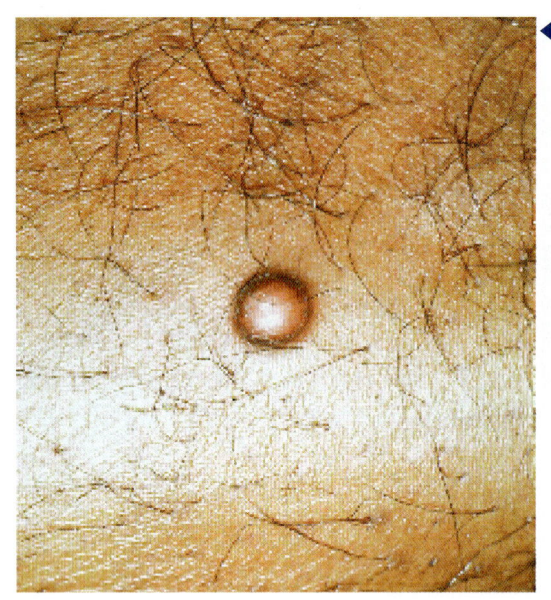

図 16-37　良性線維性皮膚組織球腫，肉眼像

下肢に生じた孤立性でドーム状に隆起した腫瘤である。線維芽細胞と膠原線維が増殖した良性腫瘍で皮膚線維腫とも呼ばれる。この病変は外傷に対する限局性の異常な反応である。成人の四肢に数mmの単発性あるいは多発性の小丘疹として生じる。時に1cmを超える大きさになることがあり，経過中に増大，縮小することもあるが，急速に増大することは稀で，浸潤性も示さない。表面は過角化と色素沈着がみられ，赤褐色調を呈する。つまんで横から押すと中央部がへこむことが多い。

図 16-38　良性線維性皮膚組織球腫，組織像

弱拡大像では左側に示すように，表皮下の真皮網状層に腫瘍細胞が密に増殖して（★）結節を形成している。先行する外傷の既往が確認される症例があることから，ケロイドと同じように外傷に対する異常な炎症反応がより限局性に生じた病態とみなされている。病変を被覆する表皮はしばしば過形成となり，（▲）で示すように表皮突起が深部に向かい長く延長する。対照的に悪性線維性組織球症は肉腫の一種であり，軟部組織に発生し，高度の浸潤性を示す。

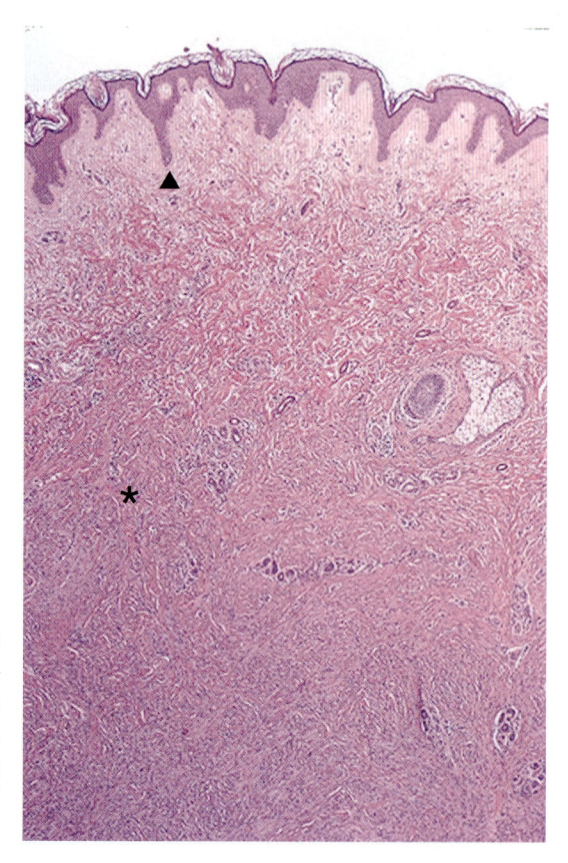

図 16-39　良性線維性皮膚組織球腫，組織像

強拡大像で腫瘍内には線維芽細胞が渦巻き状に増殖し，膠原線維の豊富な増生を伴っている。細胞増殖は，皮下脂肪織にまで及ぶことがある。病変はしばしば緩徐に増大し，通常は皮膚表面下に生じたちょっとした"邪魔になる出っ張り"に過ぎない。稀に圧痛を伴うこともある。興味あることに，これら皮膚線維腫で増殖する細胞は，免役染色で凝固因子XIIIaが陽性である。

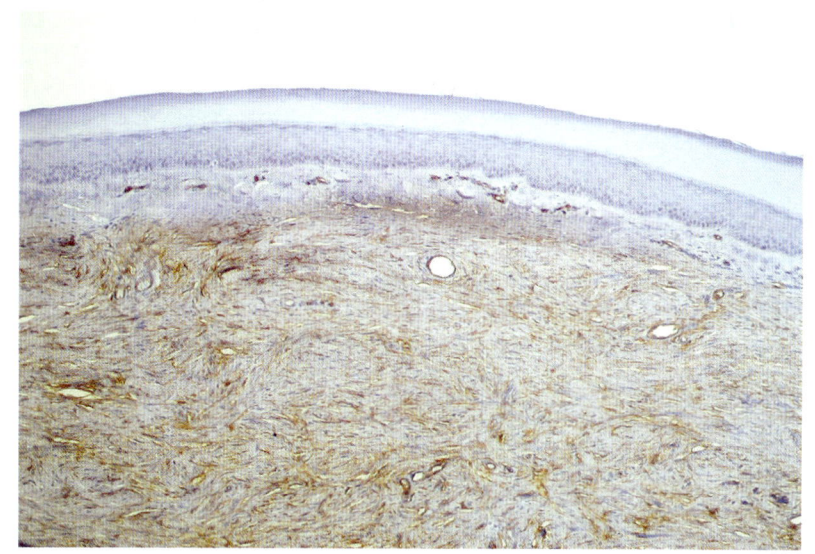

図16-40 隆起性皮膚線維肉腫，組織像

この稀な肉腫は緩除に増大し，主として体幹に単発あるいは多発性の充実性結節を形成する。結節は次第に隆起性に増殖し，大きくなると潰瘍を形成する。深部の軟部組織への浸潤がほぼ必発であるが，遠隔転移をきたすことはまずない。被覆表皮は次第に菲薄化し，潰瘍を形成することもある。組織学的には増殖する紡錘形細胞は花むしろ状を呈し，図に示すように免疫染色でCD34抗体が陽性となる。

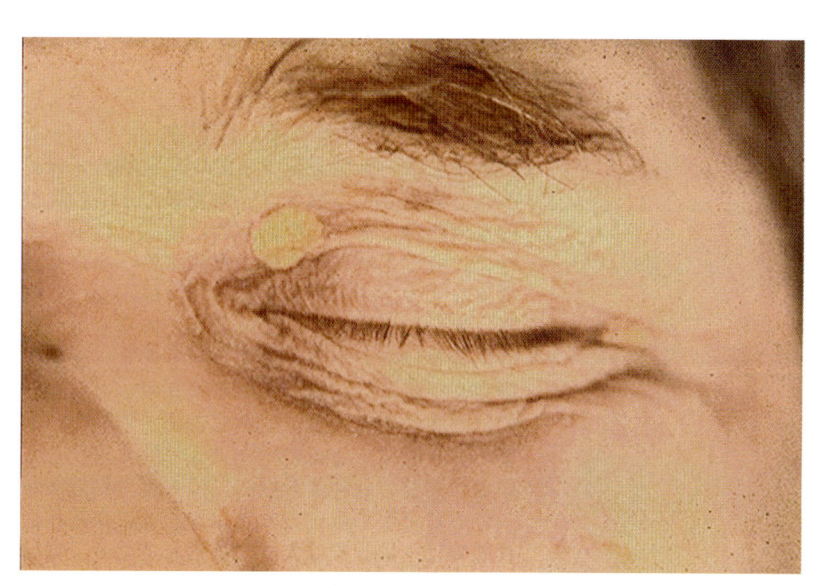

図16-41 黄色腫，肉眼像

黄色腫は泡沫状の脂質を貪食した組織球（マクロファージ）が真皮内に集積したもので，肉眼では黄色の結節，局面としてみられる。この患者は血清脂質には異常なく，上眼瞼にみられる小さな黄色局面は眼瞼黄色腫と呼ばれる。発疹性黄色腫は逆に家族性あるいは後天性の高脂血症患者に生じる。黄色腫は血清脂質濃度に相関して消長する。

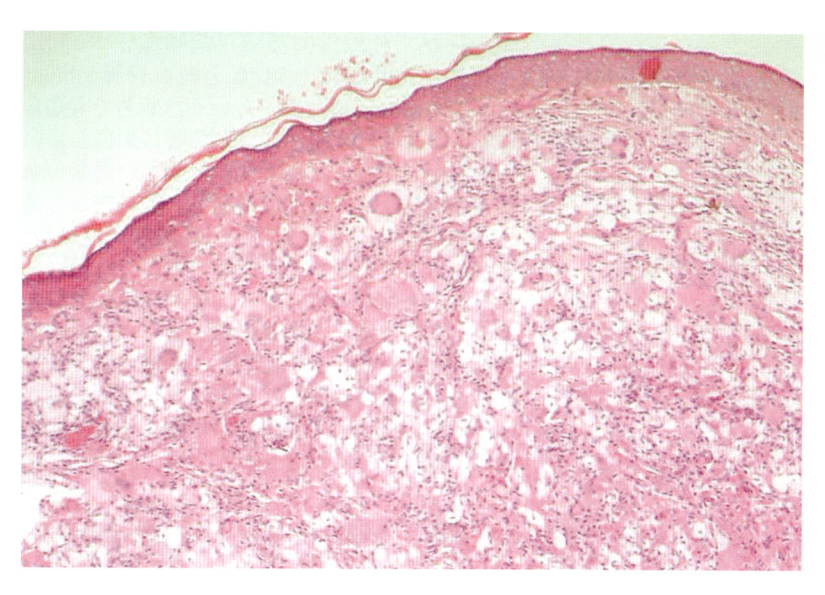

図16-42 黄色腫，組織像

細胞質が淡明で泡沫状を呈するマクロファージ（組織球）が真皮内に無数に浸潤している。細胞質が泡沫状を呈するのは，コレステロール，リン脂質およびトリグリセリドなどの脂質が豊富に含まれるためである。

第 16 章　皮　膚

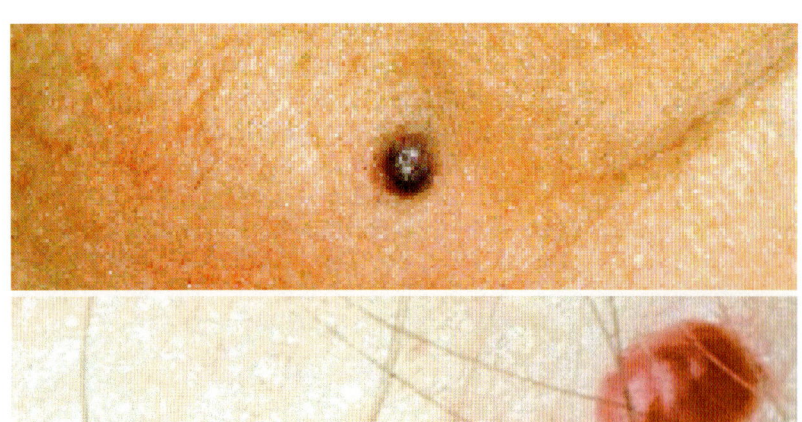

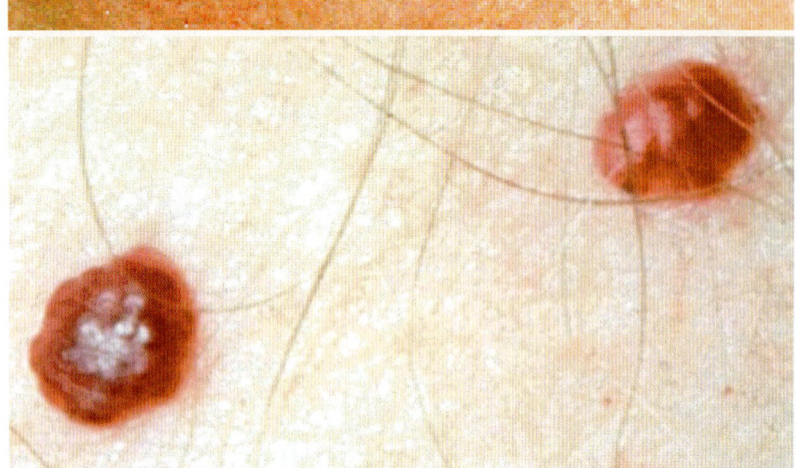

図 16-43　皮膚血管腫，肉眼像

この結節は小血管の増殖からなる境界鮮明な良性腫瘍である。これらの病変は生下時から存在することがあり，真の腫瘍というよりは過誤腫である。いずれにしても余りにもゆっくり増大するので，ほとんど大きさが変わらないようにみえる。色調は青色，赤青，紫色，鮮紅色など幅広い。大きさは平均数 mm から数 cm であるが，先天性のもののうち海綿状血管腫や単純性血管腫（ポートワイン様血管腫）では，より大きなものがある。新生児に生じる苺状血管腫は，生後数カ月の間に急速に増大するが，その後，5 歳くらいまでに自然消退する。

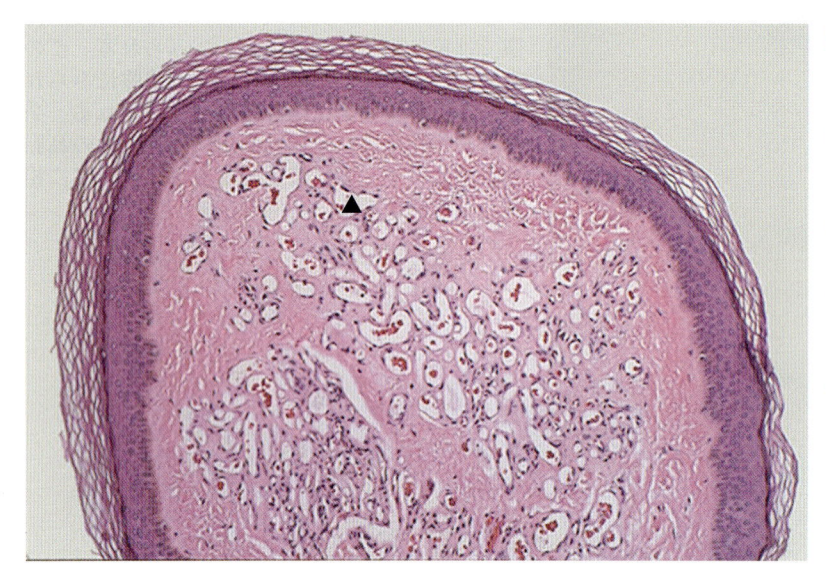

図 16-44　皮膚血管腫，組織像

小さなドーム状を呈する丸い赤色調の"ほくろ"と表現される病変は，血管腫の 1 つの典型的な肉眼像であり，組織学的にはここに示すように，真皮上層に小血管が集簇する。小血管は様々な大きさや形を示し，内腔は扁平な内皮細胞（▲）に裏打ちされている。この病変は大きさに変化はないか，あるとしても非常に緩徐に増大し，患者は記憶している限りずっと存在していたようだという。毛細血管腫で増殖する血管の血管腔は，ここに示すように狭く虚脱している。間質の疎性結合織内には大型の動静脈を入れることがある。これとは対照的に海綿状血管腫では，血管腔は大型で拡張しており，増殖が皮下脂肪組織に達することもある。

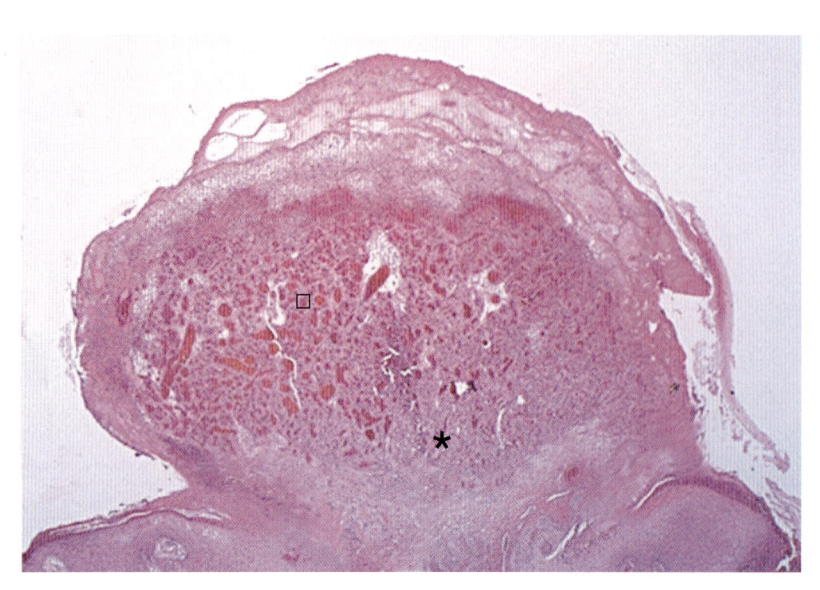

図 16-45　化膿性肉芽腫，組織像

化膿性肉芽腫は，"小葉毛細血管腫 lobular capillary hemangioma"という診断名でも知られているように肉眼的には血管腫に類似しているものの，年余に及んで変わりのない通常の血管腫とは異なり，急速に増殖し，数週間から数カ月程で自然消退をきたす。妊娠中に増殖し，分娩後に消失することがある。図に示すように，限局的な炎症や刺激により，著明な毛細血管の増生（□）を伴った肉芽組織（★）により構成される結節性病変を形成する。毛細血管の周囲には炎症細胞が浸潤している。本疾患はしばしば潰瘍を形成する。歯肉にも同様の病変が発生する。

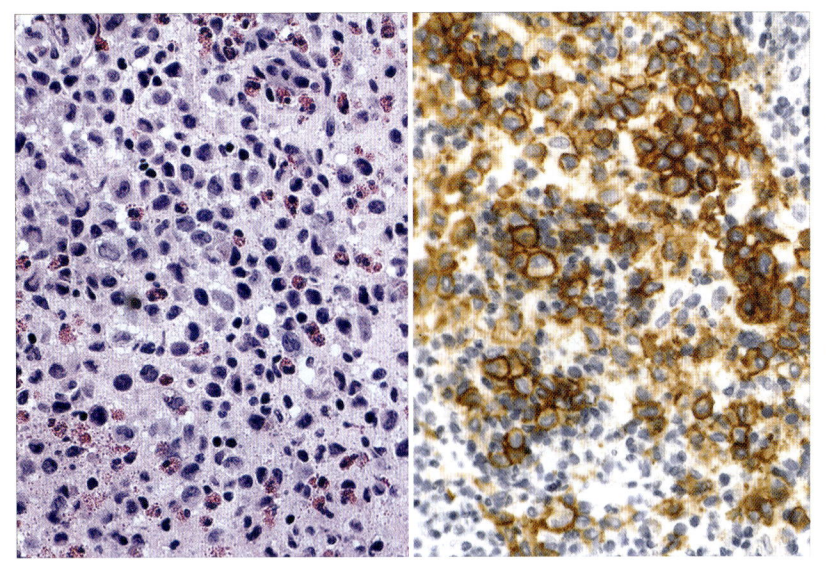

図 16-46　Langerhans 細胞組織球増殖症（旧 histiocytosis X），組織像

全身性の Langerhans 細胞の増殖症（Letterer-Siwe 病など）の大多数は 2 歳までに発症する。皮膚病変は単発あるいは多発性で，丘疹，結節，あるいは脂漏性皮膚炎に類似する鱗屑を伴う紅色局面を形成し，特に頭皮や体幹に好発する。多くの患者は肝脾腫，リンパ節腫脹，肺病変，破壊性溶骨性の骨破壊をきたす。骨髄に浸潤すると汎血球減少となる。皮膚病変の典型的な組織像は，真皮内にびまん性に浸潤する円形ないし卵円形の組織球と好酸球の浸潤である。免疫染色では CD1a 抗体が陽性である。

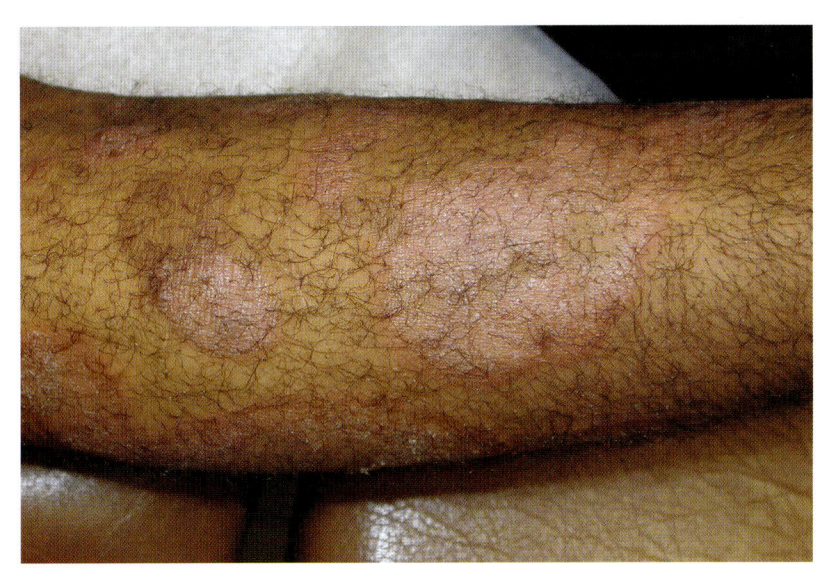

図 16-47　菌状息肉症，肉眼像

皮膚T細胞リンパ腫のうち少数例は全身性のリンパ腫に進展する。これは前腕伸側皮膚にみられるわずかな鱗屑が付着する境界鮮明な紅斑性局面である。病変は長年にわたり持続し，乾癬や湿疹に類似している。時とともに結節状になり，潰瘍化する。皮膚T細胞リンパ腫患者の中には悪性のT細胞が血中で増加するものがあり，Sézary 症候群と呼ばれ，全身皮膚に広範囲びまん性に拡大し，著明な紅斑，鱗屑が特徴的な紅皮症となる。

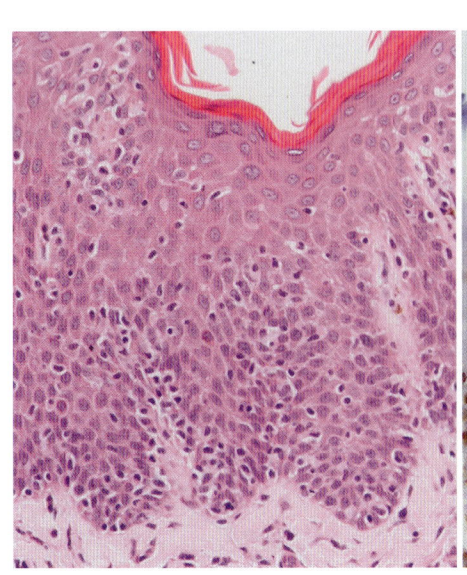

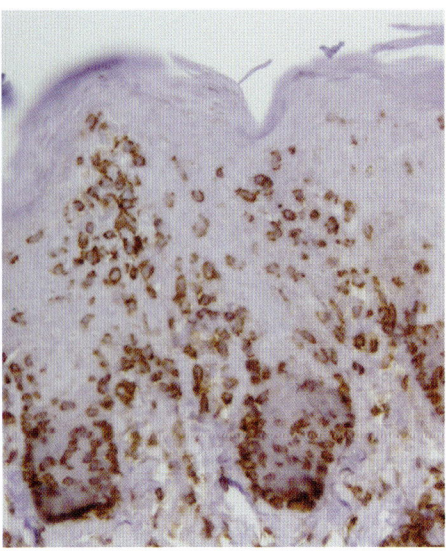

図 16-48　菌状息肉症，組織像

ここでは，左図に HE 染色による異型Tリンパ球の浸潤を伴う表皮の乾癬型表皮過形成と，右図に CD5 抗体により強調された表皮向性を示すTリンパ球の浸潤像を示す。表皮内のリンパ球は表皮基底層に沿うように浸潤し，線状を呈している。このTリンパ球は CD4 抗体でも陽性で，核には"脳回状"の趨襞を有している。それらの細胞は，"Sézary-Lutzner 細胞"と呼ばれ，表皮内で小集簇性に浸潤し，Pautrier 微小膿瘍を形成する。

388　第16章　皮　膚

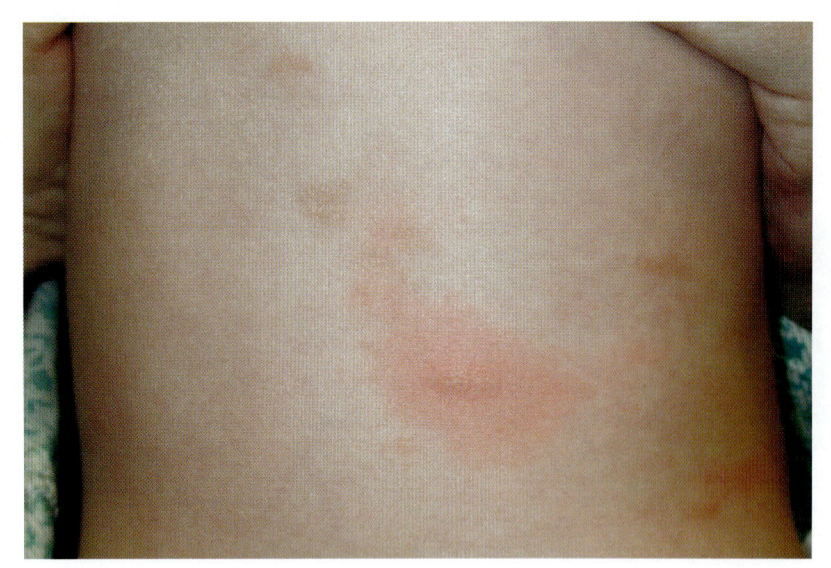

図 16-49　肥満細胞症，肉眼像
ここにみられるのは赤褐色の斑状丘疹で色素性蕁麻疹と呼ばれ，小児に好発する肥満細胞症の半数を占める限局型の肥満細胞症で，肥満細胞が真皮内で局所性に浸潤している。褐色の痒みを伴う丘疹で，多発することが多いが，単発のこともある。病変部を爪などで擦ると，肥満細胞からヒスタミンなどの化学伝達物質が遊離され，周囲に紅斑，浮腫が生じ，Darier 徴候と呼ばれる。

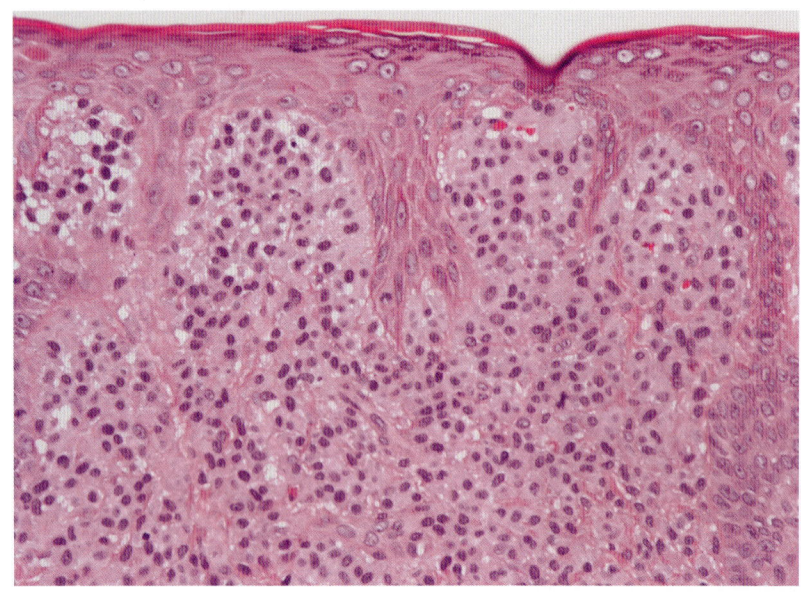

図 16-50　肥満細胞症，組織像
真皮内に，円形の核と淡好酸性で豊富な細胞質を有する定型的な肥満細胞が均一に多数浸潤している。癌原遺伝子 *c-KIT* の変異はチロシンキナーゼ受容体を活性化し，肥満細胞の増殖を促す。

図 16-51　肥満細胞症，組織像
色素性蕁麻疹では，Giemsa 染色によって真皮内に浸潤する多数の肥満細胞を浮き立たせることができる。肥満細胞は細胞質内に紫色の顆粒を無数に有している。この顆粒はヒスタミンのような血管作動性アミンなどの物質を豊富に有し，肥満細胞を活性化したり脱顆粒を促すことによって，掻痒や膨疹などの症状を惹起する。全身性の肥満細胞症は，成人に発症し，肥満細胞の浸潤は単核食細胞系である脾臓，肝臓，リンパ節および骨髄などに生じる。

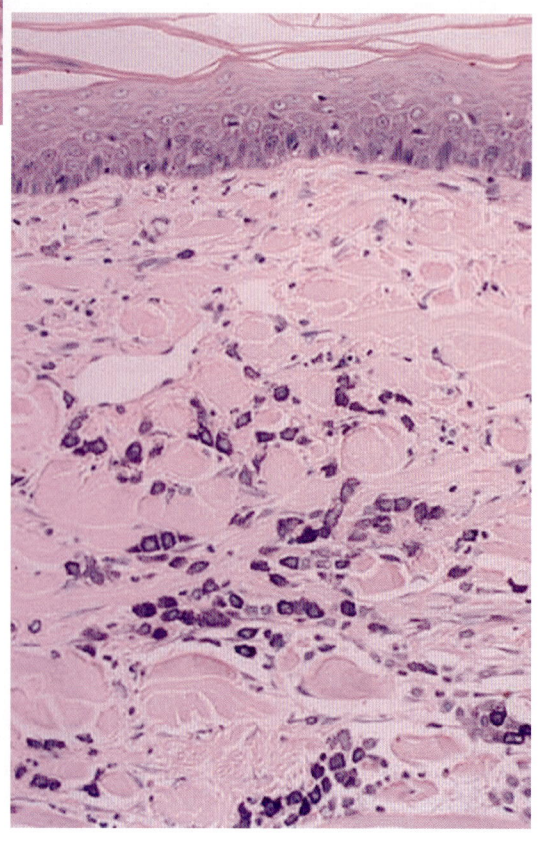

第16章　皮　膚　389

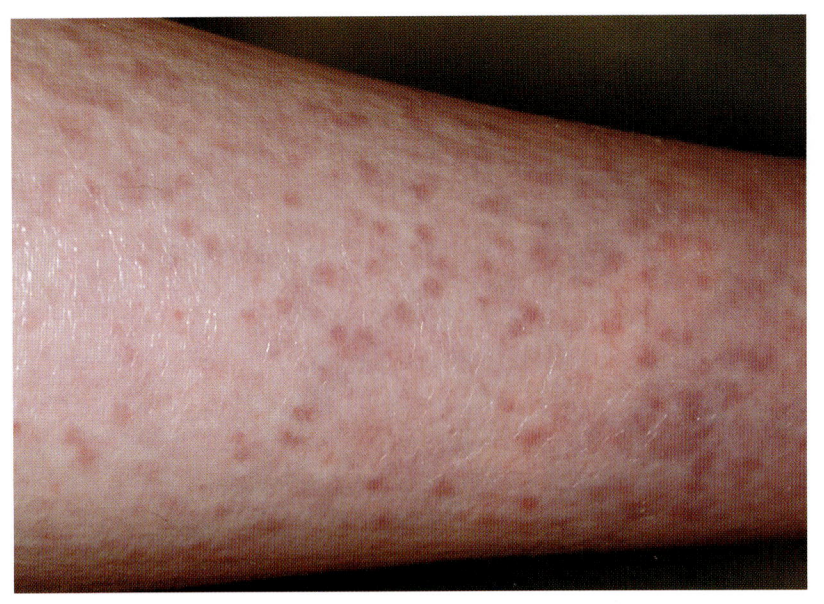

図 16-52　魚鱗癬，肉眼像
　この下腿皮膚は軽症の魚鱗癬様変化を示す。この稀な表皮の成熟障害状態では，著明な過角化により，魚のウロコのような表在性の落屑が生じる。遺伝性の魚鱗癬は生下時からみられるが，成人に生じる後天性のものでは内臓癌を合併していることがある。これらは角質の脱落に異常があって生じる。

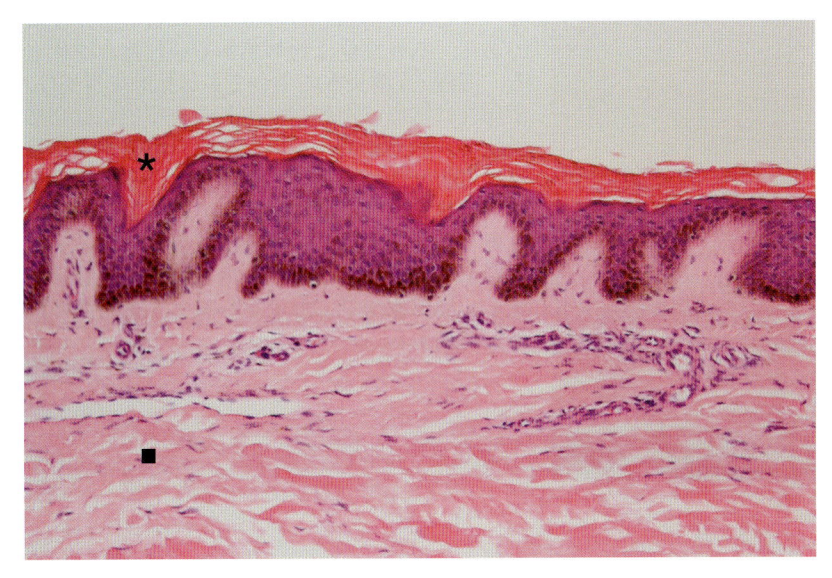

図 16-53　魚鱗癬，組織像
　表皮表層に，緻密で厚くなった角質層（★）を乗せる。注目すべきことに，真皮（■）内には炎症がまったくない。尋常性魚鱗癬では顆粒層が消失する。伴性遺伝性魚鱗癬では，ステロイドサルファターゼが欠乏することにより細胞間にコレステロールサルフェートが分解されず蓄積し，角質層における細胞接着が高まることにより表皮の剥離が遅延する。

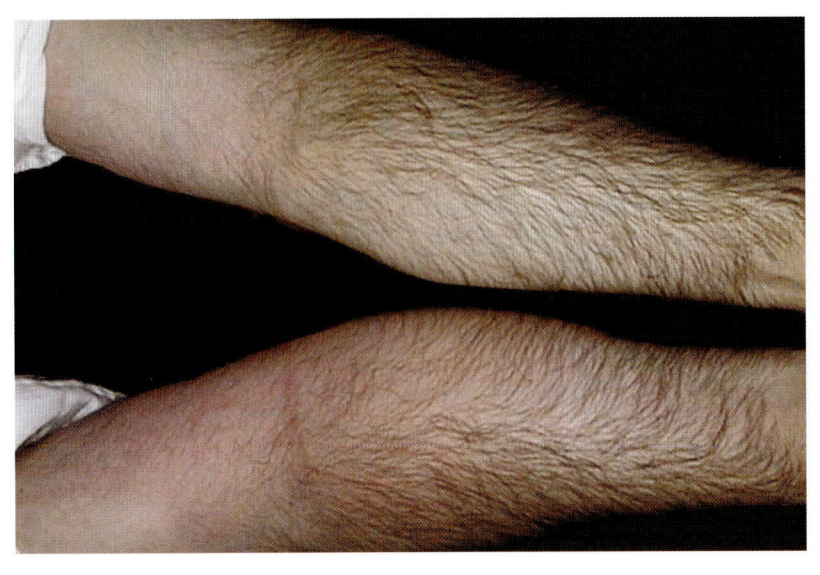

図 16-54　蕁麻疹，肉眼像
　右腕は左腕（上）と比べ，付け根の方が血管浮腫のため腫脹し（浮腫），また血管拡張のため赤くなっている（紅斑）。炎症の基本徴候は発赤，熱感，腫脹，疼痛，機能喪失である。ここにみられる蕁麻疹反応は虫さされによるI型過敏症で，全身性アレルギー反応が起こったものである。これらの症状はIgEによる肥満細胞の脱顆粒でヒスタミンなどの血管作動性物質が放出された結果である。より限局性のアナフィラキシーは典型的には食物アレルギーでみられ，蕁麻疹を生じる。これらの病変は普通，現れて数時間で消える。

390　第16章　皮　膚

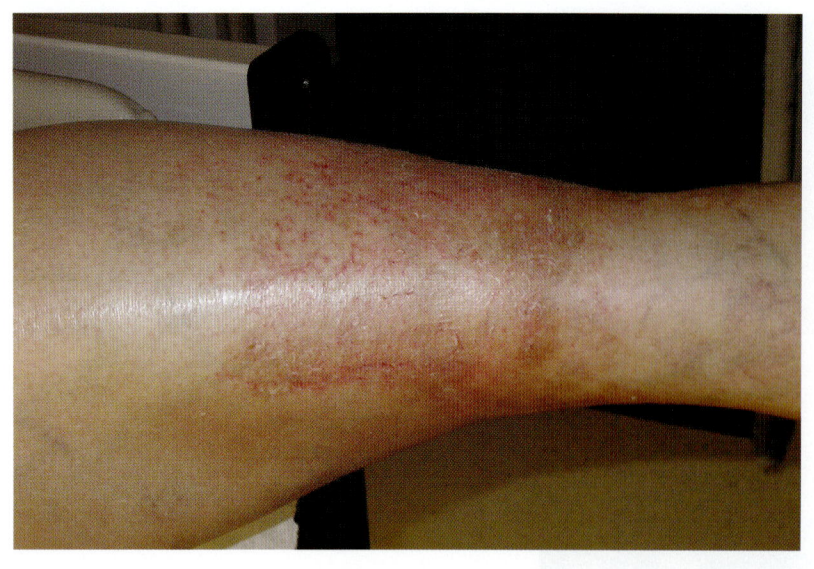

図16-55　急性湿疹・皮膚炎，肉眼像
　湿疹は一般的な臨床病名で，皮膚に紅斑，漿液性丘疹がまとまって生じ，滲出液で湿潤し，痂皮や鱗屑を形成するものをすべて指す。湿疹・皮膚炎群には虫刺，接触皮膚炎，アトピー性皮膚炎，薬剤性皮膚炎，光接触皮膚炎などが含まれる。多くの刺激物質（容器に貼ってある警告に小さな字で"皮膚との接触を避けること"と書いてあるもの）はこのタイプの皮膚疾患を生じる。

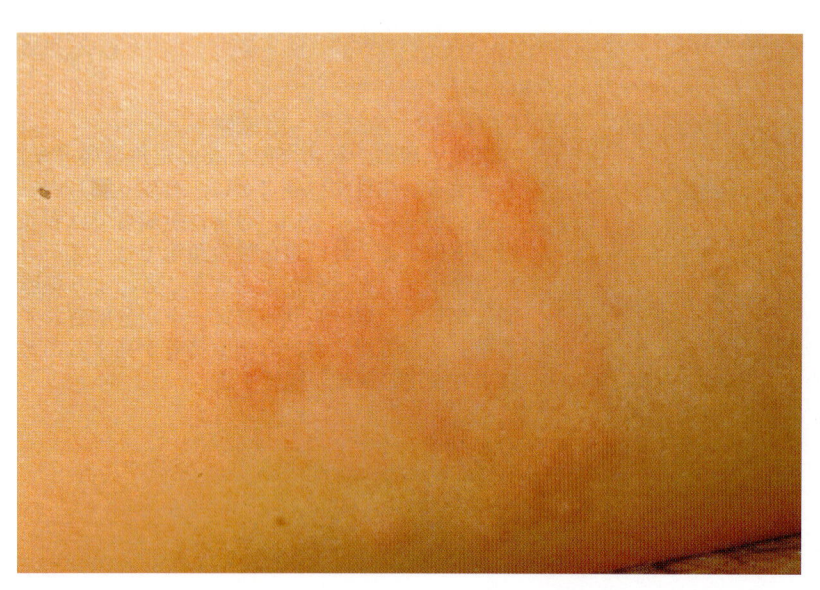

図16-56　接触皮膚炎，肉眼像
　この限局性にやや隆起した紅斑は，ウルシオールという樹脂を含む毒ツタに接触した皮膚である。病変部位は灼熱感あるいは痒みを生じる。湿疹・皮膚炎群の1つである接触皮膚炎は，限局性に抗原に接触して生じ，典型的には自然軽快し，数日から，2～3週間で消退する。抗原はLangerhans細胞で処理され，その抗原提示を受けたCD4陽性T細胞が抗原曝露部位に遊走し，サイトカインを放出してさらなる炎症細胞を呼び寄せる。重症な場合は漿液性丘疹が生じ，滲出液がでて痂皮を形成し，落屑性の局面が持続する。

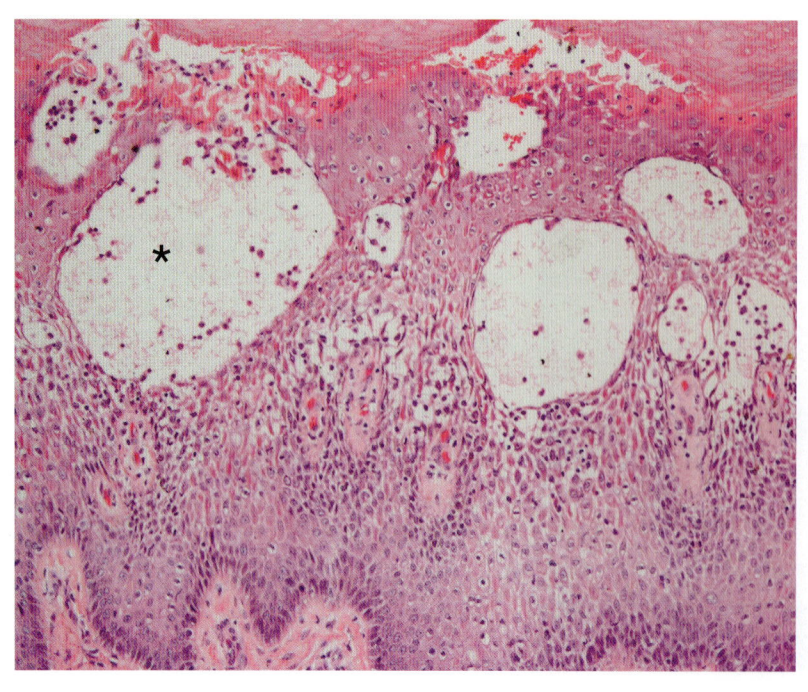

図16-57　急性湿疹様皮膚炎，組織像
　どのタイプであれ湿疹の特徴的な組織像は，浮腫である浸出液の滲出による表皮内の海綿化（＊）であり，高度になると小水疱を形成してくる。多くの場合，湿疹はⅣ型アレルギーが関与し，抗原への初回曝露によって記憶T細胞がつくられる。再び同じ抗原に曝露されるとそのCD4リンパ球が動員され，炎症反応を惹起するサイトカインが放出される。典型的な接触性皮膚炎は抗原に曝露した後，24～72時間以内に発症する。

第 16 章 皮　膚　391

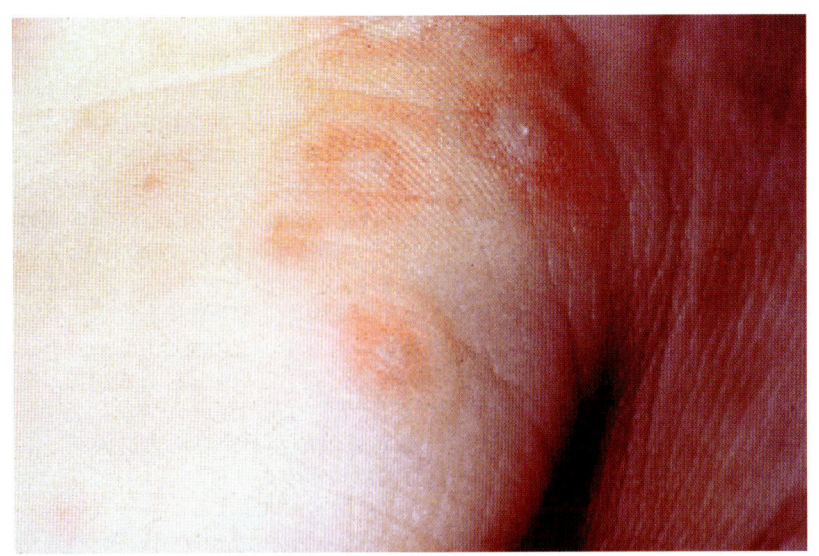

図 16-58　多形紅斑，肉眼像

紅斑，丘疹，小水疱，水疱など様々な皮膚病変（多形）を示す。古典的"矢の的状"病変は中央部の小水疱が紅斑で囲まれ，"風邪の華"と呼ばれる口唇ヘルペスがでた後に手に生じることが多い。この稀ではあるが自然消退する疾患は感染，薬剤，腫瘍に対する過敏反応で起こる。多形紅斑は「軽症」と「重症」に分類され，軽症では体表面積の10％以下，重症では顔面や四肢に対称性に広範に生じる。

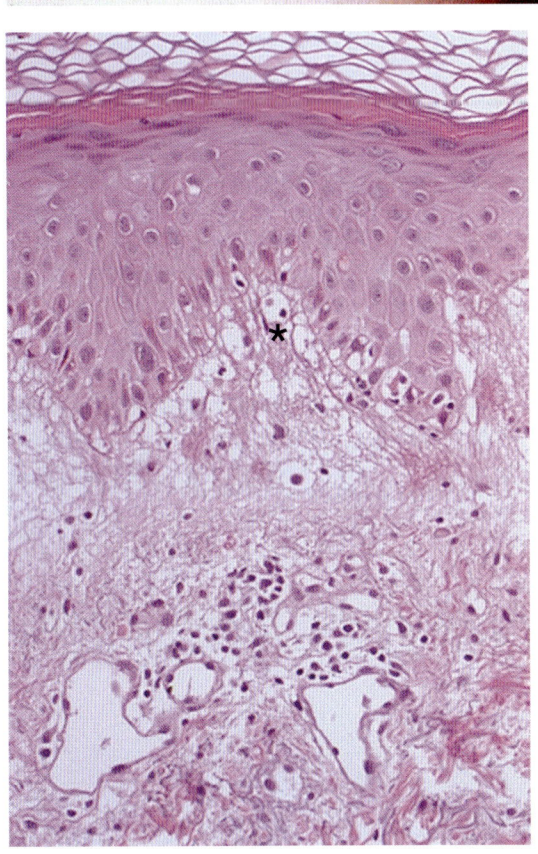

図 16-59　多形滲出性紅斑，組織像

多形滲出性紅斑は，細胞傷害性CD8細胞が関与する炎症反応で，組織学的には表皮-真皮境界部における扁平上皮細胞の壊死（★）が特徴的である。この病変が"多形"と表現されるのは，四肢に左右対称性に，複数の斑，丘疹，大小の水疱などが混在して生じるためである。Stevens-Johnson症候群は小児に好発する発熱をきたす疾患で，多形滲出性紅斑の重症型であり，病変は全身および粘膜を侵すこともある。典型的には（サルファ剤や抗痙攣薬などの）薬剤服用後に発症する。

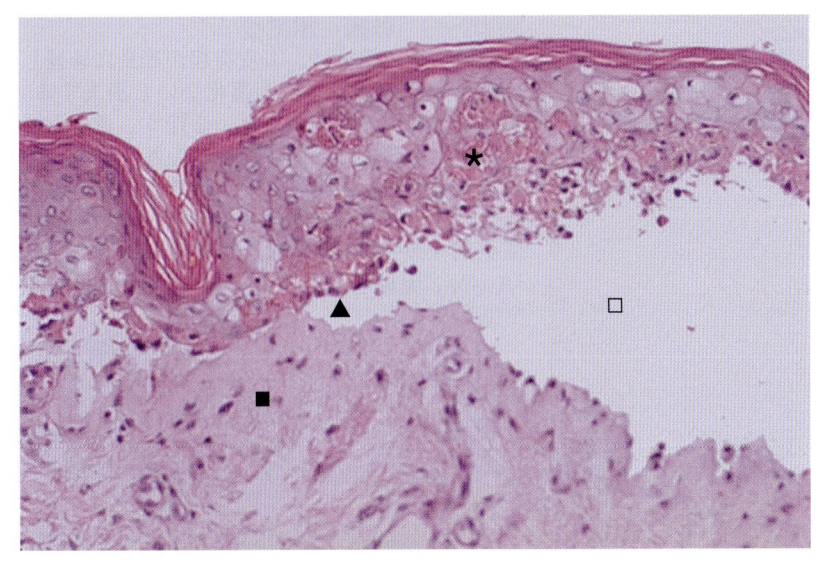

図 16-60　多形滲出性紅斑，組織像

皮膚科的疾患で緊急を要するものはあまりないが，このtoxic epidermal necrolysis（TEN，中毒性表皮壊死症）として知られる疾患はその1つである。高熱をきたす重篤な疾患で，大型の水疱を形成し，表皮が全層性に壊死に陥る結果，皮膚や粘膜表層が広範囲で剥離する。図のように，壊死に陥った表皮（★）が真皮（■）から剥離して挙上し（▲），表皮下水疱（□）を形成する。この疾患にはいくつかのバリエーションがあるが，おそらくは感染や薬剤の服用などによって生じる角化細胞のアポトーシスが関与している。

392　第 16 章　皮　膚

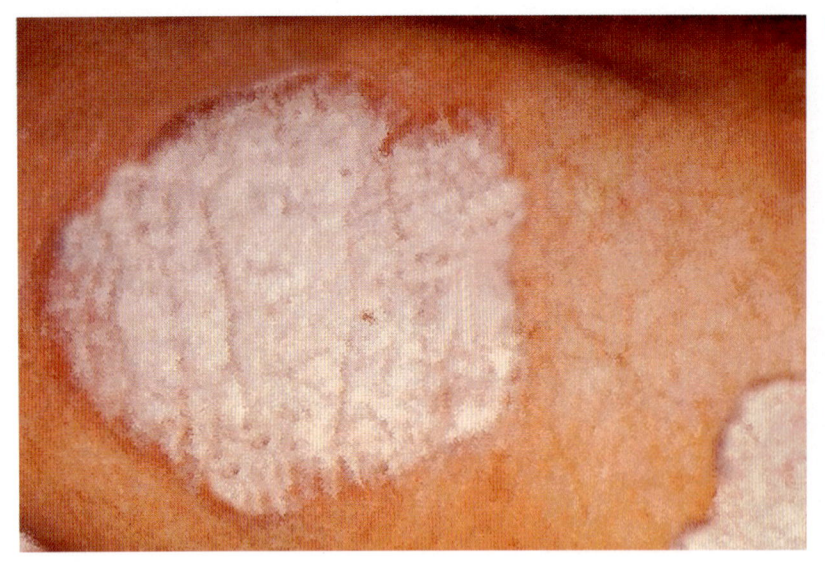

図 16-61　乾癬，肉眼像

　人口の 1～2％の者が罹患する［訳注：わが国ではその 1/10 程度］。関節リウマチに類似した乾癬性関節炎，脊椎炎，筋症状を合併することがある。患者の約 2/3 は特定の HLA-Cw アレルをもつ。CD4 陽性 T リンパ球が表皮樹状細胞（Langerhans 細胞）と反応し，CD8 陽性 T リンパ球が，腫瘍壊死因子（TNF-α），インターロイキン 12，インターフェロン-γ などのサイトカインを遊離して炎症を起こし，角化細胞の増殖をもたらす。この図にみられる厚い銀白色の鱗屑を付着する病変は，骨突起部，頭皮，外陰部，手背によく生じる。表皮は異常に増殖し，基底層から表面に至る表皮のターンオーバー時間は正常の 1 カ月から 4 日にまで短縮し，そのため鱗屑が堆積する。

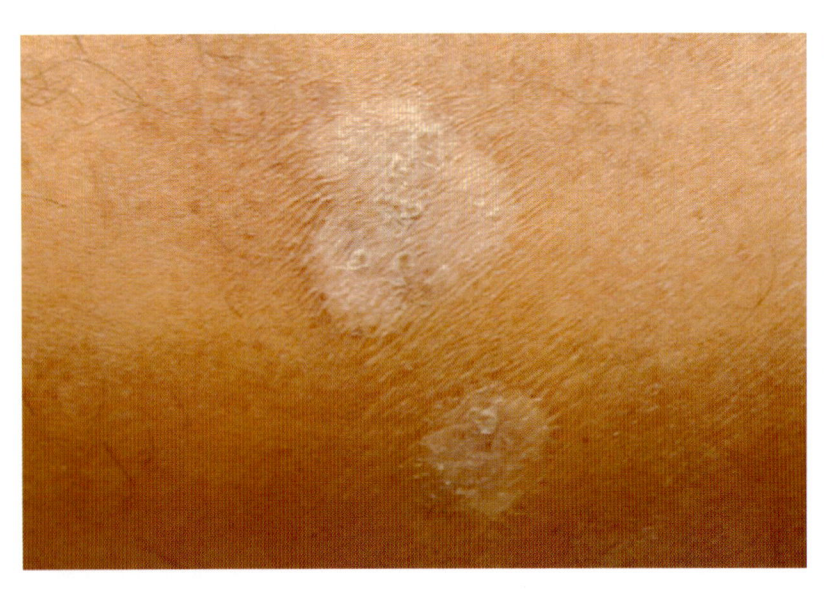

図 16-62　乾癬，肉眼像

　この乾癬は UVB 光線療法後である。皮膚全体が日焼けし鱗屑病変が軽快している。UVB による発癌リスク上昇による長期死亡率は，乾癬そのものによる死亡率とおそらく大差ない。乾癬の重篤な合併症として著明な紅斑と落屑が生じる紅皮症と，発熱や白血球増加を伴い，二次感染を生じる広範囲の膿疱形成がみられる膿疱性乾癬がある。1/3 の患者でみられる軽症の変化として，爪の点状陥凹を伴う黄褐色の色素沈着と爪甲剥離がある。

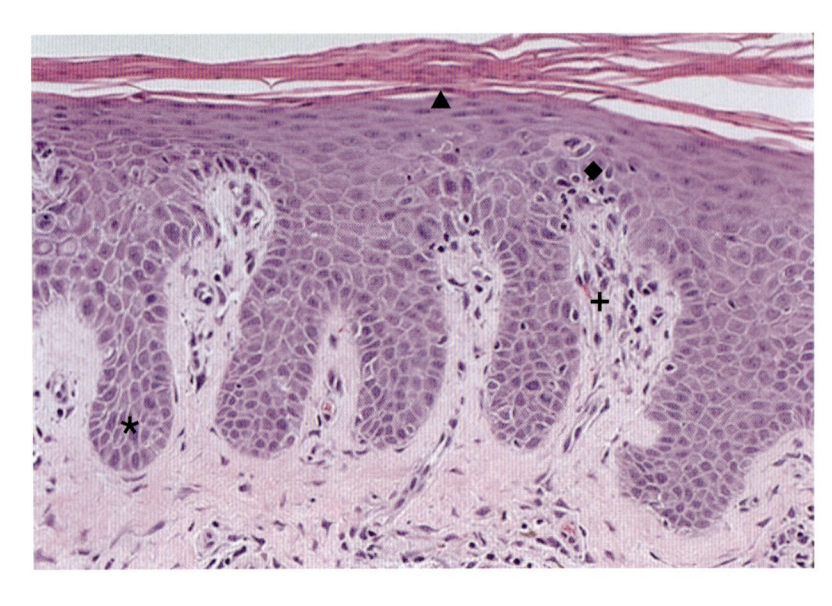

図 16-63　乾癬，組織像

　組織学的に乾癬は，表皮突起が等長に延長し（＊），同部の顆粒層は菲薄化ないし消失する。表層には高度の錯角化（▲）を伴う。表皮表層や錯角化層には，周囲に海綿化を伴う好中球の小集簇巣（◆）がみられる。真皮乳頭層の毛細血管（＋）は，皮膚表面のごく近傍まで達し，斑状病変から鱗屑を挙上させることにより，"Auspitz 現象"として知られる点状小出血点を生じさせる。

第 16 章　皮　膚　393

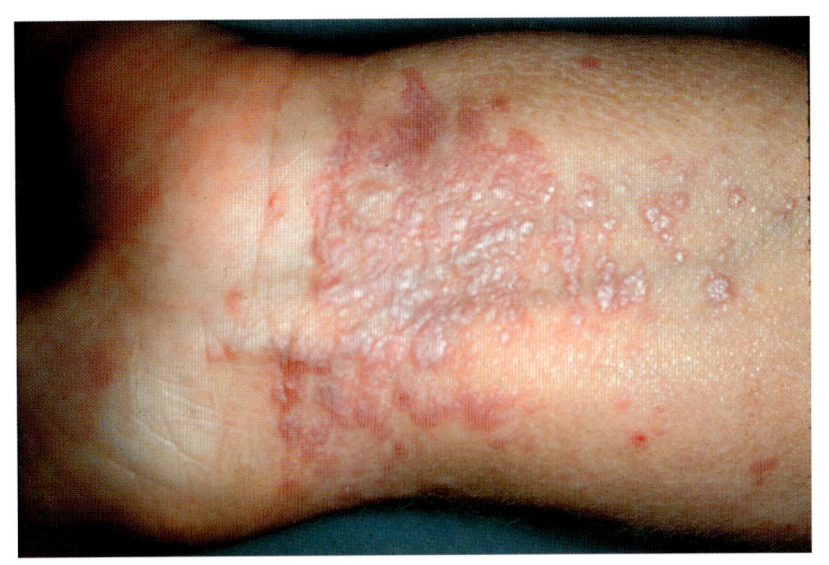

図 16-64　扁平苔癬，肉眼像

扁平苔癬は典型的には1～2年で自然軽快し，発疹のあったところに色素沈着を残す。経過中にここに示すような，痒みを伴うピンク色～紫色の丘疹を呈する。これらの病変は対称性に分布し，肘頭や手関節部，男性では亀頭に好発する。

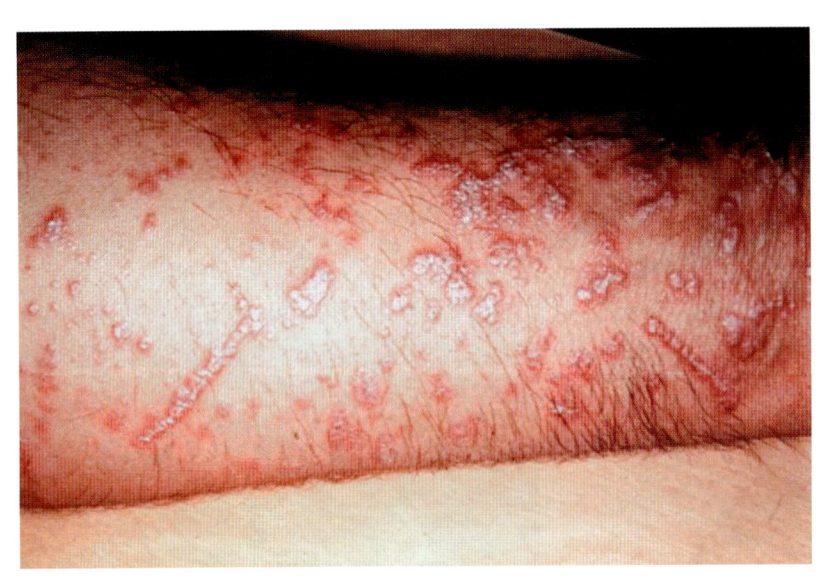

図 16-65　扁平苔癬，肉眼像

この線状に配列した苔癬様病変は乾癬でもみられる Koebner 現象の例であり，外傷を受けた皮膚部位に生じる。皮膚病変に加え，扁平苔癬では口腔病変もよくみられる。口腔粘膜では病変は白色，網状のネット様で，年余にわたり持続する。白色の点状，線状病変は Wickham 線条と呼ばれ，丘疹状の病変にもみられる。本症の原因は不明であるが，おそらく細胞性免疫反応であろう。

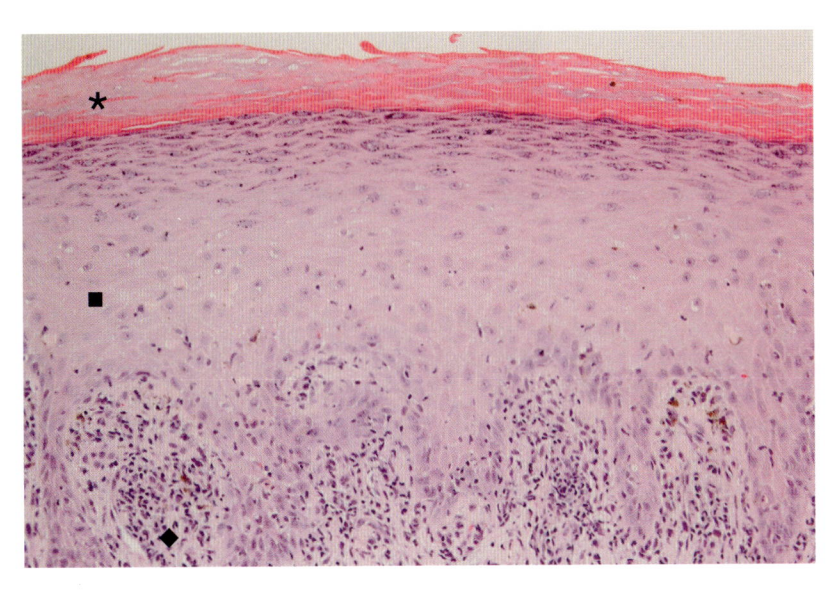

図 16-66　扁平苔癬，組織像

ここに示すように，表皮には不規則な肥厚（■），過角化（★）および顆粒層肥厚などが，真皮にはTリンパ球の帯状の浸潤（◆）がみられる。このTリンパ球の浸潤が表皮-真皮境界部に生じるため，角化細胞は基底層で変性や壊死に陥る。一方で顆粒層はしばしば肥厚する。表皮突起の延長は，鋸歯状を呈している。

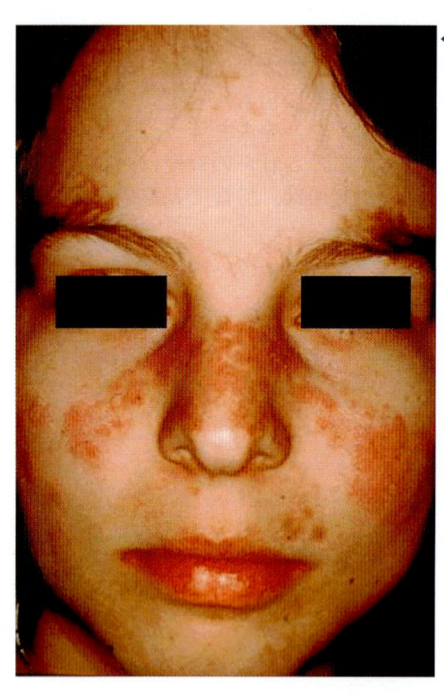

図 16-67　紅斑性狼瘡，肉眼像

この若い女性は頬骨部にいわゆる蝶形紅斑（両頬部にまたがる形から名付けられた）を呈している。このような紅斑は紅斑性狼瘡を示唆する。落屑を伴う，より境界鮮明な円盤状紅斑も生じることがある。紅斑性狼瘡の亜型である円盤状紅斑性狼瘡（discoid lupus erythematosus：DLE）は皮膚のみを侵し，そのため全身性紅斑性狼瘡（systemic lupus erythematosus：SLE）と比べ比較的良性の経過をとる。SLE は典型的には全身性疾患で腎臓などの内臓を侵し，1/3 の例で皮膚症状を呈する。DLE, SLE のいずれにおいても日光曝露は紅斑性発疹を悪化させる。DLE の少数（5～10%）が SLE に移行するが，それらの患者は通常，抗核抗体が陽性である。

図 16-68　紅斑性狼瘡，組織像

ここに示すのは SLE の患者の皮膚の浅層における高度の炎症反応で，表皮基底層（★）は液状変性をきたし融解している。真皮上層の血管から赤血球（◇）が漏出している（これが紫斑としてみられる）。表皮-真皮境界部にはリンパ球が浸潤している。

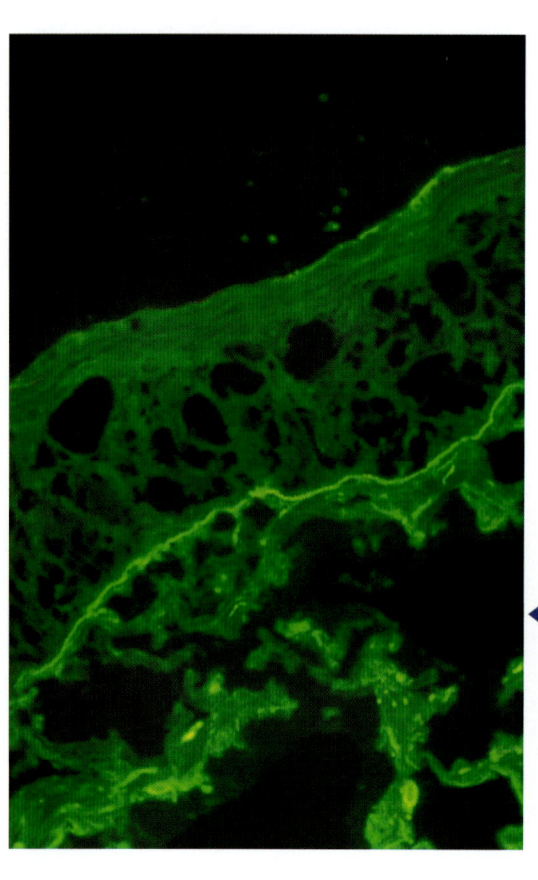

図 16-69　紅斑性狼瘡，免疫蛍光法

免疫蛍光法は，皮膚の生検材料で施行することができる。この図では，抗 IgG 抗体を用いた蛍光染色で，明るい緑色の蛍光バンドが認められる。このような表皮-真皮境界部における局在は，免疫複合体の典型的な沈着像である。この免疫複合体は，複数の抗原と抗体によって構成されており，基底膜に沿って沈着する傾向を示す。補体の活性化は炎症反応をさらに増強する。この蛍光染色のパターンがみられる皮膚疾患には，SLE, DLE および水疱性類天疱瘡がある。

第 16 章　皮　膚　395

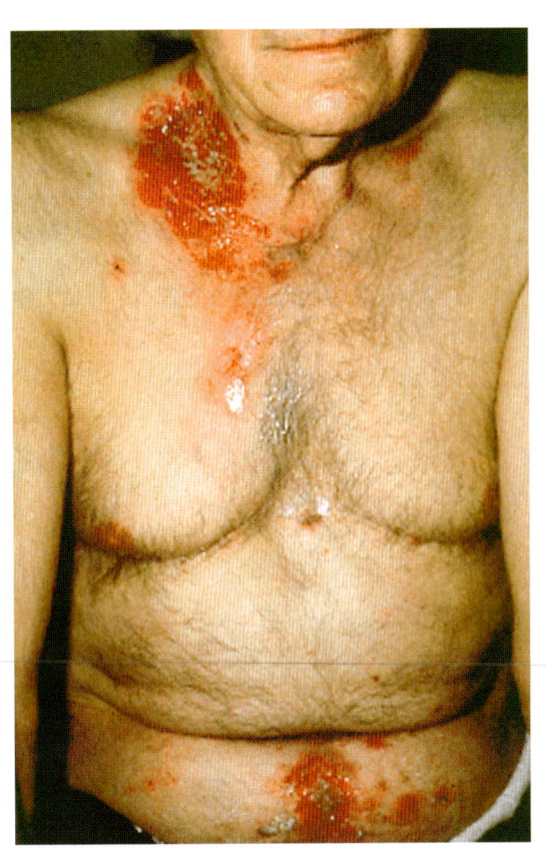

◀図 16-70，図 16-71　尋常性天疱瘡，肉眼像
　水疱性疾患として尋常性天疱瘡がある。表皮有棘層が基底層から分離し，弛緩性水疱を形成し，それはこの写真にみられるようにしばしば破れる。病変は頭皮，臍周囲，間擦部に生じることが多く，粘膜にも生じる。

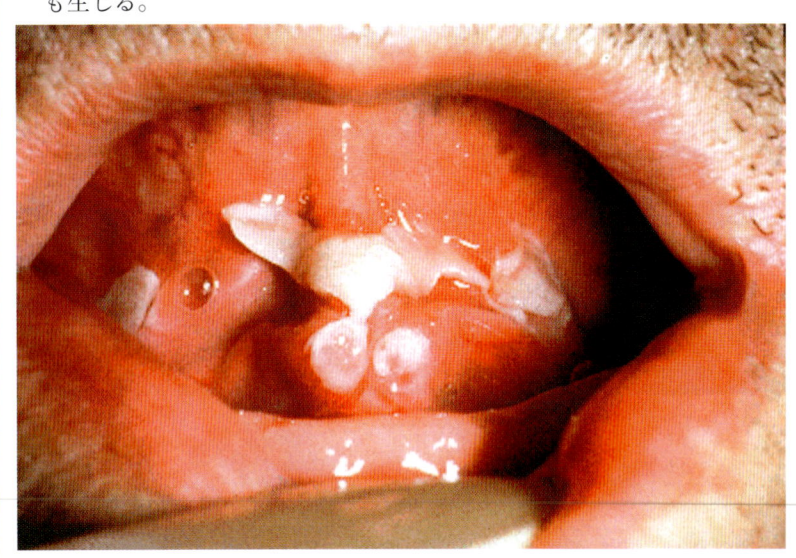

図 16-72　尋常性天疱瘡，組織像▶
　水疱が表皮基底層の直上（▲）で形成される棘融解による水疱性疾患である。水疱は徐々に大きくなり数が増し，破裂するとひろい範囲で皮膚表面が露出したままとなる。副腎皮質ステロイドは病状の進行を抑制するために，免疫抑制剤は維持療法として使用される。

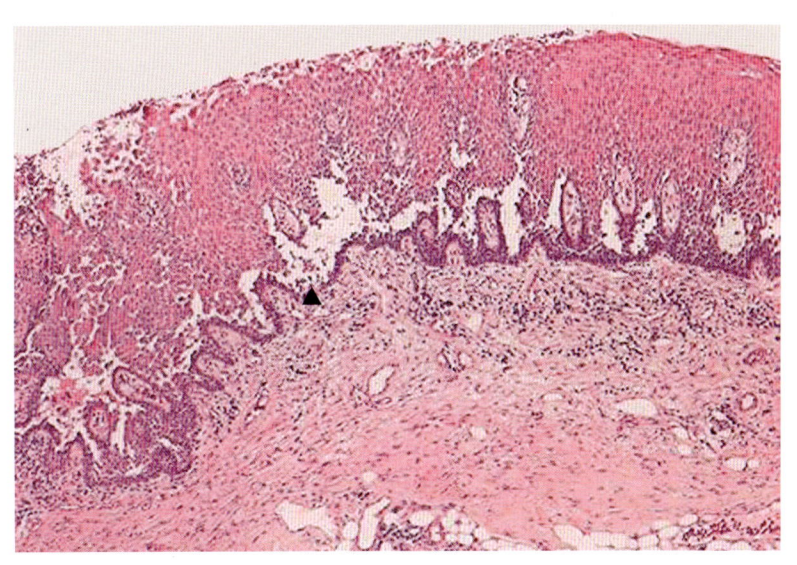

◀図 16-73　尋常性天疱瘡，免疫蛍光法
　尋常性天疱瘡は，角化細胞のデスモゾームに関連する蛋白に対し自己抗体が産生されることによって生じる自己免疫疾患である。自己抗体は，デスモゾームの構成要素の1つであるデスモグレイン3に対する抗体で，角化細胞の接着性に関与している。免疫蛍光法で抗IgG抗体を用いると，ここに示すように細胞間に網目状の陽性所見が得られる。血中を循環する抗体を同定することも可能である。

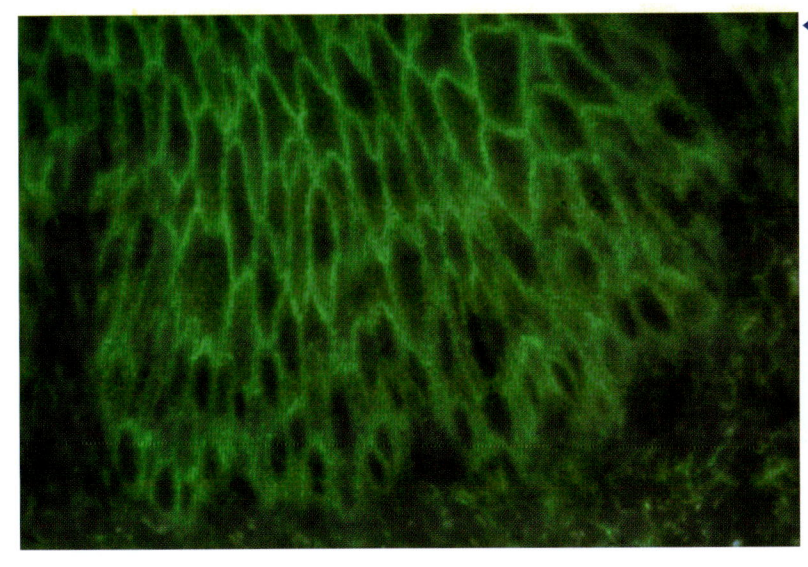

396　第16章　皮　膚

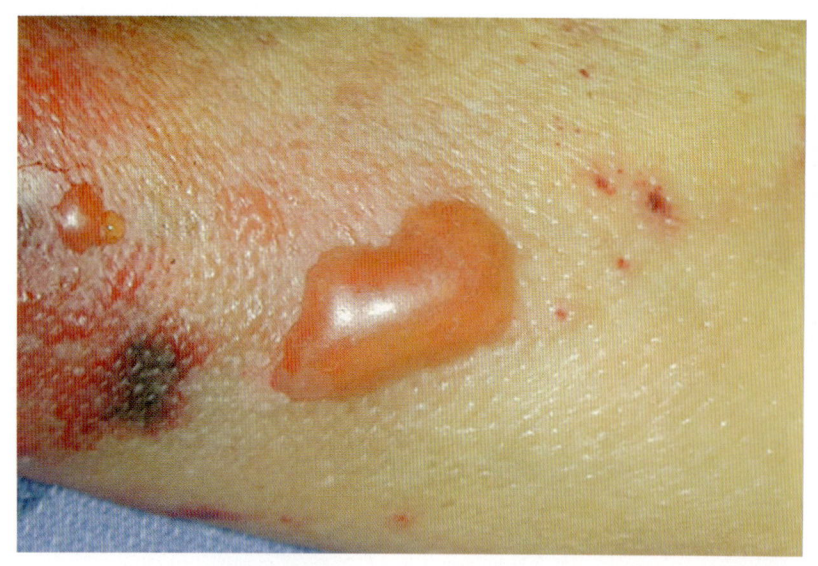

図 16-74　水疱性類天疱瘡，肉眼像
　この図では大型，緊満性水疱が中央部に，小型の水疱が左方にみられる。水疱は感染や薬剤に伴って生じる。ここでみられる病変は水疱性類天疱瘡として知られているもので，典型的には高齢者の皮膚と，粘膜を侵す。これらの水疱は透明な滲出液が充満し，天疱瘡と比べて破れにくく，大きさは数 cm に達することもある。腋窩，鼠径部，前腕の屈側や腹部，さらに大腿内側に好発する。

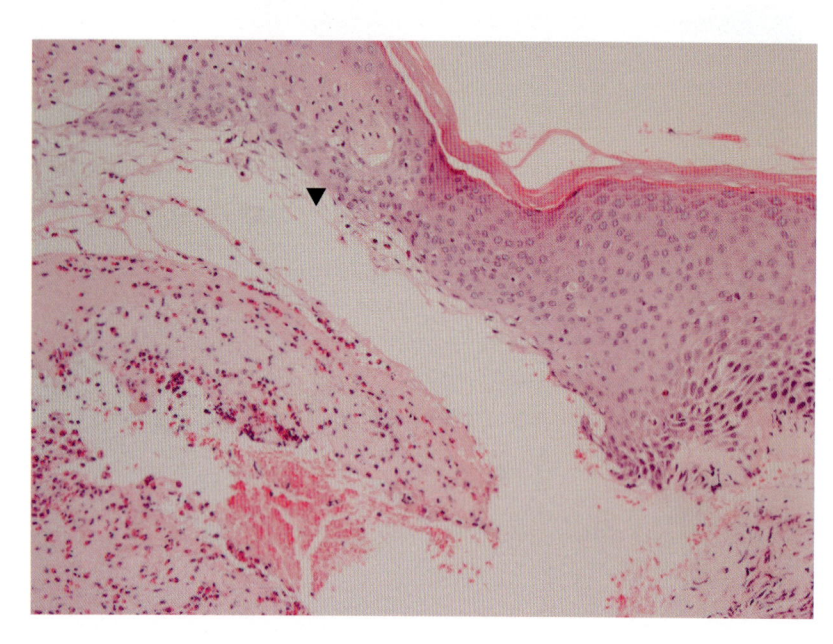

図 16-75　水疱性類天疱瘡，組織像
　ここに示すのは，表皮下（▼）に形成された棘融解のない水疱である。炎症細胞浸潤としてリンパ球，好酸球および好中球などに加え，フィブリンも析出する。真皮浅層には浮腫をきたしている。病変は瘢痕を残すことなく治癒する。口腔内病変が 10〜15％の症例で認められる。

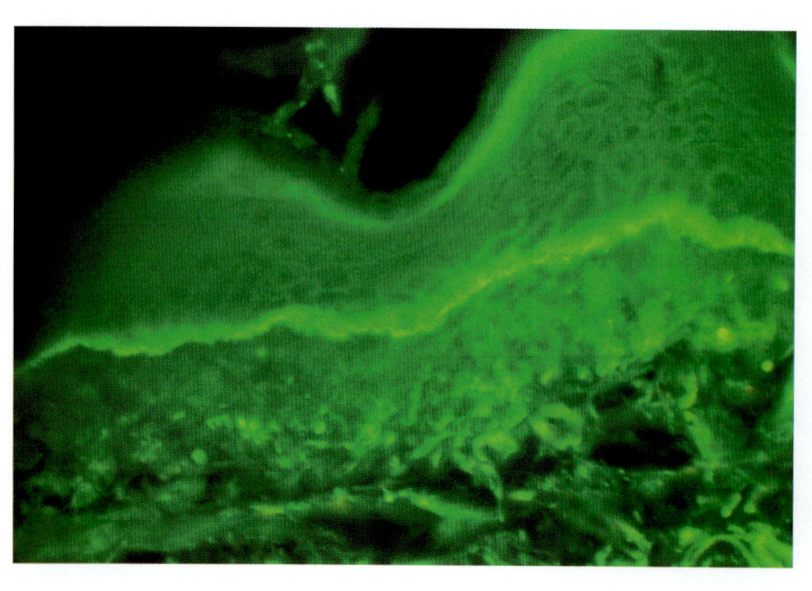

図 16-76　水疱性類天疱瘡，免疫蛍光法
　水疱性類天疱瘡では通常，免疫グロブリンや補体は基底膜に沿って線状に分布する。抗体（ここでは抗 IgG 抗体）は，扁平上皮のヘミデスモゾームに対して反応している。ヘミデスモゾーム内の水疱性類天疱瘡抗原 1（BPAg1）と 2（BPAg2）に対する自己抗体は，補体と結合し，炎症細胞を呼び寄せて活性化する。

第 16 章 ● 皮　膚　397

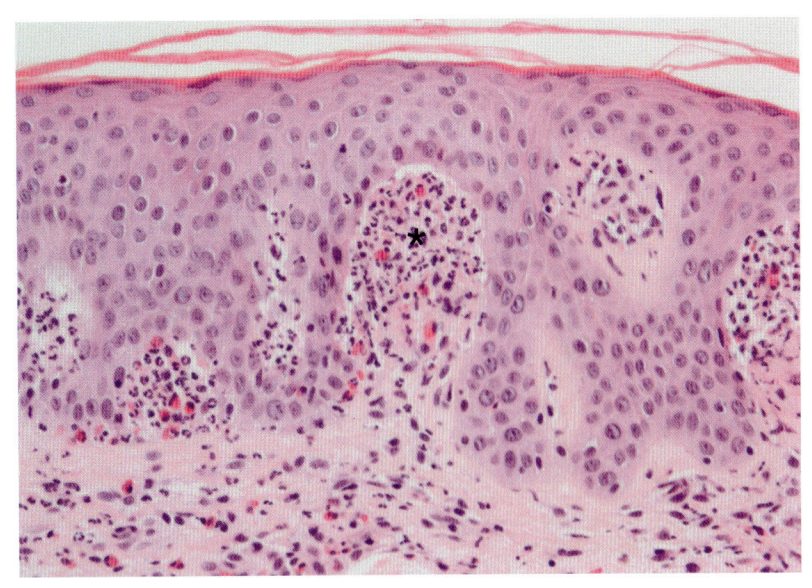

図 16-77　Duhring 疱疹状皮膚炎，組織像

　肉眼的には，小水疱を伴う蕁麻疹様膨疹が多発する。中年の成人，特に男性に好発する。小腸を侵すセリアック病と関連している。抗 IgA 抗体や抗 IgG 抗体は，摂取された小麦，大麦およびライ麦などの穀物に存在するグルテン（グリアジン）蛋白に対して反応するが，表皮の基底膜と真皮を結合する係留線維の 1 つであるレチクリン蛋白（細網線維）に対しても反応する。ここに示すように，特徴的な組織像は真皮乳頭層における微小膿瘍を形成する好中球の浸潤（＊）である。時間が経過するとこれらの病変は融合し，大型の水疱を形成する。

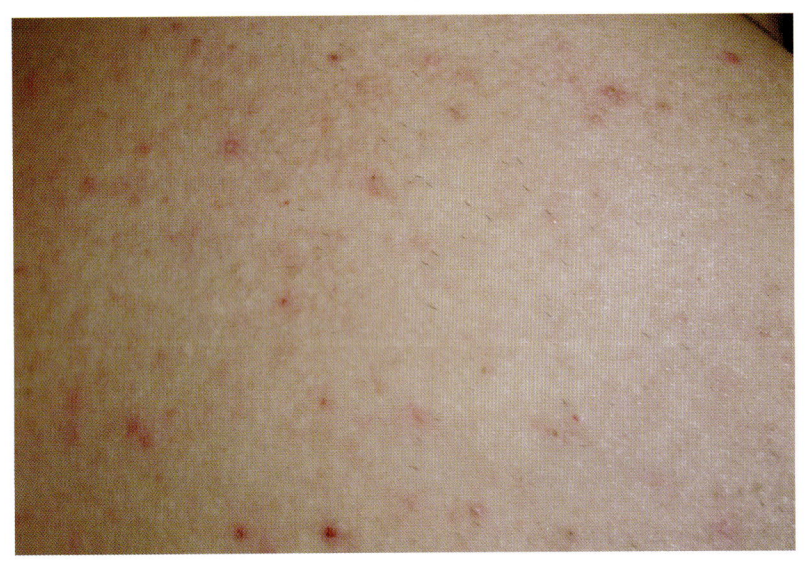

図 16-78　尋常性痤瘡，肉眼像

　この図は背部の軽症の痤瘡で，膿疱を混じる散在性の炎症性丘疹がみられる。痤瘡は思春期後のティーンエイジャーや若者のほとんどに程度の差はあれ生じるもので，男性ホルモンの産生亢進による皮脂腺からの皮脂産生増加による。皮脂と角質片が毛包を閉塞し，面皰を形成する。面皰内の Propionibacterium acnes などの細菌が炎症と腫大をもたらし，膿疱や結節がつくられる。これは破れることがあり，一般的に 0.5cm 以上の囊胞性病変を形成し，化膿性病変は炎症とともに周囲皮膚へ拡大する。

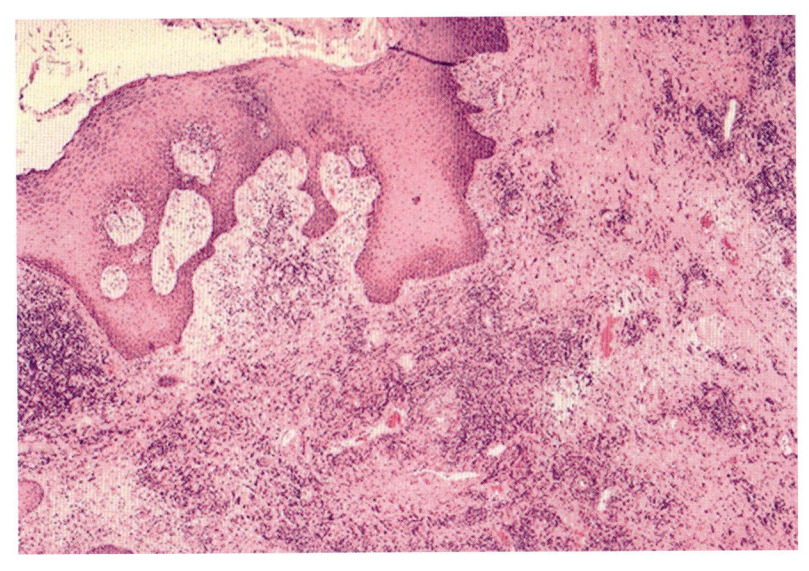

図 16-79　尋常性痤瘡，組織像

　急性および慢性の炎症細胞が，真皮全層性に高度に浸潤している。痤瘡はほとんどの場合は自然治癒し，通常は思春期以降の発生は少ない。成人でも約 10 〜 20％に発生する。男性の方が女性より発症しやすいが，いったん発症すると女性の方が長引きやすい。稀ながら，ここに示すように重症化することがある。重度の痤瘡は，特に男性では瘢痕化することがある。アンドロゲンの刺激で皮脂腺の分泌が活性化されることに加え，痤瘡プロピオンバクテリウム菌 Propionibacterium によって脂質が刺激性の脂肪酸に分解されることによって炎症反応が促進される。治療には合成ビタミン A の誘導体（イソトレチノイン）が奏功することが多い。

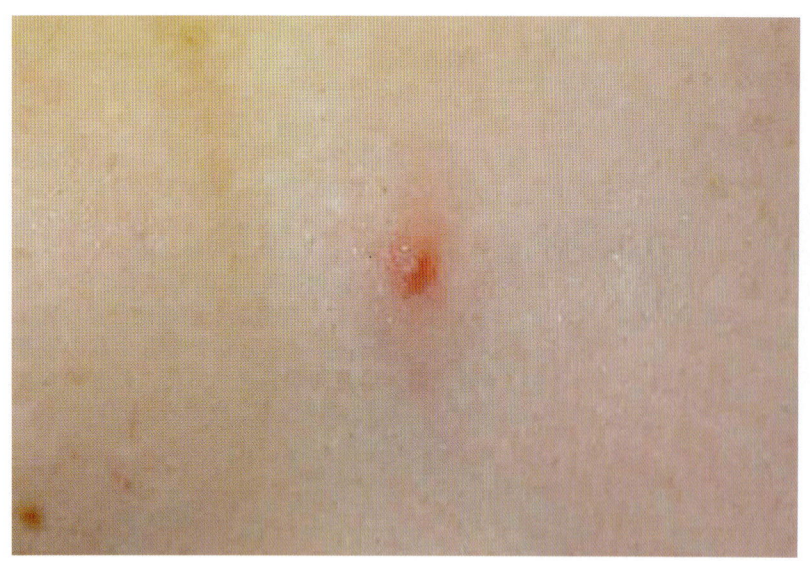

図 16-80　結節性紅斑，肉眼像

結節性紅斑は脂肪織炎（皮下脂肪織の炎症）の一種で，中央部は圧痛のある硬結で周囲は紅斑で囲まれている。大きさは数 cm に至ることもあり，数週間から数カ月持続し消退する。下腿，大腿伸側皮膚に好発する。時に紫色になり，平坦化して褐色となり消退する。基礎に肉芽腫性疾患などの全身性疾患がある例や，サルファ剤などの薬物療法や悪性腫瘍，炎症性腸疾患と関連して生じることがある。しかし，大多数の例では原因不明である。

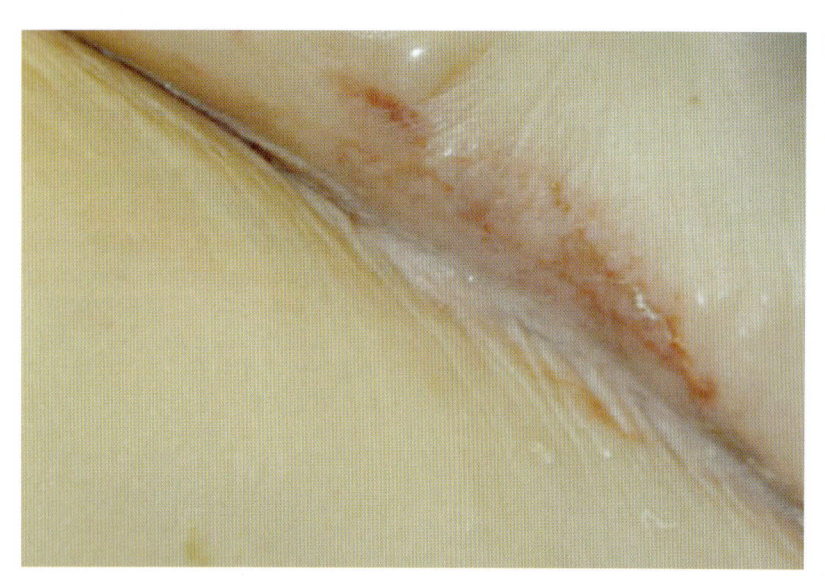

図 16-81　間擦疹，肉眼像

この下腹部の皮膚皺襞内の紅斑は間擦疹として知られている。皺襞内で皮膚表面が擦れ，表皮の擦りむけが生じやすい。一方，暖かく湿った環境は真菌や細菌の増殖を促し，二次感染が起こりやすい。この状態は肥満の合併症として生じることが多い。

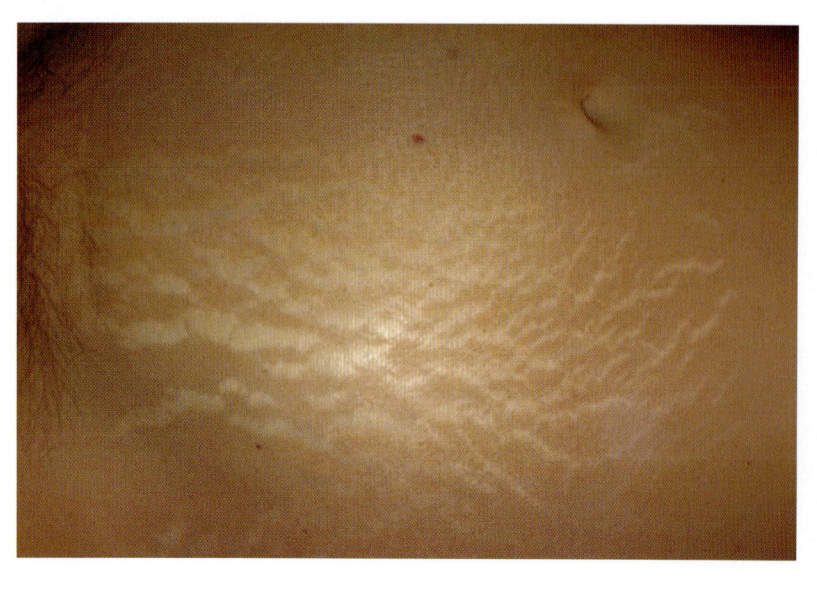

図 16-82　腹部の皮膚線条，肉眼像

この図の下腹部にみられる色がうすく線状で白色の瘢痕様変化は皮膚線条（より正式には皮膚萎縮線状あるいは伸展性線状）である。できはじめにはピンク色から紫色である。真皮の弾性線維の脆弱性に関連して，腹部，乳房，臀部，大腿に生じる。誘因として妊娠，肥満，Cushing 症候群が挙げられる。

第 16 章　皮　膚　399

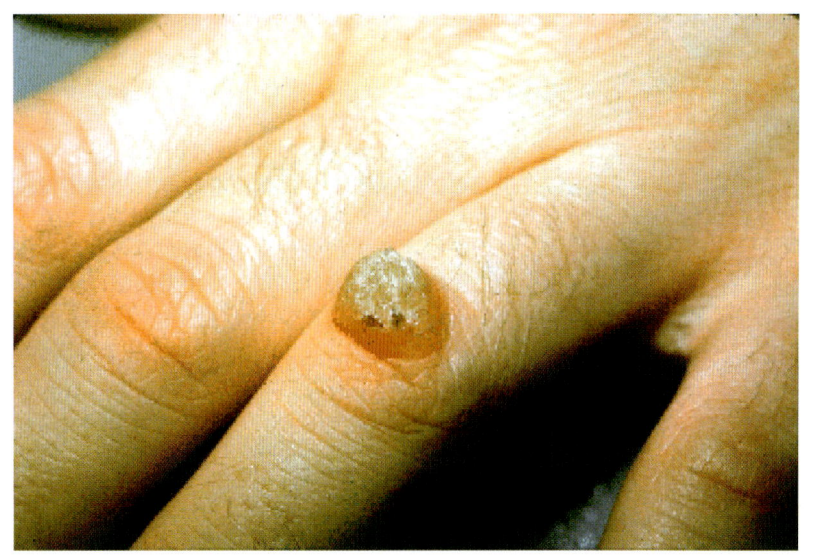

図 16-83　尋常性疣贅，肉眼像

　皮膚の疣状結節で，特に小児や思春期によくみられるのが尋常性疣贅である。手に最もよく生じる。単発性あるいは多発性である。表面は粗造で，色は灰色から淡褐色，褐色である。これらのイボはヒト乳頭腫ウイルス（Human papilloma virus：HPV）の感染で生じ，他人からの直接的接触あるいは本人の病変からの自己接種で感染する。これらの病変は数年かかって非常にゆっくり増大し，その後，6 カ月から 2 年くらいで縮小していく。

図 16-84　尋常性疣贅，組織像▶

　イボあるいは尋常性疣贅と呼ばれるこの疾患は，高度の過角化を伴う著しい表皮の過形成（★）が生じ，乳頭腫状に増殖（■）することによって疣状の肉眼像を呈する。表皮の顆粒層（◆）は肥厚している。通常，数 mm 〜 1cm 程度の大きさであり，大部分が手背に発生する。しかし，顔面（扁平疣贅），足底（足底疣贅）および，手掌（手掌疣贅）にも出現する。

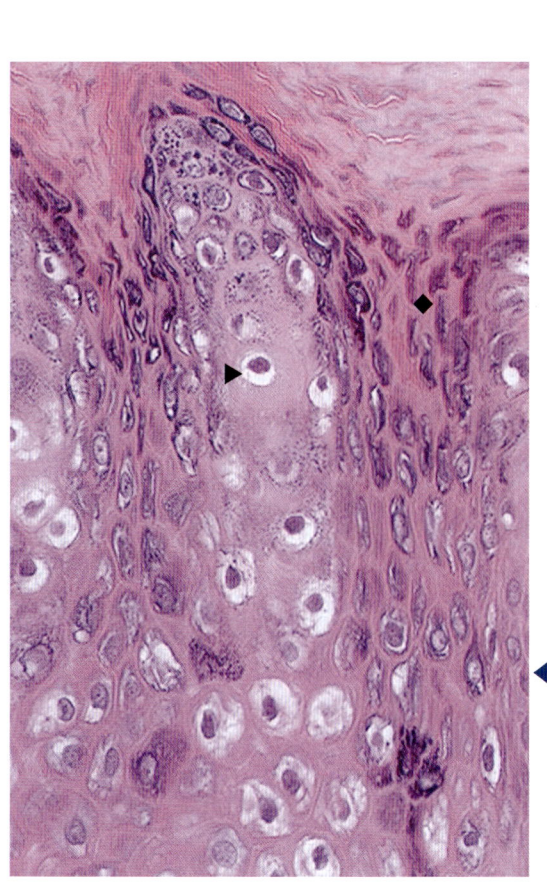

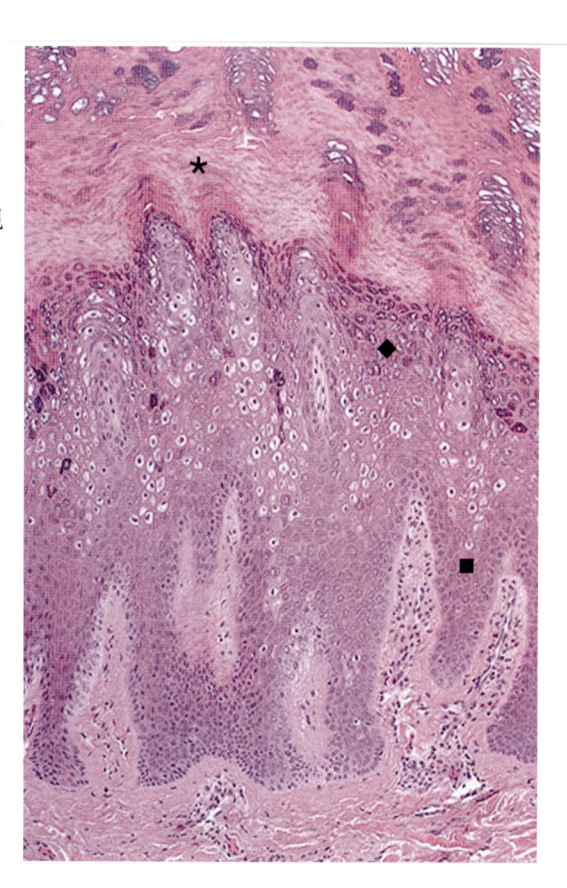

◀図 16-85　尋常性疣贅，組織像

　強拡大像でみられる核周囲空胞（▶）や大型で好塩基性のケラトヒアリン顆粒（◆）などが目立つ角化細胞（コイロサイトーシス）の出現は，病変がウイルス感染に起因することを示唆している。ウイルス粒子は表皮角化細胞の核内に存在する。このような疣贅は一般的に悪性転化とは関連のない HPV の亜型によって引き起こされる。ただ HPV16 型だけは，扁平上皮癌の発生に関与している。

400　第16章　皮　膚

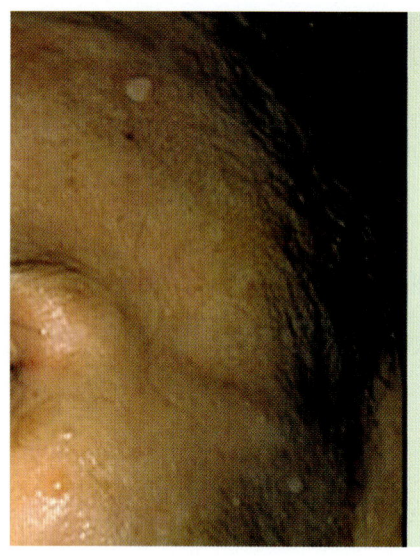

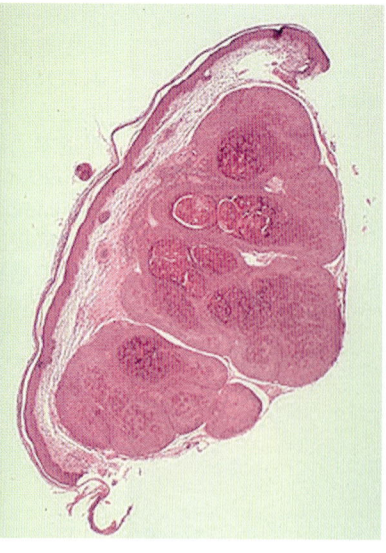

図16-86　伝染性軟属腫，肉眼像，組織像
　左図に示すように，伝染性軟属腫では，2～4mm大のドーム状で常色の硬い丘疹が多発する。病変中央に臍窩を有することもある。大多数の症例は体幹や肛門生殖器周囲に好発するが，ここに示すように顔面などそれ以外の部位に生じることもある。右図の生検像では，カップ状を呈する疣状の表皮過形成がみられる。伝染性軟属腫の感染は，ヒト同士の接触によりひろがる。

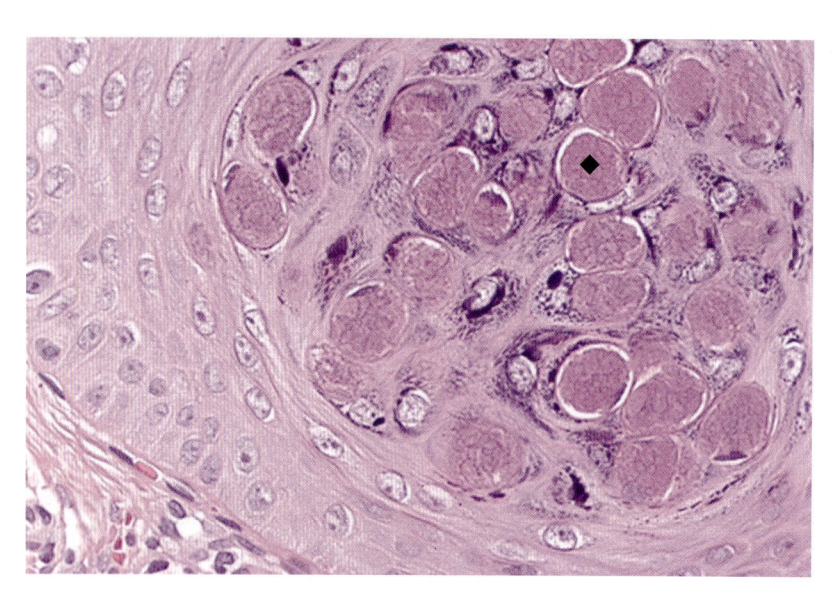

図16-87　伝染性軟属腫，組織像
　強拡大像で，表皮角化細胞内に大型でピンク色を呈する卵円形のウイルス封入体（◆）が確認される。これは"軟属腫小体molluscum body"と呼ばれ，ポックスウイルスに属するレンガに似た四角い形態のDNAウイルスが無数に入っている。病変は2～3カ月で自然消退する。軟属腫小体は，病変の中央部をつまむと白いチーズ状の物質として排出されギムザ染色により同定される。

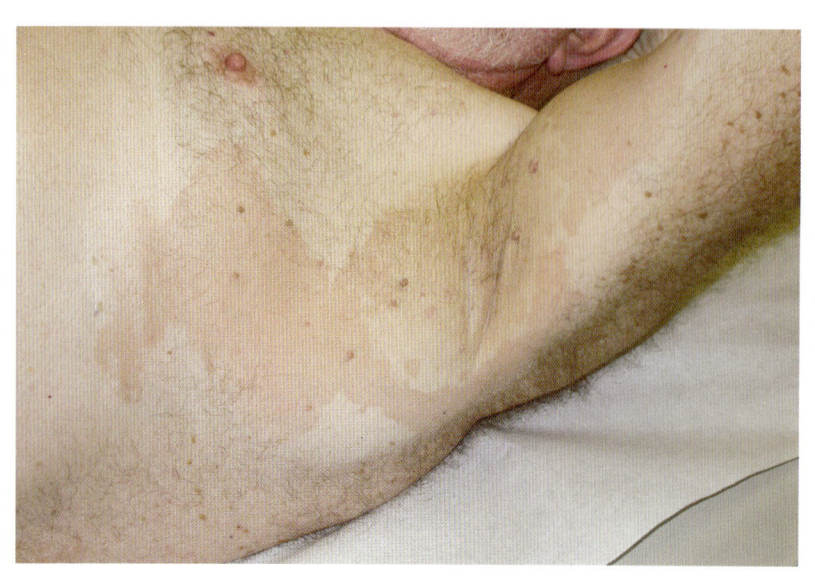

図16-88　浅在性真菌感染，肉眼像
　この写真は真菌の*Malassezia furfur*で起こる癜風で，躯幹上部に不規則な形の軽度色素沈着を伴う融合性の斑がみられる。様々な皮膚糸状菌が不規則な形の湿疹様病変や不規則な色調，痂皮，鱗屑を生じる。皮膚糸状菌としては*Trichophyton*属や*Epidermophyton*属が挙げられる。このような病変を白癬と呼び，さらに発生部位に応じて，躯幹白癬，頭部白癬，陰部白癬（たむし），須毛部白癬，足白癬（みずむし）などと称される。

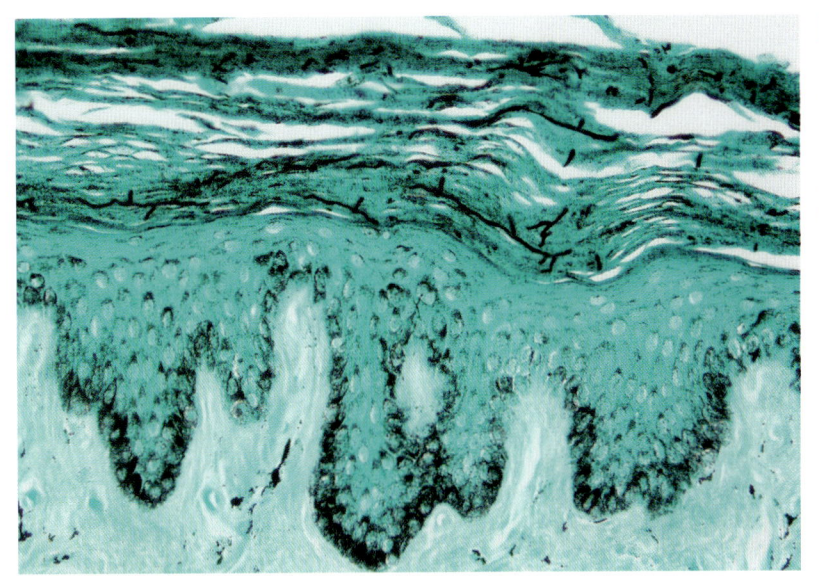

図 16-89　浅在性真菌感染，組織像

　Gomori 鍍銀染色（メテナミン染色）により黒色に染色される角質層内に存在する細く伸びた二分岐の真菌菌糸に注目すること。真菌は暖かく湿った環境において増殖が促される。爪に感染すると，"爪真菌症" と呼ばれる。感染が疑われる場所に蛍光（ウッドランプ）を当てると，真菌の自家蛍光が光ってみえることがある。

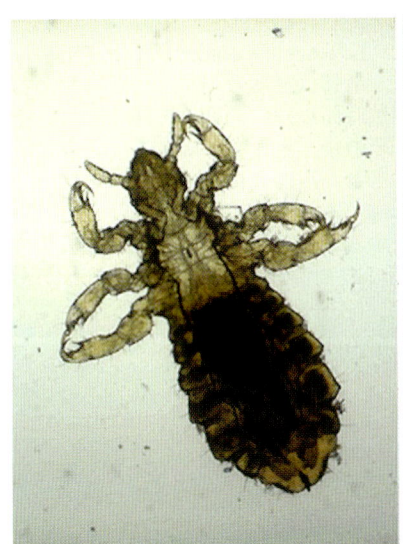

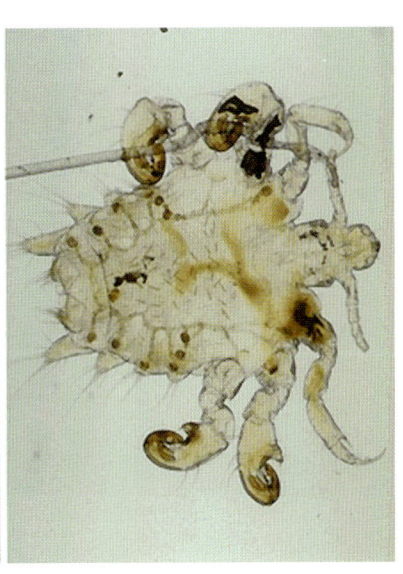

図 16-90　シラミ症，組織像

　右図では，ケジラミが陰毛をつかんでいるのがわかる。左図には，ケジラミよりも腹部が細長いコロモジラミ（アタマジラミも同様の形態）を示す。これらの羽をもたない 6 本脚のシラミは，宿主であるヒトを吸血することによって生息している。シラミの存在は非常に不快で，感染部位の刺激のために激しく掻破したり擦ったりすることにより二次感染を引き起こす。コロモジラミ（*Pediculus humanus corporis*）は，*Rickettsia prowazekii*（発疹チフス），*Borrelia recurrentis*（回帰性発熱）および，*Bartonella quintana*（塹壕熱，杆菌性血管腫症，心内膜炎，リンパ節腫脹）などの病原菌も媒介する。

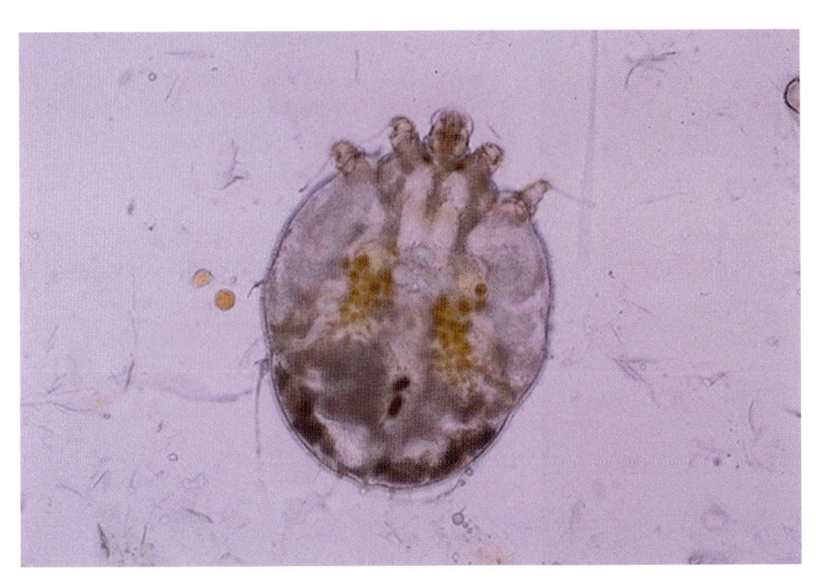

図 16-91　疥癬，組織像

　患者の指間の 0.2 ～ 0.6cm から数 cm 長の線状の発赤の上をメスでそっと擦ると，この疥癬虫（*Sarcoptes scabiei*，ヒゼンダニ）が採取できる。雌のみが角質層下で疥癬トンネルを形成する。典型的には手に感染するが，男性の外陰部や女性は乳輪周囲などにも発症する。激痒のため掻破により擦過創を形成する。

402　第16章　皮　膚

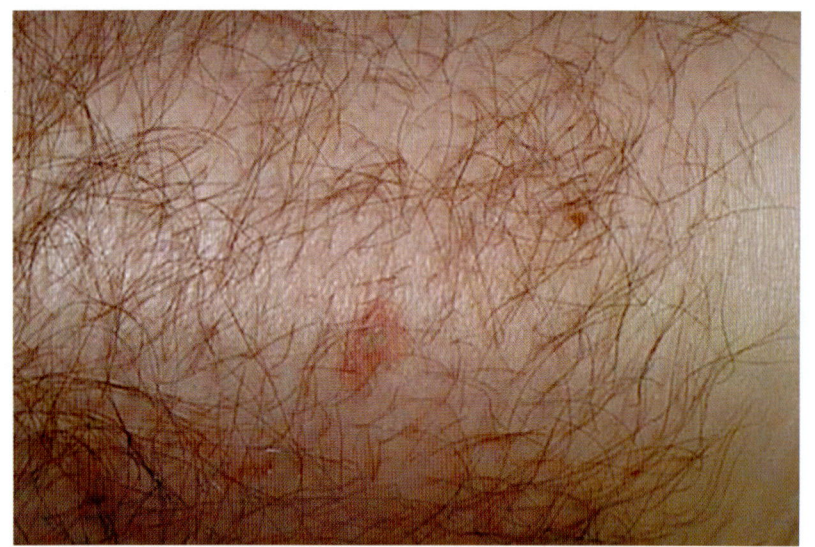

図 16-92　蜂刺症，肉眼像

この限局性紅斑は蜂刺症による。中心の刺入部は色がうすく，急性の壊死性変化を現し，周囲の皮膚は急性炎症により浮腫性で軽度の紅斑となっている。少数ではあるがこのような蜂刺症により全身性のⅠ型過敏症であるアナフィラキシーを生じる。

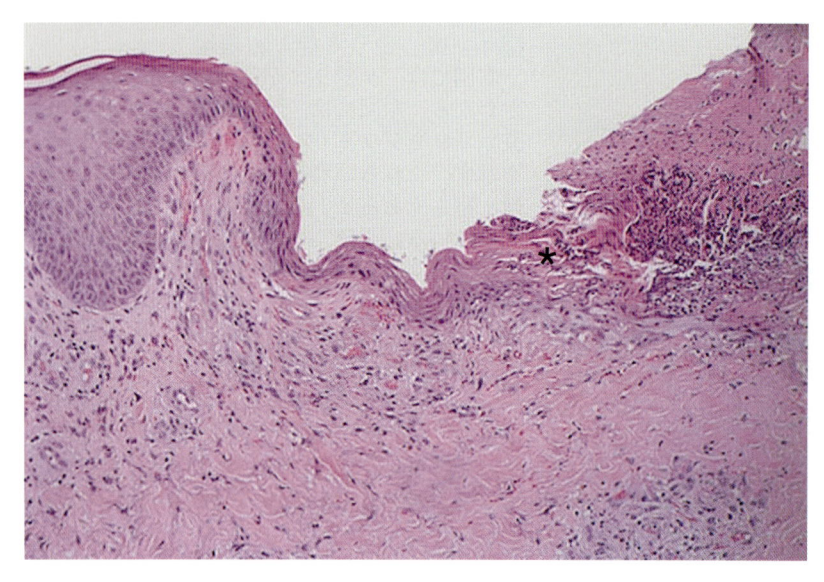

図 16-93　褐色グモ咬刺症，組織像

褐色グモ（Loxosceles spider，イトグモ）に噛まれると，最初は軽度の刺すような刺激があるだけだが数時間以内には紅斑を伴う激しい痛みとなり，その後，水疱を形成する。さらに時間が経過すると，潰瘍底に壊死（★）を伴う深い潰瘍を形成する。多くの場合，これらの潰瘍は自然治癒するが，数週間から数カ月遷延すれば創傷郭清や皮膚移植が必要となることがある。

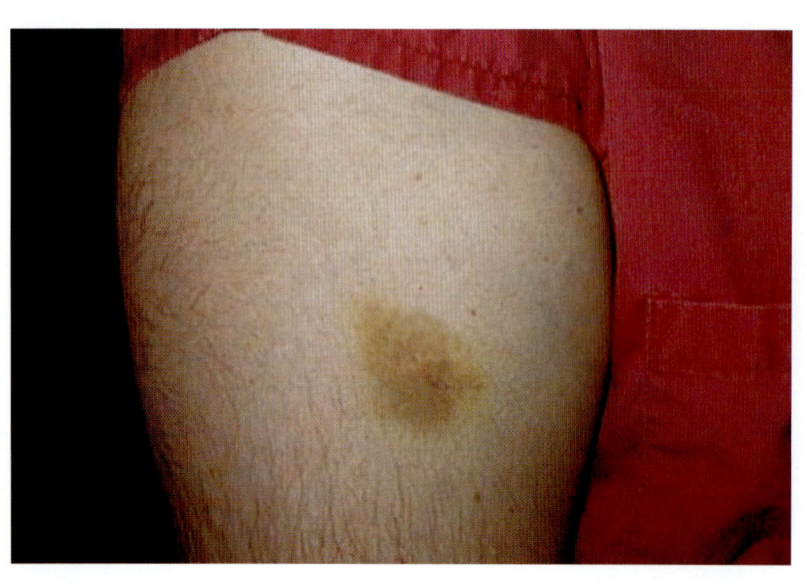

図 16-94　挫傷，肉眼像

皮膚が断裂しない程度の鈍的な外傷でも，真皮や皮下組織の小血管が破れ赤血球が血管外へ漏出することがある。挫傷の初期には暗赤色～青色にみえるが，時間とともに赤血球が分解されてビリルビンやヘム（これらはマクロファージによりヘモジデリンへと処理される）となり，ここにみられるように腕の外側への外傷後1週間で黄色調になる。

第 16 章　皮　膚　403

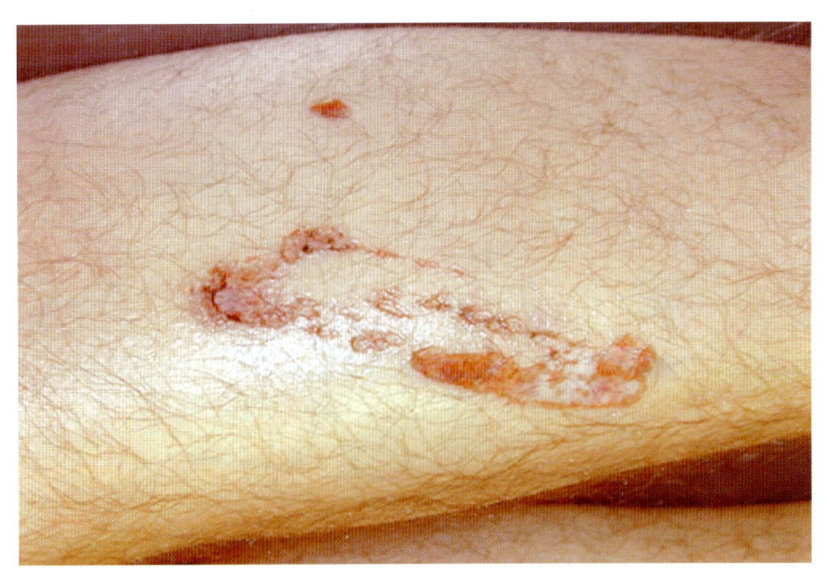

図 16-95　擦過傷，肉眼像
　擦過傷は皮膚の表面を掻き取るような外傷で，この脚にみられるように，典型的には不規則な形を呈する。表皮の表在性の剥離であり，皮膚表面に破断はないことに注意する。時には擦過傷の形態は，外力が加わったときにどのような表面性状のものに皮膚が接触したかを示唆する。剥離した表面に異物が埋め込まれていることもある。

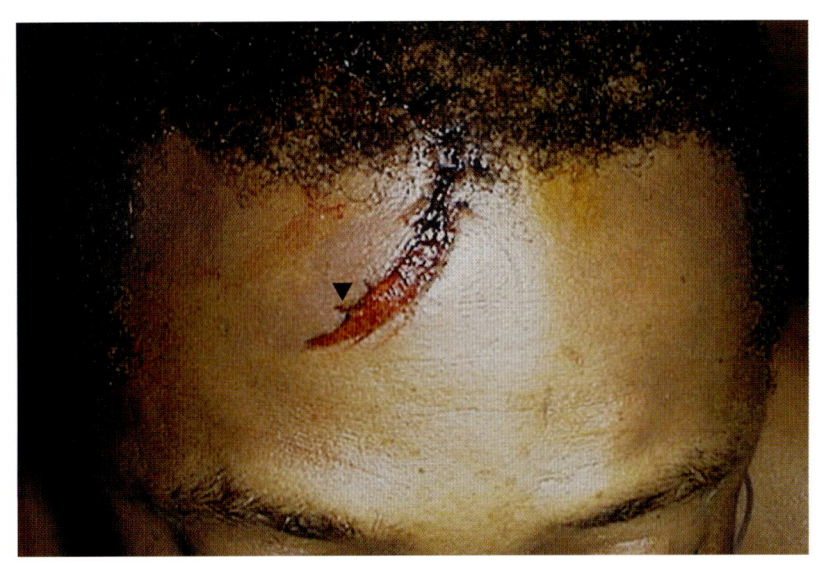

図 16-96　挫創，肉眼像
　前頭部の浅い挫創で，皮膚表面が断裂している。皮膚表面が不規則に断裂しているところでは，皮膚の小突起がいくつかみられる（▼）。皮膚の断裂は加わった外力の強さや方向に関連して，線状であったり星芒状であったりする。挫創は典型的には不整形な物体との鈍的あるいは鋭的な接触で，皮膚が断裂するに十分な外力が加わって生じる。挫創は擦過傷よりは深く，切創よりは不規則な創である。

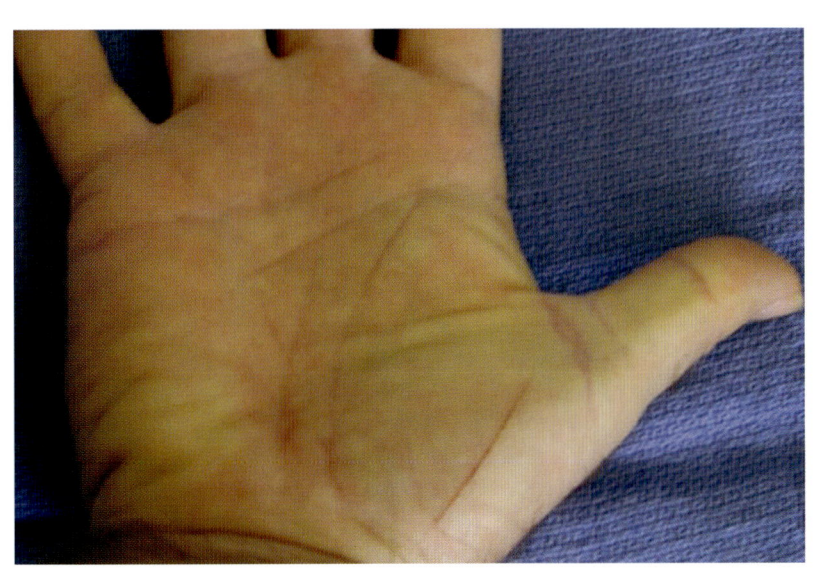

図 16-97　切創，肉眼像
　切創は刃物など鋭利なもので切られた真っ直ぐな創と定義される。この図は手の切創である。創は鋭利なもの，この場合はバラのトゲで切られたもので，創縁はギザギザがなく真っ直ぐである。切創の創縁は外科創のごとく縫合により容易に寄せることができ，したがって創は一次治癒し，瘢痕はほとんど残らない。

第 17 章

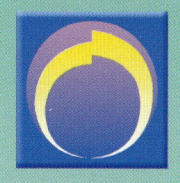

骨・関節・軟部腫瘍

第 17 章 骨・関節・軟部腫瘍

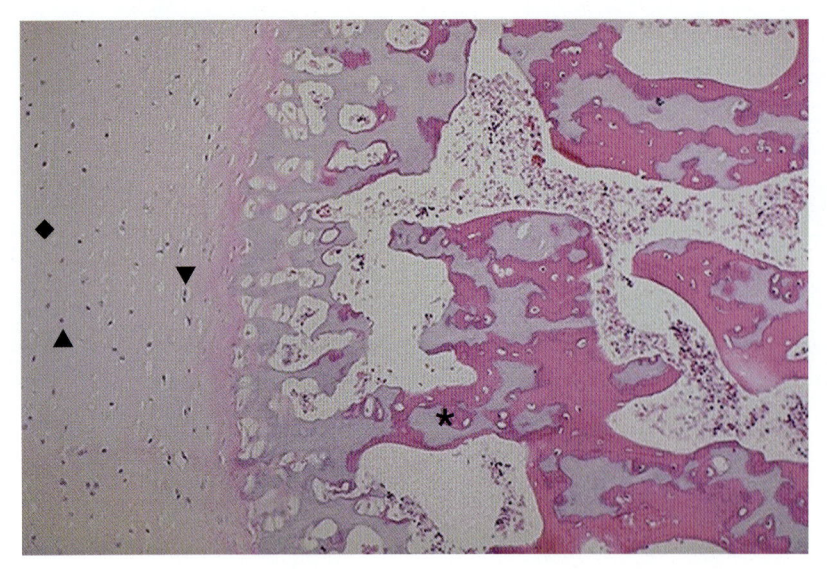

図 17-1　正常胎児骨，組織像

正常胎児長管骨の成長軟骨板では，軟骨内骨化がみられる。図左の硝子軟骨（◆）には軟骨芽細胞が含まれる。この細胞は，Ⅱ型コラーゲンと多少の弾性線維に加えてグリコサミノグリカンやプロテオグリカンを含む細胞外基質を分泌する。軟骨芽細胞（▲）は，細胞周囊および軟骨基質に囲まれた軟骨小窩内において軟骨細胞（▼）に分化する。次に軟骨板は，類骨の骨梁（＊）に形態を変化する。この後，類骨に石灰沈着が起こる。この過程を繰り返すことで，骨が延長していく。硝子軟骨は長管骨の骨端に残り，のちに関節軟骨となる。

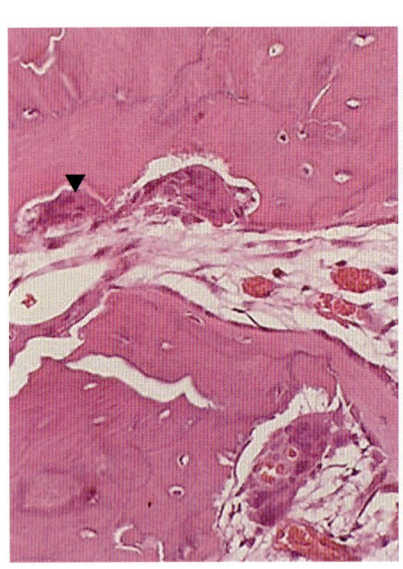

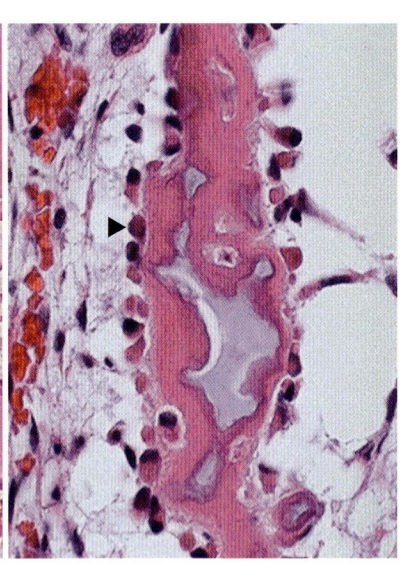

図 17-2　正常胎児骨，組織像

右図の胎児骨梁は，多数の骨芽細胞（▶）に表面を覆われている。骨芽細胞は，新しい類骨，すなわち石灰化を伴わない骨基質を形成する。これは，ヒドロキシアパタイト（水酸化リン酸カルシウム）の結晶が沈着したⅠ型コラーゲンから構成されている。骨芽細胞はパラトルモン（PTH）受容体を有し，PTHにより刺激されると，RANKLを放出する。RANKLは前破骨細胞のRANK受容体に結合し，破骨細胞新生を誘導する。骨組織の再構築は，破骨細胞（▼）から分泌される無水炭酸やアルカリホスファターゼなどの酵素により行われる。破骨細胞は多核細胞で，左図のごとく骨吸収窩（Howship窩）に存在する。

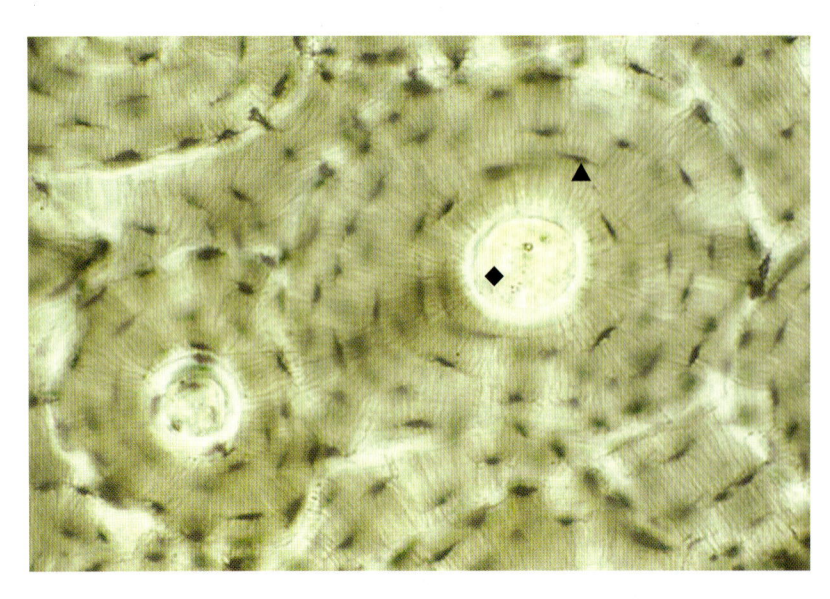

図 17-3　正常成人骨，組織像

成人長管骨の緻密皮質骨の無染色横断面像。神経・血管の走るHavers管（◆）を中心に，ヒドロキシアパタイト結晶の同心円状の層から形成される円形の骨単位がみられる。取り込まれた骨細胞（▲）が結晶内の骨小窩に存在する。骨細管が骨小窩から四方に伸び，骨細胞間の接触を保っている。これらの骨細胞は機械的外力に応じて，骨構造を最適に維持するため，局所のカルシウムやリン酸の濃度を調整することができる。成人では類骨の石灰化に2週間ほどの期間がかかる。骨は体内の無機物貯蔵庫であり，体内のカルシウムの99％，リンの85％，ナトリウムの65％が蓄えられる。

第 17 章　骨・関節・軟部腫瘍　407

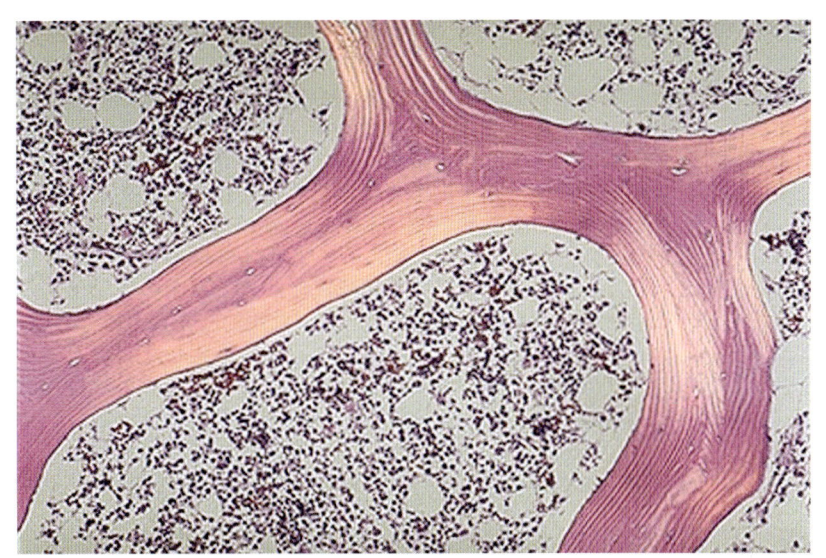

図 17-4　正常成人骨，組織像

　偏光顕微鏡を用いて観察した正常の梁状（海綿）骨。規則正しい層板状の構造を示している。この層状の骨は，重力や動作による負荷に耐え得る強度や支持力を得るため，未熟な線維性骨から複雑で立体的な構造に再構築することで形成される。骨は骨芽細胞と破骨細胞の作用により，生涯にわたってゆっくりではあるが絶えず再構築され続ける。小児では，骨端の成長板が閉鎖するまでの間，主として軟骨内骨化により長管骨の延長や径の増加が起こり，大きく骨が成長する。骨梁の間には骨髄腔がみられ，造血組織と脂肪細胞が含まれる。

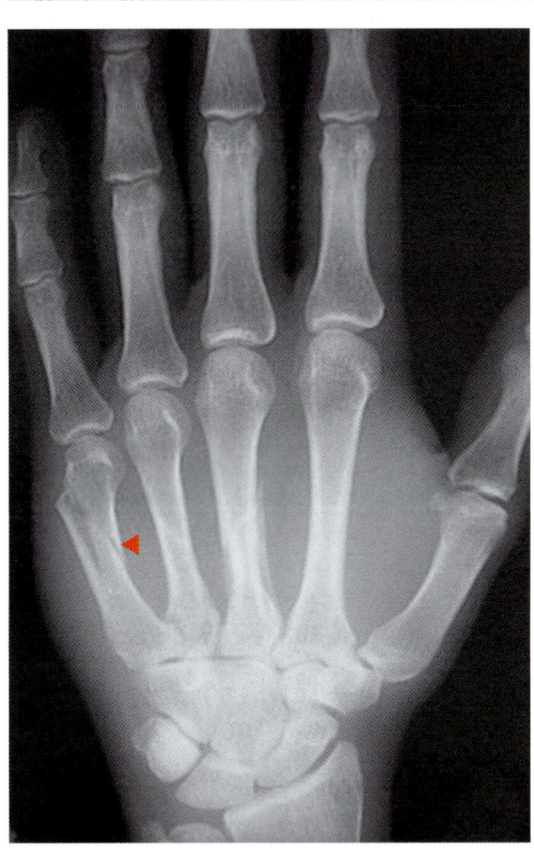

図 17-5　手の骨，骨折，X 線写真

　正常な骨の X 線単純写真を左図に示す。辺縁部の骨皮質は高濃度となり，より白みがかっている。軟部組織は濃淡のある灰色を示している。第 5 中手骨に，外傷によって最近生じた非治癒骨折（◀）がみられ，骨片の転位を伴っている。

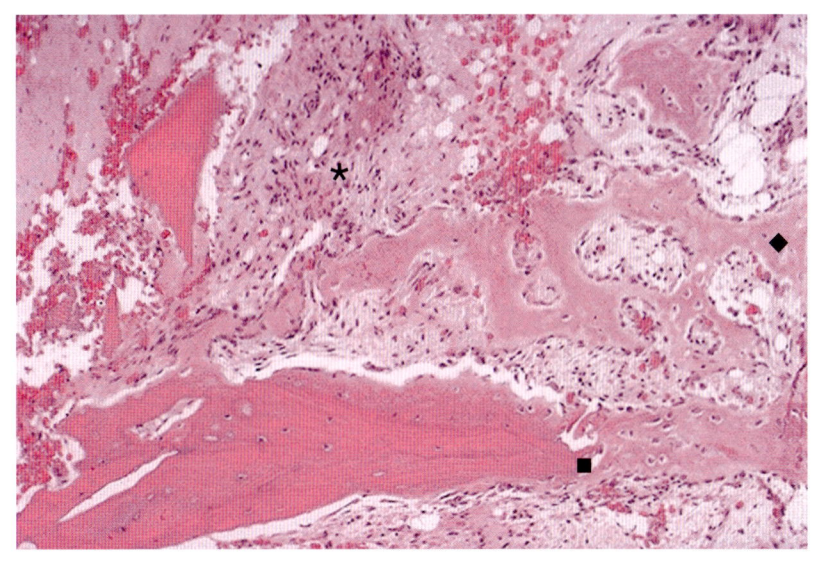

図 17-6　骨折仮骨，組織像

　骨折により潰れた骨梁（■）が図の左側および下方にみられる。出血を伴う初期の肉芽組織（＊）の右側および直下に，ややうすいピンク色の新しい線維性骨（◆）が傷害に対する反応として形成されつつある。骨折付近の新しい線維性骨は「仮骨」と呼ばれる。6～8 週間で加重や体動に耐え得る治癒が得られる。最終的には，数カ月から数年かけて，この新生骨は再構築され，より規則的な層板骨となり，骨も元の形と長さに戻る。骨折治癒は，成人に比べ小児ではより完全になされる。骨折部の安定化や骨の整合のためのプレートやネジによる整形外科的な処置は，もっぱら成人に対して行われる。

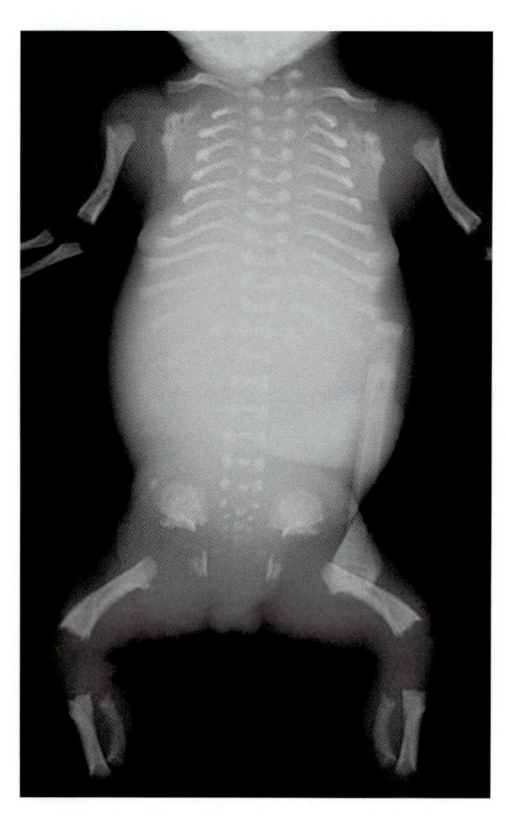

図 17-7　致死性骨異形成症，X 線写真

骨を侵す先天奇形は，稀ではあるが，特徴的な疾患である。その多くは軟骨内骨化の過程が影響を受け長管骨の短縮をきたすために，患者の多くは小人症となる。小人症を呈する疾患は多く，最も頻度の高い疾患は軟骨無形成症である。この疾患では，ヘテロ型の遺伝子異常を示すタイプの患者の生命予後は健常者と変わりないが，ホモ型の患者は母胎内で致死的である。この疾患は，線維芽細胞増殖因子受容体 fibroblast growth factor receptor 3 (FGFR3) 遺伝子の点突然変異によって起こる。患者の約80%では自然発生的な奇形として生じる。図に示す致死性骨異形成症は 20,000 人の生児出生につき 1 人の割合で起こり，より稀ではあるが一様に致死的な先天奇形である。これは FGFR3 遺伝子の異なる変異によって起こる。狭小化した胸郭とベル型の腹部がみられ，その胴体の輪郭はレーシングカーの形状を思わせる。小人症による狭小な胸腔は肺形成不全をもたらし，出生後の生存率を低下させる。

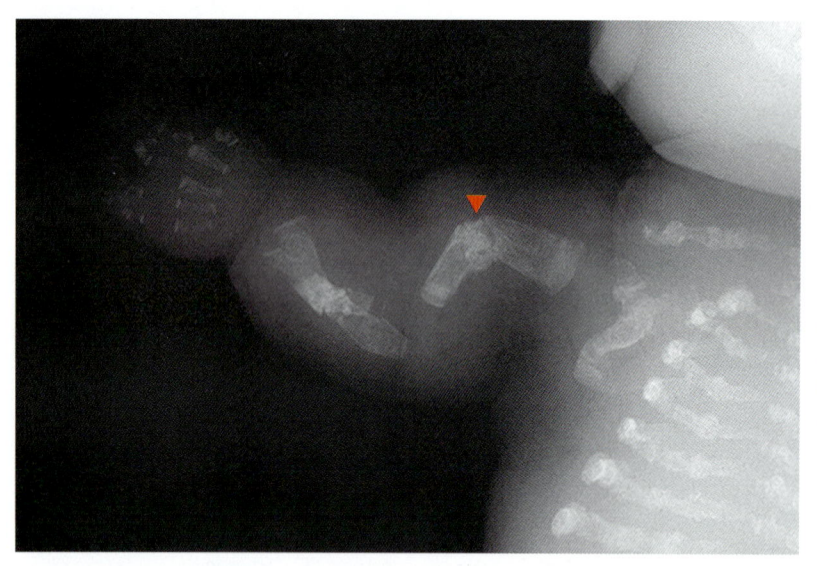

図 17-8　骨形成不全症，X 線写真

濃度の低下によって示される顕著な骨量減少が生じた骨に，多発性骨折（▼）を認める。骨皮質の大部分を構成する type I コラーゲンの形成が，その合成障害や異常なコラーゲン三重鎖の生成によって減少する。これが骨に脆弱性をもたらし易骨折性が生じる。ここに示す画像は，周産期に死亡率の高い，先天性骨形成不全症 II 型の症例である。大多数の症例は，短鎖の pro-α_1 コラーゲンが不安定なコラーゲン三重鎖になることで生じる。胸郭は低形成となり，肺の低形成をきたし出生時の呼吸窮迫症候群の原因となる。

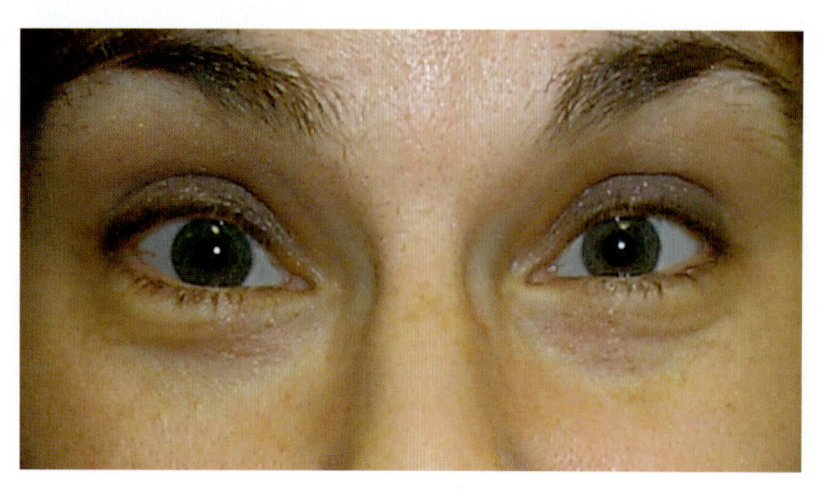

図 17-9　骨形成不全症，肉眼像

青みがかった灰色の眼球強膜がみられる。この変化は，異常な I 型コラーゲンの産生により，その構造が不完全になるため生じる。この疾患は，偶発突然変異により起こるとされるが，少数は常染色体優性遺伝を示す。プロ-α_1 (1) あるいはプロ-α_2 (1) コラーゲン鎖の減少あるいは異常が，原因と推測されている。骨形成不全症 I 型では，健常人並の寿命と身長を期待できるが，患者は骨折に加え，歯や聴覚の障害をきたしやすい。

第 17 章 ● 骨・関節・軟部腫瘍　409

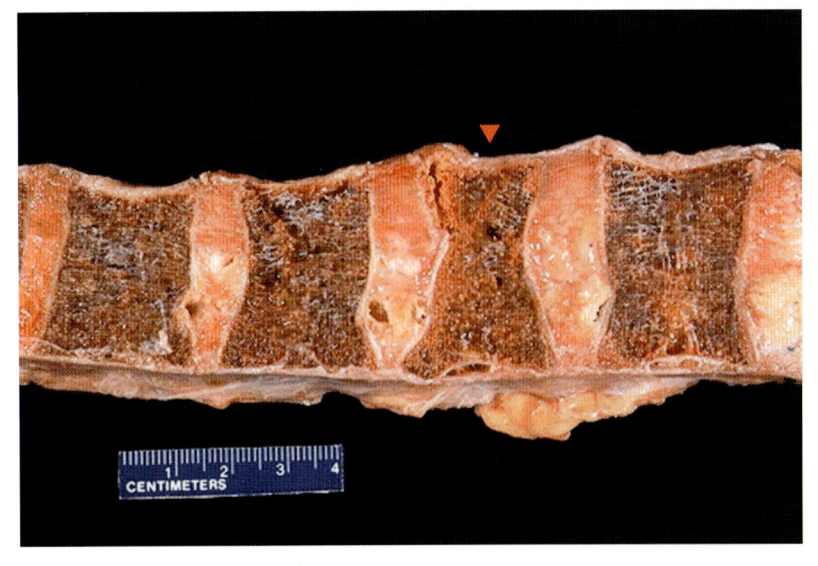

図 17-10　骨粗鬆症，肉眼像

　図の脊椎骨椎体は，骨梁の減少とその菲薄化により，重度の骨粗鬆症を示す。椎体は，圧迫骨折（▼）を起こしている。加齢による骨の減少は，40歳を越えてから通常年 0.7％の割合で起こるとされるが，骨粗鬆症ではより大きな割合で減少する。エストロゲン分泌の減少する閉経後の女性に好発し，股関節，手関節，脊椎骨折の危険性が高まる。骨量の増加・維持には，運動の継続や適切な食事が必要である。成人におけるビタミンD欠乏は骨軟化症を招き，その放射線像や肉眼像は骨粗鬆症と類似する。

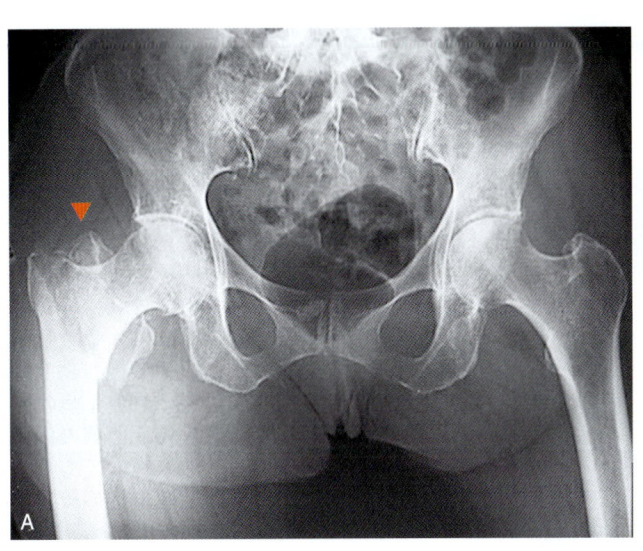

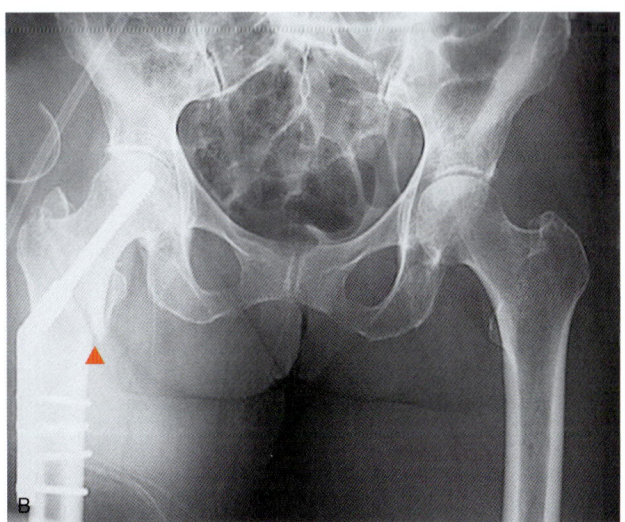

図 17-11A，B　骨折を伴う骨粗鬆症，X線写真

　この高齢女性の大腿骨には高度の骨粗鬆症がみられ，その結果として右転子間骨折（▼）が生じ，手術によって治療されている（▲）。単純写真上ではこの骨は本来もっと高濃度を示さなくてはならないが，骨粗鬆症のために透過性が亢進している。

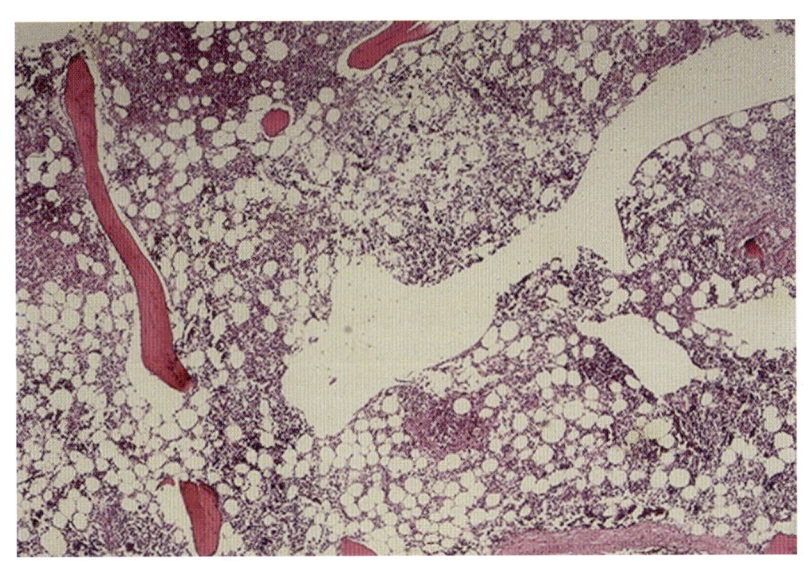

図 17-12　骨粗鬆症，組織像

　骨粗鬆症を起こした椎体では，骨梁はうすく，また疎にみられる。骨の構造は正常だが，骨量の減少を認める。皮質骨の菲薄化と骨梁の分岐の減少は，立体強度の不足を引き起こす。血清中のカルシウム，リン，アルカリホスファターゼ，およびPTHの値はいずれも正常範囲内である。一方，原発性副甲状腺機能亢進症では，PTHは高値あるいは正常上限値を示し，カルシウムも高値で，リンは低値を示す。骨芽細胞により産生されるオステオカルシン（骨γカルボキシグルタミン酸）は細胞外骨基質に組み込まれ，その血中濃度は骨密度と相関する。

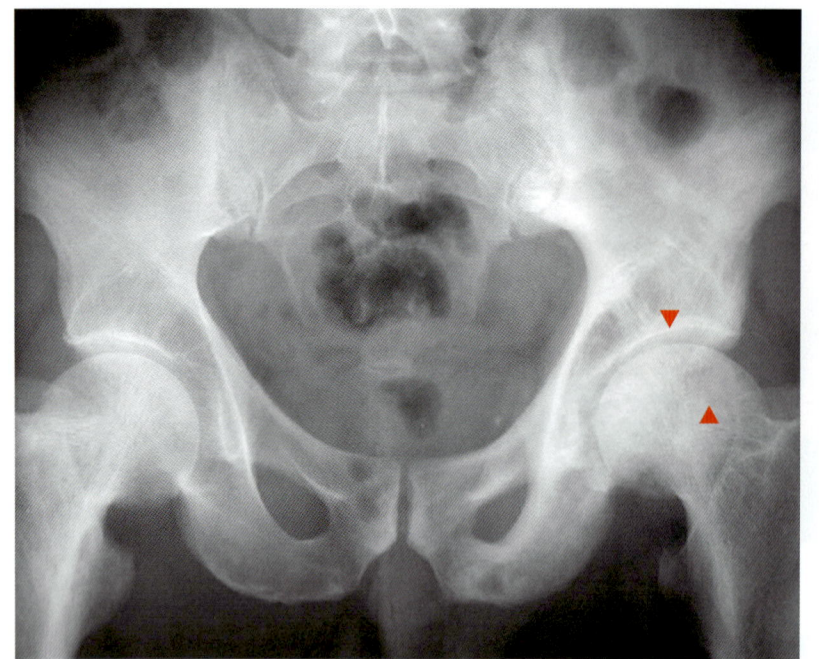

図 17-13　骨 Paget 病（変形性骨炎），X 線写真

左股関節は右側に比して不整で，骨硬化症による濃度上昇（▼）と，骨融解症による透過性亢進（▲）を反映している。これは骨 Paget 病における骨吸収と骨形成の混在した病期であり，欧州の高齢白人に多くみられる。パラミクソウイルスの緩徐な感染がインターロイキン-6 の分泌を亢進し，破骨活動を活発化させる。加えて，破骨細胞の RANKL とビタミン D に対する反応が亢進する。血清アルカリホスファターゼは上昇するが，血清カルシウムおよび副甲状腺ホルモンのレベルは正常である。この骨増殖の亢進は，悪性腫瘍の発生リスクを増加させ，悪性腫瘍（Paget 肉腫，典型的には骨肉腫）は患者の 1% が罹患する。

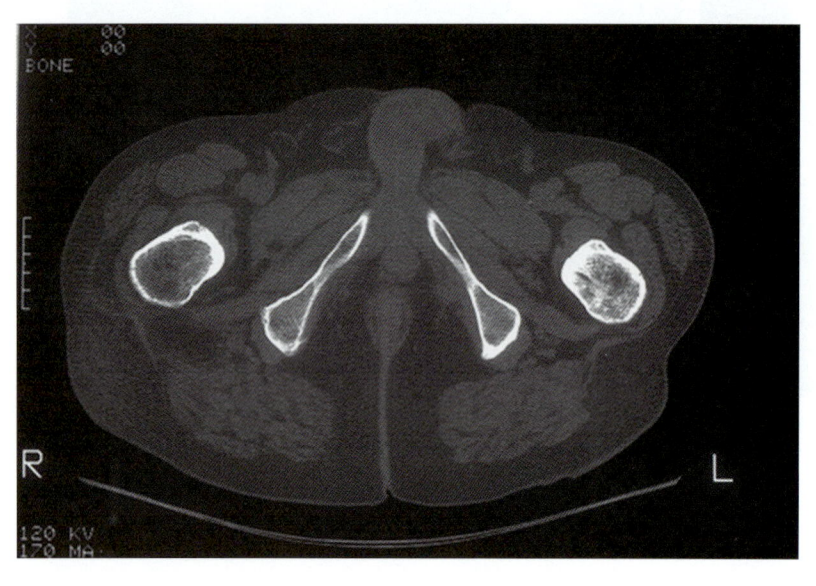

図 17-14　骨 Paget 病（変形性骨炎），MRI

骨硬化に骨透亮域が混在し，左大腿骨近位部が不整である。Paget 病は主に高齢者にみられる疾患で，数年に及ぶ進行過程をたどる。最初に骨融解が起こることがあるが，これに続いてより診断に特徴的な段階がみられる。骨融解と骨硬化の混在した病期である。その後，高度な骨硬化をきたす最終段階となる。Paget 病の臨床的特質は，関節可動域制限を伴う関節の疼痛である。異常に肥厚した骨は逆に脆弱であり易骨折性を有する。頭蓋骨浸潤は脳神経の絞扼をきたすことがある。

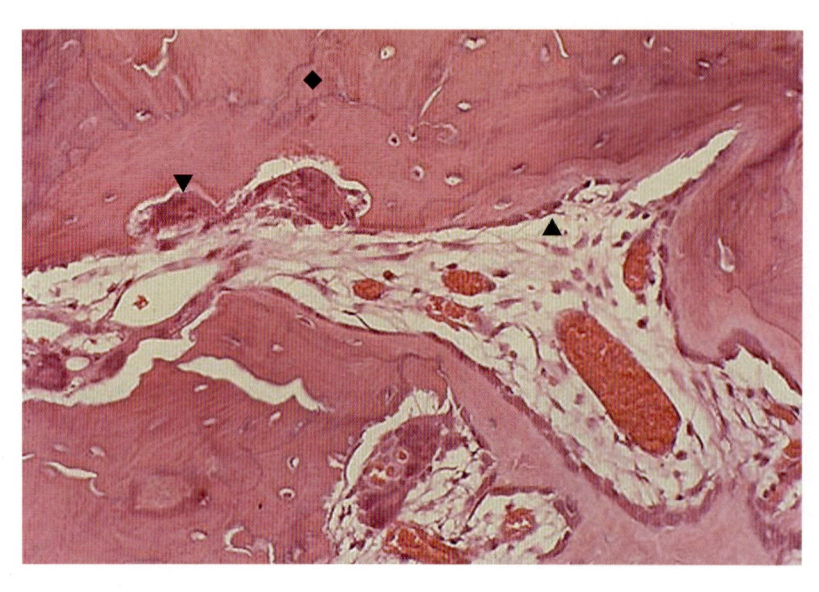

図 17-15　骨 Paget 病（変形性骨炎），組織像

骨の再構築には，骨芽細胞と破骨細胞が協調して働く。しかし骨 Paget 病では，両者の解離により骨代謝の亢進が起こり，その結果，でたらめな組織像を呈する。ここでは破骨細胞（▼）と骨芽細胞（▲）の活動がともに亢進している。その結果，整然とした層状パタンに代わり，モザイクパタンを示し不整なセメント線（◆）を有する厚いが脆弱な骨が形成される。この増殖性の骨組織は血管に富み，その結果起こる血流量の増大は心拍出量の増加を招き，うっ血性心不全を引き起こすことがある。局在性病変は，鎮痛剤のみでコントロール可能な場合もあるが，多骨性病変では破骨細胞を抑制するビスホスフォネート製剤が用いられる。

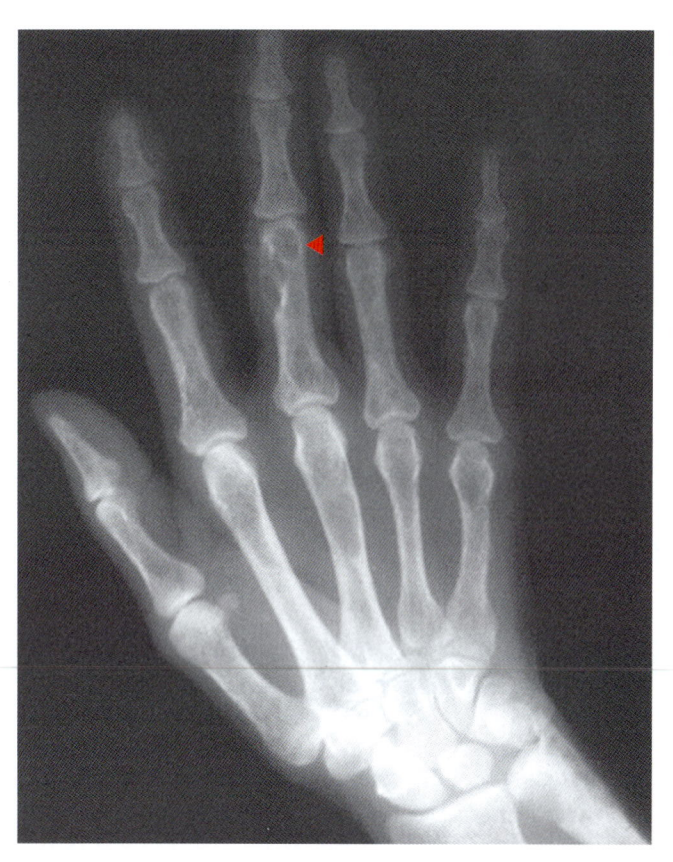

図 17-16　副甲状腺機能亢進症，X線写真

これは原発性副甲状腺機能亢進症の症例であり，副甲状腺腫，血清カルシウムの増加とリンの低下，および副甲状腺ホルモン増加を有する。これは透過性領域の拡大（◀）を伴う嚢胞状線維性骨炎の所見で，右手の中手骨と指節骨に変形がみられる。このような病変は疼痛の原因となり，局所的な骨量の低下は骨折傾向をもたらす。一方，二次性副甲状腺機能亢進症は慢性腎不全によって生じる。リン酸塩の貯留により血清リン上昇とカルシウム低下が起こり，副甲状腺ホルモンの分泌を促す。これによって嚢胞状線維性骨炎，骨軟化症，骨粗鬆症，骨硬化，および成長障害も生じ，これらは腎性骨異栄養症として知られている。

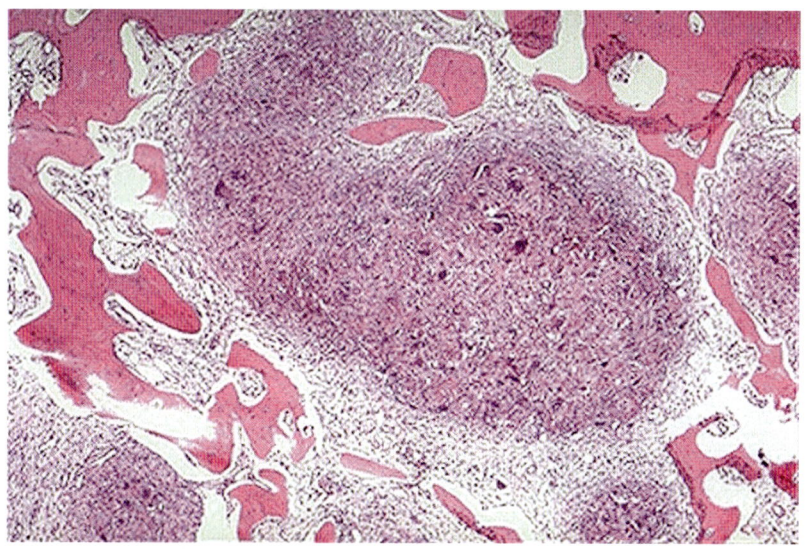

図 17-17　副甲状腺機能亢進症，褐色腫，組織像

嚢胞性線維性骨炎の範疇に入る，限局性の放射線透過性病変がみられる。多核巨細胞を混じた反応性線維組織の増殖がみられる部分には，血管の増加，出血，マクロファージの浸潤，そしてヘモシデリンの沈着をしばしば伴い，肉眼的に褐色調を呈するため，"褐色腫"と呼ばれる。病変は嚢胞変性を示すことがあり，易骨折性や局所痛の原因となる。

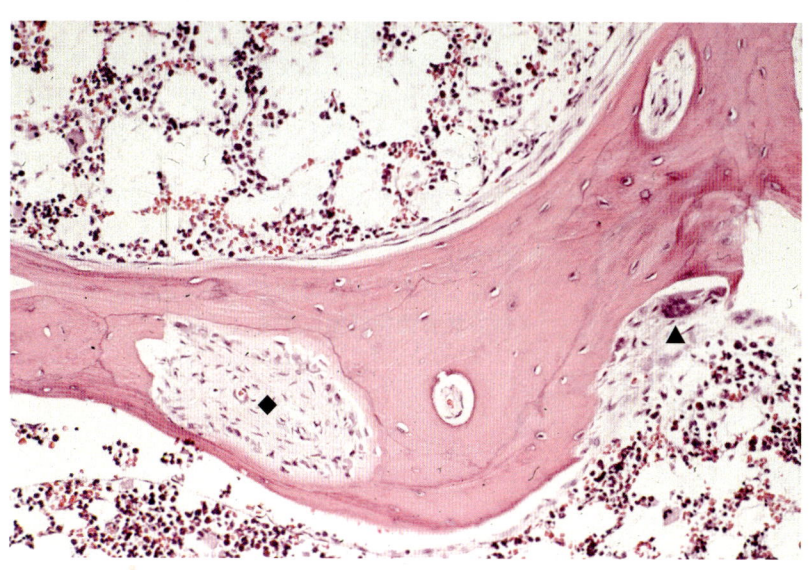

図 17-18　副甲状腺機能亢進症，解離性骨炎，組織像

この骨片では破骨細胞と骨芽細胞が活発に活動している（◆）。ここでは，破骨細胞（▲）が骨梁表面に"穴をほり"，線維血管組織のくぼみを形成し，骨の再構築が促進されている。また骨梁の周辺でも，線維血管組織が増加している。慢性腎不全による続発性副甲状腺機能亢進症では，代謝性アシドーシスも骨吸収を促進する。長期透析患者では，血中 β_2 ミクログロブリン濃度が上昇し，骨にアミロイド沈着をきたし得る。

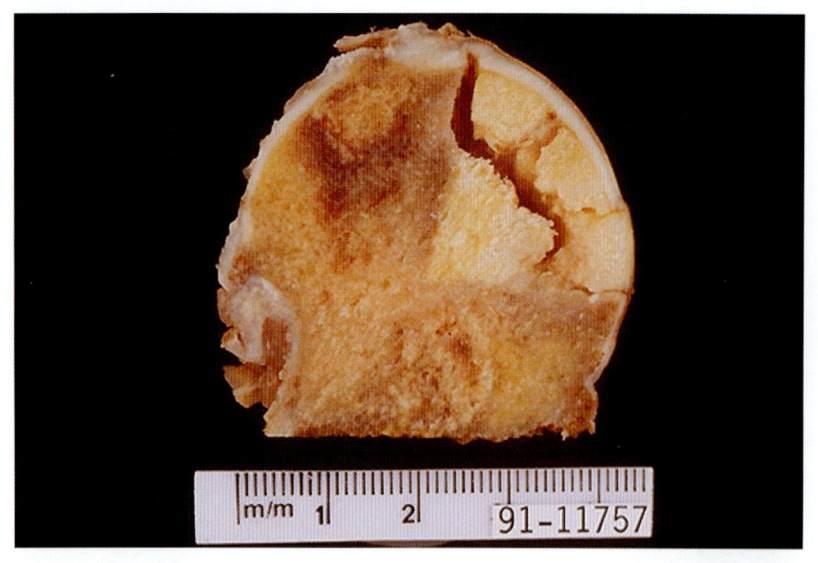

図 17-19　大腿骨頭虚血壊死, 肉眼像

　大腿骨頭の関節軟骨下に, くさび型の白色調領域として骨壊死がみられる。この患者は副腎皮質ステロイドの長期投与後, 股関節痛を訴えていた。ほかの危険因子としては, 外傷性血管傷害, 血栓, 気圧傷害, 血管炎, 鎌状赤血球症や, 放射線療法が挙げられる。通常初発症状は動作時痛であるが, 持続痛へとすすむ。壊死骨を新生骨へと置換（潜行性置換）するスピードは, 関節軟骨破壊と骨折による局所虚脱を防げるに十分ではない。髄内の梗塞は無症候性であることが多い。

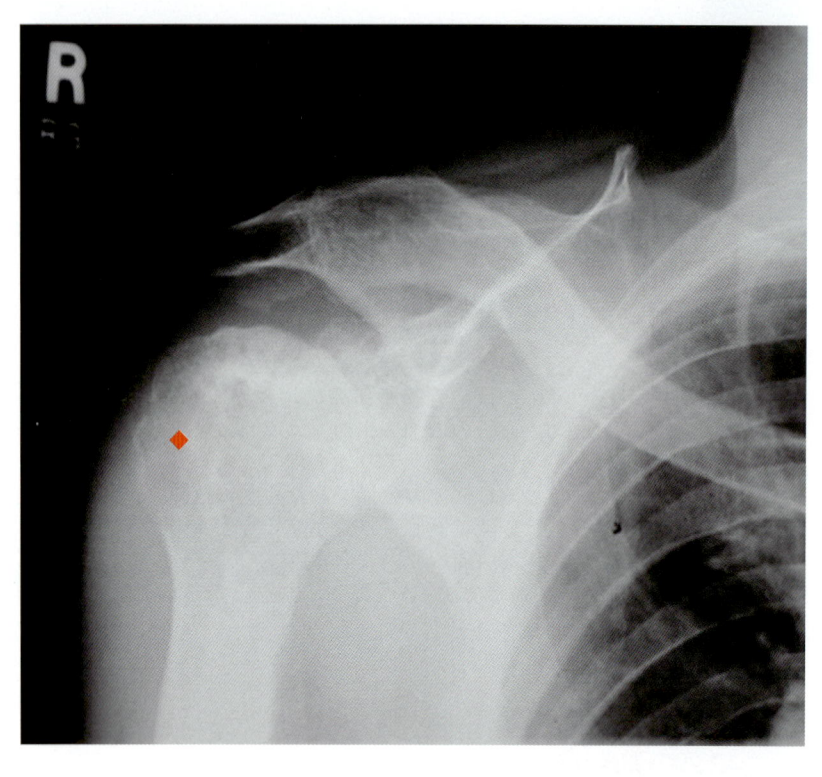

図 17-20　上腕骨頭虚血壊死, X線写真

　阻血性壊死による上腕骨頭の不整なリモデリング（◆）がみられる。上腕骨頭と大腿骨頭は血流が乏しく, 外傷により断絶することがある。虚血となった骨はリモデリングと骨変形を生じ, 隣接する関節には負荷が加わると疼痛が生じ, 機能低下をもたらす。リモデリングは不十分かつ緩徐であり, 最終的には関節軟骨の破壊を伴う圧潰が起こり, 二次性変形性関節症をきたす。

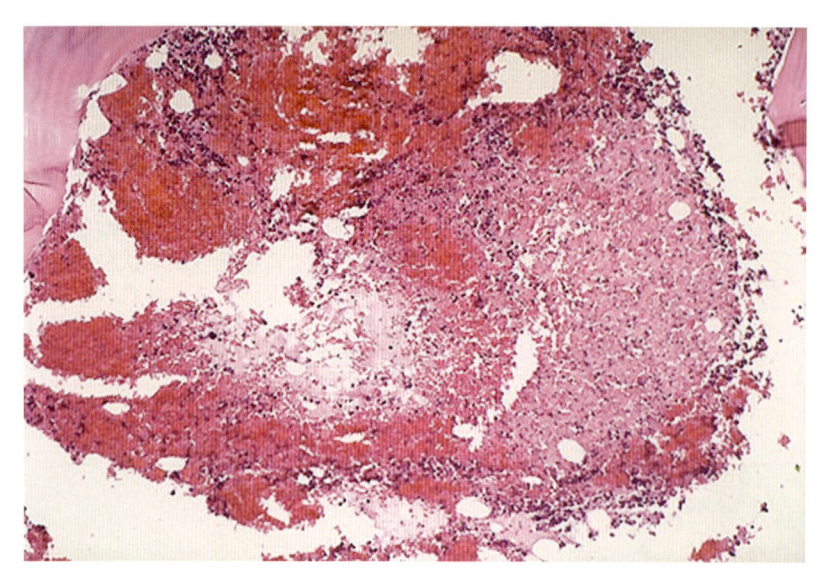

図 17-21　骨髄梗塞, 組織像

　椎体の骨髄に出血性壊死がみられる。この病変は鎌状赤血球クリーゼで, 強い背部痛を起こした患者にみられた。粘性の高い鎌状赤血球による微小血管閉塞の結果, ヘモグロビンが放出され一酸化窒素と結合する。一酸化窒素の減少は血管収縮と血小板凝集を促す。この血管閉塞性クリーゼは, 肺血管床閉塞による急性胸部症候群を含め, 多くの臓器を侵す。骨梗塞の痛みは急性骨髄炎に類似する。

第 17 章 骨・関節・軟部腫瘍　413

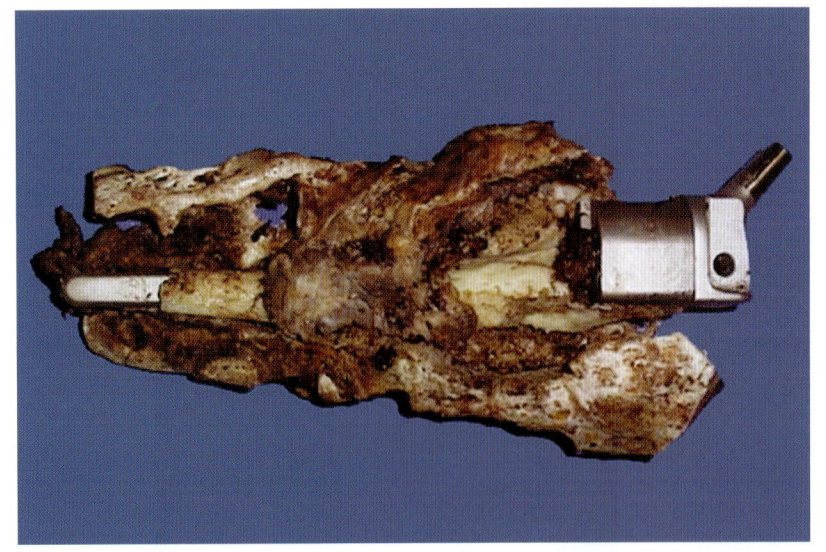

図 17-22　慢性骨髄炎，肉眼像
　不規則な再構築を伴う広範な骨破壊の結果，人工関節付近にみられる少し明るい色の腐骨の周囲に，新生反応骨であるやや暗い骨柩が形成されている。骨髄炎は微生物（多くは細菌）をもち込む穿通性の外傷でも起こるが，多くの場合血行性播種により引き起こされる。成長期の子供の骨では，ほとんどの場合，感染は血流の多い骨幹端にはじまる。成人では骨端軟骨直下にはじまることが最も多い。

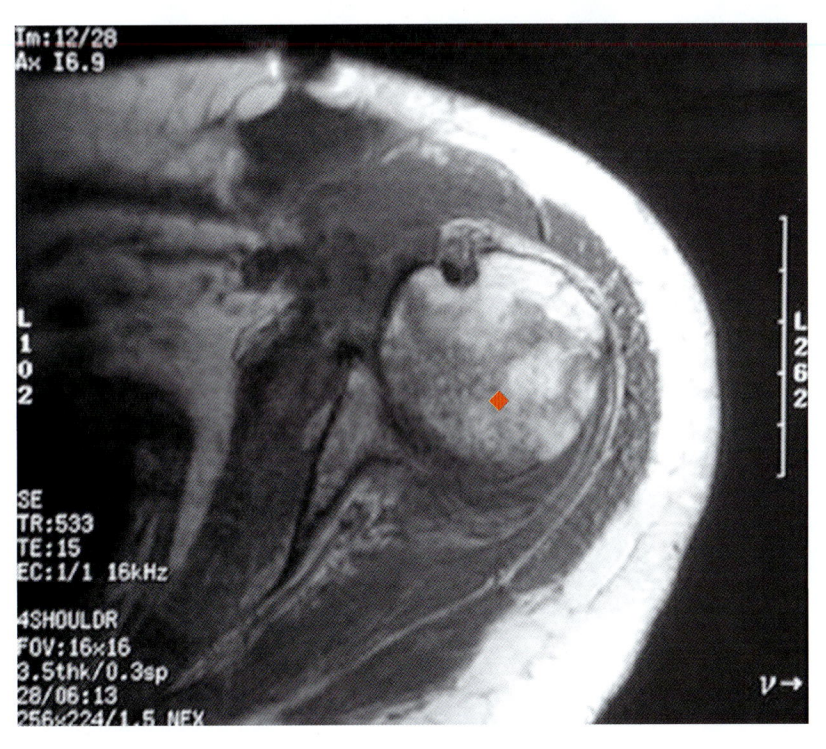

図 17-23　上腕骨慢性骨髄炎，MRI
　慢性骨髄炎による上腕骨頭の不整（◆）がみられる。急性骨髄炎は疼痛，発熱，白血球増加を伴う。血液培養も陽性であることが多い。急性症例の5〜25％は寛解せず，慢性化する。急性増悪が起こることもある。弱くなった骨は骨折を起こしやすくなる。骨髄炎に伴う骨折は治癒しにくく，偽関節を形成することがある。稀に排膿瘻孔の形成を合併し，さらに頻度は低いが，その瘻孔内に扁平上皮癌が発生することがある。

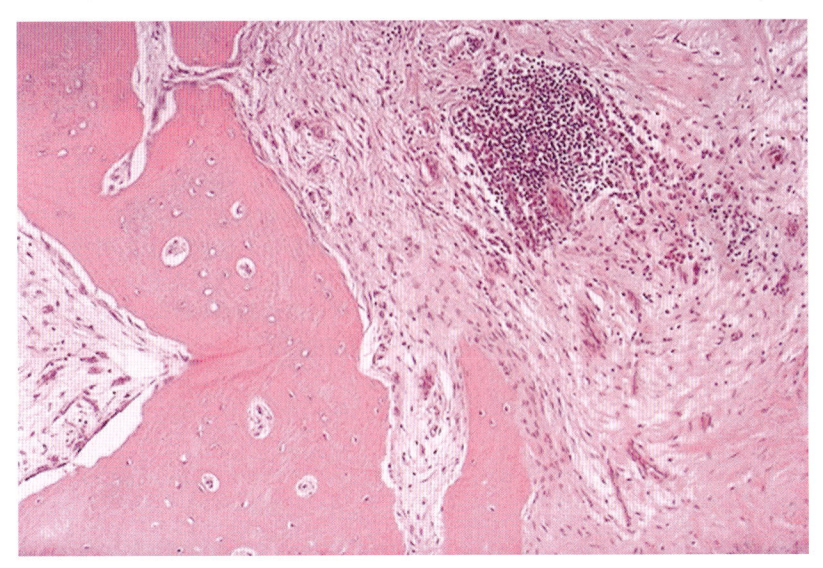

図 17-24　慢性骨髄炎，組織像
　骨髄には慢性炎症細胞浸潤を伴う線維化がみられる。骨梁の形状はでたらめとなり，壊死をきたす。骨髄炎は治療が難しく，抗生剤とともに，外科的な排膿を必要とすることがある。骨髄炎の起因菌としては黄色ブドウ球菌の頻度が最も高い。新生児では，インフルエンザ菌やB群ブドウ球菌も起因菌となり得る。鎌状赤血球症の患者はサルモネラ菌による骨髄炎をきたす危険性がある。また尿路感染症や点滴中の患者では，大腸菌や緑膿菌，肺炎菌による骨髄炎をきたし得る。

414　第17章　骨・関節・軟部腫瘍

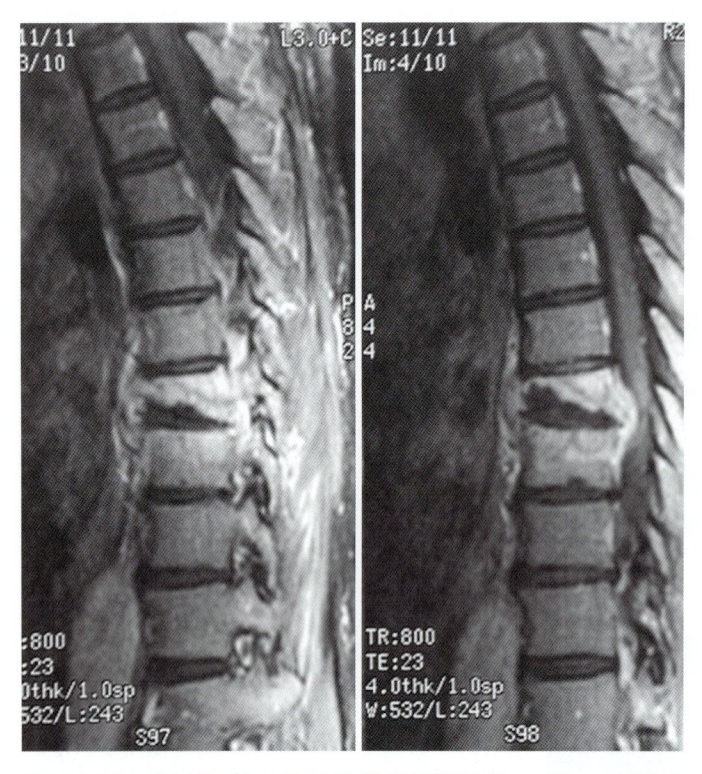

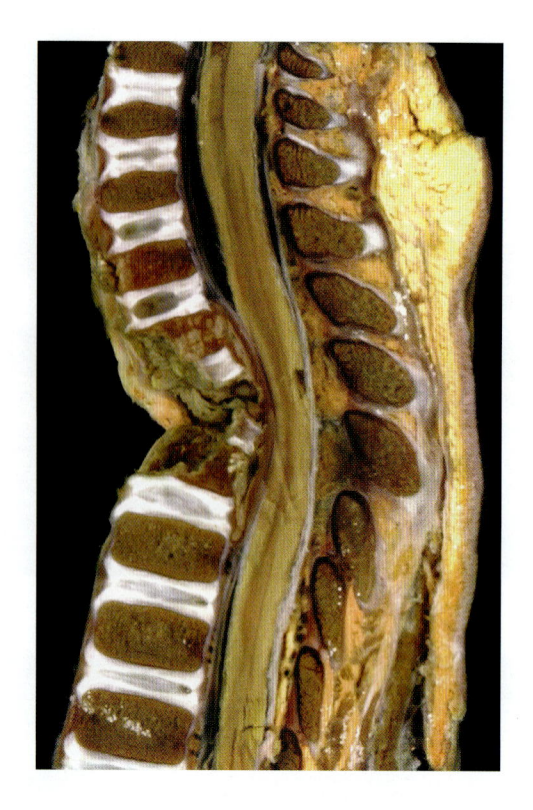

図 17-25, 図 17-26　結核性脊椎椎間板炎, MRI, 肉眼像
ヒト結核菌の播種性感染を起こした患者の胸椎 Th8-9 に，広範な骨破壊がみられる。これは脊椎の Pott 病と呼ばれる。破壊された椎体が脊髄を圧迫している。

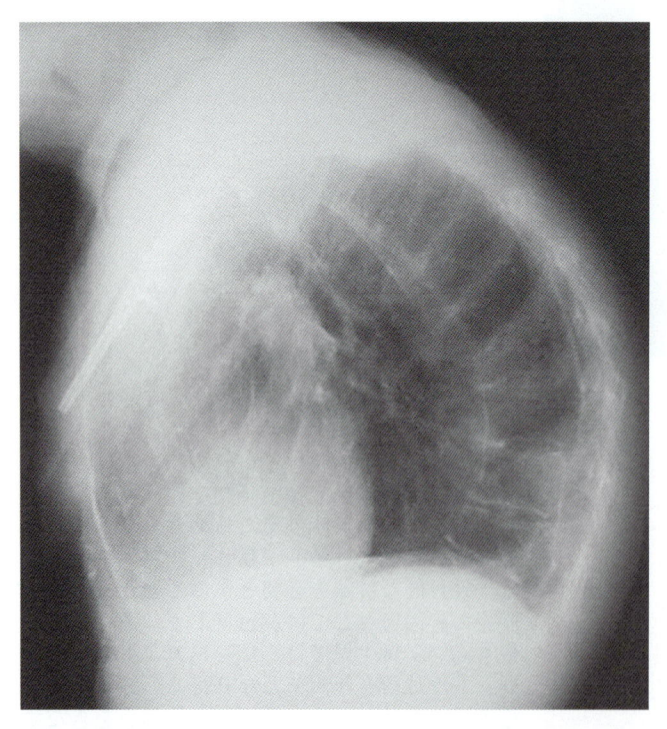

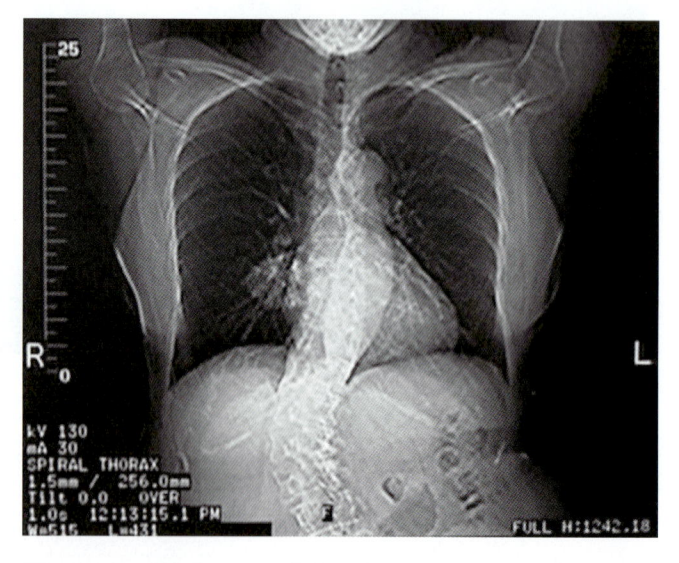

図 17-27, 図 17-28　脊柱後弯, X 線写真, 胸椎側弯, CT
左の胸部単純写真側面像において，脊椎は後弯を示し，頭部と頸部は前方へ屈曲し，胸腔の容積減少がみられる。この患者には高度な骨粗鬆症があり，転倒による外傷で上腕骨を骨折し，観血的整復固定術を施行したために，高濃度の金属製のロッドが描出されている。右の胸部 CT のポジショニング像では，下位胸椎に右に凸の側弯がみられる。椎体には頭尾方向にも前後方向にも回旋がみられる（この患者には右肺に腫瘤性病変［肺癌］が存在する）。

第 17 章　骨・関節・軟部腫瘍　415

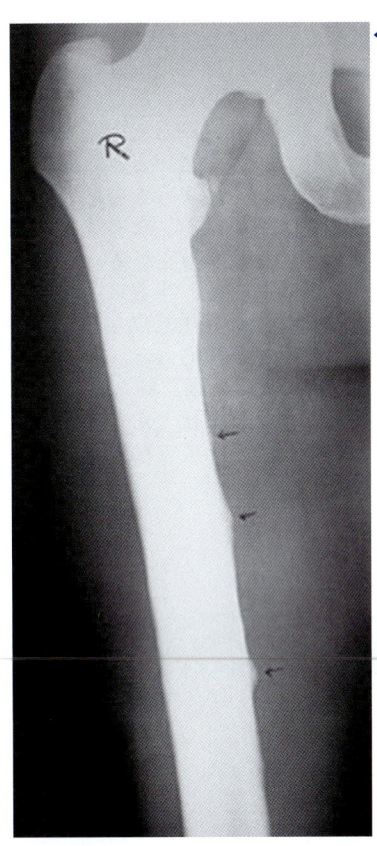

◀図 17-29　骨腫, X 線写真

　APC 遺伝子変異による Gardner 症候群の患者で，大腿骨の単純写真上で複数の骨腫（矢印）がみられる。骨腫は偶然みつかるのが典型的である。これは，放射線科医 Dr. Henry Plenk によって最初に診断された症例の，オリジナルの単純写真である。このため，この疾患は Plenk-Gardner 症候群と呼ばれる。孤立性の骨腫は中年成人に多く，骨膜や骨髄に無柄性の結節としてみられる。線維状骨と層板状骨の混在によって構成されている。

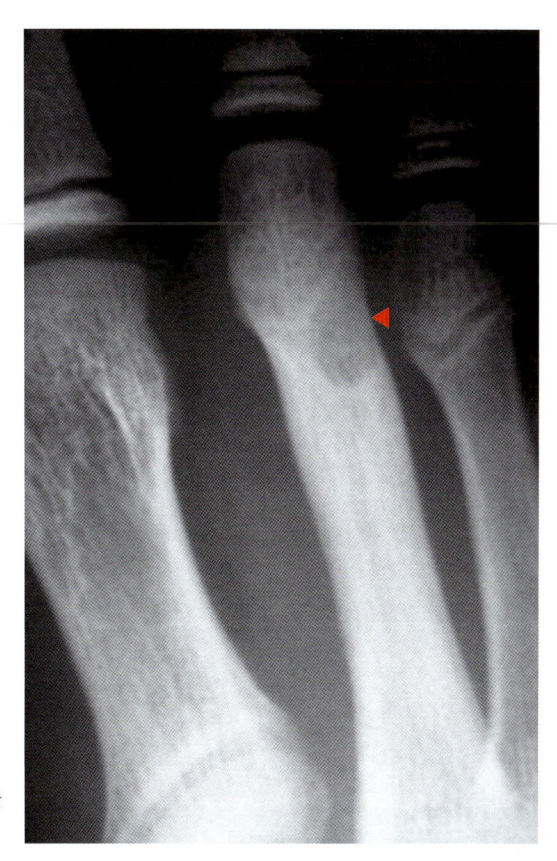

図 17-30　類骨骨腫, X 線写真▶

　第 2 中足骨に薄層の硬化縁をもつ辺縁明瞭な円形透亮像（◀）がみられ，類骨骨腫である。病変のサイズは小さいが（通常 2cm 以下である），この腫瘍はプロスタグランジン産生のために大変な疼痛をもたらし，アスピリンなどの鎮痛薬の使用で鎮痛効果がみられる。10〜20 歳代に好発する。大腿骨や脛骨の骨皮質に最も高頻度にみられる。

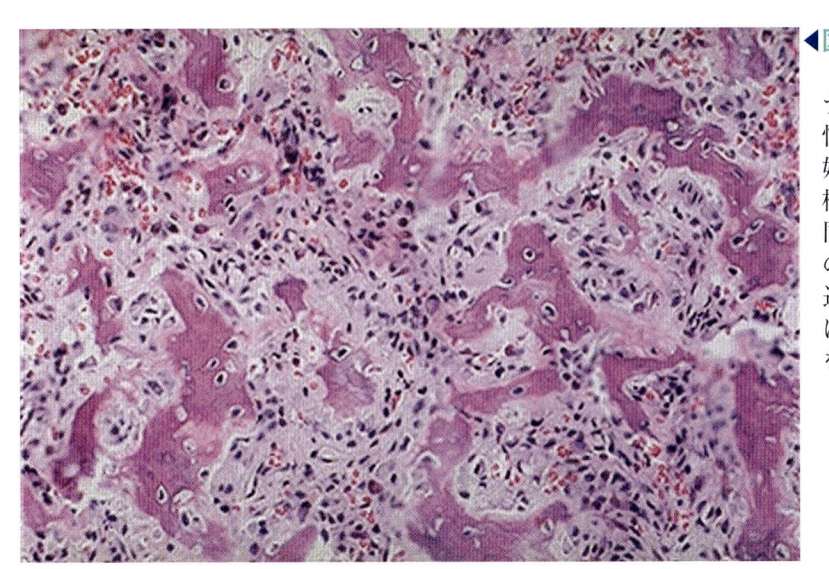

◀図 17-31　類骨骨腫, 組織像

　これは，類骨骨腫のレントゲン透亮部であるナイダスと呼ばれる部分で，不規則な新生線維性骨から構成されている。類骨骨腫は骨皮質に好発する。骨芽細胞腫は境界明瞭な腫瘍で，脊椎に好発し，組織学的には類骨骨腫とまったく同じ像を呈するが，大きさが 2cm を超えるものと定義されている。これらの腫瘍は良性で，通常，局所切除で治癒するが，不完全切除は時に再発を招く。放射線療法はかえって悪性転化を引き起こす恐れがある。

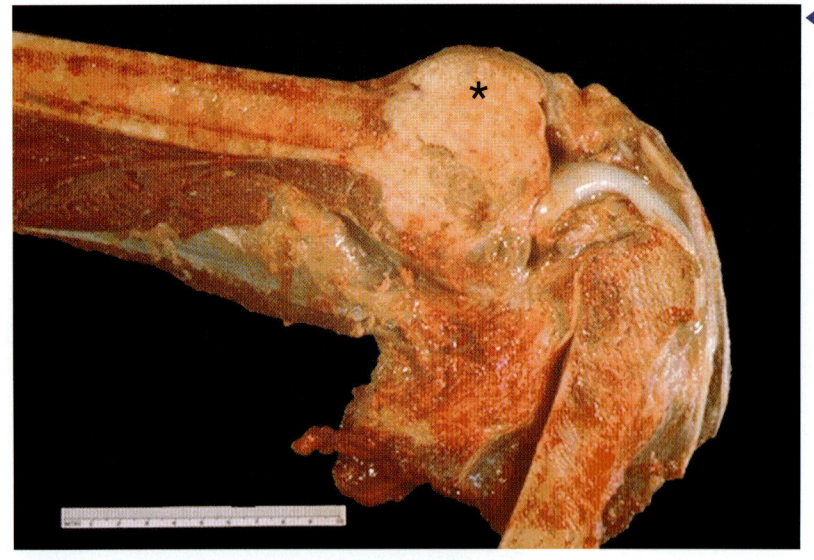

◀図17-32　骨肉腫，肉眼像

　図の下肢矢状断面では，脛骨近位骨幹端に不整な腫瘍性病変（★）を認める。腫瘍は皮質骨を破壊し，周囲軟部組織へ浸潤している。腫瘍組織は硬く，淡褐色調を呈している。腫瘍のすぐ右側の関節腔内に，濡れたような白色を呈する大腿骨の関節軟骨がみられる。骨肉腫は原発性の悪性骨腫瘍の中では最も頻度が高い。20歳以下に好発する。男性に多く，半数以上が膝関節周囲に発生する。ほかの発生部位として，骨盤，上腕骨近位，顎骨が挙げられる。家族性の骨肉腫例では，RB（網膜芽細胞腫）遺伝子の変異が認められる。骨肉腫のほとんどは散発性で，RB の変異のほか，p53，CDK4，p16，cyclin D1 にも変異がみられる。

図17-33　骨肉腫，X線写真 ▶

　大腿骨遠位骨幹端に骨肉腫（▶）を認める。若年者では長管骨の骨幹端が侵されやすく，有糸分裂による骨成長が遺伝子変異のリスクを高めるためと考えられている。この腫瘍は骨皮質の侵食と破壊を起こして軟部組織へ進展し，写真上では不整な反応性骨増殖と石灰化が正常軟部組織の中に高濃度の領域として描出される。骨膜反応の途絶がみられ（◀），Codman 三角を形成している。

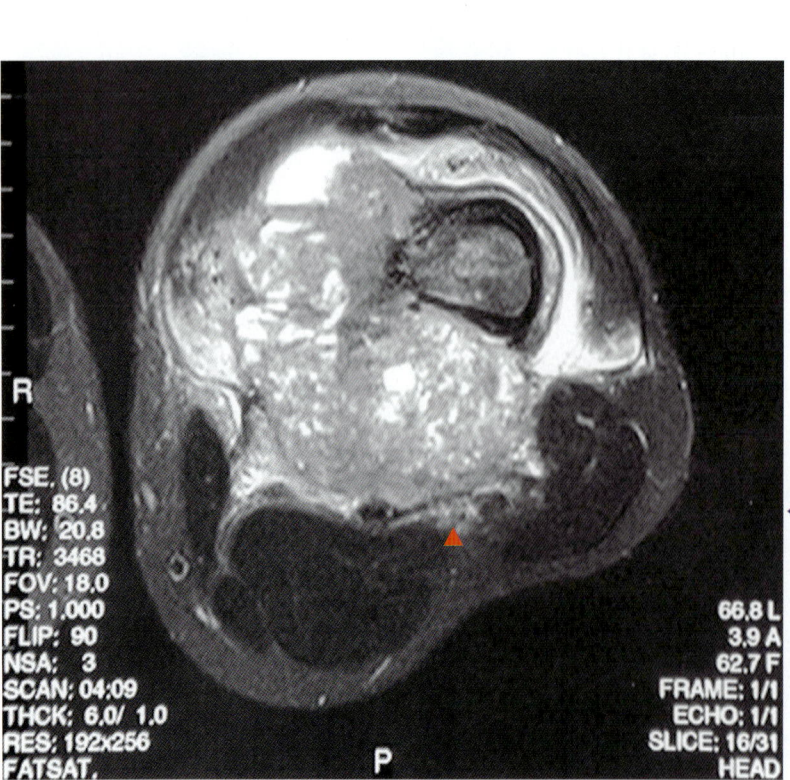

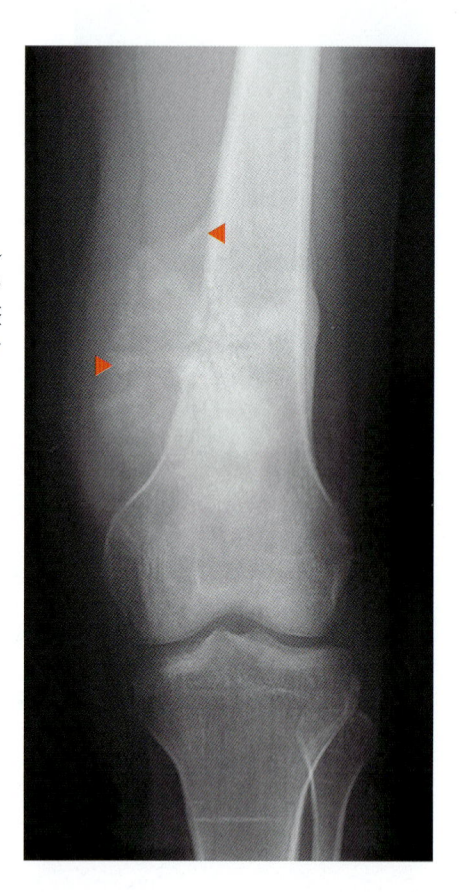

◀図17-34　骨肉腫，MRI

　T2強調脂肪抑制横断像における，大腿骨遠位部の骨肉腫である。腫瘍の軟部組織進展に伴い，骨皮質の断裂（▲）がみられる。出血と囊胞変性は高信号領域としてみられる。初発症状は，腫瘍が骨皮質を破って骨膜を挙上するときの疼痛であることが多い。骨肉腫は，一般的な肉腫と同様に血行性転移がしやすく，転移先は肺が最も多い。

第 17 章 骨・関節・軟部腫瘍　417

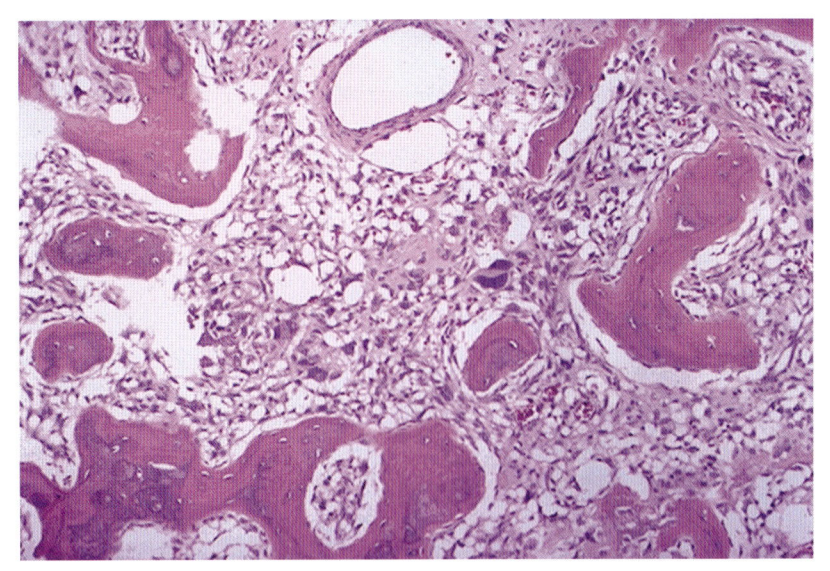

図 17-35　骨肉腫，組織像

　この腫瘍は多形の強い紡錘形細胞から主に構成される。ここには非常に大きな異型核を有する多核細胞が 1 個みられる。核クロマチン量の増加や細胞の多形性は，悪性腫瘍の形態的特徴である。肉腫が正常骨を浸潤・破壊することにより，反応性線維性骨が島状に形成されている。

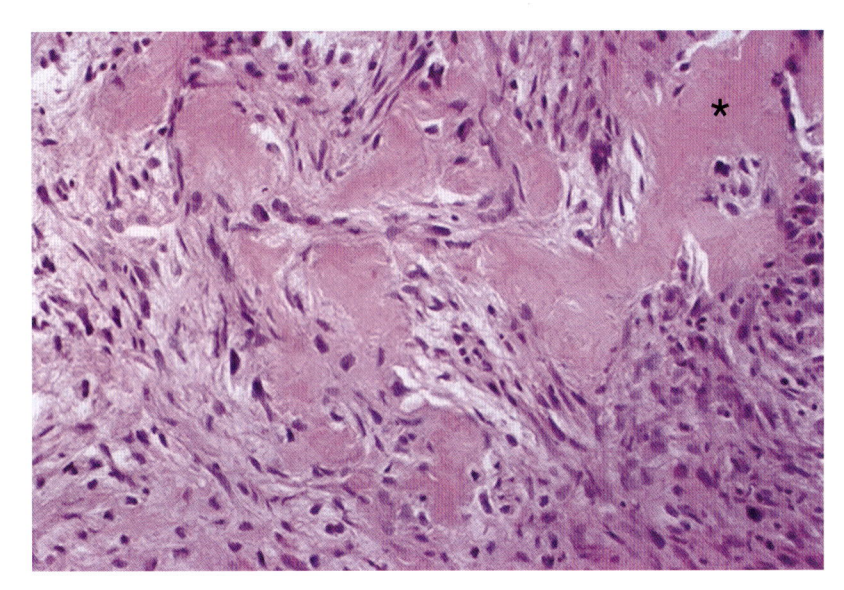

図 17-36　骨肉腫，組織像

　骨肉腫の紡錘形腫瘍細胞がピンクの類骨（★）を形成している。肉腫細胞による類骨形成は骨肉腫の特徴である。この類骨基質は，未熟な線維性骨にどことなく類似している。ほかの顕微鏡所見として，血管新生，軟骨基質，および線維性結合組織も挙げられる。骨肉腫では 1 つの腫瘍のなかに複数の組織学的亜型がみられることがある。また，転移病巣において原発巣とまったく異なる組織像を呈することもある。

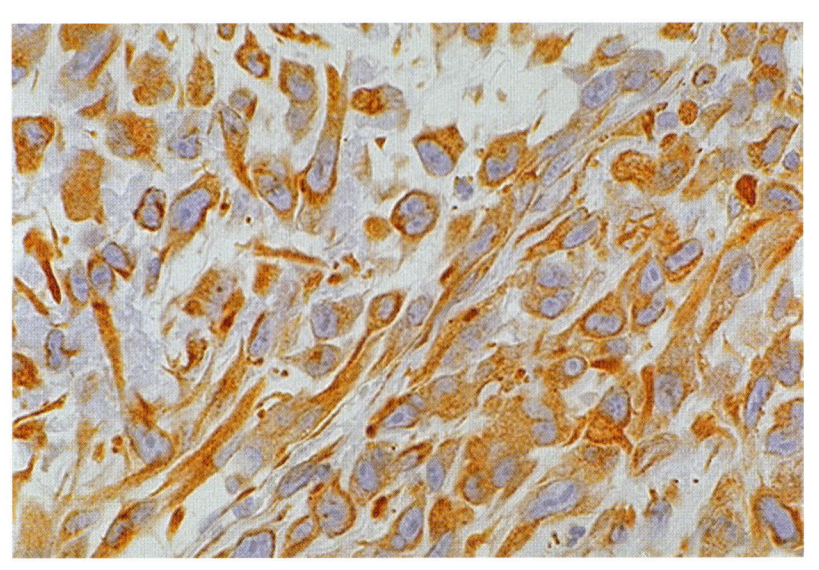

図 17-37　骨肉腫，組織像

　抗ビメンチン抗体を用いた免疫組織化学染色では，赤褐色の反応産物が，腫瘍細胞の胞体内にみられる。ビメンチン陽性の染色結果は，多くの肉腫でみられる特徴である。またビメンチン陽性細胞の大部分が紡錘形を呈している点も，間葉系由来の腫瘍を示唆する特徴の 1 つである。

418　第 17 章　骨・関節・軟部腫瘍

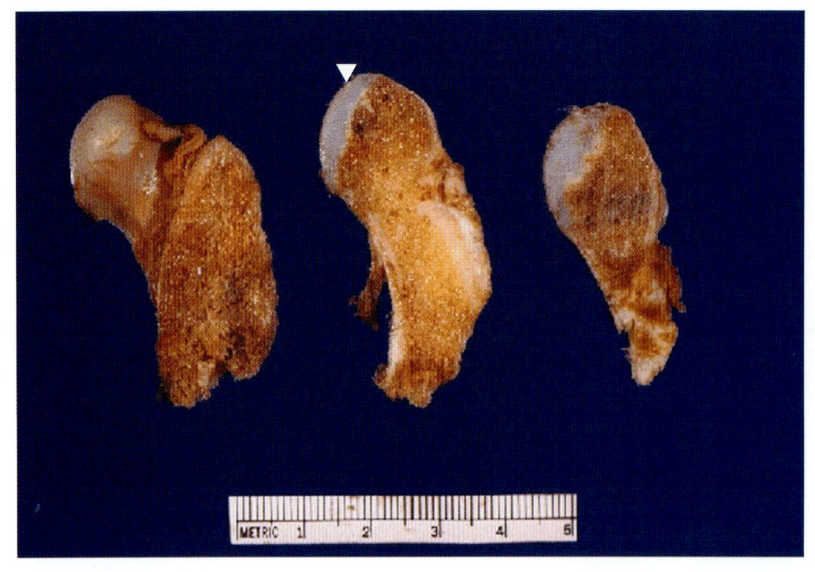

図 17-38　骨軟骨腫，肉眼像

骨軟骨腫の切除材料の長軸断面。骨皮質の上に青みがかった軟骨帽（▼）がみられる。この病変はおそらく真の腫瘍性病変ではなく，成長板の側方変位により起こった軟骨内骨化の異常と考えられる。長管骨の骨幹端付近から軟部に向かってゆっくりと成長し，外骨腫とも呼ばれる腫瘤性病変を形成する。多くは単発性で，成長板の閉鎖以前に長管骨骨幹端付近に好発する。膝周囲が最も発生頻度が高く，骨盤，肩甲骨，肋骨にも発生する。稀に小児で多中心性の多発病変をみる例がある。

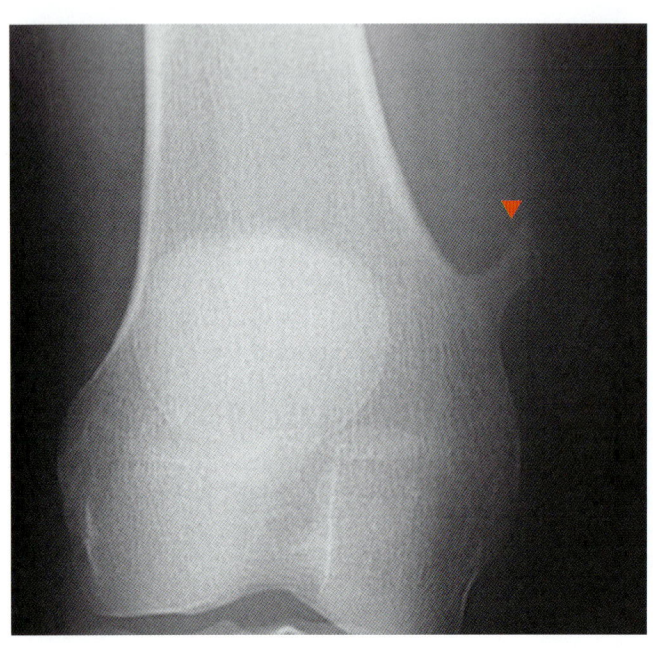

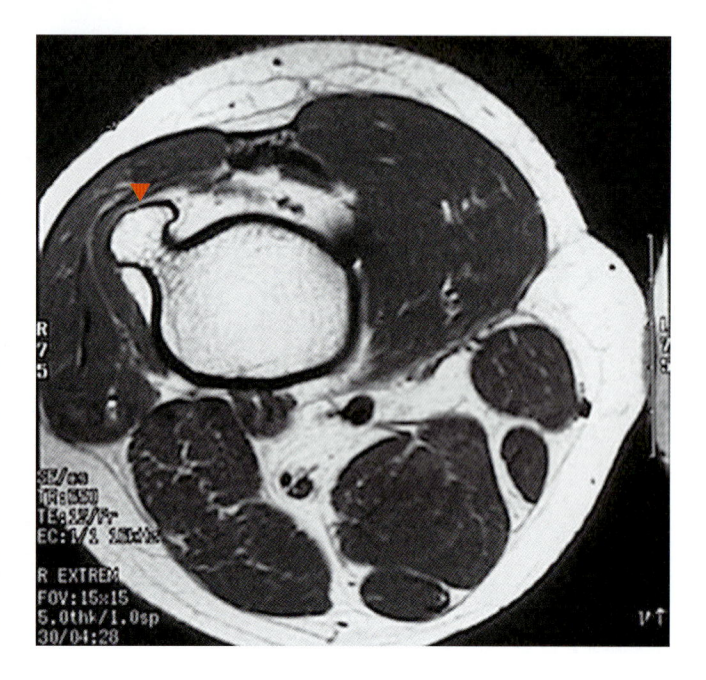

図 17-39，図 17-40　骨軟骨腫，X 線写真，MRI

左の単純写真および右の MRI T1 強調横断像において，骨軟骨腫（▼）は大腿骨遠位骨幹端外側に認められる。その成分は正常な骨と非常に類似している。

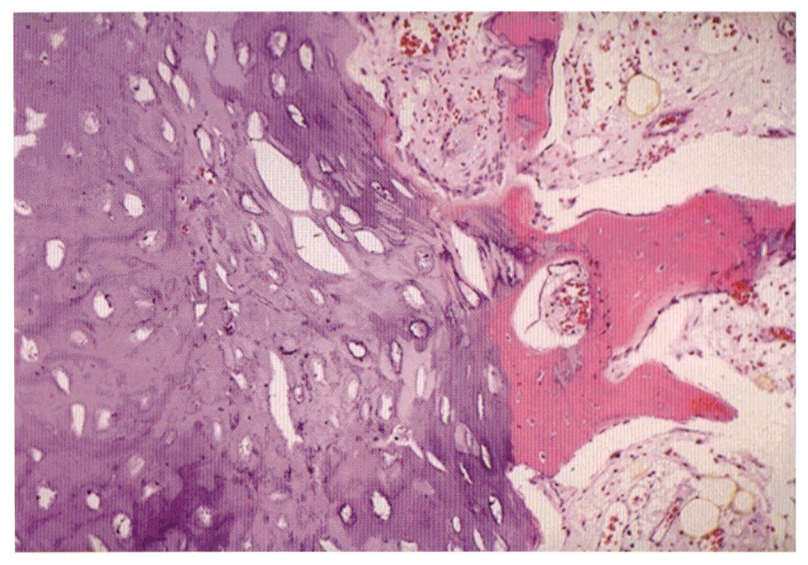

図 17-41　骨軟骨腫，組織像

図左に軟骨帽，右に軟骨帽直下の骨組織がみられる。この異常増殖病変は大変ゆっくり成長し，通常は成長板が閉じると病変の成長も止まる。骨軟骨腫は良性病変ではあるが，神経を圧迫したり，病変に外傷あるいは骨折を起こした場合，神経刺激や痛みの原因になり得る。このように症状がある場合，外科的切除の適応となる。骨軟骨腫から続発性軟骨肉腫への悪性転化は稀である。しかし遺伝性の多発性骨軟骨腫症では，悪性転化の危険性が通常より高いとされる。

第 17 章 骨・関節・軟部腫瘍　419

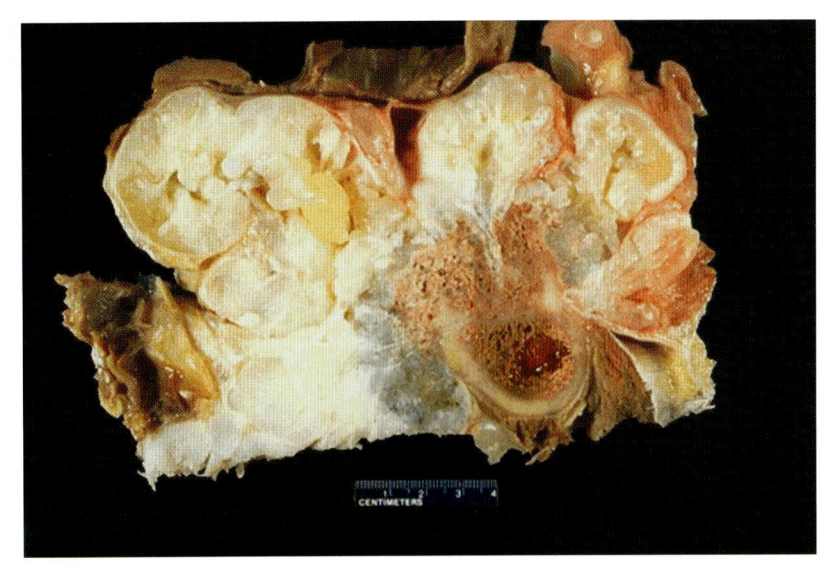

図 17-42　軟骨肉腫，肉眼像
大きな不整形腫瘤が，骨盤骨内に発生し，軟部組織へと進展している。ほとんどの場合軟骨肉腫は中心骨格に発生する。軟骨形成腫瘍は発生部位が末梢になるほど良性の可能性が高くなる。白色～青白色を呈するこの巨大な結節性軟骨形成腫瘍は，骨内から皮質を削り，骨外に進展している。軟骨肉腫の発生はひろい年齢層にみられ，わずかに男性に多い。軟骨肉腫の多くは低悪性度で，その発育も緩徐で，10年余にわたり症状を呈する例も少なくない。サイズの大きな腫瘍はより破壊性の性格を示す。軟骨肉腫は原発性悪性骨腫瘍で2番目に頻度が高い。

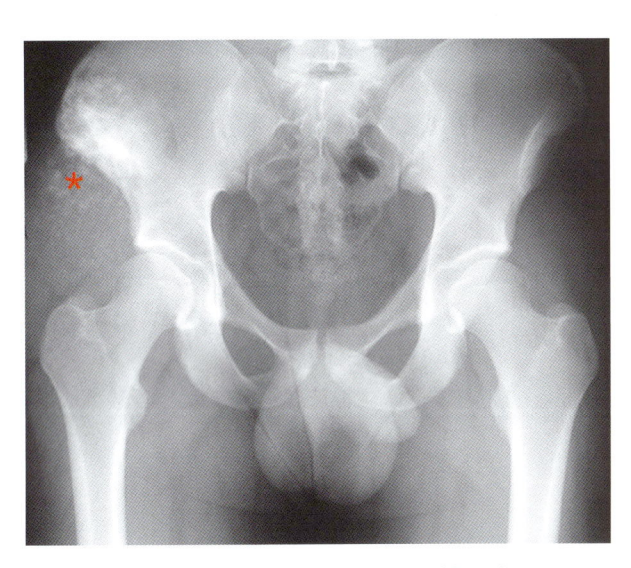

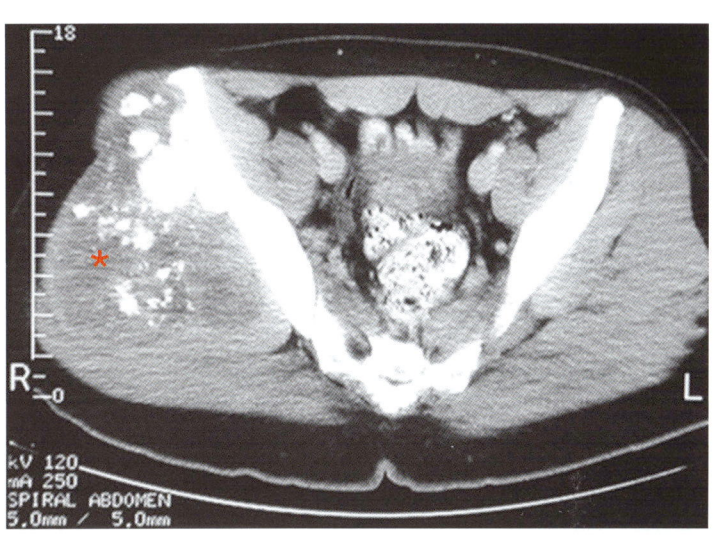

図 17-43, 図 17-44　軟骨肉腫，X 線写真，CT
左図において，軟骨肉腫（*）は右側の仙骨翼から発生して軟部組織へ浸潤し，不整な高濃度領域を示している。右のCTでは高濃度の石灰化を伴った軟部組織浸潤（*）がみられる。

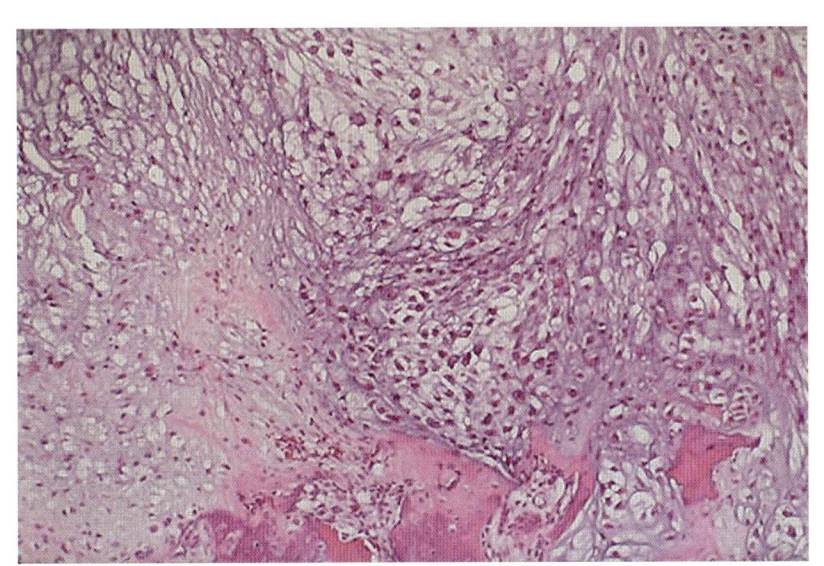

図 17-45　軟骨肉腫，組織像
弱拡大でも，軟骨肉腫は軟骨由来と認識できる。軟骨小窩内に軟骨細胞がみられるが，配列は不規則で細胞密度も高い。図の下では，腫瘍が骨を浸潤破壊している像がみられる。多くの場合，軟骨肉腫は低悪性度で発育も遅いが，10%弱では高悪性度の病巣を含んでいる。稀に内軟骨腫に続発する軟骨肉腫もみられるが，その場合は通常，多発性内軟骨腫（内軟骨腫症）を伴う。

420 第17章 骨・関節・軟部腫瘍

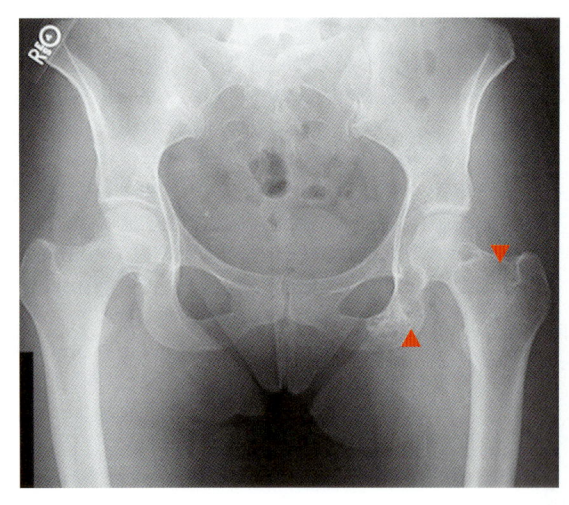

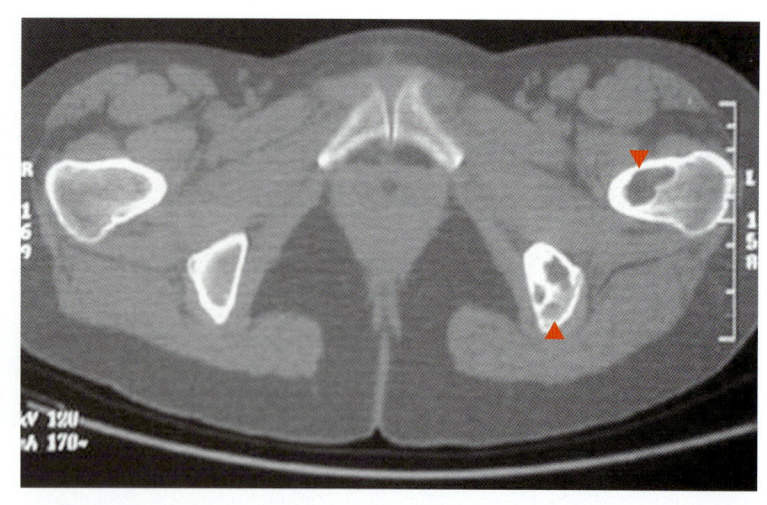

図17-46，図17-47　線維性骨異形成，X線写真，CT▲

　線維性骨異形成の症例であり，左大腿骨頸部（▼）および左坐骨（▲）に，単発性の不整な骨透亮像を認める。内分泌障害と関連する多発骨病変および皮膚のcafé-au-lait斑は，McCune-Albright症候群で起こり，全症例の3％を占める。大多数の線維性骨異形成症例は1つの骨のみを侵し，青年期に好発する。右の骨盤CTでは，左大腿骨頸部の透亮像がみられ，左坐骨にも同様の透亮像を認める。これは，線維組織および線維状骨の異常増殖によって，正常骨が進行性に置換されている状態である。骨変形および骨折が起こることもある。

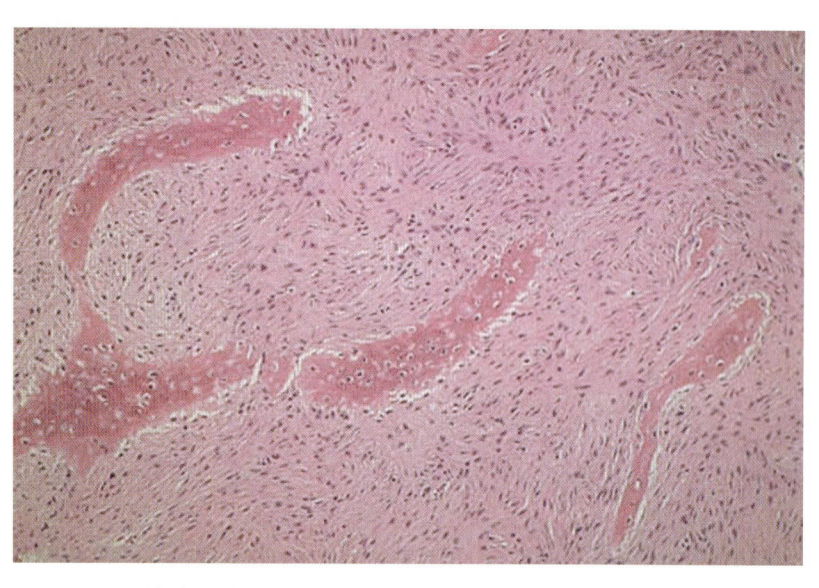

図17-48　線維性骨異形成，組織像▲

　細胞成分のやや多い線維性間質内に不規則な線維性骨を伴う増殖性病変がみられる。骨芽細胞の活動は乏しい。不規則な線維性骨が増殖するこの領域では，骨は丈夫な層板骨へと成熟することがなく，脆弱で骨変形や骨折をきたしやすい。悪性転化は稀である。この病変はG蛋白結合受容体の胎児形成期における体細胞変異により起こるとされている。この受容体は，細胞増殖を促進するcAMP（環状アデノシン1リン酸）の過剰をもたらすアデニリルシクラーゼを活性化することが知られている。

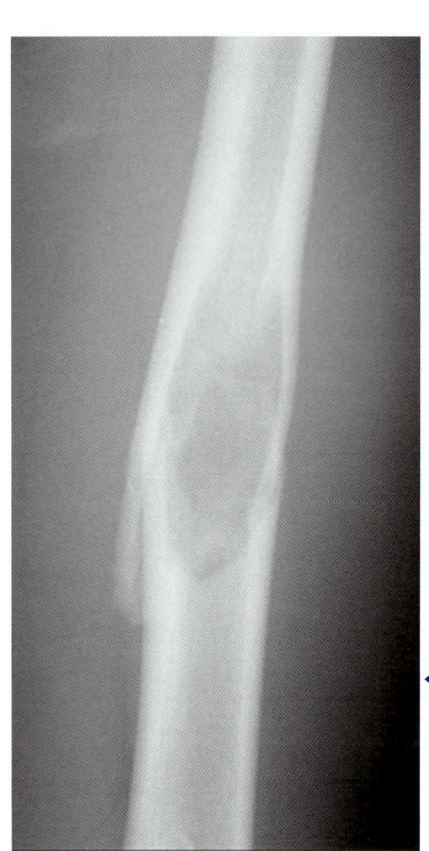

◀図17-49　病的骨折を伴う単純性骨嚢腫，X線写真

　上腕骨骨幹部に透亮域がみられ，それを横切るように骨折が認められる。この透亮域が単純性骨嚢腫の所見である。嚢腫により骨は脆弱となり，病的骨折を起こしている。同様の所見を呈するものに線維性骨皮質欠損があるが，こちらは骨幹端に好発するしばしば多中心性の病変で，5～6cmの大きさになると非骨化性線維腫へ進行することがある。どちらも成長過程の異常であり，腫瘍ではない。

第 17 章　骨・関節・軟部腫瘍　421

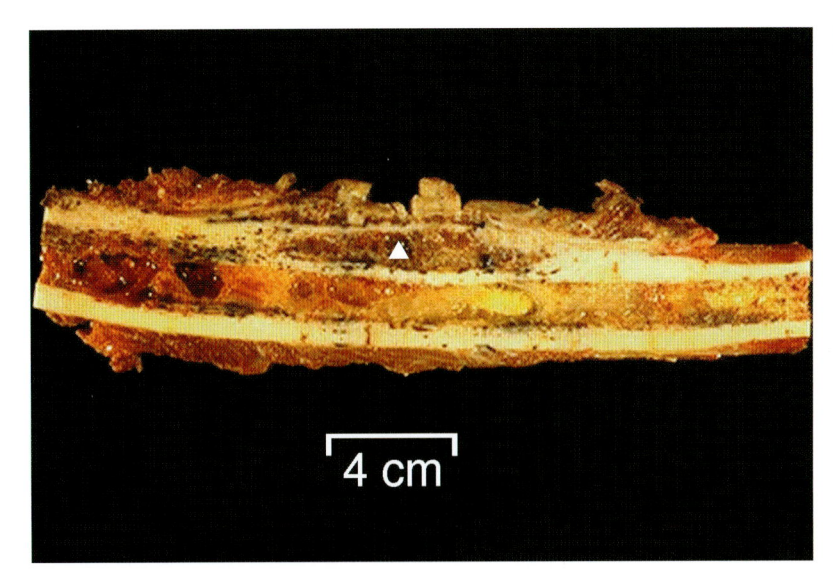

図 17-50　Ewing 肉腫，肉眼像
この原発性骨腫瘍は主に長管骨の骨幹部や骨盤骨の髄内に発生し，20 歳以下に好発し，わずかに男性に多い。図の腓骨腫瘍は皮質骨をこの部位（△）で壊している。黄褐色の腫瘍は出血を反映した赤色領域や壊死を反映した褐色領域が目立つ。図のかなり右側に正常の脂肪髄がみられる。このように大きく成長した腫瘤は局所痛，熱感，そして局所肥大を示し得る。発熱や白血球数増加といった感染症類似の症状を呈する例もある。

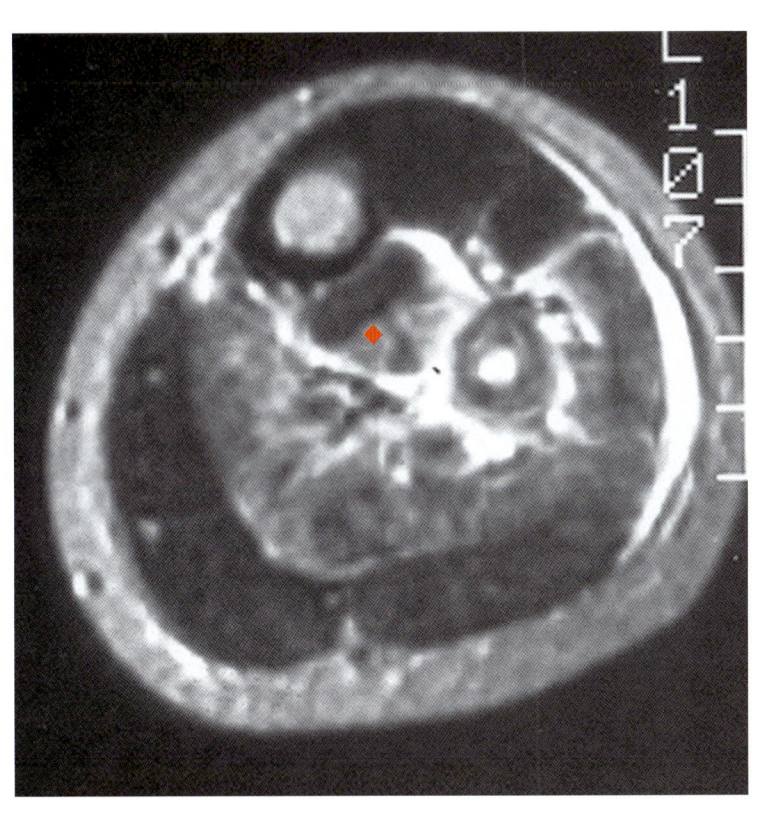

図 17-51　Ewing 肉腫，MRI
T2 強調像において，腓骨から周囲軟部組織へ進展する不整形の高信号腫瘤（◆）を認める。脛骨の正常な骨皮質が低信号で，脂肪を含む骨髄が高信号であることに注目してほしい。単純写真では，この病変は溶骨性で骨皮質の破壊を伴うことが多い。

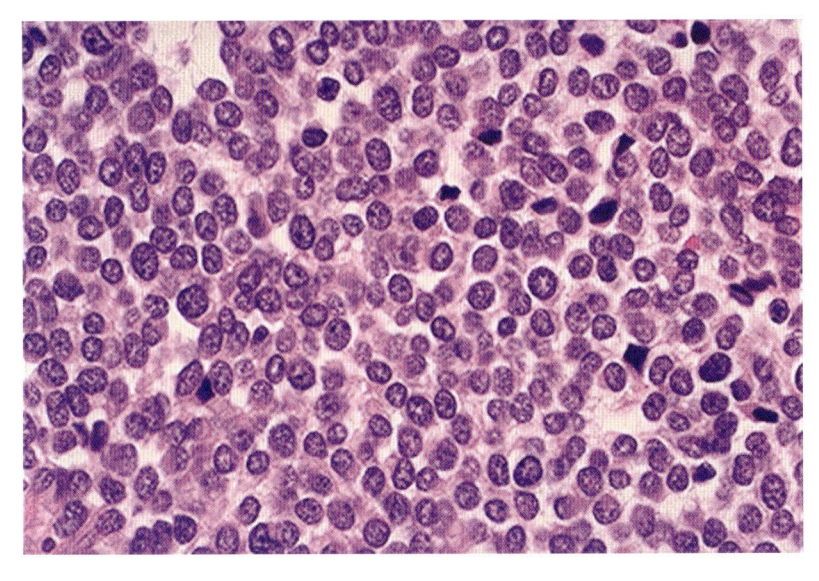

図 17-52　Ewing 肉腫，組織像
この腫瘍は，小児期の"小円形青色細胞"腫瘍の 1 つとされる。非常に細胞密度が高い病変で，核細胞質比の高い，リンパ球よりやや大きな腫瘍細胞がみられる。介在する間質成分はほとんどない。核分裂像が目立つ。過ヨウ素酸シッフ（PAS）染色で，腫瘍細胞の細胞質に豊富なグリコーゲンを認めることがある。この悪性腫瘍は，EWS-FLI1 キメラ遺伝子を形成する t(11;22) の染色体転座により発生する。EWS-FLI1 キメラ遺伝子は細胞増殖を促進する転写因子として作用する。Ewing 肉腫と未分化神経外胚葉性腫瘍（PNET）は同じ遺伝子異常を呈するが，PNET はより神経への分化傾向を示す。

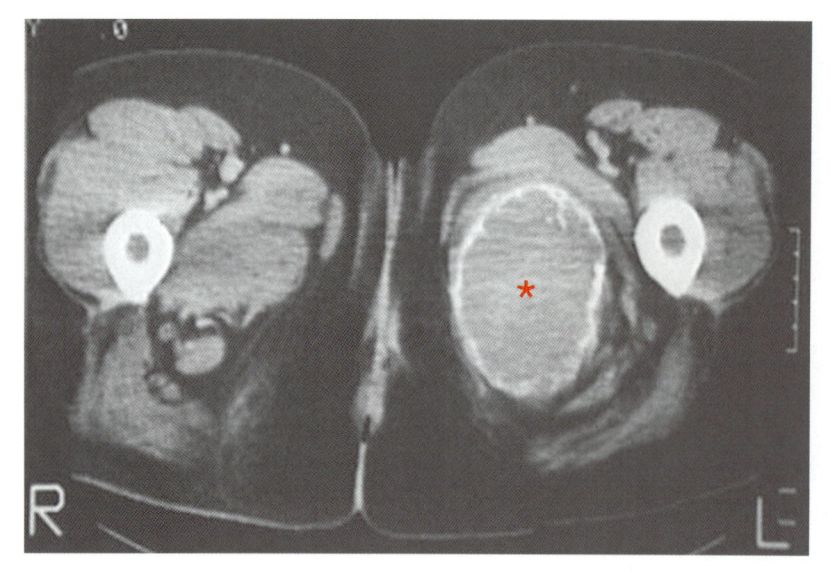

図 17-53　骨巨細胞腫，CT
　左坐骨に骨巨細胞腫を認める。腫瘍は偏在性で膨脹性の溶骨性腫瘤（*）である。腫瘍の膨脹性発育に伴い，反応性新生骨が高濃度縁を形成する。この局所侵襲性病変は，骨の骨端および骨幹端，特に膝関節周囲に好発し，20～40歳代に多い。これらの腫瘍は局所侵襲性で，局所切除を行っても再発することがある。また，骨巨細胞腫の中には肉腫様の悪性腫瘍へ変化したり，遠隔転移をきたすものもある。

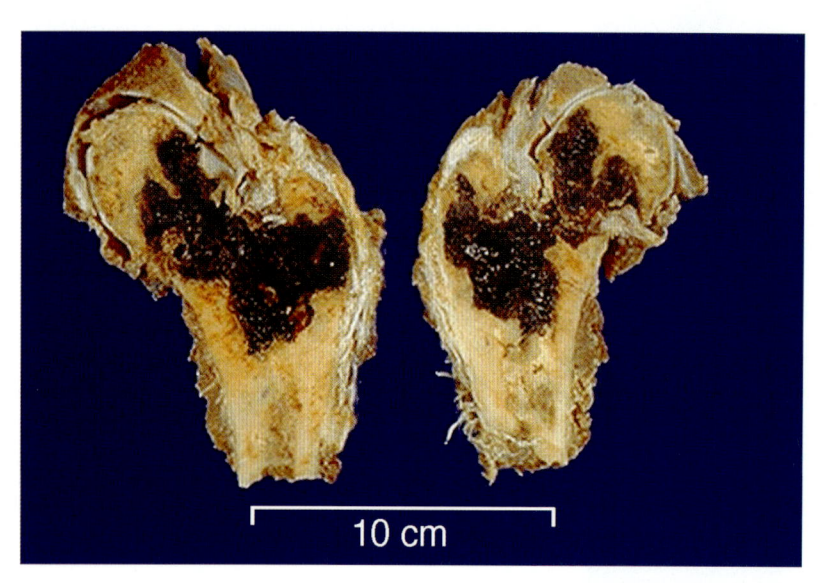

図 17-54　骨巨細胞腫，肉眼像
　大腿骨近位切除材料の冠状断面。暗赤色～黒色を呈する不整形の出血性腫瘤が，骨端部から発生し，骨幹端に進展している。関節近傍での腫瘍の発育は関節痛の原因となる。また腫瘍による骨の脆弱化は病的骨折や骨変形の原因となる。

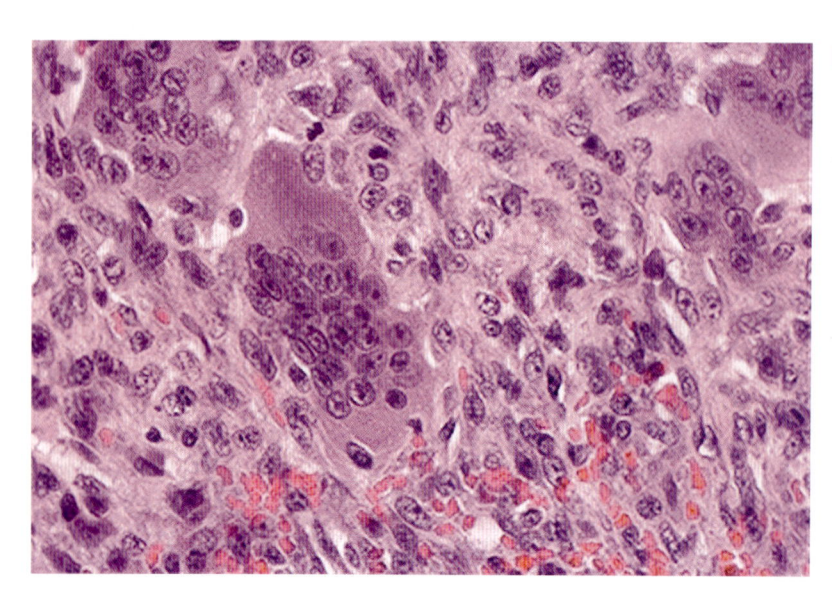

図 17-55　骨巨細胞腫，組織像
　骨巨細胞腫は，破骨細胞型巨細胞とシート状に増殖する類円形単核細胞から構成される。出血周囲の脂肪貪食細胞浸潤や間質へのヘモシデリン沈着も時にみられる。腫瘍細胞は単核球-マクロファージ系の細胞が起源とされている［訳注：詳細は不明である］。

第 17 章 骨・関節・軟部腫瘍　423

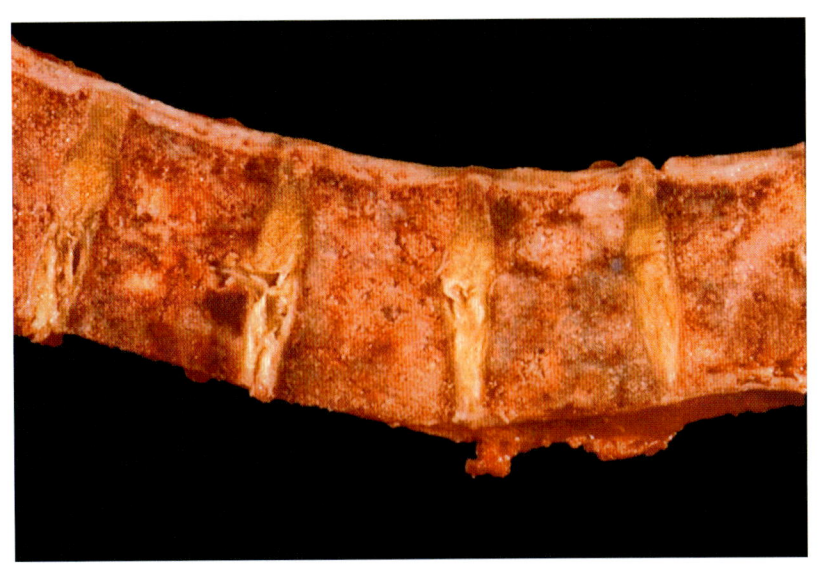

図 17-56　転移性骨腫瘍，肉眼像

剖検例脊椎骨の矢状断で，白色調の形状不整な多発転移巣が認められる。骨腫瘍全体で最も頻度が高いのは転移性腫瘍である。事実上，ほとんどの転移性腫瘍は癌であり，高頻度に転移をきたす原発巣としては各々の臓器の頭文字をとって，"鉛（原子記号 Pb）のヤカン（lead kettle）（PBKTL）"と憶えるのがよい。すなわち，前立腺（Prostate），乳腺（Breast），腎（Kidney），甲状腺（Thyroid），肺（Lung）である。腎細胞癌をはじめとするほとんどの転移性癌は骨破壊が高度であることから溶骨性転移をきたし，放射線的には骨透亮像を呈する。一方，前立腺癌の転移は豊富な骨新生を誘導することから骨形成性転移巣を形成し，放射線的には骨硬化像を呈する。

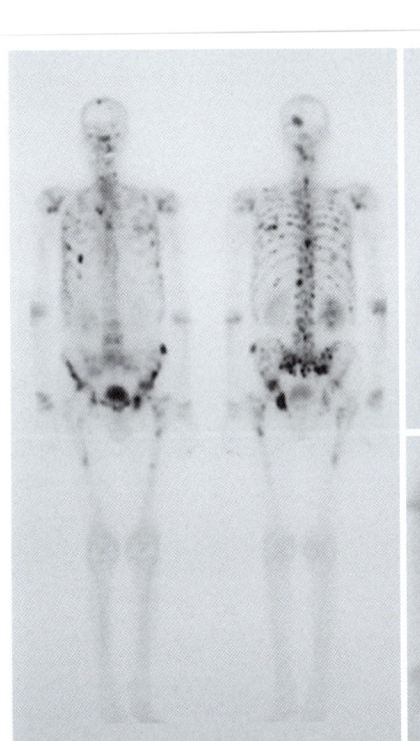

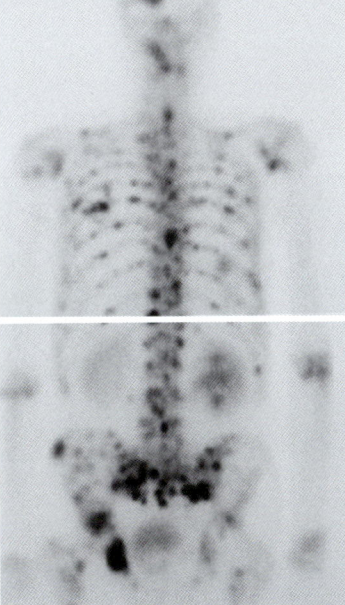

図 17-57　転移性骨腫瘍，骨シンチグラム

骨シンチグラム上で，黒い点状，もしくは"hot spot 状"に示される集積亢進部を無数に認め，骨転移を示している。通常，転移性骨腫瘍は多発する。右腎は黒く描出され，水腎症を示す。これは，原発病変（右尿管口浸潤を伴う膀胱癌）による尿路閉塞に起因する。転移性骨腫瘍では正常骨よりも細胞密度と血流が増加しており，その差がこのような放射性化合物の取り込みの違いをもたらしているのである。転移性腫瘍が副甲状腺ホルモン関連蛋白（PTHrP）を産生し，破骨細胞を活性化させることにより，溶骨性病変を形成する。大部分の転移性骨腫瘍には，溶骨性作用と造骨性作用が混在しており，溶骨性変化が新たな骨の造成を促すことがあるが，溶骨性作用の方が優位である。

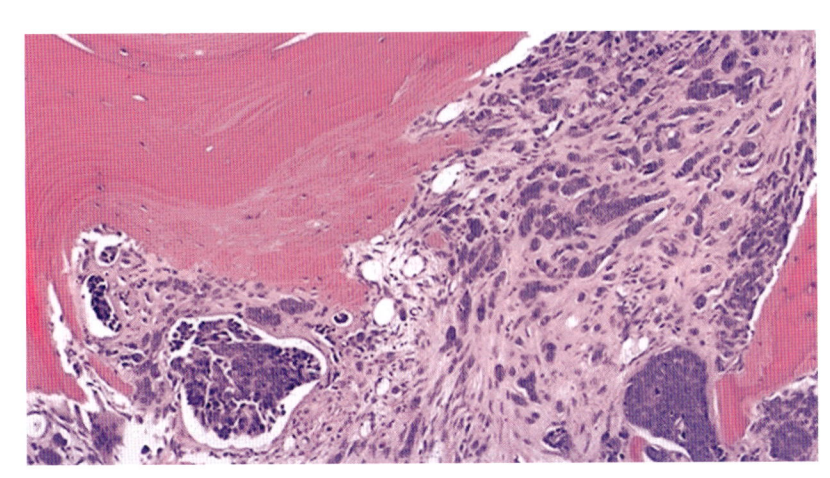

図 17-58　転移性骨腫瘍，組織像（HE 染色）

髄内を充満するように乳癌の脊椎骨転移がみられる。転移性癌巣周囲には反応性骨硬化がみられる。図の左上部にはスピクラに連続するピンク色の類骨を認める。脆弱化した骨が病的骨折を起こすため，転移性骨腫瘍は骨痛を惹起する場合が多い。また，転生骨腫瘍の場合は血清アルカリホスファターゼが上昇する。

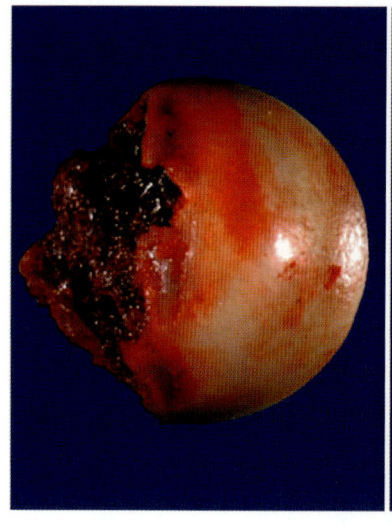

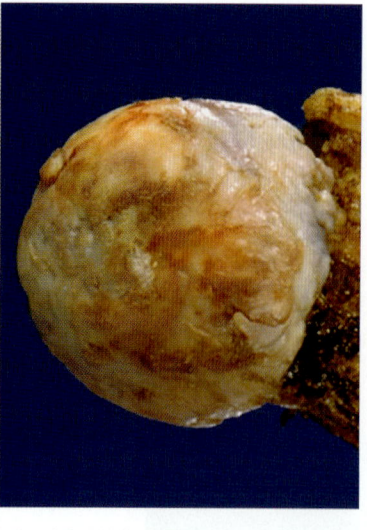

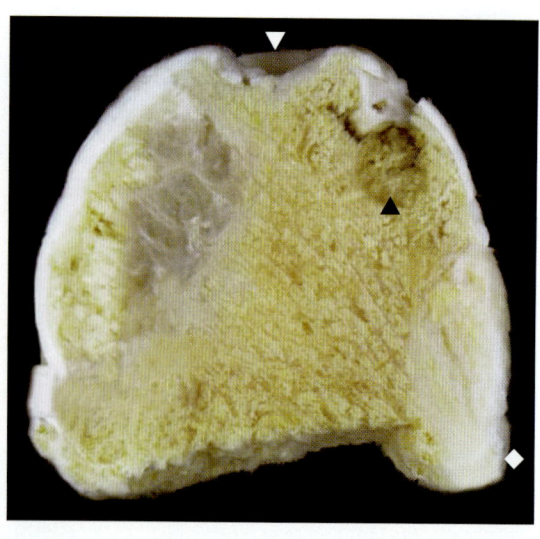

図 17-59, 図 17-60　変形性関節症（変形性股関節症，大腿骨頭），肉眼像
　変形性関節症は，関節痛もしくは運動制限を主訴とする患者に多く認められる。変形性関節症では微小な表層の変形がしばしば認められる。変形性関節症に炎症を随伴することはほとんどない。左図は骨折のため切除された大腿骨頭で，表面は平滑で，関節軟骨は光沢を呈している。これに対して，右図は変形性関節症の典型像で，関節軟骨のびらんにより表面は粗で，象牙様変化を呈し，形状は不整となっている。最右図は変形性関節症例の大腿骨頭の割面で，関節軟骨のびらん（▽），軟骨下囊胞（▲），および骨棘（◇）がみられる。

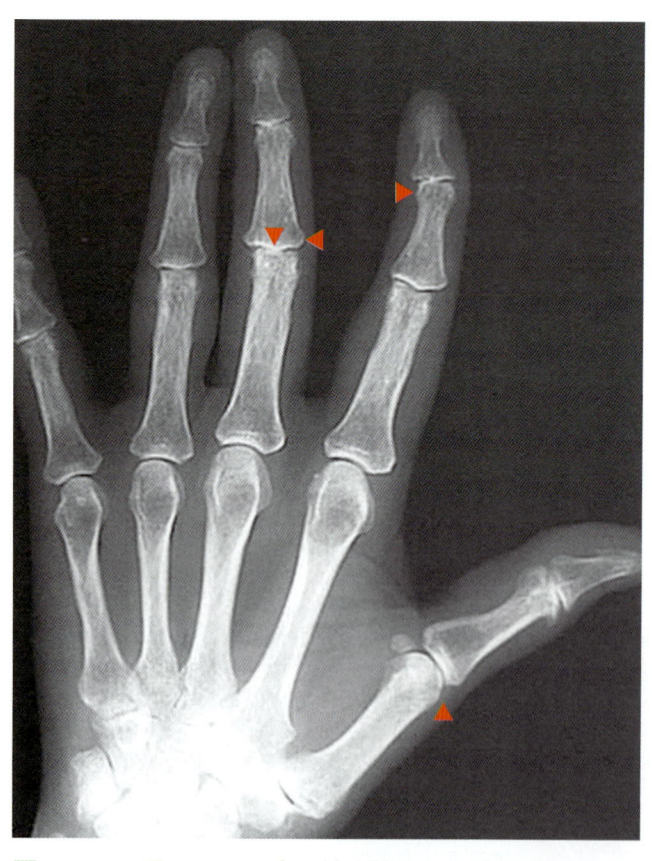

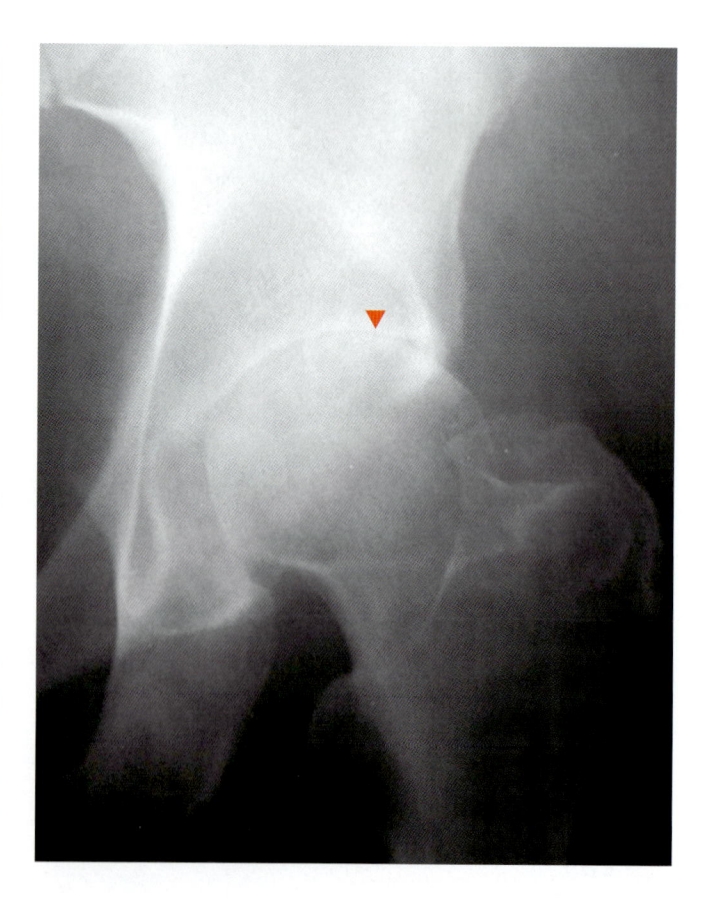

図 17-61, 図 17-62　変形性関節症，X 線写真
　左図の手に退行性の変形性関節症があり DIP 関節に PIP 関節に比して関節裂隙の狭小化（▼）と，外側部の開大（◀）がみられる。DIP 関節に亜脱臼（▶）がみられ，特に第 2 指で顕著である。拇指の基部（▲）では顕著な変形性関節症がみられる。右図の骨盤では，変形性股関節症による左股関節の関節裂隙の狭小化（▼）がみられる。股関節は加重関節であるために，高頻度に侵される。これらの退行性変化は加齢とともに進行する。

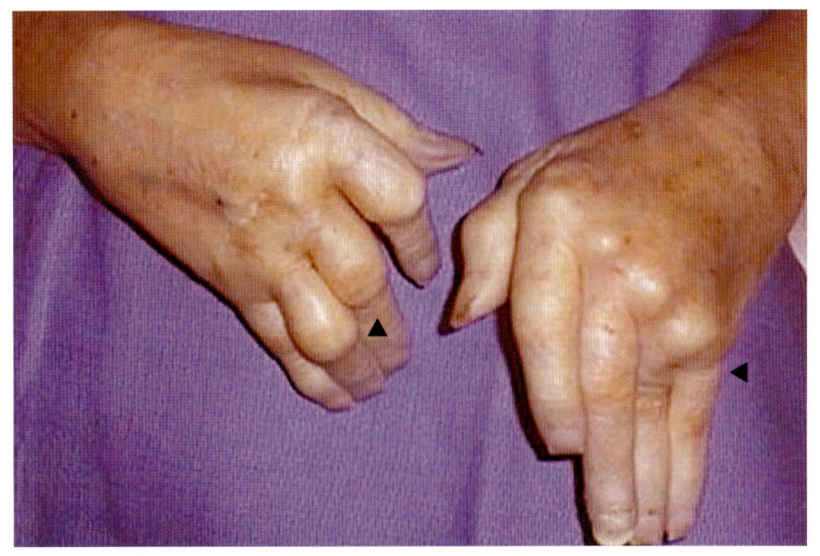

図17-63 関節リウマチ,肉眼像

手の高度の尺側偏位（◀）と手指の高度の屈曲-過伸展変形（スワンネック変形）（▲）がみられる。この自己免疫疾患は滑膜の増生（パンヌスの形成）を伴う炎症を引き起こし、それらが関節の変形の誘因となる。典型例は左右対称性に手足の小関節から発症し、徐々に手関節、足関節、肘関節、膝関節へと進展していく。多くの症例はHLA-DR4もしくはHLA-DR1が陽性で、遺伝的影響の可能性が示唆される。感染性病原物質への曝露は、滑膜組織のみでなく血管系や軟部組織などの種々の組織に対する自己免疫反応を継続する誘因となる。CD4陽性リンパ球の活性化は腫瘍壊死因子（tumor necrosis factor：TNF）やインターロイキン-1などのサイトカイン産生を引き起こす。

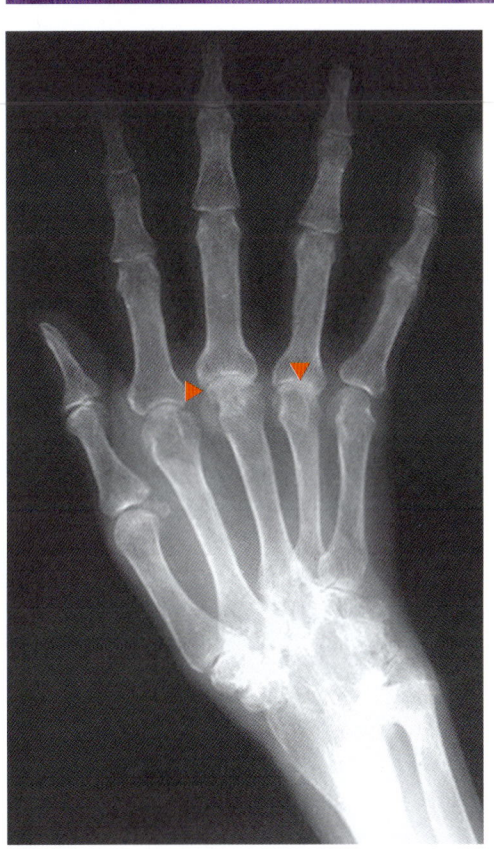

図17-64 関節リウマチ,X線写真

関節裂隙の狭小化（▼）、辺縁性骨侵食（▶）、および骨粗鬆症が、主にPIP関節とMP関節にみられる。骨量低下は傍関節に発生する。活性化されたCD4リンパ球がB細胞の抗体産生を助ける。ここで産生される主な抗体は自己IgG-Fc部に反応するIgMで、リウマチ因子としても知られている。この疾患は、関節の腫脹や熱感、圧痛が出現する前に、倦怠感、発熱、全身の疼痛などを伴って、本人の知らない間に発症し、その進行過程で寛解と増悪を繰り返す。"朝のこわばり"がしばしばみられる。

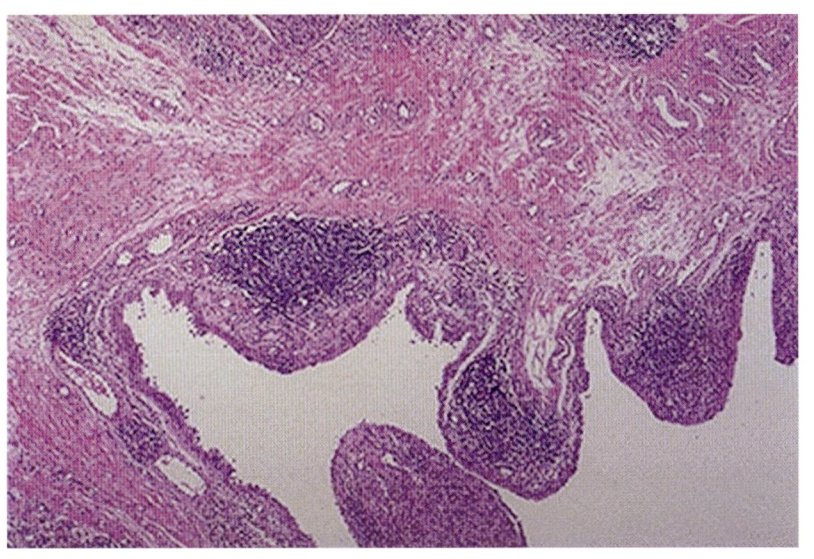

図17-65 関節リウマチ,組織像（HE染色）

滑膜組織は高度の慢性炎症性変化を呈している。増殖した滑膜間質にはリンパ球と形質細胞の結節性集簇を認める。この過程が増殖性パンヌスを形成し、コラゲナーゼを放出することで近接する関節軟骨のびらんをまねき、関節の破壊、変形、関節強直を引き起こす。リンパ球と線維芽細胞はRANKLを産生し、骨破壊に進展する破骨細胞を誘導する。典型例の関節穿刺液は混濁性が増加、粘稠度が低下し、蛋白増加と好中球優位の多核白血球増多を認める。

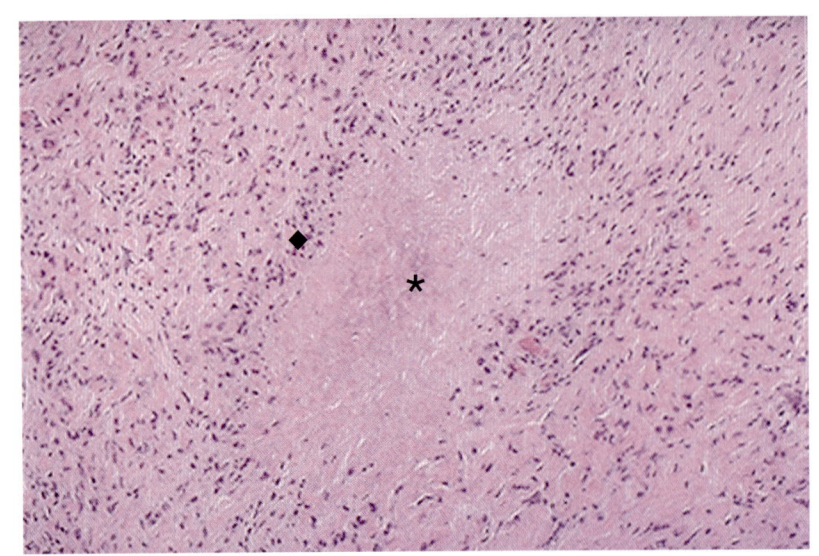

図 17-66　リウマチ結節, 組織像 (HE 染色)

硬く無痛性結節であるリウマチ結節は関節リウマチ患者の約 1/4 に認められる。特に重症例にみられる傾向がある。肘関節などの骨隆起部皮下の軟部腫瘤としてみられる場合が多い。時には肺や心臓などの内臓にもみられる。組織学的には，中心性に類線維素壊死（★）がみられ，その周囲にほかの単核細胞とともに類上皮細胞が集簇している（◆）。関節リウマチ患者は全人口の 1% を占める。女性優位で 40～70 歳代に好発するが，罹患年齢は広範囲に及ぶ。

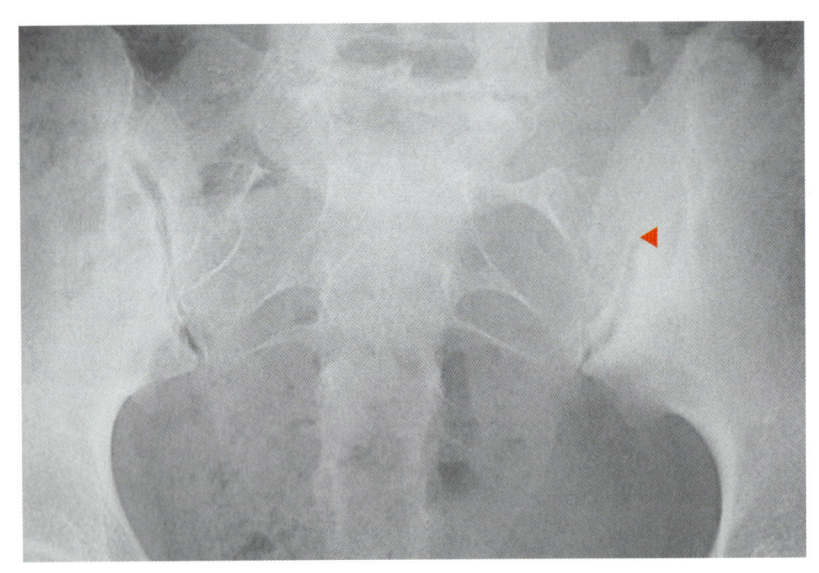

図 17-67　強直性脊椎炎, X 線写真

左仙腸関節の狭小化と硬化（◀）を伴う仙腸関節炎が認められる。右仙腸関節は比較的保たれている。患者の 1/3 で，股関節，膝関節，肩関節などのほかの関節も侵される。慢性的で進行性の炎症性関節疾患であり，脊椎の強直と腰痛をもたらす。慢性滑膜炎により関節軟骨の減少と進行性の骨強直が起こり，可動性制限がみられるようになる。腰痛は頻度の高い症状である。罹患者の約 90% が，HLA-B27 遺伝子を有する。

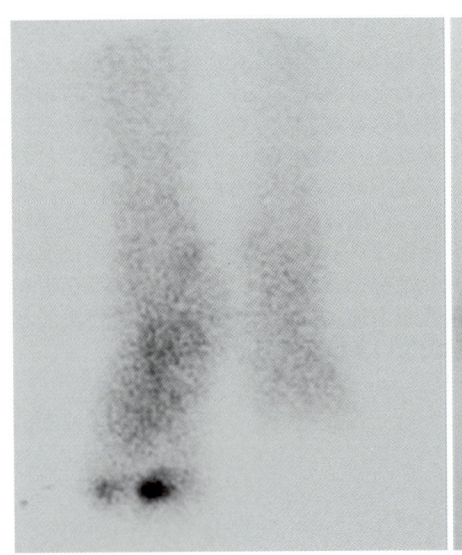

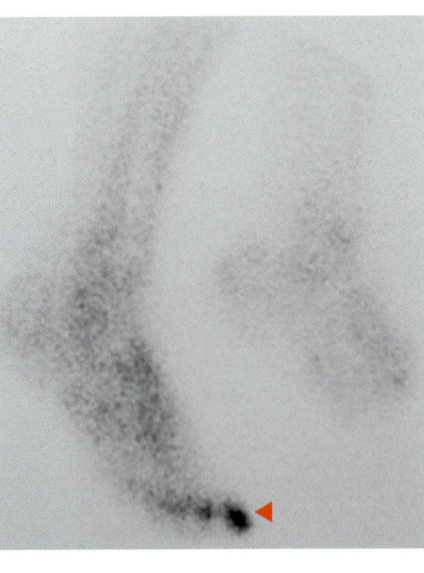

図 17-68　化膿性関節炎, 骨シンチグラム

母趾への集積亢進がみられる（◀）。化膿性関節炎は腫脹を伴う激しい痛みと関節可動域制限があり，発熱と白血球増多が通常みられる。典型的には細菌感染が原因となる。起因菌としては，小児以上の患者では黄色ブドウ球菌が最も高頻度で，2 歳以下の小児ではインフルエンザ菌が多い。性交渉の多い人間では，淋菌感染のリスクがある。鎌状赤血球症の患者はサルモネラ菌に感染しやすい傾向がある。

第 17 章　骨・関節・軟部腫瘍　427

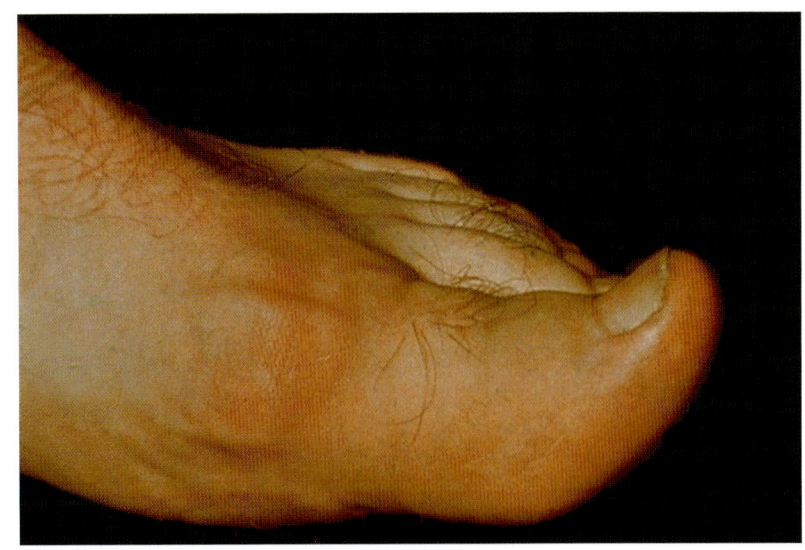

図 17-69　痛風, 肉眼像

　痛風結節は, 尿酸ナトリウム結晶が関節や軟部組織に沈着した結果生じる。多くの症例で高尿酸血症がみられる。尿酸はプリン代謝系の最終産物で, プリン代謝系でのハイポキサンチン-グアニンホスフォリボシルトランスフェラーゼ (HGPRT) の低下は, *de novo* の尿酸塩産生を増加させる。細胞回転の増加と腎臓での尿酸排出の低下は血清尿酸値を増加させる。図に示す第一中足指節関節が最も好発部位であるが, 多関節が侵される場合も少なくない。痛風の急性症状は, 激痛, 腫脹, そして発赤である。

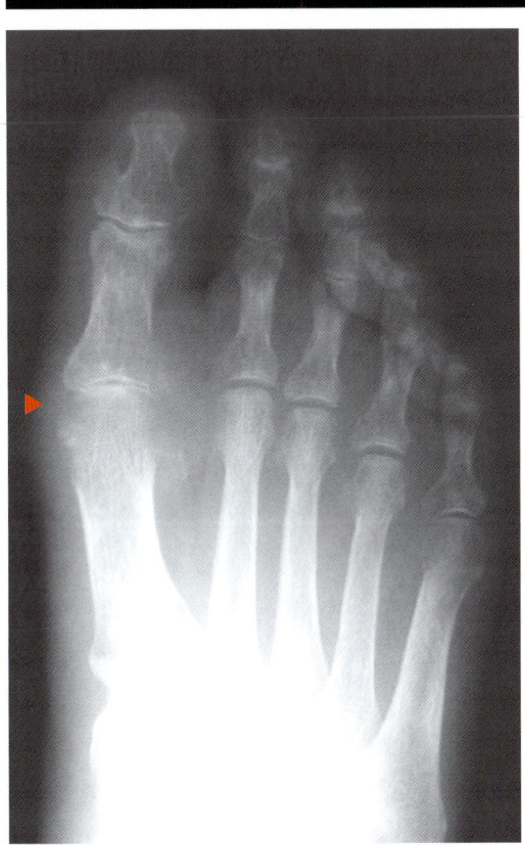

図 17-70　痛風, X 線写真

　慢性痛風は, 最初の痛風発作から約 12 年遅れて発生する。尿酸の沈着により, 痛風結節として知られる石灰化結節がつくられる。このような痛風結節は, 単純写真で示されるように, 関節周囲や関節に隣接した骨にみられる (▶)。痛風結節は, 接する骨に侵食や骨破壊をもたらす。痛風の急性発作時に関節穿刺を行うと, 関節液の混濁, 粘性の減少, および好中球優位の白血球増多を認める。特徴的な顕微鏡所見は, 液体中の針型の複屈折性を示す尿酸ナトリウム結晶の存在である。結晶の存在により, 結晶を貪食する好中球が刺激され, ロイコトリエン, プロスタグランジン, フリーラジカルおよびリソゾーム酵素が放出され, 炎症が生じる。

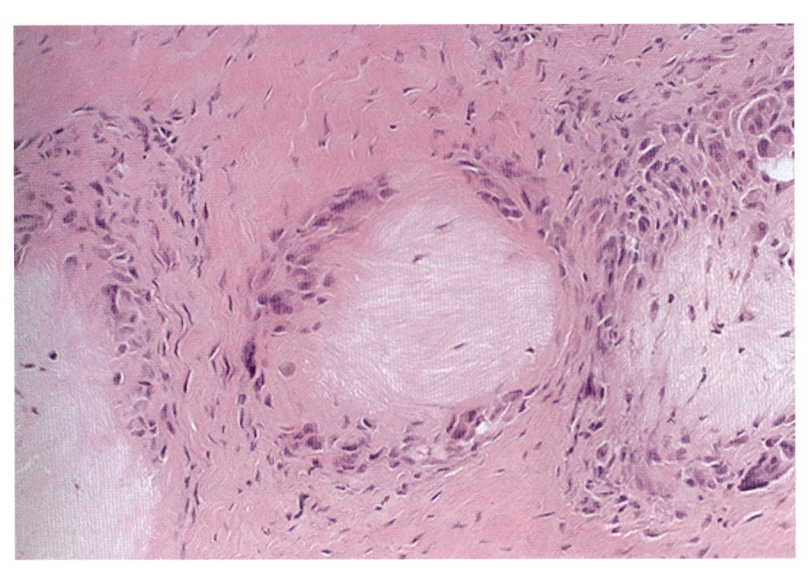

図 17-71　痛風, 組織像

　痛風結節は急性発作中の尿酸ナトリウム結晶の継続的な沈着によるものである。尿酸ナトリウム結晶は周囲軟部組織での破壊性炎症反応の誘因となる。本図 (HE 染色) 中の半透明の結晶様構造が尿酸ナトリウム結晶の集簇巣で, リンパ球, 組織球, および異物型多核巨細胞などの炎症細胞が周囲に浸潤している。痛風結節は関節周囲, 腱や靭帯などの軟部組織にみられることが多く, 臓器内発生は稀である。なお, 腎臓内に尿酸塩が沈着する場合があり, 痛風患者の約 20% が腎不全に進展するといわれている。

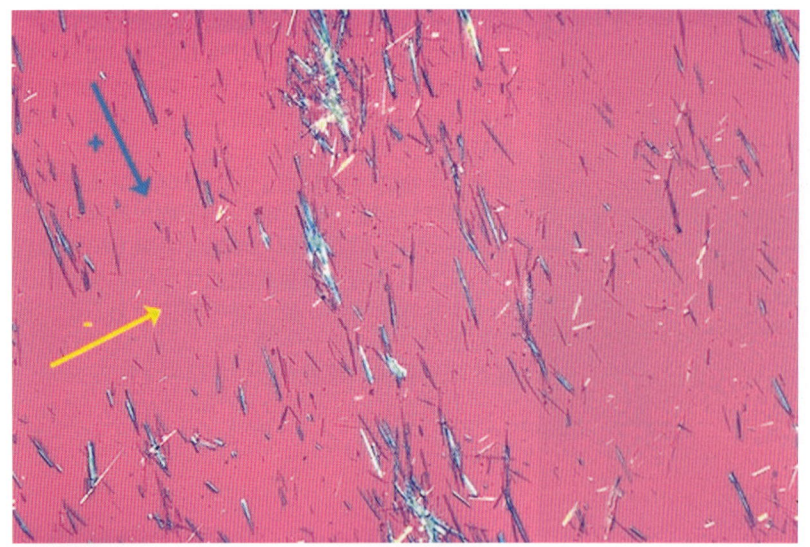

図 17-72 痛風，組織像

痛風患者の関節穿刺液を用いて尿酸ナトリウムの針状結晶を観察することができる。赤色補正板を加えた補正偏光顕微鏡で観察すると，尿酸ナトリウム結晶は矢印で示す補正波長の主軸（黄色）に対して負の複屈折性を呈し，逆の垂直方向では青色を示す。痛風の危険因子にはアルコール過剰摂取，肥満，利尿剤などの薬物障害，および鉛中毒がある。

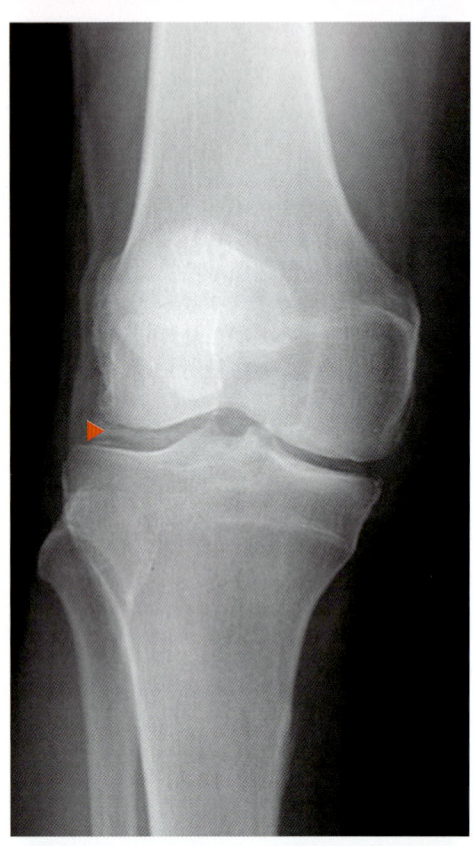

図 17-73 カルシウムピロリン酸結晶沈着症（偽痛風），X 線写真

カルシウムピロリン酸結晶(calcium pyrophosphate crystal deposition：CPPD) 沈着症は，"偽痛風"とも呼ばれ，50 歳以上に好発する。急性，亜急性，もしくは慢性の関節炎を膝，手関節，肘，肩，および足関節にきたすことがある。関節の損傷は進行性であるが，大部分の症例ではそれほど重症ではない。この膝関節では，広範囲な軟骨石灰化が半月板（▶）および関節軟骨に認められる。変形性関節症との関連は解明されていないが，CPPD 沈着症は関節の変性性変化を促進することがあり，両疾患は併発することがある。関節液穿刺により，好中球とともに弱い複屈折性を示す菱形の結晶を認めることがある。

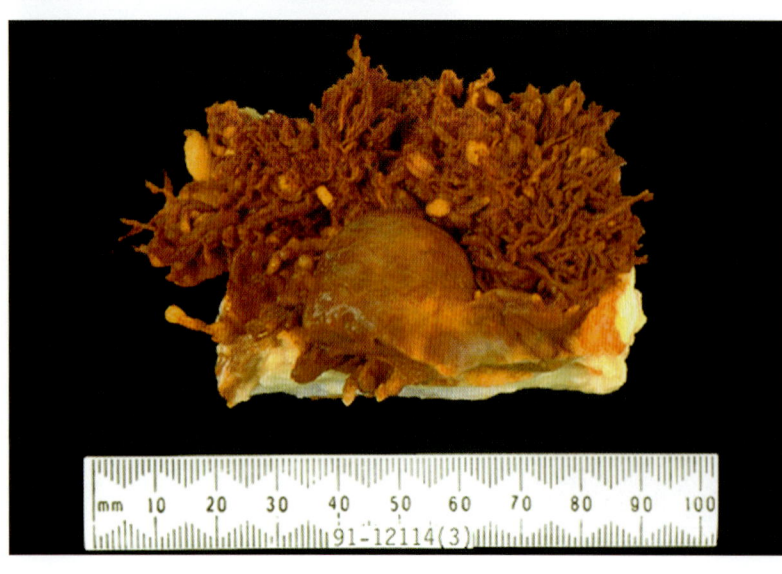

図 17-74 色素性絨毛結節性滑膜炎，肉眼像

色素性絨毛結節性滑膜炎は関節（多くは膝関節），腱鞘，滑液嚢の滑膜組織に発生する。赤褐色調の色素沈着と，食指状に増殖した滑膜組織が特徴的である。腱鞘巨細胞腫も同様の組織像（多核巨細胞や組織球の増殖，ヘモジデリンの沈着）を呈するが，腱鞘巨細胞腫は限局性の病変である。色素性絨毛結節性滑膜炎は 20～40 歳代に好発し，侵される関節は単関節である。臨床症状としては，疼痛，腫脹，および関節可動域の制限などである。侵襲性が強い症例では近傍の骨を侵食し，滑膜切除後も再発する傾向がある［訳注：2002 年 WHO 分類から，色素性絨毛結節性滑膜炎はびまん型腱鞘巨細胞腫に改名された］。

第 17 章 骨・関節・軟部腫瘍　429

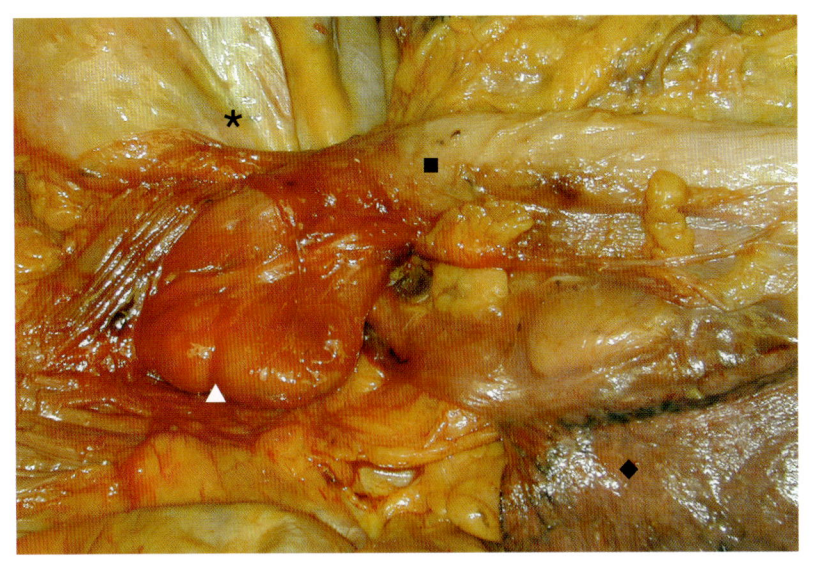

図 17-75　脂肪腫，肉眼像
　剖検例の肉眼像で，横隔膜（*）の上方で右肺（◆）の近傍の食道外膜（■）の直上に黄色調腫瘤（▲）がみられる。境界明瞭で，発育速度は緩慢であり，由来する組織（脂肪織）に近似しているなど，良性腫瘍としての特徴像を有している。脂肪腫は成熟脂肪細胞の増殖からなり，発育速度は緩慢，弾性軟，限局性で，可動性を有する。多くの症例は偶然に発見される。臨床症候は近接する組織への影響に関係することが多い。多くの脂肪腫は皮下に小腫瘤を形成する。脂肪組織が存在する部位であれば全身いずれの部位にも発生し，比較的容易に切除される。

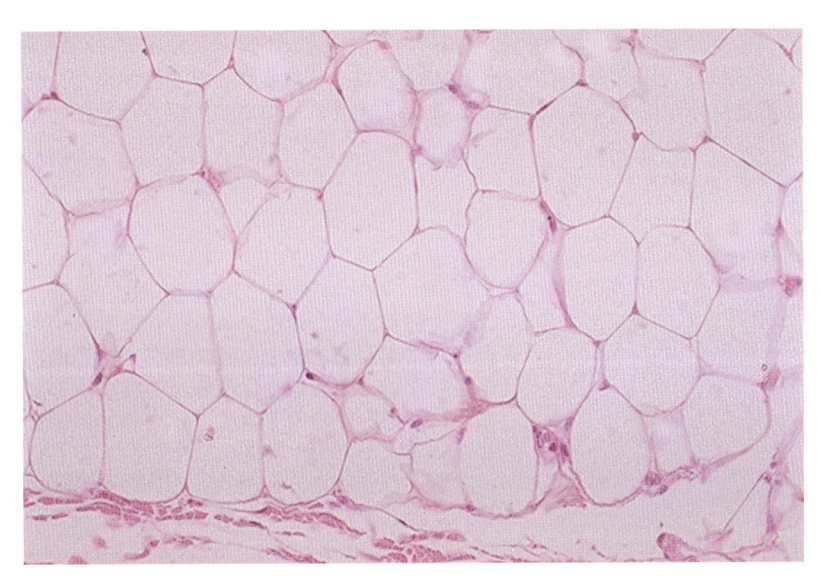

図 17-76　脂肪腫，組織像（HE 染色）
　脂肪腫は正常脂肪細胞と区別ができないほどの高分化な脂肪細胞の増殖から構成されている。脂肪腫は全身のいたる部位に発生し得るが，脂肪腫は最も高頻度にみられる軟部腫瘍である。

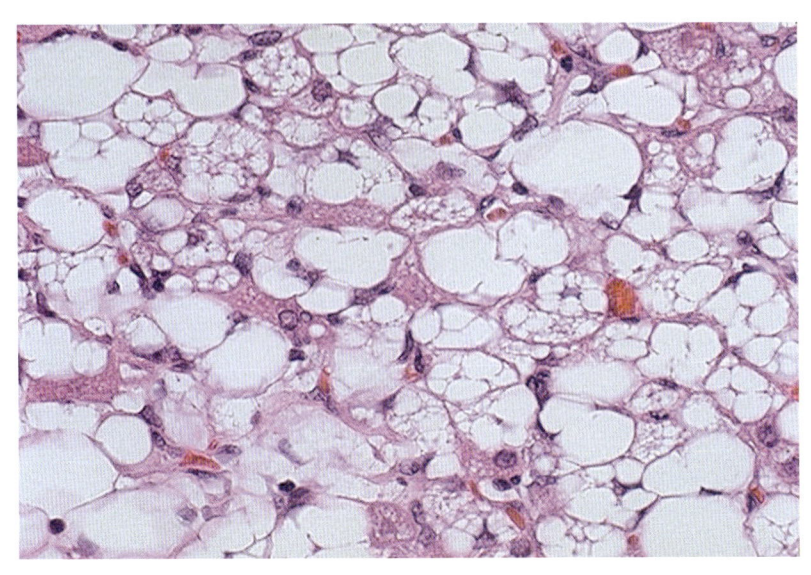

図 17-77　脂肪肉腫，組織像
　軟部肉腫の発生頻度は稀である。肉腫は高齢者の後腹膜，大腿，下肢に好発する。本図（HE 染色）に挙げた脂肪肉腫は大型脂肪芽細胞をはじめ細胞起源を推定するに十分な所見を有しているが，同時に明瞭な多形性もみられる。肉腫は化学療法や放射線療法に対して感受性が低いため，外科的切除が最良の治療法となる。肉腫は良性病変に比較して腫瘍径が大きい傾向がある。肉腫は局所浸潤性に増殖し，血行性に遠隔転移を起こしやすい。

430　第17章　骨・関節・軟部腫瘍

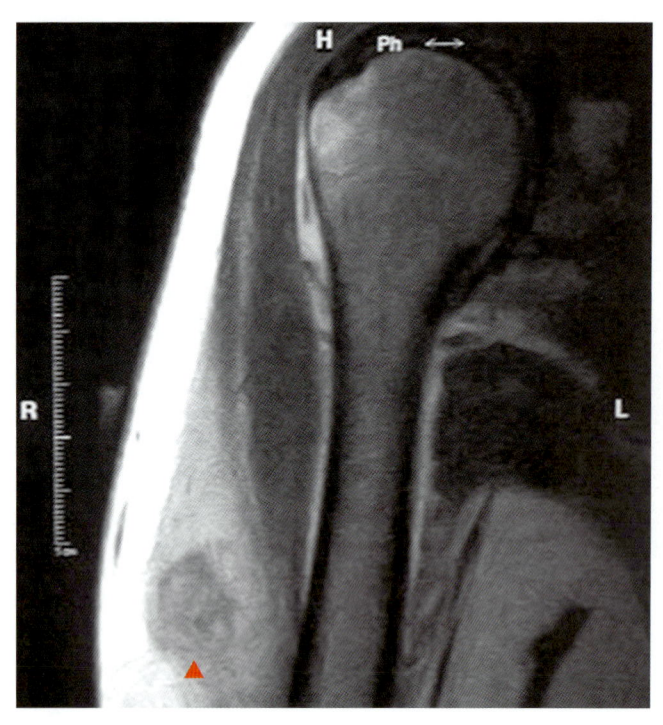

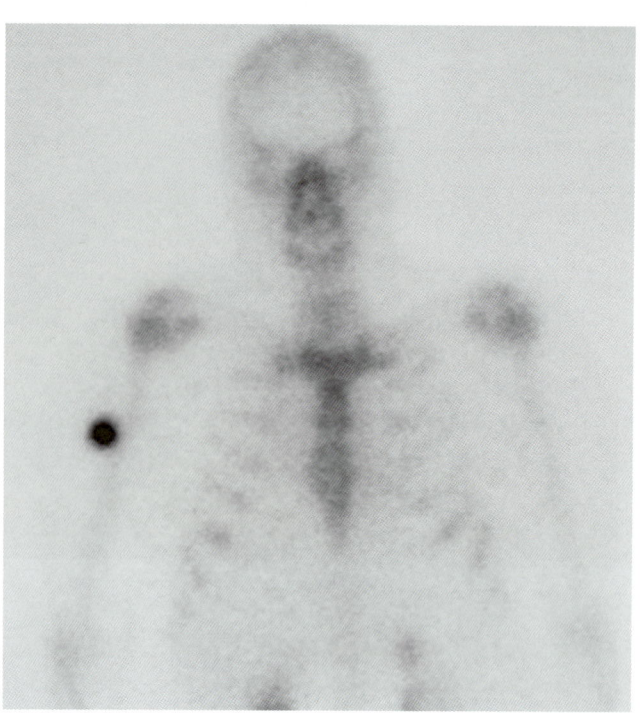

図 17-78, 図 17-79　骨化性筋炎（化骨性筋炎），MRI，骨シンチグラム

左図のMRI T1強調像において，上腕骨に隣接した部位に，円形の病変（▲）が認められ，骨格筋内の腫瘍性病変で，化骨性筋炎と呼ばれる。外傷に対する修復反応で生じる良性の化生である。右図の骨シンチグラムにおいて，病変は軟部組織内の独立した"hot spot"として描出されている。

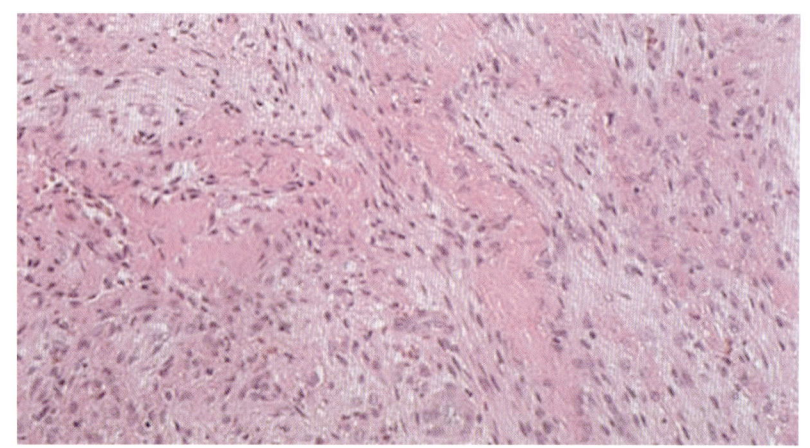

図 17-80　骨化性筋炎，組織像（HE染色）

骨化性筋炎は稀な疾患であり，骨に近接する骨格筋内に発生し，数cm径に達する。骨内には発生しない。本図は骨化性筋炎の腫瘍中心部である。富細胞性の肉芽組織で，肉腫類似像を呈している。ただし，画像所見を参照すると正しい診断がなされることが多い。真の腫瘍とは異なり，経過中に腫瘍の大きさが減少することがある。腫瘍は疼痛と局所の刺激を引き起こす。

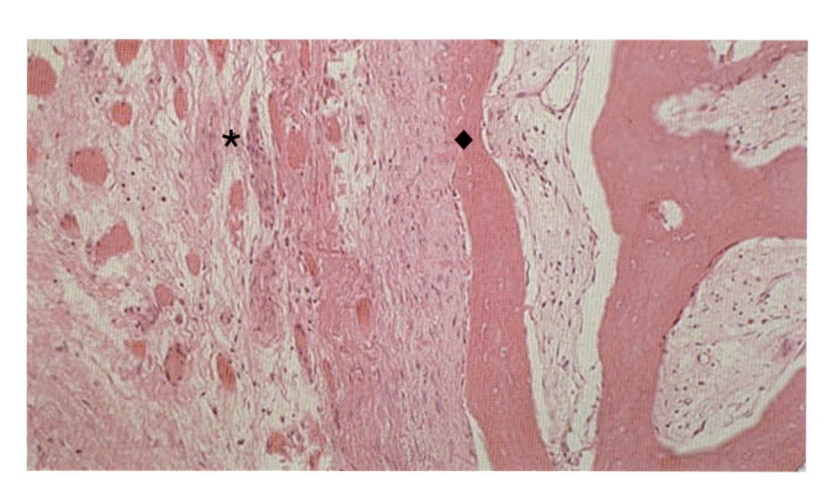

図 17-81　骨化性筋炎，組織像

本図（HE染色）は骨化性筋炎の腫瘍辺縁部の像で，右側に位置する肥厚した海綿骨に接して反応性新生骨（◆）がみられる。この骨からなる外側殻は左側に位置する骨格筋線維束（★）に接している。最終的には数週間から数カ月の間で全体が石灰化し，腫瘍は縮小する。

第 17 章 ● 骨・関節・軟部腫瘍　431

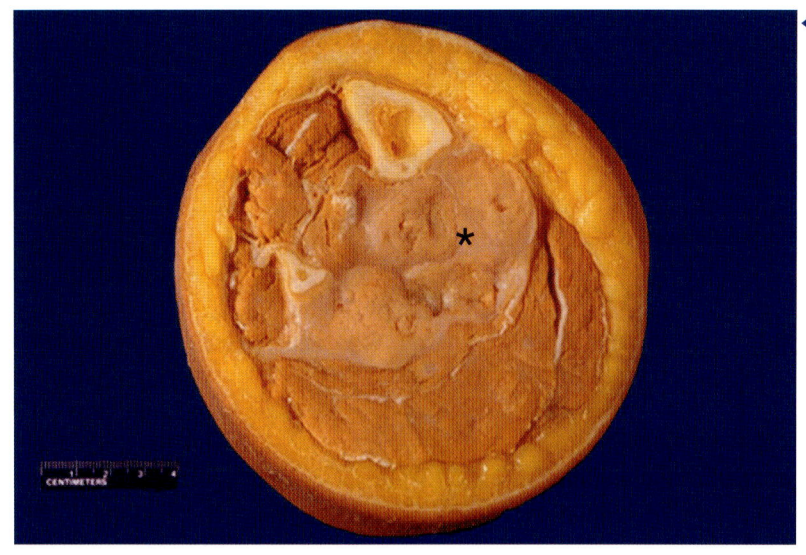

◀図 17-82　軟部肉腫, 肉眼像
　悪性線維性組織球腫の肉眼像を示す。下腿水平断で, 脛骨と腓骨がみられ, 膝関節下方の筋肉内に発生した光沢を示す腫瘤（★）がみられる。肉腫は巨大腫瘤を形成する傾向があり, 局所に浸潤性増殖を示し, 本図で示すように境界は不明瞭である。血行性転移を起こすことが多い。

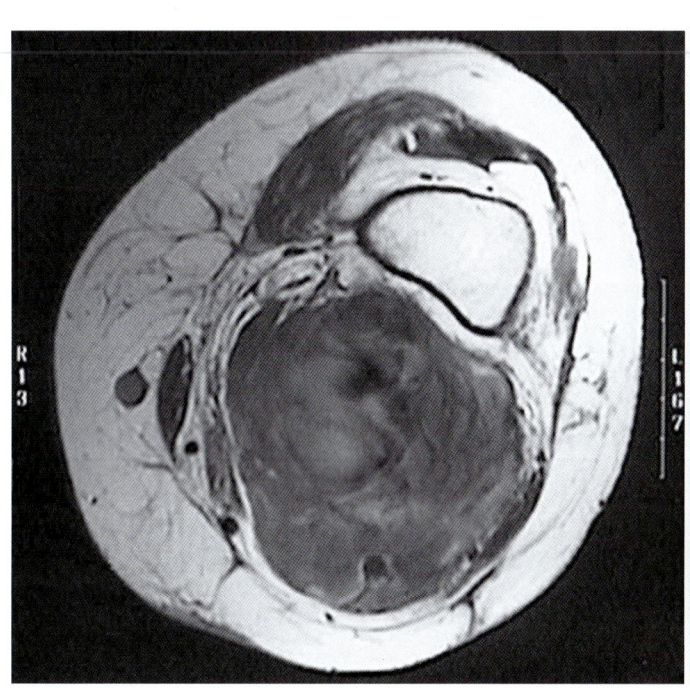

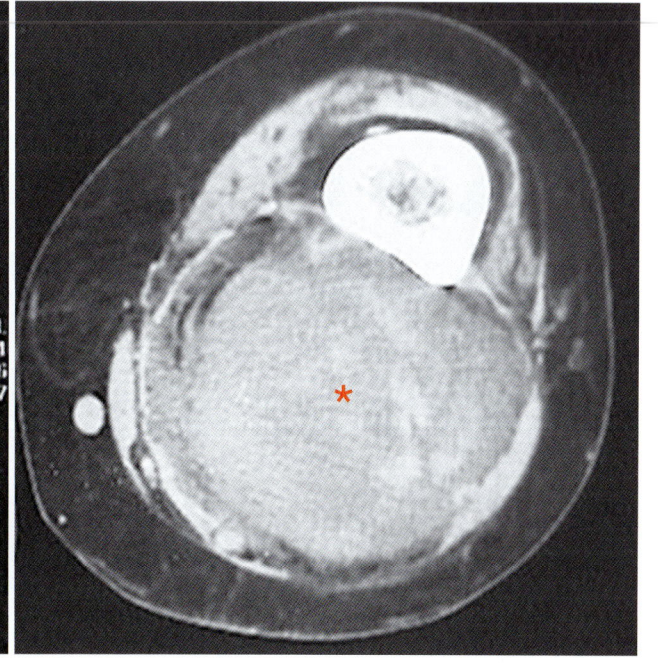

▲図 17-83　大腿部肉腫, MRI, CT
　肉腫（★）は, 左図の MRI および右図の CT において大腿骨遠位部の膝後方にみられる。腫瘤は骨とは離れている。

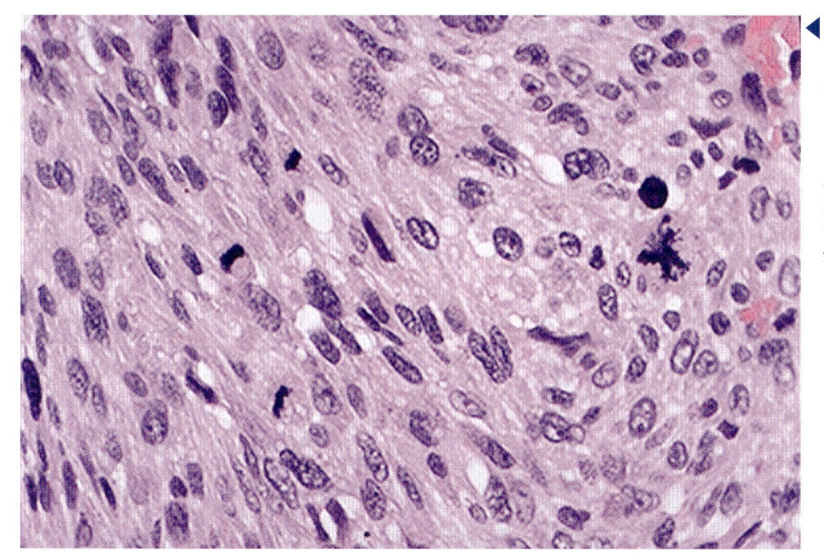

◀図 17-84　較部肉腫, 組織像
　紡錘形細胞性の肉腫像で, 高度の多形性を示す腫瘍細胞が混在していることが特徴である。図（HE 染色）の右側に大型の異型核分裂像がみられる。肉腫の中には低分化であったり, 退形成性が強いために腫瘍細胞の起源の同定が困難である場合がある。そのような場合は, 免疫組織化学染色が補助的診断手段となり得る。多くの肉腫はビメンチンが陽性であるのに対して, 癌腫はサイトケラチンが陽性である。

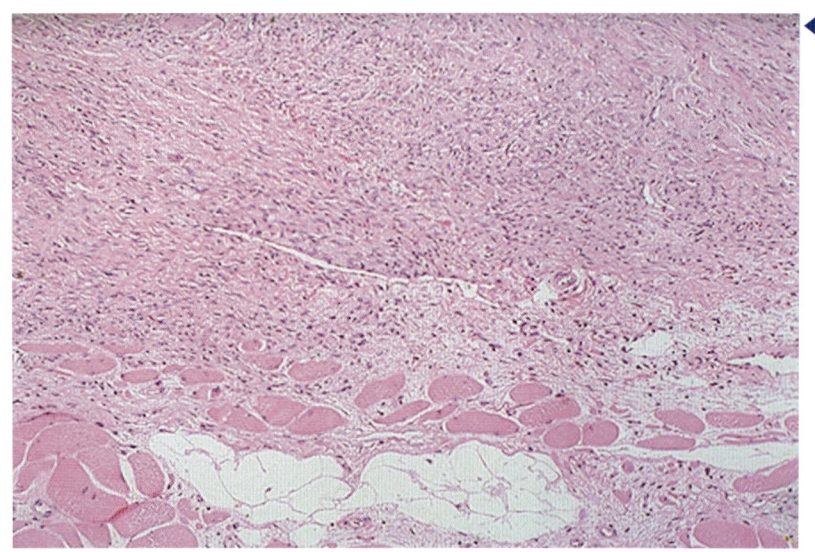

◀図17-85　線維腫症（類腱線維腫），組織像

　侵襲性線維芽細胞増殖症である類腱線維腫は，肩，胸壁，頸部，そして大腿部に好発する。また，妊娠中もしくは産後直後の女性の腹壁にも好発する。類腱線維腫は境界不明瞭で，周囲の組織に浸潤性発育を呈することから，広範切除が行われなければならない。図（HE染色）の上部で示すように，豊富な膠原線維性間質を有し，線維芽細胞様の紡錘形細胞の増殖からなる。そして図の下部に示すように，隣接する骨格筋や脂肪織内に浸潤性増殖を示す。

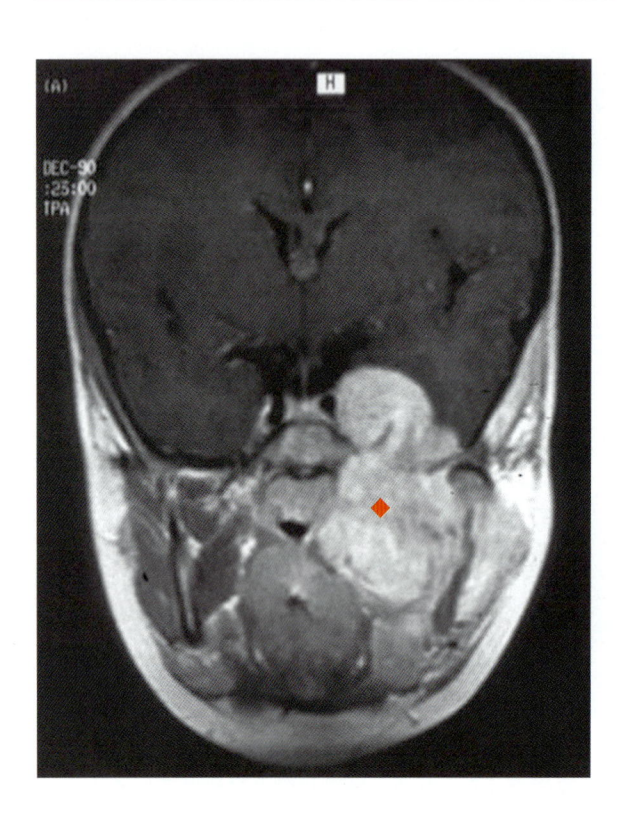

図17-86，図17-87　横紋筋肉腫，MRI，CT

　小児のMRI冠状断像では，軟部腫瘤（◆）が頭蓋底の下方から，上方へ伸展している。稀な疾患ではあるが，横紋筋肉腫は小児の悪性軟部腫瘍の中では最も頻度の高い疾患の1つである。小児の横紋筋肉腫は頭頸部に好発する。腹部や骨盤に発生することもあり，CTでは巨大な腫瘤（◆）により水腎症（＋）をきたしている。これらの腫瘤はしばしば局所浸潤性であり，完全に切除するのは困難である。

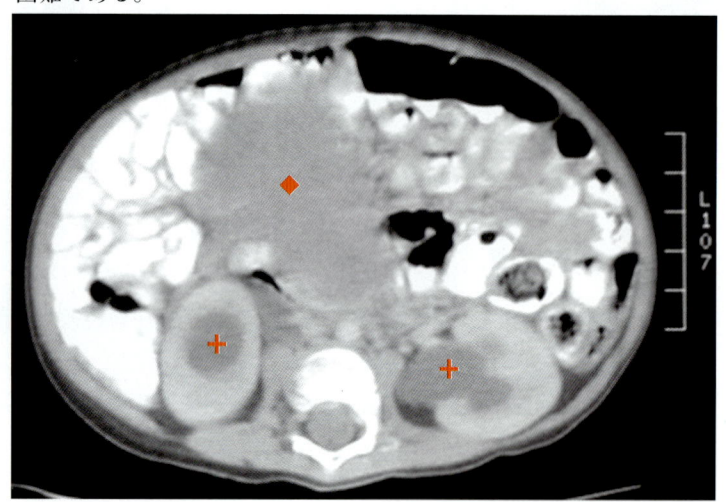

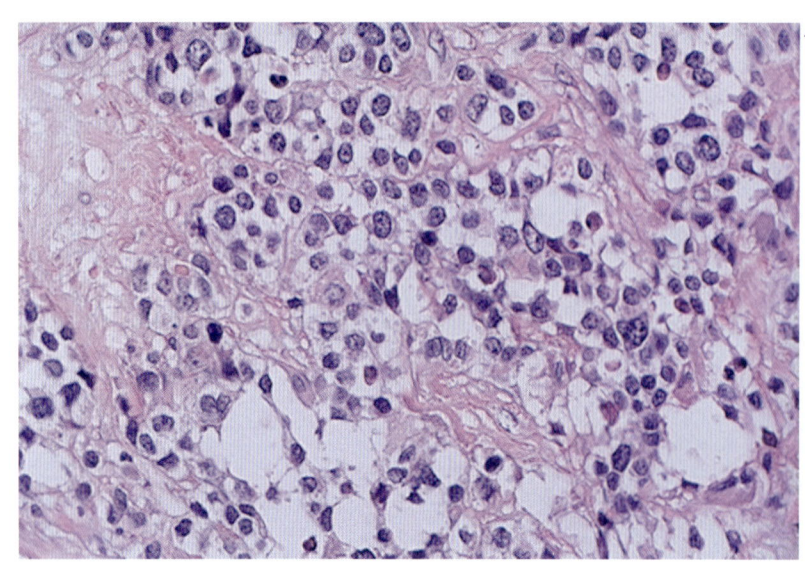

◀図17-88　横紋筋肉腫，組織像

　胞巣状横紋筋肉腫である（HE染色）。線維性間質を有し，幼弱な円形裸核状腫瘍細胞（横紋筋芽細胞）の胞巣状増殖がみられる。横紋筋肉腫の亜型で泌尿生殖器系に発生する腫瘍はブドウ状肉腫と呼ばれる。分子生物学的な異常は染色体転座で，骨格筋分化に関与するとされるPAX3-FKHRのキメラ遺伝子が認められる。

第 17 章 骨・関節・軟部腫瘍 433

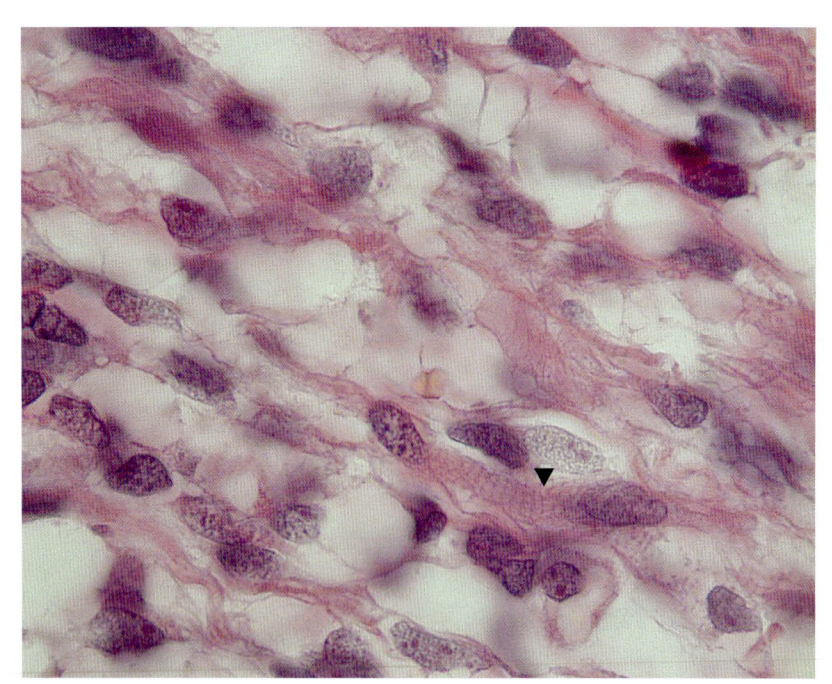

図17-89 横紋筋肉腫，組織像（HE染色）
　成人における横紋筋肉腫の好発部位は大腿などの大きな筋肉内である。強拡大で観察すると，横紋筋肉腫では多形性が目立ち，核クロマチンの増加と好酸性胞体がみられる。さらに詳細に観察すると正常骨格筋と同じような横紋構造（▼）を有する特徴的な帯状細胞がみられる。

第 18 章

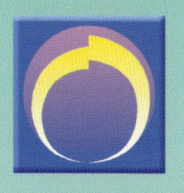

末梢神経・筋

436　第 18 章　末梢神経・筋

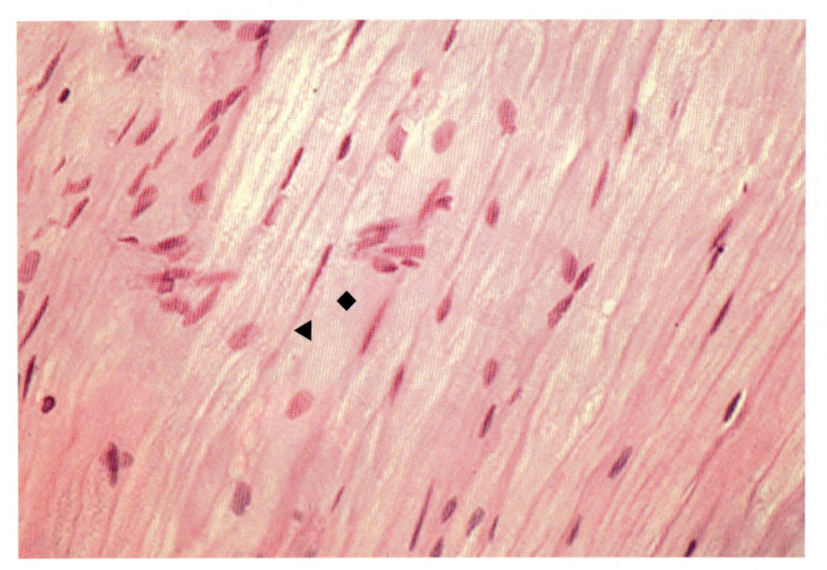

図 18-1　正常末梢神経，組織像

正常末梢神経の縦断像。わずかに波打った長く伸びた神経線維（軸索，◆）をみる。神経線維はうすい何層かの結合線維（神経内鞘，◀）が覆っている。神経周膜が神経線維束を囲んでおり血液神経関門を形成している。さらに神経外膜は神経周膜周辺を覆っている。

運動神経線維は有髄線維である。触覚，振動覚など識別感覚は有髄線維，一部の温痛覚は無髄線維である。髄鞘は主として Po 蛋白，ミエリン塩基性蛋白からなる。

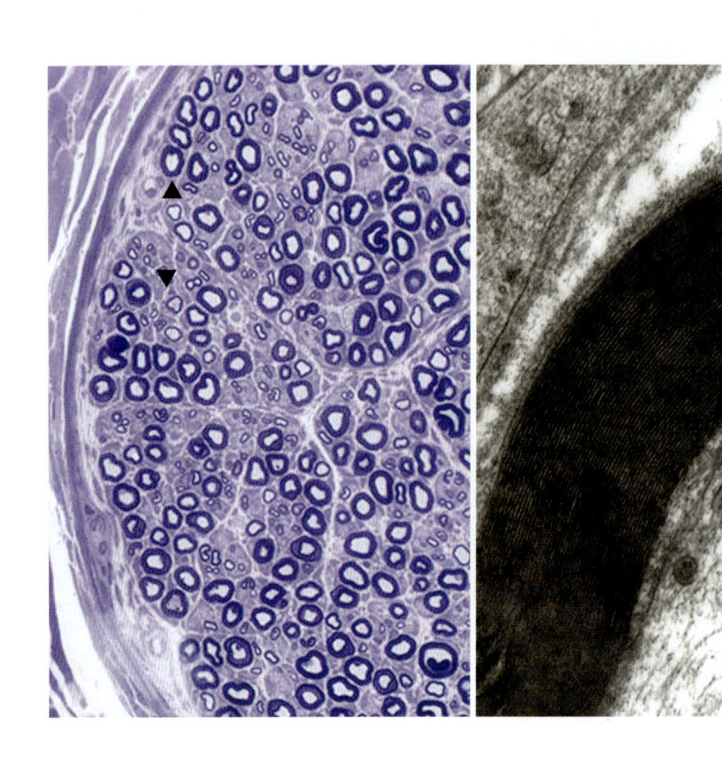

図 18-2　正常末梢神経，組織像

正常末梢神経横断像のトルイジンブルー染色（左図）。濃青に染まっている大径（▲）および小径（▼）有髄線維は正常の密度である。その間隙の淡青の部分には無髄線維がみられる。無髄線維径は 0.4〜2μm，有髄線維径は 1〜20μm に及び，無髄線維数は有髄線維数より多い。また神経伝導速度は無髄線維では 0.5〜2m/秒，有髄線維では 6〜120m/秒であり，太いほど伝導速度は速い。右の電顕像で軸索周囲の髄鞘は等間隔のミエリンが層状に取り巻いているのがわかる。

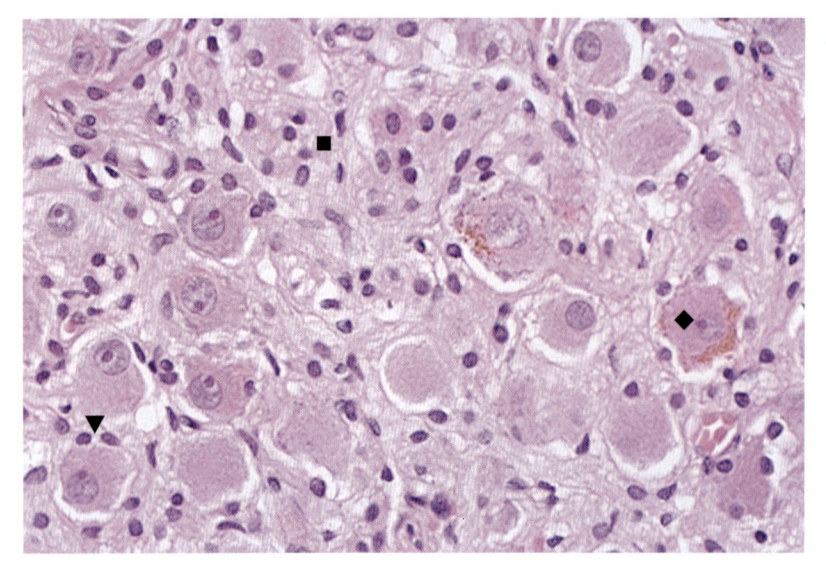

図 18-3　正常末梢神経節，組織像

末梢神経の神経節を示す。神経細胞体（◆），それを取り囲む衛星細胞（▼），間質には線維芽細胞（■）がみえる。神経細胞体には細かな Nissl 顆粒が，また細胞質には淡褐色のリボクロム色素を含有している細胞も認められる。神経節には血液神経関門はない。脳神経，脊髄後根，自律神経の神経節の中には感覚神経，節後性自律神経の細胞体がそれぞれ存在している。神経節，Schwann 細胞は発生学的には神経堤に由来する。

第18章　末梢神経・筋　437

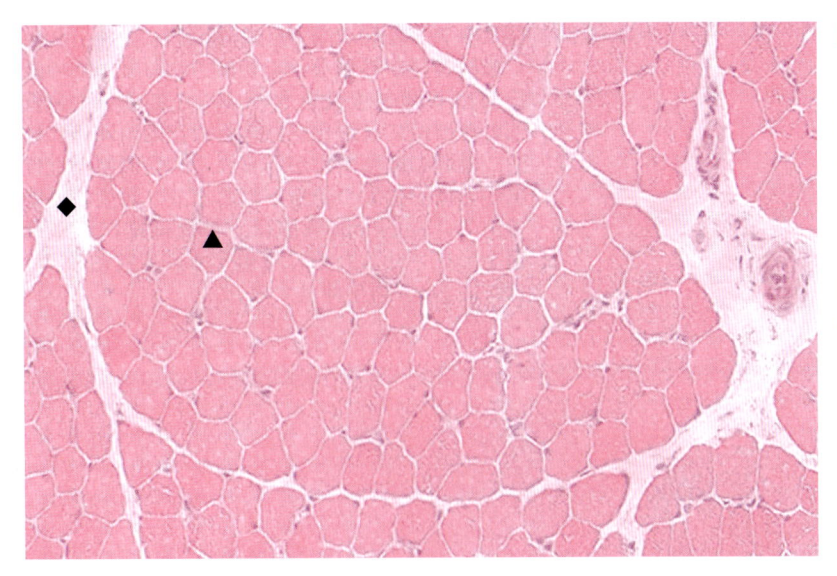

図18-4　正常骨格筋, 組織像
弱拡大の骨格筋線維横断面。いくつかの筋線維束が観察され, それぞれの筋線維束を結合組織が囲んでいる（筋周膜◆）。筋線維束内の個々の筋線維は筋内膜（▲）という鞘で包まれている。筋全体は筋外膜という結合組織でまとめられている。筋細胞核は筋線維の周辺に存在している。筋線維は筋細胞膜に包まれている。筋細胞膜の一部は細胞内に嵌入して, 高濃度のCa^{++}を含んだT-細管を形成する。神経インパルスはCa^{++}の放出で脱分極を生じ筋は収縮する。

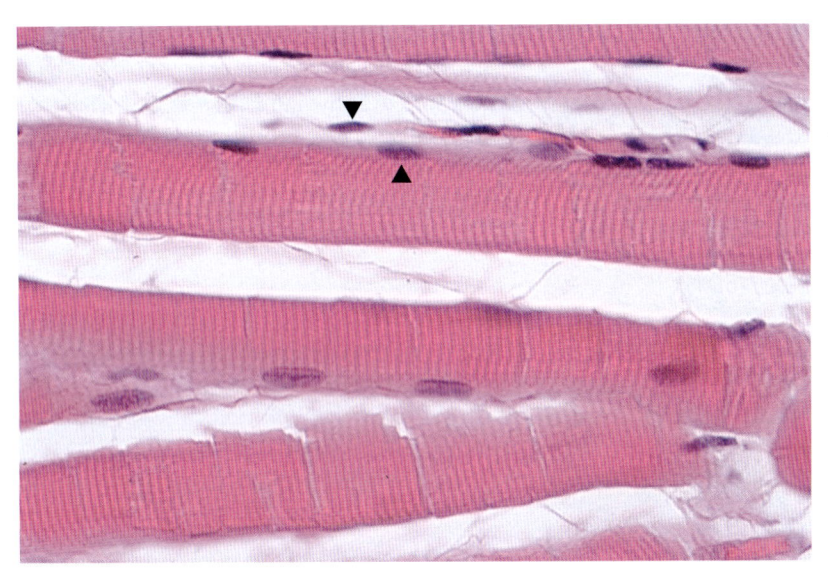

図18-5　正常骨格筋, 組織像
骨格筋の横断面：Z帯による明瞭な縞模様がみられる。細いアクチンフィラメントがZ帯に付着し, 太いミオシンフィラメントと相互嵌合し筋萎縮を可能にしている。隣り合うZ帯間はサルコメアと呼ばれ, 筋の機能的単位を構成する。トロポミオシンとトロポニン蛋白は, アクチン, ミオシン, カルシウム結合を調節している。骨格筋細胞膜の周辺には多くの筋鞘核（▲）があり, 筋細胞は多核細胞である。筋細胞周辺には所々に衛星細胞（▼）が存在するが, これは筋細胞障害に際して維持・修復・再生にあたる。

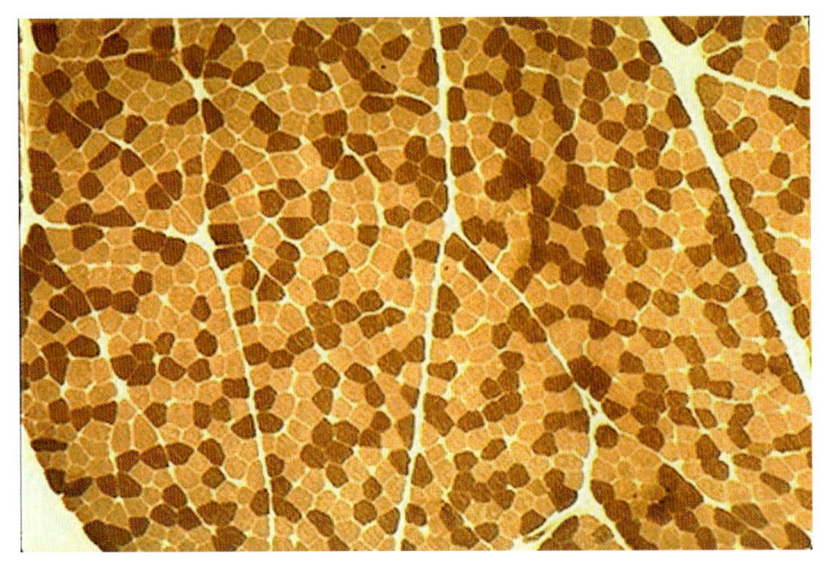

図18-6　正常骨格筋, 組織像
正常骨格筋の光顕横断像。pH9.4, アデノシントリホスファターゼ（ATPase）染色。筋線維束内のタイプ1, タイプ2線維の正常パターンを示す。タイプ1, タイプ2線維は入り混じり, チェス盤パターンを呈する。pH9.4の染色ではタイプ1線維（遅［または赤］筋, 酸化的）は淡く, タイプ2線維（主として解糖性）は濃い茶色に染まっている。タイプ1線維はミトコンドリアとミオグロビンに富み持続的筋収縮にあずかる。単一の下位運動ニューロンが神経支配する筋線維の一群を運動単位という。細かい運動調節が要求される外眼筋などは運動単位が50本以下の筋線維であり, 大腿四頭筋のような姿勢保持筋では何百本という筋線維が1つの運動単位で神経支配されている。

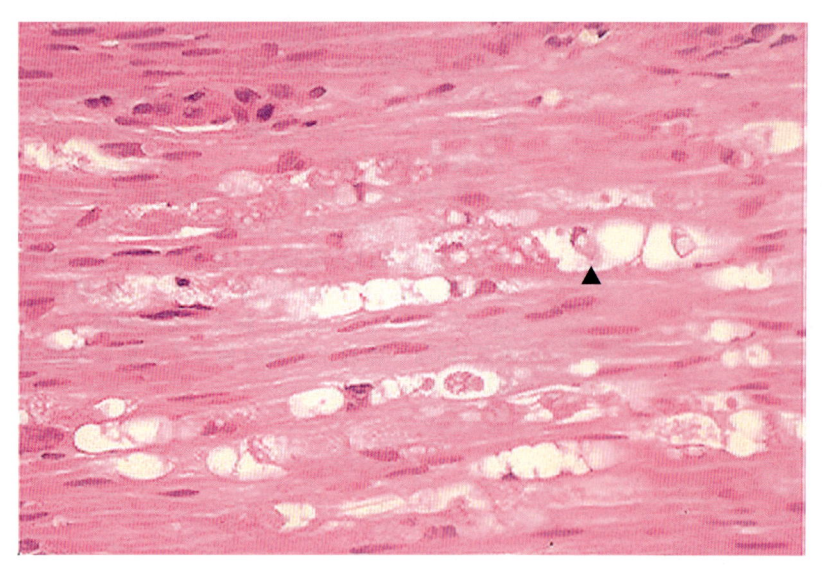

図 18-7 Waller 変性, 組織像

末梢神経が外傷などで切断されると, その遠位部に Waller 変性をきたす。ここに示す遠位部の縦断像には消化空胞化した空隙（▲）に軸索, 髄鞘の破壊断片がみられる。切断端の近位部からは, 軸索の発芽がはじまり, 再生が可能である。Schwann 細胞は, 神経線維に再び髄鞘を形成させるために増殖する。変性軸索は 1 日に約 2mm 再生伸長する。

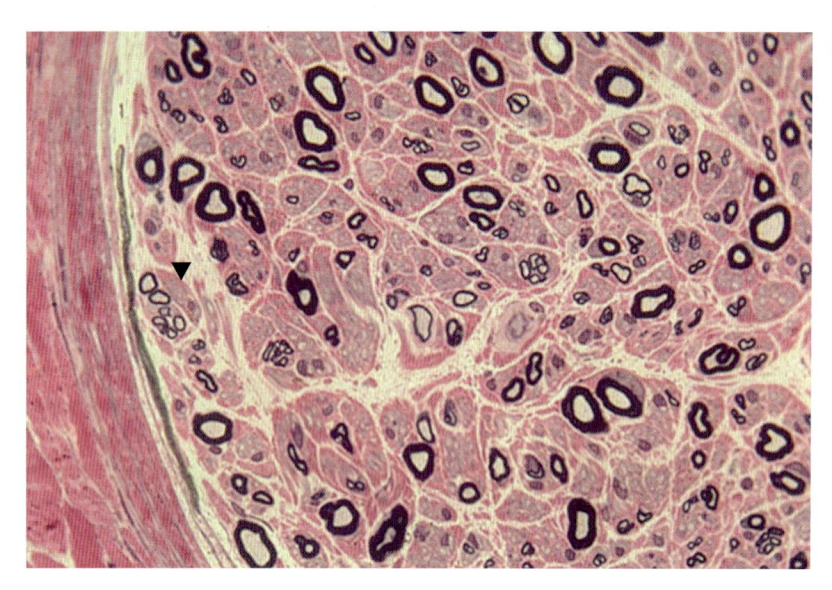

図 18-8 末梢神経の軸索発芽, 組織像

末梢神経のエポン包埋横断像。再生している軸索（▼）が Schwann 細胞基底膜に囲まれている。うすい髄鞘をもつ細い有髄線維が集塊している。これは軸索再生を示しているもので軸索発芽という。

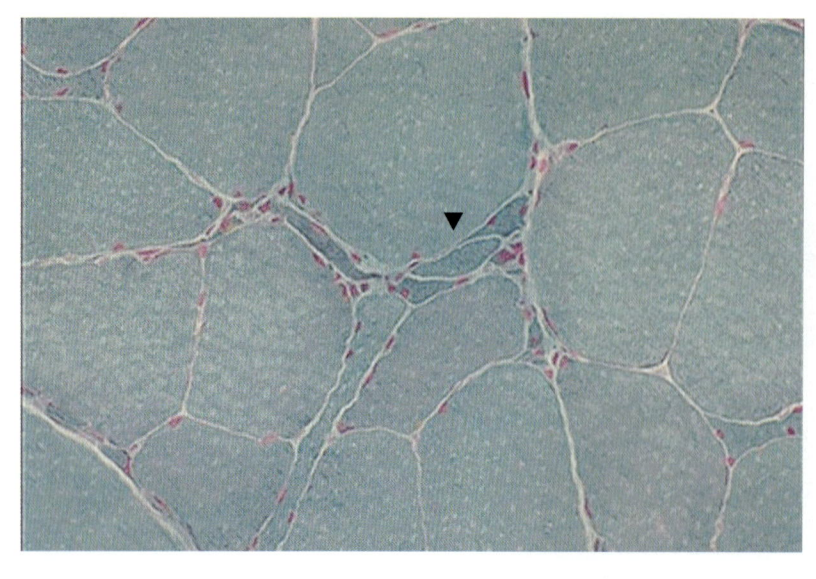

図 18-9 脱神経萎縮, 組織像

Gomori トリクローム変法染色の骨格筋。運動ニューロンまたはそれを含む末梢神経の神経支配が絶たれた際に筋線維は "群集萎縮"（▼）という特徴ある変性をきたす。これらの萎縮線維は死滅することはなく, アクチンとミオシンの減少によりサイズが小さくなり, 小径化または多角化した筋線維となる。筋線維の群集萎縮は脱神経による。神経の外傷, ニューロパチー, 筋萎縮性側索硬化症のような運動ニューロン病などがその原因となる。

第18章 末梢神経・筋　439

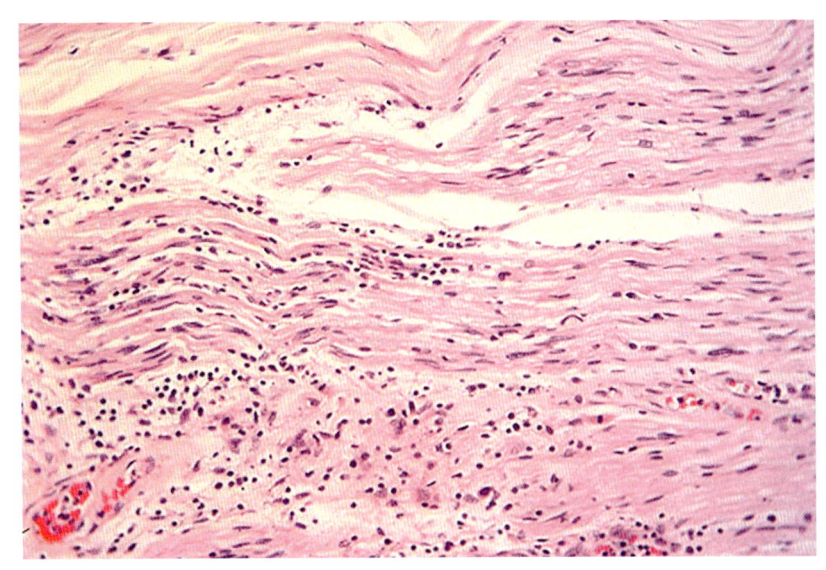

図18-10 Guillan-Barréニューロパチー，組織像

急性炎症性脱髄性多発根ニューロパチー（Guillan-Barré症候群）による神経炎。末梢神経の縦断面。HE染色。この疾患は数日の経過で急性に，遠位部から近位部に上向していく麻痺を特徴とする。呼吸筋麻痺は生命予後を悪くする。何らかのウイルス性疾患が発症の前駆となることがある。リンパ球浸潤がみられ，神経は損傷を受け，さらにマクロファージにより髄鞘は離開する。多くの例で軸索は保たれた形の脱髄に至る。呼吸障害があっても人工呼吸器を装着すれば，ほとんどの患者は回復する。

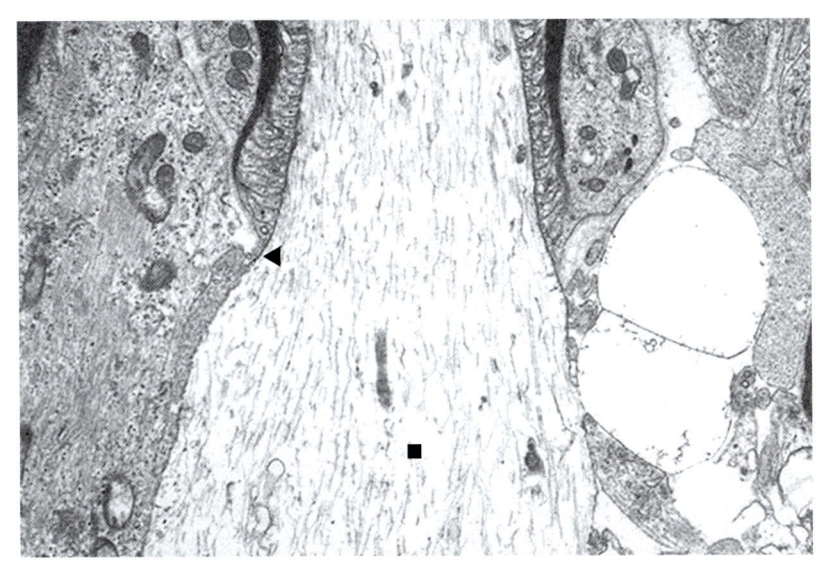

図18-11 末梢神経の脱髄，電顕像

末梢神経の1つの節間（Ranvier絞輪間）の隣合った部分（◀）の脱髄した軸索を示す。下の方にみえる脱髄した部分の軸索は腫大している（■）。Schwann細胞は，脱髄した軸索に引き寄せられて髄鞘再生にかかわると考えられる。Guillan-Barré症候群ではRanvier絞輪間（節間）の節性脱髄が生ずる。このような炎症性ニューロパチーでは回復にあっても節性に髄鞘再生する。Guillan-Barré症候群では脳脊髄液での細胞増多はほとんどないが蛋白質は上昇する。

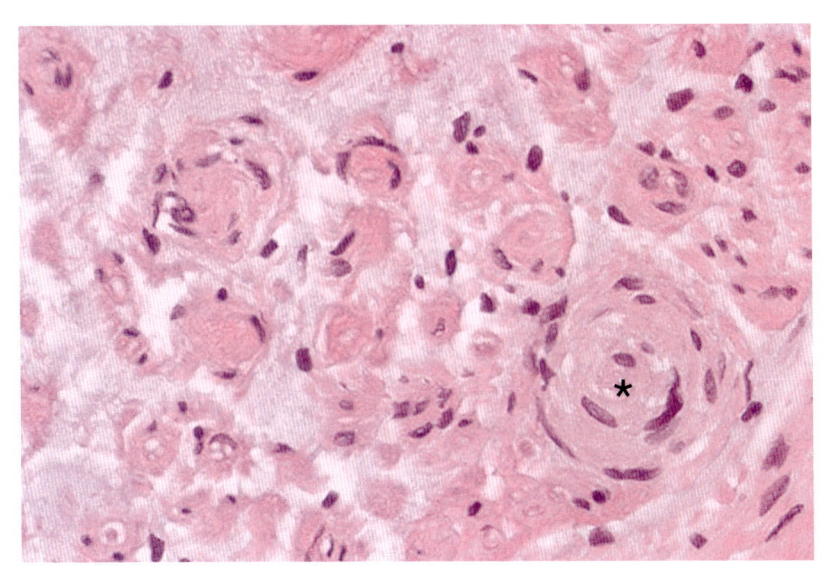

図18-12 神経再生，組織像

慢性炎症性脱髄性多発根ニューロパチーの場合，軸索周囲にSchwann細胞が増生する。これらのSchwann細胞の集団は，その配列がちょうど玉ねぎを切ったときにみられる層状の構造に似ていることから"玉ねぎ茎（onion bulb，★）"と呼ばれる。その形成過程は，"玉ねぎの皮が形成されていく"ようなものと考えられている。これは末梢神経疾患の際，感覚神経と運動神経の両方にみられるもので，年余にわたり脱髄・再生が増悪・寛解して繰り返されることによって生ずる。

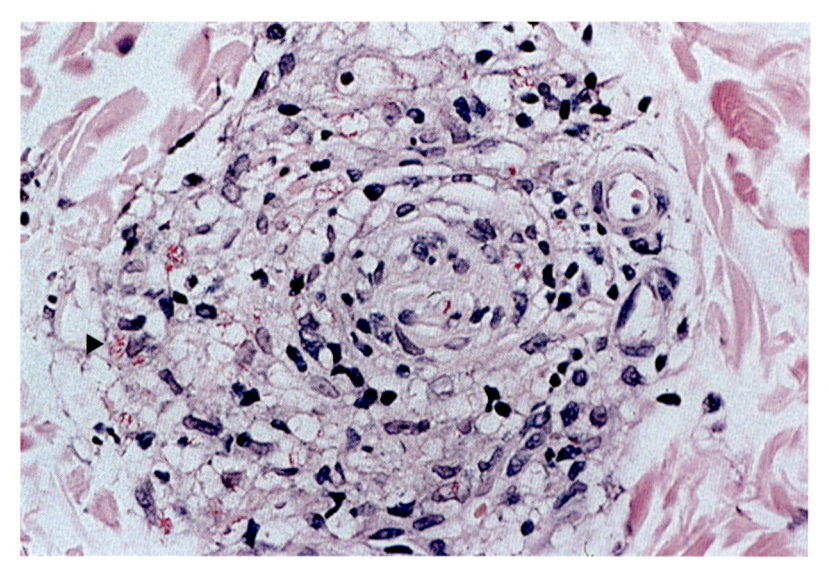

図 18-13 癩，組織像

真皮内の末梢神経周囲に不完全に形成された肉芽腫。癩菌は体温より冷たい皮膚や末梢神経を好んで増殖する。感覚低下を伴った色素脱失斑が顔面，四肢，体幹にみられる。醜い結節病変も生じ得るが，これは無数の抗酸菌からなる癩球（▶）に満たされた多くのマクロファージからなり，癩腫型といわれるタイプである。類結核型では抗酸菌菌体を見いだすことはほとんどない。ここに示す図は"境界型"であり，わずかな菌体と類上皮細胞がみられる。現在では癩は薬物療法により治療が可能である（第一次選択薬としてリファンピシン，第二次選択薬としてジアフェニルスルホンがある）。

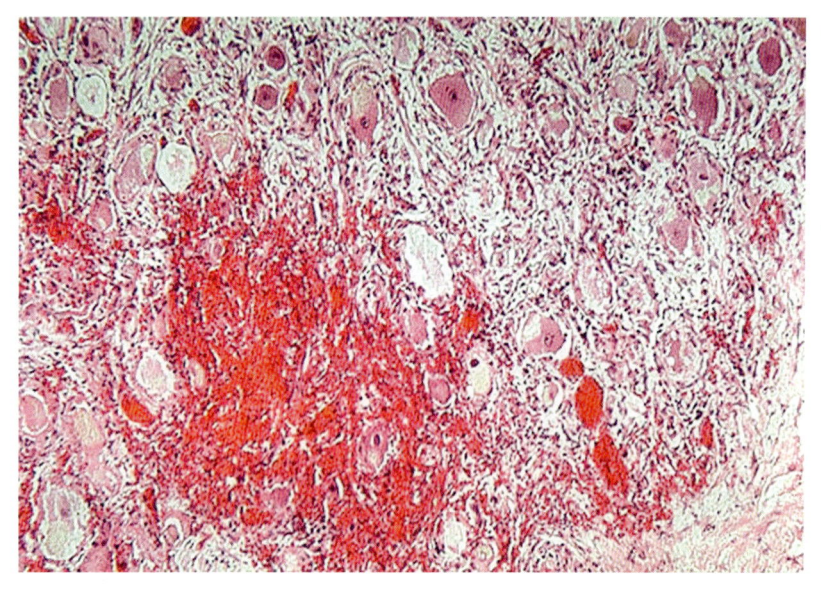

図 18-14 水痘-帯状疱疹ウイルス，組織像

水痘-帯状疱疹ウイルス（VZV）は脊髄後根神経節に急性感染する。ここに示す写真は，免疫抑制状態にある患者が，死亡2週間前に皮膚髄節性に水疱形成を呈した帯状疱疹例の脊髄後根神経節に，再活性化したウイルス感染により出血性に神経細胞脱落が生じたものを示している。水痘の初感染から数年にわたり，VZVは不顕性の形で脊髄後根神経節に休眠中であったが，活性化して顕性化した。ウイルスは軸索を末梢に向かって移動し，帯状疱疹と呼ばれる水疱性発疹をもたらす。脊髄後根神経節を含んだ病態であることから，皮膚症状は典型的な皮節分布を示す。

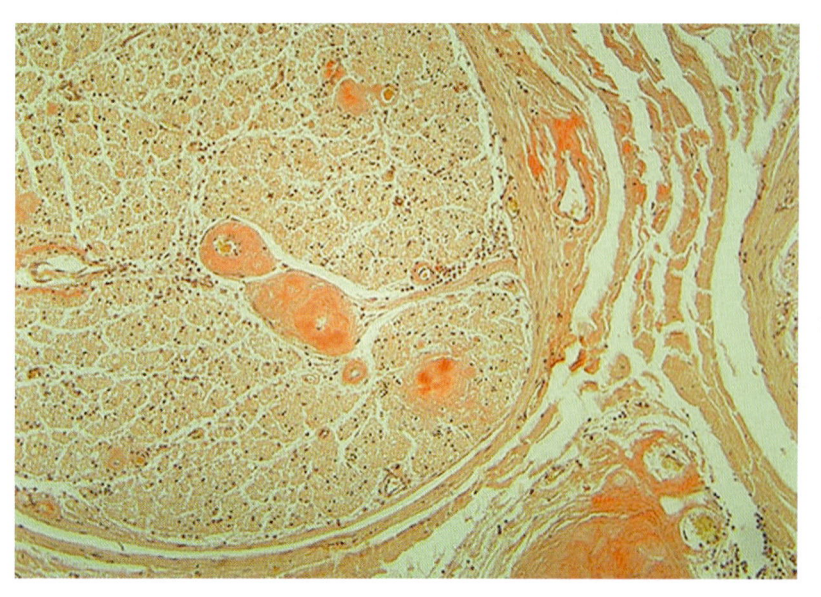

図 18-15 アミロイドニューロパチー，組織像

Congoレッド・アミロイド染色により橙色に染まる不定型物質が神経内鞘の血管壁に沈着し，壁は肥厚している。アミロイドーシスでは末梢神経の神経内鞘血管が障害され，軸索変性が時間をかけて生じる。アミロイドは種々の蛋白，たとえば多発性骨髄腫の際の軽鎖，結核，リウマチ様関節炎の際の慢性炎症にみられる血清アミロイド関連蛋白の変性産物から誘導される。

第18章 末梢神経・筋　441

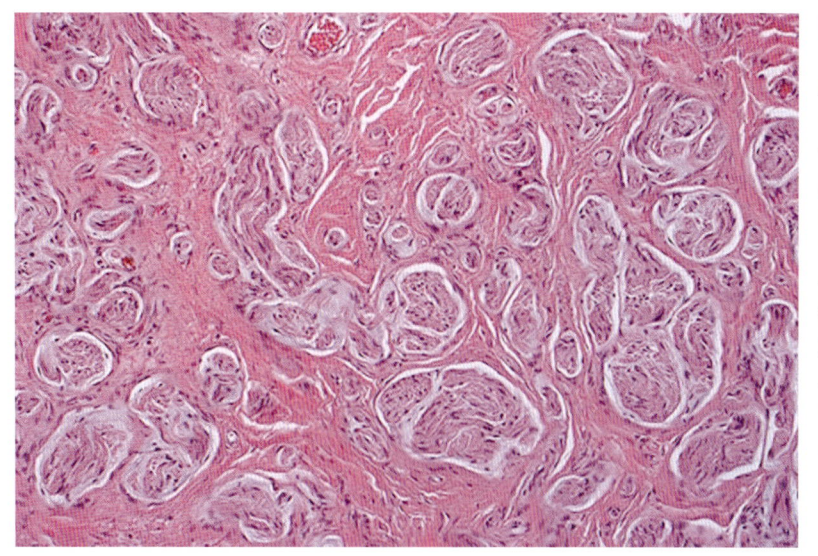

図 18-16　外傷性神経腫，組織像

反応性の密な結合組織の基質の中に埋まった状態で発芽した，神経細胞突起や軸索の無秩序な寄せ集めを外傷性神経腫という。末梢神経が切断されたり損傷された際，切断部より近位の軸索は再生しようとするが，遠位部の軸索を包む鞘［訳注：Schwann 細胞または基底膜］とは必ずしも繋がらない。そして神経と線維性結合組織が渾然と一体をなしている。このような神経腫は有痛性の結節である。好発部位は第2, 3足指のつけ根の間である。足先の尖った靴やハイヒールをはくことは，足指に圧迫性外傷をもたらす。機能よりもファッションを重視する人によくある愚行のなせる業である。

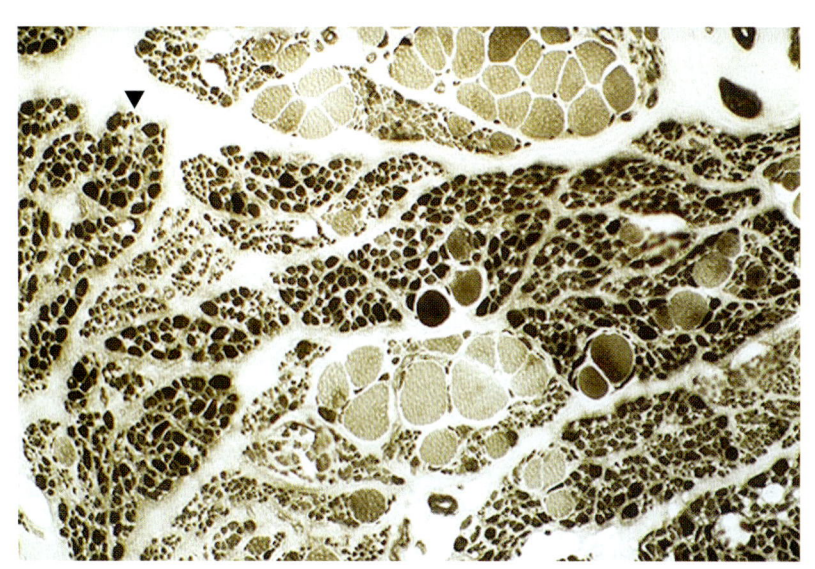

図 18-17　脊髄性筋萎縮，組織像

pH9.4 の ATPase 染色。円形化した幼児の筋線維が群集萎縮（▼）している。この神経原性筋萎縮は Werdnig-Hoffmann 病にみられたもので，脊髄性筋萎縮症（SMA）の最もよく知られた病型であるが稀なものでもある。これは survival motor neuron 1（*SMN1*）遺伝子のホモ接合変異による常染色体劣性疾患である。幼児のうちに下位運動ニューロンの高度の脱落をみる。これらの"ぐにゃぐにゃ乳児(floppy infants)"は一般に，幼児期あるいは3歳までに呼吸障害のために死亡する。ほかのSMAも，より緩徐な進行で小児期に死亡する。

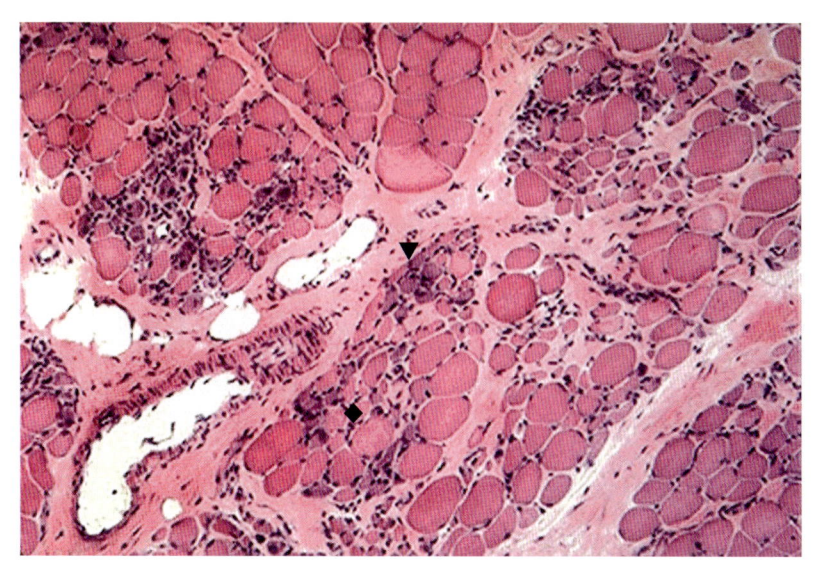

図 18-18　Duchenne 型筋ジストロフィー，組織像

小径化した紫色の再生線維（▼）とともに筋線維の変性（◆）がみられる。慢性炎症細胞，線維化，脂肪細胞，残存する筋線維の肥大などが散在している。Duchenne型筋ジストロフィーは，X染色体上のジストロフィン遺伝子の欠落による。すなわち横紋筋筋鞘膜蛋白であるジストロフィンの生成不全をきたしている。ゆえに，この疾患はX染色体連鎖の劣性遺伝である。約1/3の症例は母系遺伝ではなく孤発的に新しい突然変異によって発症する。進行性筋萎縮は5歳までに発症し，多くは20歳までに死に至る［訳注：わが国では非侵襲的呼吸補助，心機能管理などで最近，30歳後半までは延命させている］。

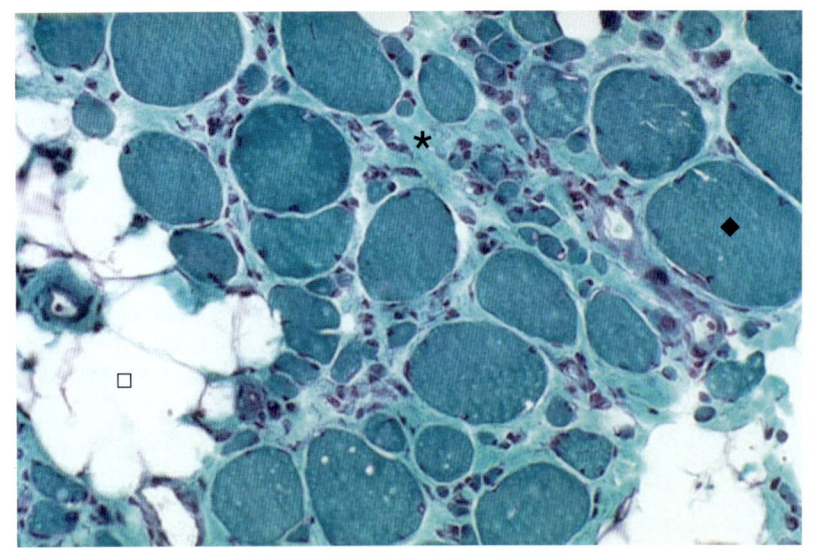

図18-19 Duchenne型筋ジストロフィー，組織像

Gomoriトリクローム変法染色。脂肪組織（□），淡い青緑色に増生した結合組織（★）がみられる。典型的な筋原性疾患の所見である。小径化した，変性あるいは再生線維に混ざって散在している過収縮によると考えられる大径の卵形肥大線維（◆）が存在している。この疾患の経過の初期にみられるふくらはぎの"仮性肥大"には，このような大径線維がみられる。Duchenne型筋ジストロフィーの患者は，5歳までの小児期ではまず近位筋が障害され，典型例では10歳までには車椅子生活となり10〜20歳代までに呼吸障害で死亡する。

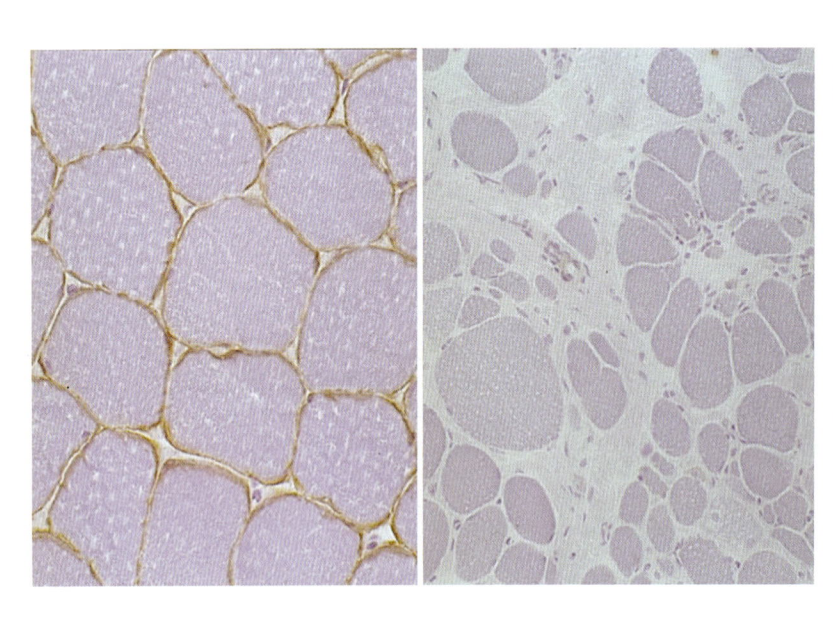

図18-20 Duchenne型筋ジストロフィー，組織像

左図は，正常筋の筋鞘膜蛋白ジストロフィン抗体の免疫組織化学染色である。ここにみるように筋周囲に分布しているジストロフィン蛋白が観察される。一方，右図のDuchenne型筋ジストロフィーでは筋線維は萎縮してジストロフィン蛋白はみられない。

ジストロフィンは染色体Xp21の遺伝子によってコードされた蛋白で，筋膜の安定化に役立っている。この遺伝子の女性キャリアーでは，血清クレアチンキナーゼ（CK）が上昇していることがあるが，筋力低下はほとんどみられない。罹患した男性は，小児期CKは高値であるが，やがて病勢のさらなる進行とともに高度の筋萎縮を呈し，CKは正常化する。また認知障害も示すことがある。

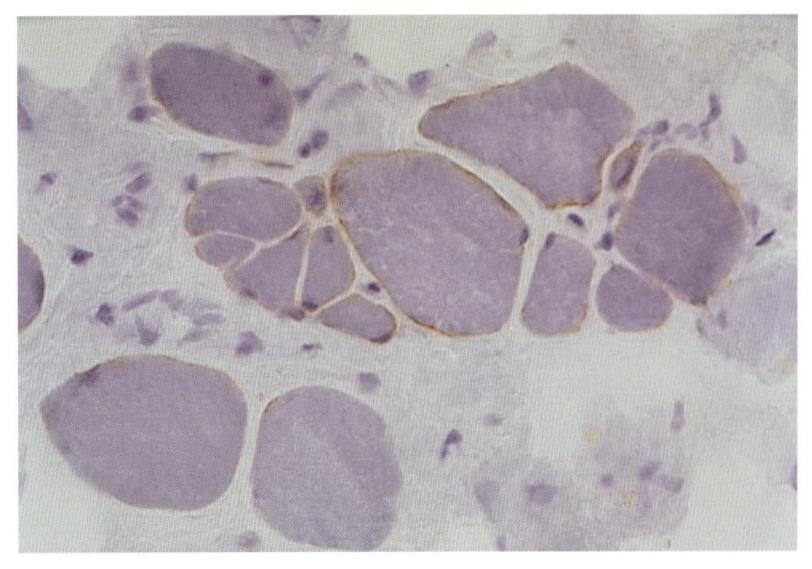

図18-21 Becker型筋ジストロフィー，組織像

Becker型筋ジストロフィー（BMD）の免疫組織化学染色。ごく少量のジストロフィンが発現している典型例である。BMDはDuchenne型筋ジストロフィーよりずっと稀である。BMDはDuchenne型と同じジストロフィン遺伝子の異常であるがDuchenne型とは異なった変異による。少量ではあるがジストロフィンは産生されている。BMD患者は思春期から若年成人期に筋脱力の初発をみる。またDuchenne型筋ジストロフィーより緩やかな経過を示す。

第 18 章　末梢神経・筋　443

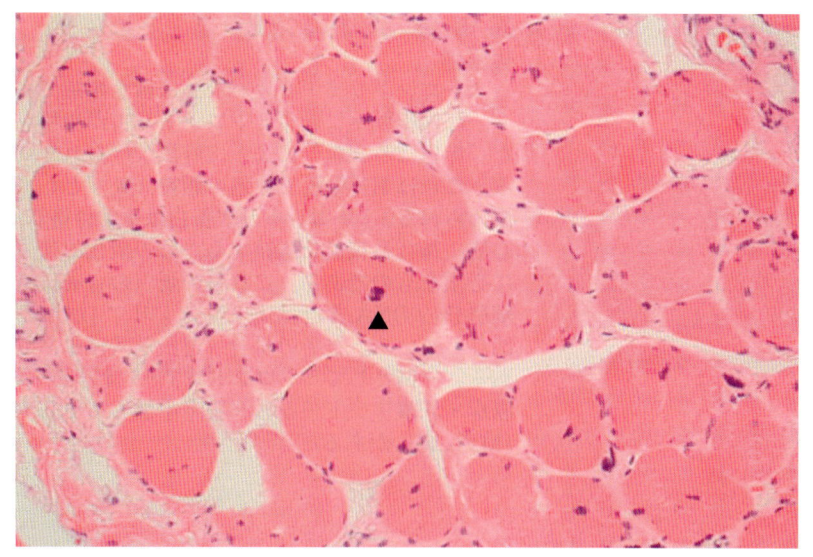

図 18-22　筋緊張性ジストロフィー，組織像

断面像にて筋線維の中心核（▲），ならびに筋線維の大小不同および線維化に注目する。これらは筋緊張性ジストロフィーの典型的な特徴である。筋緊張性ジストロフィーは，成人発症型の筋ジストロフィーでは最も多く，8,000人に1人の割合で罹患する。同疾患には3つの病型がある。(1) 先天型：出生時または生後1年以内に発症。(2) 古典型：10～60歳の間に発症。(3) 軽症型：50歳代以降に発症し，筋硬直および軽度の筋力低下のみを呈する。古典型では，白内障，知能障害，過眠症，性腺萎縮，インスリン抵抗性，食道・結腸の運動性低下，心筋症を呈することもある。前頭部禿頭は，一般的な特徴である。

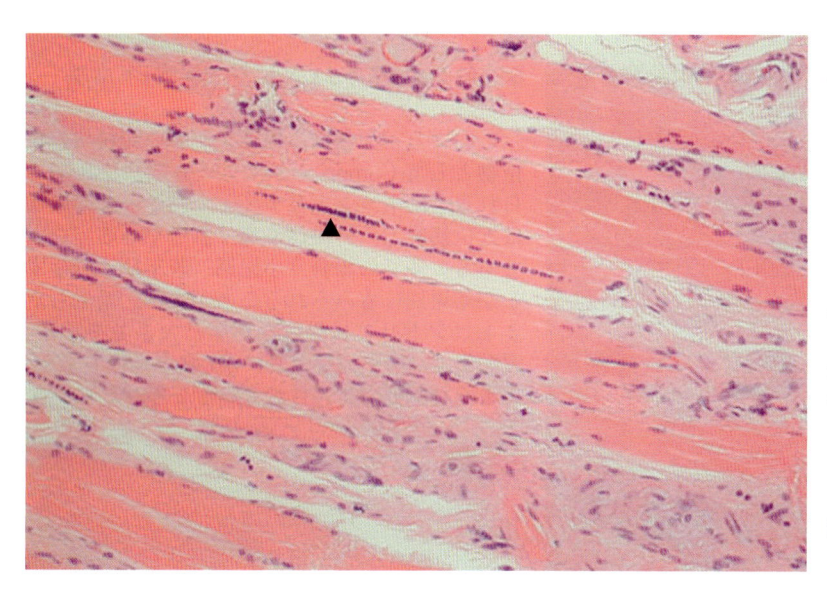

図 18-23　筋緊張性ジストロフィー，組織像

筋緊張性ジストロフィーの筋線維縦断面。核の長い連鎖（▲）がみられる。遺伝子異常としては，延長した3塩基CTGの繰り返し配列（タンデム・リピート）が知られている。これはジストロフィア・ミオトニア・プロテイン・キナーゼ（*DMPK*）遺伝子をコードする第19染色体上の *DM-1* 遺伝子の非翻訳蛋白領域に生ずるものである。繰り返し配列は世代が下るにしたがってさらに長くなる可能性がある。この遺伝子の転写活性は低下している。骨格筋だけでなく肝・脳なども障害を受ける。筋の脱力は初期には頸（たとえば胸鎖乳突起筋）や四肢遠位部に明瞭である。口蓋，舌，咽頭筋にも及び，構音，嚥下に問題が生ずる。

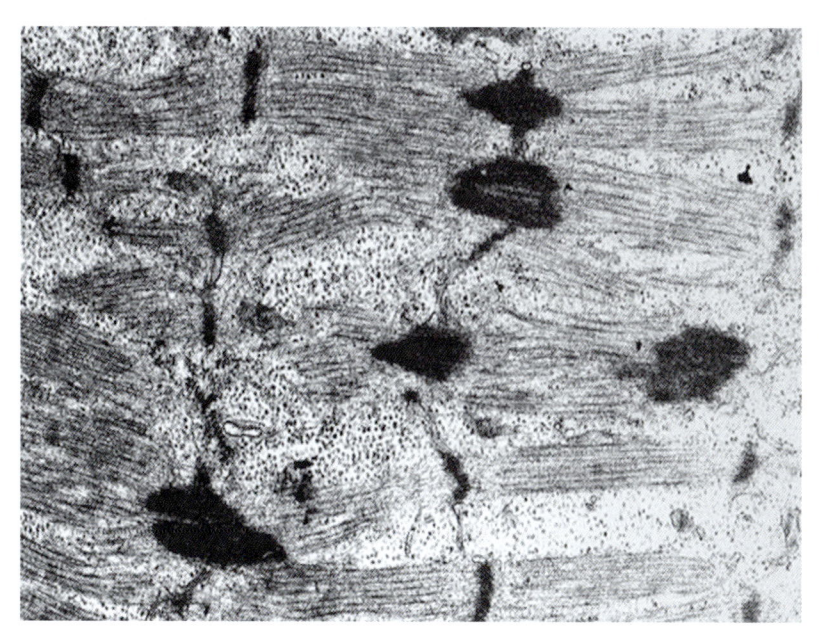

図 18-24　ネマリン・ミオパチー，電顕像

"ぐにゃぐにゃ乳児" の中には先天性ミオパチーがある。臨床症状には筋緊張低下，筋力低下，関節拘縮などがみられ，進行はないか，あっても緩徐である。これらのミオパチーの中には特異的な組織像が記載されている。ここに示す電顕像では黒色の桿状封入体がみられる。これはネマリン小体として知られている。この "小体" は，Z帯由来でZ帯内のα-アクチニン蛋白からなっている。

444　第18章　末梢神経・筋

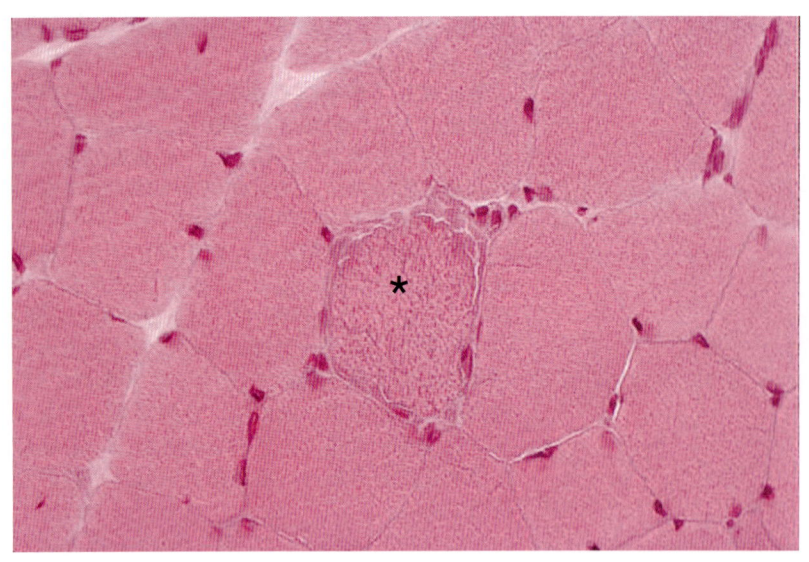

図 18-25　ミトコンドリア・ミオパチー，組織像

ミトコンドリア・ミオパチーは稀な疾患である。筋線維膜下に異常ミトコンドリアが集積した"赤色ぼろ線維"によって特徴づけられている。これは HE 染色で赤色の顆粒（★）として認められる。ミトコンドリア蛋白は正常骨格筋，心筋，神経系機能を維持するための酸化的代謝に必須なものである。これらの蛋白の合成には細胞核内 DNA またはミトコンドリア DNA が関与している。後者の場合，遺伝形式は母系である。一例としてミトコンドリア・ミオパチー・脳症・乳酸アシドーシス・脳卒中様エピソード（MELAS）がある。

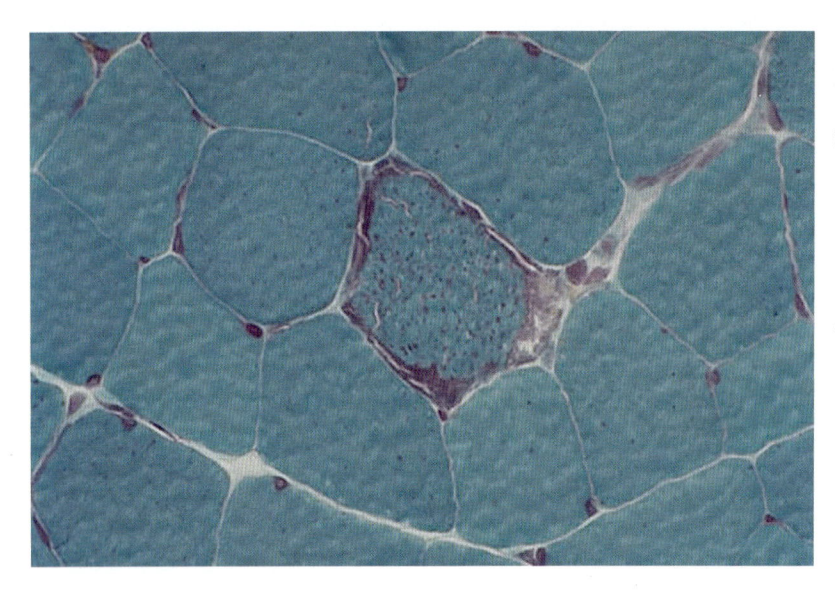

図 18-26　ミトコンドリア・ミオパチー，組織像

いわゆる"赤色ぼろ線維"が赤い顆粒状の集積物として Gomori トリクローム変法染色でみられる。ミトコンドリア・ミオパチーの臨床像は近位筋脱力，外眼筋麻痺，脳症や心筋症などである。多くの場合，小児期，若年期に発症するが幼児期にもみられることがある。増生したミトコンドリアは異常な形態と大きさを示す。電顕像ではミトコンドリアが"駐車場に並ぶ車"のような配列で封入されていることがある。

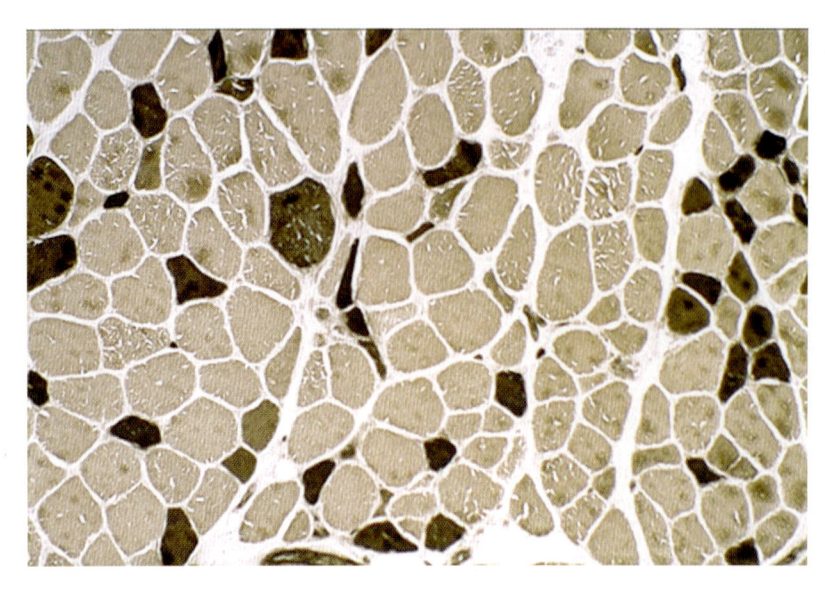

図 18-27　タイプ2線維萎縮，組織像

ここにみられるのは骨格筋の ATPase 染色によるタイプ2線維の萎縮である。濃染しているタイプ2線維は淡いタイプ1線維より小型で数も少ない。この標本は副腎皮質ステロイドによって誘発されたミオパチーである。同様の所見は Cushing 症候群でもみられる。

第18章　末梢神経・筋　445

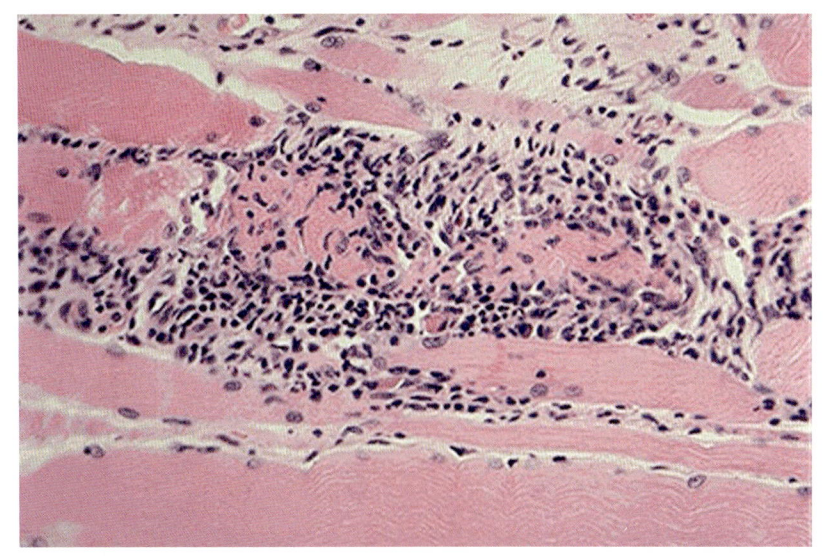

図18-28　多発筋炎，組織像
　自己免疫疾患で，筋線維の変性を伴う顕著な慢性炎症性細胞浸潤を示す。多発筋炎は筋線維上のHLAクラス1主要組織適合遺伝子複合体（MHC）を認識するCD8$^+$リンパ球の細胞毒性作用に原因する疾患である。多発筋炎では自己抗体の中でも抗Jo-1抗体が，おそらく最も高頻度にみられる抗体である。一方，皮膚筋炎は毛細血管障害により筋の局所循環不全と筋萎縮をきたす。また，皮膚発疹，典型的なものとしては青紫色眼瞼ヘリオトロープ疹がみられたり，内臓癌のリスクが高い。

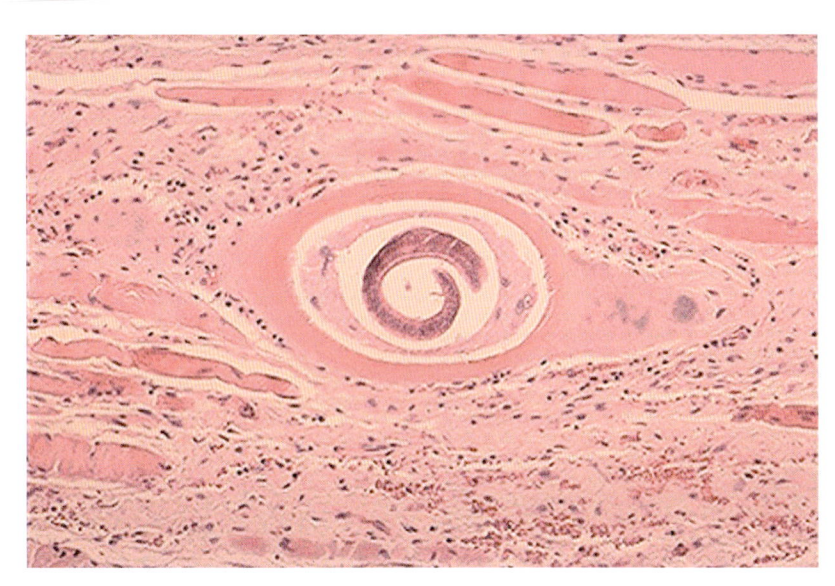

図18-29　旋毛虫症，組織像
　骨格筋の中の旋毛虫 *Trichinella spiralis* の被嚢幼虫。たとえば，感染したブタ肉を不十分な調理や生肉で食することによって幼虫はヒト体内で中間宿主となる。これらの幼虫は消化管で成虫となり，さらに幼虫を放出して組織に侵入し，血行性に横紋筋へとひろがっていく。感染の初期には熱発，筋痛などの症状を呈するが，さらにT$_H$2免疫反応で末梢血中の好酸球増加をもたらす。幼虫が大量に侵入すれば死に至ることもあり得る。しかしほとんどの症例は気づかないままで，被膜のある幼虫は年月をかけて異栄養性石灰化する。

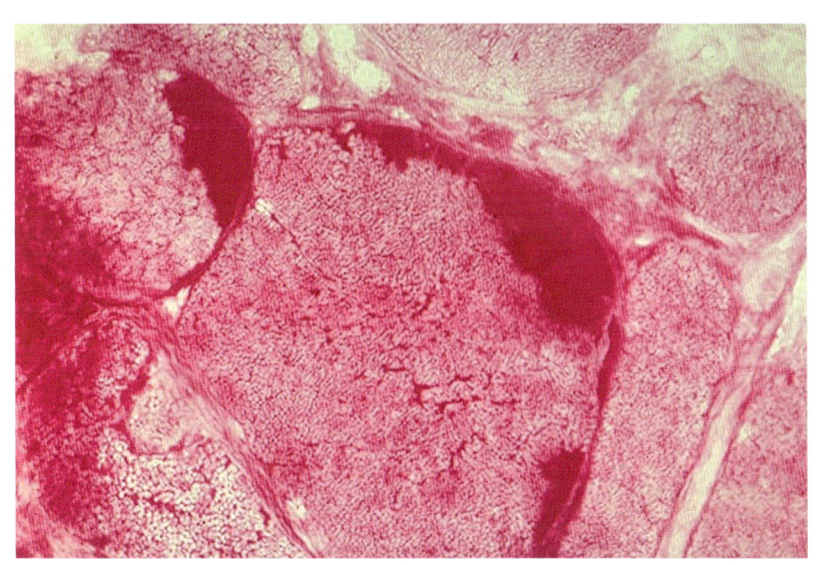

図18-30　McArdle病，組織像
　これは5型糖原病である。小児にも成人にも発症する。筋ホスホリラーゼ酵素（解糖代謝系）の欠落により筋内筋線維膜下に過剰のグリコーゲンの蓄積が生じ，PAS染色で赤い蓄積物として観察される。このミオパチーでは筋脱力，運動後の有痛性筋攣縮，ミオグロビン尿症，運動負荷後の血中乳酸上昇の欠落などをみる。血清クレアチンキナーゼ（CK）は上昇するが筋線維の変性，炎症はほとんどみられない。

第 19 章

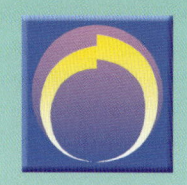

中枢神経系

448　第19章　中枢神経系

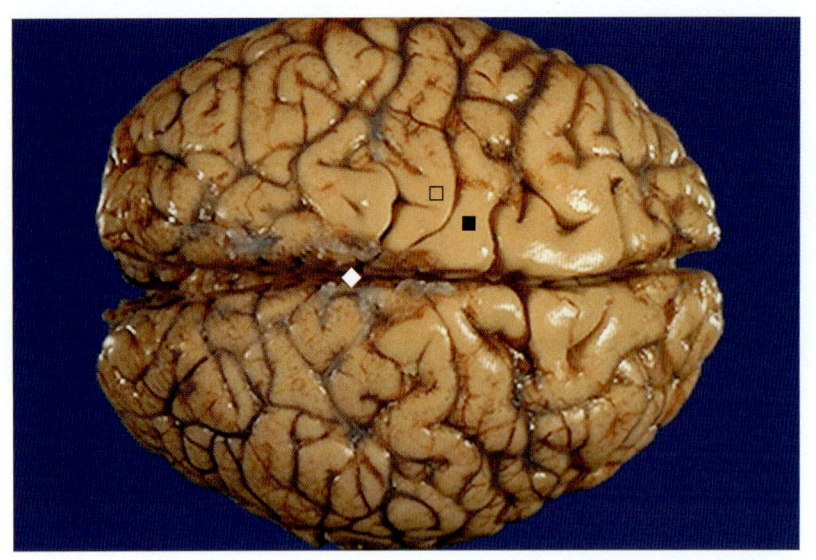

図19-1　正常脳，肉眼像
　頭頂側からみた成人の脳で，左右の大脳半球の間に半球間裂（◆）がみられる。硬膜を取り除いた状態で，軟膜とくも膜からなるうすい膜状の髄膜の下に脳回と脳溝が認められる。Roland溝とその前後に中心前回（■）（運動皮質）と中心後回（□）（感覚皮質）が認められる。成人の正常脳の重量は1,100〜1,700gである。

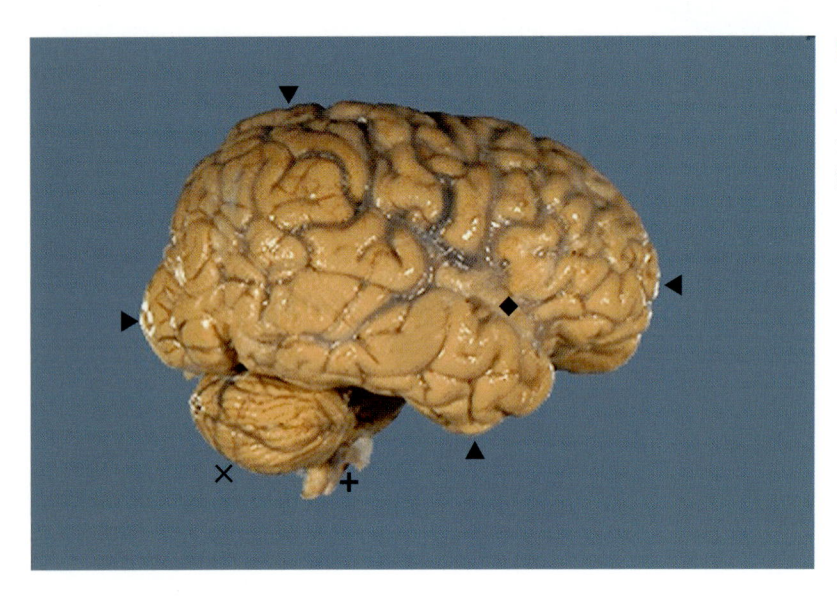

図19-2　正常脳，肉眼像
　脳の側面像で，前頭葉（◀），頭頂葉（▼），側頭葉（▲），後頭葉（▶），小脳（×），脳幹（＋）がみられる。Sylvius裂（◆）は前頭葉と側頭葉の間に存在する。

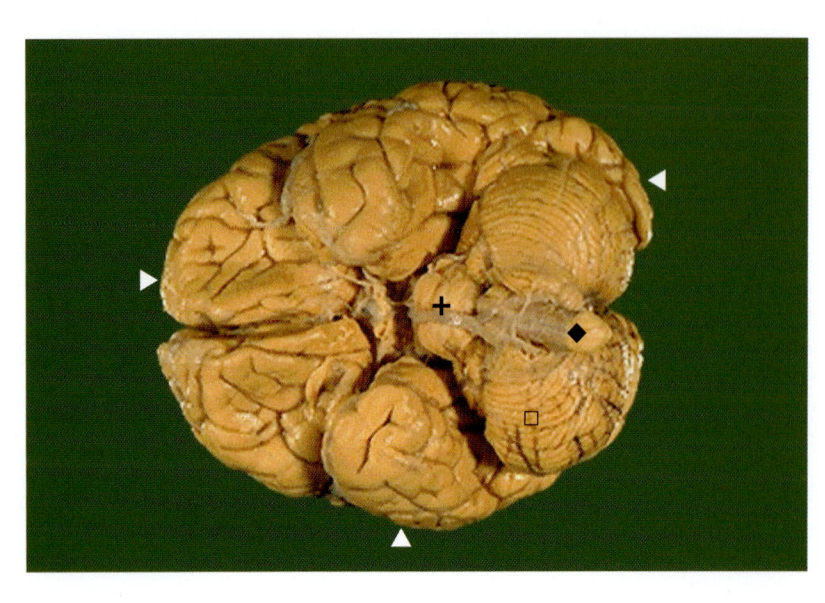

図19-3　正常脳，肉眼像
　脳の底部からは前頭葉の下面（▷），側頭葉（△），橋（＋），延髄（◆），小脳半球（□），後頭葉（◁）をみることができる。

第 19 章 中枢神経系　449

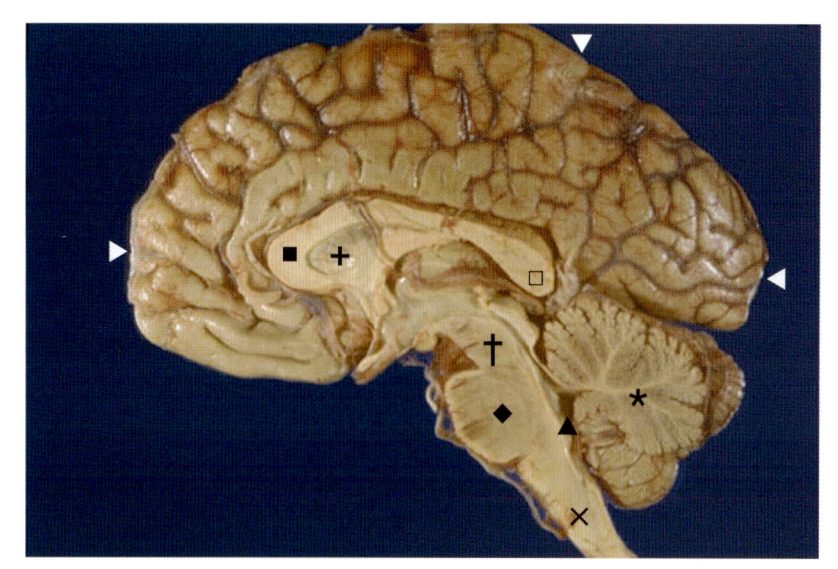

図 19-4　正常脳，肉眼像
　脳の正中線上の矢状断で，前頭葉（▷），頭頂葉（▽），後頭葉（◁）がみられる。脳梁の膝部（■）と膨大部（□）がうすい膜である透明中隔（＋）を介して第 3 脳室の上に認められる。中脳（†），橋（◆），延髄（×）が脳幹を構成する。中脳水道が第 3 脳室と第 4 脳室（▲）を接続する。第 4 脳室は小脳（★）の下，延髄の上に位置する。

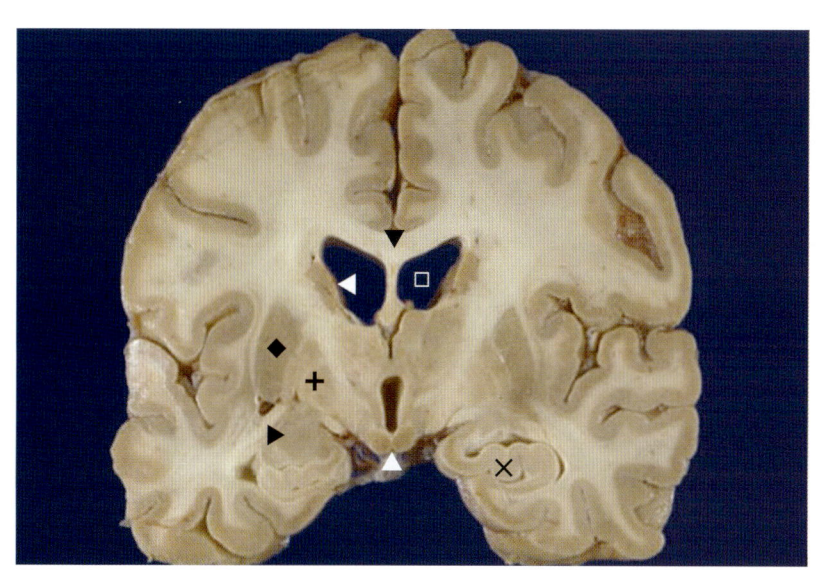

図 19-5　正常脳，肉眼像
　脳の中央部の冠状断で，乳頭体（△），淡蒼球（＋），被殻（◆），尾状核（◁），側脳室（□），脳梁（▼），海馬（×）がみられる。この割面は多くの CT や MRI と同様に完全な左右対称ではないため，扁桃体（▶）が片方にのみ認められる。

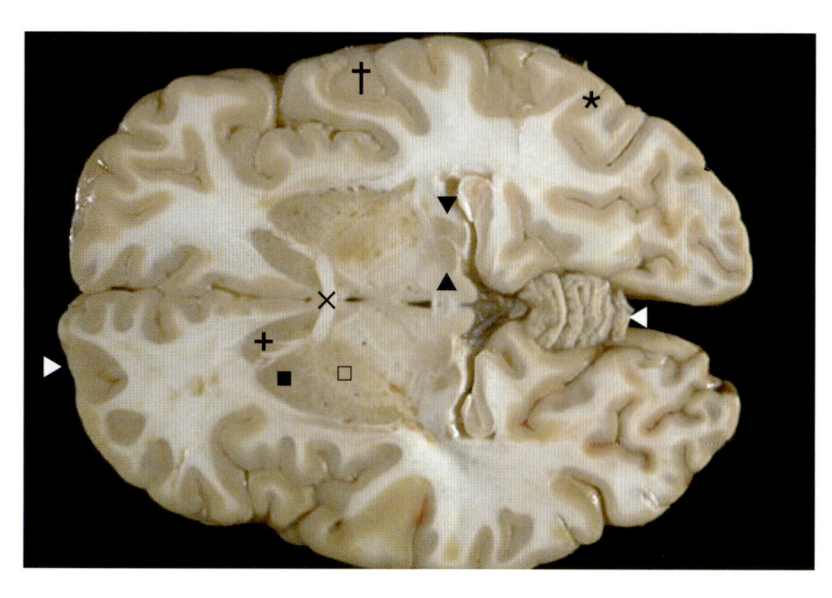

図 19-6　正常脳，肉眼像
　脳の軸位断（水平断）で，前頭葉（▷），尾状核（＋），前交連（×），被殻（■），淡蒼球（□），内側（▲）および外側（▼）膝状体，側頭葉（†），頭頂葉（★），小脳虫部の前半部（◁）などがみられる。

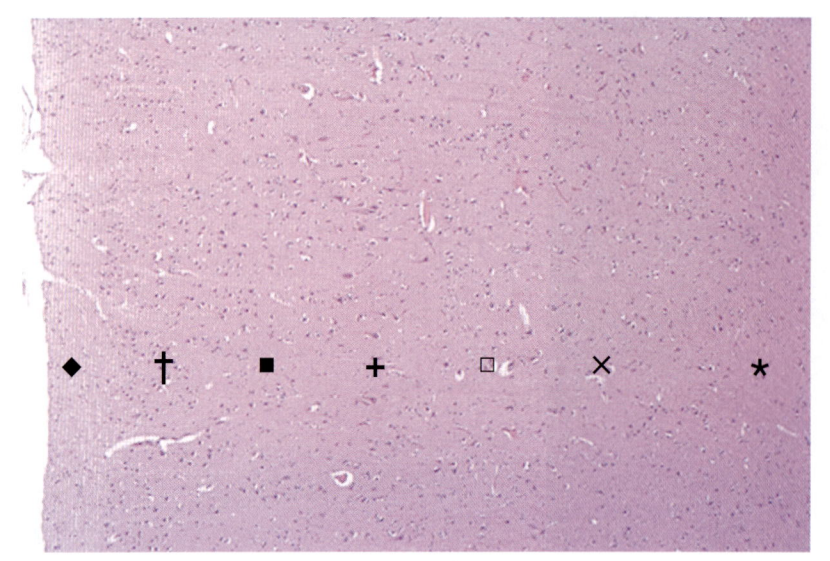

図 19-7　正常脳，組織像

大脳半球の新皮質（灰白質）には顕微鏡的に HE 染色で不明瞭な 6 つの層がみられる。図の最も左側で，くも膜および軟膜の直下に神経細胞が水平に配列する分子層（◆）がみられる。次の層は小型の錐体細胞を含んだ外顆粒細胞層（†）である。次は中型サイズの錐体細胞からなる外錐体細胞層（■）である。その下は大型の錐体細胞からなる内顆粒細胞層（+）である。その下は大型の錐体細胞からなる内錐体細胞層（□）である。皮質の最深部は錐体細胞を欠く多形細胞層（×）である。皮質の下は白質（★）である。

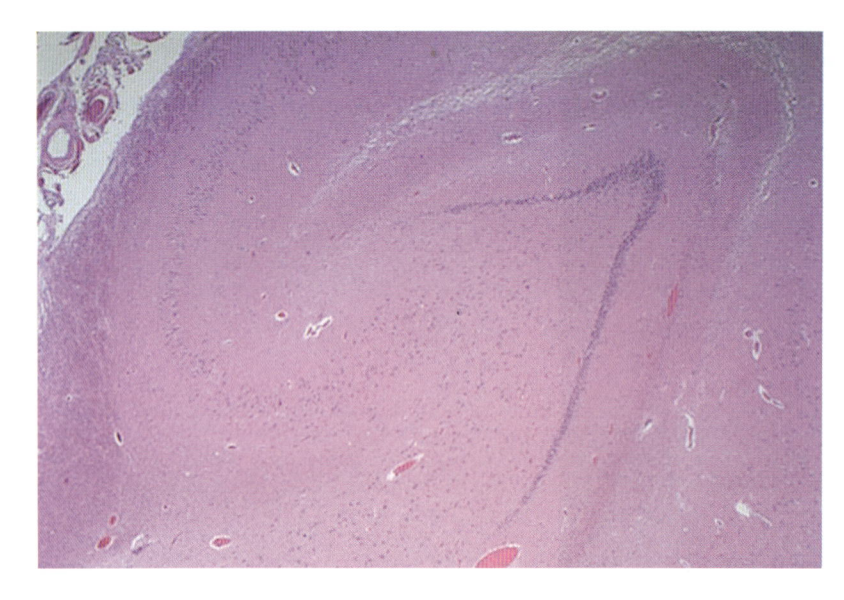

図 19-8　正常脳，組織像

正常の海馬の弱拡大像である。海馬は 3 層の旧皮質からなっている。

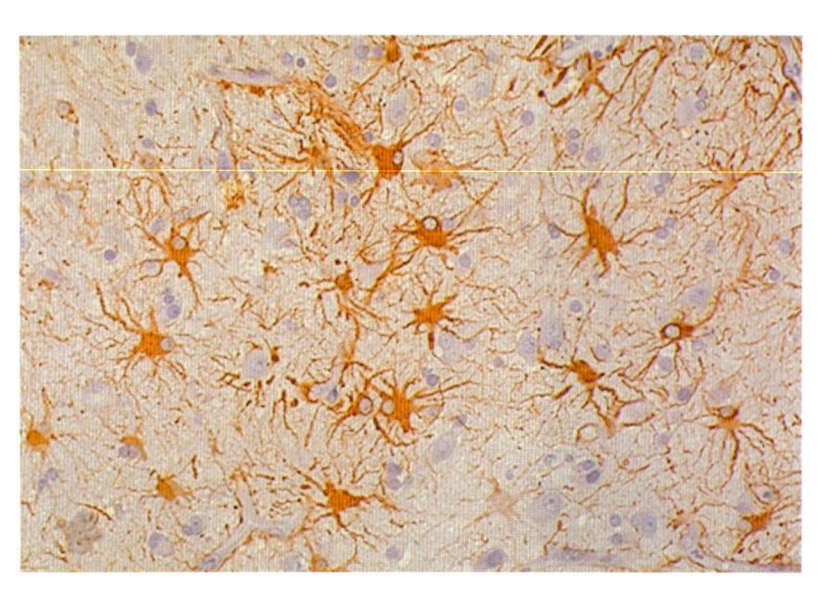

図 19-9　正常脳，組織像

中間径フィラメントであるグリア細線維性酸性蛋白（glial fibrillary acidic protein：GFAP）に対する免疫染色において，神経細胞の間に豊富な突起を伸ばす星状膠細胞が明瞭に認められる。その 1 つの突起は脳の表面を覆う軟膜として伸び，また，血管内から脳内へ多くの物質の侵入を防ぐ血液脳関門（blood-brain barrier：BBB）を内皮細胞および周皮細胞と一緒に形成するために毛細血管の周りを取り囲む。内皮細胞の周囲の周皮細胞は血流の調節のため構造的な役割を担っている。内皮細胞間の tight junction は物質の拡散の選択的な関門を形成している。星状膠細胞は tight junction による関門の形成およびその維持を目的として，小血管に突起を伸ばしている。

第 19 章 中枢神経系 451

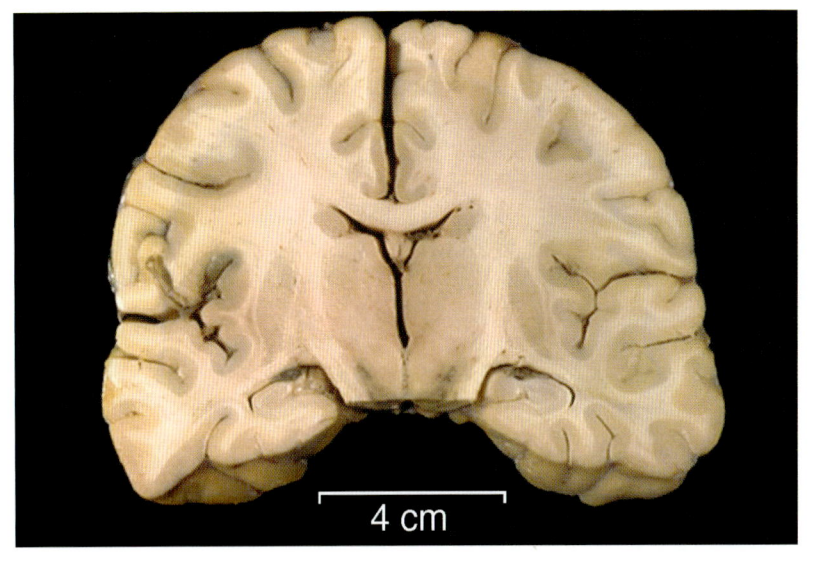

図 19-10 脳浮腫，肉眼像

大脳の冠状断で，両側大脳の高度浮腫によって側脳室は顕著に圧迫され，脳回も平坦化している。この症例は 5,000 メートルの山に登り，徐々に悪化する頭痛などの症状を放置した結果として，低酸素状態が内皮細胞障害を招き，細胞内浮腫（細胞毒性浮腫）をきたした。それに対して血管原性浮腫は，炎症や腫瘍による血液脳関門の破壊によって引き起こされる。どちらも浮腫が頭蓋内圧を上昇させ，脳ヘルニアを引き起こす。正常の頭蓋内圧は 200mmH₂O 以下である。

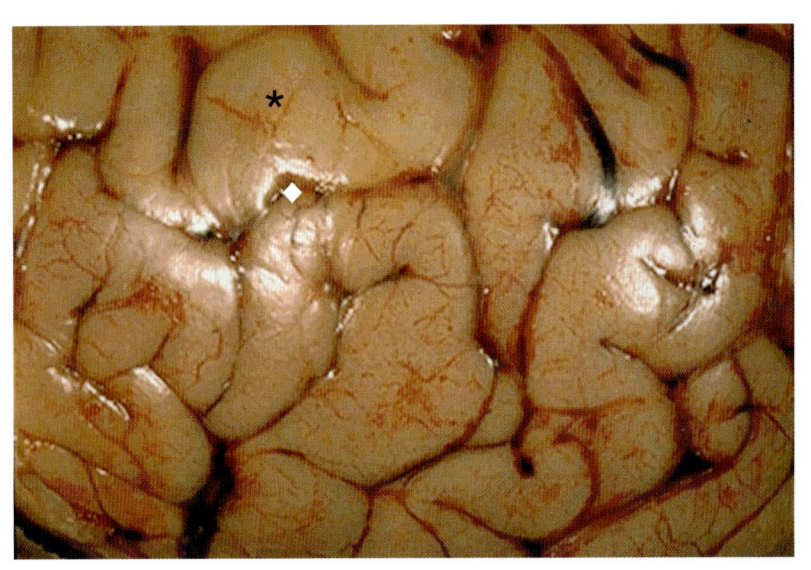

図 19-11 脳浮腫，肉眼像

髄膜直下の脳の表面は脳浮腫によって脳回が平坦化して（★），脳溝が狭小化する（◇）。炎症や腫瘍によって血液脳関門が破壊されると，細胞内への液体成分の漏出の結果として血管原性浮腫が発生する。虚血では直接的な細胞障害と細胞内液の増加によって細胞毒性浮腫が引き起こされる。これらの現象はいずれも局所的なものである。浮腫が顕著な場合には通常両方の現象が混在して認められる。

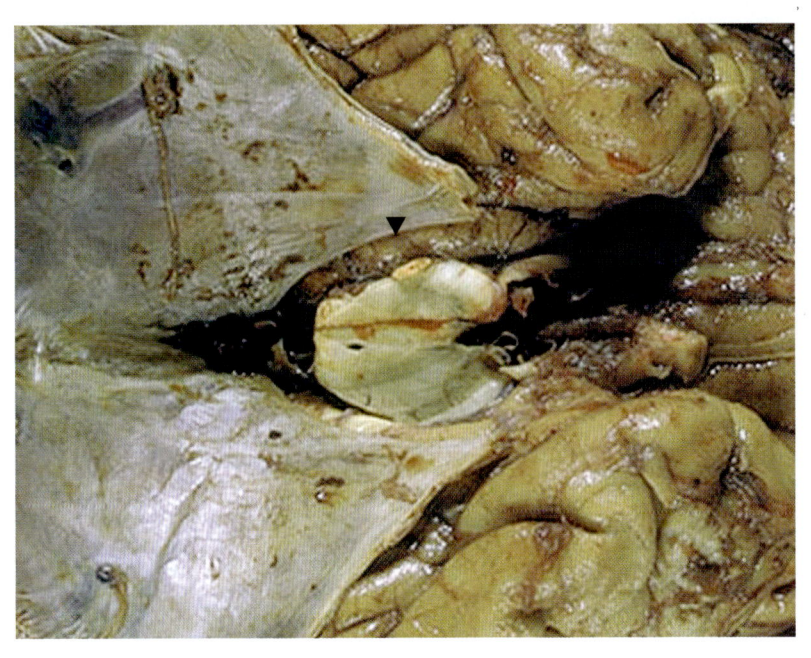

図 19-12 脳ヘルニア，肉眼像

この脳は側頭葉内側（鉤）ヘルニアを示している。側頭葉の内側組織が小脳テント（▼）の下に押され，後頭蓋窩に落ち込んでいる。この現象は同側脳の腫瘍の影響あるいは脳浮腫によって引き起こされる。結果として中脳左側が圧迫されている。

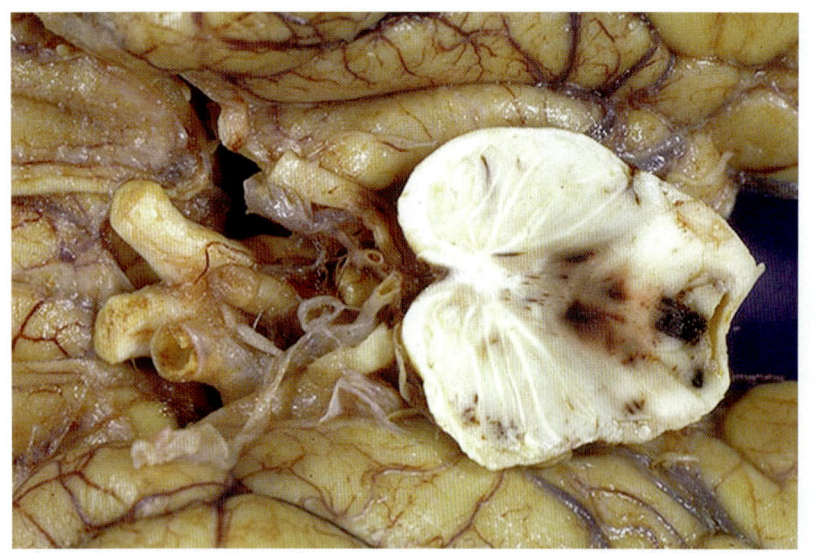

図19-13 脳ヘルニアとDuret出血，肉眼像

側頭葉内側（鉤）ヘルニアが橋の内部に出血を引き起こしており，Duret出血と呼ばれる。ヘルニア組織が脳幹を圧迫して後頭蓋窩方向に落ち込んだ場合に，橋や中脳を穿通する血管が伸展，断裂し，このようなタイプの二次的な脳幹出血が発生する。右の側頭葉内側（鉤）には小脳テントに圧迫されたことによって生じた深い溝が認められる。ヘルニアの程度が顕著な場合には，反対側の大脳脚の圧迫によってヘルニアと同側の片麻痺が引き起こされる。

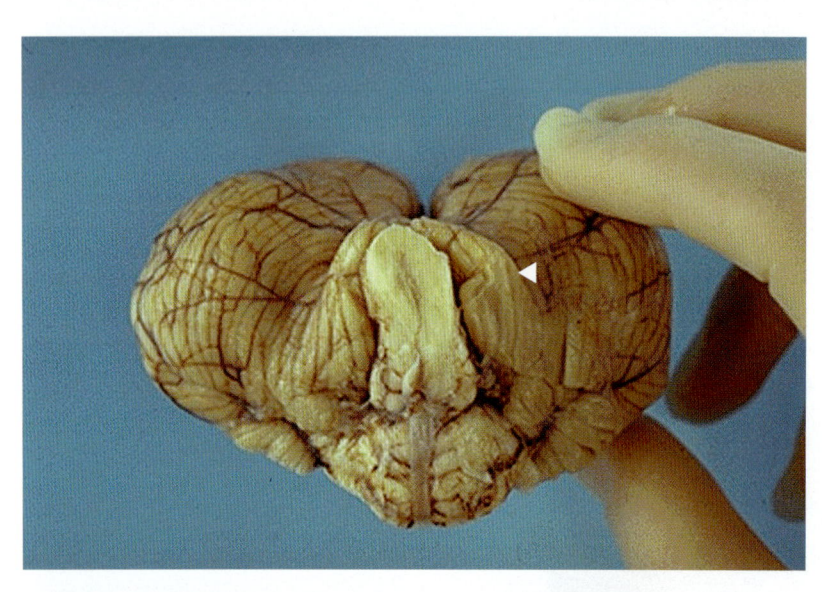

図19-14 小脳扁桃ヘルニア，肉眼像

テント上あるいは後頭蓋窩の急性脳腫脹は，後頭蓋窩の内容物を大後頭孔の方向へ押し出す力となり，しばしば小脳扁桃ヘルニアを生ずる。小脳扁桃（◁）は延髄の周囲で円錐状の形となっている。脳ヘルニアによって呼吸および心機能の中枢である延髄が圧迫され，死に至る。

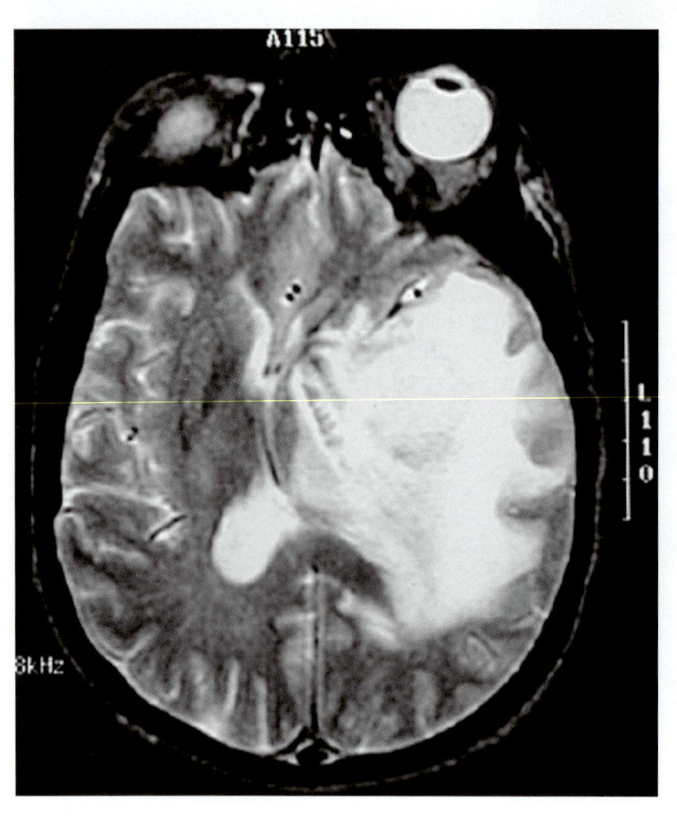

図19-15 脳浮腫，MRI

炎症を伴った脳膿瘍であり，眼窩レベルの頭部MRIのT2強調横断像において，血液脳関門の障害により高信号を呈する浮腫性変化が認められる。眼球内や右側への浮腫によりmildline shiftを伴い圧排された側脳室内のように液体は，高信号として描出されている。同様に，浮腫を伴う脳組織も高信号として描出される。この浮腫は白質優位に認められている。

第 19 章 中枢神経系　453

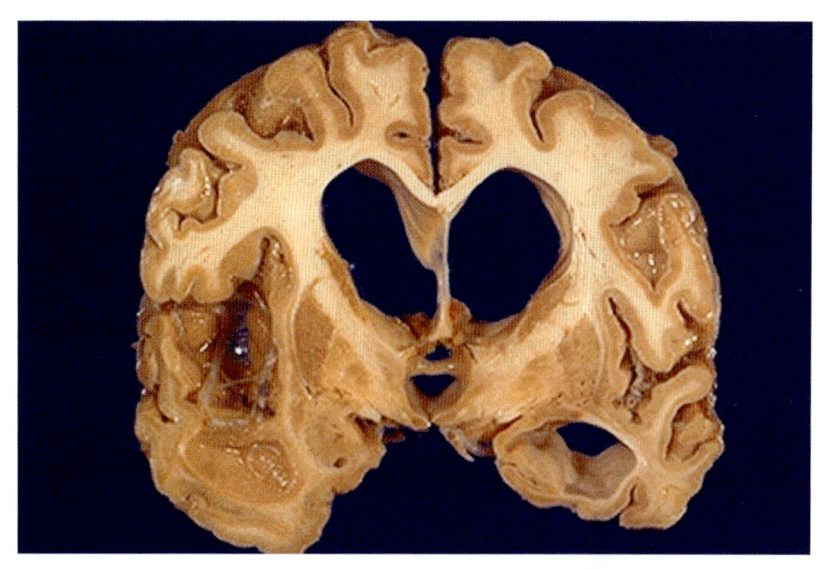

図 19-16　水頭症，肉眼像

水頭症によって脳室が著明に拡張している。水頭症には脳脊髄液の吸収障害に起因する交通性水頭症，あるいは脳脊髄液の流れの閉塞による非交通性水頭症がある。水頭症は脳底部の髄膜炎による瘢痕が Luschka 孔および Magendie 孔で脳脊髄液を閉塞させる形で，感染症の慢性期の合併症として発生し得る。また，頭頂部におけるくも膜顆粒の瘢痕化を伴う炎症も脳脊髄液の吸収を障害する。

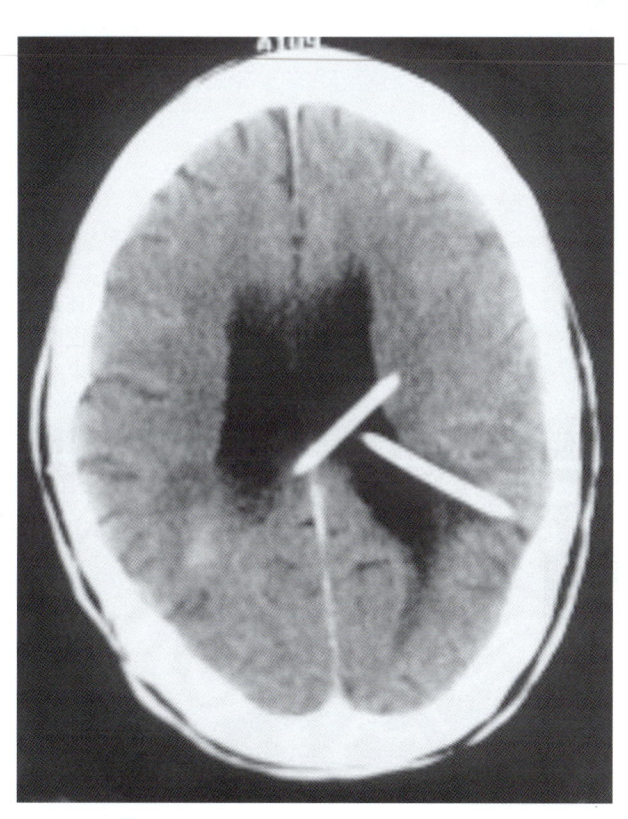

図 19-17　水頭症，CT

横断像にて水頭症患者における拡大した側脳室が認められ，2本のシャントチューブ（線状の高濃度物）が挿入された状態である。脳室内シャントは急速な水頭症除圧のために挿入され，また永久留置シャントは液体の経路として腹腔内へ挿入され腹膜で液体が吸収・再利用される。脈絡叢は正常では1日に約 0.5～1L の脳脊髄液を産生する。この脳脊髄液は血漿の限外濾過液であり，脳実質のための"緩衝装置"として機能している。脳脊髄液は脳室および脊柱管内を循環している。脳室系は常に約 150mL の脳脊髄液で満たされている。脳脊髄液は正常であれば頭頂部のくも膜顆粒で再吸収される。

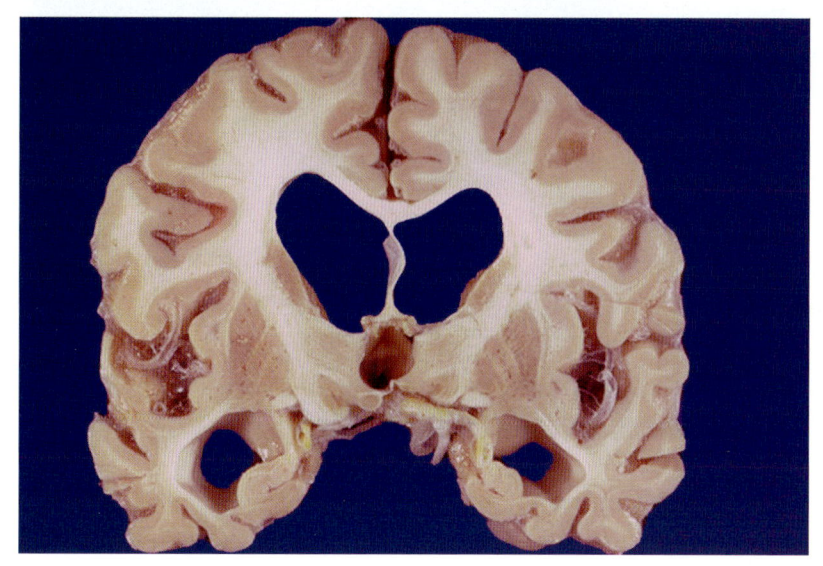

図 19-18　外水頭症（Hydrocephalus ex vacuo），肉眼像

外水頭症といわれる状態は脳実質の萎縮の結果として代償性に脳室が拡張するものである。この冠状断では中等度の脳萎縮がみられ，特に側頭葉でより高度に認められ，Sylvius 裂は拡張している。側脳室下角を含めた中等度の脳室拡張が脳実質の萎縮によって二次的に認められる。脳脊髄液の産生，流れ，吸収には異常はみられない。この患者は Alzheimer 病で，脳萎縮の結果として脳室拡大が認められる。

454　第19章　中枢神経系

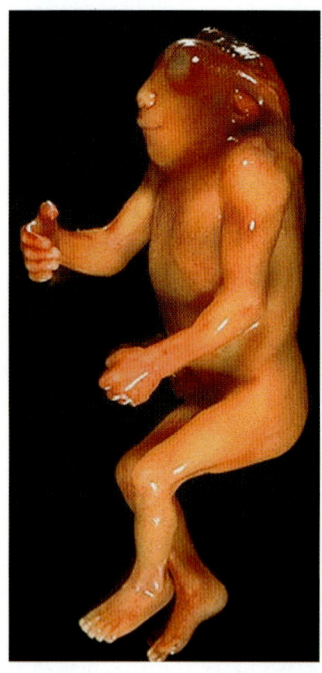

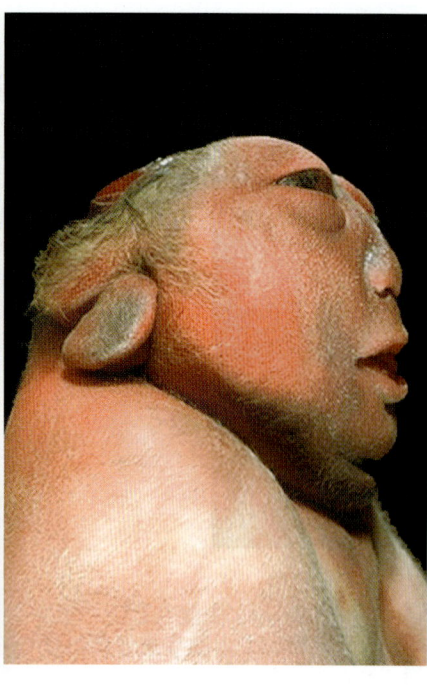

図 19-19　無脳症，肉眼像

　最も印象的な神経管欠損（神経管閉鎖障害）は無脳症であり，前脳胞と頭蓋形成の障害により発症する。羊水に曝露された脳は正常に形成されず，前額部欠損，眼球突出が存在する。頭蓋底にグリア，髄膜，血管組織の混在する赤い脳血管組織（area cerebrovasculosa）が残存している。少しでも脳幹組織が保持されていれば，出生後に短期間生存可能である。開放性の神経管欠損は易感染性である。神経管欠損は出生1,000例に1〜5例の割合で起こるが，妊娠初期における母体の葉酸摂取により神経管欠損のリスクを減少できる可能性がある。

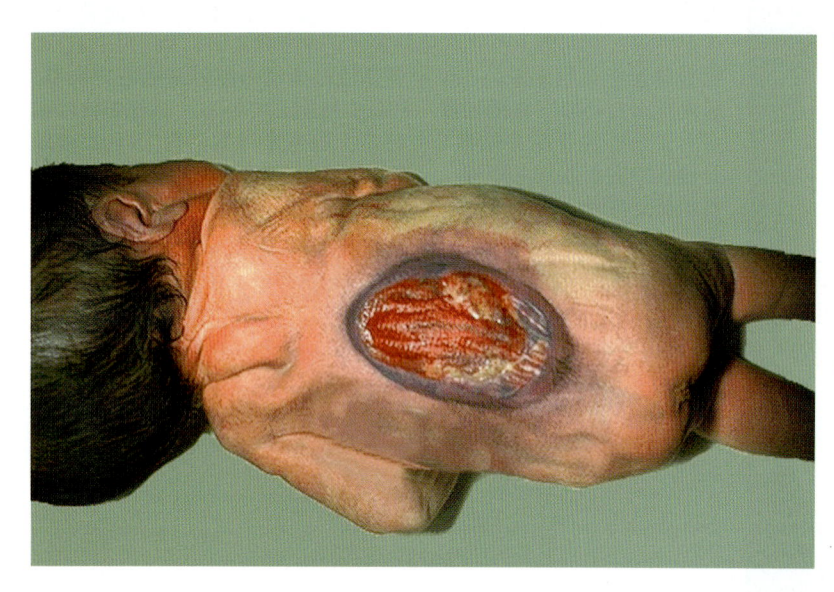

図 19-20　髄膜脊髄瘤，肉眼像

　神経管欠損は最も頻度が高い先天性奇形の1つであり，胎児神経管閉鎖の障害から生じる。最も程度の軽い二分脊椎は，皮膚に覆われた状態での椎体後弓形成不全により起こる。皮膚欠損のある開放性神経管欠損では，披裂部より突出した髄膜，すなわち髄膜瘤が認められる。図でみられる大きな髄膜脊髄瘤では髄膜と脊髄の一部が披裂部位より脱出している。開放性の神経管欠損は中枢神経系の感染を起こしやすい。出生前の母体血清α-fetoprotein高値により神経管欠損の存在が疑われる。

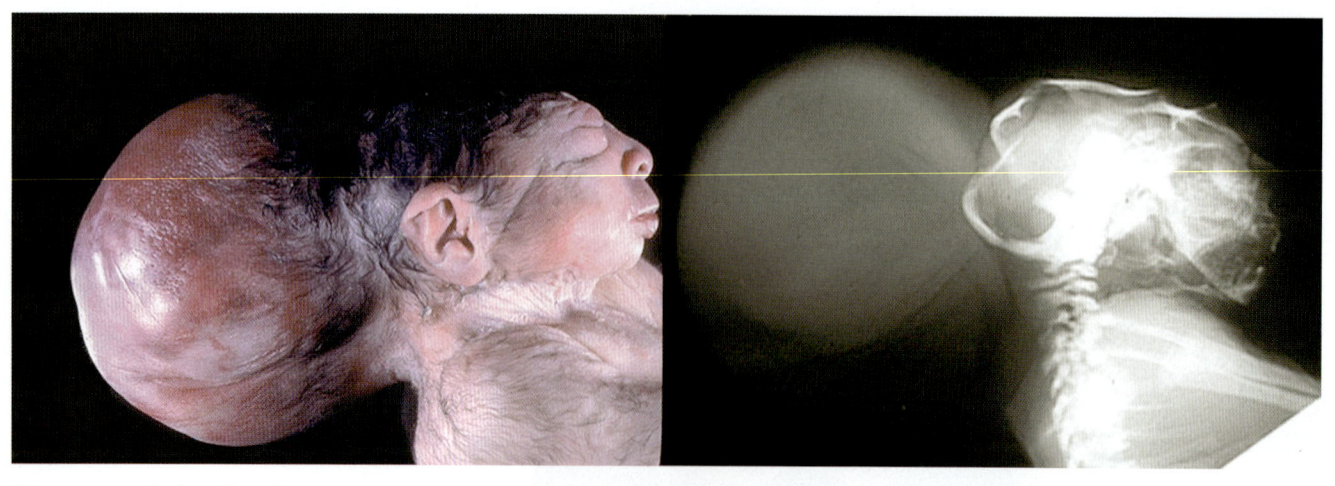

図 19-21　脳瘤，肉眼像

　皮膚で覆われた脳組織が後頭骨欠損部から脱出している後頭部脳瘤である。頭蓋腔には，少量の脳組織しか残らないため，残存する頭蓋骨は扁平になる。

第 19 章　中枢神経系　455

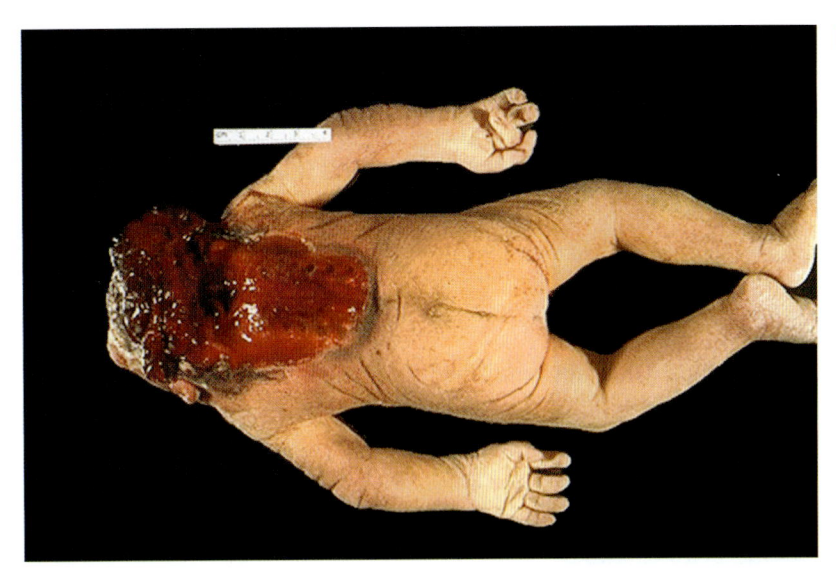

図 19-22　脊椎破裂，肉眼像
　最も頻度の高い神経管欠損症は後部（尾部）神経管の閉鎖不全で，脊椎破裂，または二分脊椎を起こす。程度の軽い，皮膚に覆われた椎弓欠損（潜在性二分脊椎）では，皮膚表面に房状の毛髪と小さい皮膚えくぼの存在により欠損部位を同定できる。図に示す重症型脊椎破裂では，大きな開放性欠損部が上部胸椎や頸椎にひろがり，さらに後頭骨欠損も存在する。この症例では，後頭骨が欠損しているため，頭蓋脊椎破裂と呼ぶのが相応しい。

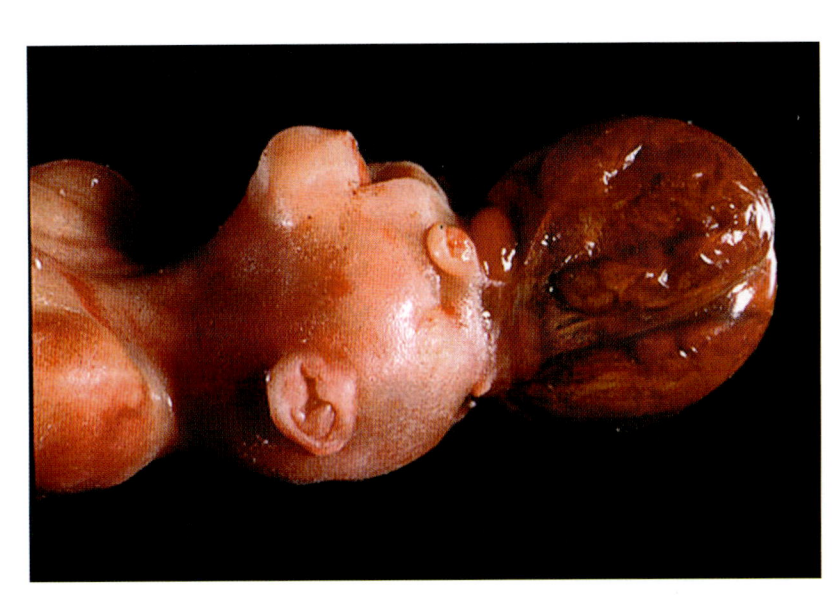

図 19-23　外脳症，肉眼像
　最も稀な神経管欠損である外脳症では，頭蓋骨欠損と髄膜で覆われた脳組織がみられる。胎児の頭蓋骨の一部あるいはすべてが欠損するが，子宮内発達を可能とする脳保護組織が存在する。外脳症は，早期羊膜破裂続発症（early amnion disruption sequence）あるいは肢体壁複合（limb-body wall complex）をもつ結合体に多くみられ，しばしば頭部にかかわる羊膜索が存在する。

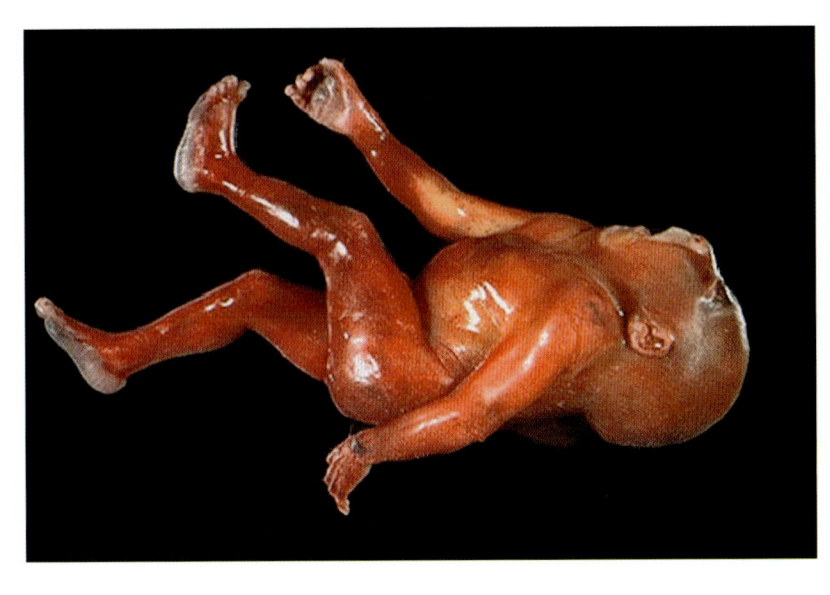

図 19-24　後頭孔脳脱出，肉眼像
　神経管欠損の1つである後頭孔脳脱出は後頭骨形成障害の結果生じ，短頸，上位頸髄欠損，脳瘤あるいは脳披裂を伴う。頭部は"占星家"に擬えるように後ろに傾く。一般に神経管欠損では，形成障害および感染や外傷による二次的障害の程度により，運動神経や知覚神経の障害が生ずる。腸管や膀胱の機能不全もみられる。高位脊髄での神経管欠損では四肢麻痺を，胸髄や腰髄では対麻痺を引き起こす。

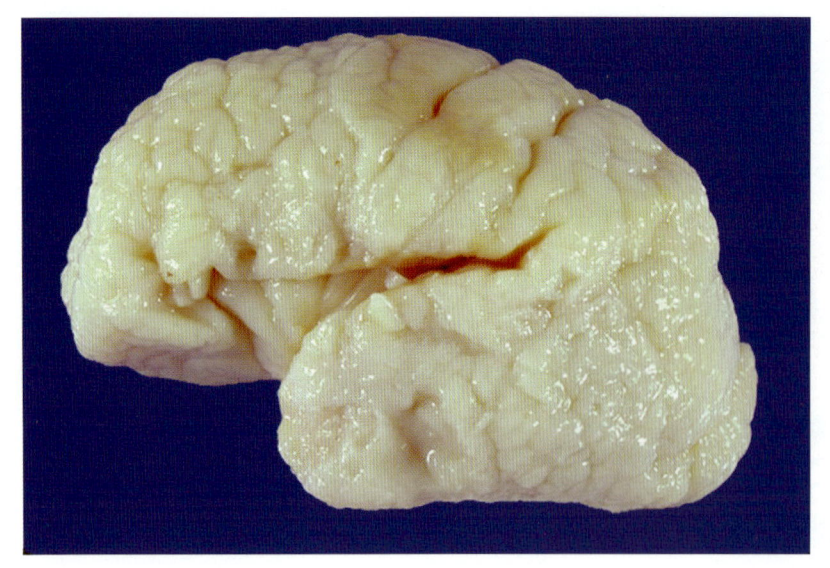

図19-25 多小脳回，肉眼像

発達障害をもつ新生児の左大脳半球に正常構造が失われた多小脳回が観察される。多数の小さい脳回瘤の光顕像では，脳回は脳溝により分離はされず，異常融合し，髄膜組織を取り込む。正常では6層の大脳皮質は4層以下の層構造になる。

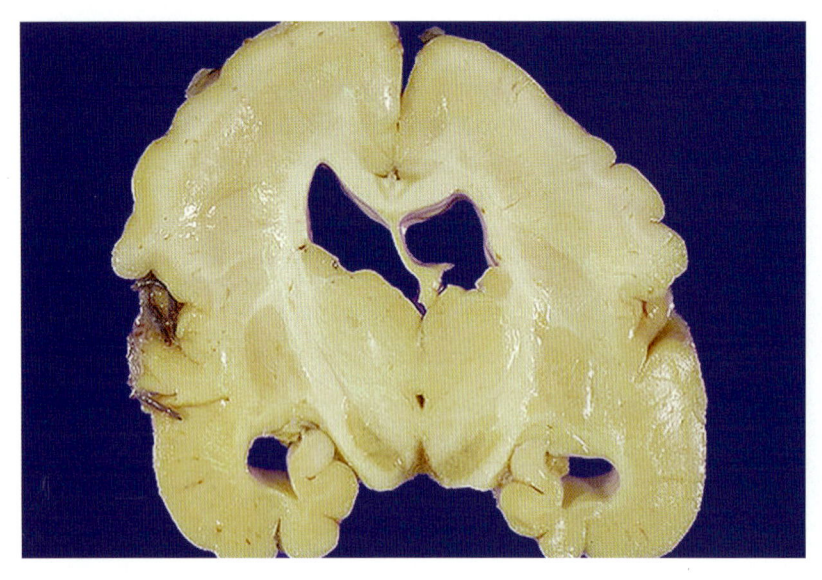

図19-26 滑脳症，肉眼像

脳回が著しく肥厚し，減少している滑脳症（無脳回症）をもつ小児は重度の発達遅延があり，医療機関での長期看護を必要とする。海馬と深部灰白質の構造は正常である。Miller-Dieker症候群は稀な疾患で，無脳回症，痙攣，精神遅滞を伴い，*LIS1* 遺伝子欠失を伴う17p13.3が欠損している。正常胎児脳では，脳回は胎齢20週から生ずるため，週齢20週以前の滑脳症は正常と考えられる。通常，出生時まで脳回は発達する。

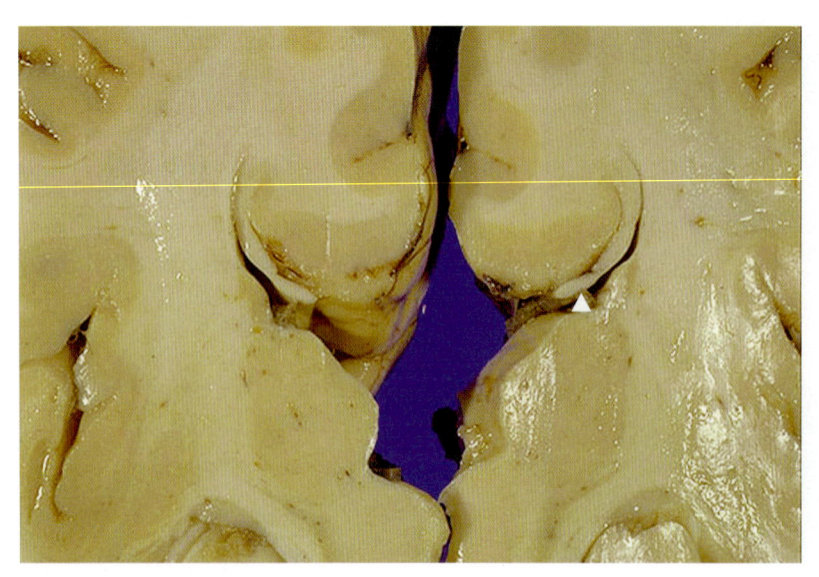

図19-27 脳梁欠損症，肉眼像

Probst束（△）が残存する脳梁欠損症の脳前額断である。帯状回は両側とも下方に偏位し，その外側に，帯状回線維の小さい束であるProbst束が認められる。中枢神経系の最も多い奇形の1つである脳梁欠損症は，単独あるいはほかの奇形の合併症として存在する。脳梁の完全欠損や部分欠損が起こり得る。症状がない場合は特殊な検査法によってのみ診断される。小さいが適応能のある前交連が，脳梁の機能を代用する場合がある。

第 19 章　中枢神経系　457

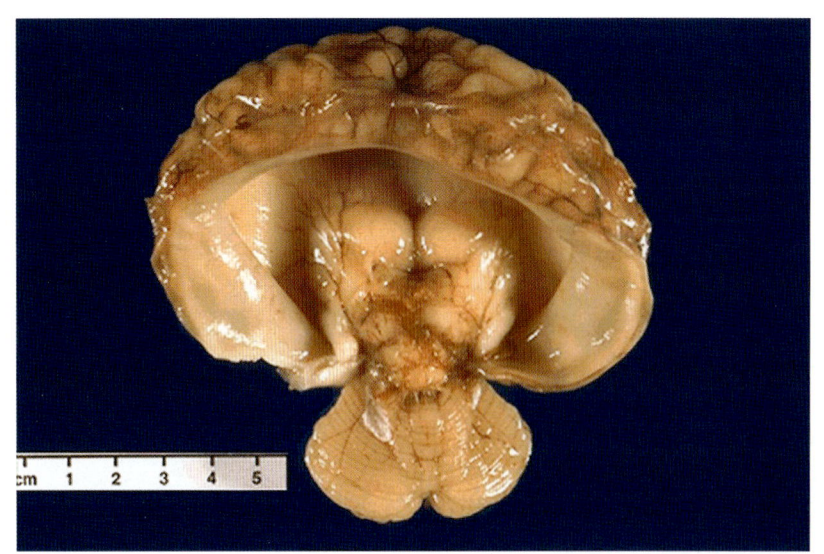

図 19-28　無分葉型全前脳胞症，肉眼像
　全前脳胞症は，口唇裂，口蓋裂，単眼症などの胎児顔面正中構造形成異常をしばしば伴い，13番染色体トリソミーなどの染色体異常を認める。これは散発的に発生すること以外に，母親の糖尿病や，*Sonic Hedgehog* 遺伝子の変異に伴う場合がある。全前脳胞症を呈する"無葉症"では，単一の大きい脳室と大脳半球の不分離を認める。

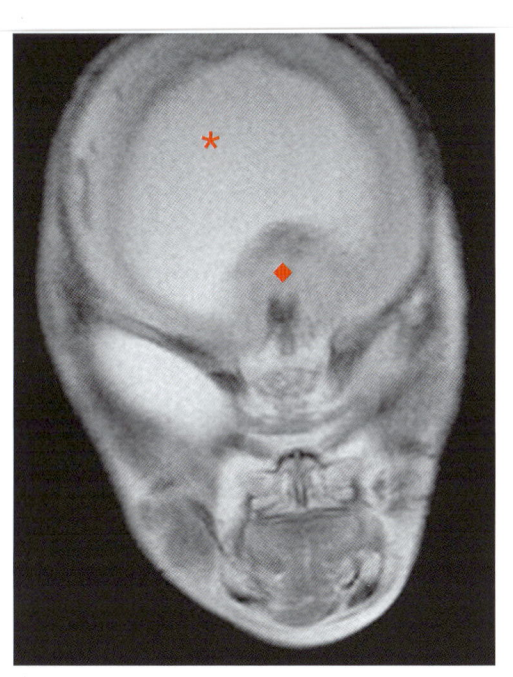

図 19-29　全前脳症，MRI
　この T2 強調冠状断像において，発達の悪い皮質で取り囲まれた単脳室（＊）と，この脳室の異常を基とした視床の中心性の癒合（◆）が認められる。これらは alober type の全前脳症の特徴である。この状態は終脳からの大脳半球の発達不全としての結果であり，間脳からの完全な視床の発達の不良を伴っている。終脳および間脳は胎生期の前脳の構成要素である。

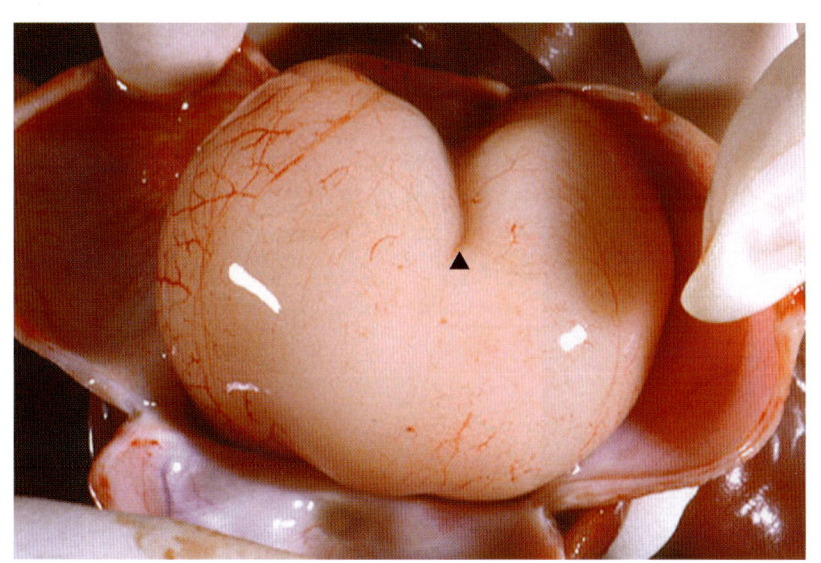

図 19-30　半分葉型全前脳胞症，肉眼像
　剖検において，胎児頭蓋骨を開けると，半分葉型全前脳胞症（脳の後ろの部分のみ分かれている）が明らかとなる。半球が分かれる部位に小さい裂け目（▲）が存在する。この死産胎児は胎齢 20 週以下であったため，大脳表面に明らかな脳回が認められず，滑脳症を呈している。全前脳胞症は，脳がほとんど機能していない重篤な状態である。

458　第19章　中枢神経系

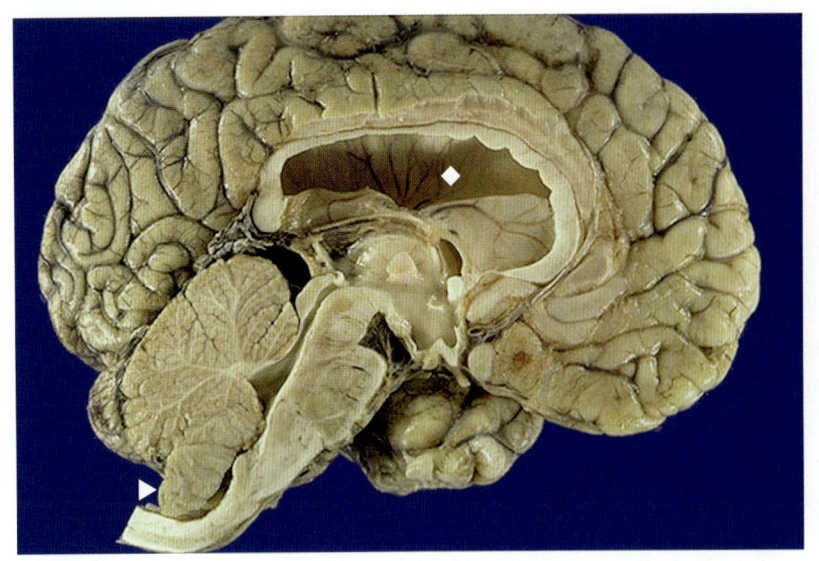

図19-31　Arnold-Chiari1型奇形，肉眼像
　この矢状断では，頸髄の上に脱出した小脳扁桃（▷）がみられる。後頭蓋窩での脳組織の圧排により，Luschka孔とMagendie孔における髄液の流れを障害し，二次的に水頭症（◇）を発症する。脳外科的に修復が行われる。

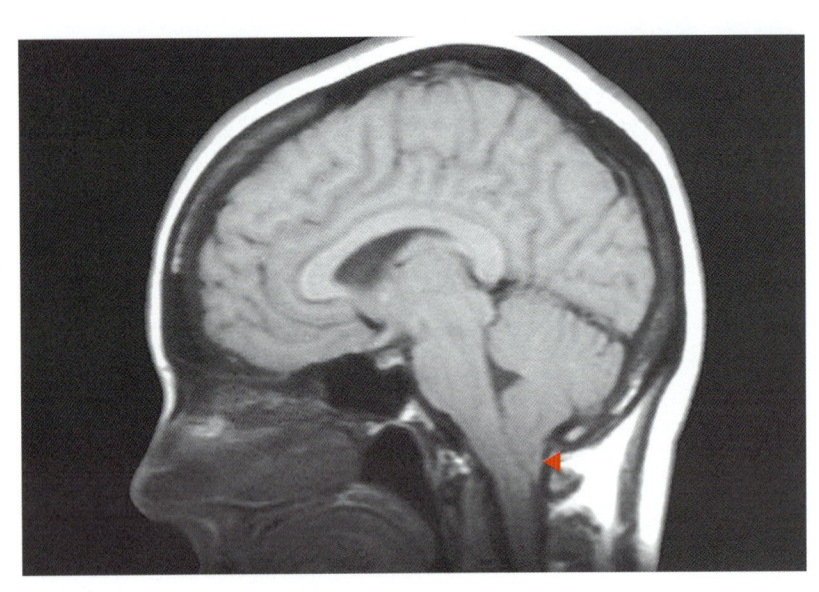

図19-32　Arnold-Chiari1型奇形，MRI
　このMRIのT1強調の矢状断像はArnold-Chiari1型奇形を示している。この奇形は後頭蓋窩が小さく，小脳虫部（◀）が大孔からのヘルニアを呈している。側脳室は拡大しているかもしれない。これは奇形の軽症な型であり，多くの患者は無症候である。

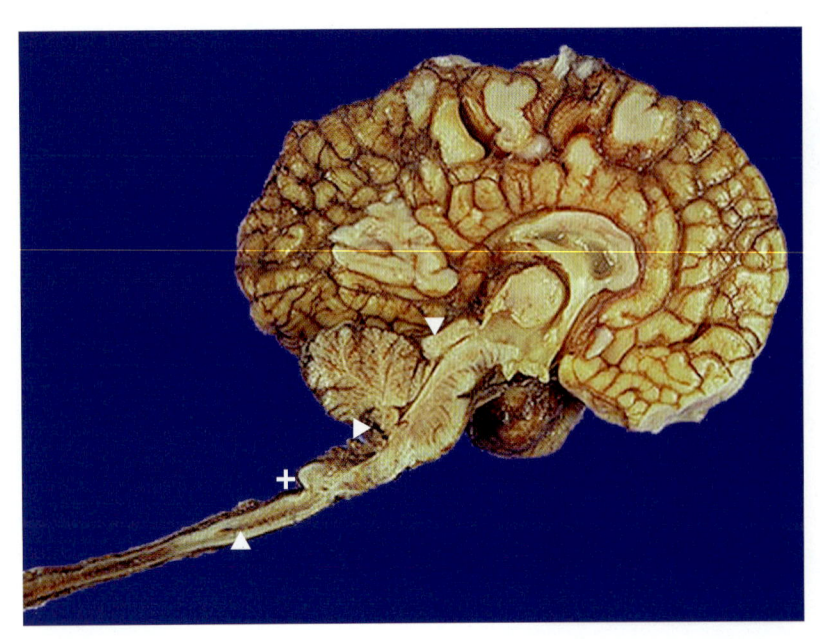

図19-33　Arnold-Chiari2型奇形，肉眼像
　Arnold-Chiari2型奇形では，小さい後頭蓋窩と扁桃ヘルニア（▷）が存在する。より重篤なChiari奇形で，頸髄上によじれた延髄（＋），頸髄内に空洞症（△）を認める。四丘板（▽）はテント様に引き上げられ，種々の程度の水頭症が存在する。この奇形をもつ症例では，ほとんどが，腰部髄膜脊髄瘤を合併する。

第 19 章　中枢神経系　　459

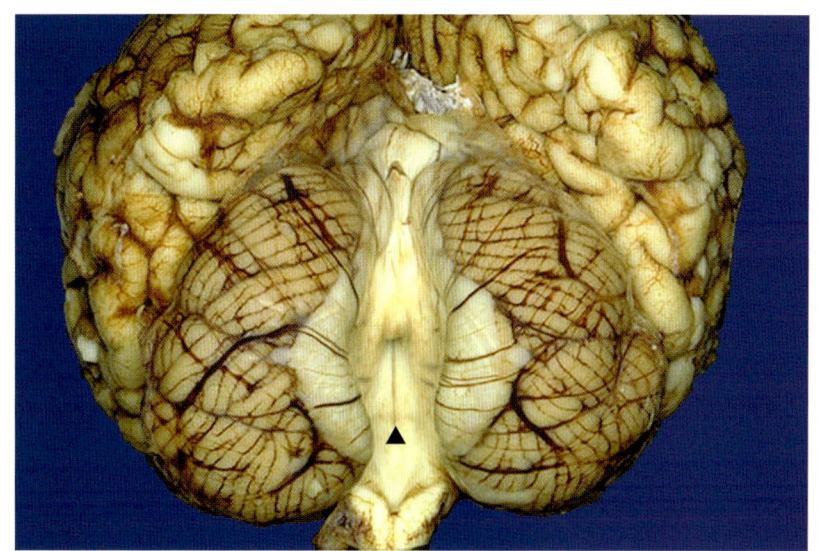

図 19-34　Dandy-Walker 症候群，肉眼像
　Dandy-Walker 症候群では，テント下の後頭蓋窩の拡大があり，小脳虫部欠損を合併する。髄膜と連続し，上衣細胞に裏打ちされた正中嚢胞が，背側構造のない第四脳室を形成する。図では，小脳と拡大した第 4 脳室の底面（▲）をみることができる。脳幹神経核の形成不全がみられることがある。

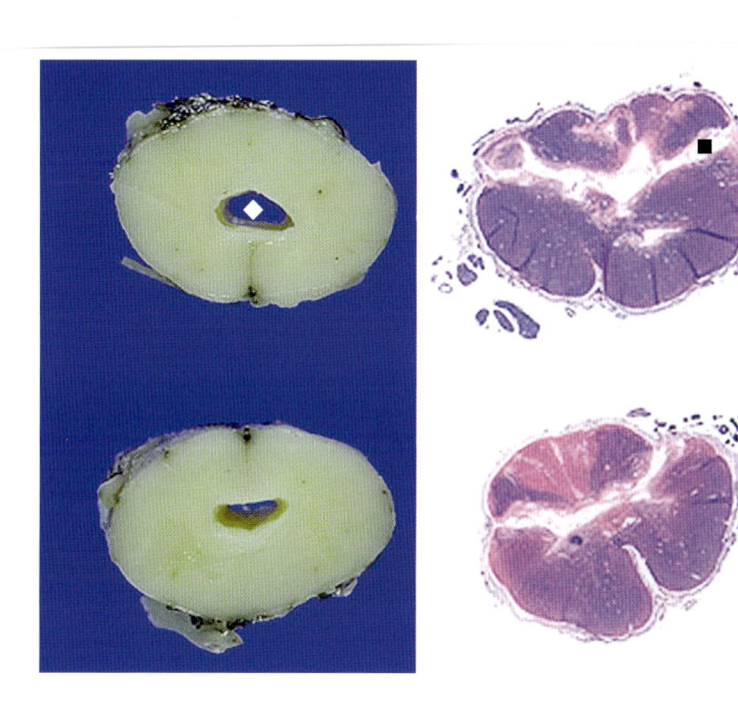

図 19-35　脊髄水腫，肉眼像，脊髄空洞症との比較，組織像
　左図の脊髄断面図は中心管（◇）が著明に拡大した脊髄水腫を示している。頸髄によくみられ，内側は上衣細胞に裏打ちされる。右図の脊髄空洞症では，裂け目状の空洞（■）が脊髄内にひろがり，神経線維を切断し，温痛覚障害を上肢に引き起こす。延髄へ病変がひろがれば，延髄空洞症と呼ぶ。この病変は（Arnold）Chiari1 型奇形にしばしば合併する。ほかの合併症として脊髄外傷や脊髄腫瘍がある。空洞が大きくなる場合，ドレナージ術が症状を緩和する可能性がある。

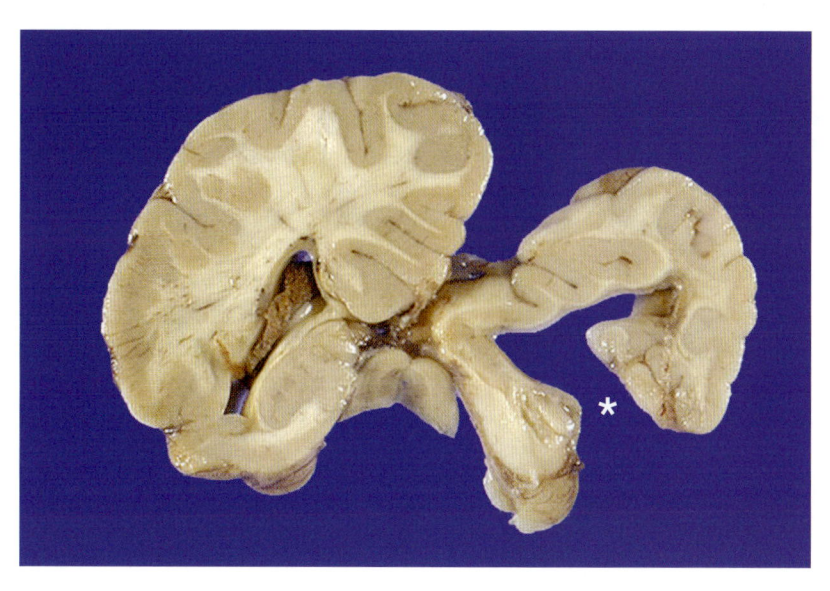

図 19-36　孔脳症，肉眼像
　小児左大脳半球にある大きな欠損孔（★）。孔脳症は脳室とくも膜下をつなぐ大脳半球に開いた欠損孔として定義され，胎生初期に組織破壊や欠損を起こす血管障害の二次的結果であると考えられている。

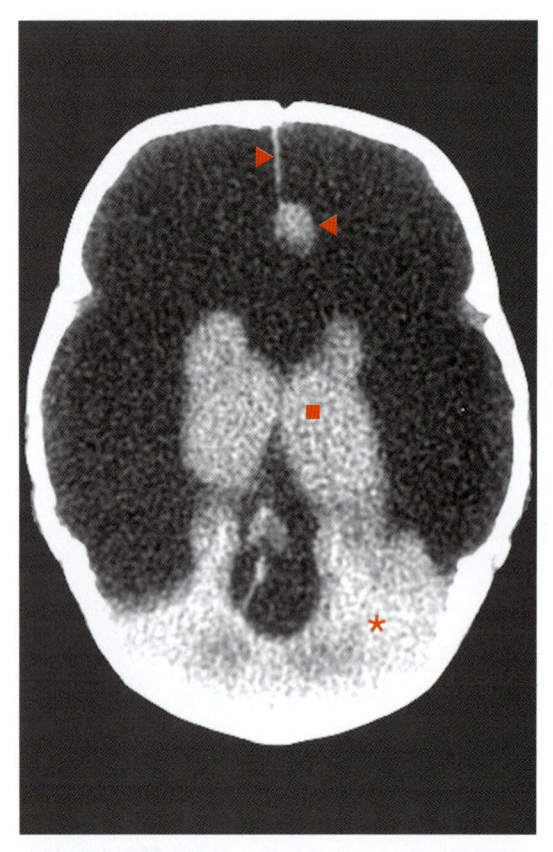

図 19-37　水無脳症，CT

この胎児脳のうちテント上で残存しているのは，基底核（■），後頭葉下部（＊），大脳鎌（▶）に隣接したわずかな前頭葉（◀）である。これは子宮内での発達障害または二次性の障害を受けた結果生じた，より重篤な例であり，脳の大部分は子宮内で破壊され，発達しない。発症した新生児・乳児は大脳半球の大部分を失う。その結果として，髄膜によって覆われた液体を含む空間となり，水頭症に類似するが，頭部のサイズは大きくならない。

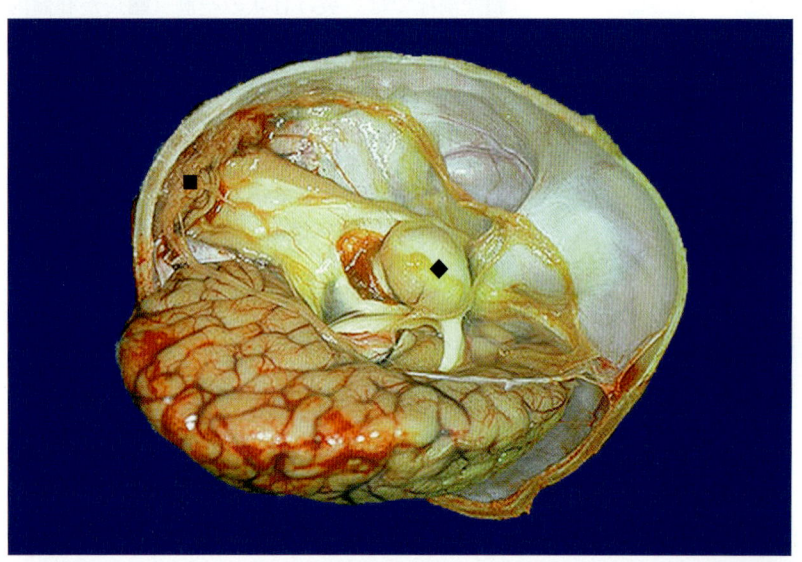

図 19-38　水無脳症，肉眼像

小児の剖検で認められた片側水無脳症。左の頭蓋腔はほとんど空で，左後頭葉（■）の小さな遺残物と大脳基底核（◆）の隆起を残すのみである。右大脳半球は正常に形成されている。

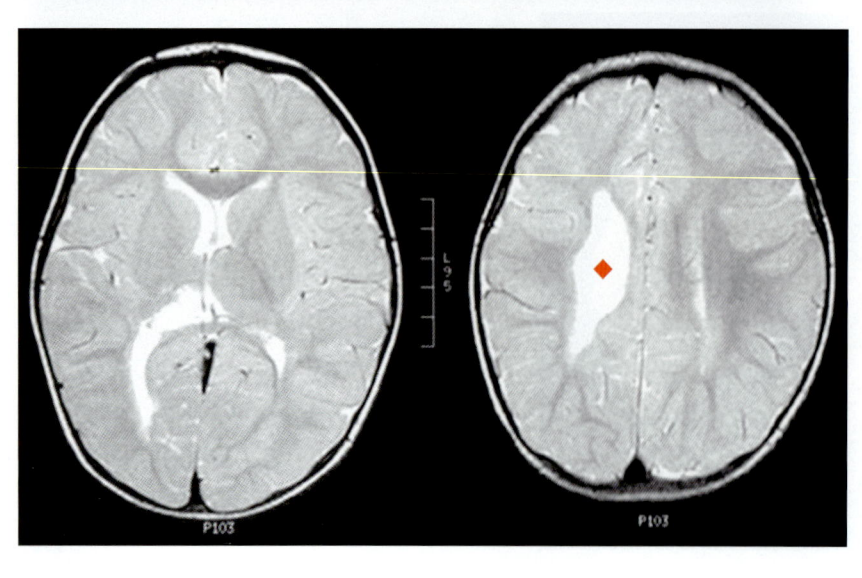

図 19-39　脳性麻痺，MRI

脳性麻痺は幼児や早期の小児期から認められる運動機能の発達障害であり，おそらく胎児期もしくは分娩時に起こった局所的な梗塞を伴う血管障害の結果である。発達において，痙性対麻痺や片麻痺などの運動障害が早期に認められるまでは，実際の事象はしばしば確認されない。この症例では，特に左側伸筋の運動障害が認められた。右側の白質，基底核，視床に軽度の容積減少を認め，脳室拡大を伴っている（◆）。脳性麻痺は非進行性である。さらに小児期の脳は，障害を最小限にするための自己再編成が可能であり，驚くべき形成能力を有している。

第 19 章 中枢神経系　461

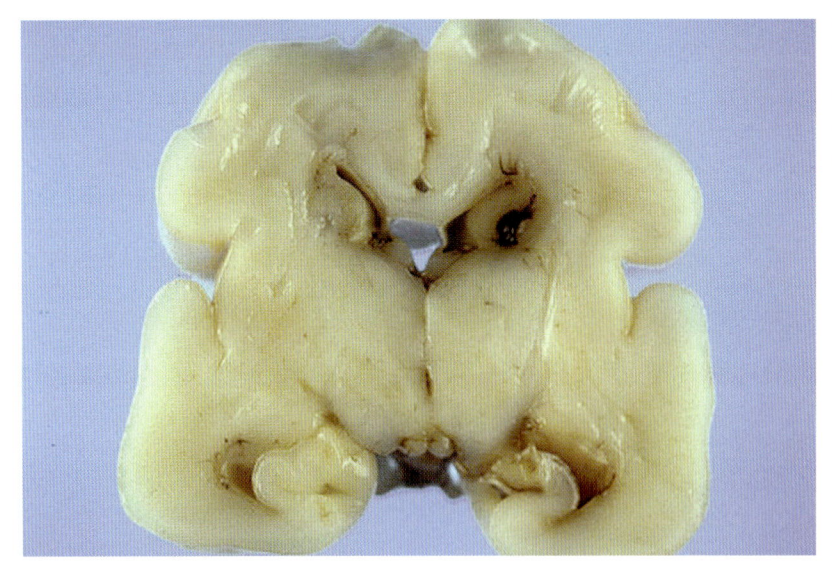

図 19-40　胚盤出血，肉眼像
　週齢 25 週未熟児における生後発症した左胚盤出血前額断。尾状核や視床と接する胚盤では，血管が高度に発達しており，血圧変動や低酸素に非常に敏感な部位である。22 ～ 32 週（28 週がピーク）の未熟児で出血の危険性が最も高い。

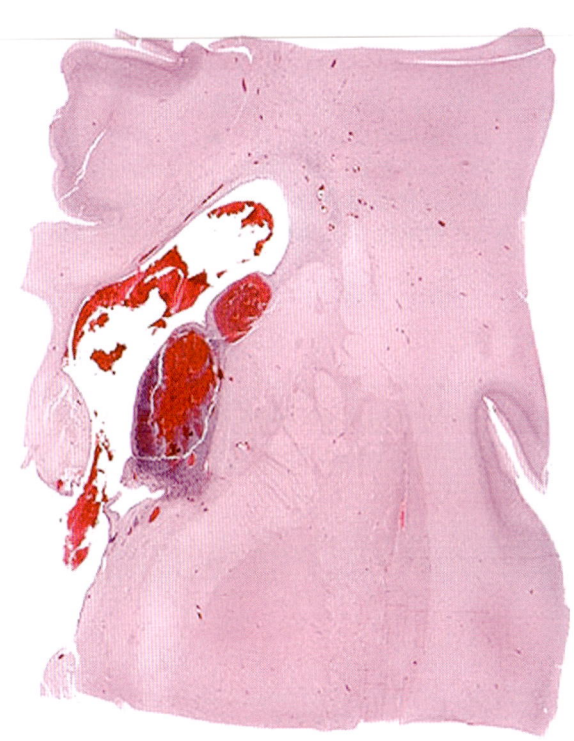

図 19-41　胚盤出血，組織像
　尾状核頭部に近接する，細胞密度の高い暗青色胚盤に発生した上衣下出血。出血は，側脳室へ穿破し，脳室内出血を起こしている。未熟児の危険な合併症の 1 つである。

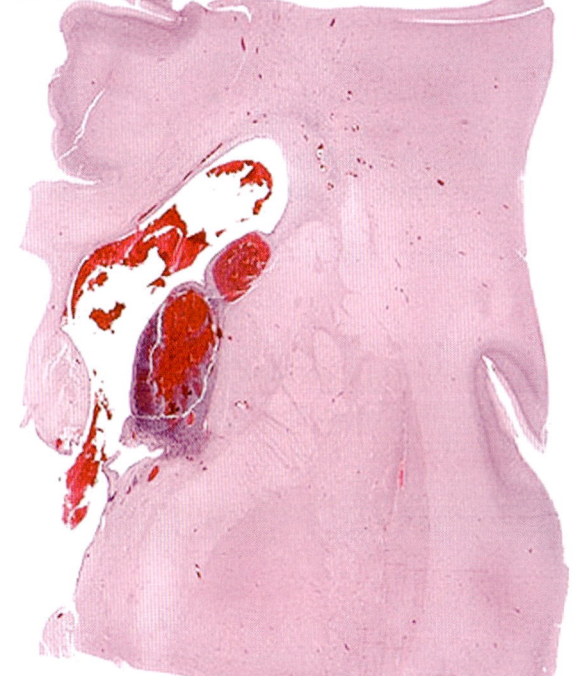

図 19-42　脳室内出血，肉眼像
　巨大上衣下出血の脳室穿破と側脳室の拡張した新生児脳前額断。脳室内出血は，側脳室へ血液が充填し拡張し，脳実質，第 3 脳室，くも膜下腔へとひろがる。予後は悪く，生存しても，出血の吸収過程で瘢痕が閉塞性水頭症を引き起こす。

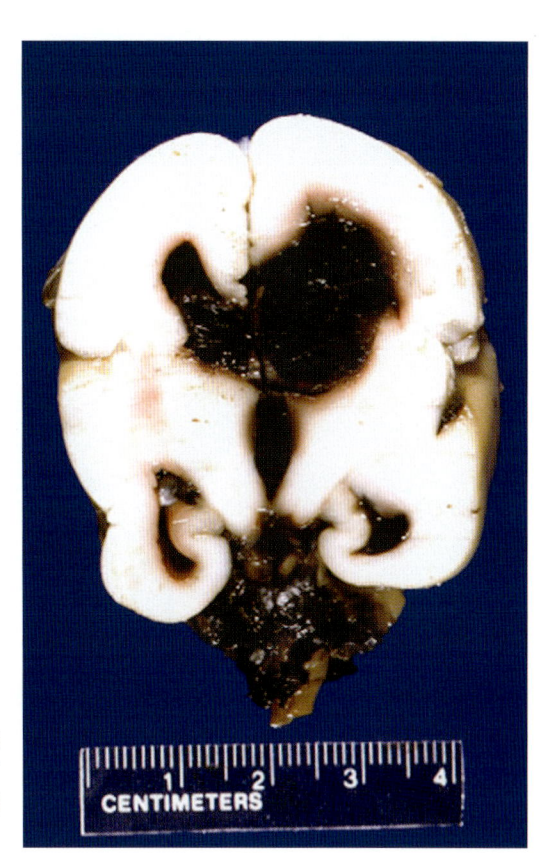

462　第19章　中枢神経系

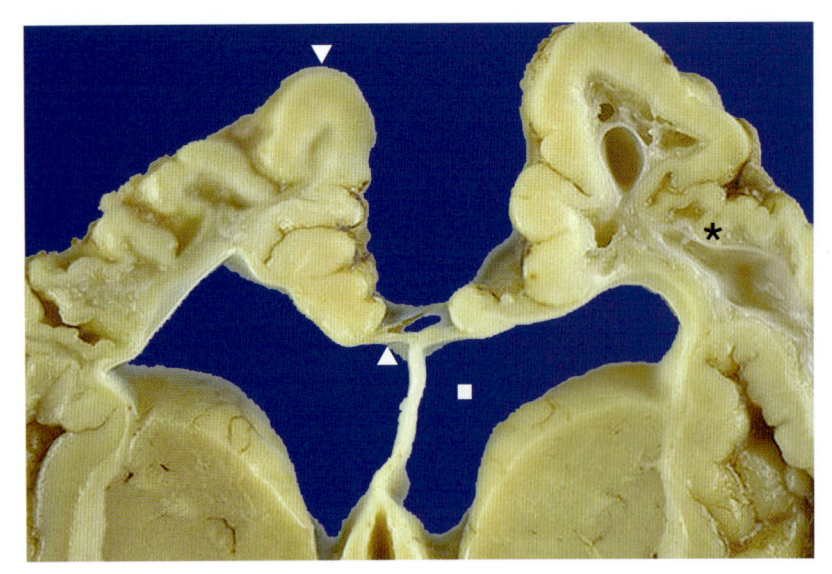

図 19-43　白質融解，肉眼像

　嚢胞状に著明に萎縮し，重度の白質融解（★）が存在する小児脳。脳梁（△）はうすい索状組織となり，脳実質脱落による脳室（□）の著明な拡大を認める。皮質が菲薄化する部位もあるが，よく保たれている灰白質（▽）も存在する。通常，出生前後に低酸素障害を受け，高度の神経障害がある。脳室周囲の白質融解は放射線学的に明らかで，壊死に加え石灰化として認められる。

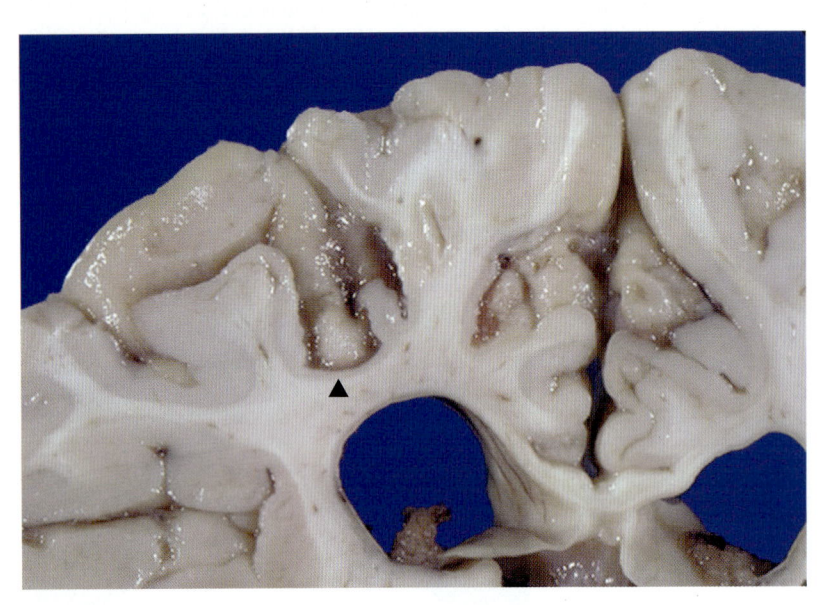

図 19-44　瘢痕脳回，肉眼像

　脳溝深部の皮質灰白質（▲）の著明な欠損がみられる小児脳。残存するうすい脳回はグリア組織で，瘢痕脳回は無酸素虚血が出産前後にあった結果起こる。脳溝深部でこの障害は強い。

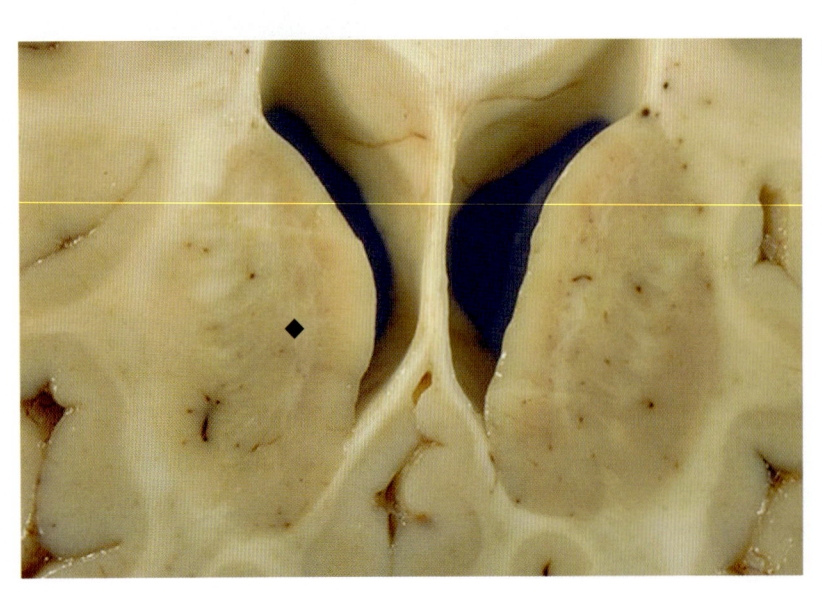

図 19-45　大理石状態，脳，肉眼像

　不規則な白色調変化（◆）がみられる尾状核と被殻。白色調変化は，髄鞘を形成する乏突起膠細胞の無酸素による機能障害により，基底核内での異常な髄鞘化の結果として起こる。神経細胞脱落やグリオーシスも起こすため白色調が強くなる。このような症例では舞踏アテトーゼなど，重度の不随意運動がみられる。

第 19 章　中枢神経系　463

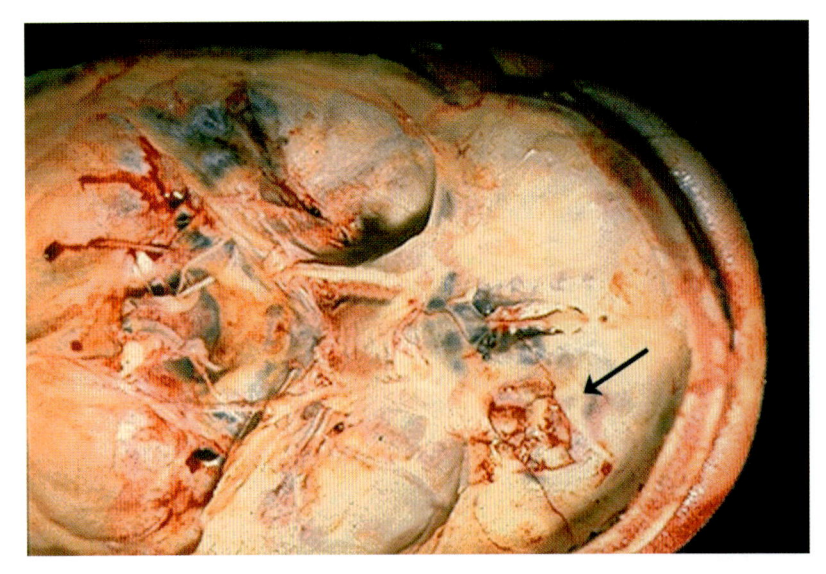

図 19-46　頭蓋骨骨折，肉眼像

頭部への鈍的外傷により頭蓋骨骨折が発症する。図は仰向けに倒れた高齢者の右頭蓋底眼窩部に多発した骨折（矢印）を示す。転倒の衝撃は前方に伝播され，対側衝撃（contrecoup）損傷を起こす。このような頭蓋底骨折は，受傷部位の直撃（coup）損傷でも起こり得る。眼窩周囲血腫や髄液鼻漏，髄液耳漏のある症例では，頭蓋底骨折を疑う。

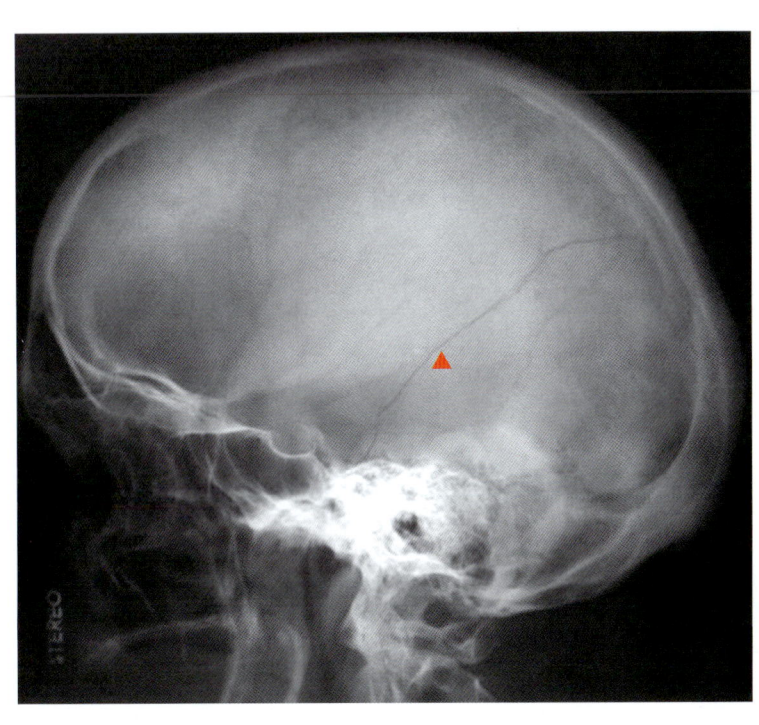

図 19-47　頭蓋骨骨折，X 線写真

転落により，この患者は頭蓋骨 X 線写真の側面像にて長く黒い線（▲）として描出される頭蓋骨線状骨折を受傷した。より微細な分枝する灰色の線は頭蓋骨内面に沿った正常な血管溝を示している。

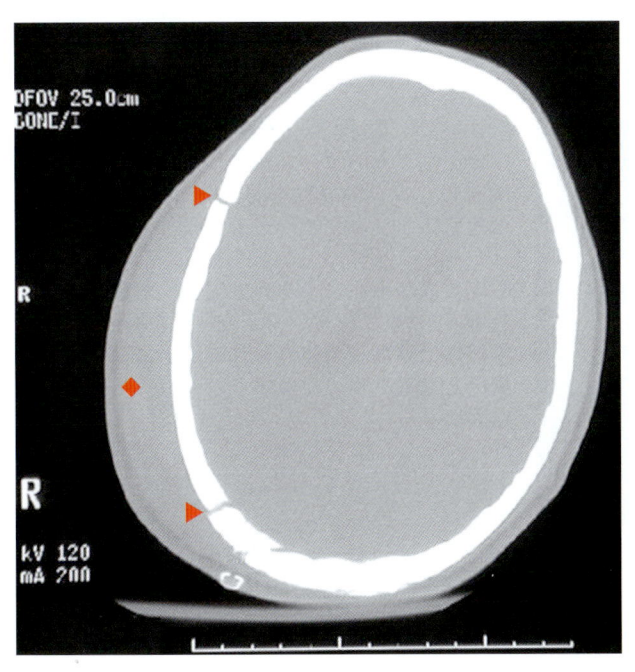

図 19-48　頭蓋骨骨折，CT

この骨条件の CT において右側の縫合離開を伴う頭蓋骨骨折が認められる（▶）。しかしながらこれは陥没骨折ではなく，転位も認められない。転位性骨折では，頭蓋厚よりも深く頭蓋内に陥没する。この部位での骨折は，同部位への直達外力の結果として coup injury を生じる。頭皮の著明な軟部組織の腫脹（◆）と近接した皮膚の軽微な裂傷を認める。

464　第19章　中枢神経系

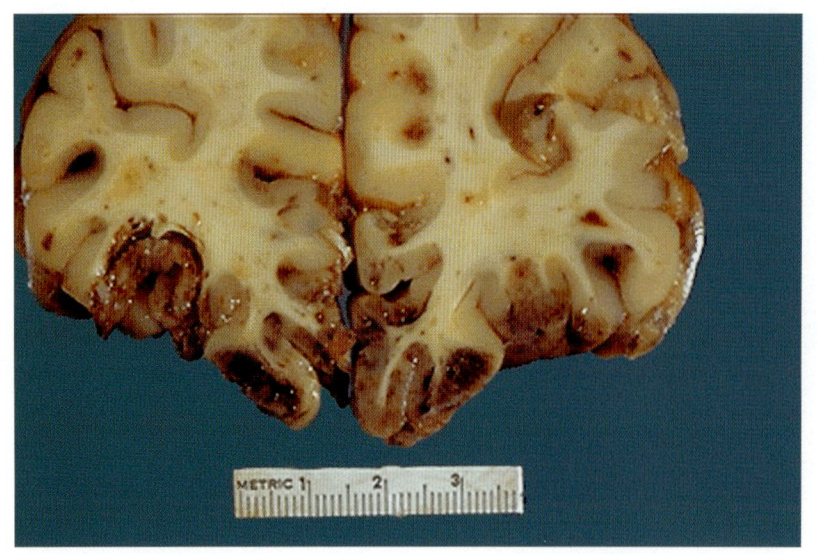

図 19-49　脳挫傷，肉眼像

　脳回表面の出血を伴う，広範な新鮮脳挫傷。障害部位は脳回頂部で顕著であり，脳溝深部の大脳皮質は比較的保たれている。より重い障害では，白質まで出血が及ぶ。本例は，仰向けに倒れることにより生じた対側衝撃（contrecoup）損傷病変であり，衝撃は前方へ伝播し，前頭葉下面の挫傷を起こしている。一方，直撃損傷病変は外傷側の頭蓋骨に受ける衝撃が直接脳を障害し発生する。挫傷部位の大脳皮質には浮腫が発生し，局所に圧排効果を生ずる。

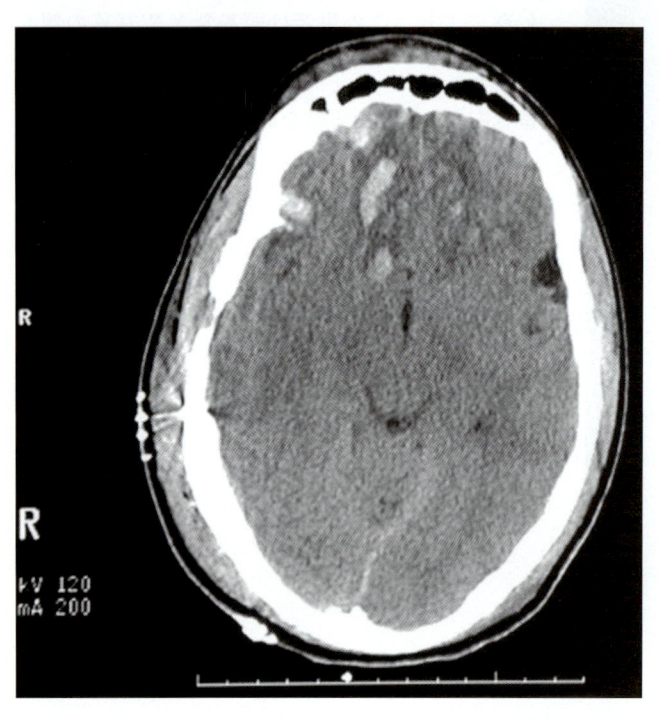

図 19-50　脳挫傷，CT

　脳実質内に高濃度領域が認められ，仰向けの転倒によるcontrecoup injury の結果として生じた前頭葉底部の脳挫傷を示す。この患者では右側に縫合と重なって星状のアーチファクトを伴う burr hole を介してドレナージされた硬膜下血腫も伴っていた。右側優位の出血および浮腫がみられ，左側へのmidline shift および脳室系の狭小化をきたしている。

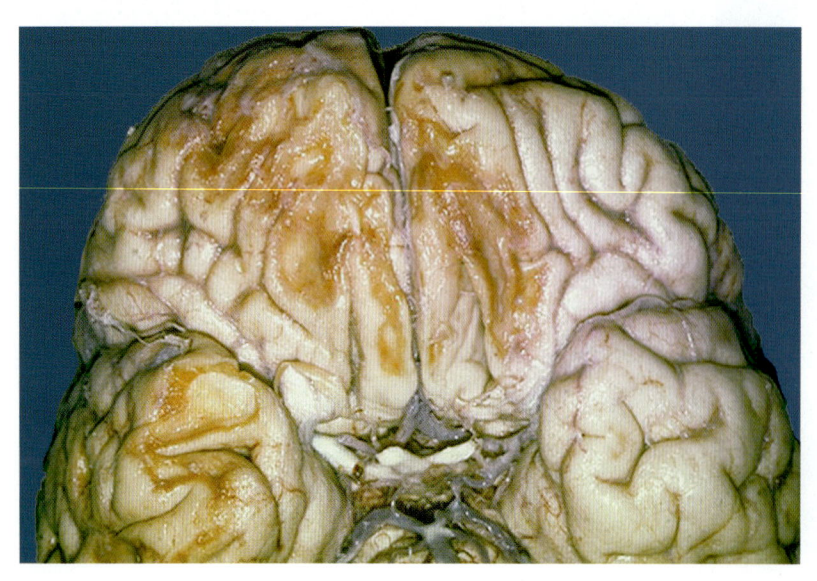

図 19-51　脳挫傷，肉眼像

　前頭葉下面および右側頭極下面に血鉄色素が沈着した古い脳挫傷を認める。挫傷部位では，壊死組織がマクロファージにより清掃され，グリオーシスを伴い，少し萎縮陥凹している。大脳皮質表層出血による血鉄素の沈着による黄褐色調変化を黄色斑（plaques jaunes）と呼ぶ。脳挫傷は外傷後の焦点発作あるいは部分発作の原因となる。嗅球が障害されれば，嗅覚消失の原因になる。

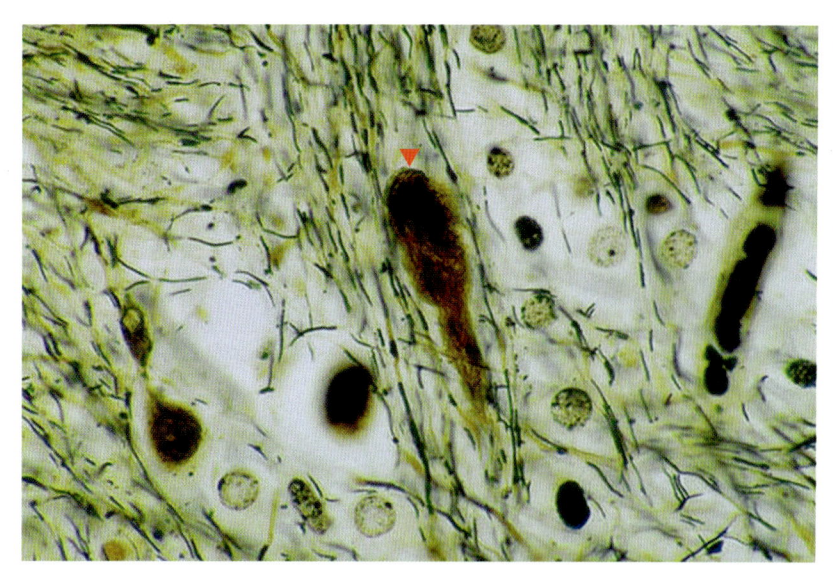

図 19-52 びまん性軸索損傷，組織像

半卵円中心部の銀染色での軸索退縮球（▼）。角加速度や角減速度などの回転力や，揺さぶられっ子症候群にみられる激しい揺さぶり，あるいは高速で車体から飛び出した時など，剪断力が加わる結果，軸索退縮球が形成される。軸索は引き延ばされ，Ranvier絞輪の部位で破壊され，退縮し，軸索が圧迫され大きな球になり，最終的に軸索は変性する。局所的な出血を認めることがある。外傷後昏睡症例の約半数にびまん性軸索損傷を認める。

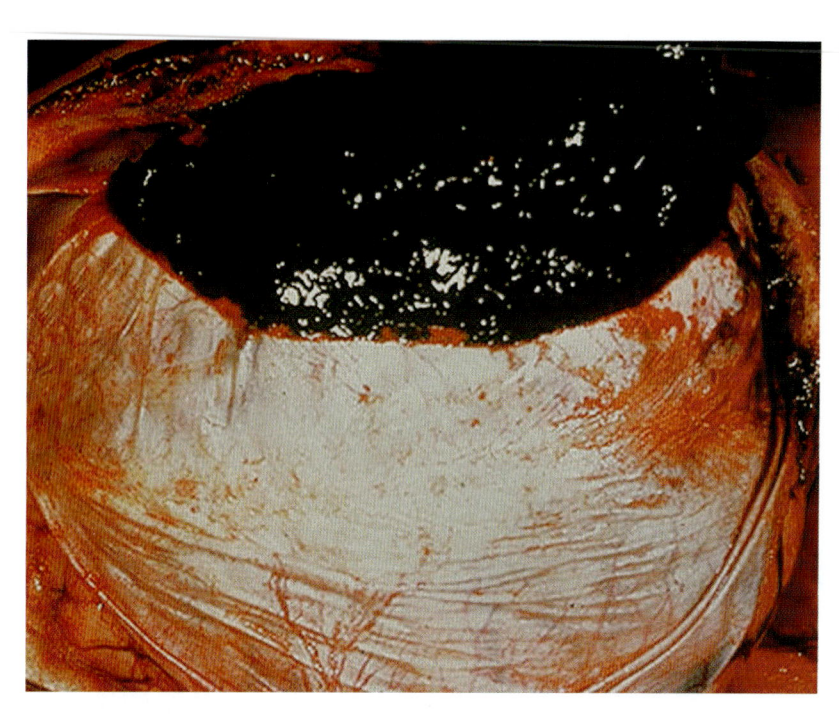

図 19-53 硬膜外血腫，肉眼像

中硬膜動脈を裂く鈍的外傷により硬膜外腔に血液が貯留する。図は剖検例で，頭蓋骨を切除後の右硬膜外血腫であり，頭蓋骨と硬膜の間に急激な動脈性出血が起こり，血腫が形成されている。しばしば，頭蓋骨骨折を合併する。動脈よりの出血は勢いがあり，急速に大きくなる血腫により，脳を圧迫障害するため，患者は外傷直後の短い意識清明期の後，急激に昏睡状態へ進行する。可及的速やかに血腫を除去しなければ脳ヘルニア，そして死に至る。

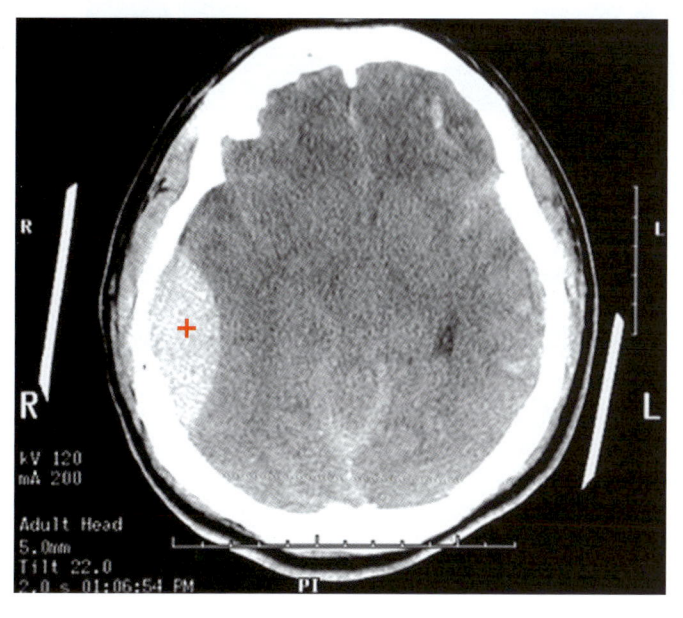

図 19-54 硬膜外血腫，CT

凸レンズ状の形態を示す右側の多量の硬膜外血腫（＋）を認める。平滑な硬膜が右大脳半球の皮質を圧排するため凸レンズ状の形態をとる。硬膜外血腫は硬膜と頭蓋骨が強固に接着しているため，縫合で境界される範囲内で認められる。この急性の血液貯留はCTでは高濃度として認められる。側脳室の圧排および左側へのmildline shiftが認められる。この症例は，高所から転落し，右側頭部を強打，そして中硬膜動脈を損傷し，数時間以内にこの硬膜外血腫は貯留した。

466　第 19 章　中枢神経系

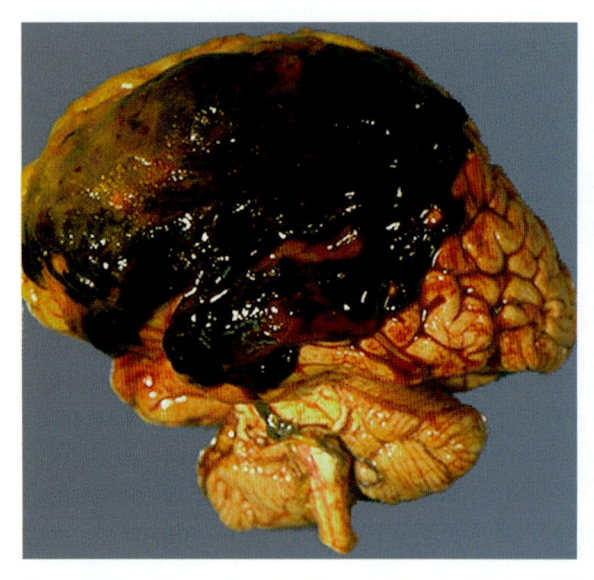

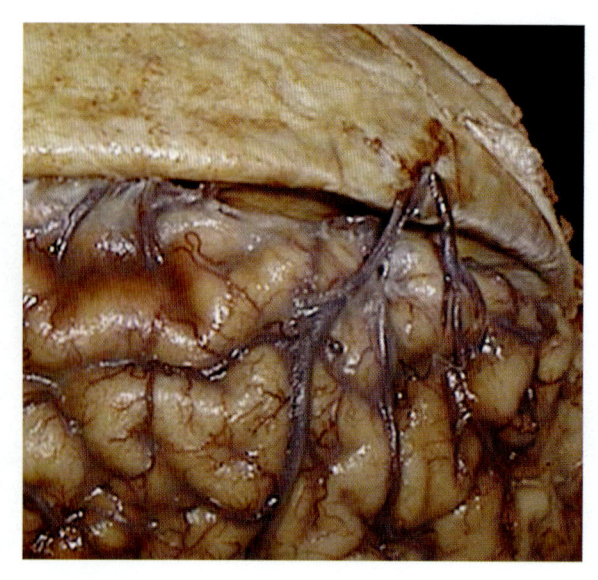

図 19-55, 図 19-56　硬膜下血腫，肉眼像，架橋静脈，肉眼像
　左前頭から頭頂領域にひろがる巨大硬膜下血腫（左図）。硬膜から脳表へひろがる架橋静脈（右図）を切断する頭部外傷により硬膜下血腫は発生する。高齢者および若年者では，架橋静脈はより易傷害性で高リスクである。硬膜下に出血するため，硬膜下血腫では頭蓋縫合を越えてひろがる。

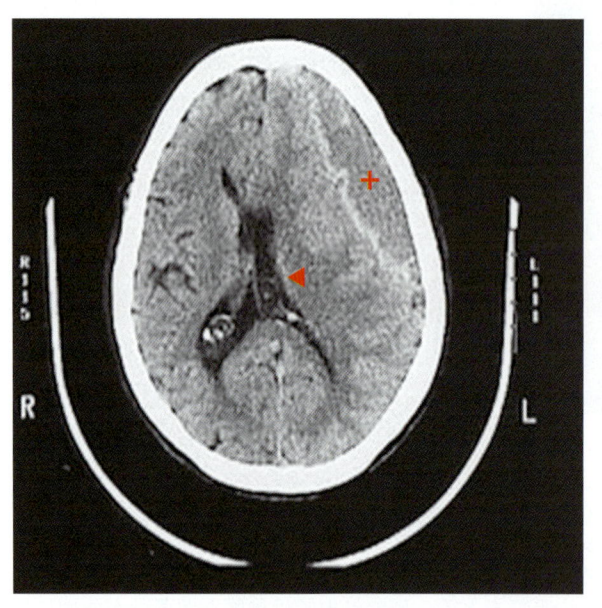

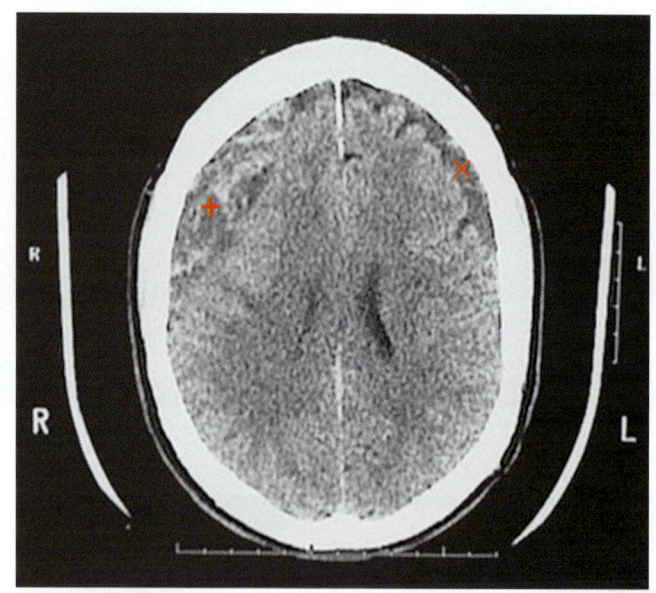

図 19-57, 図 19-58　硬膜下血腫（粗大），CT
　左の画像では左から右側への脳室系のシフト（◀）と狭小化を伴う大量の左硬膜下血腫（+）を認める。この硬膜下血腫は脳回および脳溝に嵌合しており，脳実質を圧排している。右の画像では両側の硬膜下血腫がみられ，左側（×）に比べて右側（+）優位である。これらの硬膜下腔内に不整な高濃度領域が存在し，血腫が比較的最近のものであることが示唆される。しかしながら完全な高濃度ではなく，血腫の器質化がはじまっている。凝血塊の溶解は，硬膜からの線維芽細胞の増殖を含む肉芽組織を伴って，一般に血腫形成の1週間後に起こる。そして最初の外傷から1〜3カ月以内に結合組織の新たな膜が形成される。硬膜下血腫の症状発現時期は血腫の量により数時間〜数週間まで様々である。肉芽組織内の微細血管からの再出血がしばしば起こり，慢性硬膜下血腫に移行する。

第 19 章 中枢神経系 467

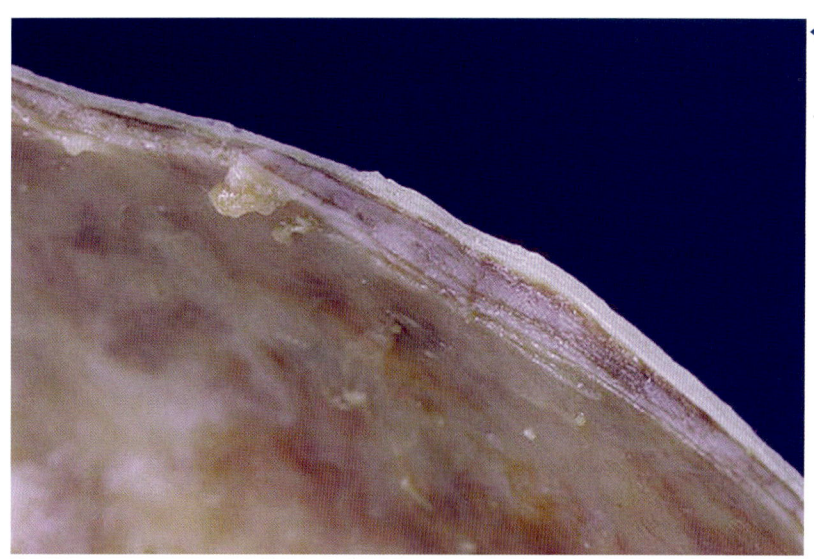

◀図 19-59　器質化硬膜下血腫，肉眼像
硬膜下血腫は，肉芽組織により徐々に器質化され，反応性結合織の膜を形成する。この膜内で再出血や液貯留が起こり，脳を破壊する圧排効果が生じ得る。図の褐色調に変化した慢性硬膜下膜は，硬膜に緩く結合し，簡単に剥ぎ取ることができる。

図 19-60　くも膜下出血，肉眼像 ▶
急性くも膜下出血は外傷後に起こり得る。この症例では，くも膜下出血の下に脳挫傷が存在する。脳挫傷のない単純なくも膜下出血は脳表面の血管の障害でも起こる。

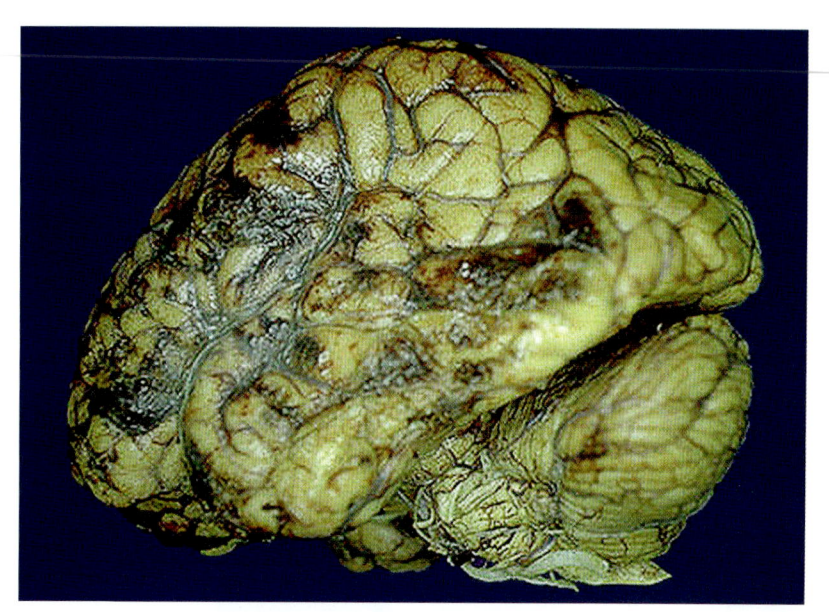

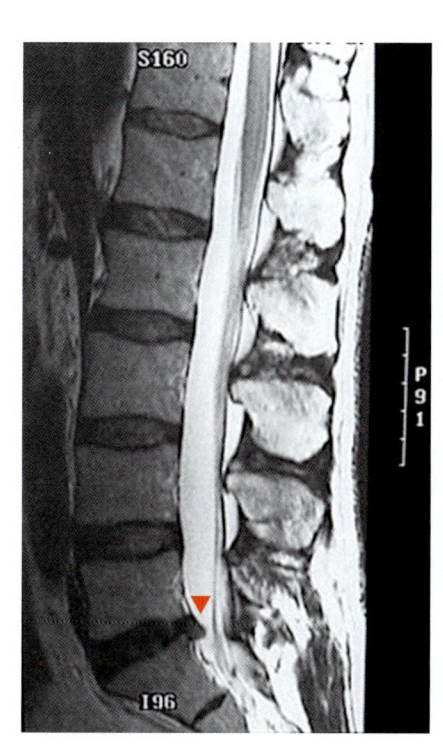

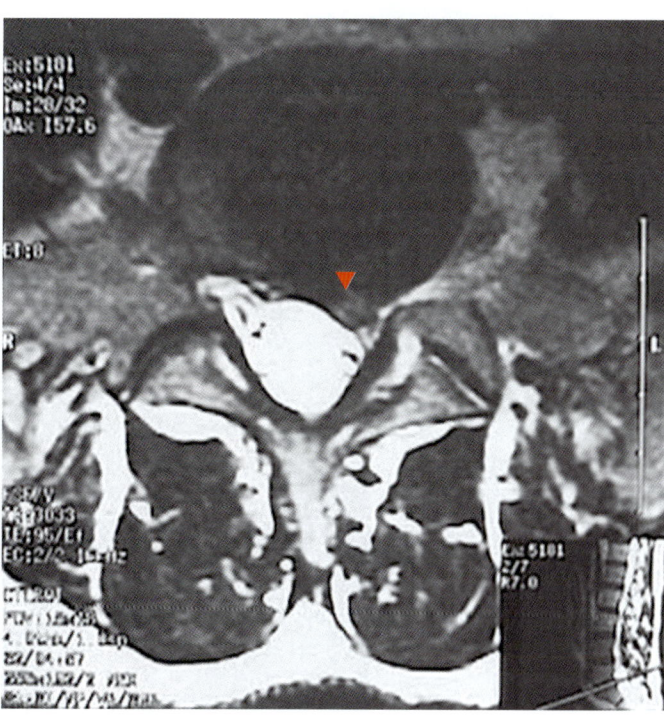

◀図 19-61，図 19-62　椎間板ヘルニア，MRI
左の T2 強調矢状断像では L5/S1 の椎間板髄核のヘルニアが認められ，硬膜嚢を圧排（▼）している。椎間板ヘルニアは神経根を圧排し，疼痛や運動機能低下をきたし得る。右の画像の L5/S1 のレベルの T2 強調横断像でヘルニアとそれによる左側 S1 神経根圧排（▼）を認める。

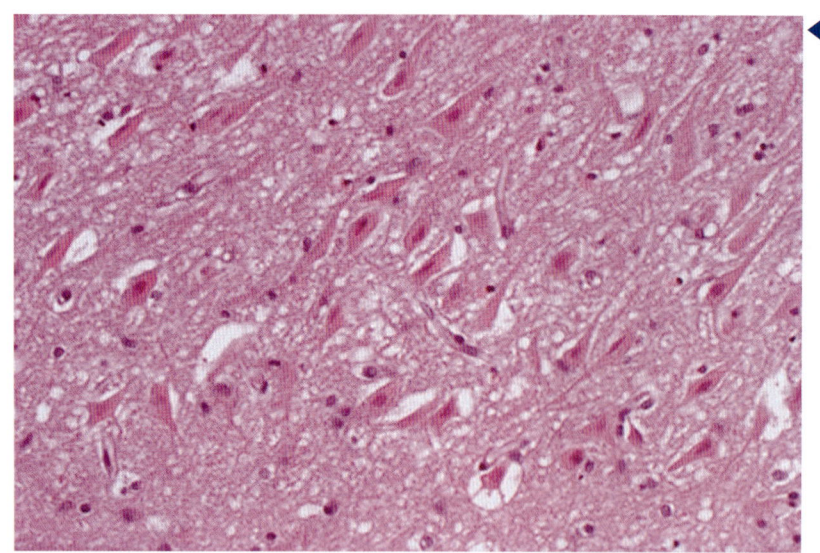

◀図 19-63　低酸素脳症，組織像
　神経細胞は高度に分化した細胞であり，機能を維持するためブドウ糖と酸素の供給が必要である．低酸素障害を受け 12 〜 24 時間後に，大脳皮質神経細胞は赤色に萎縮し死に至る．低酸素障害により最も障害を受けやすい部位は海馬である．また，小脳 Purkinje 細胞や新皮質の錐体細胞も虚血に弱い．全般的な低酸素脳症は，心拍出量低下や低血圧を伴う脳血流量の減少により起こる．局所的な脳血流障害により起こる頭蓋内血管障害の程度は側副循環に依存する．

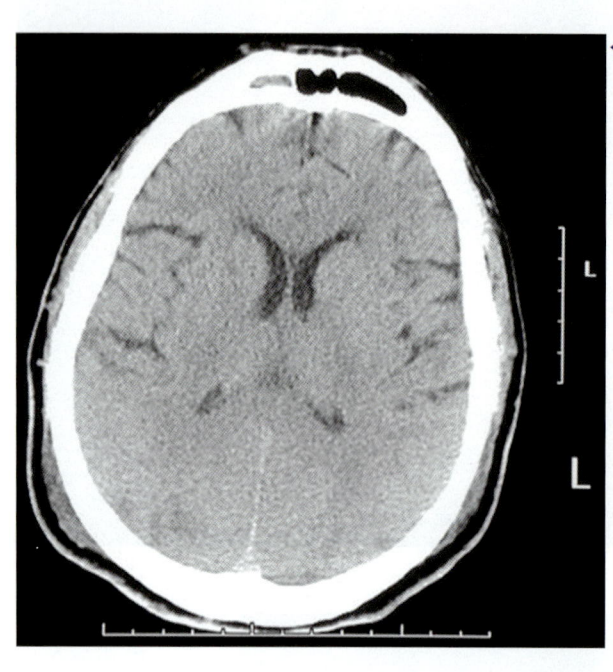

◀図 19-64　急性期脳梗塞，CT
　局所的な虚血性障害の結果として起こった後頭葉の急性期脳梗塞である．非梗塞部である前頭葉と比較して，濃度低下および脳回の不明瞭化として描出されている．

図 19-65　分水界脳梗塞，肉眼像▶
　両側対称性で暗色調変化のある背側傍正中皮質領域は，前大脳動脈と中大脳動脈の末梢境界領域の分水界梗塞を示している．相対的あるいは絶対的な脳血流低下が原因で，循環器疾患で心拍出量低下時に起こり得る．

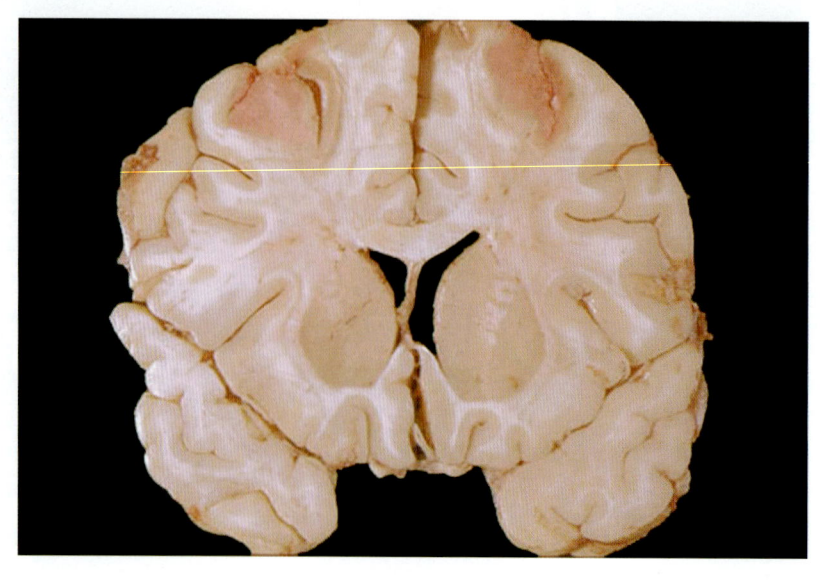

第19章 中枢神経系　469

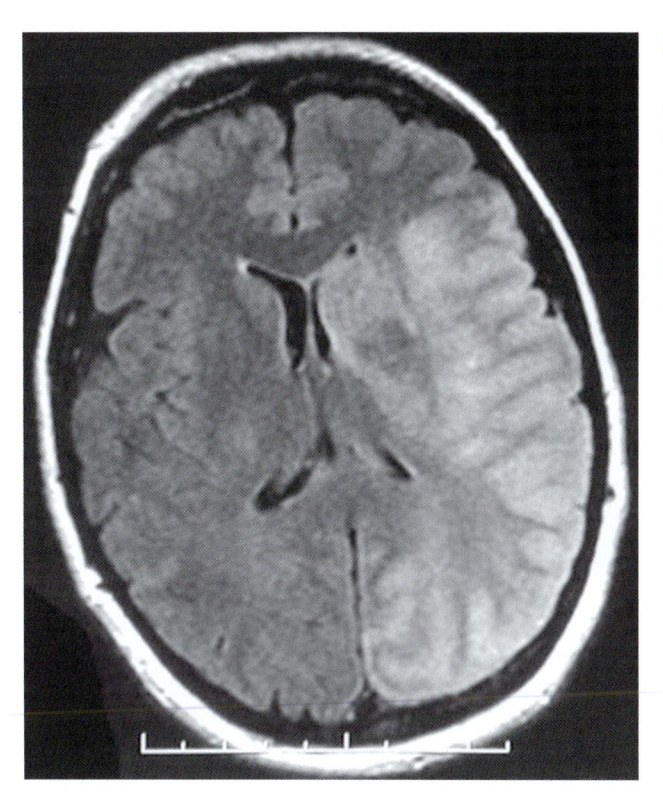

図19-66　急性期脳梗塞，MRI
　MRIのFLAIR画像において左大脳半球の広範囲に及ぶ梗塞が認められ，左中大脳動脈領域を主体とし，一部で左後大脳動脈領域にも広がる。この梗塞は新しい病変であり，腫脹と右側へのmidline shiftおよびの脳室系の圧排を伴っている。脳梗塞はたいていは脳動脈分枝の塞栓による閉塞で起こるが，高度な動脈硬化の領域では，血栓性閉塞も起こり得る。塞栓性梗塞は障害血管および組織の再灌流や側副路または塞栓子の溶解後により，出血をしばしば引き起こす。

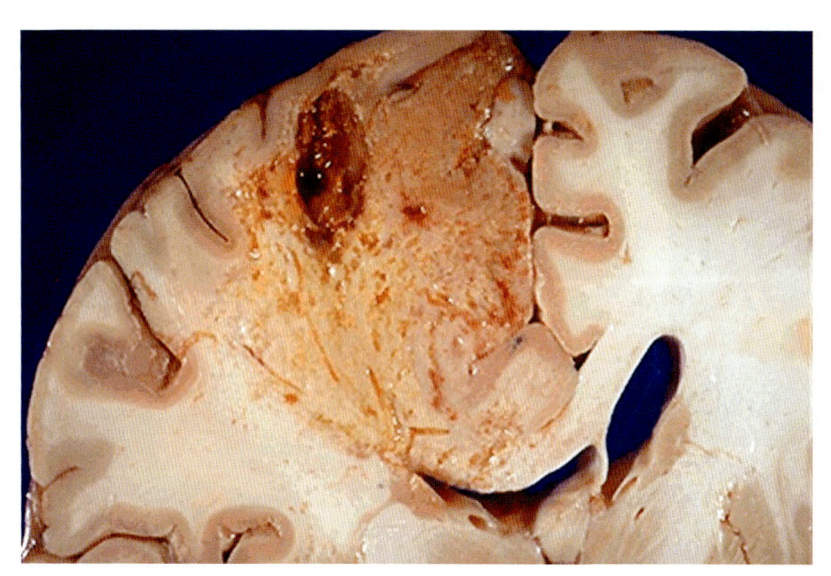

図19-67　亜急性脳梗塞，肉眼像
　この前額断の前頭葉亜急性梗塞のように，嚢胞形成のはじまった液化壊死は虚血後10日〜2週間でみられる。最初の亜急性変化は24時間後にはじまり，マクロファージが壊死組織を貪食清掃し，次に血管増生と反応性星状膠細胞の増生を認める。

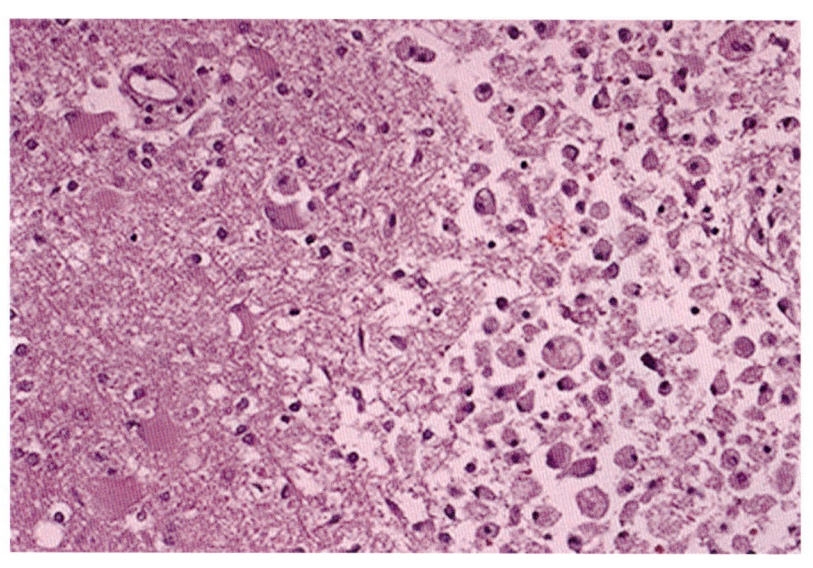

図19-68　亜急性脳梗塞，組織像
　図の右に，液化壊死の脂質破砕物を貪食清掃するマクロファージが多数みられ，左ではグリオーシスがはじまっている。動脈の血栓あるいは塞栓が原因で脳梗塞が発症する。臨床所見と神経学的機能障害は，梗塞の部位と大きさに依存する。

470　第 19 章　中枢神経系

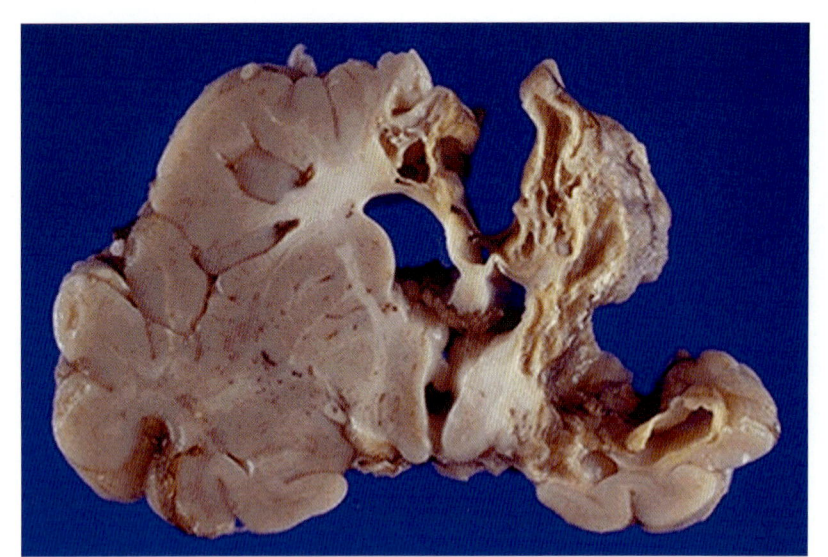

図 19-69　陳旧性脳梗塞，肉眼像
一側の大脳半球の大部分と反対側の一部が破壊されている。左右の前大脳動脈と右中大脳動脈支配領域の陳旧性脳梗塞である。液化壊死の結果，残存脳組織の周囲に囊胞腔を形成している。この修復反応は虚血障害後2週間ではじまり，数カ月間続く。

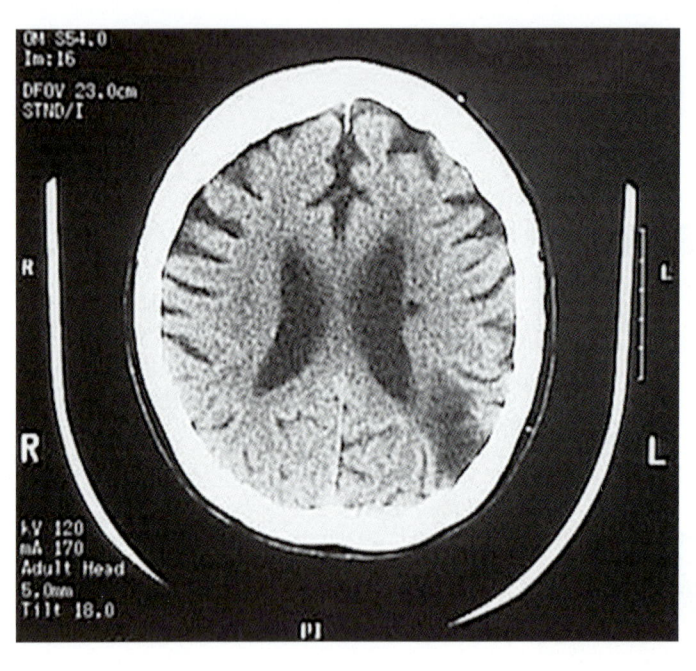

図 19-70　陳旧性脳梗塞，CT
左後頭葉に認められる低濃度領域は囊胞状であり，左後大脳動脈への血栓塞栓症の結果生じた陳旧性梗塞を示す。液状壊死の吸収により囊胞状の領域となる。梗塞後の神経学的な機能障害は部位と病変の大きさに依存する。運動および感覚障害が残存することがある。時間の経過とともに失われた機能の一部は回復することもあるが，これは不定かつ予測し得ない。この症例においても視覚障害が残存した。

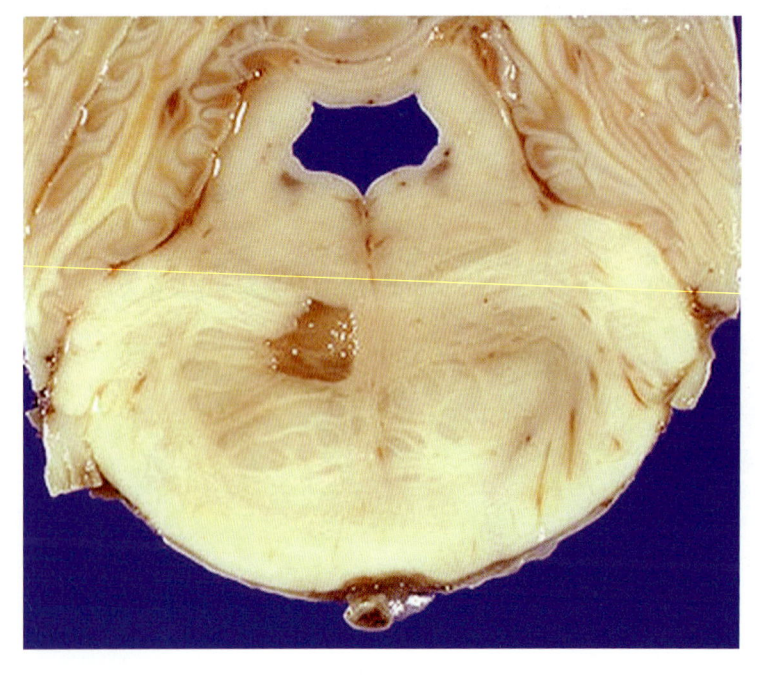

図 19-71　ラクナ梗塞，肉眼像
慢性高血圧による細動脈硬化症の結果，図の橋にみられるようなラクナ梗塞（小梗塞）が生ずる。レンズ核，視床，内包，深部白質，尾状核や橋によくみられるラクナ梗塞は15 mmより小さいことが多い。通常，ラクナ梗塞では臨床所見を認めないが，皮質脊髄路など重要な神経路に病変が存在すると片麻痺などの症状を呈する。

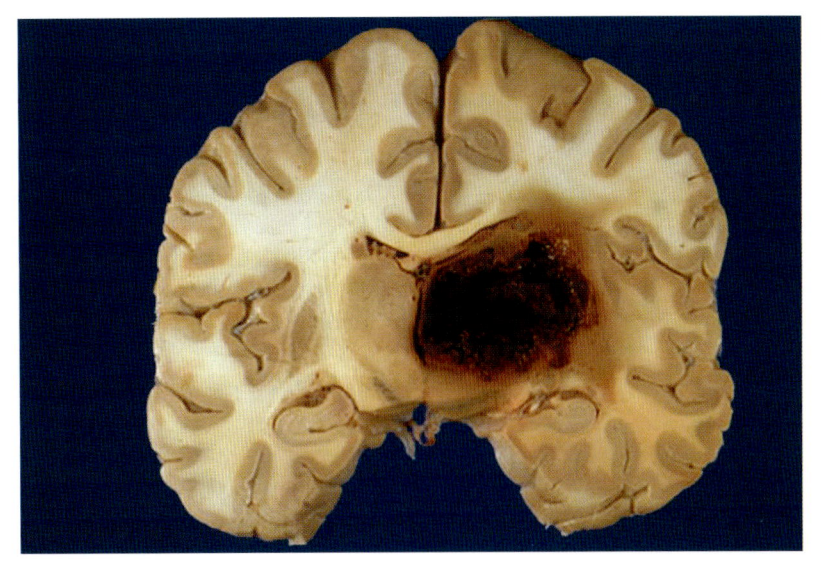

図 19-72　高血圧性脳出血，肉眼像

脳内出血の半分以上は高血圧が原因である。脳(内)出血は脳卒中の一型である。大脳基底核，特に被殻の出血は，非外傷性で慢性高血圧による脳出血であり，小穿通動脈を障害する。出血による圧排効果と脳浮腫により，正中偏位し，ヘルニアを起こし得る。高血圧性脳出血の50〜60%は被殻だが，視床，橋，小脳半球も好発部位である。

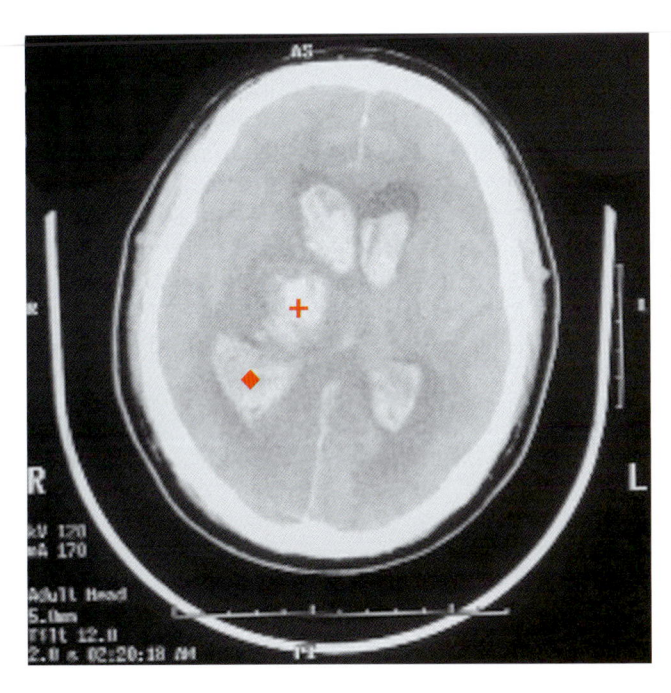

図 19-73　高血圧性脳出血，CT

右視床領域に高血圧性出血（+）を認める。このような症例は脳室内穿破（◆）を伴うことがある。基底核，視床，脳幹の出血では一般に外科的な血腫除去の治療があまりなされない。慢性的な高血圧に随伴する動脈硬化は小血管の破裂そして血腫形成を起こしやすくさせる。慢性的な高血圧は破裂を引き起こし得る大きさ300μm以下の微小動脈瘤（Charcot-Bouchard動脈瘤）の形成にも関係している。

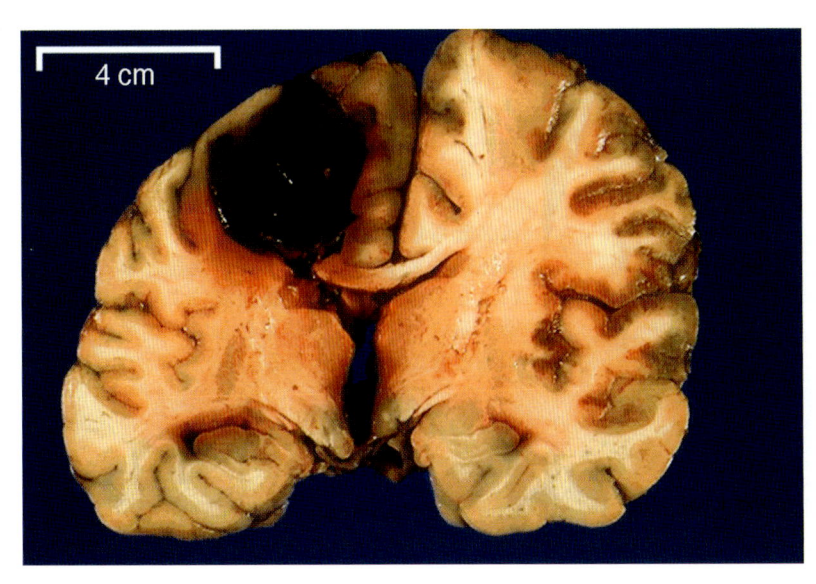

図 19-74　脳葉型出血，肉眼像

脳葉に発生する大脳脳実質内出血の原因は多彩であり，腫瘍，凝固異常，感染，血管炎，アミロイド血管症，薬物中毒（コカインなど）がある。巨大な出血が吸収されると，梗塞と同様に囊胞腔が形成される。

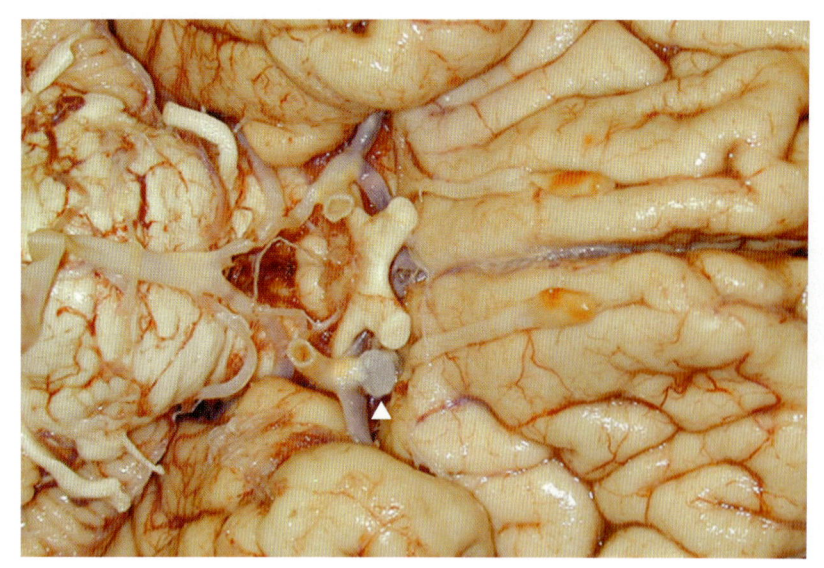

図19-75 桑実状脳動脈瘤（berry aneurysm），肉眼像

未破裂囊状（桑実状）動脈瘤（▲）が，Willis動脈輪の左中大脳動脈と前大脳動脈の分岐部に存在する。発生学的に動脈壁が弱い前交通動脈，中大脳動脈，内頸動脈の分岐部に発生しやすい。動脈瘤は散発性に，人口の約1%に発生する。常染色体優性遺伝の多発囊胞腎症や血管型Ehlers-Danlos症候群（4型），神経線維腫症1型，Marfan症候群などの遺伝疾患に囊状動脈瘤はよく合併する。桑実状動脈瘤の約半数は高血圧で喫煙者である。

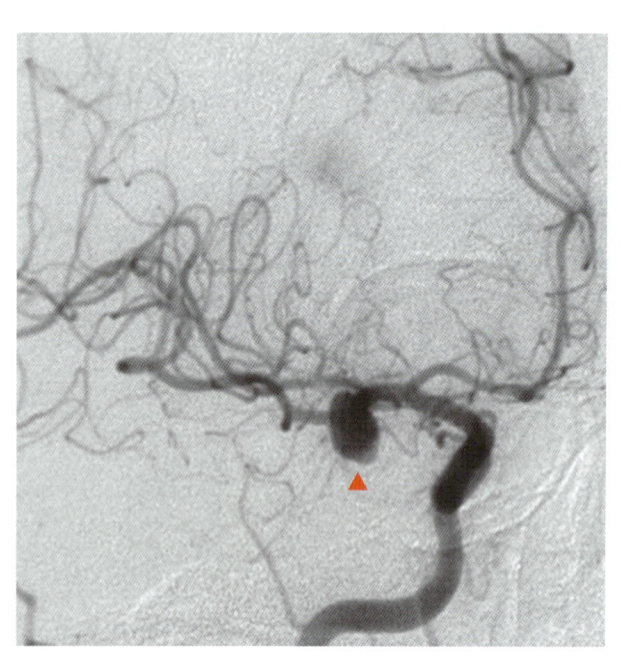

図19-76 桑実状脳動脈瘤（berry aneurysm），血管撮影

動脈相で血管内に造影剤が満たされた状態の側面像において，脳底部のWillis動脈輪の中大脳動脈に桑実状動脈瘤（▲）を認める。内弾性板と中膜が欠損する動脈の脆弱な壁から動脈瘤が形成され，最初に頭痛を引き起こす血液の漏出を起こし得るが，高度の頭痛を起こすような突然の破裂の危険性も存在する。頭蓋内圧の突然の上昇は破裂をきたしやすくする。血液の動脈への刺激により，血管攣縮が起こり，また脳虚血が促進される。この出血の慢性期の結果として脳底部における線維化を伴う器質化がみられ，Luschka孔やMagendie孔を介する脳脊髄液の流出障害を引き起こす。結果として閉塞性水頭症を起こす。

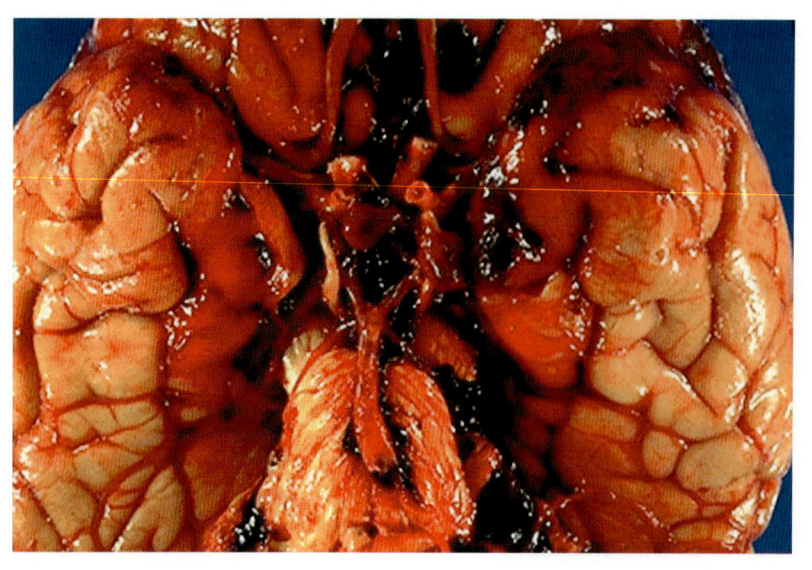

図19-77 くも膜下出血，肉眼像

囊状動脈瘤が大きくなるには何年もかかる。より大きい動脈瘤，特に直径1cmに達するものは破れやすく，若年〜中年期に破裂する傾向がある。脳外科治療として，出血や再出血の予防のための動脈瘤基部クリッピング術がある。破裂動脈瘤によるくも膜下出血では，出血による圧排病変よりも血管攣縮が問題となる。場合によっては，高圧の動脈血液により脳実質を破壊することもある。結果として，突然の激烈な頭痛と意識障害が起こる。

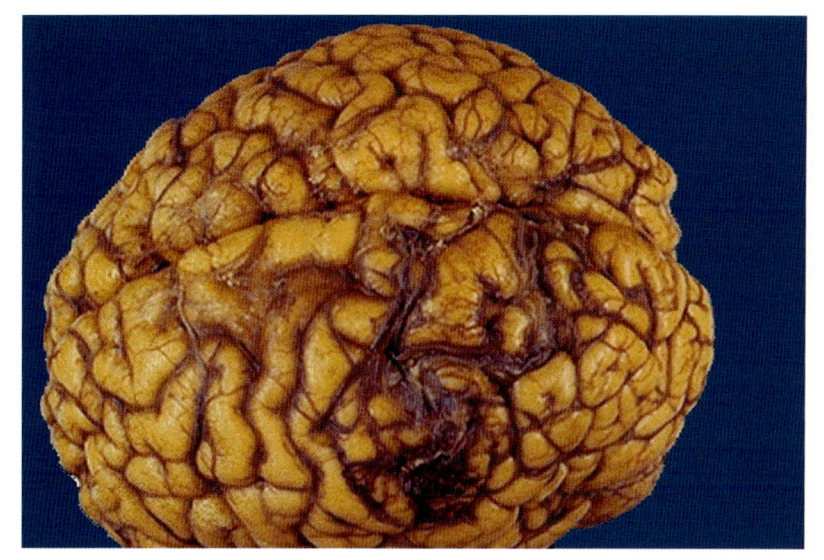

図 19-78　脳血管奇形，肉眼像

頭蓋内出血の原因として，ほかに血管奇形がある。特に 10～30 歳で，男性に多く，中大脳動脈支配領域の大脳半球に多く発生する。この図では，左後頭頂葉に腫瘤状の不規則で，捻れた血管がみられる。病変を構成する血管の性状により，動静脈奇形や海綿状血管腫，毛細血管拡張症，静脈性血管腫と定義される。これらの血管は出血しやすい。限局した病変であれば切除可能である。

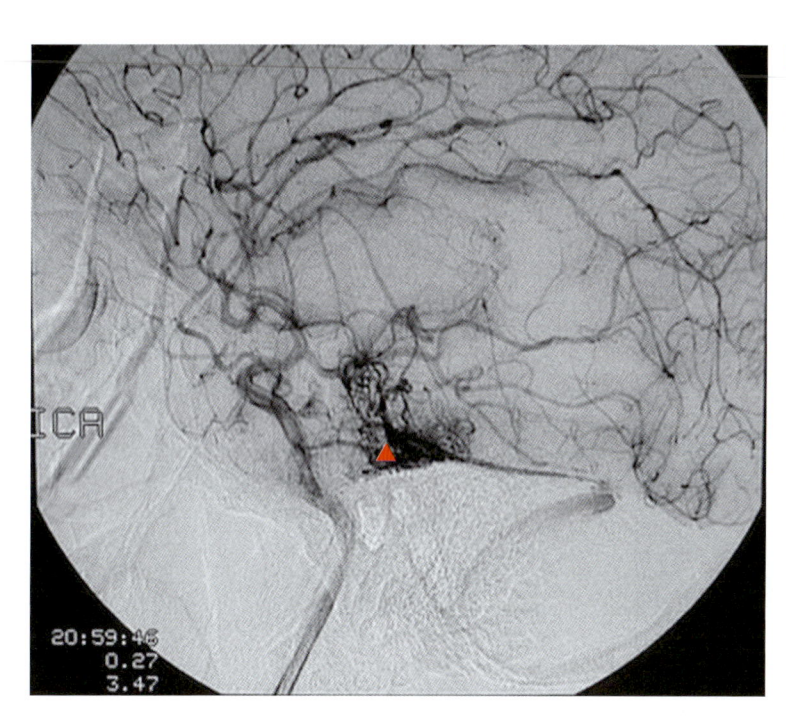

図 19-79　脳血管奇形，脳血管撮影

側頭部に蛇行した小血管内に満たされた造影剤を認める（▲）。血管奇形は出血を引き起こし，その結果として，新たな痙攣や頭痛，突然の意識消失などの様々な症状を引き起こし得る。出血はたいていは脳実質内であるが，くも膜下腔への進展もみられることがある。

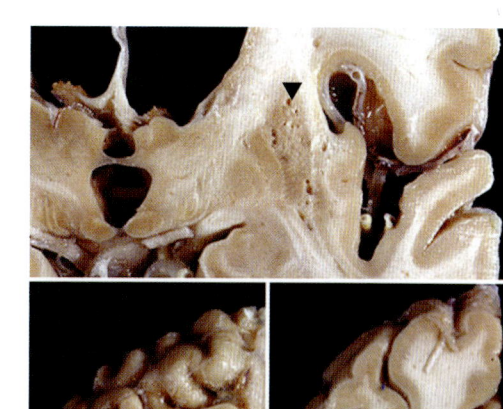

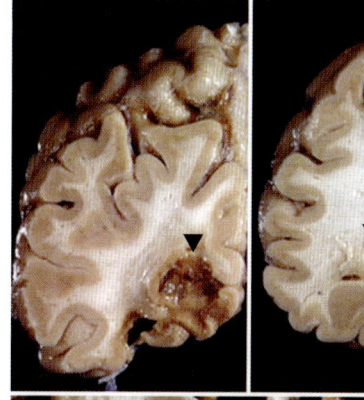

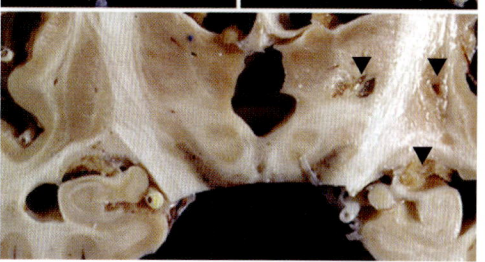

図 19-80　脳血管性（多発梗塞性）認知症，肉眼像▶

塞栓性動脈閉塞，血管狭窄や血栓を伴う動脈硬化症，高血圧性細動脈硬化症などの多発性血管障害により，局所的ではあるが脳組織脱落が累積して起こる。多発性小梗塞病変（▼）の累積効果により，局所的な神経症状や歩行障害だけではなく，Alzheimer 病と同様の臨床所見を呈することがある。高次脳機能障害の進行が，Alzheimer 病では持続的であるのに対し，脳血管性認知症では段階的である。図は種々の大きさの陳旧性梗塞の存在する脳前額断である。段階的に進行する皮質下白質の著明な脱落を呈する疾患として Binswanger 病がある。

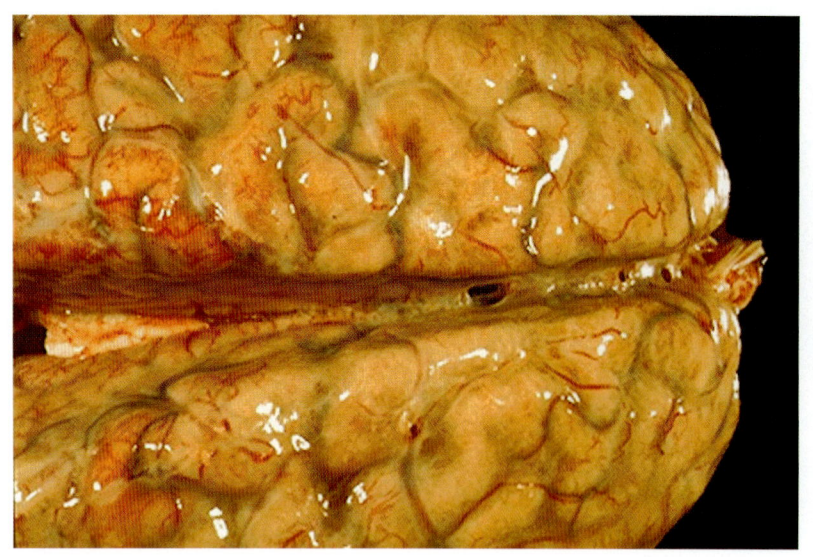

図19-81 急性髄膜炎，肉眼像

黄褐色に混濁したくも膜軟膜。急性髄膜炎の炎症性滲出物のため，脳溝が不明瞭になっている。多くは細菌（化膿性）感染が原因である。感染ルートとしては血行性播種が最も一般的であり，ほかに副鼻腔や乳突蜂巣からの播種，顔面静脈から海綿静脈洞への逆流性播種，頭蓋骨貫通障害による直接的ルートがある。腰椎穿刺では，頭蓋内圧亢進と好中球優位の著明な白血球増加が存在し，頭痛，頸部硬直，意識状態の変化などを認める。

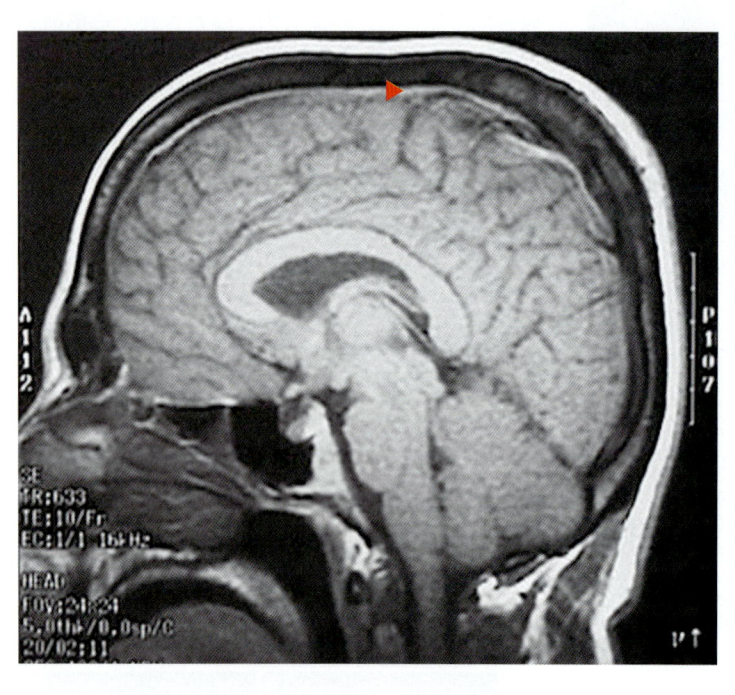

図19-82 急性髄膜炎，MRI

肺炎連鎖球菌による急性髄膜炎の症例。造影T1強調矢状断像にて，髄膜を覆う浸出物の形成により髄膜に造影効果（▶）が認められる。炎症は髄膜の血管拡張を引き起こし，造影効果を起こす。最も可能性の高い髄膜炎の原因菌は年齢により異なる。新生児では大腸菌，B群の連鎖球菌，小児ではインフルエンザ菌，青年期や若年者では髄膜炎菌，より高年齢者では肺炎連鎖球菌である。予防注射によりインフルエンザ菌および肺炎連鎖球菌の頻度は著しく減少している。

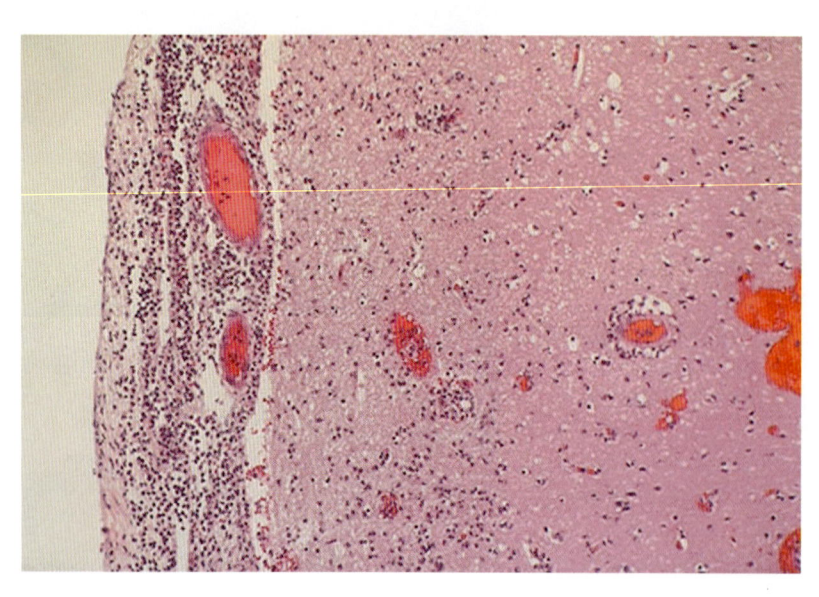

図19-83 急性髄膜炎，組織像

くも膜軟膜への好中球浸潤と著明に拡張した血管が左側に認められる。右側には，大脳皮質内に浮腫と局所的炎症がVirchow-Robin腔を介してひろがっている。この急性髄膜炎は典型的な細菌感染である。浮腫による脳腫脹により脳ヘルニア，そして死に至る。感染が改善しても，癒着性くも膜炎の結果，くも膜下腔閉塞による閉塞性水頭症を発症することがある。腰椎穿刺で得られた髄液中の白血球増多（主に好中球），糖低下，蛋白増加により診断できる。Gram染色と培養が微生物の特定に有効である。

第 19 章 中枢神経系 475

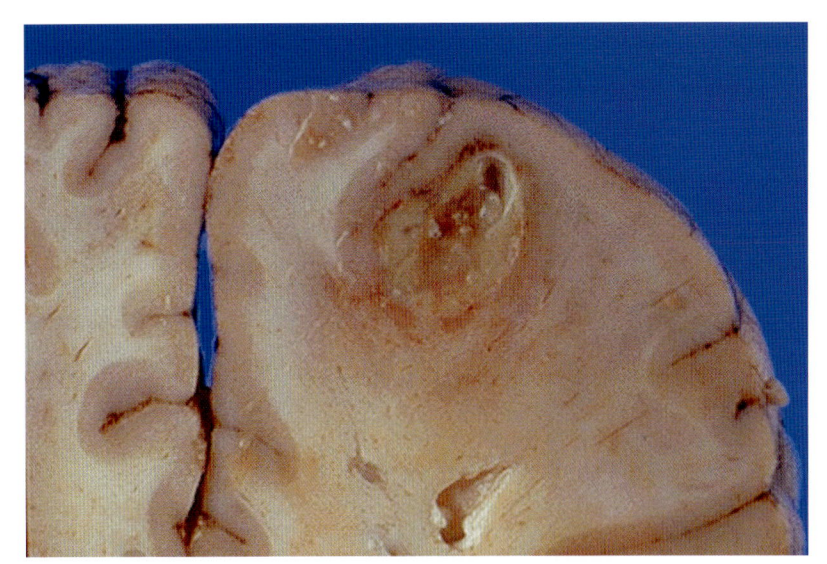

図 19-84　脳膿瘍，肉眼像
　うすい壁に囲まれ黄色膿を含む液状壊死のある上部頭頂葉の脳膿瘍。通常，感染性心内膜炎や肺炎からの血行性播種のみならず，近傍の副鼻腔や乳突蜂巣から直接感染がひろがる。患者は，発熱と進行性の神経局所徴候を呈する。また，周囲の浮腫による圧排効果が頭蓋内圧を亢進させ，脳ヘルニアを起こす危険がある。

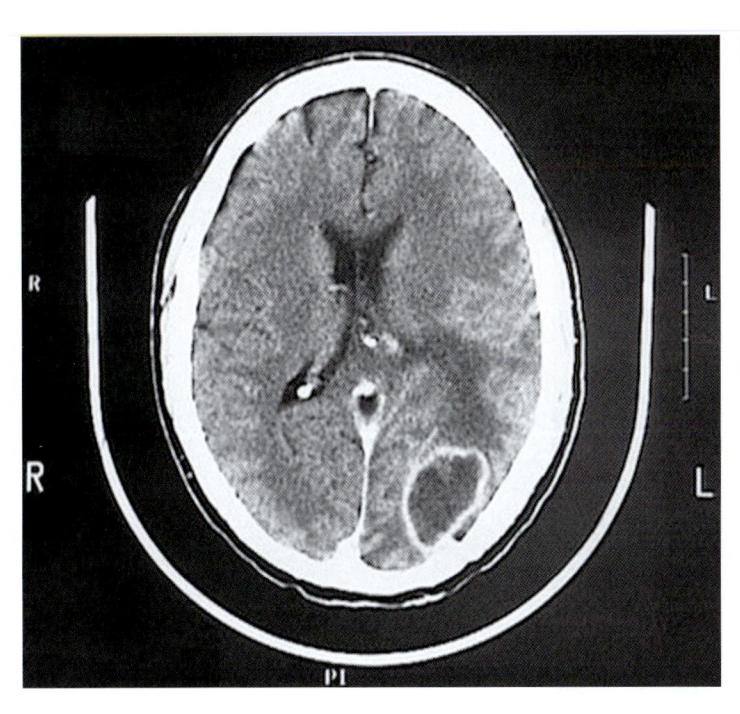

図 19-85　脳膿瘍，CT
　左後頭葉の膿瘍は，膿瘍辺縁に多数の小血管を含む血管性肉芽組織が増生するため，著明なリング状造影効果を呈している。このような症例の大部分はブドウ球菌もしくは連鎖球菌の感染で起こる。脳実質の破壊に加え，膿瘍は腫瘤性病変であり，しばしば周囲に浮腫性変化を伴い，脳圧亢進や脳ヘルニアをきたすことがある。上昇した脳圧は検眼鏡検査にて乳頭浮腫をきたし得る。腰椎穿刺が安全に施行された場合，たいてい頭蓋内圧の上昇を認める。脳脊髄液の検査では好中球優位の白血球上昇，蛋白増加がみられるが，糖の減少はあまりみられない。膿瘍は破裂を合併することがあり，脳室炎，髄膜炎，静脈血栓症を引き起こし得る。

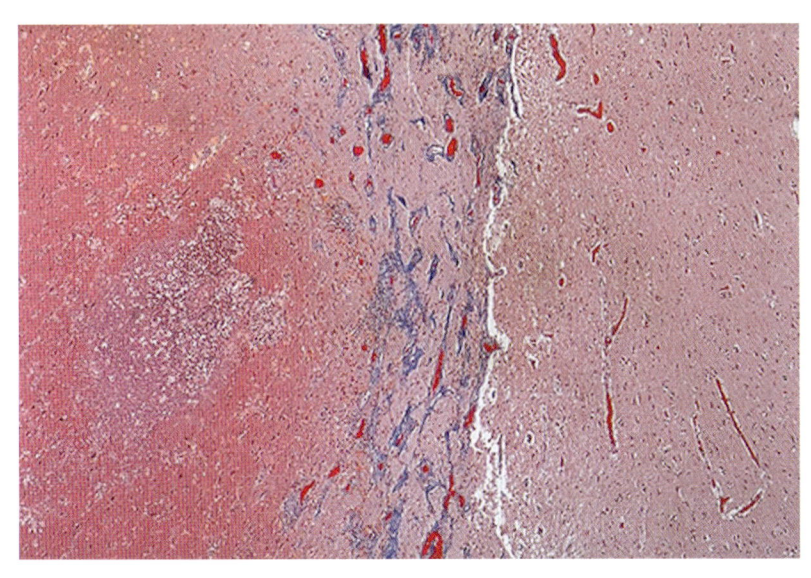

図 19-86　脳膿瘍，組織像
　トリクロム染色でみられた脳膿瘍。青く染色される膠原線維を含む器質化した壁に接してグリオーシスがみられる。膿瘍中心の壊死は左側，脳実質は右側に認められ，その間に肉芽組織が存在する。進行性の神経局所徴候や頭痛，痙攣が，感染後数日〜数週間で出現することがある。抗生物質投与と外科的排膿が有効である。

476　第19章　中枢神経系

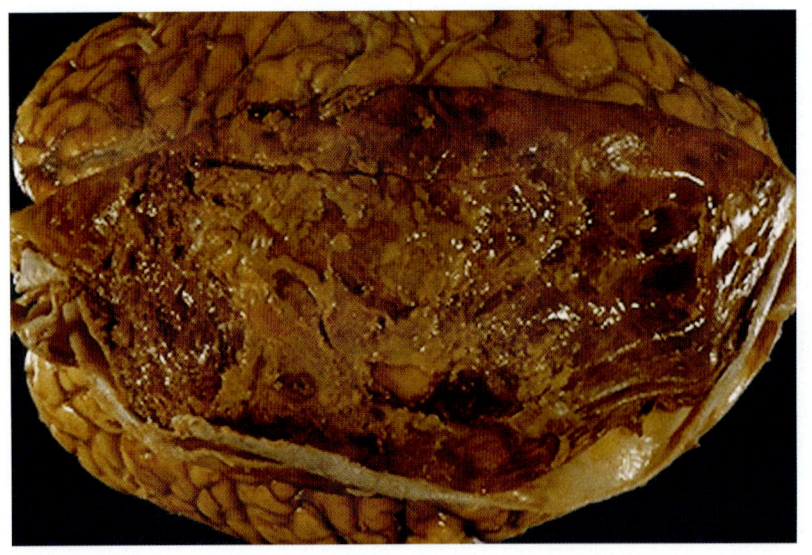

図 19-87　硬膜下蓄膿，肉眼像

　硬膜下蓄膿は隣接する骨や副鼻腔から硬膜下腔へ感染がひろがり起こる。本症例では，硬膜下血腫に肺炎からの血行性感染が起きたことが原因である。一般に感染は限局しており，くも膜軟膜への播種は認められないが，血管，特に架橋静脈へひろがれば，血栓性静脈炎から静脈血栓症を起こす可能性がある。化膿性滲出物および血液の貯留は圧排効果を起こし頭蓋内圧を上昇させる。もし片側であれば，同側の視神経乳頭浮腫がみられる。臨床的に発熱，頭痛，頸部硬直も認められる。

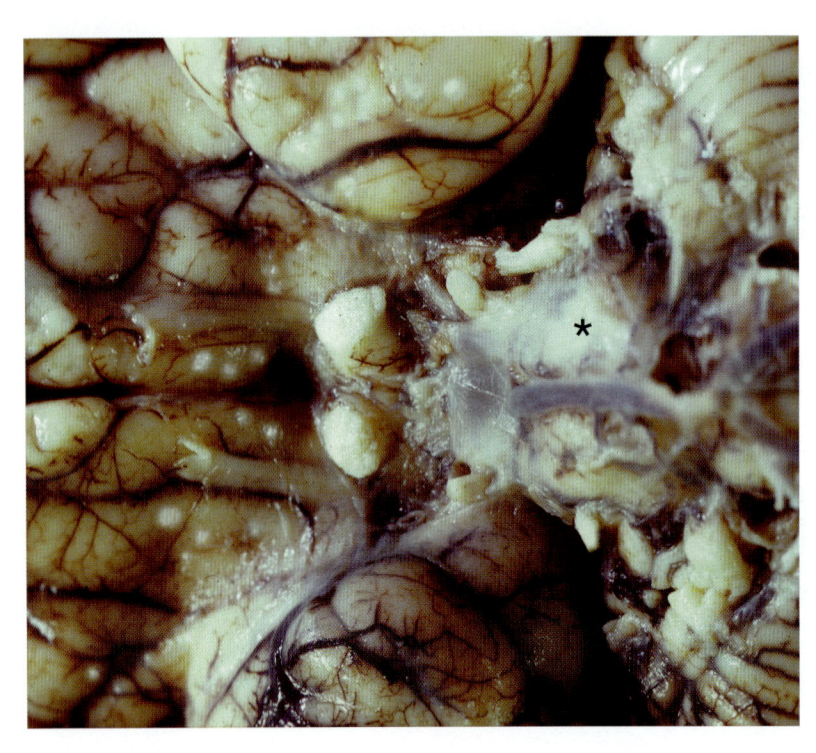

図 19-88　結核性髄膜炎，肉眼像

　結核性髄膜炎でみられる典型的な脳底髄膜炎。橋表面には肥厚したくも膜軟膜（★）が存在している。結核菌感染は髄膜脳炎や慢性髄膜炎の原因として重要であり，臨床上，頭痛，倦怠感，精神錯乱や嘔吐を呈する。腰椎穿刺での髄液は，単核球優位の細胞増加，蛋白増加を示し，糖は正常あるいは低下する。炎症は瘢痕を形成し，Luschka孔やMagendie孔を通る髄液の流れを妨げ，閉塞性水頭症の原因となる。また，閉塞性動脈炎は脳梗塞を起こすことがある。

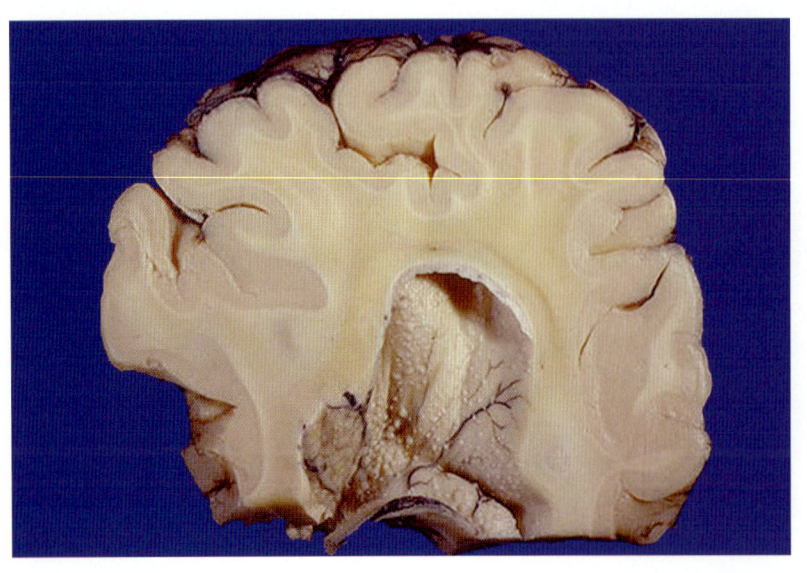

図 19-89　神経梅毒，肉眼像

　慢性の梅毒トレポネーマ感染の結果，形成された多数の上衣性肉芽が脳室表面に点在している。この所見は非特異的でほかの感染症でも観察され，水頭症での慢性的圧負荷が原因である。多数の形質細胞とリンパ球の浸潤する血管周囲炎は梗塞を伴う虚血巣の原因となる。肉芽性上衣炎は閉塞性水頭症を起こす。神経梅毒では，ゴム腫性壊死がみられることがある。症状として，進行性の痴呆（進行麻痺）や脊髄癆を呈し，後根知覚神経障害による位置覚や痛覚の障害の結果，失調や外傷のリスクが高くなり，Charcot関節の原因となる。

第 19 章　中枢神経系　477

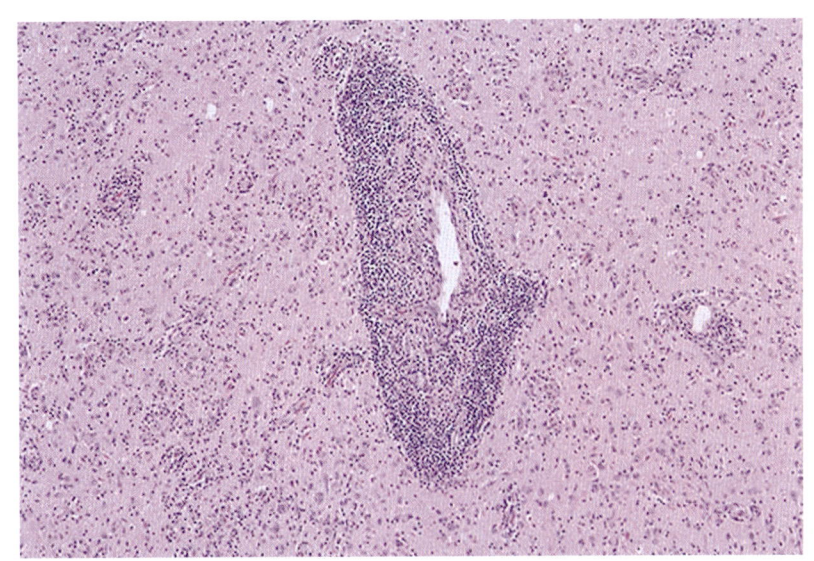

図 19-90　ウイルス性脳炎，組織像

　脳のウイルス感染症は大脳皮質を障害する脳炎を起こし，髄膜へひろがると髄膜脳炎を起こす。特定の部位を障害する狂犬病ウイルスや，脳全般に感染するエコーウイルス，コクサッキーウイルス，西ナイルウイルスなど脳に感染するウイルスは多数存在する。図は大脳皮質に存在する，特徴的な血管周囲リンパ球浸潤である。臨床的には，数日～数週間続く発熱，意識状態の変化がみられ，髄液検査ではリンパ球優位の細胞増加，蛋白の中等度増加が認められ，糖は正常，Gram 染色は陰性を示す。

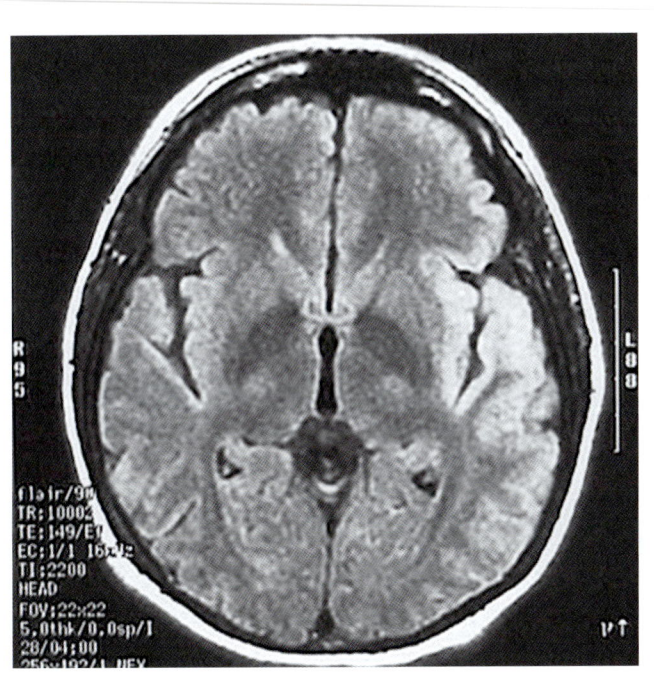

図 19-91　ウイルス性髄膜脳炎，MRI

　FLAIR の横断像にて，左側側頭葉を主体として近接する島皮質に高信号域を認め，髄膜にひろがっている。これはびまん性のウイルス性髄膜脳炎に一致する変化である。ルーチンの Gram 染色や培養では病原が同定できないため，しばしば無菌性髄膜炎と呼ばれる。ウイルスによって引き起こされ，化膿性細菌性髄膜炎と類似した急性発症を呈する。NSAIDs や抗生剤のようないくつかの薬剤により同様の所見が起こることがあり，薬剤起因性無菌性髄膜炎（drug-induced aseptic meningitis）と称される。脳脊髄液では白血球細胞増多と蛋白上昇を認めるが糖は正常である。

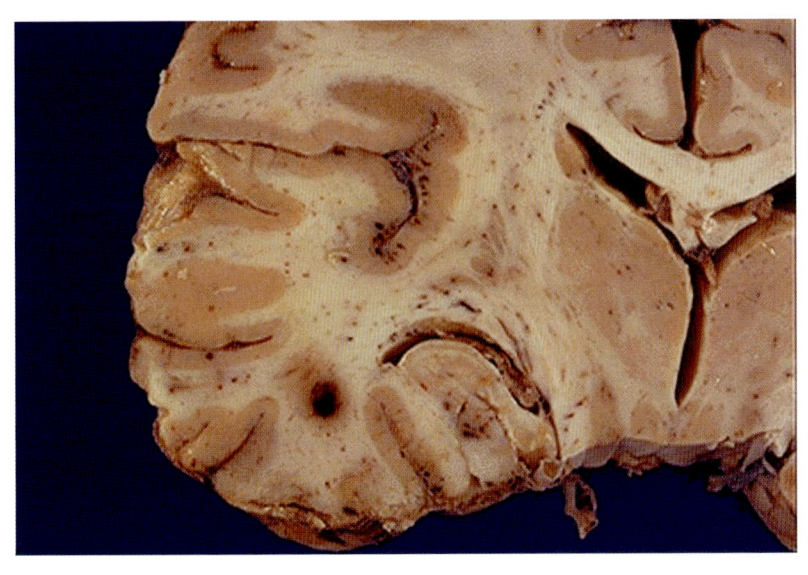

図 19-92　単純ヘルペス脳炎，肉眼像

　単純ヘルペス脳炎は，珍しいが，特徴ある疾患である。ほとんどは散発性で，免疫能正常者にも起こり得る。単純ヘルペス脳炎の 10％にしか，単純ヘルペス感染の既往はないとされる。単純ヘルペス脳炎では側頭葉に出血を起こし，ほかのウイルス感染症と同じように単核球浸潤と壊死を認める。単純ヘルペス 1 型あるいは 2 型はいずれも成人に感染し，胎内感染として新生児にも起こり得る。ほとんどの成人の単純ヘルペス脳炎は，単純ヘルペス 1 型で，経過は 4～6 週間である。単純ヘルペス 2 型はほとんどが新生児例である。

478　第 19 章　中枢神経系

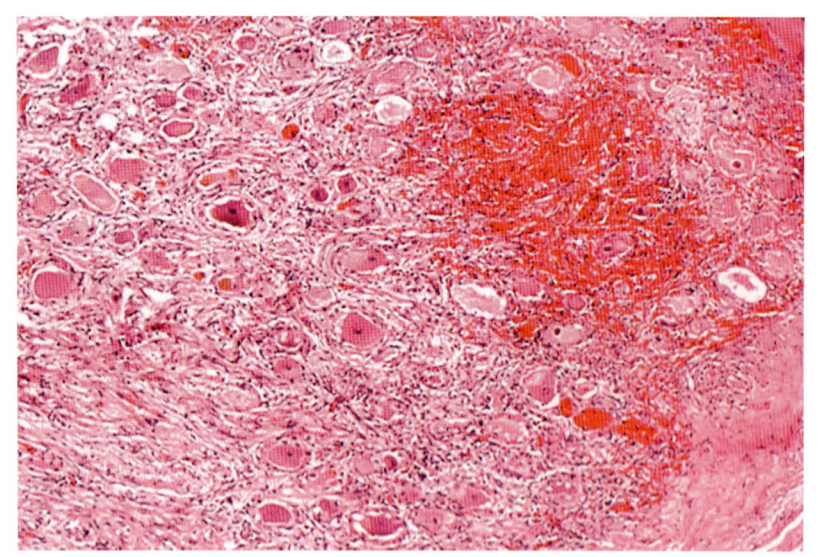

図 19-93　水痘-帯状疱疹ウイルス感染，組織像

　小児の一般的感染症である水痘は水痘-帯状疱疹ウイルスが原因である。通常，自然治癒するが，ウイルスは後根神経節に潜在する。ヘルペス後神経痛症候群が感染者の約 10% に残る。後年，免疫不全状態下で，感染した後根神経節の皮膚分節領域に有痛性疱疹を形成することがあり，これを帯状疱疹と呼ぶ。水痘-帯状疱疹ウイルスの再活動により，後根神経節に図のような出血性病変を形成する。稀に，免疫不全患者に急性脳炎を起こすことがある

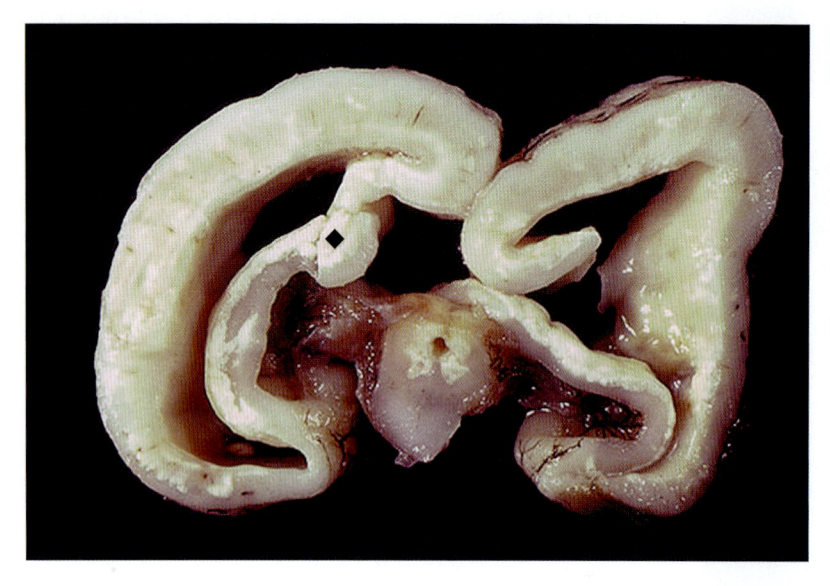

図 19-94　先天性サイトメガロウイルス，肉眼像

　サイトメガロウイルス感染は出血性壊死性脳室脳炎による著明な脳破壊を起こす先天性の感染症である。子宮内でサイトメガロウイルスに感染し死亡した剖検脳では，脳室周囲に白色の石灰化（◆）が多数認められた。成人ではヒト免疫不全症ウイルス感染などの免疫不全状態で，サイトメガロウイルスによる広範な脳炎を起こすが，初期は上衣下あるいは脳室周囲に限局する。

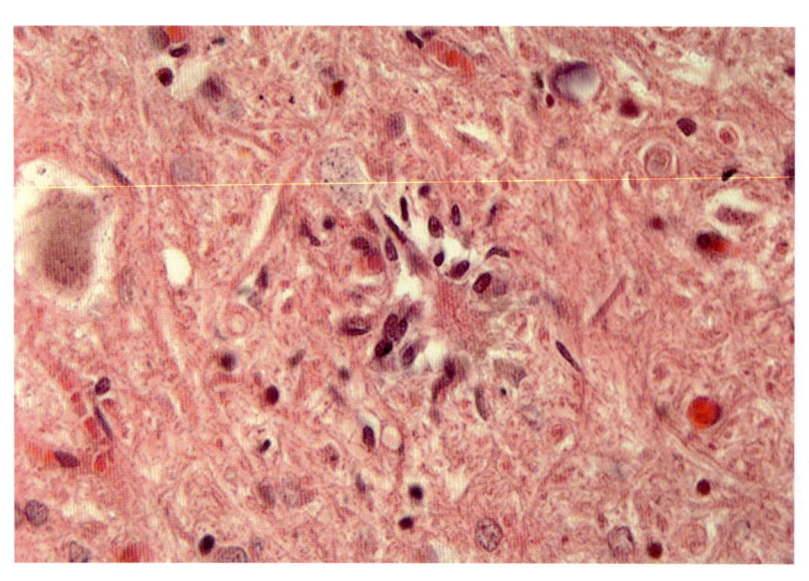

図 19-95　ポリオ脊髄炎，組織像

　エンテロウイルスであるポリオウイルスは脊髄灰白質に炎症細胞浸潤を伴い，運動神経を破壊する。ポリオ脊髄炎では急性期に，図に示すように脊髄前角細胞周囲に炎症細胞が集簇する神経食現象が認められる。脊髄や延髄の下位運動神経細胞脱落により，それら神経支配領域の弛緩性麻痺と筋萎縮を起こす。感染の重症度により障害の程度が決まる。また，進行性筋力低下を伴うポリオ後症候群が感染後，何十年も経った後に発症することがある。

第 19 章 中枢神経系　479

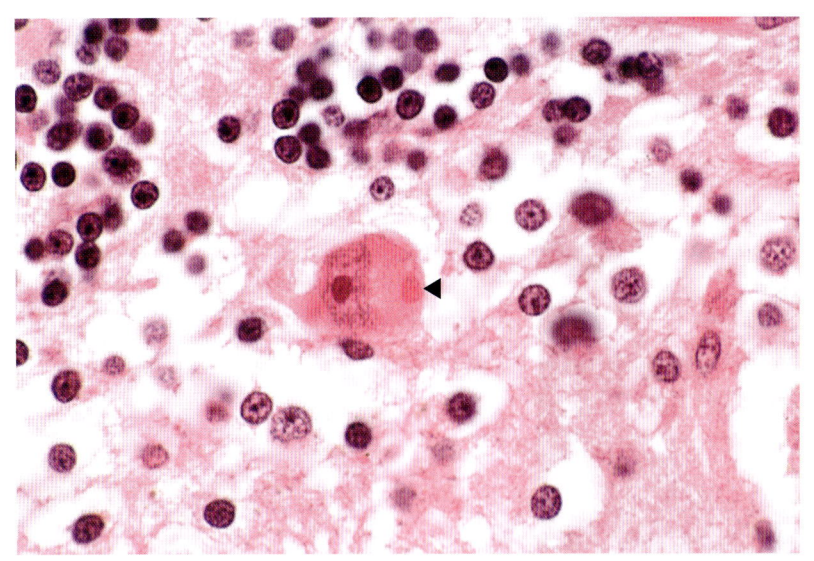

図 19-96　狂犬病，組織像

狂犬病はウイルス保有動物のいる地域では未だ一般的な疾患である。Negri 小体（◀）は Purkinje 細胞胞体内に好発するが，海馬錐体神経細胞にも認められる。ウイルスは，咬傷部位より軸索を介し，1～3 カ月かけて中枢神経系へ到達し，周囲にひろがる。初期には倦怠感，頭痛，発熱が出現し，咬傷部位の異常感覚が持続する。後に，痙攣を伴う易興奮性，咽頭攣縮，髄膜症が現れ，最終的に弛緩性麻痺，そして，昏睡から死に至る。

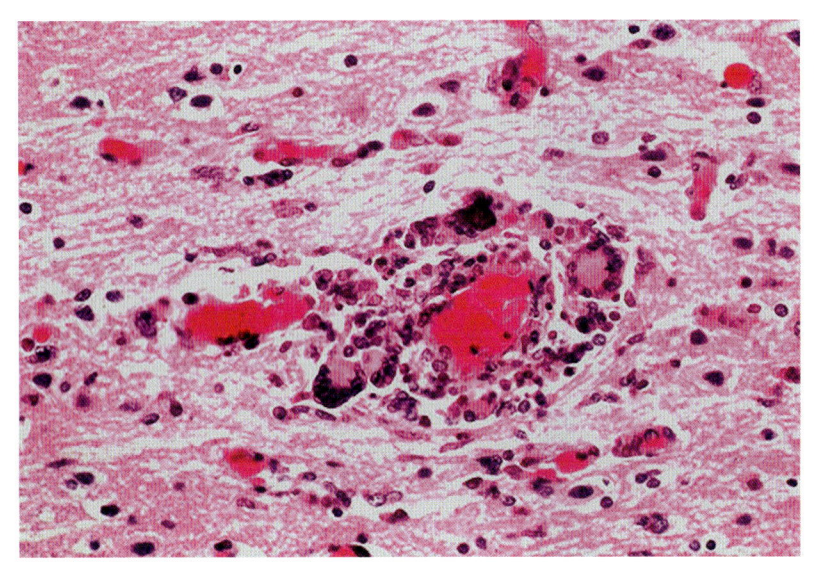

図 19-97　ヒト免疫不全症ウイルス（HIV）脳症，組織像

ヒト免疫不全症ウイルスは，リンパ系組織中のウイルス保有マクロファージを介して脳へ感染する。ヒト免疫不全症ウイルス脳症のミクログリア小結節において，血管周囲にウイルスが感染している可能性のある多核細胞が認められる。ヒト免疫不全症が進行すると CD4 ヘルパー細胞が著明に減少するため，病変部にリンパ球はほとんど存在しない。脳炎では，認知および運動機能の障害が進行し，後天性免疫不全症候群（AIDS）認知症と呼ばれる。無菌性髄膜炎も起こり得る。

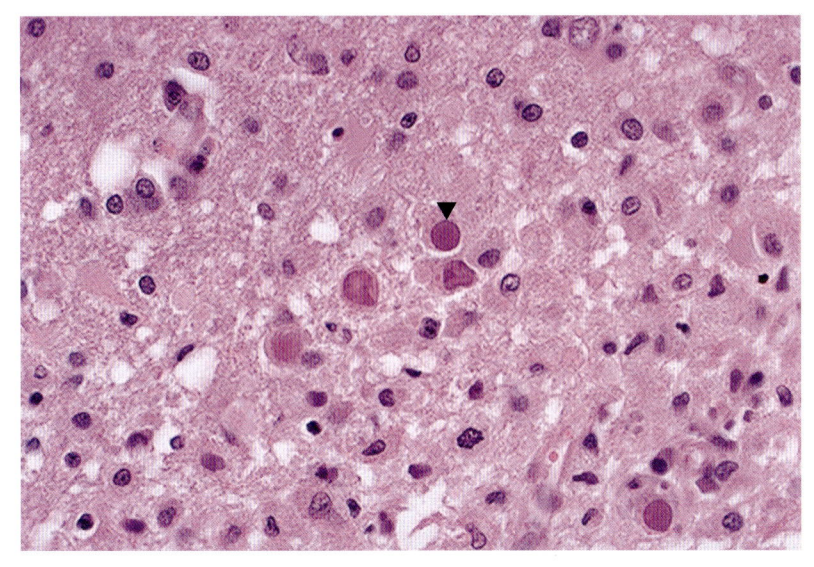

図 19-98　進行性多巣性白質脳症，組織像

後天性免疫不全症候群（AIDS）などの免疫不全症例において，JC パポバウイルスの再賦活化が起こり，進行性多巣性白質脳症（PML）が発症する。多発性硬化症の脱髄斑と同様に，PML の白質には不規則で多巣性の顆粒状病変を認める。光顕では，血管周囲の単核球浸潤，時に核分裂像を呈する奇異あるいは巨大な星状膠細胞の増生，脂肪貪食細胞がみられる。病変の周辺では，ウイルス抗原を含む暗ピンク色で磨りガラス状の核（▼）をもつ巨大に腫大した乏突起膠細胞が認められる。

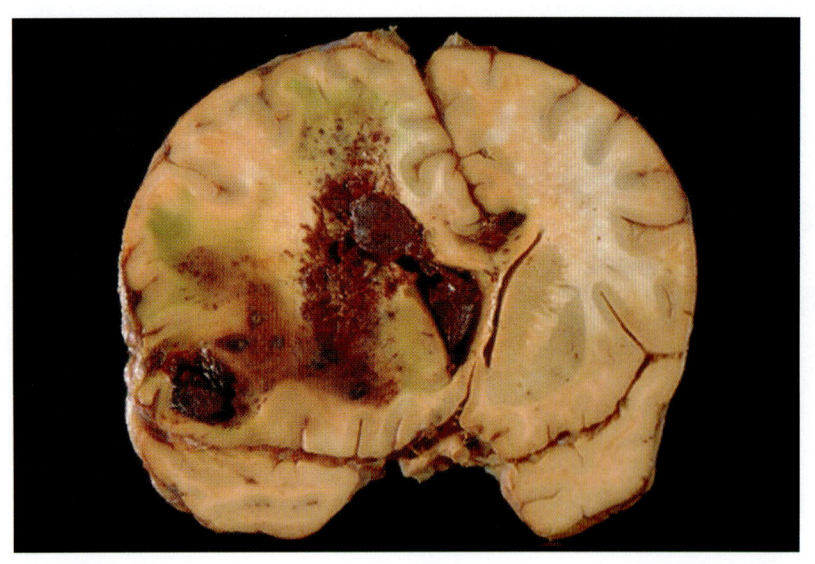

図 19-99 アスペルギルス症，肉眼像

図は，著明な好中球減少を伴った免疫不全症におけるアスペルギルスの広範な感染が原因で，出血を伴った著明な脳腫脹により正中偏位をきたした大脳半球前額断である。真菌菌糸の浸潤による血液脳関門破綻の結果，ホルマリン固定で酸化されビリベルジンとなった胆汁色素の滲出により，剖検脳では，病変部が緑色調変化を呈している。隔壁をもち分岐するアスペルギルスの菌糸は血管に浸潤し，血栓形成による梗塞を起こしやすい。

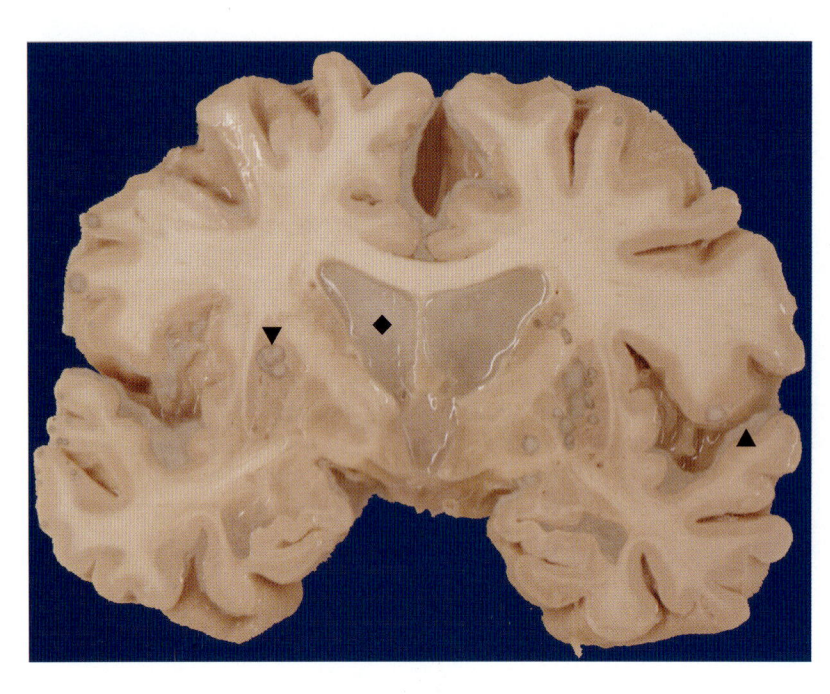

図 19-100 クリプトコッカス髄膜炎，肉眼像

免疫不全症のクリプトコッカス髄膜炎では，くも膜下腔（▲）や脳室（◆），脳実質内（▼）に粘液様滲出物が認められる。脳内の小血管周囲への菌体の集簇が原因で小嚢胞腔を形成する。髄液の墨汁染色では酵母周囲に透明で厚い莢膜を認める。髄液は軽度〜中等度の白血球増多を認め，蛋白は増加，糖は低下する。

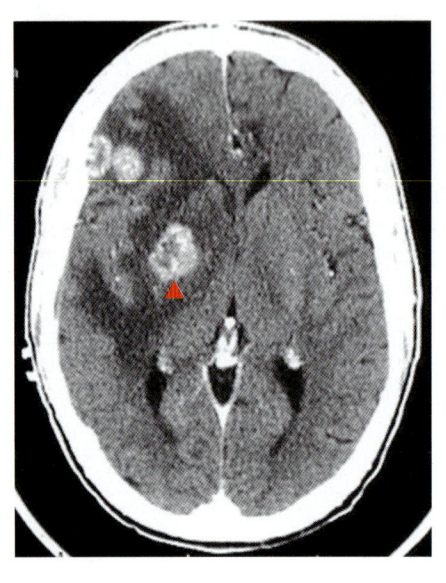

図 19-101 トキソプラズマ脳炎，CT

乳幼児の先天性感染，もしくは免疫能の低下した成人の日和見感染として認められる。このCTでは成人に多発膿瘍（▲）を形成したトキソプラズマ症に典型的な，リング状造影効果とその周囲に低濃度の浮腫を伴う多発病変を認める。器質化した膿瘍壁内の血管分布によりCTやMRIでリング状の造影効果を呈する。先天性のトキソプラズマ感染は多発性の壊死性病変を伴う脳炎を起こし，時に石灰化を伴う。顕微鏡的検査ではブラヂゾイトを含むトキソプラズマ偽囊胞が認められるが，免疫組織化学染色による組織内の小さなタキゾイドの同定が必要とされる。

第 19 章 中枢神経系　481

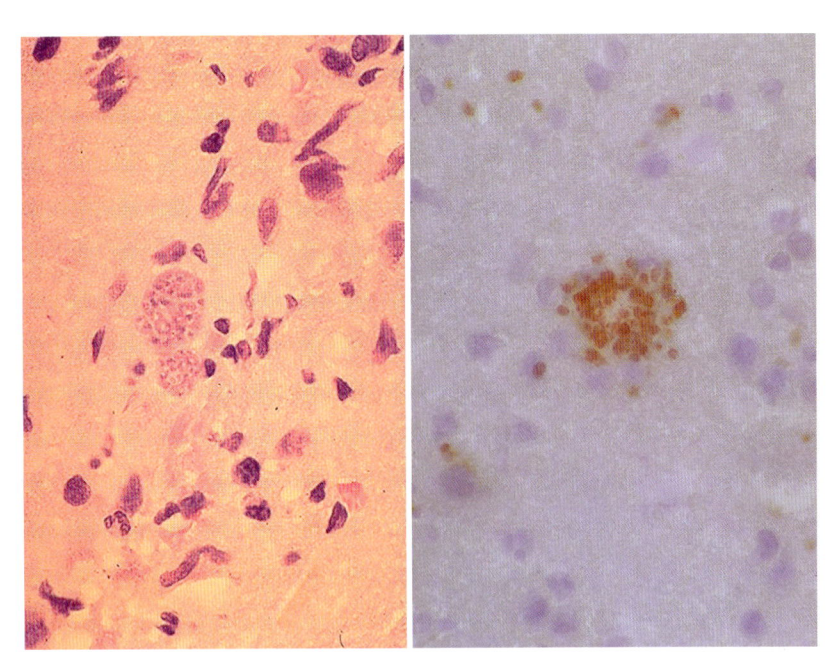

図 19-102　トキソプラズマ症，脳，組織像

左図は後天性免疫不全症候群（AIDS）症例の大脳に認められたトキソプラズマ症の偽嚢胞で，嚢胞壁は感染した細胞の細胞膜により形成される。左図ではミクログリア小結節内に偽嚢胞がみられる。右図には，抗トキソプラズマ抗体による免疫組織化学染色で，急増虫体と偽嚢子内緩増虫体を認める。慢性期には器質化し，虫体を検出することは難しくなる。

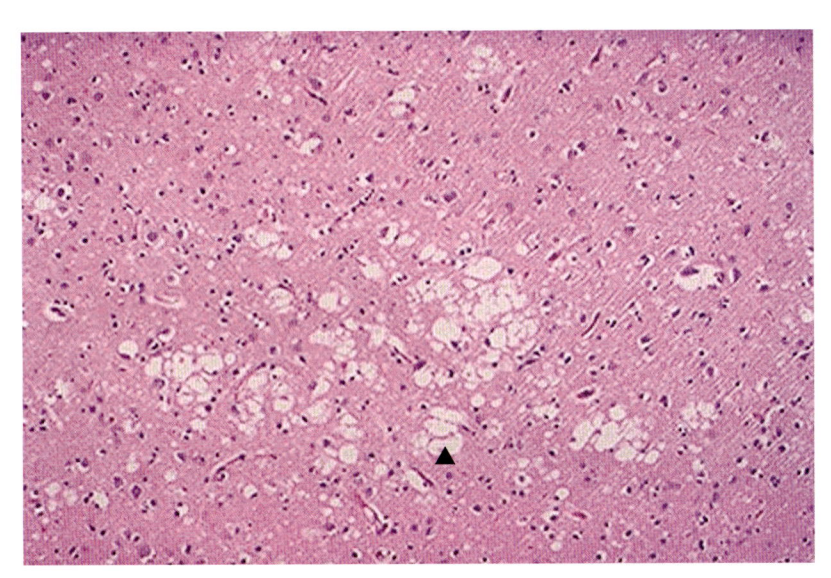

図 19-103　Creutzfeldt-Jakob 病，組織像

Creutzfeldt-Jakob 病（CJD）の海綿状脳症における大脳皮質灰白質内の空胞（▲）。進行すると神経細胞は脱落し，著明なグリオーシスが認められる。CJD は急速進行性痴呆症状を呈する疾患で，感染症と考えられているが，散発性に出現することもある。CJD は神経細胞表面に存在するシアロ糖蛋白のプリオン蛋白質が仲介因子と考えられている。正常のプリオン蛋白質 PrP^c が構造変化を起こし異常プリオン蛋白質 PrP^{sc} となる。プロテアーゼ抵抗性でもある異常プリオン蛋白質 PrP^{res} は神経細胞内に蓄積し，機能障害，空胞化，そして死に至らしめる。

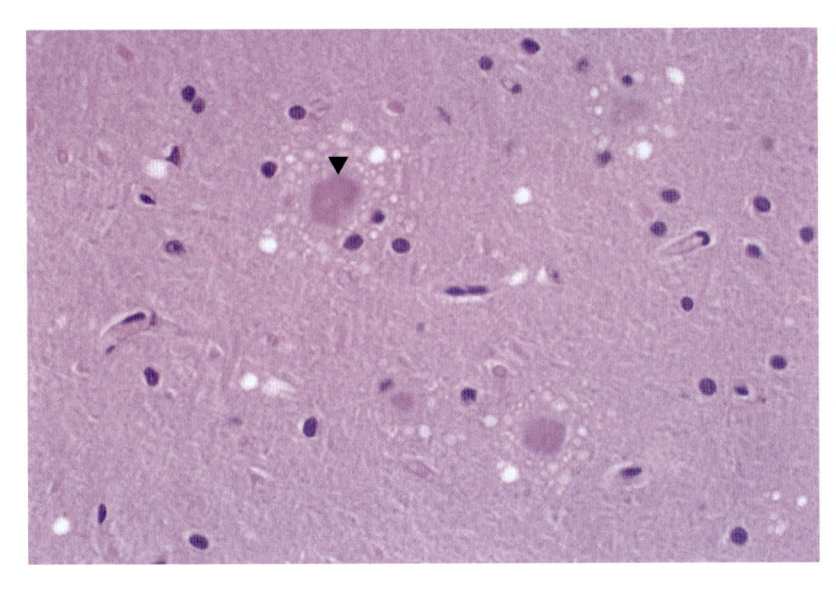

図 19-104　変異型 Creutzfeldt-Jakob 病，組織像

狂牛病とも呼ばれる牛海綿状脳症（BSE）とヒト海綿状脳症との関連はすべて解明されているわけではない。1980 年代にイギリスの牛の間で BSE が流行した後，1990 年代に Creutzfeldt-Jakob 病様の疾患が少数例発症した。典型的な Creutzfeldt-Jakob 病と比較して，発症が若年者で，典型的な脳波所見がなく，経過が長く，より広範に海綿状変化と PrP アミロイド斑（▼）が認められた。これらは変異型 Creutzfeldt-Jakob 病として知られ，BSE 流行地域に発生するため，BSE との関連が強く示唆されている。

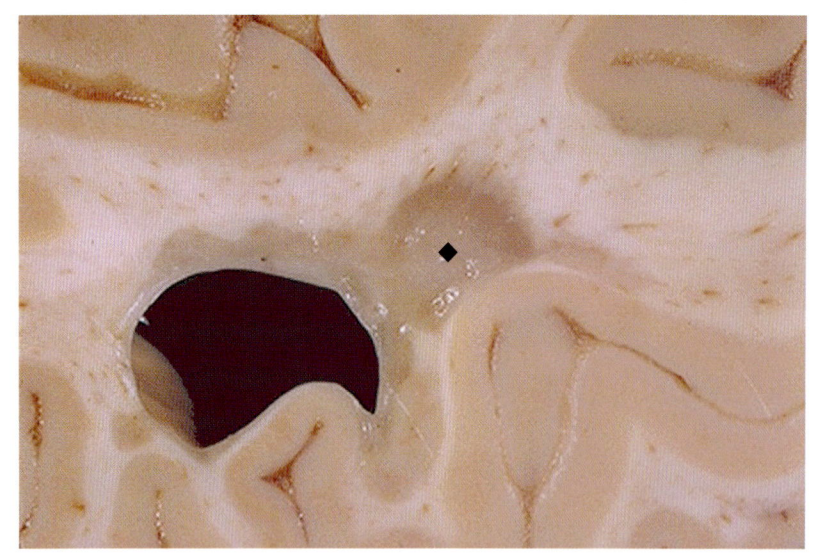

図 19-105　多発性硬化症，肉眼像

側脳室周囲に境界明瞭で黄褐色調の大きな脱髄斑（◆）を認める。多発性硬化症では，脱髄斑に関連する，一過性あるいは進行性の神経機能障害が出現する。中枢神経系において，脱髄斑は時間的，空間的に多発し，臨床経過や臨床所見は様々である。脱髄斑周囲の慢性炎症像から免疫機能の関与が示唆される。CD4陽性TH1系リンパ球が髄鞘抗原に対して反応し，インターフェロン-γなどのサイトカインが分泌されることによるマクロファージの活性化が病態に関与していると考えられている。

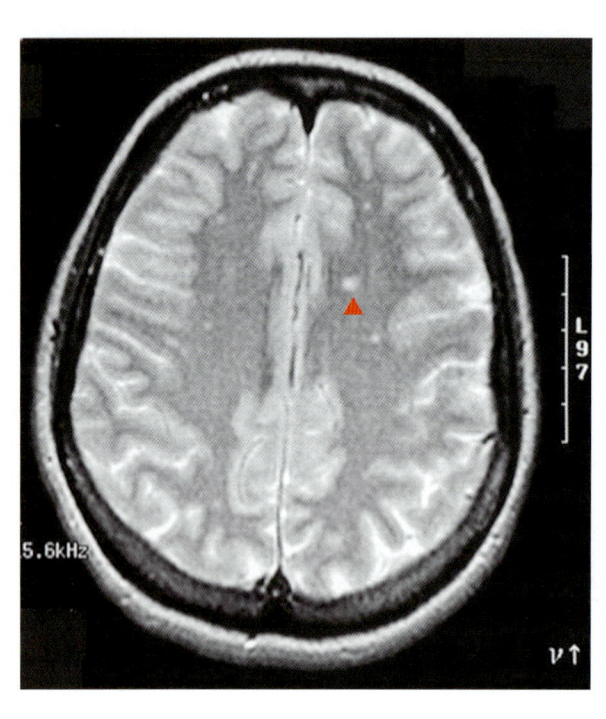

図 19-106　多発性硬化症，MRI

このT2強調横断像では，多発性硬化症の増悪患者における脱髄斑が両側白質に多発する高信号病変（▲）として描出されている。これは脳あるいは脊髄のどこの白質にもおこりうる。電気泳動においてオリゴクローナルバンドを示す免疫グロブリンGに由来した脳脊髄液での蛋白増加の所見は，この診断を支持する。また，ミエリンベーシックプロテインも活動性の脱髄時には脳脊髄液内に認められる。中等度の細胞増多が1/3の症例で認められる。頻度の高い臨床所見は視神経炎による視覚障害である。多発性硬化症の有病率は欧米で約1,000人に1人である。青年期以降50歳以前に起こり，男女比は1：2である。多くの患者は再発・緩解の経過をとり，最終的に神経学的な悪化および運動・感覚障害を伴う。

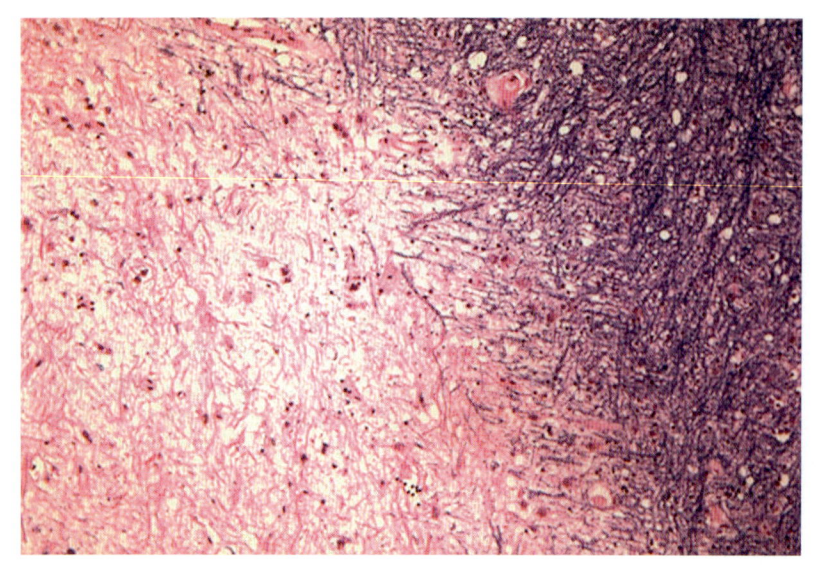

図 19-107　多発性硬化症，組織像

髄鞘のLuxolファーストブルー（LFB）染色において，境界明瞭な髄鞘染色性の消失した脱髄斑を左側に認める。境界領域には個々の髄鞘化軸索が残存している。脱髄斑では軸索は比較的保持されている。脱髄斑の炎症反応が落ち着くにしたがって，髄鞘脱落に反応する星状膠細胞が増加し，乏突起膠細胞は減少する。粗鬆化した脱髄斑には軸索が残存している。

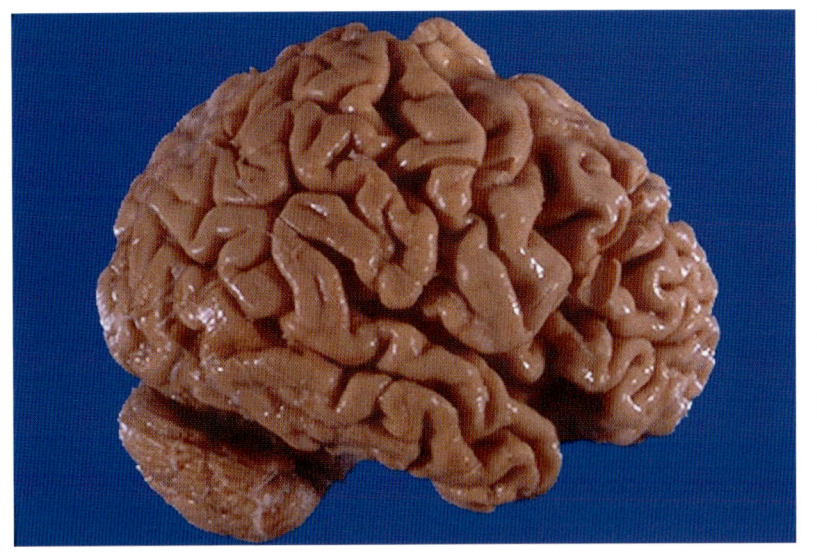

図 19-108　Alzheimer病，肉眼像
　くも膜を外すと，脳萎縮が明瞭となる。高齢者の認知症として最も一般的な疾患であるAlzheimer病では，脳回の菲薄化と脳溝の拡大を呈する脳萎縮が，前頭葉と頭頂葉，側頭葉に強い一方，後頭葉領域は比較的保たれている。記憶障害を伴う認知機能低下が進行し，最終的に失語症や失動症を呈する。加齢とともにAlzheimer病罹患率は高くなり，85歳以上では40%以上が罹患している。50歳未満での発症は稀であるが，Down症候群では起こり得る。5〜10%の症例は家族性で，発症後5〜10年で死に至る。

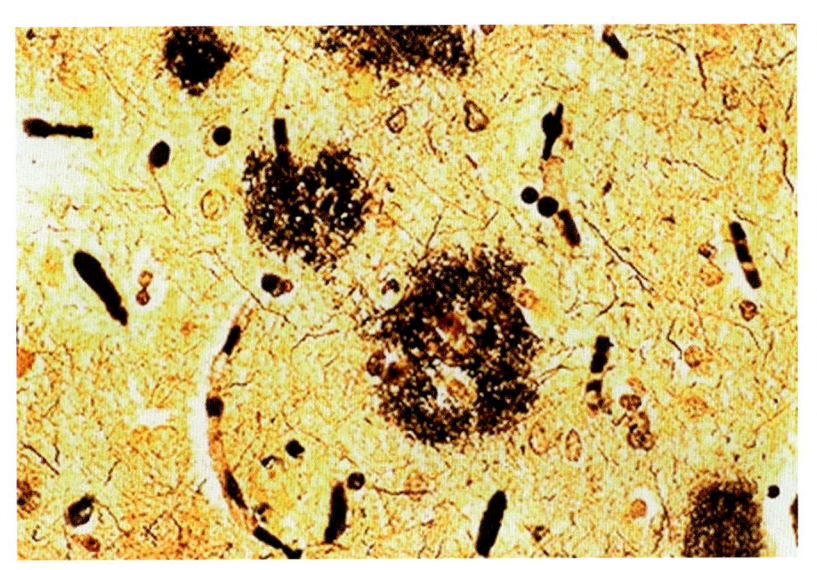

図 19-109　Alzheimer病，組織像
　Alzheimer病大脳新皮質の銀染色標本における老人斑である。アミロイド前駆蛋白質からつくられるアミロイドβ蛋白質の細胞外沈着が認められる。通常の老人斑は，腫大して捻れた神経突起やミクログリアと周囲に反応性星状膠細胞を伴うが，びまん性老人斑では，アミロイドβ蛋白質が糸状の塊として存在する。老人斑は大脳新皮質や海馬に多く認められる。Alzheimer病では，年齢と比較して新皮質の老人斑の数が多いことが診断する上で重要である。臨床的には，このタイプの認知症は記憶障害が進行し，日常生活を遂行する能力が低下する。

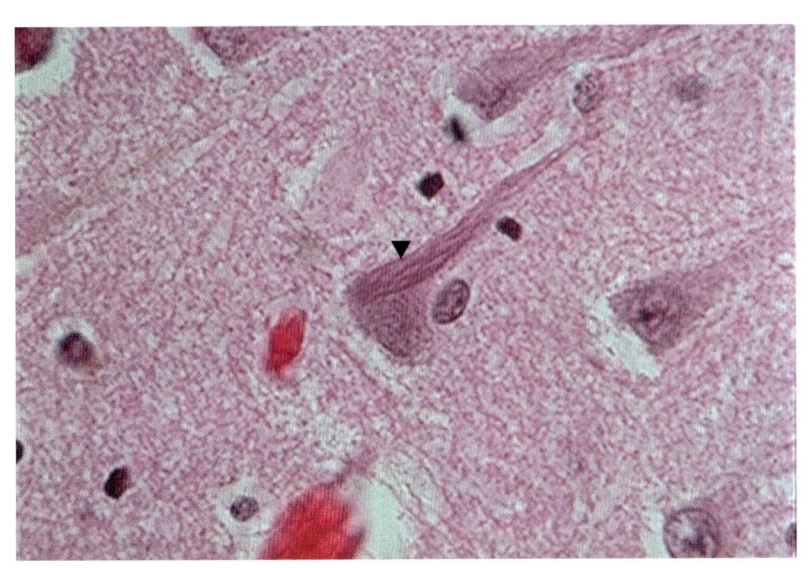

図 19-110　Alzheimer病，組織像
　Alzheimer病の神経原線維性変化。リン酸化されたタウや微小管関連蛋白2，神経細線維，ユビキチンを構成成分とする神経原線維性変化（▼）は，神経細胞体内に長いピンクの線維の集まりとして観察される。神経生化学的に大脳皮質で減少している物質は神経伝達物質のアセチルコリンである。遺伝学的には，第21番染色体上のアミロイド前駆蛋白質遺伝子，第14番染色体のプレセニリン1遺伝子，第1番染色体上のプレセニリン2遺伝子などの変異やアポリポ蛋白質E遺伝子の4つの対立遺伝子座が関与している。

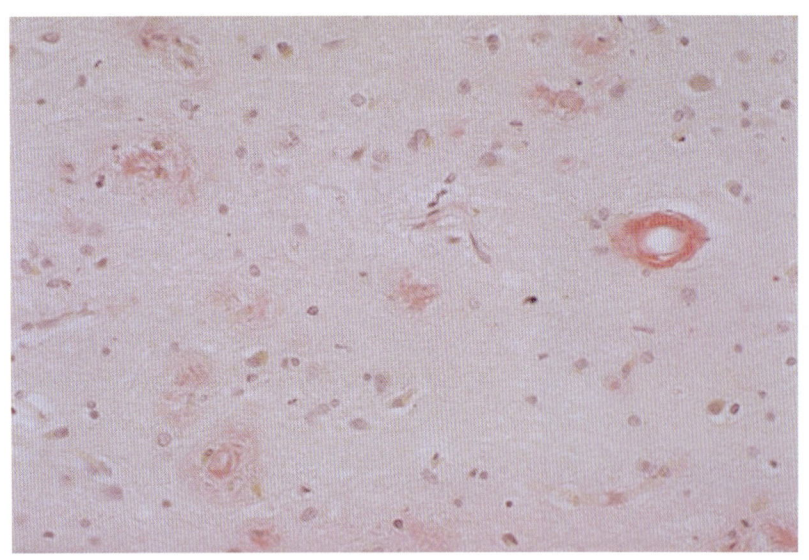

図 19-111　Alzheimer 病，組織像

Congo 赤染色にて，Alzheimer 病のアミロイド沈着をもつ老人斑が観察される。Alzheimer 病の大脳皮質では，末梢の小動脈や細動脈の壁にはアミロイドβ蛋白質が沈着するアミロイド血管症を認めることがある。このような血管は大脳皮質内に易出血性で，時にくも膜下に出血がひろがる。興味深いことに，脳のアミロイド前駆蛋白質遺伝子は第 21 番染色体上に存在し，第 21 番染色体トリソミー症例は 40 歳以降に Alzheimer 病を発症する。

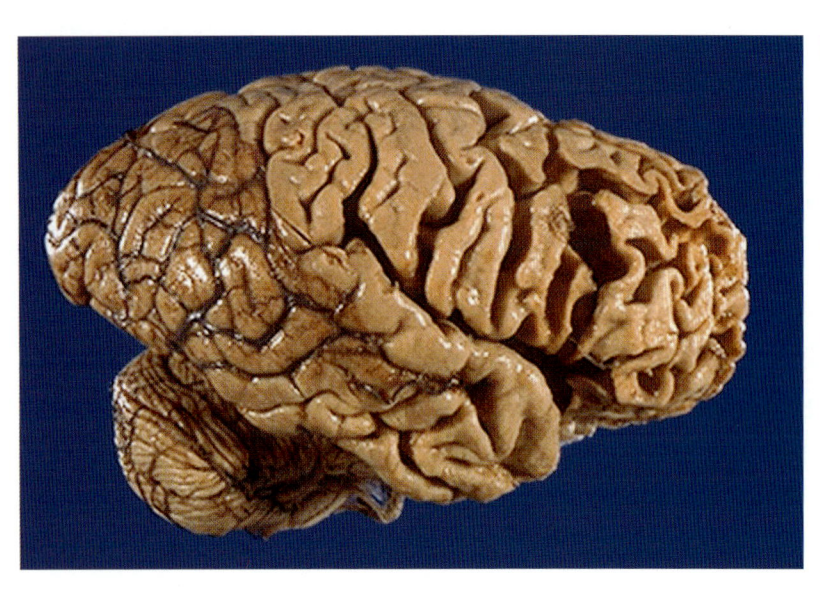

図 19-112　Pick 病，肉眼像

稀な認知症である Pick 病では，刃先様に菲薄化，萎縮した脳回が，前頭葉と側頭葉に限局して観察される。脳萎縮は非対称の場合もある。臨床的には Alzheimer 病に類似するが，顕著な行動異常と言語障害が特徴的である。光顕的には，著明な皮質の神経細胞脱落とグリオーシス，残存神経細胞胞体内に Pick 嗜銀球が認められる。Pick 嗜銀球の構成成分である微小管関連蛋白質をコードするタウ遺伝子に変異がみつかる場合がある。

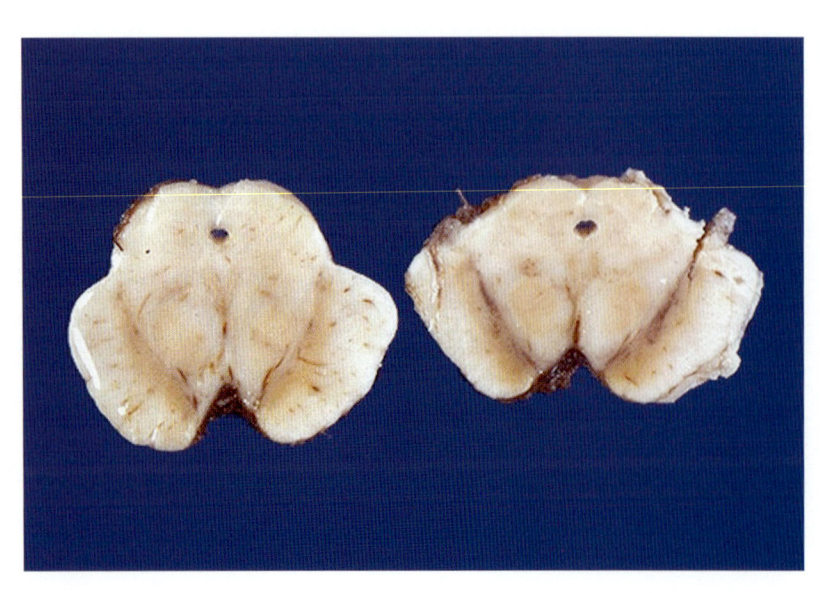

図 19-113　Parkinson 病，肉眼像

Parkinson 病にはいくつか異なる病因があるが，基本的に黒質のドパミン作動神経細胞を含む色素神経細胞が障害される疾患である。加速歩行や四肢の歯車様強剛，随意運動の減少，マスク様顔貌，丸薬まるめ・静止時振戦などの運動異常を認める。一般に精神衰退は起きないが，進行すると痴呆が出現する症例もある。特発性 Parkinson 病は通常中年後期にはじまるが，進行は緩徐である。右の正常中脳黒質の色調に比べ，左の Parkinson 病中脳では色素細胞が脱落した黒質の脱色素を認める。

第 19 章 中枢神経系　485

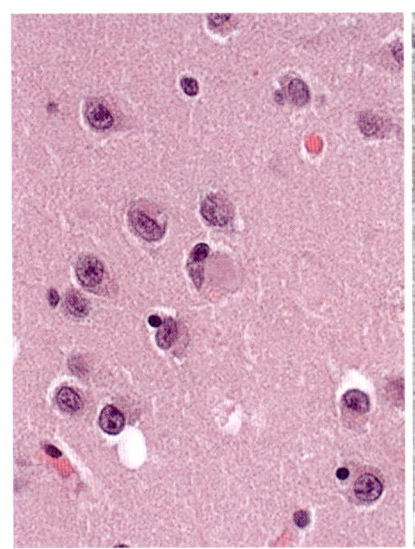

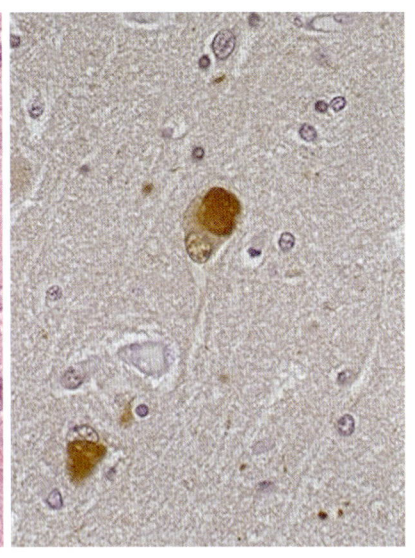

図 19-114　Lewy 小体病，組織像

パーキンソン症状を呈する症例の約 10〜15％は認知症を合併し，黒質色素神経細胞胞体内 Lewy 小体と同じ封入体が，皮質型 Lewy 小体として大脳皮質に認められる。Alzheimer 病の臨床症状と類似の認知症が主な症状の場合は，Lewy 小体認知症と呼ぶ。診断のためには，大脳皮質に Lewy 小体の存在を確認する必要がある。HE 染色では，均一なピンク色の封入体で，周囲に暈が存在する。免疫組織化学染色でユビキチンやαシヌクレインが Lewy 小体に陽性である。

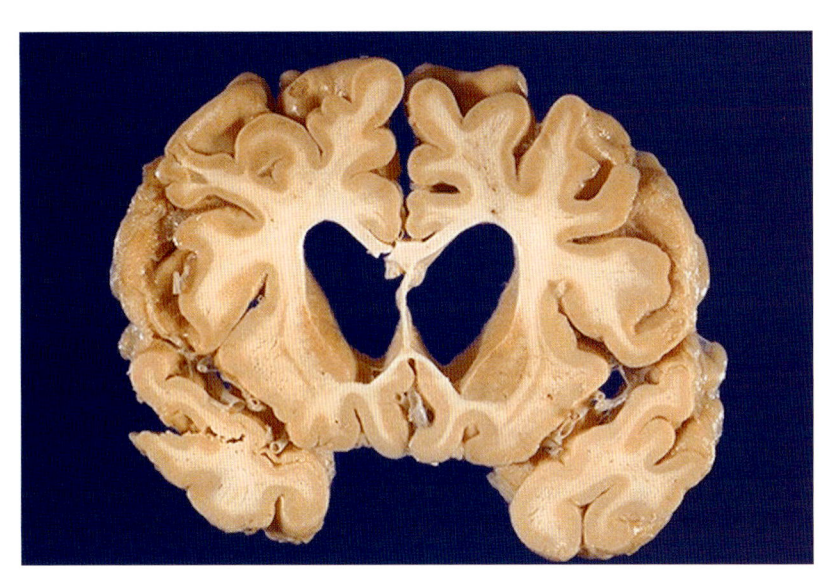

図 19-115　Huntington 病，肉眼像

第 4 番染色体上のハンチンチン蛋白質の遺伝子変異をもつ常染色体優性遺伝の Huntington 病では，20〜50 歳で舞踏病様運動，性格変化，または精神病的行動を呈す。異常遺伝子には 3 塩基 CAG 繰り返し配列の異常伸長が存在し，反復の数が大きければ大きいほど，より早期に発症する。自然発生の新しい突然変異は稀である。尾状核や被殻の小型神経細胞は著明に減少し反応性星状膠細胞増加を伴う。尾状核頭部は萎縮し，脳室拡大が著名である。生化学的に，γアミノ酪酸（GABA）やエンケファリン，サブスタンス P が減少している。

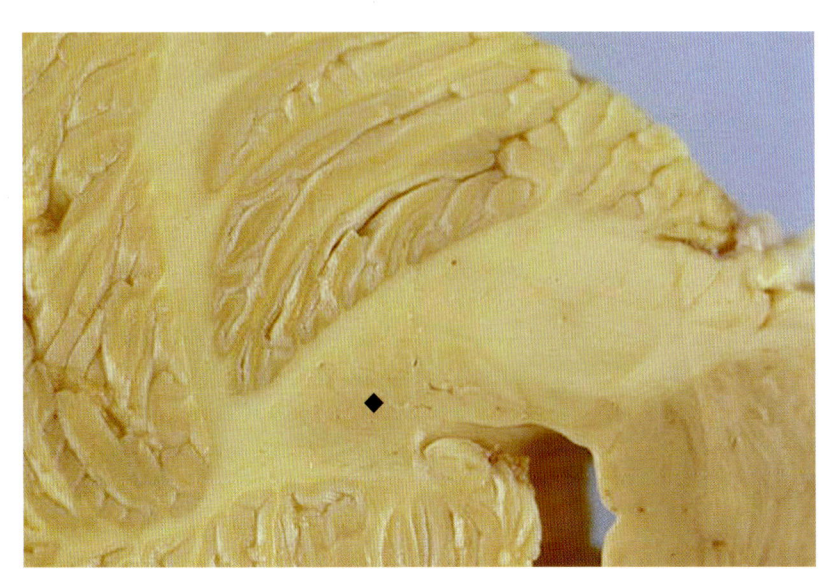

図 19-116　Friedreich 失調症，肉眼像

この稀な常染色体劣性疾患は第 9 番染色体上に存在するフラタキシン遺伝子内の 3 塩基 GAA 繰り返し配列が伸長している。小脳歯状核（◆）の萎縮とその遠心路の菲薄化が認められる。また，後索と脊髄小脳路の障害による失調症状がみられる。3 塩基繰り返し配列によりフラタキシン蛋白質合成障害を起こし，ミトコンドリアの鉄代謝に影響する。患者の多くは心筋線維を障害する炎症や線維化を伴う心筋症を呈し，うっ血性心不全や不整脈により死亡する。

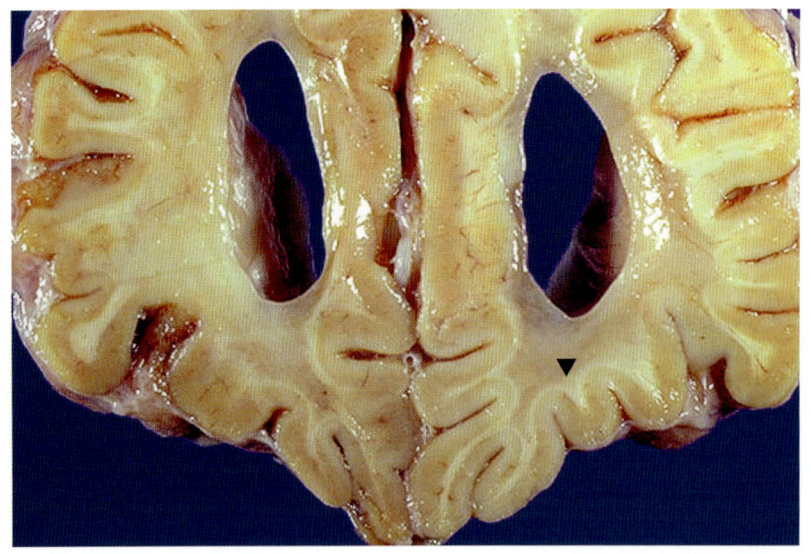

図19-117 異染性白質ジストロフィー，肉眼像

常染色体劣性遺伝の異染性白質ジストロフィーは稀で，アリールスルファターゼAの欠損により，脳白質にスルファチドが蓄積し障害を起こすライソゾーム病である。マクロファージにセレブロシド硫酸スフィンゴ脂質（スルファチド）が蓄積され，トルイジン青染色において異染性，すなわち本来青く染まるものが赤く染色される。髄鞘にはこの脂質が多数含まれ，蓄積増加により白質を障害する。患者は進行性の脱髄を呈し，種々の神経症状が認められる。この疾患には，確立された治療法はなく致命的である。前頭葉前額断での白質の菲薄化と色調変化（▼）を認めるが，脳溝深部のU線維は比較的保持されている。

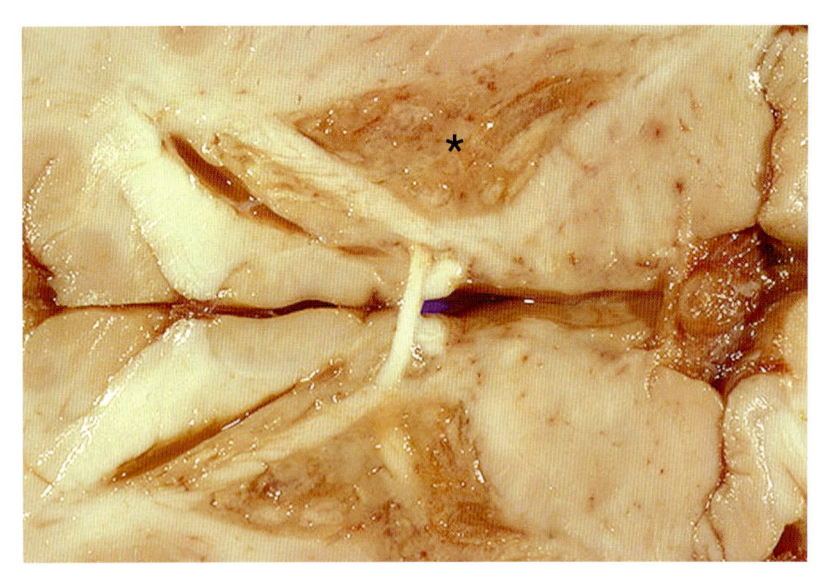

図19-118 Leigh脳症，肉眼像

Leigh脳症は亜急性壊死性脳症の1つで，小児の疾患である。臨床的には乳酸アシドーシス，精神運動遅滞，摂食障害，筋緊張低下や脱力，そして失調などが特徴的である。ジストニアや振戦，舞踏，ミオクローヌスなどもしばしばみられる。ミトコンドリアにおける酸化的リン酸化の異常が原因で，常染色体劣性遺伝あるいはミトコンドリアの遺伝形式で発症する。水平断脳において，両側被殻壊死病変（★）が認められる。これは，T2強調MRI画像で高信号強度の領域として確認される。

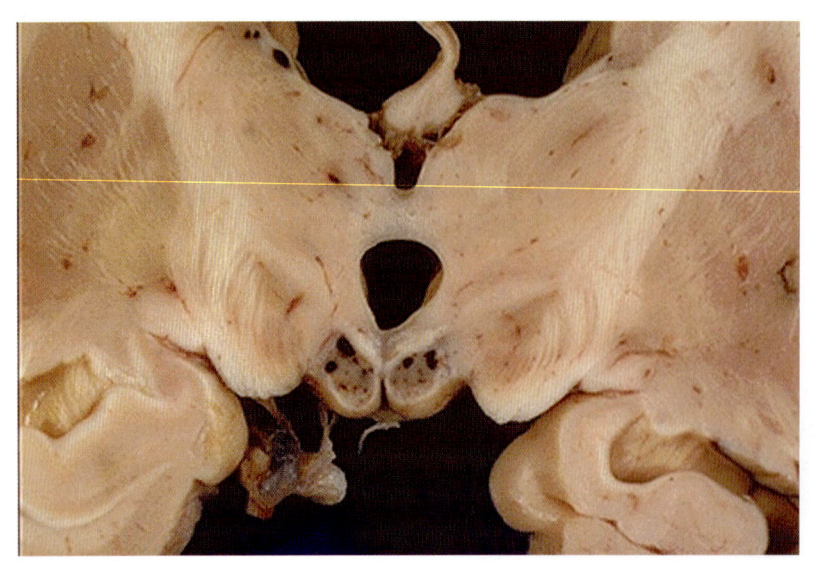

図19-119 Wernicke脳症，肉眼像

両側の乳頭体に，小さい点状出血を認める。点状出血は脳幹の神経核にも認められ，これらはWernicke脳症の特徴の1つである。サイアミン（ビタミンB_1）欠乏症の合併症で，特に慢性アルコール依存症例に発症しやすい。患者にみられる眼球運動障害などはサイアミンの補充により回復することがある。Korsakoff精神病と呼ばれる慢性型では乳頭体は萎縮する。両者をあわせてWernicke-Korsakoff症候群と呼ぶ。

第 19 章　中枢神経系　487

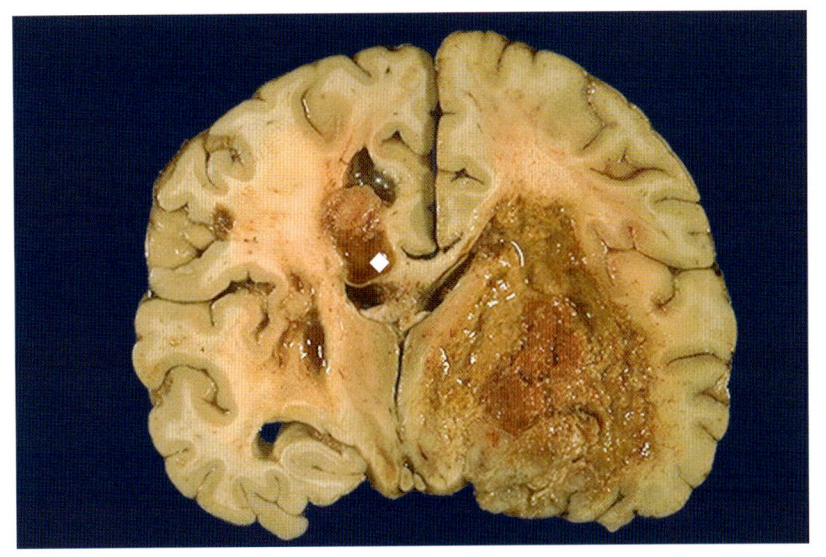

図 19-120　多形性膠芽腫，肉眼像

神経膠腫は成人の原発性脳腫瘍の代表的なもので，多くはテント上の大脳半球に発生し，境界は不明瞭である．図は神経膠腫のうち最も悪性の多形性膠芽腫である．この冠状断では広範な壊死を有する大きな腫瘍がみられ，正中線を越えて対側の大脳半球に浸潤している（◆）．患者の初発症状はてんかん発作，頭痛，局所的な神経脱落症状などである．この腫瘍は脳内でおいて高度な侵襲性を示すが，中枢神経組織外への転移は稀である．

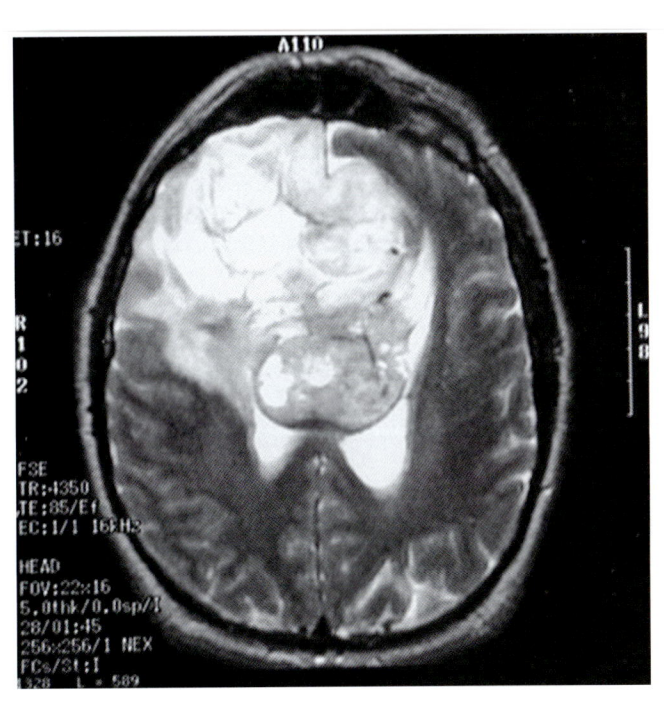

図 19-121　多型性膠芽腫，MRI

T2強調横断像において前方の右大脳半球を侵す大きな多形性膠芽腫が認められる．造影効果は不均一であり，中心壊死や浮腫および境界の不明瞭さを有する．脳梁を介して対側への進展をきたす．そのような腫瘍は切除不能であるが，放射線や化学療法により数カ月間延命できる可能性がある．神経膠腫は $p53$ 癌抑制遺伝子の不活化変異がしばしばみられる低悪性度の新生物として発症し，$PDGF-A$ が増幅して，多形性膠芽腫のような高悪性度病変へと進行することを2次性膠芽腫と呼び，若年者でみられる．これに対し，より高年齢でみられる原発性膠芽腫は低悪性度神経膠腫から発生せず，$EGFR$ 遺伝子の増幅，$MDM2$ の過発現，$p16$ の欠失，$PTEN$ の変異を含む遺伝子欠陥が認められる．

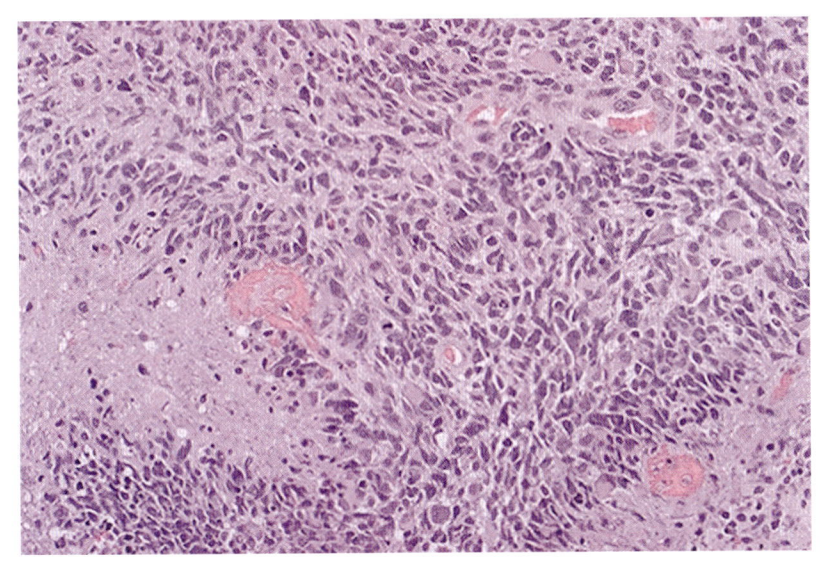

図 19-122　多形性膠芽腫，組織像

多形性膠芽腫は細胞密度が高く，顕著な核クロマチンの増量や核の多形性を伴っている．血管が豊富で，図の左側には壊死巣がみられ，その周囲には腫瘍細胞が柵状に配列している．この壊死を伴う偽柵状配列は多形性膠芽腫に特徴的な所見である．腫瘍細胞は広範に浸潤し，特に白質の神経路沿いおよび脳脊髄液を介してひろがる．

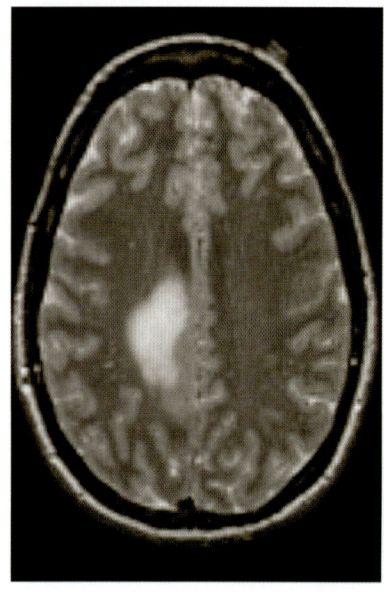

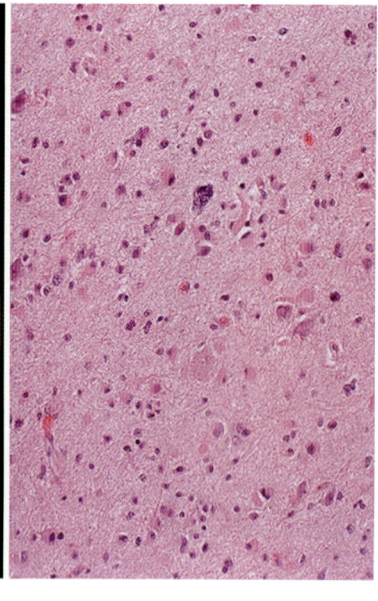

図 19-123 星細胞腫，MRI，組織像

びまん性原線維性星細胞腫は比較的悪性度が低く，多形性膠芽腫ほどの高度な浸潤性を示さない神経膠腫であるが，左図の MRI T2 強調画像で示されるように，やはり境界不明瞭な腫瘍である。右図では正常の脳組織に比べて細胞密度の増加や核の多形性がみられるが，多形性膠芽腫よりは軽度である。中央の上方に最も核異型の強い細胞がみられる。この腫瘍の臨床経過は年単位でゆっくり進行するが，腫瘍細胞内の遺伝子変異が蓄積した場合，より退形成の強いものに変化することがあり，結果として急速に悪性化する。

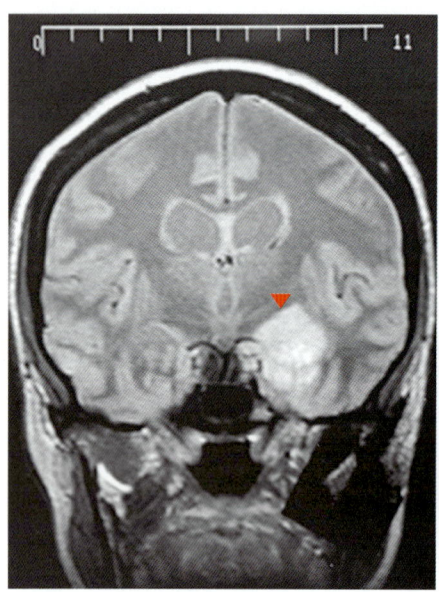

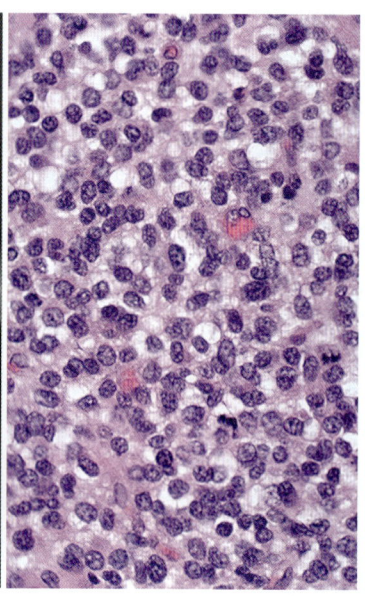

図 19-124 乏突起膠腫，MRI，組織像

MRI 冠状断像では左側頭葉内に乏突起膠腫（▼）がみられる。この腫瘍は境界が比較的明瞭で，囊胞形成や石灰沈着を伴う。吻合する毛細血管の豊富なネットワークにより造影される。乏突起膠腫は全神経膠腫の約 5～15% を占め，通常 30～40 歳代の成人において大脳半球の白質に好発する。乏突起膠腫の定型像では円形の核と明るい胞体が認められる。染色体の 1p と 19q に細胞生物学的な異常がみられることが多い。年単位でゆっくり増殖する傾向を示し，ほかの神経膠腫に比べてよい予後が得られる。

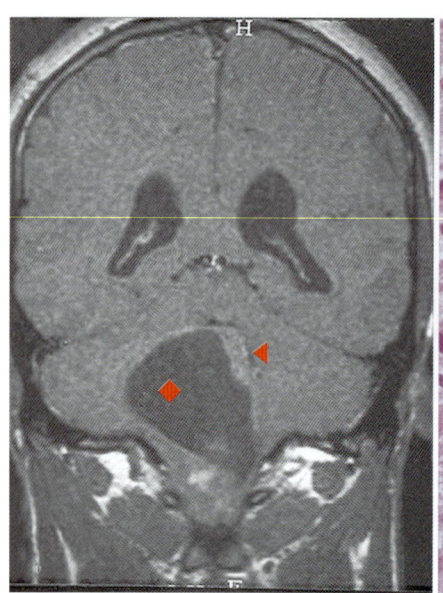

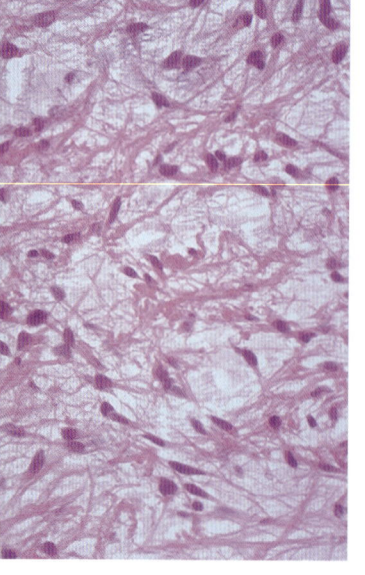

図 19-125 若年性毛様細胞性星細胞腫，MRI，組織像

左図は MRI 冠状断像で，小脳に大きな囊胞（◆）と小さな壁在結節（◀）がみられる。これは若年性毛様細胞性星細胞腫の典型像で，小児においてテント下の小脳に好発する。また，視神経，第 3 脳室底部あるいは大脳半球にも発生する。低悪性度の神経膠腫で，ゆっくり増大し，浸潤傾向は弱く，摘出後の予後は良好である。右図では微小囊胞性変化と細長い突起を有する毛様の腫瘍細胞がみられ，これらはほかの神経膠腫と同様にグリア細線維性酸性蛋白（glial fibrillary acidic protein：GFAP）に対する免疫染色で陽性を示す。

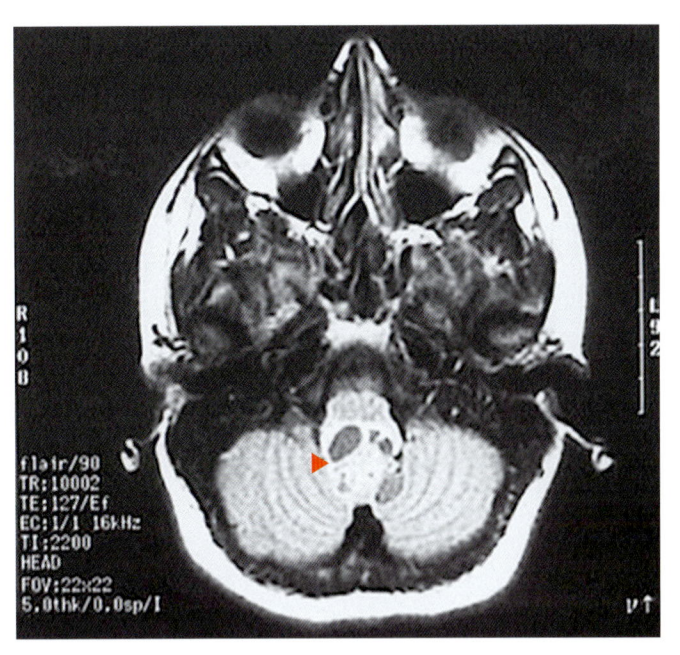

図 19-126　上衣腫，MRI

FLAIR の横断像にて第 4 脳室を占拠する囊胞性変化を伴う高信号腫瘤（▶）を認める。ここは小児の上衣腫が最も好発する部位である。この腫瘍は上衣管壁細胞（ependymal lining cells）から発生する。腫瘍が大きくなると第 4 脳室での脳脊髄液の流れを障害し，水頭症を起こす。上衣腫は浸潤傾向はないが，脳脊髄液内にひろがり，根絶することは困難である。成人では上衣腫の大部分は脊髄内に発生し，いくつかの症例では神経線維腫症（2 型）と関連している。

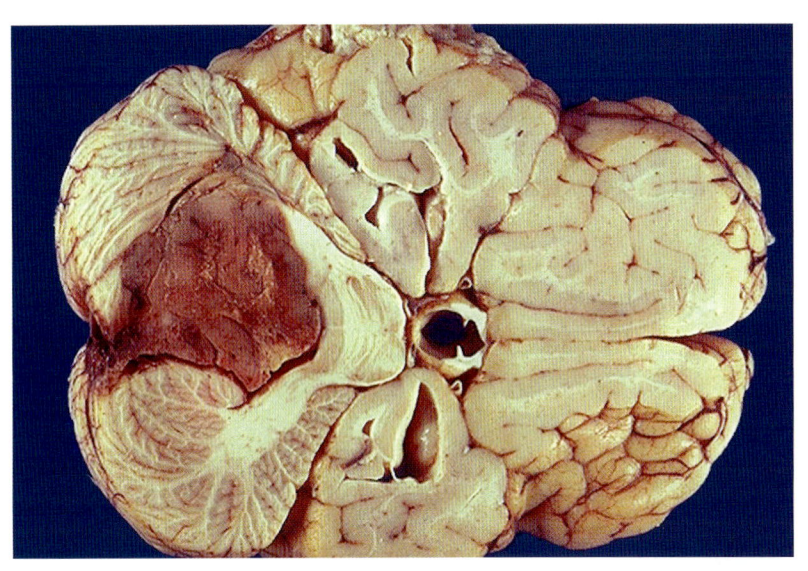

図 19-127　上衣腫，肉眼像

脳の水平断（軸位断）で，境界明瞭で赤い大型の上衣腫がみられ，第 4 脳室内に充満し，周囲を圧迫している。上衣腫は通常ゆっくり増大する腫瘍であるが，第 4 脳室に発生した場合，その完全切除は難しく，予後不良な場合がある。

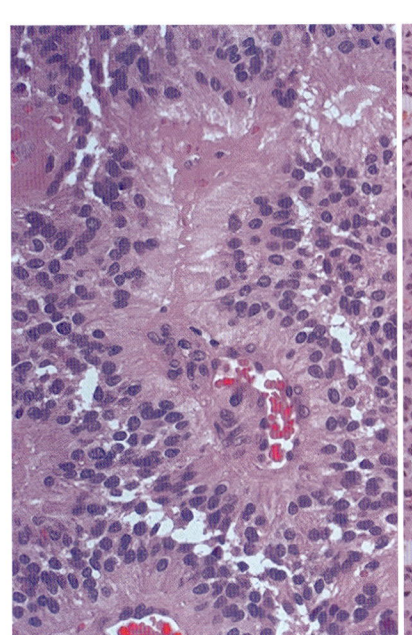

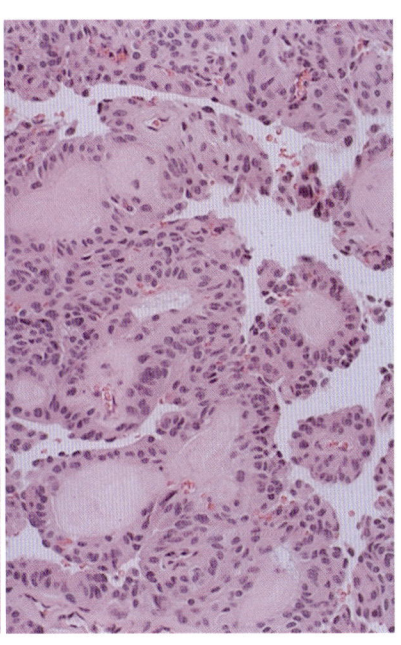

図 19-128　上衣腫，組織像

左図は第 4 脳室に発生した上衣腫の組織像で，中央の血管周囲に腫瘍細胞が配列するロゼット（血管周囲性偽ロゼット）が認められる。腫瘍細胞の突起は免疫染色で GFAP 陽性を示す。右図は成人の脊髄終糸に典型的に発生する粘液乳頭状上衣腫である。立方形の腫瘍細胞が乳頭状に配列し，粘液様基質を有している。

490　第 19 章　中枢神経系

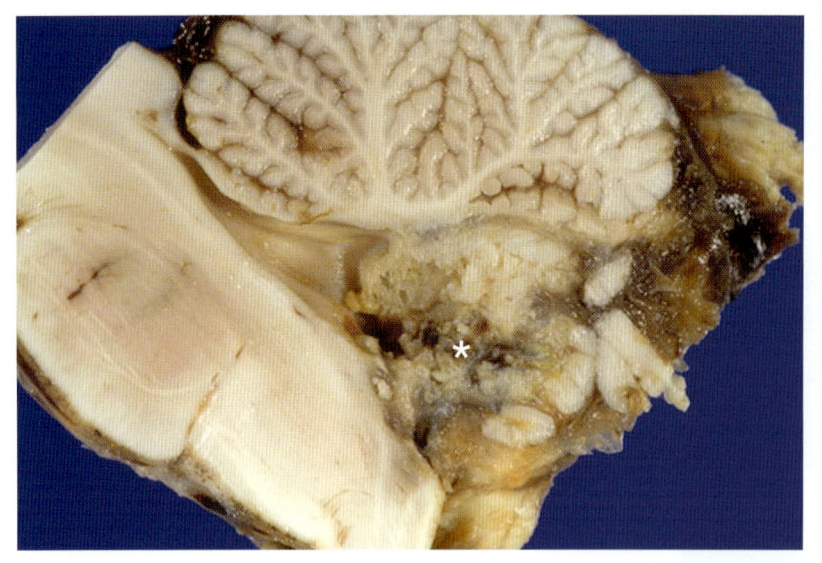

図 19-129　髄芽腫，肉眼像

矢状断で，小脳の正中線上付近から発生して脳幹の上の第 4 脳室内に伸展する後頭蓋窩の不規則な腫瘍（★）が認められる。髄芽腫はいわゆる "small round blue cell tumor" の 1 つで，多くは小児に発生する。この高度悪性腫瘍は通常くも膜下腔にひろがり，髄液を介して脊髄内にも播種する。この腫瘍では遺伝子変異は通常 17 番の染色体に認められる。

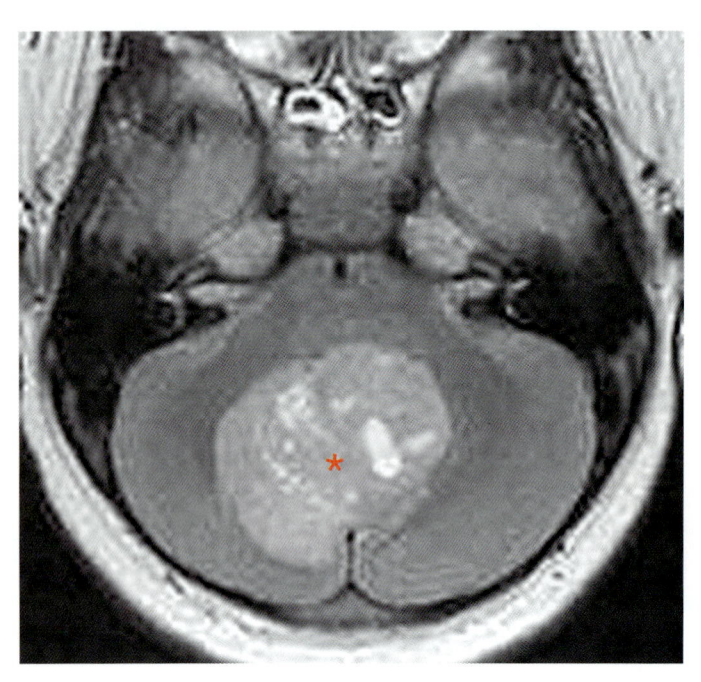

図 19-130　髄芽腫，MRI

後頭蓋窩 MRI の T2 強調横断像において小脳から発生した造影効果を有する不整形の不均一な信号を呈する腫瘤（★）を認める。小児では髄芽腫は小脳虫部に発生し，第 4 脳室を閉塞し水頭症をきたす。より年齢の高い患者では，小脳半球に好発する。髄芽腫の約 30％は 15～35 歳でみられる。2/3 は 15 歳以下で発見される。

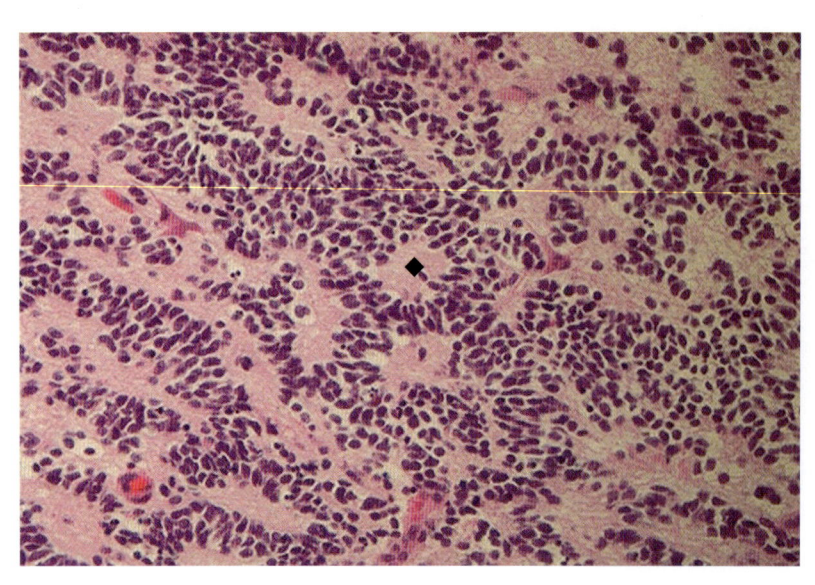

図 19-131　髄芽腫，組織像

クロマチンに富んだ核と乏しい胞体を有する未分化な small round blue cell の増殖がみられる。これらの細胞は Homer Wright ロゼットといわれるロゼット構造（◆）を形成する。組織学的には悪性腫瘍で，核分裂像も多数認められる。発生部位はしばしば完全摘出が困難な場所である。髄芽腫は悪性腫瘍であるが，放射線治療の感受性は高い。

第 19 章 中枢神経系　491

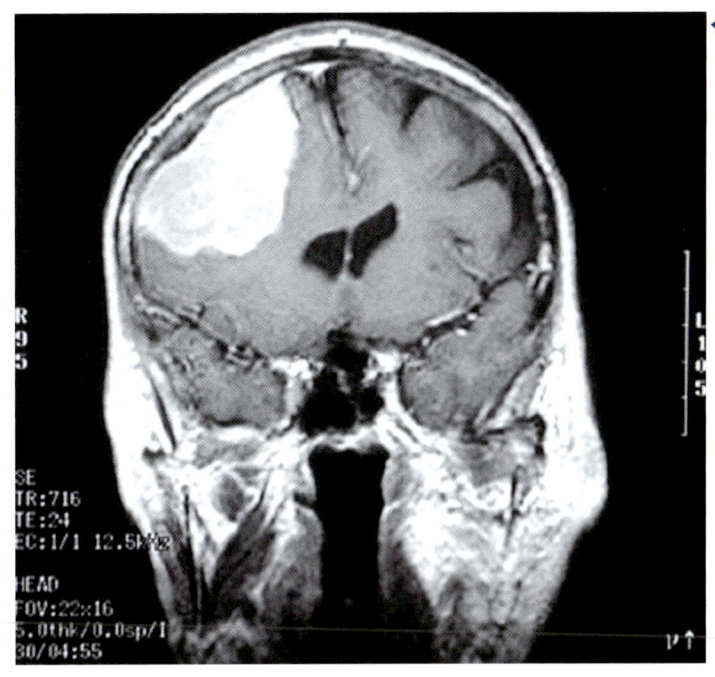

◀図 19-132　髄膜腫, MRI
　造影 T1 強調冠状断像にて, 右前頭傍矢状領域によく造影される髄膜腫を認める。髄膜腫は通常良性の性質を有し, 増大は緩徐であり, それゆえヘルニアをきたすことも稀である。最も頻度の高い発生部位は傍矢円蓋部, 外側円蓋部, 蝶形骨翼, 前頭葉下の嗅溝, トルコ鞍部や大孔である。また稀だが, 脳室内にも発生する。

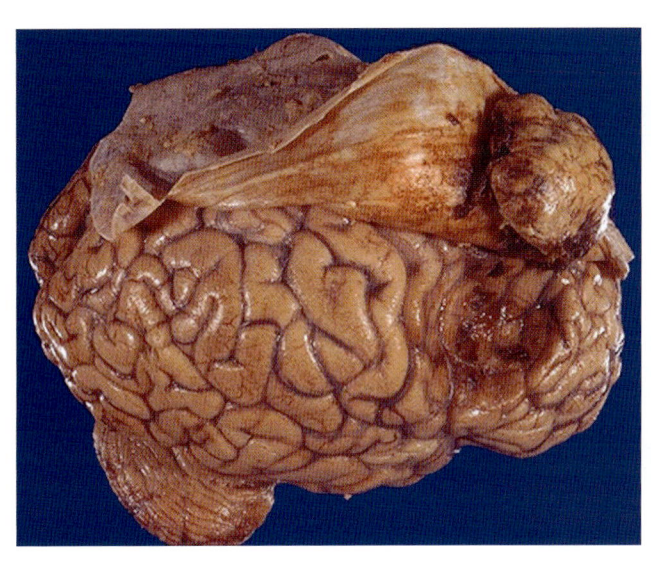

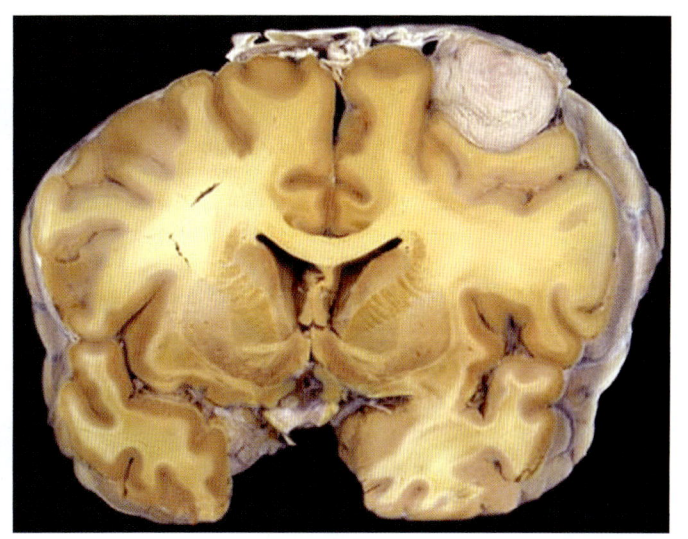

図 19-133, 図 19-134　髄膜腫, 肉眼像▲
　いずれも硬膜に付着した髄膜腫がその下の大脳半球を圧迫している。この腫瘍は, くも膜細胞から発生し, 典型的には境界が明瞭な腫瘍で, 摘出が容易である。より侵襲的なものが稀にあり, 脳組織への浸潤が認められる。

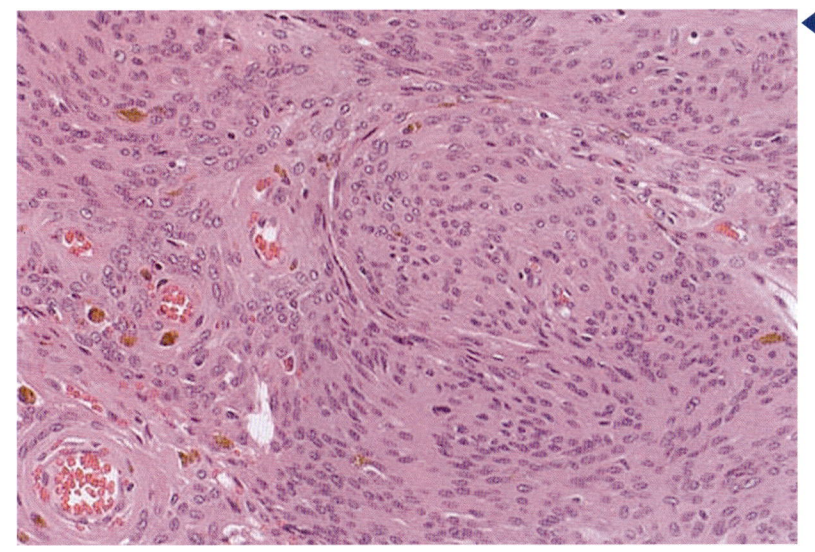

◀図 19-135　髄膜腫, 組織像
　髄膜腫は多くの異なる組織パターンを呈する。核内偽封入体所見を伴い, クロマチンが分散した卵円形の核からなる腫瘍細胞が密な結合性や渦巻き状所見を示しながら配列する。髄膜腫はしばしば砂粒体や膠原線維の増生を伴う。特にⅡ型神経線維腫症および散発性症例における多発性腫瘍の場合, 22q 染色体上の NF2 遺伝子の変異が知られている。異型性髄膜腫では多い核分裂像, 細胞密度や N/C 比の増加がみられ, 局所の浸潤性増殖や摘出後の高い再発率が認められる。髄膜腫は小児には稀である。男女比は 2：3 である。

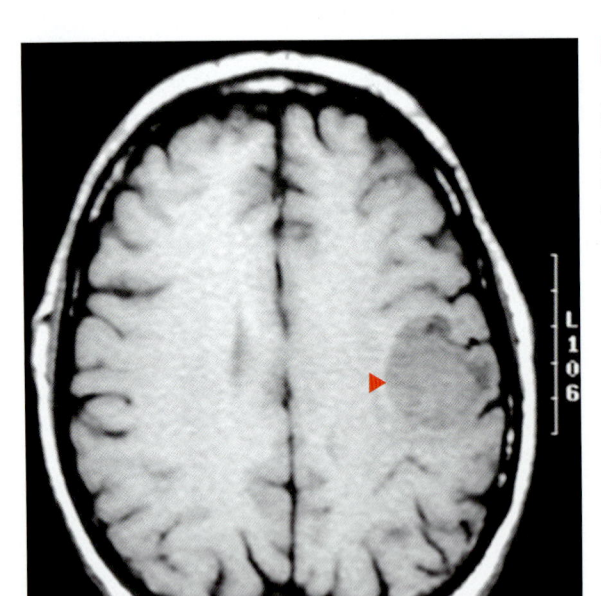

図 19-136　転移性脳腫瘍，MRI

T1強調画像にて灰白質・白質境界近傍の皮質に軽微な浮腫を伴う孤立性腫瘤（▶）を認める。中年男性におけるこの病変は，脳転移の原発巣として最も頻度の高い肺癌からの転移と証明された。肺，乳腺，悪性黒色腫，腎，消化管の原発が全転移性脳腫瘍の80％を占める。癌性髄膜炎などのより特異的なパターンが認められる症例もある。また臨床的に原発巣が発見される前に転移が発見されることもある。

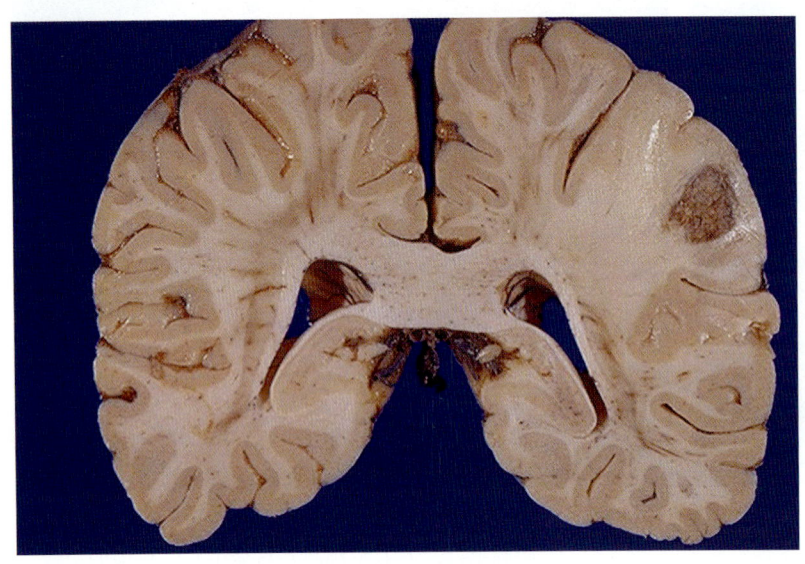

図 19-137　転移性脳腫瘍，肉眼像

脳の冠状断で，赤褐色の腫瘍が灰白質と白質の境界部に認められる。これは腎に発生した腎細胞癌からの転移であることが判明した。成人で単発の腫瘍の場合，原発あるいは転移のいずれの可能性もあるが，転移性腫瘍は原発性の神経膠腫よりも境界が明瞭なことが多い。正確な鑑別のためには生検が必要である。

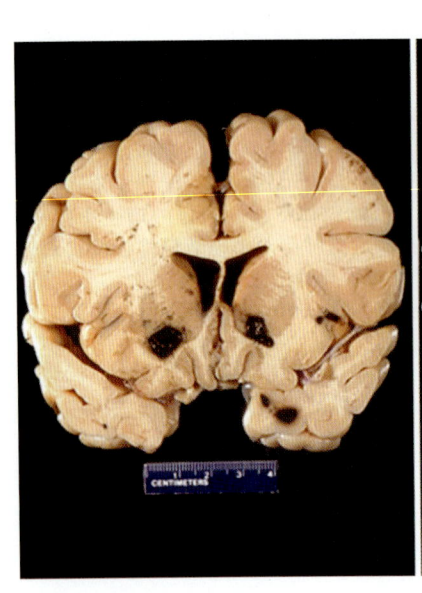

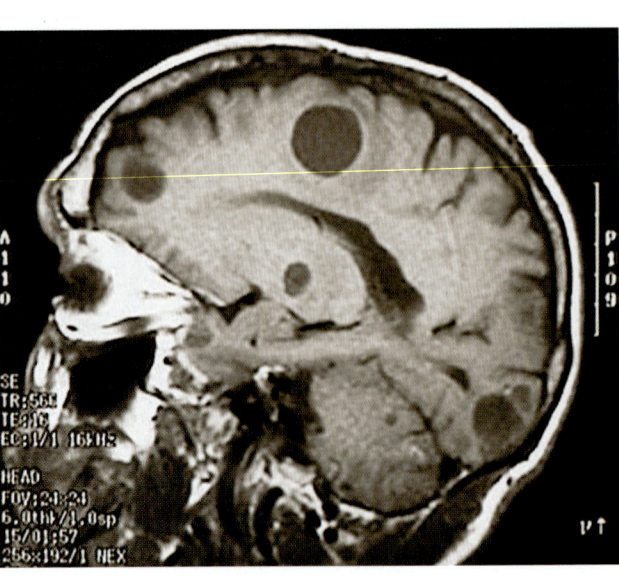

図 19-138　転移性脳腫瘍，肉眼像，MRI

多発性腫瘍がみられ，原発性よりも転移性腫瘍が疑われる。左図は悪性黒色腫からの黒色色素性の転移巣がみられ，右図のMRI矢状断像ではそれに相応する多発性の腫瘤が認められる。

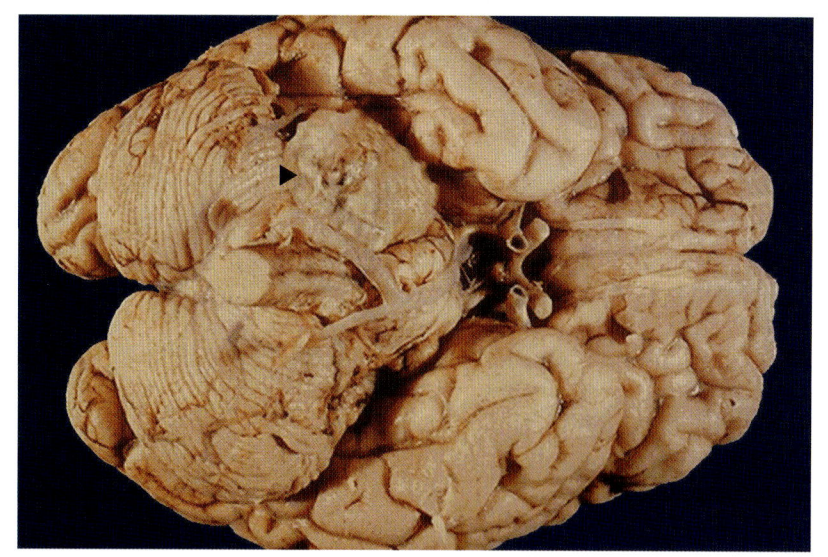

図 19-139　Schwann 細胞腫，肉眼像

脳底の図で，右小脳橋角部の第8脳神経の前庭神経から発生した腫瘤（▶）がみられる。これは Schwann 細胞腫（いわゆる聴神経腫瘍）である。臨床的には難聴と耳鳴を呈する。ほかの好発部位としては三叉神経と脊髄の後根が挙げられる。良性腫瘍で，手術で取り除くことができる。硬膜外の Schwann 細胞腫は太い末梢神経に発生する。II 型神経線維腫症に合併する症例もある。

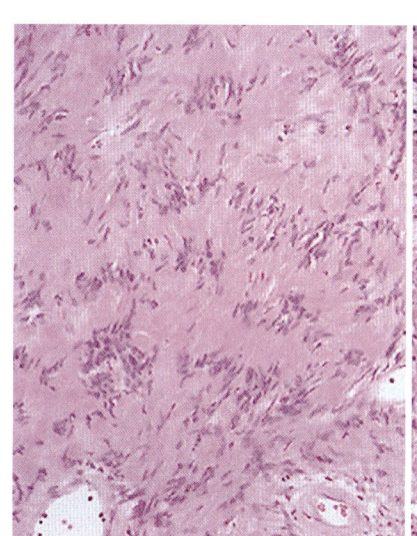

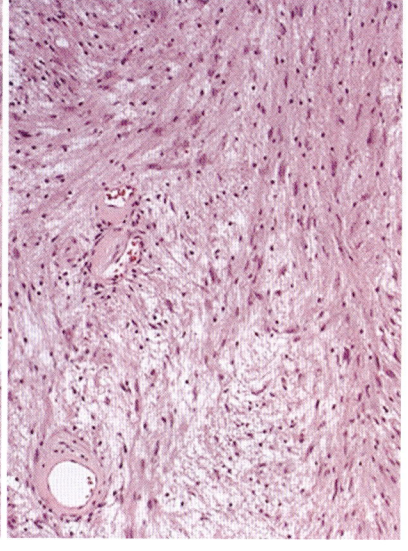

図 19-140　Schwann 細胞腫，組織像

これらは良性 Schwann 細胞腫の典型的な組織像である。左図はより細胞密度の高い"Antoni type A"の部分で，好酸性の領域を取り囲む核の柵状配列およびそれが球状の結節となる所見（Verocay body）を伴っている。右図は間質が粗く，細胞密度が低く，粘液様変性をきたした"Antoni type B"の部分である。この腫瘍は散発性に発生した症例でも，NF2 遺伝子の変異が認められる。免疫組織化学染色で S100 蛋白が陽性となる。

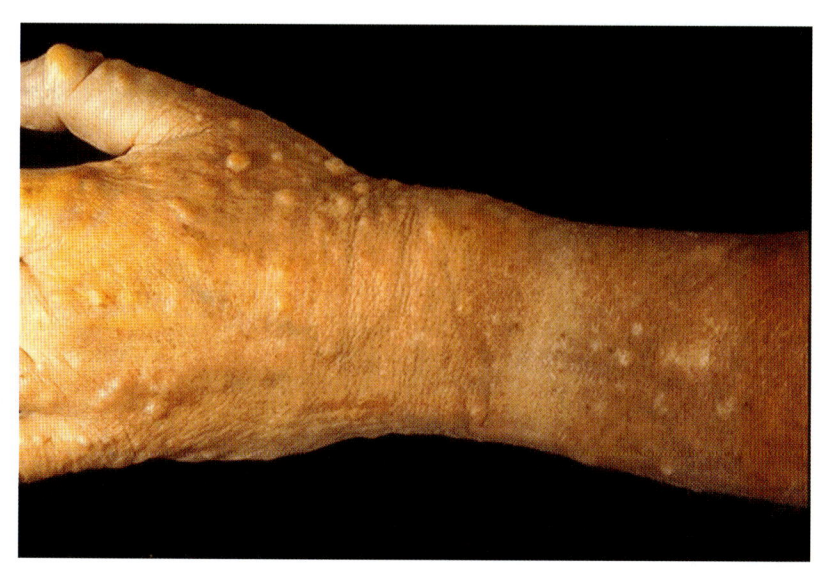

図 19-141　神経線維腫症，肉眼像

I 型神経線維腫症の患者の前腕と手の皮膚に多発性の結節が認められる。この疾患では NF1 腫瘍抑制遺伝子およびその遺伝子産物であり，グアノシン三リン酸活性蛋白質の機能を有する neurofibromin に機能障害がみられる。皮膚が黄褐色調なのは術前に消毒されたからである。（手挙深部に神経線維肉腫が存在したため前腕切断術が施行された。）皮膚のうすい茶褐色の斑点はカフェオレ斑として知られており，特に直径 1.5cm 以上のものが6個以上ある場合は I 型神経線維腫症が強く疑われる。

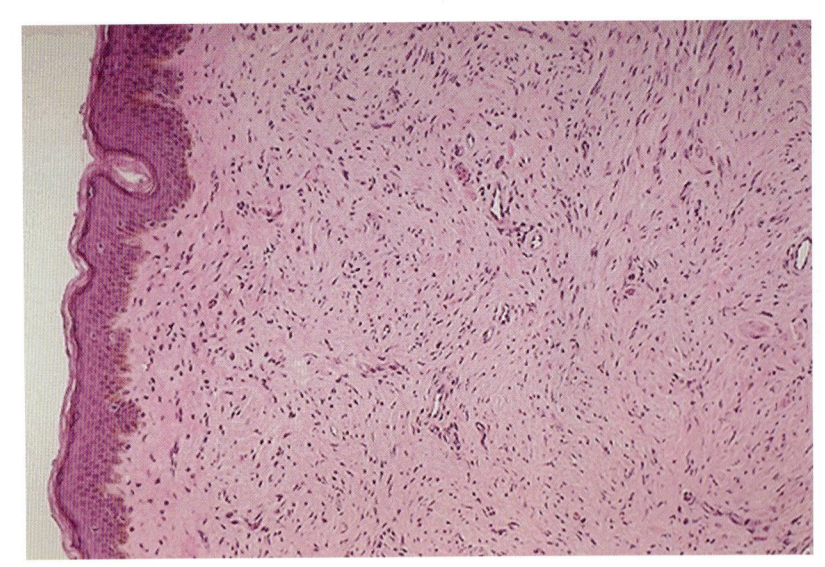

図 19-142　神経線維腫，組織像

神経線維腫の上部の皮膚に色素沈着がみられるが，病変の主体は真皮内に存在する。小型で楕円形の核を有する細長い紡錘形細胞の波打つような束状増殖と，間質の豊富な好酸性の膠原線維増生からなる神経線維腫の定型像がみられる。この疾患は良性で，散発性あるいはⅠ型神経線維腫症に合併して発生する。Ⅰ型神経線維腫症の患者では，大型神経の叢状神経線維腫として増殖する。また，Ⅰ型神経線維腫症では悪性神経線維腫，悪性末梢神経鞘腫および神経膠腫などの悪性腫瘍に転化する危険性が高い。

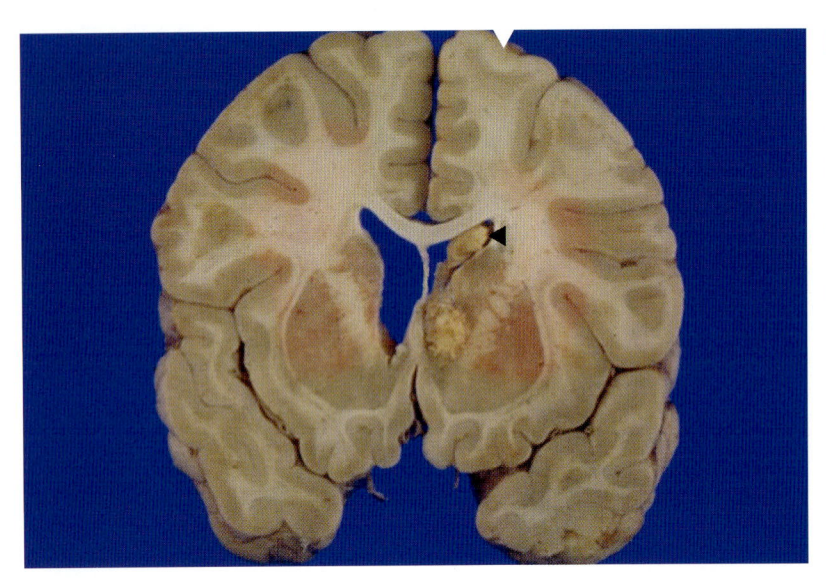

図 19-143　結節性硬化症，肉眼像

結節性硬化症あるいは Bourneville 病は常染色体優性遺伝で，約 10,000 人に 1 人発生する。結節性硬化症では種々の臓器に過誤腫性の低悪性度の腫瘍が発生し，顔面の血管線維腫，大脳の皮質結節，上衣下結節および巨細胞性星細胞腫，網膜の神経膠細胞性過誤腫および神経膠腫，心の横紋筋腫，腎の血管筋脂肪腫，爪下の線維腫などがみられる。この結節性硬化症の冠状断では上方に皮質結節（▽）がみられ，結節の部分では灰白色が退色している。また，側脳室には石灰化した上衣下結節（◀）が認められる。

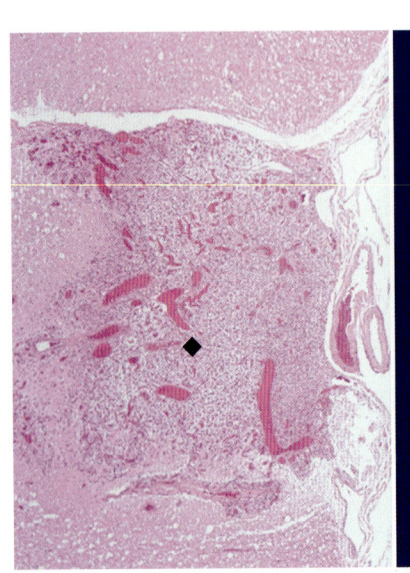

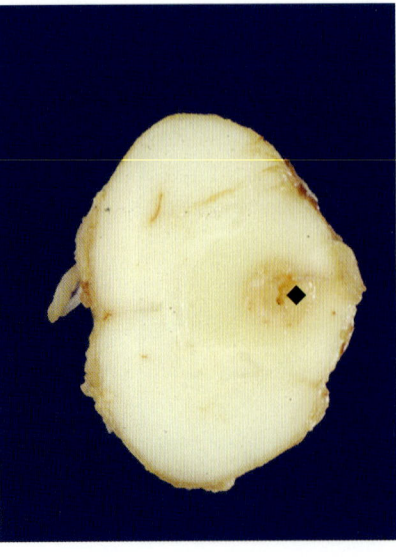

図 19-144　血管芽腫，組織像，肉眼像

右図は頸髄の軸位断で，背側に小さな腫瘤（◆）がみられ，左図では間質細胞が介在する豊富な毛細血管増生が認められる。血管芽腫は散発性（通常は小脳），あるいは常染色体優性遺伝で，40,000 人に 1 人の頻度でみられる von Hippel Lindau 病の一部分症として発生する。血管芽腫の約 10% は多血症を伴っている。VHL 遺伝子は腫瘍の抑制に働く。von Hippel Lindau 病に合併する腫瘍には血管芽腫，褐色細胞腫，網膜の血管腫（しばしば組織学的には血管芽腫に似る），嚢胞腺腫，腎細胞癌などがある。

第 20 章

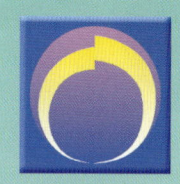

眼

496　第20章　眼

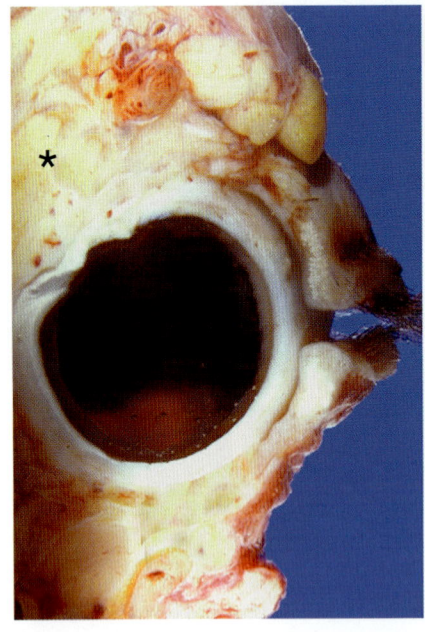

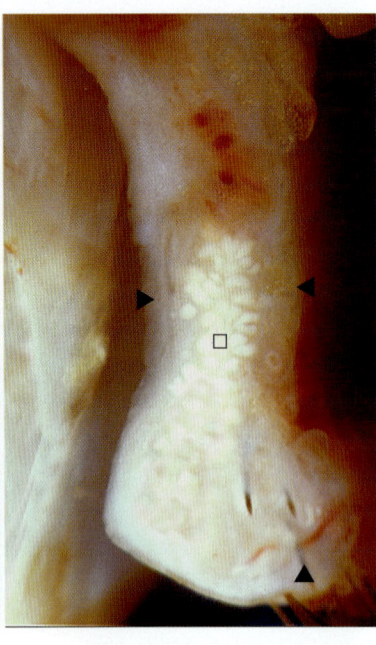

図20-1　正常眼球と周辺組織，肉眼像
左図は眼窩の矢状断であり，眼球と眼瞼の関係を示している。眼球は厚い脂肪組織（★）内に位置している。右図は上眼瞼の矢状断面部である。右図は外表の皮膚（◀）を示しており，その直下には結合組織と眼輪筋の瞼板部がある。その内方（□）には上瞼板と呼ばれる密な結合組織がみられる。さらにその内側（▶）にはマイボーム腺がみられ，涙膜を形成する漿液を分泌している。眼瞼最下部の右方（▲）には睫毛を認める。

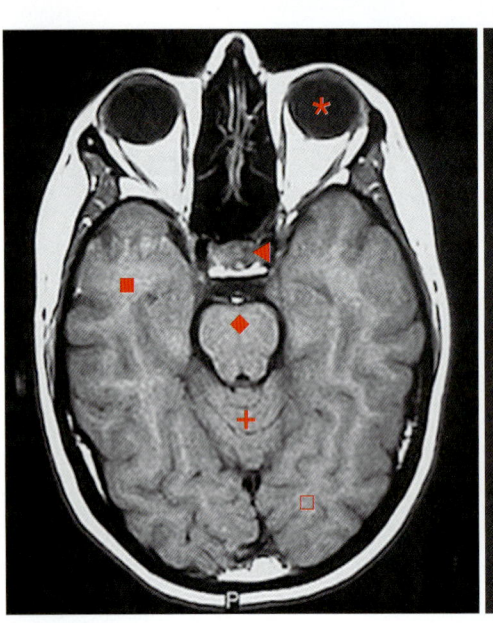

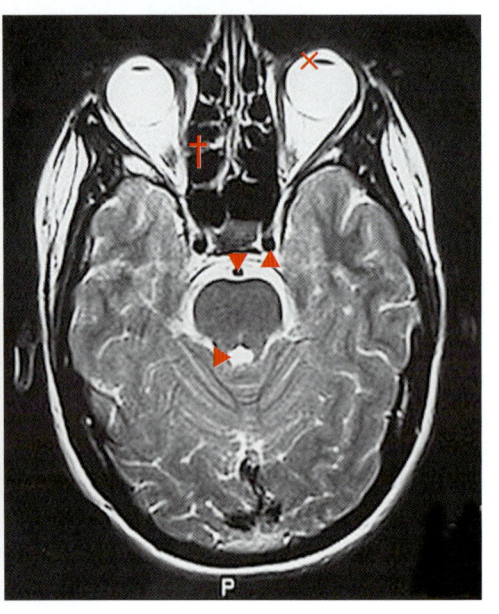

図20-2　正常眼球および正常眼窩，MRI
正常MRI（左図はT1強調画像［脂肪が高信号］，右図はT2強調画像［脂肪・水が高信号］）。側頭葉（■），後頭葉（□），脳底動脈（▼），内頸動脈（▲），橋底部（◆），中脳水道（▶），小脳虫部（＋），篩骨洞（✝）下垂体（◀），眼球（＊），レンズ（×）。

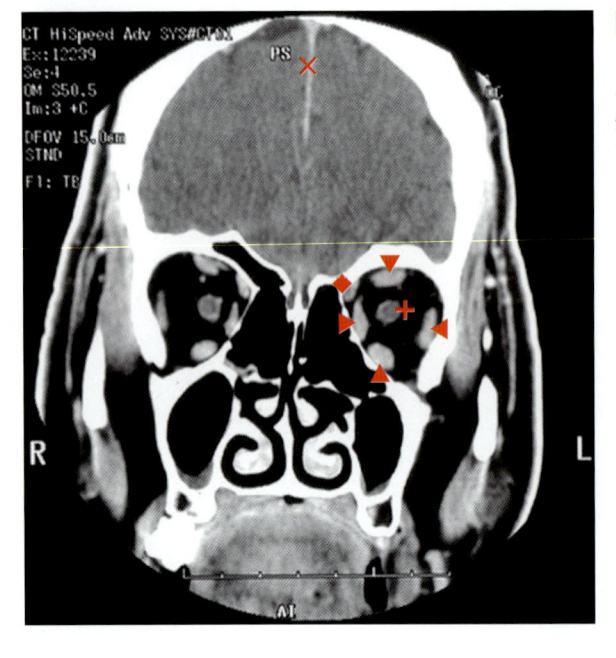

図20-3　正常眼窩，CT
これは正常の眼窩内構造を示したCT画像である。視神経（＋），上直筋（▼），上斜筋（◆），内側直筋（▶），下直筋・下斜筋（▲），外側直筋（◀）。頭蓋内には左右の前頭葉がみられ，大脳鎌（×）で分けられている。

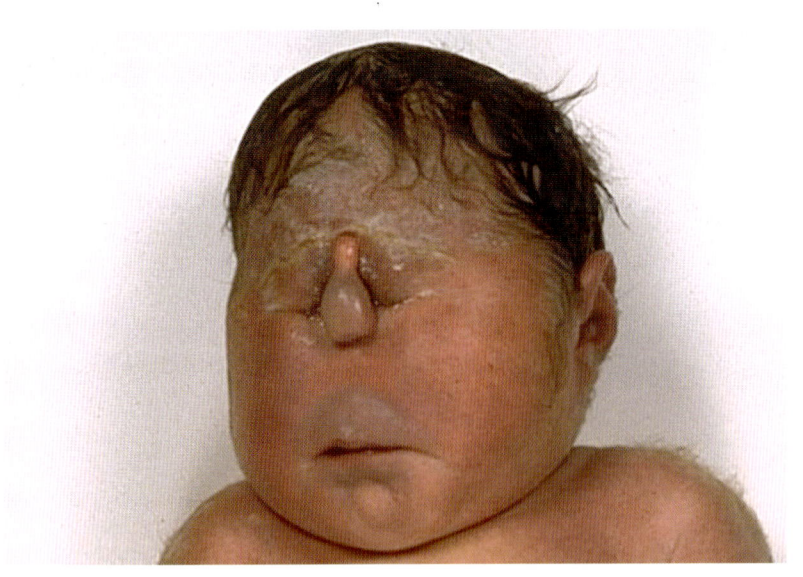

図20-4 単眼症(キクロプス症),肉眼像
　この幼児は13トリソミー(Patau症候群)であり,象鼻状の突起が眼部直上より突出している。この部分では,通常,突起部内には眼球を含めた視器の形成はみられないか,わずかにスリット状の間隙を有する程度である。眼球を形成している場合は虹彩や水晶体欠損,白内障,一次硝子体過形成遺残,網膜異形成を伴うことがある。

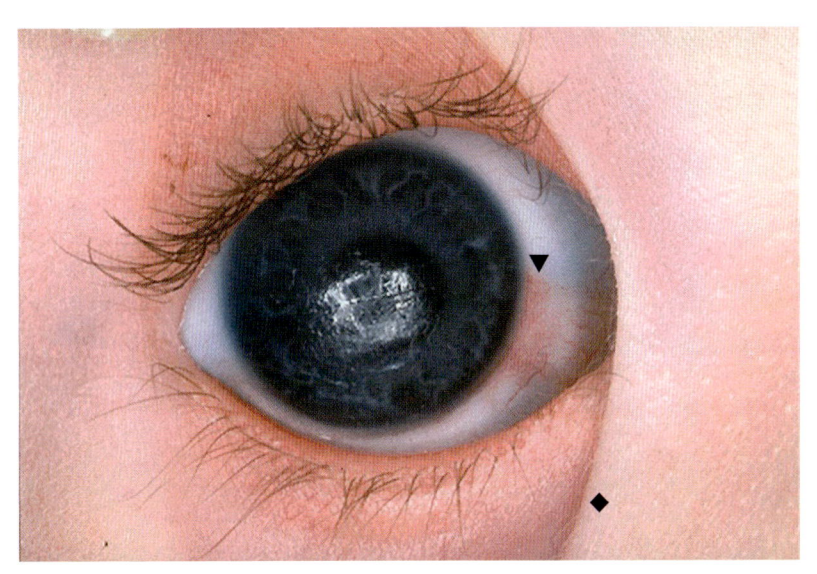

図20-5 21トリソミー児の眼球,肉眼像
　内眼角側には明瞭な贅皮(◆)を認める。また,Brushfield斑(▼)を認める。Down症候群におけるそのほかの眼病変としては,両眼隔離症,円錐角膜,眼裂斜上が挙げられる。

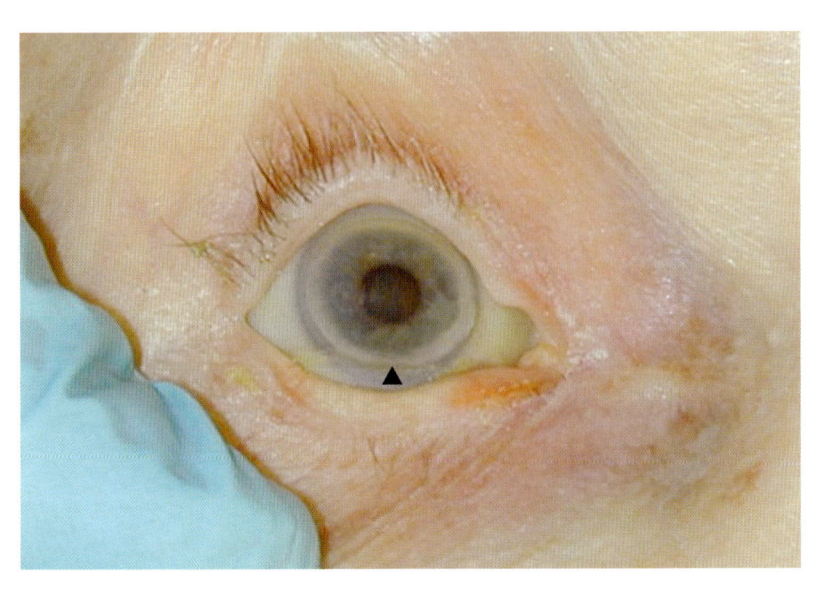

図20-6 老人環,肉眼像
　老人環では角膜の辺縁部に白色の環(▲)が形成される。これは老化によって起こり,病的な意味合いはない。角膜辺縁部に脂質の沈着をきたした状態であり,したがって高脂血症と関連がある。

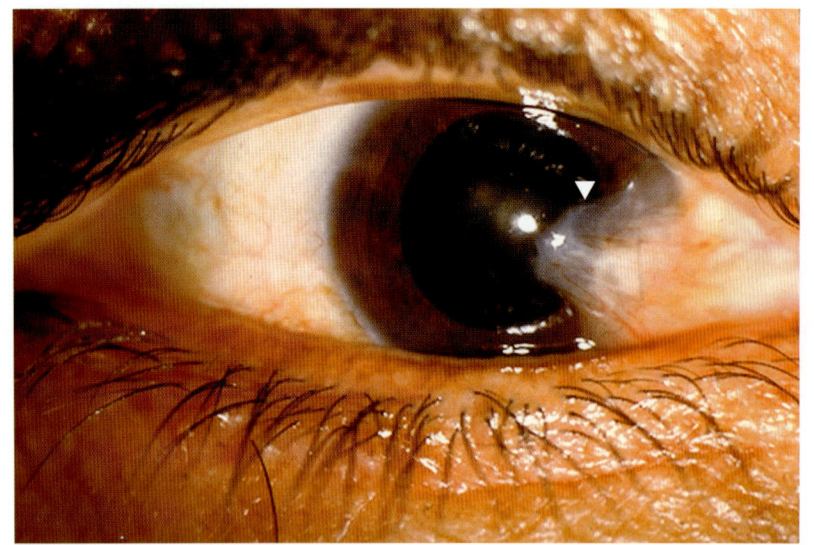

図 20-7 翼状片，肉眼像

翼状片とは角膜上部を占拠する血管結合組織（▼）のことであり，いくらか視覚を障害することがある。ただし，この突起物は角膜正中部を越えることはないため，視力喪失をきたすことはない。また結膜上にのみ認められる場合は瞼裂斑という。この黄白色，隆起を呈する病変は老化と関連し，環境要因や年余にわたる日光曝露による日射性弾性線維症により引き起こされると考えられている。瞼裂斑の内部に異物により炎症が起こった場合，日射性肉芽腫を形成することがある。

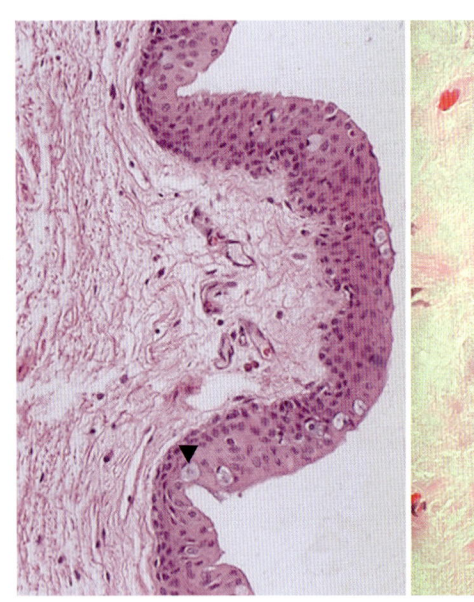

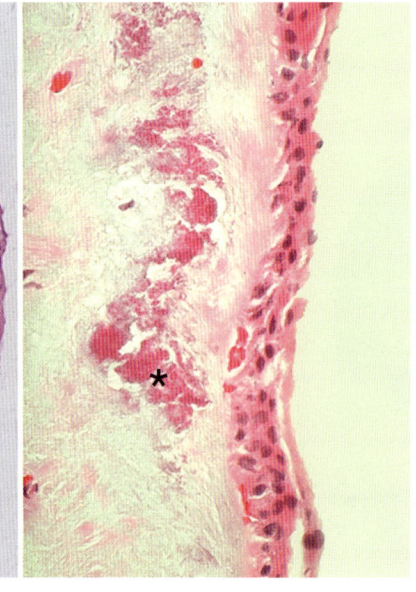

図 20-8 正常結膜と翼状片，組織像

左図は正常の結膜上皮である。結膜は眼瞼の結膜を形成し，後方は瞼板，円蓋部にまでひろがる。球結膜は最終的には角膜へと移行する。結膜の重層扁平上皮内には杯細胞（▼）が認められる。右図は翼状片の組織像である。右側に菲薄化した結膜上皮層がみられ，弾性線維症（＊）と固有間質膠原線維の好塩基性変性を認める。

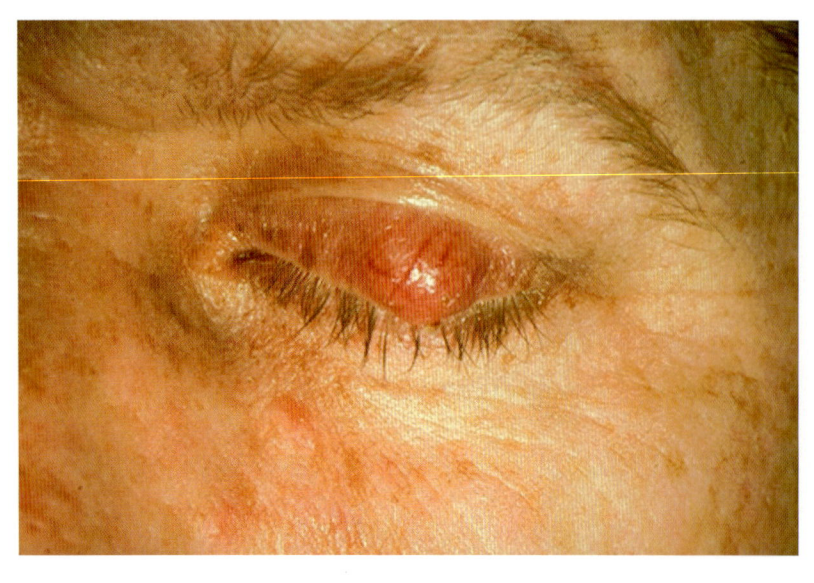

図 20-9 霰粒腫，肉眼像

図では上眼瞼の局所的な腫脹を認める。霰粒腫はマイボーム腺導管の閉塞により慢性の脂肪肉芽腫性炎症をきたしたものである。通常，局所刺激性で良性の経過をたどる。ただし再発性の場合はマイボーム腺由来の脂腺癌の可能性を除外するため，生検にて検索すべきである。

第 20 章　眼　　499

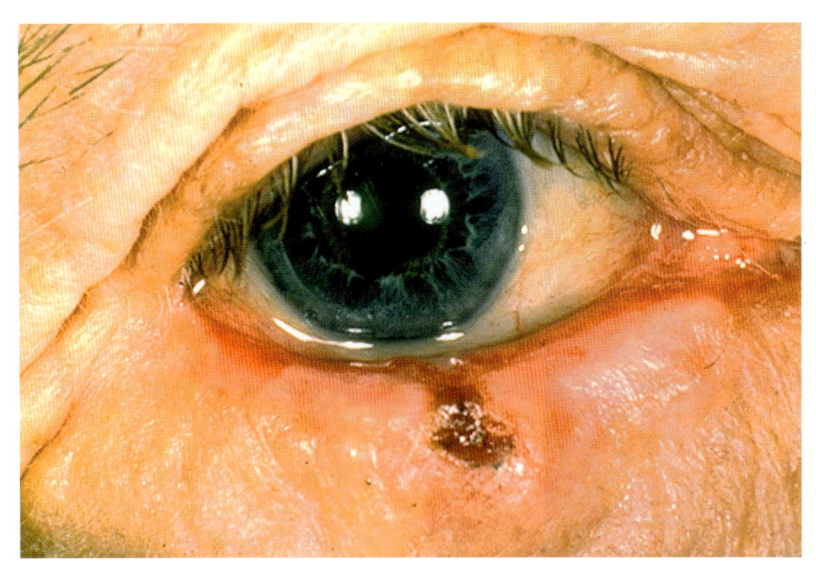

図 20-10　眼瞼基底細胞癌，肉眼像

　下眼瞼の辺縁部に中央に潰瘍化を伴った小結節性病変を認める。基底細胞癌は眼瞼に発生する悪性腫瘍の最多を占め，日光による慢性の紫外線曝露により発生する。病変は中央部に円形潰瘍を伴い辺縁部はピンク色を呈する。基底細胞癌は，通常，発育が緩徐であり予後は良好だが，この部位に発生した場合，再発を抑えるための十分な外科的切除縁の確保が問題となることがある。切除範囲を拡大すると眼瞼の機能を損なう可能性が生じる。

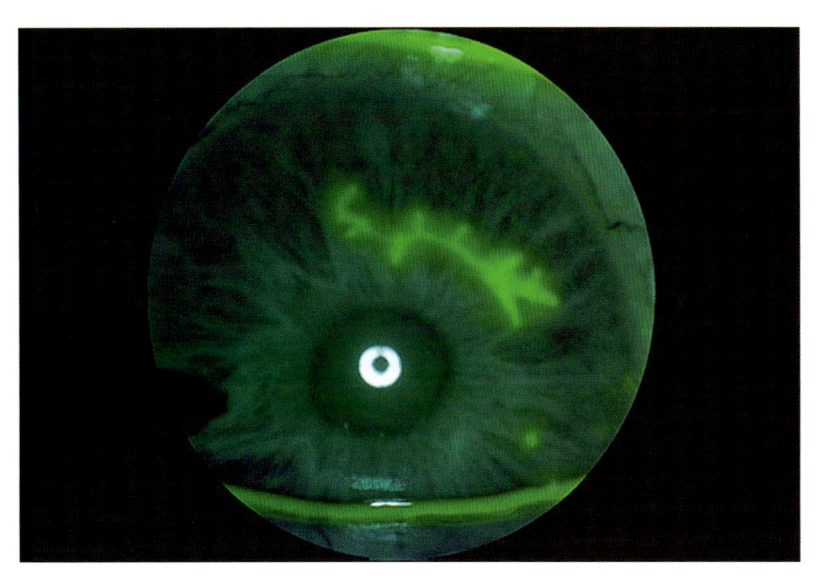

図 20-11　ヘルペス性角膜炎，肉眼像

　図は角膜表面に蛍光色素を点眼し蛍光下細隙燈にて角膜を観察したものである。最上部と最下部には結膜との境界に色素の貯留がみられる。病変は角膜上皮の樹状潰瘍として認められ，これは小潰瘍が癒合，結合したものである。このような樹状の潰瘍は単純ヘルペス感染症に特徴的である。ヘルペス角膜炎は，時に再発性で角膜を貫通し実質に至る潰瘍を形成し得るので重大な疾患である。

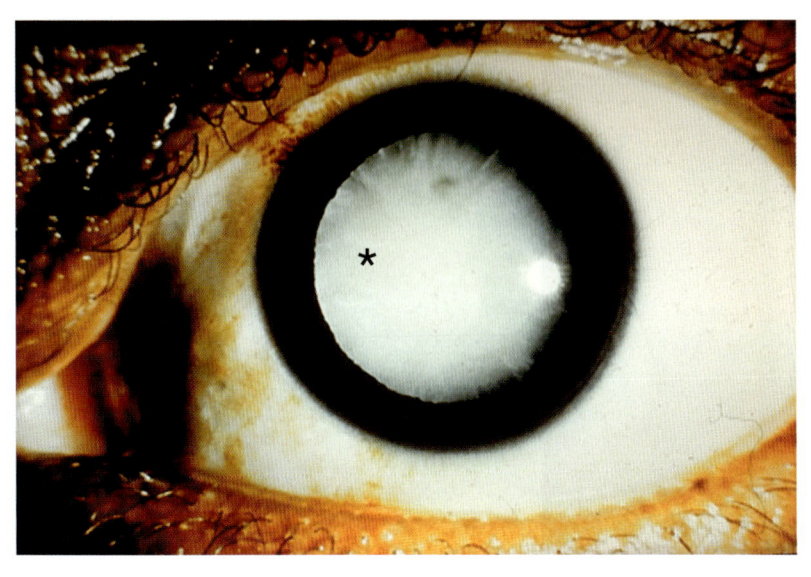

図 20-12　白内障，肉眼像

　水晶体皮質の菲薄化に端を発し，次いで液状変性をきたすことにより水晶体の混濁（★）をきたす。その結果，水晶体線維の断片化と細胞外球状物形成が引き起こされる。水晶体核部では不溶性蛋白が蓄積し，その結果，水晶体は硬化をきたし茶色に変色する。白内障は高齢者や糖尿病罹患者に多い。このような水晶体は手術により人工レンズに置換することができる。

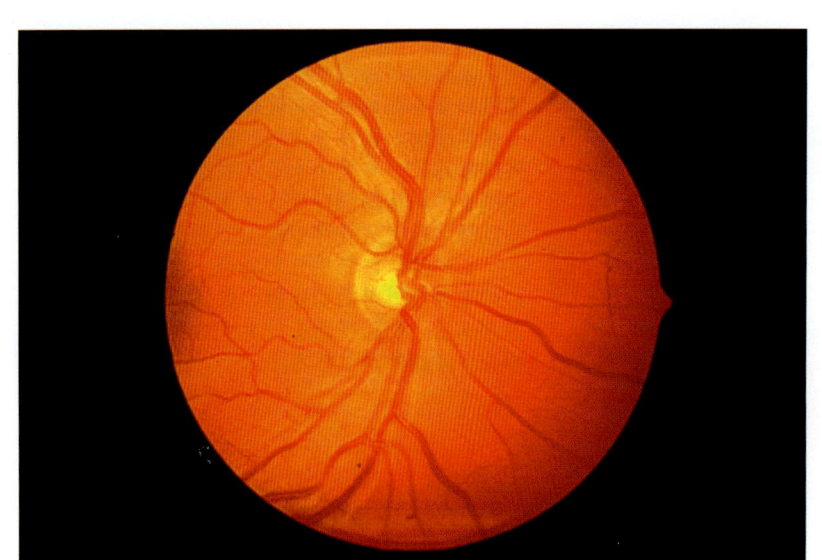

図20-13 正常網膜，眼底検査

図は眼底鏡による正常の網膜像である。赤色が鮮やかで視神経乳頭から放射状に分岐しているのが動脈である。径が太く暗赤色，均等に分布しているのが静脈で，これらは乳頭に向かって走行している。正常の場合，視神経乳頭の辺縁は境界明瞭で後部硝子体腔には血管を認めない。老化により硝子体が液状変性や虚脱することにより，いわゆる飛蚊症を呈する。

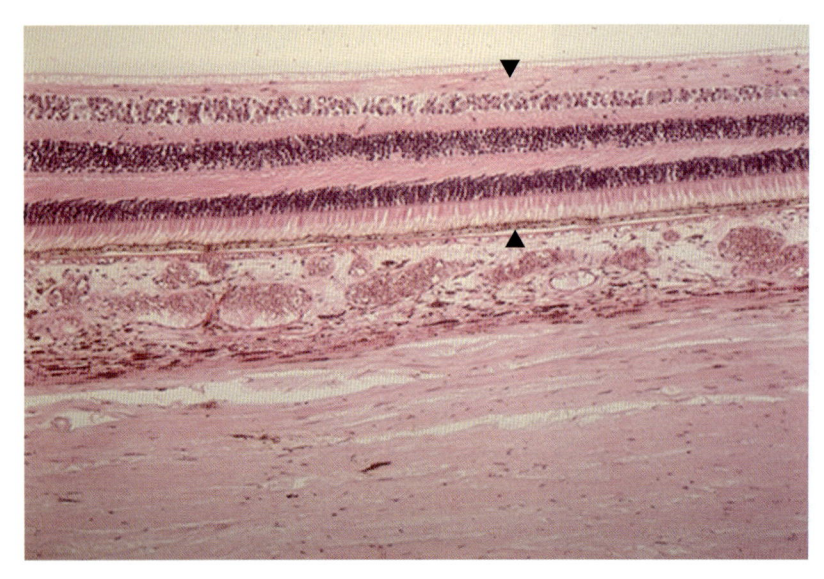

図20-14 正常網膜，組織像

正常網膜は多層性である。網膜色素上皮層（▲）の直下には支持結合組織（脈絡膜と強膜）が存在する。色素細胞層の直上には桿状体と錐状体よりなる光受容体細胞を認める。その上には外顆粒層と外網状層，内顆粒層と内網状層，そして神経節細胞層，神経線維層がある。神経線維（▼）は集簇し視神経乳頭部で視神経へと移行する。網膜色素細胞層は光受容体細胞の維持に寄与しており，この機能が損なわれると遺伝性網膜色素変性症を引き起こすことがある。

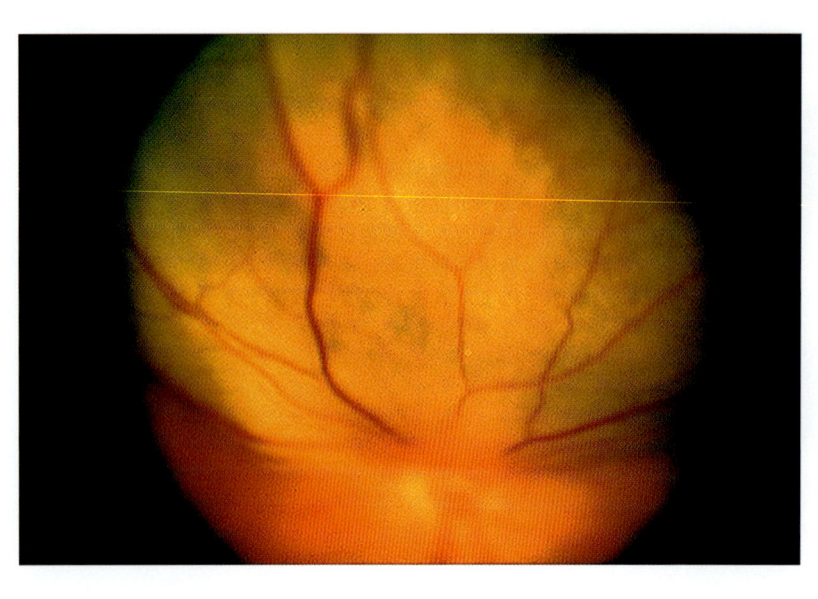

図20-15 網膜悪性黒色腫，眼底検査

木星の衛星"イオ"と形容されるのが，眼球悪性黒色腫の眼底鏡所見である。すなわち眼底鏡所見にて網膜の退色と網膜下の隆起を呈する。悪性黒色腫は成人の眼球腫瘍の最多を占め，通常，脈絡膜色素細胞より発生する。

第20章 ● 眼　501

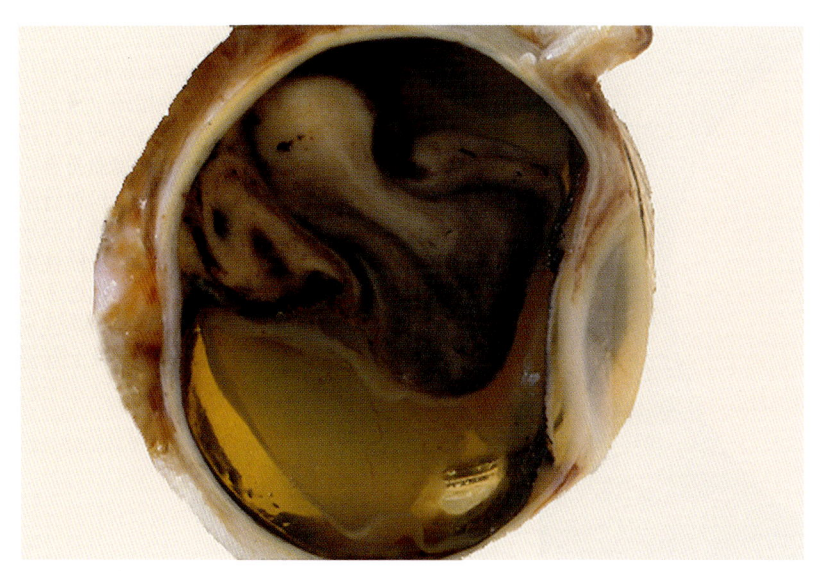

図20-16　眼球悪性黒色腫，肉眼像
　摘出眼球の割面像である。硝子体内部には茶褐色～黒色の色素が沈着した腫瘍を認める。本症例は脈絡膜由来の悪性黒色腫である。皮膚以外では，眼球が悪性黒色腫の最多好発部位である。悪性黒色腫は強膜を破壊し眼窩内の軟部組織に浸潤することがある。また悪性黒色腫が眼球内で発育することにより網膜剝離を生じ，突然の視力障害をきたすことがある。

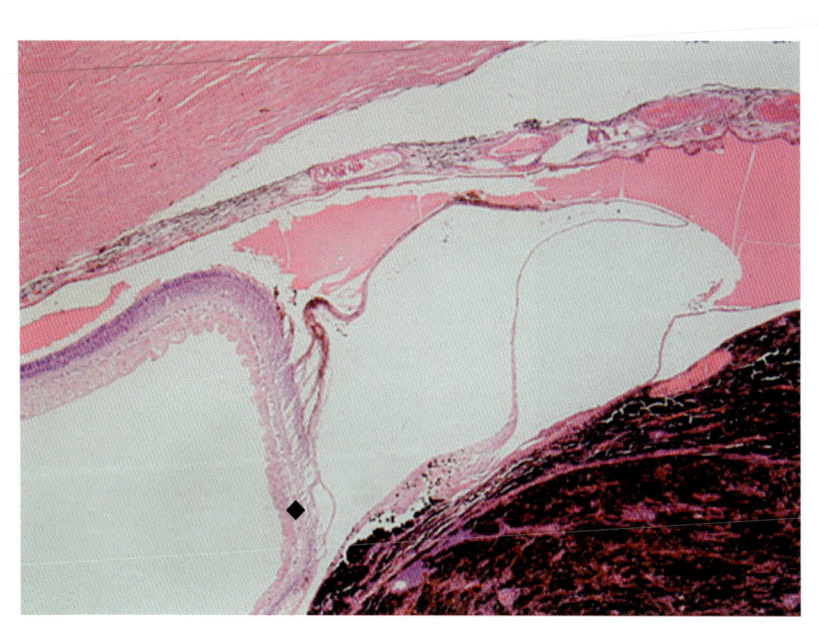

図20-17　眼球悪性黒色腫，組織像
　右下方，剝離した網膜（◆）の下側には黒色の顆粒を有する悪性黒色腫の結節を認める。皮膚の悪性黒色腫では下方への深達度が予後決定の最重要因子であるが，眼球では側方への進展度が最も重要である。眼球内にはリンパ網は存在せず，眼球悪性黒色腫は強膜静脈系を介してひろがるため血行性転移をきたす。主たる遠隔転移先は肝である。

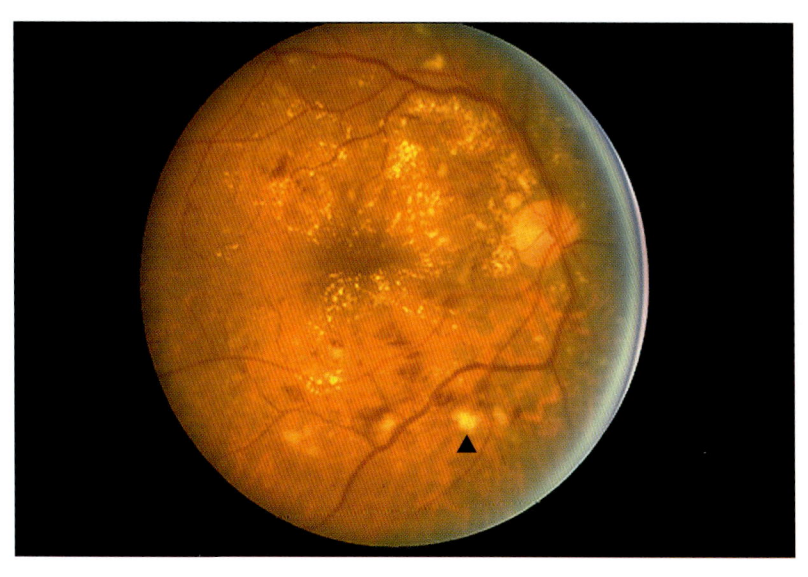

図20-18　糖尿病性網膜症，眼底検査
　硬性白斑（▲）が広範にひろがることが，糖尿病におけるいわゆる"背景網膜症"に典型的な所見である。糖尿病の微小血管障害によって網膜の浮腫と浸出が引き起こされる。白斑には軟性と硬性があり，前者は微小梗塞，後者は黄色の粘性浸出物で血漿蛋白，脂質が凝集したものである。硬性白斑は高齢者の2型糖尿病で特徴的な所見である。背景網膜症のほかの所見としては，微小毛細血管瘤，点状・斑状出血，火炎状出血，綿花状（軟性）白斑がある。

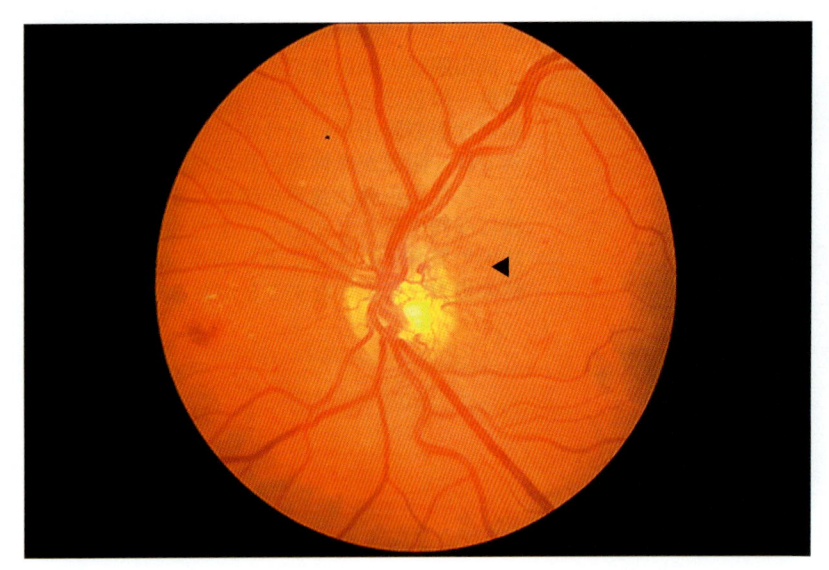

図 20-19　糖尿病性網膜症，眼底検査

　増殖糖尿病性網膜症における血管新生を示す。視神経乳頭周囲には小血管の増殖（◀）がみられ，これらは硝子体液に向かって伸展・増殖する。この新生血管により硝子体出血をきたしやすく視力障害の原因となる。さらに血管結合織，グリア組織などの異常組織が増殖し収縮することにより網膜剥離を引き起こす危険性が生じる。特にこれらの変化が黄斑部に起こると視力障害の度合いが強くなる。増殖糖尿病性網膜症は血糖コントロール不良で10年以上経過した場合に発生することが多い。

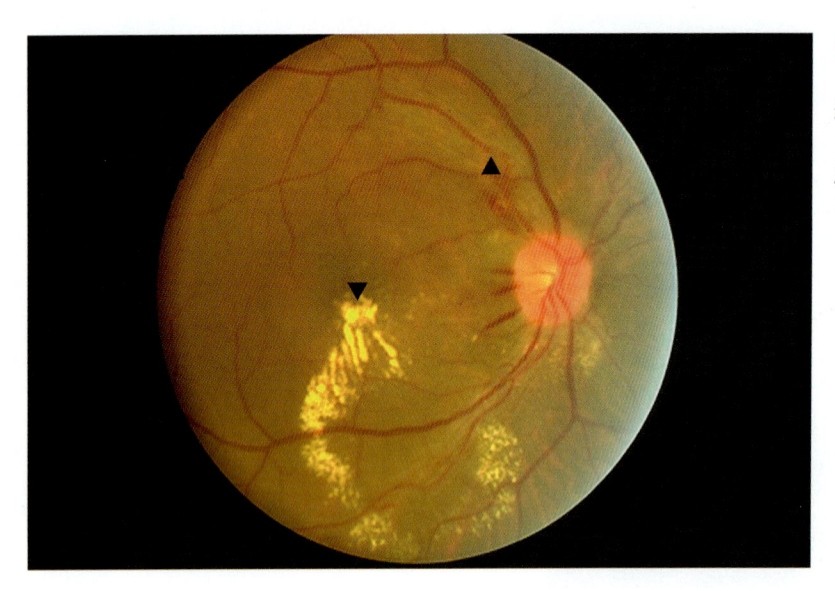

図 20-20　高血圧性網膜症，眼底検査

　網膜動脈の狭小化（▲）を示す。網膜神経線維層の微小梗塞による綿花状白斑（▼）も認められる。神経線維層に及ぶ火炎状出血や乳頭浮腫，硬性白斑なども高血圧による網膜所見である。

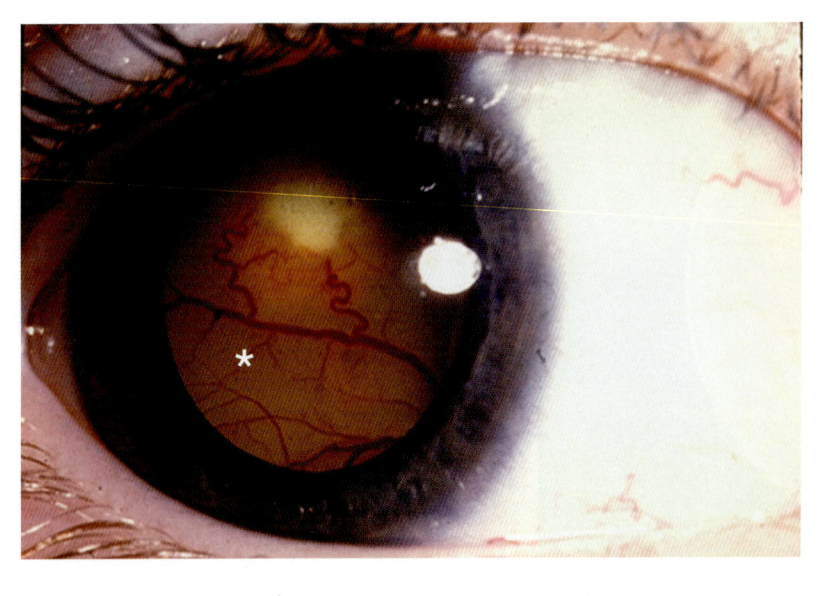

図 20-21　網膜芽細胞腫，眼底検査

　網膜芽細胞腫の腫瘍形成により白色瞳孔（★）と呼ばれる状態を呈する。網膜芽細胞腫は小児の眼球内腫瘍の最多を占める。網膜芽細胞腫は腫瘍抑制遺伝子 Rb の突然変異の結果，腫瘍発生をきたすもので，いわゆる古典的"2ヒット型"の遺伝子変異の1例である。つまり13番染色体の一方の相同染色体上の Rb 遺伝子に先天的に突然変異（点突然変異あるいは当該遺伝子座の欠失）を有する（最初のヒット）個体が，小児期に他方の相同染色体の欠失（2番目のヒット）をきたすことにより網膜芽細胞腫が発生する。このような症例では他眼にも網膜芽細胞腫が発生したり，骨肉腫などほかの悪性腫瘍を併発する危険性がある。

第 20 章 眼　503

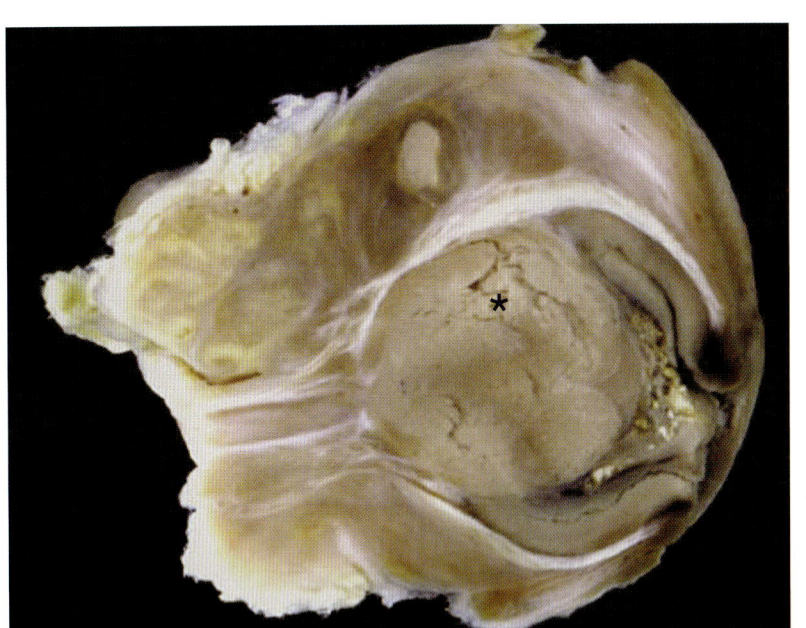

図 20-22　網膜芽細胞腫，肉眼像

図は摘出眼球の矢状断割面像である．大きな白色腫瘤（★）が硝子体を強く圧排し，眼球内をほぼ占拠している．この結果，眼底鏡所見上の白色瞳孔を生じる．網膜芽細胞腫の約30〜40％が家族歴を有さない散発例であり，その場合には他眼の発症や他腫瘍の発生の危険性は少ない．家族性症例では，*Rb*腫瘍抑制遺伝子の遺伝的異常を伴う．

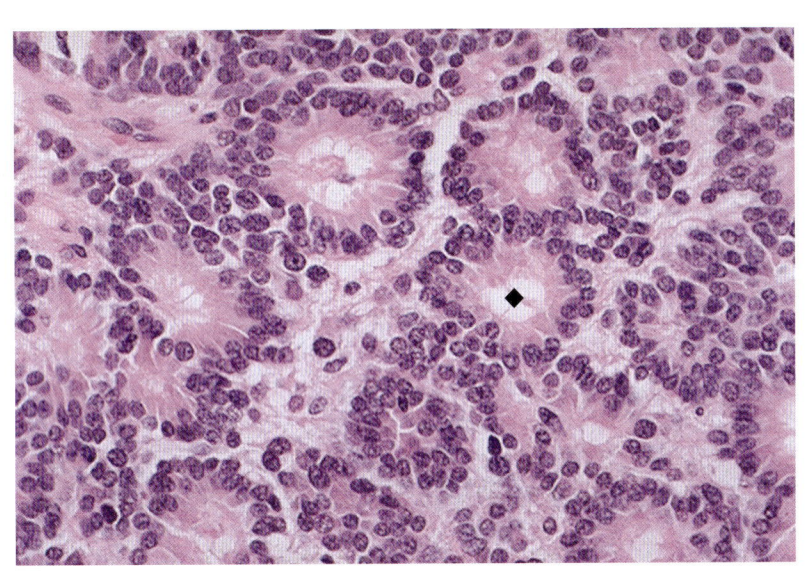

図 20-23　網膜芽細胞腫，組織像

網膜芽細胞腫は小児期の"小型青色細胞腫瘍"の1つである．最も特徴的な組織所見はFlexner-Wintersteiner型ロゼット（◆）と呼ばれ，小型，ヘマトキシリンに好染する紫色の核を有する細胞が円形に配列する．網膜芽細胞腫は視神経を介して周囲へひろがるのが一般的である．ただし血行性に骨転移病巣を形成することもある．

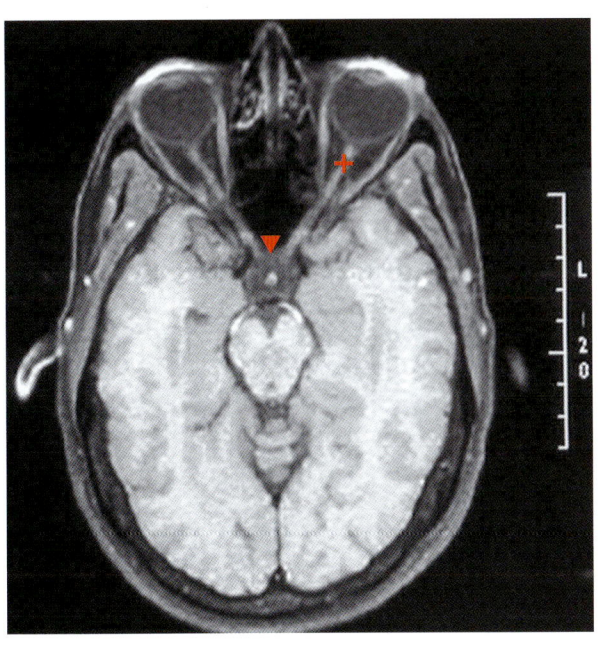

図 20-24　正常視神経，MRI

視交叉（▼）まで延びる視神経（+）の位置をMRIのFLAIR軸位断像にて示す．視神経は髄膜に囲まれているため，髄液圧の変化に影響を受ける．

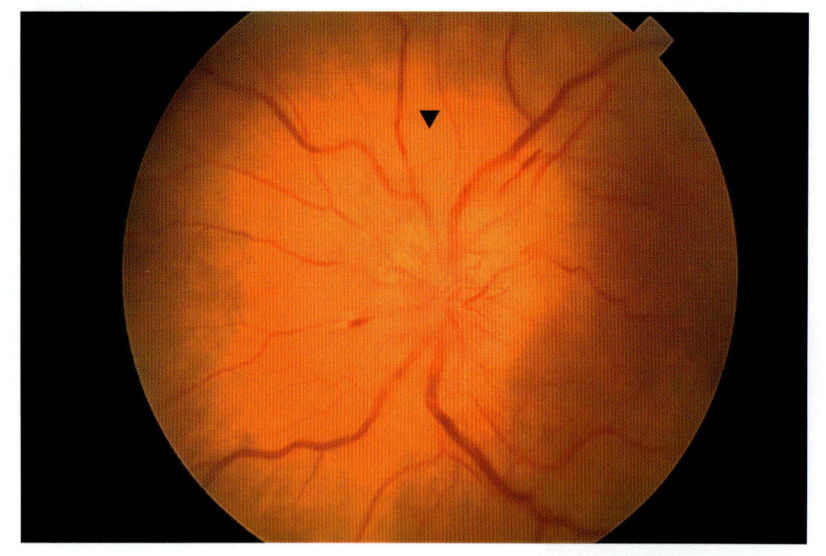

図20-25 視神経乳頭浮腫，眼底検査

視神経乳頭の辺縁（▼）がぼやけて不明瞭である。これは視神経乳頭の腫脹と隆起によるものであり，脳浮腫，出血，腫瘤などの頭蓋内圧亢進状態により乳頭浮腫が引き起こされる。乳頭浮腫は脳脊髄液圧が200mmH$_2$O以上であることを示唆し，したがって腰椎穿刺をすべきでない。なぜならば脳脊髄液を穿刺にて除去するとヘルニアを招来する可能性があるからである。

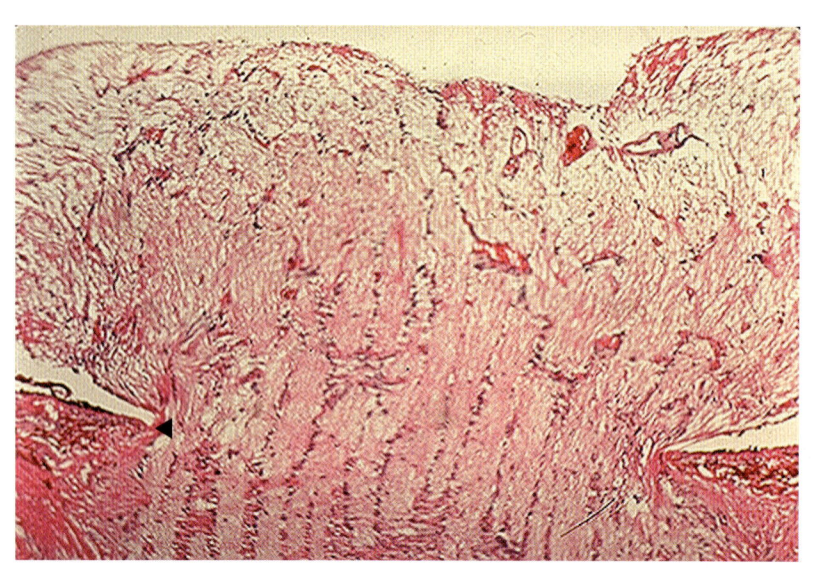

図20-26 視神経乳頭浮腫，組織像

この図には乳頭浮腫をきたした視神経乳頭部がみられる。うっ血乳頭は乳頭隣接部網膜部（◀）より上部で膨隆し，篩状板の前方への弓状化を伴う。うっ血乳頭は頭蓋内圧亢進の徴候であり，放置されれば小脳扁桃，海馬回鈎，帯状回などのヘルニアを招来することになりかねない。

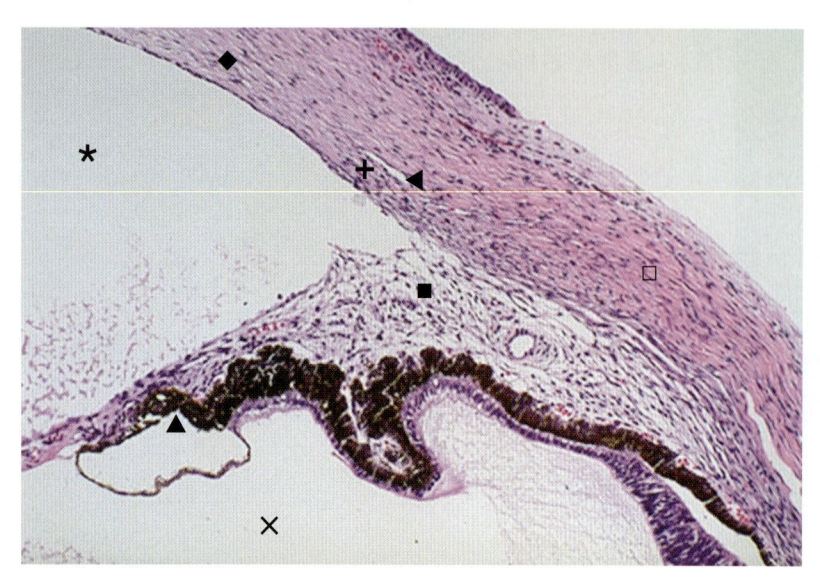

図20-27 正常の角膜，虹彩，毛様体，隅角，強膜部，組織像

ここには胎児の角膜（◆），前房（＊），後房（×），隅角線維柱帯（＋），Schlemm管（◀），虹彩（▲），毛様体（■），強膜（□）が示されている。原発性閉塞隅角緑内障は遠視に併発することが多く，虹彩-線維柱帯間が狭小化し，房水の吸収が障害されることにより起こる。一方，通常の緑内障は狭小化をきたさない開放隅角緑内障であり，房水の吸収・排泄機能障害により起こる。

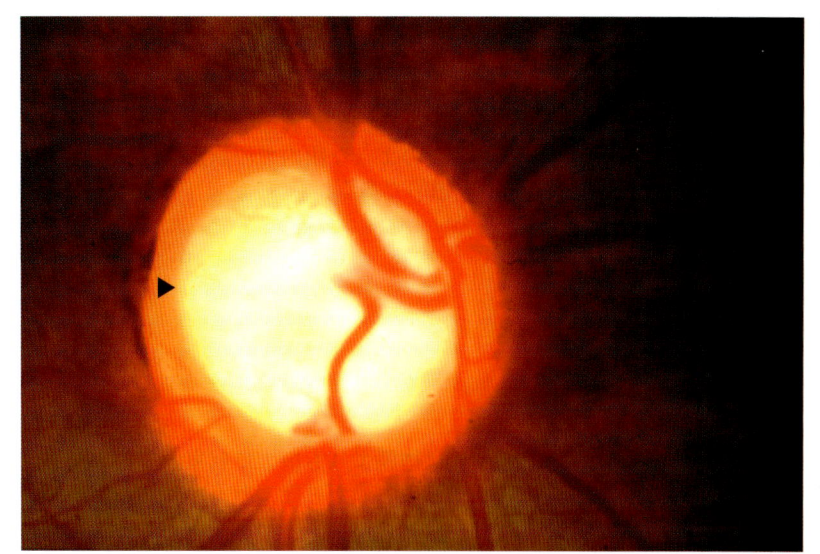

図20-28 緑内障,眼底検査

　緑内障では視神経乳頭が著明な陥凹を示す。緑内障は眼圧亢進により引き起こされ,神経節細胞,軸索の障害を伴う。年余に及ぶ眼圧上昇により乳頭の深い陥凹（▶)をきたす。この図では,血管は深く陥凹した視神経乳頭に落ち込んでいるようにみえる。

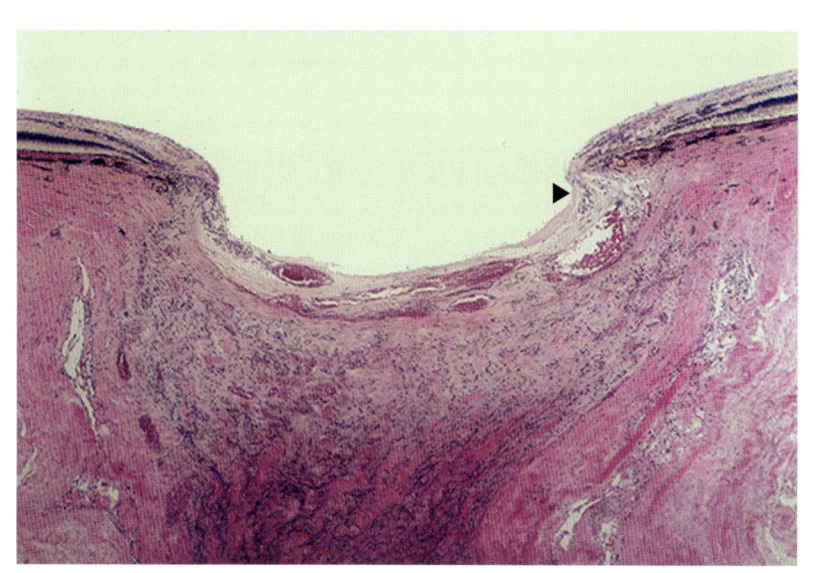

図20-29 緑内障,組織像

　視神経乳頭が深い陥凹（▶）を呈している。このような状況では,眼圧上昇の原因が何であれ,視神経萎縮により進行性の視力障害をきたす。

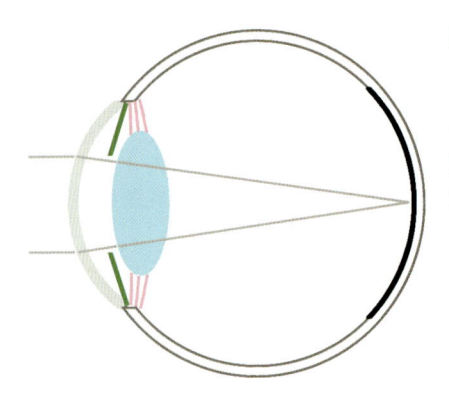

図20-30　正視，ダイアグラム
　光は角膜を通過することにより屈折する。虹彩により瞳孔径の大きさが変化することにより眼内に入る光の量が調節される。光は水晶体を通過する際にさらに屈折する。水晶体の形は堤靱帯の張力と毛様帯平滑筋により調節される。前房，後房の房水は光の屈折にはほとんど関与しない。このような眼内での調節機構により，光が正確に網膜上に集光され結像するのが理想的である。

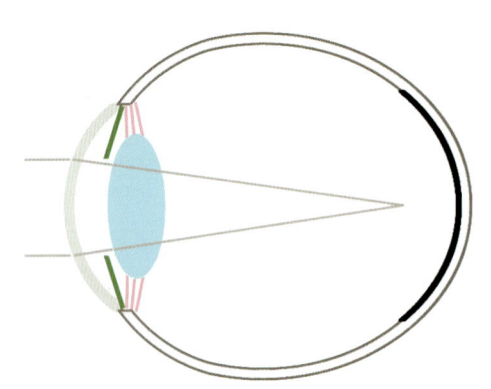

図20-31　近視，ダイアグラム
　眼球が奥行き方向に長くなると，光は網膜よりも前方で収束するため像がぼやける。近距離視では水晶体により幾分の調節が可能であるが，遠方視の場合にはこの調節はできない。したがって，近視用の眼鏡やコンタクトレンズに頼ることとなる。程度を問わなければ，約1/4の人が近視であるといわれている。

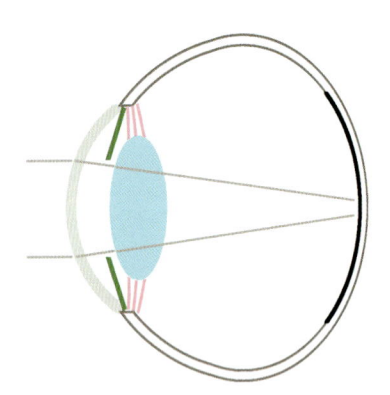

図20-32　遠視，ダイアグラム
　眼球の奥行きが短い場合，焦点は網膜よりも後方に位置し像がぼやける。水晶体により幾分の調節は可能である。ただしいったん老眼が起こってしまうと，近方よりも遠方がみえやすくなる。遠視は眼鏡やコンタクトレンズで矯正可能である。

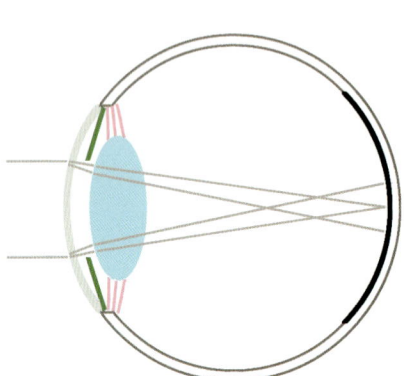

図20-33　乱視，ダイアグラム
　角膜の形状が楕円形，つまり正常ではバスケットボールのような形であるのがラグビーボール型を呈することにより眼内に入る光の収束が均等にならず，その結果どの距離でも像がぼやける。かつては眼鏡でしか矯正できなかったが，最近ではコンタクトレンズでも矯正可能となってきた。近視者の約半数が乱視を併発しているといわれている。

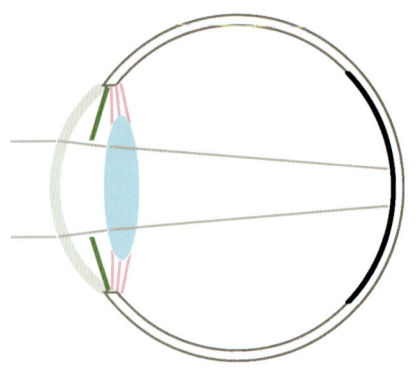

図20-34　老眼，ダイアグラム
　年齢を重ねることにより水晶体の柔軟性が低下し，特に近距離視において結像が困難である場合である。40歳代までに大抵の人が程度の差こそあれ，この状態を経験するといわれている。像を明瞭にみるためにはその物体を遠ざける必要がある。かつて矯正レンズを使用したことのない人は読書など近距離視用の矯正器具が必要となり，もともと矯正レンズを使用している人は遠近両用の矯正器具を装着することになる。もともと近視の人は老眼の初期には近距離視用の矯正レンズを必要としない場合もある。

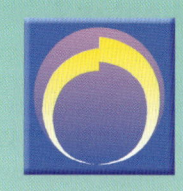

図提供者一覧

Chapter 1

Figure 1–17 Courtesy of Dr. M. Elizabeth H. Hammond, University of Utah; **Figure 1–20** Courtesy of Department of Pathology, The University of Hong Kong; **Figure 1–36** Courtesy of Dr. Walter H. Henricks, The Cleveland Clinic Foundation; **Figure 1–51** Courtesy of Department of Pathology, The University of Hong Kong; **Figure 1–67** Courtesy of Dr. Richard Conran, Uniformed Services University.

Chapter 2

Figure 2–11 Courtesy of Dr. Mary Ann Sens, University of North Dakota; **Figures 2–44, 2–45, and 2–48** Courtesy of Department of Pathology, The University of Hong Kong.

Chapter 4

Figures 4–10 and 4–12 Courtesy of Dr. Sherrie L. Perkins, University of Utah; **Figure 4–22** Courtesy of Dr. Satoshi Nimura, Fukuoka University Faculty of Medicine; **Figures 4–30, 4–31, and 4–32** Courtesy of Dr. Carl R. Kjeldsberg, University of Utah; **Figures 4–35, 4–36, and 4–49** Courtesy of Dr. Sherrie L. Perkins, University of Utah; **Figure 4–51** Courtesy of Dr. Carl R. Kjeldsberg, University of Utah; **Figure 4–77** Courtesy of Department of Pathology, The University of Hong Kong.

Chapter 5

Figure 5–40B Courtesy of Dr. Mitsuru Kishimoto, Department of Molecular Pathology, Chiba University Graduate School of Medicine; **Figure 5–90** Courtesy of Dr. Mary Ann Sens, University of North Dakota.

Chapter 6

Figure 6–9 Courtesy of Department of Pathology, The University of Hong Kong.

Chapter 7

Figure 7–11 Courtesy of Department of Pathology, The University of Hong Kong; **Figures 7–62 and 7–63** Courtesy of Dr. Richard Conran, Uniformed Services University; **Figure 7–71** Courtesy of Department of Pathology, The University of Hong Kong.

Chapter 8

Figures 8–9 and 8–21 Courtesy of Dr. Jeannette J. Townsend, University of Utah; **Figure 8–30** Courtesy of Dr. Morton Levitt, Florida State University.

Chapter 10

Figure 10–6 Courtesy of Dr. Morton Levitt, Florida State University; **Figure 10–67 and 10–77** Courtesy of Department of Pathology, The University of Hong Kong; **Figure 10–79** Courtesy of Arthur J. Belanger, Yale University; **Figures 10–94 and 10–99** Courtesy of Department of Pathology, The University of Hong Kong; **Figure 10–102** Courtesy of Dr. Richard Conran, Uniformed Services University; **Figure 10–103** Courtesy of Arthur J. Belanger, Yale University.

Chapter 11

Figure 11–14 Courtesy of Dr. Mary Ann Sens, University of North Dakota; **Figure 11–16** Courtesy of Dr. Richard Conran, Uniformed Services University; **Figures 11–20 and 11–22** Courtesy of Dr. David Cohen, Tel Aviv University; **Figure 11–24** Courtesy of Dr. Richard Conran, Uniformed Services University; **Figure 11–25** Courtesy of Arthur J. Belanger, Yale University; **Figure 11–26** Courtesy of Dr. Ilan Hammel, Tel Aviv University.

Chapter 12

Figure 12–28 Courtesy of Dr. Ofer Ben-Itzhak, Technion-Israel Institute of Technology, Haifa, Israel; **Figure 12–40 and 12–43** Courtesy of Dr. Noboru Konishi, Nara Medical University School of Medicine;

Chapter 13

Figure 13–8 Courtesy of Dr. David Cohen, Tel Aviv University; **Figure 13–10** Courtesy of Dr. Takako Kiyokawa, Chiba University School of Medicine; **Figure 13–13** Courtesy of Dr. Richard Conran, Uniformed Services University; **Figure 13–14** Courtesy of Dr. David Cohen, Tel Aviv University; **Figure 13–23** Courtesy of Dr. Takako Kiyokawa, Chiba University School of Medicine; **Figure 13–27** Courtesy of Dr. David Cohen, Tel Aviv University; **Figure 13–28** Courtesy of Dr. Takako Kiyokawa, Chiba University School of Medicine; **Figure 13–44** Courtesy of Dr. David Cohen, Tel Aviv University; **Figures 13–57, 13–61, and 13–62** Courtesy of Dr. Hiroyuki Takahashi, Jikei University School of Medicine; **Figure 13–69** Courtesy of Dr. David Cohen, Tel Aviv University; **Figure 13–86** Courtesy of Dr. Hiroyuki Takahashi, Jikei University School of Medicine; **Figure 13–88** Courtesy of Dr. David Cohen, Tel Aviv University; **Figure 13–91** Courtesy of Department of Pathology, The University of Hong Kong; **Figures 13–92, 13–93, 13–99, and 13–100** Courtesy of Dr. Hiroyuki Takahashi, Jikei University School of Medicine; **Figure 13–122** Courtesy of Dr. Morton Levitt, Florida State University.

Chapter 14

Figure 14–22 Courtesy of Dr. David Cohen, Tel Aviv University.

Chapter 15

Figure 15–27 Courtesy of Department of Pathology, The University of Hong Kong; **Figure 15–58** Courtesy of Dr. Jeannette J. Townsend, University of Utah.

Chapter 16

Figure 16–22 Courtesy of Dr. Sate Hamza, University of Manitoba; **Figure 16–24** Courtesy of Dr. David Cohen, Tel Aviv University; **Figure 16–26** Courtesy of Dr. Lauren Hughey, University of Alabama-Birmingham; **Figure 16–27** Courtesy of Dr. Sate Hamza, University of Manitoba; **Figure 16–28** Courtesy of Dr. Morton Levitt, Florida State University; **Figure 16–29** Courtesy of Dr. Sate Hamza, University of Manitoba; **Figure 16–30** Courtesy of Dr. Ilan Hammel, Tel Aviv University; **Figure 16–37** Courtesy of Dr. Morton Levitt, Florida State University; **Figures 16–40 and 16–42** Courtesy of Dr. Ilan Hammel, Tel Aviv University; **Figure 16–43** Courtesy of Dr. Morton Levitt, Florida State University; **Figure 16–46** Courtesy of Arthur J. Belanger, Yale University; **Figures 16–47 and 16–48** Courtesy of Dr. Sate Hamza, University of Manitoba; **Figure 16–49** Courtesy of Dr. Amy Theos, University of Alabama-Birmingham; **Figures 16–50, 16–52, 16–53, 16–55, and 16–57** Courtesy of Dr. Sate Hamza, University of Manitoba; **Figures 16–58, 16–64, and 16–65** Courtesy of Dr. Morton Levitt, Florida State University; **Figure 16–66** Courtesy of Dr. Sate Hamza, University of Manitoba; **Figures 16–67 and 16–68** Courtesy of Dr. M. Elizabeth H. Hammond, University of Utah; **Figures 16–70, 16–71, 16–72, and 16–73** Courtesy of Dr. Morton Levitt, Florida State University; **Figures 16–75, 16–76, 16–77, and 16–78** Courtesy of Dr. Sate Hamza, University of Manitoba; **Figure 16–83** Courtesy of Dr. Morton Levitt, Florida State University; **Figures 16–88 and 16–89** Courtesy of Dr. Sate Hamza, University of Manitoba.

Chapter 17

Figures 17–19, 17–26, 17–60, and 17–74 Courtesy of Department of Pathology, The University of Hong Kong; **Figure 17–89** Courtesy of Dr. David Cohen, Tel Aviv University.

Chapter 18

Figures 18–1, 18–2, 18–8, 18–11, 18–13, 18–14, 18–15, 18–24, 18–28, and 18–30 Courtesy of Dr. Jeannette J. Townsend, University of Utah.

Chapter 19

Figures 19–14, 19–31, 19–33, 19–34, 19–35, and 19–36 Courtesy of Dr. Jeannette J. Townsend, University of Utah; **Figure 19–38** Courtesy of Dr. Todd C. Grey, University of Utah; **Figures 19–41 19–43, 19–44, and 19–45** Courtesy of Dr. Jeannette J. Townsend, University of Utah; **Figure 19–46** Courtesy of Dr. Todd C. Grey, University of Utah; **Figures 19–59, 19–60, 19–69, 19–71, 19–77, 19–78, 19–84, 19–88, 19–89, 19–92, 19–93, 19–94, 19–95, 19–96, 19–97, 19–116, 19–117, 19–118, 19–119, 19–127, and 19–134** Courtesy of Dr. Jeannette J. Townsend, University of Utah.

Chapter 20

Figures 20–1, 20–4, 20–7, 20–8, 20–10 through 20–17, 20–19 through 20–23, 20–26, 20–27, 20–29, and 20–30 Courtesy of Dr. Nick Mamalis, University of Utah.

索引

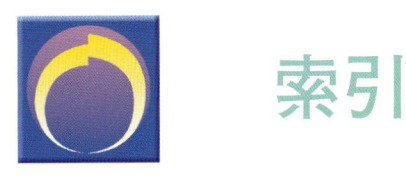

＊太字のページは図のタイトルを，細字のページは説明文中の語を表す．

和文

【あ】
亜急性甲状腺炎　356
亜急性脳梗塞　469
亜急性の細菌性心内膜炎　43
悪液質　162
悪性高血圧　7
悪性黒色腫　376, 377
悪性腎硬化症　257
悪性線維性組織球症　384
悪性中皮腫　139, 140
悪性 Müller 管混合腫瘍　313
アステロイド小体　116
アスベスト　139
アスペルギルス　17
アスペルギルス症　480
アスペルギルス症（侵襲型，肺）　17
アセトアミノフェン中毒症　207
圧出性食道ヘルニア　158
圧迫性無気肺　101
圧負荷　29
アトピー性（外因性）喘息　107
アフタ性口内炎　143
アポクリン分泌　337
アミロイド血管症　484
アミロイドニューロパチー　440
アメーバ赤痢　177
アルコール　162
アルコール性肝炎　209
アルコール性肝障害　202
アルコール性心筋症　48
アルツハイマーⅡ型グリア　204
アレルギー性鼻ポリープ　146
アレルギー性鼻炎　145
アンドロゲン不応症候群　284
アンブレラ細胞　270

【い】
胃潰瘍　167
胃潰瘍穿孔　168
胃穹窿部　164
異型カルチノイド　135
異形成　161, 182
異形成母斑　376
異型栄養膜細胞　333
異型乳管上皮過形成　341

移行領域　288
胃症　165
異常ヘモグロビン S　60
胃食道逆流症　157, 159
異所性胃粘膜　175
異所性膵　175
胃腺癌　169, 170
異染性白質ジストロフィー　486
一卵性　328
遺伝性球状赤血球症　60
遺伝性出血性血管拡張症　184
遺伝性非ポリポーシス大腸癌　190
伊東細胞　199
異物肉芽腫　339
イレウス　186
刺青　374
陰窩（ラクナ）細胞　83
陰窩膿瘍　182
印環細胞　170
陰茎扁平上皮癌　279, 280
咽頭嚢　362
陰嚢水瘤　282
インヒビン　280, 326
インプラント　321

【う】
ウイルス性肝炎　205, 206
ウイルス性心筋炎　50
ウイルス性髄膜脳炎　477
ウイルス性脳炎　477
ウイルス性肺炎　123
牛海綿状脳症　481
牛型結核菌　178
打ち抜き状　161
うっ血肝　213
うっ血性心不全　102
うっ血性皮膚炎　18
うっ血脾　90
ウレアーゼ　167

【え】
エイズ　22
会陰　294
壊死性血管炎　14
壊死性肉芽腫性血管炎　16
壊死を伴う偽柵状配列　487
エストロゲン　305, 325

エストロゲン受容体　337, 349
エストロゲン受容体-陽性乳癌　349
エナメル上皮腫　145
塩基性斑点　64
嚥下困難　162
遠視　506
炎症性腸疾患　182, 212
炎症性乳癌　346
遠心性肥大　29
延髄　448

【お】
黄色腫　385
黄色斑　464
黄体　318
黄体化ホルモン　305
黄体期　305
黄疸　200
横紋筋肉腫　432, 433
オキシトシン　337
オンコサイトーマ　264

【か】
外陰部異形成　296
外陰部硬化性苔癬　295
外陰部尖圭コンジローマ　296
外陰部乳頭状汗腺腫　296
外縦筋　173
外傷性神経腫　441
外水頭症　453
疥癬　401
外脳症　455
海綿状血管腫　21, 386
海綿状髄質腎　240
海綿状脳症　481
外毛根鞘嚢腫　380
潰瘍性大腸炎　180, 181, 182
解離性骨炎　411
架橋静脈　466, 466
核黄疸　200
角化嚢腫　378
拡張型心筋症　48
核内偽封入体　491
鵞口瘡　143
過誤腫性ポリープ　189
仮骨　407
化骨性筋炎　430

511

索引

下垂体腺腫　353, 354
下垂体マクロ腺腫　353
化生円柱上皮　161
仮性憩室　185
化生粘膜　160
家族性大腸腺腫症　190
下大静脈フィルター　19
褐色萎縮（心）　29
褐色グモ咬刺症　402
褐色腫　411, 411
滑脳症　456
化膿性関節炎　426
化膿性心外膜炎　54
化膿性肉芽腫　386
過敏性肺臓炎　116
カフェオレ斑　375, 420
下部食道括約帯　159
鎌状赤血球症　60, 61
顆粒状粘膜　180
カルシウムピロリン酸結晶沈着症　428
カルチノイド腫瘍　193
カルチノイド症候群　193
肝壊死　201
肝外胆道閉鎖症　212
肝鎌状間膜　198
眼球悪性黒色腫　501
肝血管腫　20, 214
眼瞼基底細胞癌　499
肝限局性結節性過形成　214
肝梗塞　213
肝硬変　159, 202, 203, 204
肝細胞癌　215
肝細胞索　199
肝細胞腺腫　214
間擦疹　398
カンジダ食道炎　161
間質性莢膜細胞過形成　318
間質性腎炎　255
間質性肺炎（線維化）　112
管状腺腫　188
癌真珠　304
肝性脳症　204
関節リウマチ　425
乾癬　392
感染後糸球体腎炎　241
感染性血管炎　17
感染性心内膜炎　43, 44
感染性腸炎　176
感染性動脈瘤　44
肝臓　199
含鉄小体　113
冠動脈血栓症　34
冠動脈粥状動脈硬化　3, 4, 5
冠動脈粥状硬化症　33, 34
冠動脈バイパス移植術　38
肝膿瘍　177, 207
がんの脾臓転移巣　93

貫壁性梗塞　38

【き】

奇異性塞栓症　31
機械式人工弁　47
機械弁置換（人工弁）　46
気管支拡張症　109
気管支カルチノイド　134, 135
気管支原性肺癌　130
気管支喘息　107, 108
気管支肺炎　121
気管食道瘻　157
気胸　139
偽腔　11
キクロプス症　497
奇形赤血球　59
器質化硬膜下血腫　467
器質化肺炎を伴う閉塞性細気管支炎　112
偽痛風　428
亀頭包皮炎　279
偽ポリープ　181
偽膜　161
偽膜性腸炎　176
球状赤血球　59
球状帯　364
弓状動脈　233
嗅神経芽腫　147
求心性左室心肥大　29
急性胃炎　166
急性胃潰瘍　167, 168
急性肝炎　205
急性冠症候群　4, 5, 33
急性期脳梗塞　468, 469
急性呼吸窮迫症候群　103
急性骨髄性白血病　85
急性子宮内膜炎　308
急性湿疹・皮膚炎　390
急性湿疹様皮膚炎　390
急性腎盂腎炎　252
急性腎尿細管壊死　251
急性膵炎　225
急性髄膜炎　474
急性前骨髄性白血病　86
急性虫垂炎　194
急性乳腺炎　338
急性の細菌性心内膜炎　43
急性腹症　168
急性卵管炎　316
急性リンパ芽球性白血病　73
急速進行性糸球体腎炎　242, 242
橋　448
境界母斑　375
狂犬病　479
胸水　138
胸腺過形成　94
胸腺腫　95
強直性脊椎炎　426

胸椎側弯　414
胸部大動脈解離　10
胸膜悪性中皮腫　140
胸膜線維性プラーク　113, 114
胸膜プラーク　113
鏡面像　83
虚血性小腸炎　183
虚血性腸炎　176, 183
巨細胞性（側頭）動脈炎　13
巨細胞性心筋炎　51
巨細胞性動脈炎　13, 14
巨赤芽球性貧血　63
巨脾　87
魚鱗癬　389
筋型動脈　2
筋緊張性ジストロフィー　443
近視　506
菌状息肉症　81, 387
筋性中隔欠損　31, 32
緊張性気胸　101, 139
緊満性水疱　396

【く】

クモ状指　12
くも膜下出血　467, 472
くも膜細胞　491
鞍状塞栓　117
クリトリス　294
クリプトコッカス症　128
クリプトコッカス髄膜炎　480
クリプトスポリジウム症　177
クリンダマイシン　176
グルコース6リン酸脱水素酵素欠損　60
グルテン　178
クレアチニンキナーゼ（CK）　35
群集萎縮　438, 441

【け】

憩室炎　185, 186
憩室症　185
傾斜型円盤弁　46
経尿道的切除術　290
珪肺　115
珪肺結節　114
珪肺症　113, 114
ケージ式ボール弁　46
劇症型心筋炎　50
結核　125
結核性心外膜炎　54
結核性髄膜炎　476
結核性脊椎椎間板炎　414
結核性腸炎　178
血管異形成　184
血管炎　15
血管芽腫　494
血管極　233
血管腫　21

索引

血管周囲性偽ロゼット　489
血管周囲リンパ球浸潤　477
血管内皮腫　23
血管肉腫　24
血管閉塞性クリーゼ　412
血漿液性胸水　137
結節硬化型Hodgkinリンパ腫　84
結節性硬化症　494
結節性紅斑　398
結節性多発動脈炎　14, 15
結節性多発動脈炎（古典型）　14, 15
結節性肉芽腫　179
結節性リンパ球優位型Hodgkinリンパ腫　84
血栓性血小板減少性紫斑病　258
血栓性微小血管症　258
結腸憩室症　185, 186
結腸粘膜襞　173
結腸ヒモ　185
血尿　248
ケラトアカントーマ　380
嫌色素性細胞　352
腱鞘巨細胞腫　428
原始卵胞　317
原発性硬化性胆管炎　212
原発性胆汁性肝硬変　212
顕微鏡的多発血管炎　16

【こ】

コイロサイトーシス　301, 399
好塩基球斑点　64
抗GBM抗体　242
硬化性腎炎　248
硬癌　170
口腔カンジダ症　143
口腔白板症　144
高血圧性脳出血　471
高血圧性網膜症　502
抗好中球細胞質抗体（ANCA）　14
後根神経節　478
好酸球性肉芽腫　88
抗酸菌　127
好酸性細胞　362
甲状舌管嚢胞　150
甲状腺　358
甲状腺腫　358
甲状腺腫瘤　359, 359
甲状腺髄様癌　361
甲状腺乳頭癌　360
甲状腺未分化癌　361
甲状腺濾胞癌　361
甲状腺濾胞性腺腫　359
口唇ヘルペス　143
硬性白斑　501
抗生物質起因性大腸炎　176
光線性変化　381
拘束型心筋症　49

好中球減少性大腸炎　178
交通性水頭症　453
後天性低形成腎　235
後天性嚢胞性腎疾患　240
喉頭癌　148, 149
喉頭結節　148
後頭孔脳脱出　455
喉頭乳頭腫　149
後頭葉　448
孔脳症　459
紅板症　144
紅斑性狼瘡　394
紅皮症　387
合胞性栄養膜細胞　328
硬膜外血腫　465
硬膜下血腫　466
硬膜下蓄膿　476
抗ミトコンドリア抗体　212
肛門　294
絞扼　186
高リン脂質抗体症候群　330
小型円形青細胞腫　369
黒色表皮腫　379
黒肺病　114
骨Paget病（変形性骨炎）　410
骨芽細胞　406
骨化性筋炎　430
骨吸収窩　406
骨巨細胞腫　422
骨形成不全症　408
コッコイドミコーシス症　128
骨腫　415, 415
骨小窩　406
骨髄梗塞　412
骨髄肉芽腫　65
骨髄癆性貧血　64
骨折　407, 407, 409
骨折仮骨　407
骨粗鬆症　409, 414
骨軟骨腫　418
骨肉腫　416, 417
骨盤内炎症性疾患　316
骨盤部静脈石　19
コレシストキニン　164, 173
コレステローシス　219
コレステロール裂隙　259
コロイド　355
コロイド嚢胞　357
混合細胞型Hodgkinリンパ腫　84
混合腫瘍　153

【さ】

細気管支肺胞上皮癌　133, 134
細菌性肺炎　120, 121, 122
細血管異常性溶血性貧血　65
再構築　407
再生結節　202

再生不良性貧血　64
臍帯ヘルニア　174
細動脈　2
細動脈硬化（過形成型）　7
細動脈硬化（硝子様型）　7
サイトケラチン　431
サイトメガロウイルス肺炎　124
鰓嚢胞（側頸部）　150
臍ヘルニア　186
細胞間橋　130
細胞性栄養膜細胞　328
索状物　183
錯綜配列（心筋）　49
サゴ脾　91
挫傷　402
挫創　403
錯角化　381, 392
擦過傷　403
左房粘液腫　55
砂粒体　360
サルコイド肉芽腫　116
サルコメア　27
サンゴ上結石　253
蚕蝕性潰瘍　383
産褥性心筋症　48
霰粒腫　498

【し】

ジエチルスチルベストロール　297
痔核　184
自家脾摘　61
子癇　330
弛緩性水疱　395
色素性乾皮症　382
色素性絨毛結節性滑膜炎　428
色素性母斑　374, 375
色素沈着　189
子宮外妊娠　327
子宮間質肉腫　315
子宮癌肉腫　313
子宮筋腫　314
子宮頸部　294
子宮頸部上皮内腫瘍Ⅰ　302
子宮頸部上皮内腫瘍Ⅱ　302
子宮頸部上皮内腫瘍Ⅲ　302
子宮頸部扁平上皮異形成　301
子宮頸部扁平上皮化生　300
子宮頸部扁平上皮癌　301, 303, 304
子宮絨毛癌　332, 333
子宮腺筋症　309
糸球体上皮細胞　233, 234
子宮底部　294
子宮内膜，経口避妊薬服用時　307
子宮内膜，月経期　306
子宮内膜，増殖期　305
子宮内膜，分泌期後期　306
子宮内膜，分泌早期　305

子宮内膜，分泌中期　306
子宮内膜，閉経後　307
子宮内膜，無排卵性周期　307
子宮内膜癌　312, 313
子宮内膜間質結節　315
子宮内膜症　310
子宮内膜増殖症　311
子宮内膜のホルモン周期　305
子宮内膜ポリープ　311
子宮平滑筋腫　314
子宮平滑筋肉腫　315
子宮卵管造影　294
軸索　436
軸索退縮球　465
歯原性膿瘍　145
視神経乳頭　500
視神経乳頭浮腫　504
シストサイト　65
舌扁平上皮癌　144
脂肪芽細胞　429
脂肪肝　208, 208
脂肪織炎　398
脂肪腫　429
脂肪線条　3
脂肪線条（大動脈）　3
脂肪肉腫　429
しみ　373
尺側偏位　425
若年性毛様細胞性星細胞腫　488
シャワー塞栓　44
住血吸虫症　275
収縮性心膜炎　54
収縮帯壊死　36
重症急性呼吸器症候群（SARS）　123
十二指腸潰瘍　167
十二指腸球部　156
重複尿管　268
終末腎　249
絨毛　172
絨毛腺腫　189
絨毛羊膜炎　330
粥腫　3, 4, 5
粥腫塞栓性腎症　259
粥状硬化性大動脈瘤　8
粥状動脈硬化　4, 8
粥状動脈硬化症　250
主細胞　164, 362
樹状潰瘍　499
出血黄体　319
出血性心外膜炎　53
腫瘍随伴症候群　131
上衣下結節　494
上衣腫　489
上衣性肉芽　476
小陰唇　294
上咽頭癌　147
漿液性胸水　137

漿液性卵巣嚢胞腺腫　321
小円形青色細胞腫瘍　421
消化管穿孔　195
松果体細胞腫　370
硝子膜　103
小腸カルチノイド腫瘍　193
小腸脂肪腫　193
小腸非 Hodgkin リンパ腫　193
小腸癒着　186
小腸ループ　180
小脳　448
小脳半球　448
小脳扁桃　458
小脳扁桃ヘルニア　452
小葉性肺炎　121
上皮内扁平上皮病変　302
静脈血栓症　18
静脈石　19
静脈瘤　18
消耗性心内膜炎　45
小葉　338
小葉性肺炎　121
小リンパ球性リンパ腫　74
上腕骨頭虚血壊死　412
上腕骨慢性骨髄炎　413
食道・胃接合部　156
食道炎　159
食道括約帯　156
食道狭窄　157, 157
食道重層扁平上皮粘膜　156
食道静脈瘤　159
食道腺　156
食道腺癌　163, 163
食道閉鎖　157
食道扁平上皮癌　162
食道裂孔ヘルニア　157
女性化乳房　350
ショック　183
シラミ症　401
脂漏性角化症　378
腎 Wilms 腫瘍　265
腎アミロイドーシス　250
腎盂尿管移行部狭窄　268
心拡大　30
心褐色萎縮　29
心筋炎　50
心筋炎（*Toxoplasma gondii* 感染）　50
心筋炎（ウイルス性）　50
心筋炎（巨細胞性）　51
心筋梗塞　35, 36, 37, 38
真菌性動脈瘤　17
真腔　11
神経管欠損　454
神経原線維性変化　483
神経再生　439
神経食現象　478
神経性下垂体　352

神経線維腫　494
神経線維腫症　493
神経線維腫症（2型）　489
神経叢　175
神経内分泌顆粒　369
神経内分泌腫瘍　134
神経梅毒　476
腎血管筋脂肪腫　261
腎硬化症　258
進行性多巣性白質脳症　479
腎梗塞　259
腎細胞癌　262, 263
心室中隔欠損症　31, 32
心室瘤　38
腎周囲膿瘍　253
侵襲型アスペルギルス症　17
真珠腫　149
浸潤性小葉癌　345
浸潤性乳管癌　346, 347
尋常性痤瘡　397
尋常性天疱瘡　395
尋常性白斑　372
尋常性疣贅　399
腎性骨異栄養症　411
新生児肝炎　211
腎線維腫　262
心臓横紋筋腫　56
心臓血管肉腫　56
心臓転移性腫瘍　56
心臓粘液腫　55
心タンポナーデ　52
腎転移性腫瘍　264
腎動脈　234
心内膜床欠損症　32
心内膜心筋線維症　49
心内膜線維弾性症　49
腎乳頭壊死　253
心嚢血腫　52
心嚢水　30, 52
じん肺　115
腎杯　232
じん肺症　113
心破裂　35
心肥大　29
真皮内母斑　375
深部静脈血栓　19
心不全　30
心不全細胞　102
心房中隔欠損症　31, 32
心膜摩擦音　52, 53
蕁麻疹　389
腎無形成症　235

【す】
髄外造血　87
髄芽腫　490
膵仮性嚢胞　227

膵癌　228
膵脂肪壊死　226
水腎症　268
膵腺癌　228
膵島炎　229
水頭症　453
水痘-帯状疱疹ウイルス　440
水痘-帯状疱疹ウイルス感染　478
水尿管症　269
膵フレグモーネ　226
水疱性類天疱瘡　396
髄放線　233
髄膜腫　491
髄膜脊髄瘤　454
髄膜瘤　454
水無脳症　460
頭蓋骨骨折　463
頭蓋骨多発性骨髄腫　77
スキップ病変　179
スキラス癌　170
スパイク　244
スピロヘータ　9
スプルー　247
スワンネック変形　425

【せ】

精管　288
精丘　288
星細胞　199
星細胞腫　488
精索　280
正視　506
正常 Langerhans 島　229
正常胃　156
正常胃粘膜　164
正常横行結腸　173
正常外性器　278, 294
正常下垂体　352
正常肝　198, 199
正常眼窩　496
正常眼球　496
正常冠動脈　27
正常肝の肝小葉ゾーン　199
正常胸腺　94
正常結膜　498
星状膠細胞　450
正常甲状腺　355
正常骨格筋　437
正常骨髄　58
正常細動静脈　2
正常子宮頸部　298
正常子宮頸部移行帯　299
正常糸球体　233, 234
正常刺激伝導系　27
正常視神経　503
正常十二指腸　164
正常松果体　370

正常小腸　172
正常小腸の内分泌細胞　173
正常上部消化管　164
正常食道　156
正常心　26, 28
正常腎　232, 233, 234
正常心筋　27
正常膵　224
正常成人骨　406, 407
正常成人肺　99
正常精巣　280
正常舌　142
正常前立腺　288, 289
正常胎児骨　406
正常胎児腎　234, 237
正常胎児の胸腺　94
正常胎児肺　99
正常大腸　173
正常大動脈　12, 26
正常胎盤　328
正常唾液腺　151
正常胆嚢　218
正常腟　298
正常腸間膜　172
正常頭頸部　142
正常動脈　2
正常動静脈　2
正常内性器　294
正常な三尖弁　28
正常な大動脈弁　28
正常乳汁分泌乳腺　338
正常乳腺　337
正常乳房　336
正常尿管　268
正常尿路　268
正常脳　448, 449, 450
正常の角膜　504
正常の強膜部　504
正常の隅角　504
正常の虹彩　504
正常の毛様体　504
正常肺　98, 99
正常白血球　71
正常脾臓　89, 90
正常皮膚　372
正常副甲状腺　362
正常副腎　364
正常副脾　89
正常膀胱　270
正常末梢血　59
正常末梢神経　436
正常末梢神経節　436
正常網膜　500
正常卵管　317
正常卵巣, 成人　317
正常卵巣, 胎児　317
正常リンパ節　70

精巣 Leydig 細胞腫　287
精巣萎縮　281
精巣奇形腫　285, 286
精巣絨毛癌　287
精巣上体　280
精巣上体垂　280
精巣鞘膜　282
精巣静脈瘤　282
精巣垂　280
精巣性女性化症候群　284
精巣セミノーマ　284
精巣胎児性癌　285, 286
精巣捻転　283
精巣卵黄嚢腫瘍　286
精嚢　288
贅皮　497
赤芽球島　58
赤色ぼろ線維　444
脊髄空洞症　459
脊髄水腫　459
脊髄性筋萎縮　441
脊柱後弯　414
脊椎破裂　455
赤脾髄　89
石綿肺　113
石灰化大動脈弁狭窄症　39
節外性（粘膜関連リンパ組織型）濾胞辺縁帯
　　B 細胞リンパ腫　80
セツキシマブ　192
赤血球大小不同　59
接合菌症　143
接触皮膚炎　390
切創　403
セリアック病　178, 247
線維芽細胞巣　111
線維筋性異形成　258
線維腫症　432
線維上皮性ポリープ　379
線維素性心外膜炎　52, 53
線維性骨異形成　420
線維性ポリープ　184
腺管絨毛腺腫　189
穿孔　167, 168
浅在性真菌感染　400, 401
腺腫様甲状腺腫　358
線状潰瘍　181
腺性下垂体　352
全前脳症　457
前脱落膜様変化　306
仙腸関節炎　426
先天奇形　100
先天性横隔膜ヘルニア　165
先天性血管腫　20
先天性サイトメガロウイルス　478
先天性尿路閉塞　239
先天性嚢胞性腺腫様肺奇形　100
先天性肺気道奇形　100

516 索引

先天性リンパ管腫　21
前頭葉　448
旋毛虫症　445
腺様嚢胞癌　134，153
前立腺炎　289
前立腺過形成　290
前立腺癌　291，292
前立腺梗塞　289
前立腺上皮内腫瘍　291
前立腺特異抗原　289
前立腺肥大症　290

【そ】
桑実状脳動脈瘤（berry aneurysm）472
層状小体（電顕像）　116
巣状増殖性糸球体腎炎　247
叢状病変（plexiform lesion）　120
巣状分節状糸球体硬化症　244，245
増殖期　305
増殖糖尿病性網膜症　502
双胎　328
双胎間輸血症候群　329
総胆管結石症　220
層板骨　407
象皮病　67
僧帽弁逸脱（症候群）　40
僧帽弁狭窄症　101
僧帽弁輪石灰化症　39
束状帯　364
側頭葉　448
足突起　234
側脳室　449
続発性肺高血圧症　119
粟粒肺結核　125，126
鼠径ヘルニア　283
損傷　463

【た】
第3脳室　449
第4脳室　449
大陰唇　294
対側衝撃　463
大腿骨形質細胞腫　78
大腿骨頭　424
大腿骨頭虚血壊死　412
大腿動脈粥状動脈硬化　6
大腿部肉腫　431
大腸過形成性ポリープ　189
大腸絨毛腺腫　190
大腸腺癌　191，192
大腸腺腫　188
大動脈解離　10，11
大動脈縮窄症　32
大動脈粥状動脈硬化　3，4
大動脈二尖弁　39
胎盤梗塞　330
胎盤後血腫　329

胎盤早期剥離　329
胎盤における母体血管の粥状化　330
タイプ1線維　437
タイプ2線維　437
タイプ2線維萎縮　444
胎便イレウス　175
胎便性腹膜炎　175
大理石状態，脳　462
唾液腺炎　151
唾液腺腫瘍　152
高安動脈炎　13，14
多形紅斑　391
多形滲出性紅斑　391
多形性膠芽腫　487
多形腺腫（耳下腺）　152
多形腺腫（唾液腺）　153
多結節性甲状腺腫　358
たこ足細胞　233，234
多小脳回　456
唾石　151
唾石症（顎下腺）　152
脱神経萎縮　438
脱髄斑　482
多嚢胞性腎異形成　239
多嚢胞性卵巣　318
多発筋炎　445
多発梗塞性認知症　473
多発性硬化症　482
多発性骨髄腫　77，78，79，256
多発性嚢胞腎　236，236，237，238
多房性卵巣腫瘍　320
胆管癌　216
胆管結石　219
単眼症　497
炭坑夫肺　114
胆汁うっ滞　201
胆汁酸　218
胆汁栓　201
単純腎嚢胞　236
単純性骨嚢腫　420
単純嚢胞　316
単純ヘルペス脳炎　477
男性乳癌　350
胆石症　219，220
胆嚢癌　221
胆嚢癌（腺癌）　221
蛋白漏出性胃症/胃腸症　165
炭粉沈着　98

【ち】
致死性骨異形成症　408
膣入口部　294
膣ブドウ状肉腫　297
膣明細胞腺癌　297
緻密斑　233
中心核　443
中心後回　448

中心静脈　199
中心静脈カテーテル　19
中心前回　448
中心領域　288
腸管関連リンパ組織　172
腸間膜リンパ節腫大　72
腸管ループ　174
蝶形紅斑　394
腸軸捻転症　187
腸重積　187，187
聴神経腫瘍　493
腸閉鎖　174
直撃　463
直腸脱　184
チョコレート嚢胞　310
陳旧性脳梗塞　470
鎮痛剤性腎症　255

【つ】
椎間板ヘルニア　467
痛風　427，428
痛風結節　427
痛風腎　255
蔓状静脈叢　280

【て】
低酸素脳症　468
低色素性貧血　63
停留精巣　281
手の骨　407
転移性肝腫瘍　217
転移性骨腫瘍　423
転移性脳腫瘍　492
転移性肺腫瘍　136，137
伝染性軟属腫　400

【と】
糖衣脾　90
頭蓋咽頭腫　354
頭蓋顔面裂　174
動静脈奇形　473
頭頂葉　448
糖尿病性結節性糸球体硬化症　249
糖尿病性網膜症　501，502
動脈症　51
動脈内膜炎　9
トキソプラズマ症，脳　481
トキソプラズマ脳炎　480
特殊円柱上皮　160
特発性器質化肺炎　112
特発性肺線維症　110，111
トラスツズマブ　349
トリパノソーマ症　67
トロポニンⅠ　35

【な】
内頸動脈粥状動脈硬化　6

ナイダス　415
内膜症性嚢腫　314
内輪筋　173
軟X線　336
軟骨小窩　406
軟骨肉腫　419
軟骨帽　418
軟骨無形成症　408
軟性線維腫　379
軟属腫小体　400
軟部肉腫　431

【に】
二腔心　32
肉芽腫性炎　179
肉芽腫性子宮内膜炎　308
肉芽腫性動脈炎　13
ニクズク肝　213
二次性肺結核症　124, 125
二次性変形性関節症　412
二重血管支配　183
日光角化症　381
日光黒子　373
日光弾力線維症　381
乳癌　349
乳管上皮過形成　341
乳管内乳頭腫　342
乳腺管状癌　348
乳腺硬化性腺症　342
乳腺膠様癌　348
乳腺脂肪壊死　339
乳腺髄様癌　348
乳腺線維腺腫　342, 343
乳腺線維嚢胞性変化　340
乳腺膿瘍　338
乳腺面皰癌　344
乳腺葉状腫瘍　343
乳糜胸　138
乳糜胸水　138
乳房　336
乳房 Paget 病　345
ニューモシスチス症　128
尿管結石　269
尿酸腎症　255
尿酸ナトリウム結晶　427
尿中の白血球　272
尿道カルンクル　275
尿道下裂　278
尿道上裂　278
尿路上皮　268
尿路上皮癌　264, 273, 274
二卵性　328
妊娠高血圧症候群　330

【ね】
ネフローゼ症候群　243
ネフロン形成　234

ネマリン・ミオパチー　443
ネマリン小体　443
眠り病　67
粘液性嚢胞腺腫　195, 320
粘液性卵巣嚢胞腺腫　321
粘液瘤　195
粘液瘤（口腔）　152
粘血性下痢便　181
粘血便　182
粘表皮癌　134
粘膜関連リンパ組織　80

【の】
脳幹　448
膿胸　123
脳血管奇形　473
脳血管性認知症　473
脳挫傷　464
脳室内出血　461
膿腎症　253
脳性麻痺　460
脳膿瘍　475
脳浮腫　451, 452
脳ヘルニア　451, 452
嚢胞性・腺性膀胱炎　272
嚢胞性線維症　109, 175
嚢胞性中膜変性　12
嚢胞性尿管炎　269
嚢胞性ヒグローマ　21, 22
嚢胞腺線維腫　323
脳葉型出血　471
脳瘤　454
脳梁　449
脳梁欠損症　456

【は】
肺アスペルギルス症　129
肺炎連鎖球菌（肺炎球菌）　121
肺過誤腫　135, 136
肺気腫　104, 105, 105, 106
肺結核　126
肺結核症　126
肺高血圧　104
肺高血圧症　119, 120
肺梗塞　119
肺サルコイドーシス　115, 116
肺小細胞癌　130, 131
胚上皮　317
肺水腫　102
肺腺癌　131, 132
肺塞栓症　118, 119
肺大細胞癌　132
肺低形成　240
肺低分化癌　133
肺動脈塞栓症　117, 118
梅毒性大動脈炎　9
肺膿瘍　122

胚盤出血　461
肺扁平上皮癌　129, 130
肺胞蛋白症　116
肺葉外肺分画症　100
ハウストラ　173
白質融解　462
白色瞳孔　502
白赤芽球症　64
白内障　499
白脾髄　89
破骨細胞　406
橋本病　356
播種　321
蜂刺症　402
白血球アルカリホスファターゼテスト　71
白血球増多症　71
白血病骨髄　73
馬蹄腎　235
鼻ポリープ　145
バベシア症　67
ハム脾　91
梁状（海綿）骨　407
半月弁　28
瘢痕脳回　462
汎細葉型肺気腫　105
汎心臓炎　40
パンヌス　425
反応性骨硬化　423
半分葉型全前脳胞症　457

【ひ】
非A非B型肝炎　205
非アトピー性（内因性）喘息　107
脾アミロイド症　91
非アルコール性脂肪性肝炎　209
鼻咽頭血管線維腫　146
被蓋細胞　270
脾外傷　91
脾機能亢進症　90
非機能性腺腫　354
脾血管肉腫　24, 93
肥厚性幽門狭窄症　165
脾梗塞　90
非交通性水頭症　453
非骨化性線維腫　420
非細菌性血栓性心内膜炎　45
皮質間質過形成　318
脾症（splenosis）　89
微小動脈瘤　471
微小変化型ネフローゼ症候群　244
微小変化群　244
非浸潤性小葉癌　341, 345
非浸潤性乳管癌　341, 344
非ステロイド性抗炎症薬　165
ヒストプラスマ症　127
肥大型心筋症　48, 49
ヒト絨毛性ゴナドトロピン　284, 331

索引

ヒト胎盤性ラクトーゲン 284
ヒトパピローマウイルス感染による変化 301
ヒト免疫不全症ウイルス（HIV）脳症 479
皮膚T細胞リンパ腫 387
皮膚基底細胞癌 383
皮膚血管腫 386
皮膚線条 398
皮膚有棘細胞癌 382
肥満細胞症 388
びまん性糸球体硬化症 249
びまん性軸索損傷 465
びまん性大細胞型B細胞性リンパ腫 76
びまん性肺出血 117
びまん性肺胞傷害 103
ビメンチン 417, 431
病的骨折 420
標的赤血球 61
表皮内癌 381
表皮内有棘細胞癌 382
表皮囊腫 379
ビルハルツ住血吸虫 273

【ふ】
フィブリノイド壊死 257
フィラデルフィア（Ph）染色体 86
フィラリア症 67
副甲状腺過形成 363
副甲状腺癌 363
副甲状腺機能亢進症 411
副甲状腺腺腫 362
複雑型子宮内膜増殖症 312
副腎萎縮 364
副腎褐色細胞腫 367, 368, 369
副腎機能不全 365
副腎結核 365
副腎神経芽細胞腫 369
副腎皮質過形成 364
副腎皮質癌 367
副腎皮質腺腫 366
腹水 204
腹部大動脈粥状動脈硬化 5
腹部大動脈瘤 8, 8
腹壁破裂 174
腹膜炎 195
腹膜転移 322
ブタ生体人工弁 46, 47
ブドウ状肉腫 297
ブラ 106
プラーク 33
ブラストミコーシス症 127
プレメラノソーム 377
プロゲステロン受容体 337
プロスタグランジン 164
フロッピーバルブ（僧帽弁） 40
プロラクチン 337
分化型腺癌 169

分水界脳梗塞 468
噴水状嘔吐 165
分泌型IgA 172
分泌期 305

【へ】
ヘアリー細胞白血病 80, 81
閉塞性血栓性血管炎 16
閉塞性尿路障害 260
ペースメーカー 47
壁在結節 488
ヘモグロビンSC症 61
ヘモグロビンバート 63
ヘモクロマトーシス 210
ヘリコバクター・ピロリ 166, 167, 167, 168, 170
ヘルペス食道炎 161
ヘルペス性角膜炎 499
ヘルメット細胞 65
変異型Creutzfeldt-Jakob病 481
辺縁領域 288
変形性関節症 424
変形性股関節症 424
扁平上皮-円柱上皮境界 299
扁平苔癬 393

【ほ】
傍隔壁型肺気腫 106
蜂窩肺 112
豊胸手術 339
豊胸手術後の被膜 339
膀胱 270
膀胱炎 271
膀胱憩室症 270
膀胱尿管逆流 251, 271
膀胱排出口閉塞 274
傍糸球体装置 233
房室結節 27
房室弁 28
胞状奇胎 331
胞状奇胎，完全型 331
胞状奇胎，部分型 332
傍食道ヘルニア 158
蜂巣肺 111
乏突起膠腫 488
傍卵管囊胞 316
星空像 77
ポップコーン細胞 84
骨の打ち抜き病変 77
ポリープ 188
ポリオ脊髄炎 478
ボレリア症 66
本態性血小板血症 87

【ま】
マイボーム腺 498
膜性糸球体腎炎 243, 244

膜性増殖性糸球体腎炎 245
膜性増殖性糸球体腎炎（type I） 245, 246
膜性増殖性糸球体腎炎（type II） 246
膜性中隔の欠損 31
末梢神経の軸索発芽 438
末梢神経の脱髄 439
麻痺性イレウス 195
マラコプラキア 272
マラリア 66
慢性アルコール依存症 159
慢性胃炎 166, 167
慢性活動性肝炎 206
慢性気管支炎 107
慢性逆流性腎炎 260
慢性頸管炎 299
慢性骨髄炎 413
慢性骨髄性白血病 86
慢性骨髄増殖性疾患 87
慢性子宮頸管炎 300
慢性糸球体腎炎 248
慢性子宮内膜炎 308
慢性腎盂腎炎 254
慢性膵炎 227
慢性胆嚢炎 220
慢性剥脱紅皮症 81
慢性閉塞性肺疾患 107
慢性リンパ球性白血病 74
マントル細胞リンパ腫 80

【み】
ミクログリア小結節 479, 481
ミトコンドリア・ミオパチー 444
未分化型癌 170

【む】
無気肺 101
無菌性髄膜炎 477
ムコール症 143
無脳症 454
無分葉型全前脳胞症 457

【め】
メサンギウム細胞 233
メサンギウム領域 233
メデューサの頭 204
メラノファージ 373
免疫不全 161, 177, 178

【も】
毛細血管性血管腫 21
網状帯 364
盲腸癌 192
網膜悪性黒色腫 500
網膜芽細胞腫 502, 503
門脈圧亢進症 159, 204
門脈圧亢進症性胃症 165

【ゆ】
疣贅　40
遊離ガス　168
癒着胎盤　329
輸入細動脈　233

【よ】
溶血性尿毒症性症候群　258
溶血性貧血　59
謡人結節　148
羊水過少症　239
腰椎形質細胞腫　78
羊膜索症候群　174
容量負荷　29
溶連菌感染後腎炎　241
翼状片　498

【ら】
癩　440
癩腫型　440
落屑　345
ラクナ梗塞　470
ラテント癌　291
卵円孔開存　31
卵管　294
卵管卵巣膿瘍　316
乱視　506
卵巣　294
卵巣顆粒膜・莢膜細胞腫瘍　325
卵巣顆粒膜細胞腫　326

卵巣境界悪性腫瘍　321
卵巣莢膜細胞-線維腫　326
卵巣漿液性囊胞腺腫　320
卵巣成熟囊胞性奇形腫　324
卵巣捻転　319
卵巣囊胞腺癌　322
卵巣未分化胚細胞腫　325
ランブル鞭毛虫症　177
卵胞期　305
卵胞刺激ホルモン　305
卵胞囊胞　319

【り】
リーシュマニア症　66
リウマチ結節　426
リウマチ性心臓病　40, 41, 42
リウマチ性弁膜症　41
リポイド肺炎　130
リポクローム　29
リポフスチン　29
隆起性皮膚線維肉腫　385
両耳側半盲　353
良性腎硬化症　7, 256
良性線維性皮膚組織球腫　384
緑内障　505
輪状潰瘍　178
輪状線維（たが線維）　90
リンパ管腫　21
リンパ球減少型 Hodgkin リンパ腫　85
リンパ節炎　72

【る】
類結核型　440
類腱線維腫　432
類骨　417
類骨骨腫　415
類上皮細胞　126
類線維素壊死　426
涙滴赤血球　65, 65
類澱粉体　289
類洞　199
類内膜腫瘍　323
類白血病反応　71

【れ】
連銭形成　59, 59

【ろ】
老眼　506
瘻孔　179
老人環　497
老人性色素斑　373
老人斑　483
ロゼット　370
濾胞性リンパ腫　75

【わ】
ワイヤー・ループ病変　242

索引

数字

Ⅰ型肺胞上皮　99
13トリソミー（Patau症候群）　497
13番染色体トリソミー　457
18トリソミー　165
18番染色体トリソミー　174
Ⅱ型肺胞上皮　99
2-naphthylamine　273
2層構造　290
21トリソミー児の眼球　497
47XXY　281
5型糖原病　445

欧文

α_1アンチトリプシン欠損症　105, 211
αサラセミア重症型　63
α-フェト蛋白　284
β-catenin　163, 190
βサラセミア重症型　62

【A】

AAアミロイド　250
AFP　284, 286
AIDS　177
Alport症候群　248
Alzheimer病　483, 484
ALアミロイド　250
ANCA　16
anisocytosis　59
Anitschkow細胞　42
anti-Saccharomyces cerevisiae antibody　179
Antoni type A　493
Antoni type B　493
APC　188
APC遺伝子　190
Arnold-Chiari1型奇形　458
Arnold-Chiari2型奇形　458
arylamine化合物　273
ASCA　179
Aschoff巨細胞　42
Aschoff結節　42
ASCUS　302
ATPase染色　437
Auerbach神経叢　175
Auer小体　85, 86
Auspitz現象　392
A型肝炎ウイルス　205
A群β溶連菌　241
A群溶連菌　42

【B】

Barrett食道　160, 161
Barrett粘膜　163
Bartholin腺嚢胞　295
Basedow病　357
BCL2蛋白　75
Becker型筋ジストロフィー　442
Beckwith-Wiedemann症候群　265
Bence-Jones蛋白　256
Berger病　247
Binswanger病　473
Birbeck顆粒　88
Bochdalek孔ヘルニア　165
Boerhaave症候群　158
Bowen病　279, 382
Bowman腔　233
BPH　290
BRCA1遺伝子　348
Brenner腫瘍　323
Brushfield斑　497
Budd-Chiari症候群　213
Buerger病　16
Burkittリンパ腫　77
burned-out tumor　287
B型肝炎ウイルス　206

【C】

C3減少　246
CA-125　322
CA19-9　228
café-au-lait斑　375, 420
cag PAI　167
Cajal細胞　171
Carney症候群　55
CD117　171
CD1a　387
CD34　171, 385
CD4　387
C-erb B-2　349
Cervical intraepithelial neoplasia　301
Chagas心筋炎　51
Charcot-Leyden結晶　108
Chediak-Higashi症候群　72
CIN　301
CIN Ⅰ　302
CIN Ⅱ　302
CIN Ⅲ　302
c-KIT　171
CK-MB　35
Clostridium difficile　176
Codman三角　416
COLA45　248
condyloma acuminatum　296
Conn症候群　366
contrecoup injury　464
CREST症候群　17
Creutzfeldt-Jakob病　481
Crohn病　179, 180
Cryptosporidium parvum　177
Curling潰瘍　166
Cushing潰瘍　166
C細胞　355

【D】

Dandy-Walker症候群　459
Darier徴候　388
DCIS　341, 344
de Quervain病　356
Delphian node　360
dense deposits disease　246
Denys-Drash症候群　265
DES　304
diethylstilbestrol　297, 304
Dieulafoy病変　184
dipstick尿検査　252
Disse腔　199
DNAミスマッチ修復遺伝子　190
double-bubbleサイン　174
Down症候群　174, 497
Duchenne型筋ジストロフィー　441, 442
Duhring疱疹状皮膚炎　397
Duret出血　452
Dutcher小体　79

【E】

E6蛋白　301
Eisenmenger複合　31
Empty sella症候群　354
Entamoeba histolytica　177
ER　349
estrogen receptor　349
Ewing肉腫　421
E-カドヘリン　169

【F】

fibrocystic disease　340
Flexner-Wintersteiner型ロゼット　503
focal segmental glomerulosclerosis　244
free air　168
Friedreich失調症　485
FSGS　245
FSH　305

【G】

GALT　172
Gardner症候群　190, 415
Gastrointestinal stromal tumor（GIST）　171
gastropathy　165
Gaucher細胞　92, 92
Gaucher病　92
Gaucher病（脾病変）　92
GERD　157, 159, 163
germinal epithelium　317
Gerota筋膜　262
GFAP　450
Ghonの初期変化群　124

索引

Goodpasture 症候群　117, 242
Graves 病　357
Guillain-Barré ニューロパチー　439

【H】

halo　296
Hassall 小体　94
Havers 管　406
hCG　284, 286, 331, 332
Heinz 小体　60
hemolytic-uremic syndrome　258
Henoch-Schönlein 紫斑病　247
HER2/neu　349
HER2 遺伝子　349
HER2-陽性乳癌　349
Heymann の実験腎炎　243
HFE 遺伝子　210
Hirschsprung 病　175
HLA　179
HMB-45　377
HNPCC　190
Hodgkin リンパ腫　82, 83
Hodgkin リンパ腫（脾病変）　93
Hodgkin リンパ腫（免疫形質）　83
Homer Wright　370
Homer Wright ロゼット　490
Howell-Jolly 小体　61
Howship 窩　406
hPL　284
HPV　296, 301
HSIL　302
human chorionic gonadotropin　331
human papilloma virus　144
hump　241
Huntington 病　485
Hürthle 細胞様変化　356
HUS　258
Hydrocephalus *ex vacuo*　453

【I】

IgA 腎症　247
Indian file　345

【J】

JG 細胞　233
junctional zone　309

【K】

Kaposi 肉腫　22, 23
Kartagener 症候群　109
Kayser-Fleischer 輪　211
Kimmelstiel-Wilson 病　249
Klinefelter 症候群　281
Koebner 現象　393
koilocytotic atypia　296, 302
K-RAS　188, 191
Kulchitsky 細胞　173

【L】

Langerhans 細胞組織球症　88
Langerhans 細胞組織球増殖症　387
Langerhans 島　224
Langerhans 島細胞腫瘍　230
Langerhans 島のアミロイド沈着　229
Langhans 型巨細胞　126
LCIS　341
Leigh 脳症　486
LEL　80
LES　157, 159
Letterer-Siwe 病　88
Lewy 小体病　485
Leydig 細胞　280
LH　305
Libman-Sacks 型心内膜炎　45
Lieberkühn 陰窩　172, 173
limb-body wall (LBW) complex　174
linitis plastica　170
long segment Barrett esophagus　160
LSBE　160
lympho-epithelial lesion　80

【M】

Mallory-Weiss 症候群　158
Mallory 体　209
MALT　80
MALT リンパ腫　167
Marfan 症候群　12
McArdle 病　445
McCune-Albright 症候群　420
Meckel 憩室　175
membranoproliferative glomerulonephritis　245
MEN　367
MEN 症候群　361
MET 遺伝子　263
Michaelis-Gutmann 小体　272
Miller-Dieker 症候群　456
minimal change disease　244
MLH1　190
molluscum body　400
Mönckeberg 型中膜石灰化硬化　7, 7
MPGN　245
MPGN type I　246
MPGN type II　246
MSH2　190
Müller 管抑制物質　280
Mycobacterium bovis　178
M 蛋白血症　79

【N】

Naboth 嚢胞　299
NAP スコア　71
Negri 小体　479
Nissl 顆粒　436
Non-Steroidal Anti-Inflammatory Drugs　165
NPHS1 遺伝子　245
NPHS2 遺伝子　245
NSAIDs　165, 166

【O】

OCT3/4 遺伝子　285
onion bulb　439
Osler-Weber-Rendu 症候群　184

【P】

p53　162, 169, 191
p57^{Kip2}　331
Paget 肉腫　410
PAM 染色　243
pANCA　179
papillary hidradenoma　296
Parkinson 病　484
Patau 症候群　497
Pautrier 微小膿瘍　81, 387
PCOD　318
peau d'orange　346
peg cells　317
Peutz-Jeghers 症候群ポリープ　189
Peyer 板　172
Ph　73
Pick 嗜銀球　484
Pick 病　484
PID　316
PIH　330
Plummer 症候群　358
poikilocytosis　59
Pott 病　414
PSA　289
PTEN　311, 312
PTH (parathormone) 関連ペプチド　130
punched-out　161
punched-out lesion　77

【Q】

Queyrat 紅色肥厚症　279

【R】

rapidly progressive glomerulonephritis　241, 242
Raynaud 現象　17
Reed-Sternberg 細胞　83
Reinke 結晶　287
RET 遺伝子　175
RET 癌遺伝子　361
Reye 症候群　207
Richter 症候群　74
RS ウイルス肺炎　123

【S】

Santorini 管　224

sarcoma botryoides 297
Schatzki ring 157, 157
Schaumann 小体 116
Schiller-Duval 小体 286
schistocyte 65
Schwann 細胞腫 493
scirrhous 癌 170
sclerosing glomerulonephritis 248
Sertoli 細胞 280
Sézary 細胞 81
Sézary 症候群 81, 387
Sheehan 症候群 354
short-segment Barrett esophagus 160
SIL 302
Sjögren 症候群 151
Sonic Hedgehog 遺伝子 457
specialized columnar epithelium 160
SSBE 160
Staphylococcus aureus 176
starry-sky appearance 77
Stevens-Johnson 症候群 391
Sylvius 裂 448

【T】
Tamm-Horsfall 蛋白 252
TdT 73
Terminal deoxyribonucleotidyl transferase 73
thrombotic thrombocytopenic purpura 258
thyroidization 249
thyroid-like appearance 249
Toxoplasma gondii 50
Treponema pallidum 9
Trypanosoma cruzi 51
TTP 258

【U】
Ul 167

【V】
velamentous insertion 328
Verocay body 493
VHL 癌抑制遺伝子 262
Virchow-Robin 腔 474
von Hippel Lindau 病 262, 494

【W】
WAGR 症候群 265
Waldenstrom のマクログロブリン血症 79
Waller 変性 438
Warthin 腫瘍 153
Waterhouse-Friderichsen 症候群 365
Wegener 肉芽腫症 16
Wernicke 脳症 486
Wickham 線条 393
Wilms 腫瘍 265, 265
Wilson 病 211
wire-loop 病変 247
Wirsung 管 224
WT1 265

【Z】
Zahn 線 18
Zellballen 368
Zenker 憩室 158

ロビンス＆コトラン　病理学アトラス
Robbins and Cotran Atlas of Pathology

2009年5月14日　第1版第1刷発行

原著者＝Edward C. Klatt

監訳者＝鷹橋浩幸，羽野　寛，白石泰三，福田国彦

発行人＝布川　治

発行所＝エルゼビア・ジャパン株式会社

　　　　〒106-0044　東京都港区東麻布1-9-15　東麻布1丁目ビル

　　　　電話　0570-066228

　　　　FAX (03) 3589-6364

　　　　URL　http://www.elsevierjapan.com/

組版＝三報社印刷株式会社

印刷・製本＝株式会社　創　英

© 2009 Elsevier Japan KK

本書の複製権・翻訳権・上映権・譲渡権・公衆送信権（送信可能化権を含む）はエルゼビア・ジャパン株式会社が保有します。

JCLS〈(株)日本著作出版権管理システム委託出版物〉

本書の無断複写は著作権法上での例外を除き禁じられています。複写される場合は，その都度事前に(株)日本著作出版権管理システム（電話03-3817-5670, FAX03-3815-8199）の許諾を得てください。

落丁・乱丁はお取り替え致します。

ISBN 978-4-86034-740-6